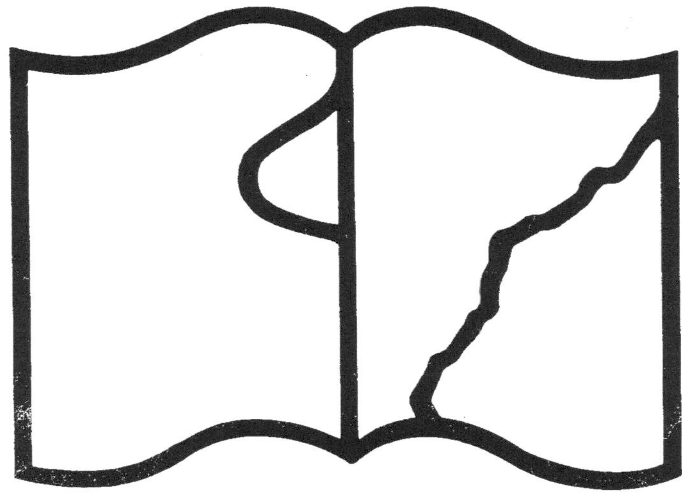

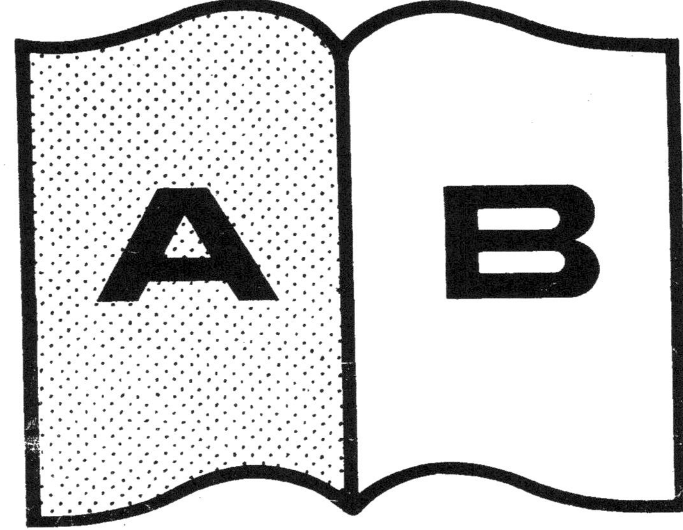
A
B

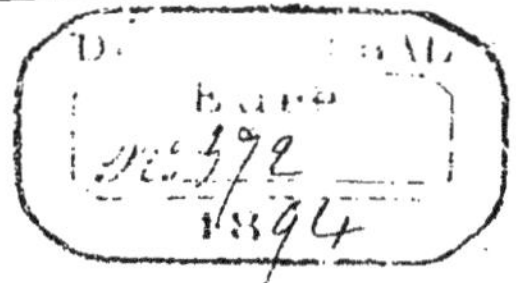

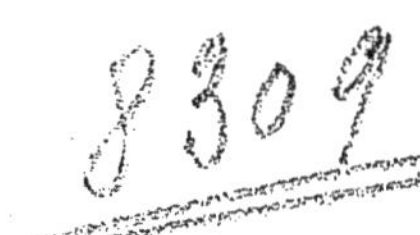

LES DROGUES SIMPLES D'ORIGINE VÉGÉTALE

PAR MM.

G. PLANCHON
Directeur de l'École supérieure
de Pharmacie de Paris,
Membre de l'Académie de Médecine
etc., etc.

E. COLLIN
Préparateur du Cours de Matière médicale
à la même École,
Lauréat de l'Institut et de l'Académie
de Médecine.

TOME PREMIER

Avec 626 figures dans le texte, la plupart originales

PARIS
OCTAVE DOIN, ÉDITEUR
8, PLACE DE L'ODÉON, 8

1895

L'ouvrage sera complet en 2 volumes. — Le tome II, QUI SE PAIE D'AVANCE, sera remis aux souscripteurs avant la fin de 1895.

Prix de l'ouvrage complet : 30 francs.

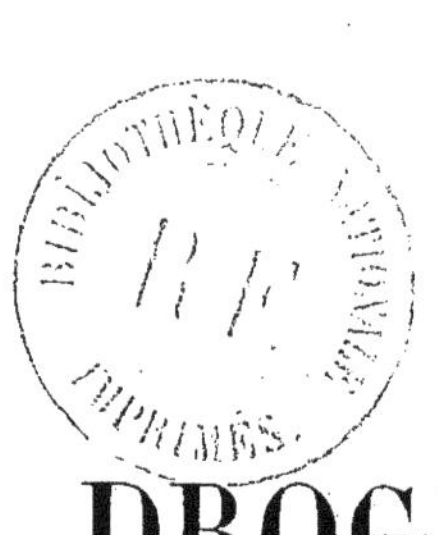

LES

DROGUES SIMPLES

D'ORIGINE VÉGÉTALE

LES
DROGUES SIMPLES
D'ORIGINE VÉGÉTALE

PAR MM.

G. PLANCHON
Directeur de l'École supérieure
de Pharmacie de Paris,
Membre de l'Académie de Médecine
etc., etc.

E. COLLIN
Préparateur du Cours de Matière médicale
à la même École,
Lauréat de l'Institut et de l'Académie
de Médecine.

TOME PREMIER

Avec 626 figures dans le texte, la plupart originales

PARIS
OCTAVE DOIN, ÉDITEUR
8, PLACE DE L'ODÉON, 8

1895

AVANT-PROPOS

Lorsqu'en 1867, je fus appelé à revoir l'*Histoire naturelle des Drogues Simples* de Guibourt, je ne pus songer à en modifier le cadre. Un respect bien naturel pour l'œuvre si consciencieuse d'un maître aussi autorisé me commandait la plus grande réserve dans les changements à introduire. Je me bornai donc à appliquer à quelques drogues importantes les procédés de description fondés sur l'étude des caractères anatomiques, me réservant d'appliquer cette méthode plus moderne à l'ensemble des médicaments simples dans un livre personnel : le *Traité pratique de la Détermination des Drogues Simples*. Je ne me dissimulais pas cependant l'inconvénient qu'il y avait à disperser ainsi dans deux livres séparés les matériaux de mon enseignement, mais je me réservais de les réunir plus tard dans un seul ouvrage, qui serait le résumé du Cours professé à l'Ecole de Pharmacie de Paris. C'est ce livre que je fais paraître aujourd'hui, avec la collaboration de M. Collin.

Cette collaboration date déjà de loin. M. Collin, qui s'est consacré avec amour à la matière médicale, m'a depuis longtemps apporté son concours pour la préparation des cours, pour l'arrangement des collections. Depuis plus de vingt ans il rassemble des matériaux, il a surtout fait une remarquable série de dessins, représentant d'après des échantillons authentiques de notre droguier et des préparations faites de sa main, les caractères et la structure anatomique des substances. Ce sont ces dessins, récemment revus et rajeunis par lui, qui forment le fond original des figures de notre ouvrage : ce n'en sera pas la partie la moins importante.

La vue de ces figures pourrait au premier abord faire croire qu'il s'agit surtout de botanique dans notre livre. Il n'en est rien cependant ; tout y est traité en vue de la matière médicale. Que les botanistes puissent faire leur profit des renseignements qu'il renferme, nous le souhaitons, mais nous n'avons rien sacrifié à ce désir. Nous avons seulement tenu grand compte des rapports étroits qui existent de plus en plus entre les deux sciences et qui donnent une physionomie toute nouvelle à l'étude des drogues. Nous avons d'ailleurs considéré ces produits à tous les points de vue, de manière à en faire une histoire aussi complète que le comportent les limites d'un ouvrage classique.

Quant au nombre des substances que nous avons fait entrer dans notre cadre, nous l'avons quelque peu étendu. Les relations entre les peuples deviennent si intimes que les médicaments usuels d'une région tendent à passer dans les autres. Nous voyons actuellement les produits Américains fréquemment essayés en Europe, ceux de l'Inde ou des autres colonies anglaises arriver chez nous par l'intermédiaire de la Grande-Bretagne. Nous avons cru bien faire d'obéir à ce courant, qui n'a rien de factice, et d'introduire dans notre livre plusieurs de ces médicaments qui, déjà employés à l'étranger, ont toute chance d'entrer dans notre thérapeutique.

G. Planchon.

Ecole de Pharmacie, 20 octobre 1894.

LES

DROGUES SIMPLES

D'ORIGINE VÉGÉTALE

INTRODUCTION

Le livre dont nous entreprenons aujourd'hui la publication a pour objet l'étude des drogues simples d'origine végétale.

Sous cette dénomination on désigne les substances (écorces, racines, sucs concrets, etc.) que les végétaux fournissent à la pharmacie, avant qu'elles aient subi aucune des préparations auxquelles elles seront soumises dans l'officine. On y joint bien parfois certains produits apportés par le commerce comme matières premières, bien qu'ils aient été obtenus par des manipulations souvent compliquées : tels les cachous, le curare, certains kinos qui sont en réalité de véritables extraits préparés dans leur lieu d'origine. Mais les drogues de cet ordre sont en somme une exception et la très grande majorité des médicaments que nous aurons à étudier rentrent dans l'une des deux catégories suivantes : plantes ou parties de plantes; sucs retirés du végétal vivant.

Ces drogues, quelle que soit leur provenance, peuvent être étudiées à des points de vue divers.

Le médecin, préoccupé surtout de la thérapeutique, en recherche les propriétés; il les classe suivant leur action en toniques, fébrifuges, stimulantes, etc., ou encore suivant leur influence sur tel ou tel organe, tel ou tel système anatomique. Le chimiste s'intéresse aux principes immédiats qu'elles renferment; il en étudie la constitution, et après les avoir analysés, il s'efforce de les reproduire par la synthèse. Tel n'est pas l'objet de nos recherches. Nous ne saurions certainement passer sous silence les résultats obtenus par ces savants; à propos de chaque drogue importante nous aurons à indiquer ses propriétés principales, la nature et la proportion des principes actifs qu'on y rencontre, mais les problèmes dont la solution nous intéresse sont d'un autre ordre. Il s'agit avant tout d'établir les caractères de la substance, c'est-à-dire les signes qui permettent de la reconnaître et de la distinguer de toutes les autres, en un mot de la déterminer. Il convient ensuite d'en indiquer exactement l'origine botanique ou géographique, c'est-à-dire le pays d'où elle provient et le végétal qui la fournit.

Les moyens d'arriver à la solution de ces deux problèmes ne doivent pas être laissés au hasard. Il est à cet égard quelques directions que nous devons indiquer.

Tous les caractères d'une substance n'ont pas la même importance. Il y a plus d'un siècle que Antoine L. de Jussieu a établi qu'il y a pour la classification des êtres des caractères dominateurs et d'autres subordonnés, les premiers étant ceux qui présentent le plus de constance et de fixité.

Or, si nous cherchons à déterminer un produit, nous serons immédiatement frappés par des particularités telles que la dimension, la couleur, l'odeur, la saveur. Ces caractères que nous pouvons appeler organoleptiques nous seront fort utiles, et nous ne saurions les négliger. La couleur crétacée de la face interne de la cannelle blanche, le parfum particulier de l'écorce et du bois de sassafras ou du camphre, ou des gommes résines d'ombellifères, la saveur franchement amère du quassia, à la fois amère et astringente des quinquinas, douce de la réglisse sont des indications précieuses pour caractériser ces substances. Mais dans bien des circonstances, les influences extérieures, les intempéries altèrent ces caractères ou même les effacent. Qui reconnaîtrait les signes distinctifs des médicaments longtemps exposés à la lumière dans la devanture des officines?

Il est des caractères bien autrement fidèles. Ce sont ceux qu'on peut tirer de la structure des substances.

Si nous examinons la coupe transversale de deux racines de la même espèce de salsepareille, nous la trouverons semblable dans les deux cas, et pour toute racine de la même espèce nous constaterons que la structure anatomique présente en toute circonstance des caractères identiques.

Plaçons dans les mêmes conditions une autre sorte de salsepareille, et nous nous convaincrons tout d'abord qu'il y a entre les deux espèces une grande analogie de structure, les mêmes couches se reproduisant dans le même ordre. Mais à côté de ces caractères communs, il nous sera facile de saisir des caractères spéciaux, qui nous permettront de différencier les deux espèces. Il y a donc des caractères communs aux substances d'un même groupe, ou des caractères *génériques*, et en même temps des caractères spéciaux aux diverses espèces ou *spécifiques*.

Ces deux principes que confirmeront toutes les observations que nous ferons dans le cours de ce livre ont des conséquences précieuses. Ils nous permettent de distinguer les uns des autres des produits que les seuls caractères extérieurs nous exposeraient à identifier, au grand détriment des malades. On a jadis confondu l'écorce d'angusture qui n'a aucune action nuisible avec la fausse angusture, riche en alcaloïdes dangereux, la strychnine et la brucine; la structure suffit pour faire distinguer au premier coup d'œil ces deux écorces l'une de l'autre. Il n'y a pas non plus la moindre analogie de structure entre le jalap digité, parfaitement inoffensif, et la racine de l'aconit féroce, d'une terrible activité toxique. Or, à l'extérieur ces deux produits se ressemblent à tel point qu'il serait fort difficile, en s'en tenant à ces caractères de surface de faire le triage entre les deux.

Ces considérations expliquent l'importance que nous donnerons dans cet ouvrage à ces caractères intimes. Nous trouverons aussi dans cet ordre de recherches le grand avantage de pouvoir indiquer le point précis où se trouvent les matières actives, d'en déterminer le siège.

Les mêmes moyens nous serviront à fixer d'une manière positive l'origine botanique d'un médicament. Ce n'est pas toujours chose facile que d'avoir des renseignements sur la plante qui fournit un produit pharmaceutique. L'ignorance des naturels qui la recueillent dans les régions lointaines, souvent leur mauvaise volonté à découvrir un secret, dont ils tirent bénéfice sont des obstacles, qu'il est quelquefois bien difficile de surmonter. Mais une notion vague peut se préciser par le procédé suivant. Si l'on soupçonne qu'un produit provient de telle ou telle espèce, et qu'il soit possible de se procurer la plante, il n'y a qu'à en comparer la structure avec celle de la drogue : s'il y a concordance dans les caractères anatomiques il y a toutes les probabilités que le produit provient de la plante. C'est ainsi par exemple qu'on a pu s'assurer que la SALSEPAREILLE DE LA VERA-CRUZ est donnée par le *Smilax medica* Schlecht. ; l'IPECACUANHA STRIÉ MAJEUR par le *Psychotria emetica* Mut.

Dans tout ce qui précède, nous n'avons eu en vue que les produits qui sont ou des plantes ou des parties de plantes. Nous ne pouvons agir de la même façon avec les sucs concrétés. Ici la structure du végétal n'a pas laissé de traces, sauf dans quelques cas exceptionnels, et pour en fixer les caractères nous devons recourir à d'autres procédés. Les caractères organoleptiques, qui sont de mise comme dans la classe précédente, doivent être combinés avec l'action des dissolvants (eau, alcool, éther, huiles, essences, etc., etc.), ou même avec celle des principaux réactifs chimiques. Ils permettent d'établir un certain nombre de groupes : gommes, résines, essences, etc., que nous caractériserons plus loin.

Nous ne négligerons pas, à côté des caractères et de l'indication de l'origine botanique, de fixer les lieux de provenance des substances. Bien des erreurs se sont longtemps glissées à cet égard dans les anciens ouvrages, et il reste encore un certain nombre de points douteux sur ce sujet. L'exploration des parties peu connues de notre globe s'étend, il est vrai, chaque jour, et des notions nouvelles nous en sont apportées ; il nous reste encore cependant plusieurs points importants à élucider et cela pour des médicaments fréquemment employés depuis plusieurs siècles. Il nous est encore fort difficile de préciser par exemple l'espèce et le lieu exact d'où provient la vraie rhubarbe de Chine. Les dénominations géographiques jointes parfois à certains produits ne servent parfois qu'à nous égarer : elles s'appliquent en effet souvent au lieu de passage de la drogue, et non à son point de départ. Nous savons aujourd'hui que le baume du Pérou vient de San Salvador, dans l'Amérique centrale ; l'encens de l'Inde, de l'Arabie et de l'Abyssinie ; le semen-contra d'Alep, de la Tartarie indépendante. Qui nous dit qu'il n'existe pas encore de pareilles dénominations qui nous réservent de semblables surprises? Nous devons donc rester prudents et ne rien affirmer qu'à bon escient sur les pays dont les productions utiles ne nous sont pas entièrement connues.

Ces considérations générales bien établies, abordons l'étude des médicaments eux-mêmes, et voyons tout d'abord les diverses formes sous lesquelles ils se présentent dans nos officines.

1° Certains sont des plantes entières ou tout au moins des parties de plantes ayant tous les organes qui servent à caractériser leur espèce. Les uns appartiennent au groupe des cryptogames cellulaires : champignons, algues ou lichens; d'autres sont des plantes vasculaires cueillies à l'époque de leur floraison et qu'on désigne sous le nom d'**herbes** ou **sommités fleuries**. Leur détermination est généralement facile, et leur description doit naturellement être faite suivant les procédés que suivent les botanistes pour faire connaître les espèces végétales.

2° A côté de ces produits se rangent les **fleurs**, facilement reconnaissables à leurs caractères botaniques : elles ne sont pas très nombreuses dans les droguiers et n'offrent point pour leur détermination de difficulté sérieuse.

3° Les **fruits** se reconnaissent à la trace du style qu'ils portent à leur sommet et à ce qu'ils contiennent généralement des graines. Leurs rapports avec le calice infère ou supère, la consistance de leurs diverses couches, le nombre et la disposition de leurs carpelles sont tout autant de particularités qui aident à leur détermination.

4° Les **graines** sont plus difficiles à reconnaître; la constitution de l'embryon, l'absence ou la présence de l'albumen, sa nature, les positions relatives du hile, du micropyle, de la chalaze sont cependant des indications fort utiles. — Au point de vue de la matière médicale, il est intéressant de signaler les principes, huiles, essences, matières amylacées, qui sont contenues dans l'amande de ces graines, et les poils variés qui sont parfois à leur surface.

Les produits qui appartiennent aux organes de nutrition sont plus difficiles à caractériser que les précédents et c'est ici que l'étude anatomique peut être d'un grand secours. Ces organes sont les uns souterrains, racines et rhizomes; les autres aériens, tiges et feuilles.

5° Les **racines** ne portent à leur surface ni écailles foliacées, ni empreintes régulières. Elles ont une structure anatomique variable suivant les grands embranchements auxquels elles appartiennent: elles renferment fréquemment dans des organes sécréteurs des principes actifs d'un grand intérêt, qu'il ne faut pas négliger dans leur description.

6° Les **rhizomes** ou tiges souterraines ont sur leur écorce la trace d'anciennes tiges aériennes qui s'en sont détachées, et en même temps des écailles représentant des feuilles modifiées ou des franges annulaires des anciennes feuilles. Leur structure rappelle celle des tiges.

7° Une seule **tige** aérienne est employée en médecine à l'état complet : c'est celle de la douce-amère.

Mais les deux parties principales des tiges, écorce et bois, se trouvent souvent isolées l'une de l'autre dans nos droguiers.

8° Les **écorces** n'ont plus pour les botanistes modernes la même signification qu'autrefois. Le développement des tiges, tel qu'on l'a suivi de nos jours, montre une partie extérieure, qu'on nomme proprement écorce, limitée en dedans par un cercle continu de cellules intimement liées entre elles formant l'*endoderme*. A l'intérieur de cette zone, le cylindre central est constitué à la fois par les couches libériennes et les couches ligneuses séparées dans les dicotylédones par le *cambium*. C'est jusqu'au cambium que l'on étendait jadis les couches corticales et c'est dans ce sens que nous sommes bien forcés de les accepter encore dans nos études de matière médicale. Quand une écorce est détachée du tronc, c'est dans la couche cambiale, où circule la sève descendante, que se fait spontanément la séparation; si bien que toutes les écorces officinales s'étendent au delà de l'endoderme et contiennent les faisceaux libériens.

Les écorces sont des parties généralement actives : elles contiennent souvent des organes sécréteurs et méritent une attention spéciale à ce point de vue. En outre, les parties parenchymateuses renferment fréquemment des cellules sclérifiées qui, se groupant diversement suivant les genres, sont d'une grande utilité pour la détermination.

9° Les **bois**, de même que les écorces, appartiennent tous au groupe des dicotylédones, et en portent la structure caractéristique, couches concentriques coupées de rayons médullaires. Leur nombre est peu considérable dans les officines. Leurs propriétés, en dehors des bois amers et colorants, sont dues à la présence de substances résineuses ou oléo-résineuses renfermées dans des canaux particuliers, ou répandues dans tous les tissus.

10° Les **feuilles**, appendices des organes de végétation, sont fréquemment employées. Elles offrent en outre un grand intérêt au point de vue de leur structure et de la détermination de la plante à laquelle elles se rapportent.

Leur pétiole porte dans le limbe, par la nervure médiane, tous les éléments des faisceaux de la tige, dont il se détache : vaisseaux rayés ou spiralés, fibres ligneuses et libériennes, vaisseaux laticifères ou canaux oléo-résineux, et ces éléments s'y disposent suivant un plan toujours le même dans le même type végétal. Le parenchyme, qui entoure ces faisceaux, présente lui-même entre les deux surfaces de la feuille des dispositions variées mais constantes dans la même espèce, et à ces éléments précieux de détermination les épidermes en ajoutent de nouveaux non moins intéressants : tout d'abord la disposition des stomates, assez fixe dans certains cas pour permettre de déterminer le groupe naturel auquel appartient le végétal, puis la vestiture de ces feuilles, qui présente les plus étonnantes variations, depuis les poils simples et unicellulaires jusqu'aux formes les plus bizarres qu'on puisse imaginer. Nous avons insisté sur ces particularités dans la description des feuilles officinales; l'examen des figures nombreuses qui se rapportent à ce sujet montrera tout l'intérêt de cette étude.

Les principes actifs que nous avons signalés à plusieurs reprises dans les organes végétaux sont renfermés dans des éléments anatomiques qu'on appelle *sécréteurs* et qui ont pour nos études un intérêt capital.

Ces éléments sont assez variés, et, sans entrer ici dans des détails qui seraient hors de propos, nous devons au moins les énumérer succinctement.

Ce sont parfois de simples cellules qui sécrètent soit du mucilage, soit de l'essence, comme dans les Laurinées; soit encore des matières tannantes. Ces cellules, très souvent à l'intérieur des tissus, peuvent devenir superficielles et être même portées à l'extrémité d'un poil sécréteur. Elles se compliquent parfois dans ces circonstances et deviennent des glandes pluricellulaires. D'autres fois, la glande se forme au milieu d'un parenchyme : elle est constituée par une lacune entourée de cellules plus petites que leurs voisines, qui déversent dans la cavité qu'elles limitent le produit sécrété : telles les glandes des Hespéridées et des Myrtacées. Si la lacune s'étend en longueur, elle devient un canal sécréteur ou oléo-résineux, comme celui des Ombellifères, des Carduacées, des Conifères. Dans d'autres cas, ce sont des vaisseaux laticifères, sécrétant le liquide opaque et coloré qui devient le caoutchouc, le lactucarium, l'opium. Les variétés de ces laticifères sont nombreuses : on s'en apercevra dans l'étude que nous en ferons à propos des diverses familles.

Ces divers principes sécrétés, qui donnent aux plantes leurs propriétés, se déversent parfois en dehors, soit naturellement, soit à la suite d'incisions pratiquées par l'homme et forment une série de médicaments qui ne conservent plus la trace des plantes qui les ont fournis. Ce sont :

9° Les produits doux, tels que les **mannes**, qui exsudent à la surface des végétaux, et les *sucres* qu'on extrait de leurs organes.

10° Les **gommes** ou **mucilages**, qui se gonflent ou se dissolvent lentement dans l'eau. Ce sont généralement des cellules qui les produisent dans leur cavité (cellules mucilagineuses des Laurinées), ou qui se transforment elles-mêmes en mucilage (gomme adragante, mucilage des graines de Lin), ou qui donnent ces produits par suite d'une altération particulière (gomme arabique, etc.).

11° Les **gommes-résines**, qui ne sont complètement solubles ni dans l'eau, ni dans l'alcool : elles sont généralement produites dans des canaux oléo-résineux analogues à ceux des Ombellifères. Une certaine quantité d'essence se joint en général à la gomme et à la résine. Dans des cas plus rares, ces gommes-résines sont produites par des laticifères particuliers (Convolvulacées, Euphorbia).

12° Les **oléo-résines** ou **térébenthines**, mélanges de résine et d'huile essentielle, le plus souvent sécrétées par des canaux semblables à ceux des gommes-résines. L'huile essentielle tend, sous l'action de l'air, à se transformer en résine. Ces oléo-résines deviennent des *baumes* lorsqu'il s'y joint une certaine proportion d'acide cinnamique ou benzoïque.

13° Les **résines**, plus ou moins privées d'essence, sont produites dans des circonstances assez diverses, parfois à la façon des *oléo-résines*, d'autres fois dans toutes les parties des tissus, parfois même, comme dans le sang-dragon, par des exsudations à la surface des organes.

14° Les **essences**, très variées de nature et de fonctions chimiques, sont aussi sécrétées dans des organes variés, soit dans des glandes unicellulaires ou pluricellulaires, internes ou externes, soit dans des lacunes bordées de cellules sécrétrices, soit encore dans tous les tissus du végétal. Assez souvent l'essence est associée à une certaine proportion de résine.

15° Les **corps gras** solides ou liquides, **beurres** ou **huiles**, sont généralement renfermés dans des cellules qui ne se distinguent guère de celles du parenchyme environnant que par leur contenu fort réfringent. Ce sont surtout les amandes des graines, plus rarement les péricarpes des fruits qui les fournissent par des procédés d'extraction variables. Des principes très actifs sont souvent entraînés par les corps gras et leur communiquent des propriétés médicamenteuses.

16° Les **cires** se rattachent aux corps gras par plusieurs caractères. La plupart proviennent d'efflorescences superficielles qui se produisent sur des organes divers : troncs, feuilles, fruits. On n'en utilise qu'un nombre assez restreint.

17° Les **matières colorantes** ne jouent pas en pharmacie un rôle très important; elles ne présentent d'ailleurs pas de difficultés dans leur détermination. Plusieurs présentent cette particularité de ne prendre leur teinte propre qu'à la suite des préparations auxquelles elles sont soumises.

18° Le **latex**, ce suc particulier qu'on trouve dans un grand nombre de familles, est riche en matières élastiques qui constituent le caoutchouc et la gutta-percha. Quand des alcaloïdes ou des principes actifs se joignent à ce suc, il en résulte des produits particulièrement intéressants : l'opium, le lactucarium, la gomme d'euphorbe.

19° Les **aloès**, certains **kinos** forment le passage des sucs naturels aux produits artificiellement obtenus dans le pays d'origine par des procédés analogues à des préparations pharmaceutiques. Les cachous, les gambirs, les curares sont les types principaux de ces médicaments auxquels nous avons déjà fait allusion et qui devraient normalement sortir de la série des drogues simples, si on n'avait pris l'habitude de les considérer comme des matières premières et non des médicaments composés.

Les diverses catégories de médicaments que nous venons de passer en revue pourraient servir de cadre à notre livre et en constituer les têtes de chapitre. C'est sur une pareille considération que l'un de nous a établi le plan de la *détermination des drogues simples*. Mais il s'agissait dans cet ouvrage d'un but très déterminé auquel convenaient très spécialement de pareilles divisions. L'objet que nous nous proposons actuellement est bien plus général : c'est l'histoire naturelle complète des médicaments et nous ne saurions mieux faire que de suivre pour la classification naturelle des produits de matière médicale la classification même des plantes qui les fournissent. Les caractères botaniques sur lesquels se fonde le groupement des plantes en familles naturelles nous sera d'une grande utilité pour la caractéristique des drogues qui se rapportent à ces familles. Nous suivrons dans l'ensemble l'ordre même de la classification végétale telle qu'elle est exposée dans l'un des derniers ouvrages complets sur la matière, le *Genera Plantarum* de Bentham et Hooker.

CRYPTOGAMES

Les végétaux se divisent en deux grandes catégories, les **cryptogames** et les **phanérogames**, qui diffèrent entre elles par l'absence ou la présence de fleurs apparentes, munies d'étamines ou de pistils.

Les cryptogames, ou plantes sans fleurs, forment elles-mêmes deux groupes distincts suivant qu'elles ont, comme les fougères, des organes munis de faisceaux fibro-vasculaires, qui rappellent les tiges et les feuilles des végétaux ordinaires, ou bien suivant qu'elles ne contiennent dans leurs tissus que des cellules plus ou moins modifiées. Au premier se rapportent les *hépatiques*, les *fougères* et les *prêles*, au second les *algues*, les *champignons*, les *lichens* et les *mousses*.

Nous commencerons par ces groupes inférieurs l'étude des produits végétaux fournis à la matière médicale; nous aborderons ensuite l'histoire des phanérogames, qui nous fournissent la plus grande partie des drogues utiles.

CRYPTOGAMES CELLULAIRES

Dans les cryptogames cellulaires, les mousses ne fournissent aucun produit à la pharmacie ; nous n'aurons à nous occuper que des Algues, des Champignons et des Lichens.

ALGUES

Plantes à texture cellulaire, diversement colorées, vivant dans l'eau douce ou marine, ou sur des substances humides ; sans racines véritables, ayant souvent des expansions membraneuses et possédant des organes très variés de reproduction.

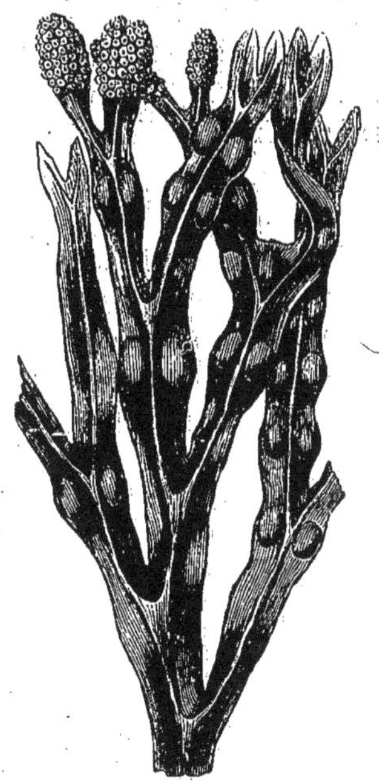

Fig. 1. — Varech vésiculeux. Sommet d'une fronde avec vésicules et conceptacles.

Le nombre des algues est extrêmement considérable et les formes qu'elles affectent des plus variées. Certaines sont d'un très grand intérêt au point de vue de la pathologie ; les bactéries et la plupart des microbes entrent en effet dans ce groupe. Mais celles qui intéressent la pharmacie ne sortent pas des espèces qu'on trouve en expansions diverses le long de nos côtes. Tels sont les laminaires, les varechs, les mousses de Jafna et de Corse, la coralline blanche.

VARECHS

Les **Varechs** sont des espèces du genre *Fucus*, caractérisées par des expansions brunes ou verdâtres, qui portent en certains points des masses mamelonnées, à petites verrues percées d'un orifice. Chaque saillie correspond à un conceptacle, qui renferme des organes mâles ou femelles. Des premiers s'échappent les anthérozoïdes, corpuscules mâles qui se meuvent au moyen de cils vibratiles. Dans les seconds sont les sporanges abritant les oosphères ou cellules femelles.

VARECH VÉSICULEUX

Origine. — C'est le *Fucus vesiculosus* L. très commun sur les côtes de

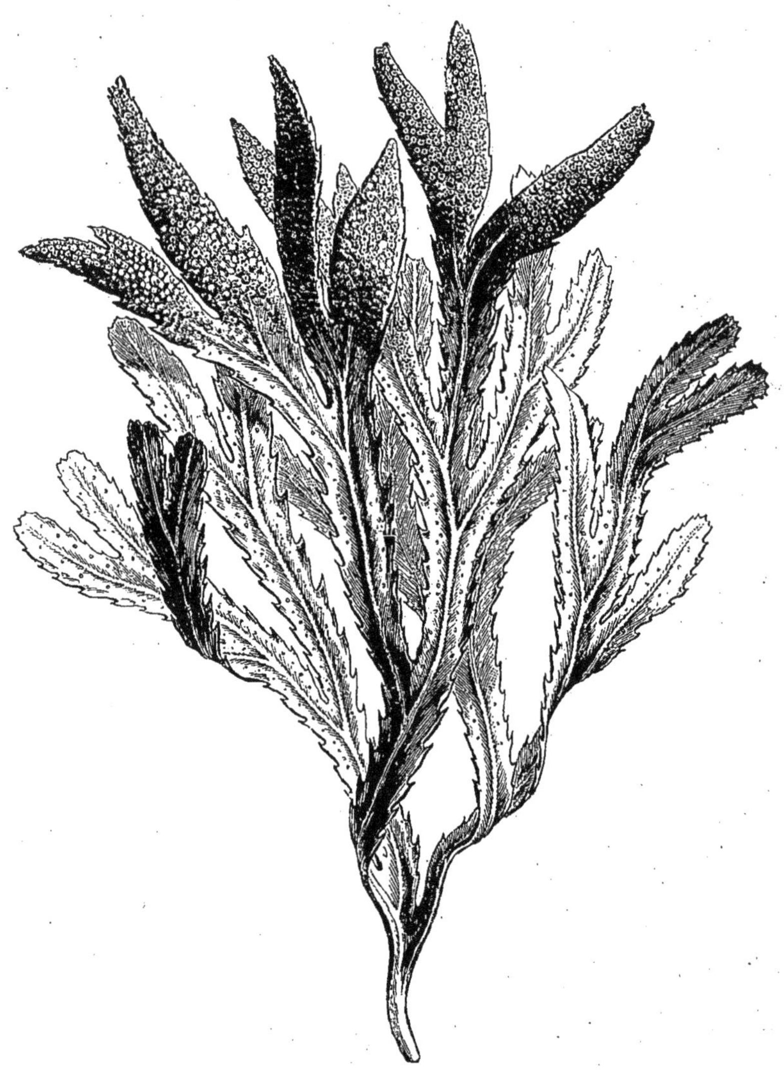

Fig. 2. — *Fucus serratus*.
(Port — conceptacles.)

l'Océan Atlantique, depuis le Groënland et la Norwège jusqu'aux Açores et aux Indes occidentales (fig. 1).

Description. — Attachée à la base par une sorte de griffe, la fronde se développe en expansions linéaires dichotomes, à lobes entiers, marquées d'une côte en leur milieu. Elles portent des vésicules ovales ou arrondies, remplies d'air et à l'extrémité des lobes les renflements tuberculeux, qui renferment les conceptacles, les uns mâles, les autres femelles.

Composition et usages. — On en a retiré du mucilage, de la mannite, un principe amer, des iodures et des bromures. On l'a préconisé de nos jours contre l'obésité. Carbonisé dans un creuset fermé, il donnait jadis l'*éthiops végétal*, d'odeur hépatique, qu'on employait contre les maladies du système lymphatique.

Le *Fucus serratus* L. à expansions dentées en scie sur les bords, a été employé aux mêmes usages (fig. 2).

LAMINAIRES

Les **Laminaires** sont reconnaissables à la position superficielle de leurs organes reproducteurs, placés sur les expansions de leurs frondes. Les spores sont mobiles; on n'a pas encore vu d'anthérozoïdes qui les fécondent. M. Guignard[1] a étudié les canaux mucifères qui forment, à une certaine distance de la surface, un réseau anastomotique. Ces canaux, munis de glandes très particulières, occupent tantôt le stipe, tantôt la fronde, tantôt les deux à la fois.

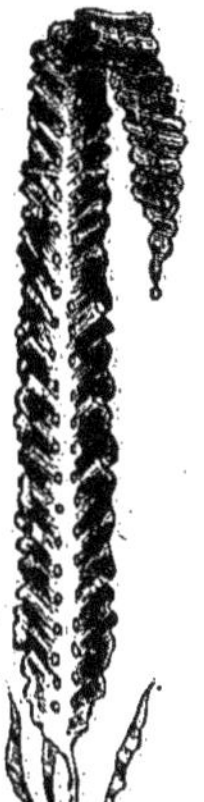

La **Laminaire saccharine** a un thalle allongé (fig. 3), de 2 à 3 mètres, ondulé sur les bords, portant les fructifications sur la ligne médiane. Les canaux mucifères n'existent que dans la fronde. Elle se recouvre, après qu'on l'a lavée à l'eau douce, d'une efflorescence blanche qu'on dit être surtout formée de *phycite*, analogue à la mannite.

Mais la laminaire la plus employée est la suivante :

Fig. 3. Laminaire saccharine.

LAMINAIRE DIGITÉE

Origine. — C'est le *Laminaria Cloustoni* Edm. (*Lam. digitata L. pro parte*), qui est une des deux formes dans lesquelles on a divisé la laminaire digitée de Linné. Elle vit sur les côtes des Iles-Britanniques, de l'Islande, de la Norwège et du Groënland (fig. 4)

[1] L. Guignard. — Observations sur l'appareil mucifère des Laminariacées. (*Ann. des Sciences naturelles*. Bot., t. XV, 1892.)

Description. — Elle porte à sa base des griffes rameuses, canaliculées en dessous. Ces divisions radiciformes se réunissent en un pédicule

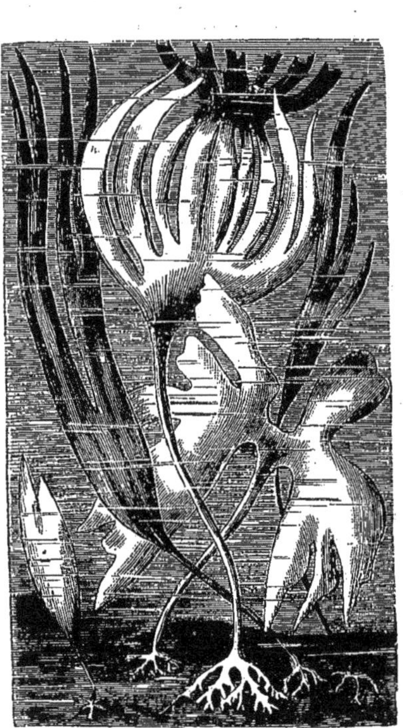

Fig. 4. — Laminaire digitée.

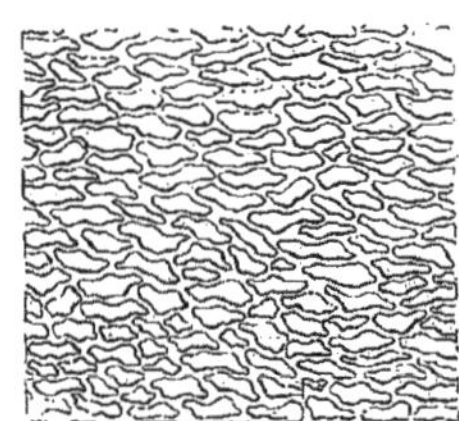

Fig. 5. — Laminaire digitée. Plongée dans l'alcool.

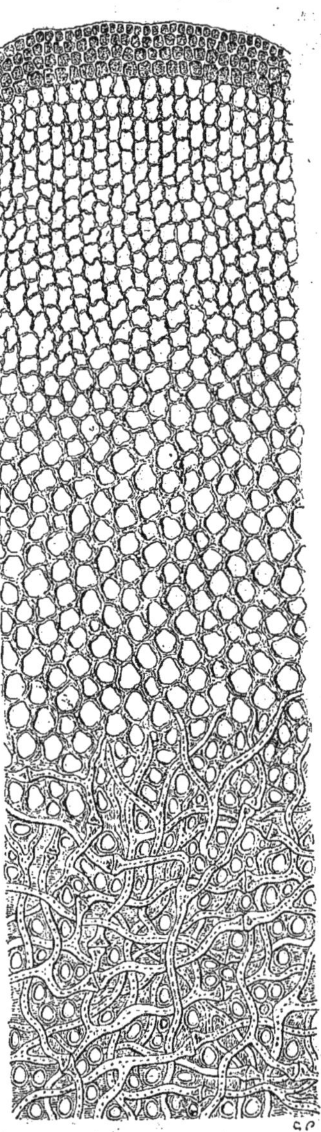

Fig. 6. — Laminaire digitée. Après séjour dans l'eau.

gros comme une plume d'oie ou davantage, long de 1 à 2 décimètres, qui se termine par une expansion cunéiforme longue de plusieurs pieds, large de 1 à 2, oblongue dans sa forme générale, palmatilobée, à lobes ensiformes. Les canaux mucifères se trouvent à la fois dans le stipe et dans la lame. La plante sèche est d'un vert foncé, presque noirâtre.

Structure microscopique. — La partie utilisée par les chirurgiens comme agent dilatateur est le pédicule cylindroïde, dont la structure est particulièrement intéressante. C'est une sorte de tige fortement sillonnée dans le sens de sa longueur. La coupe transversale présente des zones assez distinctes : une première périphérique, étroite ; une seconde plus large, entourant la partie centrale moins claire, quoique transparente sur une coupe mince. Une tranche transversale, coupée sur un morceau desséché, et ceinte de sa zone corticale intacte, absorbe très rapidement l'eau, et comme les parties centrales s'imbibent plus vite que les autres, la coupe se soulève et se bombe en son milieu. Peu à peu cependant l'eau s'infiltre dans les couches périphériques, la dilatation devient à peu près égale dans toutes les parties, et il se trouve que la tranche a doublé de diamètre.

Si l'on veut se rendre compte de la raison de cette dilatation, on n'a qu'à examiner sous le microscope des coupes imbibées d'eau, et d'autres plongées dans l'alcool. Les premières montrent à l'extérieur (fig. 6) une série de cellules à petites ouvertures, serrées les unes contre les autres, remplies d'une matière chromogène jaune verdâtre ; c'est à la partie interne de cette zone qu'on a signalé les canaux mucifères. La zone intermédiaire est formée, dans sa partie extérieure, de cellules irrégulières disposées en files radiales, munies de parois sinueuses et moyennement épaisses, et dans sa partie intérieure de cellules arrondies ou polygonales, irrégulières dans leur direction et munies de parois fortement épaissies. La portion centrale est composée de cellules plus petites, allongées dans le sens de l'axe, sinueuses et étroites, rameuses et intriquées les unes dans les autres. — Sur une coupe non dilatée par l'eau (fig. 5), les cellules moyennes et centrales sont fortement contractées sur elles-mêmes, mais une simple goutte d'eau les fait gonfler, s'étendre et se développer, de telle sorte que des bougies taillées dans ce tissu peuvent devenir des agents dilatateurs très efficaces.

CARAGAEN

Carageen. — Mousse perlée ou mousse d'Irlande.

Origine. — C'est le *Chondrus crispus* Lyngb. (*Sphærococcus crispus* C. Ag. — *Fucus crispus* L.) (fig. 7, 8, 9).

L'espèce est répandue sur les côtes de l'Atlantique, depuis la Norwège jusqu'au détroit de Gibraltar, et sur les côtes orientales des États-Unis d'Amérique.

DESCRIPTION. — Elle appartient à la division des Floridées, algues aux couleurs rosées. A l'état frais et dans sa station normale, ses frondes sont en effet colorées de nuances qui varient du rouge au rose violacé.

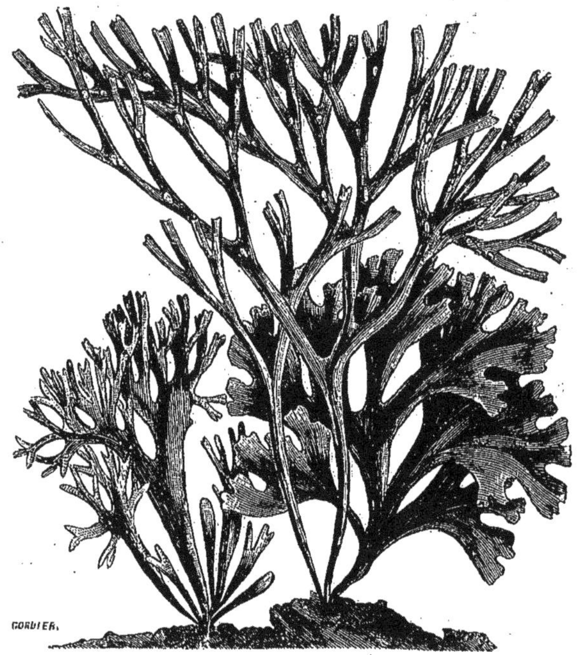

Fig. 7. — Caragaen.

Mais à l'état sec, telles qu'on les trouve dans les droguiers, elles sont décolorées et ont l'apparence d'une lame cornée translucide.

Plus ou moins rétrécie à la base, la fronde s'étale bientôt en ramifications dichotomes, tantôt étroites (fig. 7), tantôt assez larges, divisées en lobes cunéiformes segmentés et crispés sur les bords. A la face supérieure, se voient parfois des organes de reproduction sous forme de capsules arrondies, hémisphériques, tantôt fermées, tantôt marquées d'une petite ouverture.

La saveur du Caragaen est mucilagineuse ; le tissu se gonfle et blanchit dans l'eau froide ; il se dissout dans l'eau bouillante et donne une gelée par le refroidissement.

STRUCTURE MICROSCOPIQUE. — La structure anatomique, qui rappelle celle des algues en général, est la suivante (fig. 8-9). Sur les deux faces, une partie corticale formée de cellules à petites cavités, rangées en séries perpendiculaires à la surface de la fronde; elles jaunissent par la teinture d'iode. Au-dessous, une portion médullaire, formée de cellules de plus en plus développées à mesure qu'elles approchent du milieu; ces cellules contiennent, dans une enveloppe qui jaunit par le chlorure de zinc iodé, des granules qui brunissent par ce réactif, et un mucilage qui, sous la même influence, prend une teinte rosée. La

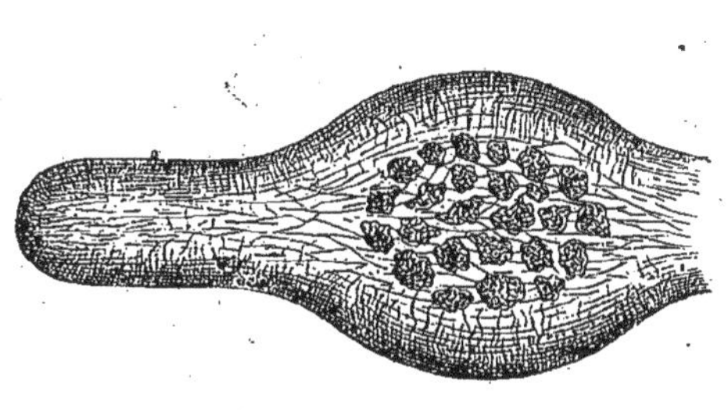

Fig. 8. — Caragaen.
Coupe longitudinale d'un rameau fructifère.

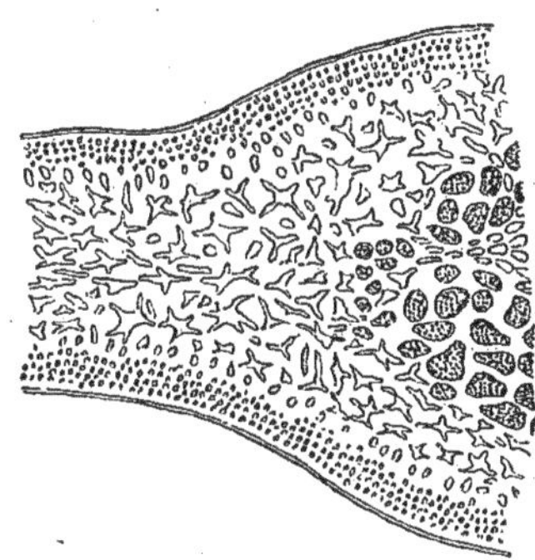

Fig. 9. — Caragaen.
Coupe longitudinale d'une portion de thalle contenant un cystocarpe avec spores.

teinture d'iode colore les granules en brun foncé et, après action de l'acide sulfurique, elle donne une teinte violette au mucilage.

On a distingué une quarantaine de variétés de cette espèce, fondées sur la largeur variable des expansions, le nombre des segments dans lesquels elles se divisent, l'aspect plus ou moins crispé des bords. Une seule de ces formes mérite une mention à part. Elle est assez distincte pour que quelques auteurs en aient fait une espèce. C'est le *Gigartina mamillosa* Good. et Woodv. (*Mastocarpus mamillosus* Kutz., *Sphærococcus mamillosus* Ag.). Les frondes canaliculées portent sur le bord des segments des mamelons courtement pédonculés.

Composition et usages. — Le Caragaen est employé comme pectoral à cause de son principe mucilagineux, corps azoté qu'on a nommé *caragine*. L'algue contient 1 p. 100 d'azote et 15 à 16 p. 100 de matières minérales, où dominent les sulfates de soude et de chaux.

MOUSSE DE JAFNA OU DE CEYLAN ET AGAR-AGAR

Origine. — Un certain nombre d'algues sont intéressantes par la matière alibile qu'elles renferment, ce qui, dans leur pays d'origine, les fait parfois utiliser comme substance alimentaire. Ce produit, qui a été étudié par Payen sous le nom de *gélose*, se retrouve dans un assez

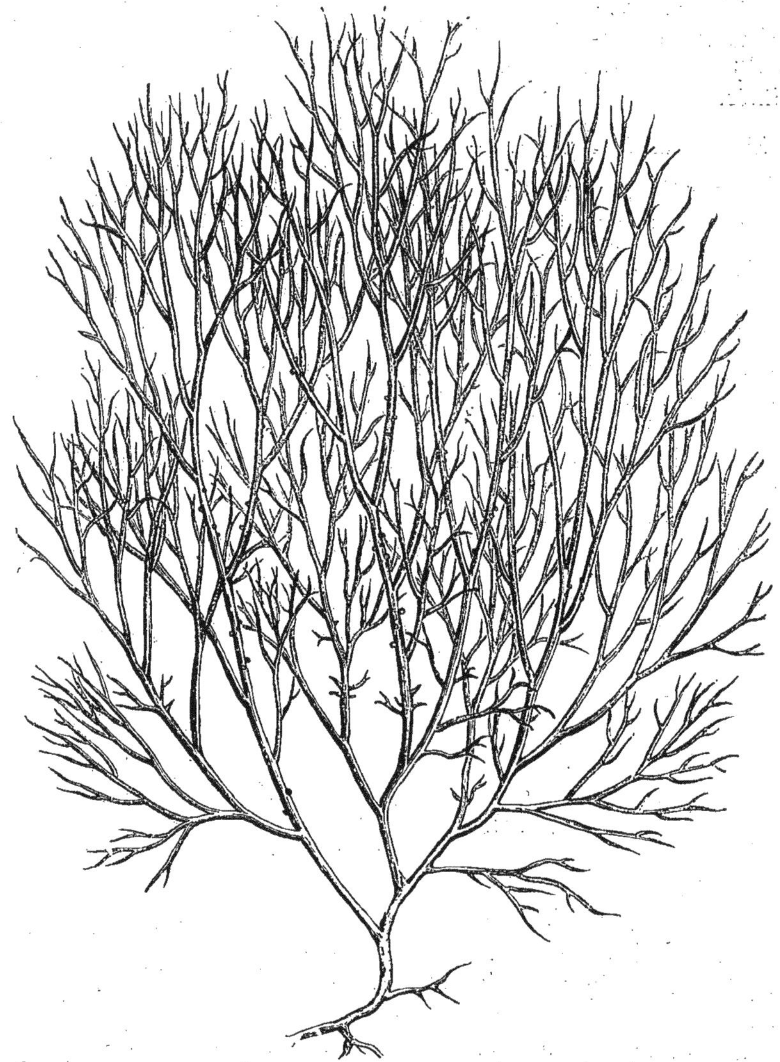

Fig. 10. — *Gracillaria lichenoïdes.*

grand nombre d'espèces, dont la plus connue est le *Gracillaria lichenoïdes* J. G. Agardt. (*Plocaria candida* Nees) de l'Océan Indien, et particulièrement de Ceylan, Bornéo, Java, Timor. On lui donne assez ordinairement le nom de *Mousse de Jafna, de Java, de Ceylan* (fig. 10).

Description. — Ses frondes cylindracées et rameuses, de consistance cartilagineuse, ont un peu l'aspect de cordes de violon. Dans la nature, elles sont pourprées; mais sèches, elles sont décolorées, blanchâtres et opaques. Leur diamètre, quelquefois assez fort à la base, diminue assez vite, à mesure qu'elles se divisent en rameaux et ramuscules effilés.

Structure anatomique. — Leur couche superficielle ou corticale, à texture serrée, est formée de petites cellules irrégulières, mais la partie centrale ou médullaire est lâche et apparaît au microscope comme une moelle de jonc, formée de grandes cellules, à larges cavités vides ou contenant quelques grains arrondis colorables en bleu par l'iode (fig. 11).

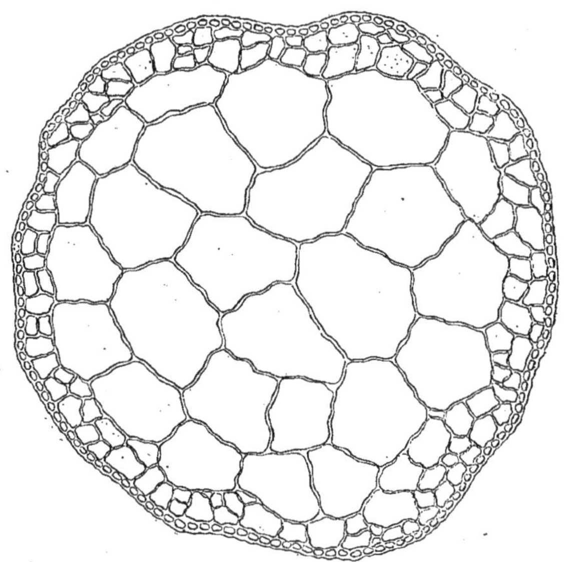

Fig. 11. — *Gracillaria lichenoïdes.*
Section transversale d'un rameau.

La mousse de Ceylan a une saveur légèrement salée, avec un goût peu prononcé d'algue marine. Elle croque sous la dent, se gonfle dans l'eau froide et reste parfaitement sèche et cassante à l'air. L'iode la colore en bleu noirâtre, avec teinte rouge par places. Elle contient une sorte de squelette calcaire, qui donne dans l'eau acidulée d'acide chlorhydrique un dégagement d'acide carbonique.

Usages. — La *gélose* qu'on en retire par ébullition et refroidissement est un corps composé de carbone, d'hydrogène et d'oxygène, donnant par l'eau bouillante une gelée abondante, qui n'a aucune odeur désagréable. Elle est employée parfois à la place de l'ichtyocolle. On en a préparé des confitures ou des gelées qui, colorées avec un peu de carmin, ont été vendues comme des gelées de groseille. La présence des diverses diatomées qui accompagnent cette algue et qui se retrouvent sous le microscope avec leurs caractères tout spéciaux, peut facilement déceler la falsification.

Cette gélose vient fréquemment sous le nom d'*Agar-agar*. Elle est préparée dans l'Extrême-Orient au moyen de diverses espèces de *Gelidium*, *Ceramium*, *Porphyra*, *Eucheuma*, etc. On en sépare les impuretés, on les lave à plusieurs reprises pour les débarrasser de leur sel; on les fait ensuite bouillir et on laisse la gelée se former par refroidissement. On la dispose en lames ou plus communément en baguettes ridées, irrégulièrement quadrangulaires, légères, lacuneuses, à reflets brillants, irisés.

L'*Agar-agar* le plus estimé, celui de Singapour, est fourni par les *Eucheuma isiforme* Ag. et *E. spinosum* L.

CORALLINE BLANCHE

Coralline officinale. — *Muscus corallinus* des officines.

Description. — C'est le *Corallina officinalis* L. commun sur nos côtes (fig. 12).

La plante a tout l'aspect d'un petit polypier, qui serait formé de touffes incrustées d'une grande quantité de carbonate de chaux. — Vivante, elle est d'un blanc verdâtre; elle blanchit complètement par la dessiccation. Les touffes, de 4 à 5 centimètres de long, sont composées d'un grand nombre de frondes primaires, petites tiges d'articles comprimés, cunéiformes, placés bout à bout et d'où se détachent latéralement de petits rameaux également articulés. A l'extrémité des ramuscules, se trouvent des conceptacles pédiculés, ovoïdes, ouverts à leur extrémité et renfermant des périspores dressés, qui contiennent quatre spores superposées (fig. 13-14).

Les cellules de la couche extérieure, serrées les unes contre les autres, forment une sorte d'écorce autour des cellules intérieures étroitement elliptiques, étendues dans le sens vertical et rangées par séries transversales superposées (fig. 14).

Composition chimique. — On cite l'analyse faite par Bouvier, de laquelle il résulte que ce qui domine dans les matières minérales, c'est le carbonate de chaux (61,6 p. 100) et celui de magnésie (7,4). Les

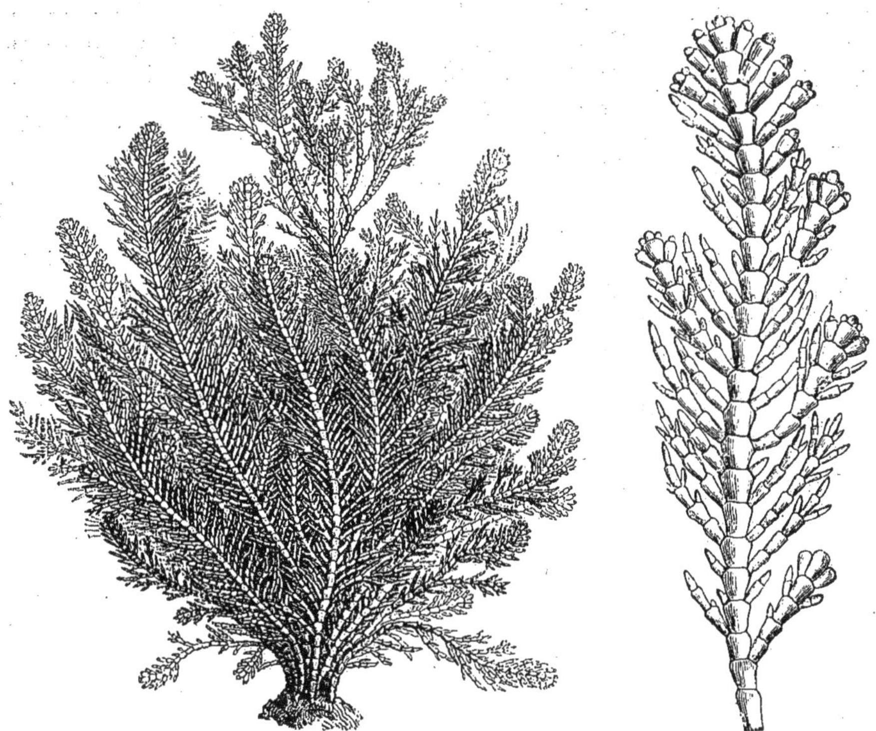

Fig. 12. — Coralline blanche. Port.

Fig. 13. — Coralline blanche. Branche grossie.

matières organiques sont désignées sous les noms de gélatine (6,6 p. 100) et albumine (6,4) ; mais leur nature n'est pas suffisamment indiquée.

Usages. — La coralline était déjà employée aux temps de Dioscoride ; elle est réputée anthelmintique.

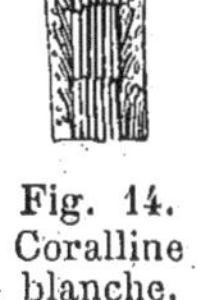

Fig. 14. Coralline blanche. Conceptacle.

HELMINCHOCORTOS. — MOUSSE DE CORSE

Origine. — Ce médicament n'est point une substance simple, mais bien un mélange d'algues appartenant à des genres divers, avec des débris de toutes sortes ; Ladoucette avait déjà montré, en 1782, quelle variété de plantes marines entre dans le médicament ; il avait même avancé que le *Sphærococcus helminthochortos* Agh. qui, théoriquement, devrait le constituer à lui tout seul, ne s'y trouve qu'ne très petite proportion ou même pas du tout. Lesson, De Candolle, Fée, Debeaux ont confirmé cette opinion.

Description. — L'aspect de la mousse de Corse est celui d'une substance brunâtre, composée de nombreux filaments de 1 à 2 centimètres de long, plus ou moins ténus, intriqués les uns dans les autres; la saveur en est salée, l'odeur est celle des plantes marines.

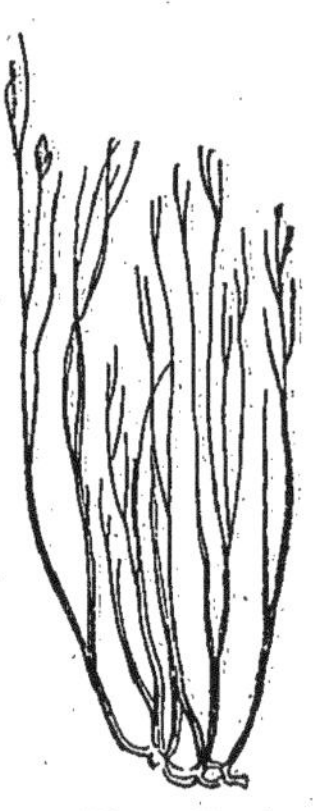

Fig. 15. Mousse de Corse.

L'Helminthocortos (*Alsidium Helminthocorton* Kuetz., *Sphærococcus Helminthocortos* Agh., *Gigartina Helminthocortos* Lmx., qui est censé former le fonds de la substance, est une petite algue (fig. 15) composée de petites touffes cartilagineuses, brunâtres, formées de filaments cylindriques rampant sur le sable, et de rameaux ascendants, filiformes, divisés dichotomiquement, avec des nœuds au niveau des divisions. Examinés à la loupe, ils montrent de fines stries transversales très rapprochées. Cette apparence tient à la structure même des filaments, composés de cellules rangées régulièrement par étages, et dont les plans de séparation correspondent aux stries de la surface (fig. 16). M. Baillon a donné dans son *Traité de Botanique cryptogamique* une liste très étendue des algues qui entrent dans la mousse de Corse. Indiquons seulement dans le nombre le *Ceramium fruticulosum* Roth, le *Sphærococcus plicatus* Agardh, la *Coralline*, le *Gelidium corneum* Lmx.

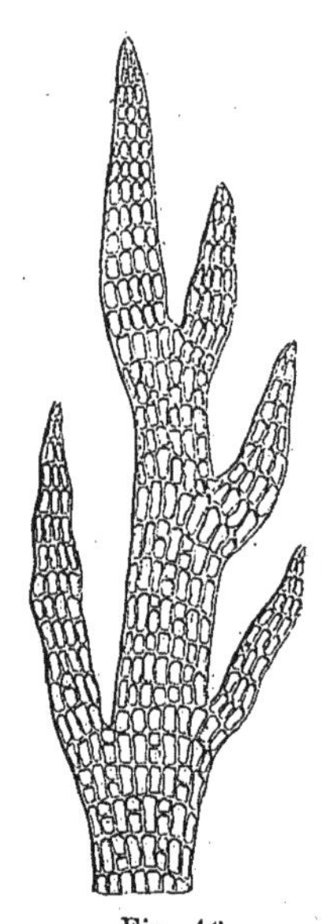

Fig. 16. Mousse de Corse. Section longitudinale d'un rameau.

Composition chimique. — Bouvier a fait de la mousse de Corse l'analyse suivante :

Gélatine végétale	60,2
Squelette végétal	11,0
Sulfate de chaux	11,2
Sel marin	9,2
Carbonate de chaux	7,5
Fer, magnésie, silice, phosphate de chaux	1,7
	100,8

Mais il est évident que l'analyse peut varier beaucoup suivant les mélanges qu'on examine. L'helminthocorton ne contenant pas de gélatine par lui-même, le médicament analysé par Bouvier devait renfermer quelque *fucus* gélatineux.

LICHENS

Plantes terrestres, vivant sur les rochers, la terre, les écorces, formées d'une expansion de forme variable, nommée *thalle* (fig. 17), qui contient dans tous les cas une couche de grains verdâtres ou brunâtres nommés *gonidies*. — Organes reproducteurs dans des conceptacles ou *scutelles* disciformes, tranchant par leur couleur sur le reste du tissu et contenant des *thèques* dans lesquelles sont rangées les spores.

La structure des thalles montre (fig. 18) : 1° Au milieu même de la membrane une couche de cellules tubuleuses, ramifiées, lâchement unies entre elles et laissant dans leur intervalle de nombreuses lacunes remplies d'air : c'est la couche *médullaire b;*

2° De chaque côté de cette moelle, une zone de cellules étendues parallèlement à la surface du thalle et formant un feutre épais et dense;

3° Entre ces couches et la moelle, une zone où se trouvent les *gonidies*, qui y sont isolées les unes des autres : c'est la *couche gonidiale c;*

4° Enfin, sur chaque face, une couche de cellules arrondies ou polyédriques à parois épaisses, à cavité interne rétrécie.

On observe parfois à la face inférieure une couche fugace, qu'on nomme *hypothalle*, et qui a fourni des appendices radiciformes ou *rhizines*, fixant temporairement le lichen à ses supports naturels.

A la face supérieure, là où sont les conceptacles, on voit des périthèques en massue avec leurs spores, et tout autour les cellules stériles nommées *paraphyses d.*

Certains lichens ont des thalles fruticuleux, d'autres crustacés. Les espèces pharmaceutiques appartiennent toutes au groupe des thalles membraneux.

LICHEN D'ISLANDE

Origine. — C'est le type des Lichens pharmaceutiques. On l'appelle *Cetraria islandica* Ach. (*Physcia islandica* DC. *Lichen islandicus* L). Il est abondant dans les régions septentrionales et alpestres de l'Europe et de l'Amérique; on le trouve aussi dans les montagnes élevées de l'Himalaya et au cap Horn, à 500 ou 600 mètres d'altitude.

Description. — Les expansions membraneuses qui constituent ses thalles (fig. 17) sont minces et cartilagineuses. Simples, étroites et enroulées en gouttière à la base, elles se dilatent et se divisent en lobes nombreux, laciniés, obscurément dichotomes, ciliés sur les

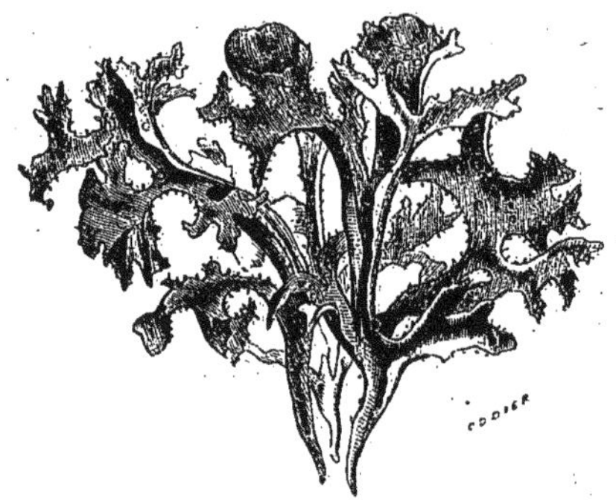

Fig. 17. — Lichen d'Islande.

bords. La base est marquée d'une tache rouge, la face inférieure convexe est grise ou fauve pâle, avec des points d'un blanc crétacé là où la membrane extérieure est absente. La face supérieure est, selon les cas, d'un vert olivâtre ou d'un brun marron. Les conceptacles, rares dans les échantillons de droguiers, sont placés obliquement sur la marge des lobes terminaux, sous forme de petits disques orbiculaires brun rougeâtre.

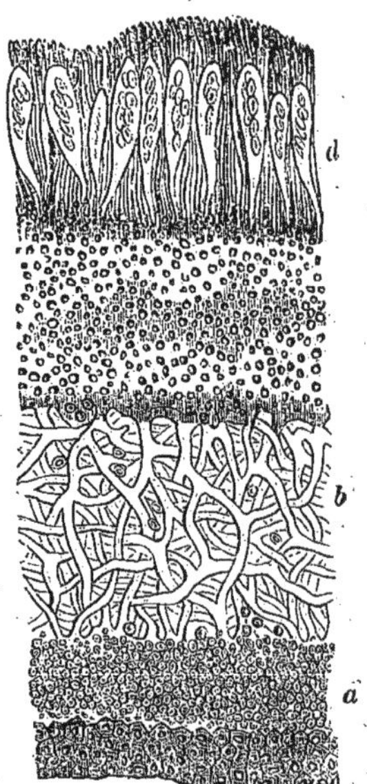

Fig. 18. — Coupe transversale du thalle au niveau d'une apothécie. (Berg.)

Les variations sont nombreuses dans cette espèce ; elles portent tantôt sur la largeur des thalles, tantôt sur leur couleur, qui passe du vert olive clair au marron foncé par de nombreuses nuances.

Structure microscopique. — La structure microscopique du thalle répond exactement à celle que nous avons indiquée comme type des lichens membraneux. Si on touche les diverses couches par l'acide sulfurique, puis par l'iode, on voit jaunir les couches corticales, bleuir les couches feutrées, et les conidies prendre une coloration brune.

La saveur du Lichen d'Islande est amère, puis mucilagineuse ; l'odeur est peu prononcée. Mis dans l'eau froide, il étend ses lobes et cède au liquide un principe amer et un peu de mucilage.

Composition chimique. — Le principe dit mucilagineux est de la nature des amylacés ; il devient bleu par l'iode après traitement par l'acide sulfurique. On le nomme *lichénine*. Il est blanc, cassant, soluble dans l'eau, insoluble dans l'alcool et dans l'éther ; il a la même composition que la fécule et peut se transformer en dextrine par une longue ébullition dans l'eau et en glucose par l'action des acides étendus. C'est le principal élément de la gelée de lichen qu'on obtient par ébullition.

La matière amère, dont on débarrasse le lichen par une décoction ou par des lavages à l'eau froide, est l'*acide cétrarique* ou *cétrarin*. Il est en aiguilles blanches, ténues, peu soluble dans l'eau froide, très soluble dans l'alcool ; il forme avec les bases des sels jaunes, solubles, très amers.

On a signalé en outre un acide gras, très âcre, l'*acide lichen-stéarique*.

Le lichen d'Islande est recueilli en Suède, d'où on l'expédie fréquemment ; également en Suisse, sur les montagnes du canton de Lucerne, et en Espagne. On n'en exporte pas du tout d'Islande.

LICHEN PULMONAIRE

Pulmonaire de chêne.

Origine. — C'est le *Sticta pulmonacea* Achar. (*Lobaria pulmonaria* DC. *Lichen pulmonarius* L.) qu'on trouve sur les vieux troncs et dans les forêts ombragées de l'Europe, de l'Algérie, des Canaries, de l'Afrique centrale et de l'Amérique (fig. 19).

Description. — Il est en larges expansions coriaces, sinuées, lobées ; la face supérieure, de couleur fauve, est bien nettement marquée d'un réseau de nervures mousses, circonscrivant des concavités irrégulières ; la face inférieure, à fond plus foncé et tomenteux, présente entre des lignes enfoncées, correspondant aux nervures, des bosselures glabres, de couleur blanche.

Structure anatomique. — La structure anatomique montre quelques différences avec celle du lichen d'Islande. Au-dessous de la couche corticale supérieure, se trouve immédiatement la zone des gonidies, plus serrées que dans le *Cetraria ;* puis une couche assez large, feutrée, à cellules effilées ; enfin une couche inférieure, à cellules arrondies, portant des poils, formés de plusieurs cellules juxtaposées.

La saveur du Lichen pulmonaire est amère et mucilagineuse, un peu âcre. L'acide cétrarique y est remplacé par un acide analogue, qu'on appelle *stictinique*.

Usages. — Les usages sont les mêmes que ceux du Lichen d'Islande.

A côté des Lichens précédents, on employait jadis un certain nombre d'espèces, qui pouvaient servir, jusqu'à un certain point, de succédanés au Lichen d'Islande ; mais la plupart sont tombés en désuétude.

Parmi eux, citons les *Cladonia*, remarquables en ce que le thalle se

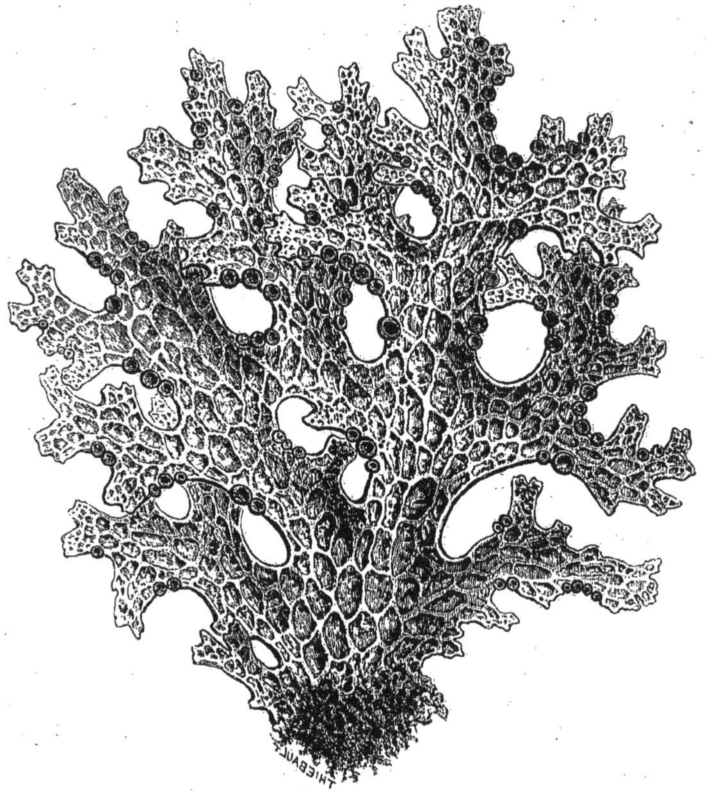

Fig. 19. — Pulmonaire de chêne.

partage en deux portions, l'une horizontale, l'autre dressée, fruticuleuse, à divisions (*podetions*) cylindracées, s'évasant en coupe au sommet (fig. 20). Les principales espèces sont :

Le *Cladonia pyxidata* Fries. ou *lichen pixidé*, moins riche en lichénine que le lichen d'Islande, moins amer, et cependant de goût plus désagréable :

Le *Cladonia coccinea* Achar., remarquable par ses apothécies d'un rouge vif, mais d'ailleurs semblable au *lichen pixidé* et employé de la même façon :

Le *Cladonia rangiferina* Hoffm. à podéties nues, sans godet terminal, intéressant par son abondance dans les régions septentrionales, particulièrement en Laponie, où il est brouté par les rennes, pendant

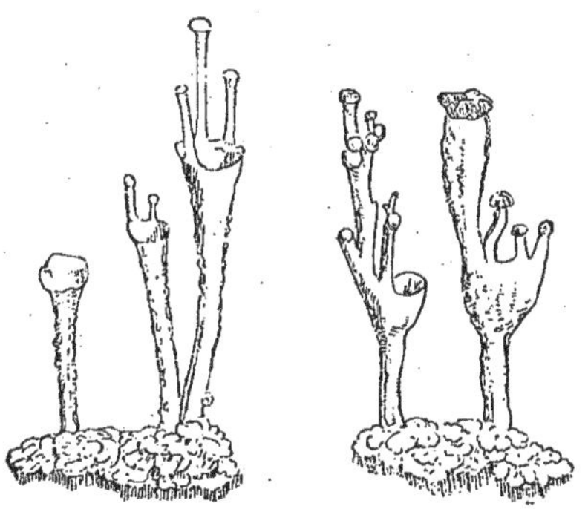

Fig. 20. — Lichen pyxidé.

l'hiver. Il peut aussi servir de nourriture à l'homme; en Finlande, on mélange parfois sa farine à celle du seigle.

LICHENS ALIMENTAIRES

Mais les plus intéressants des Lichens, qui peuvent être alimentaires, appartiennent au genre *Lecanora* et aux deux espèces *L. esculenta* Eversm. (*Parmelia esculenta* Spreng.) et *Lecanora affinis.* Eversm. Ils sont en petites masses globuleuses, variant de la grosseur d'une noisette à celle d'une noix, mamelonnées à la surface, grisâtres ou brunâtres. Ces organismes, comparables pour l'apparence à une petite truffe, n'ont aucun prolongement qui indique leur attache au sol. On les a trouvés à diverses reprises dans les steppes asiatiques du pays des Kirghiss, de la Perse, du côté de l'Arrarat, et enfin dans certains points de l'Afrique septentrionale. Ils sont parfois sur le sol en abondance très considérable; Parrot en a vu dans certaines localités une couche d'un pied d'épaisseur. On ne s'explique pas très bien d'où ils proviennent, et comme ils sont assez riches en lichénine (23 p. 100 environ), et que leur poudre peut servir à l'alimentation, on a voulu y voir une des formes de la *Manne des Hébreux* ou *manne tombée du ciel.* A côté de la lichénine, ils contiennent près de 66 p. 100 d'oxalate de chaux, du sucre et une matière azotée.

LICHENS MÉDICINAUX PEU EMPLOYÉS

L'on employait autrefois comme très efficace contre l'épilepsie l'*Usnée du crâne humain*, que l'on payait des prix extravagants. Ce n'était point autre chose que le *Parmelia saxatilis* Ach., plante tinctoriale répandue en Suède et en Ecosse; mais pour quelle fût salutaire, il fallait la récolter sur un crâne humain exposé à l'air. De là son prix extraordinaire. On lui substituait souvent un autre petit lichen filamenteux, l'*Usnea plicata*, DC. L'un et l'autre sont entièrement oubliés.

LICHENS TINCTORIAUX

Enfin, nous mentionnerons sans y insister, parce qu'ils n'ont guère que des usages industriels, les lichens plus spécialement tinctoriaux.

Les uns donnent des couleurs brunes : le *Lichen pustuleux* et le *Lichen pulmonaire*.

D'autres fournissent des couleurs jaunes : le *Lichen des murailles (Parmelia parietina* Ach., *Lichen parietinus* L.), qui forme sur les murs ou les écorces d'arbres un thalle orbiculaire lobé vert, jaune doré ou gris, et qui contient de l'acide chrysophanique; et le *Lichen vulpin* (*Evernia vulpina* Ach.), qui est d'un beau jaune et produit une poussière tinctoriale de cette couleur. L'acide jaune qu'il contient porte le nom d'*acide vulpinique*.

Les espèces qui fournissent les couleurs les plus importantes sont les **Orseilles**. Elles appartiennent à deux groupes différents. Les unes qu'on nomme *Orseilles de mer* croissent sur les roches des bords de la mer dans des contrées très diverses. Ce sont des *Roccella*, de forme fruticuleuse, à rameaux cylindroïdes ou plus ou moins comprimés, portant des apothécies sessiles, latérales, le long des thalles (fig. 21).

Suivant les pays d'où elles viennent on les appelle *Orseilles ou herbe des Canaries*, du *Cap-Vert (Roccella tinctoria* L.*)*, de *Madère* (*R. fuciformis* Bell.), de *Bourbon*, de *Java*, de *l'Inde* (*R. Montagnei* Bell.), du *Chili* (*R. flaccida* Bory-Saint-V.).

Les autres ou *Orseilles de terre* sont des lichens le plus souvent crustacés, appliqués sur les rochers des montagnes des Alpes, des Pyrénées, de l'Auvergne, de la Scandinavie ou de l'Écosse. Ce sont le *Variolaria dealbata*. DC. des Pyrénées, le *V. orcina* Ach. ou *Parelle d'Auvergne ;* mais le plus intéressant est le *Lecanora tartarea* Ach., qui croît en abondance sur les côtes de la Suède, de la Norvège et de l'Écosse, d'où les navires les transportent en Hollande pour la préparation du tournesol ; en Angleterre pour la pâte violacée, qu'on nomme *Cudbear;* en Allemagne pour le produit appelé *Persio.*

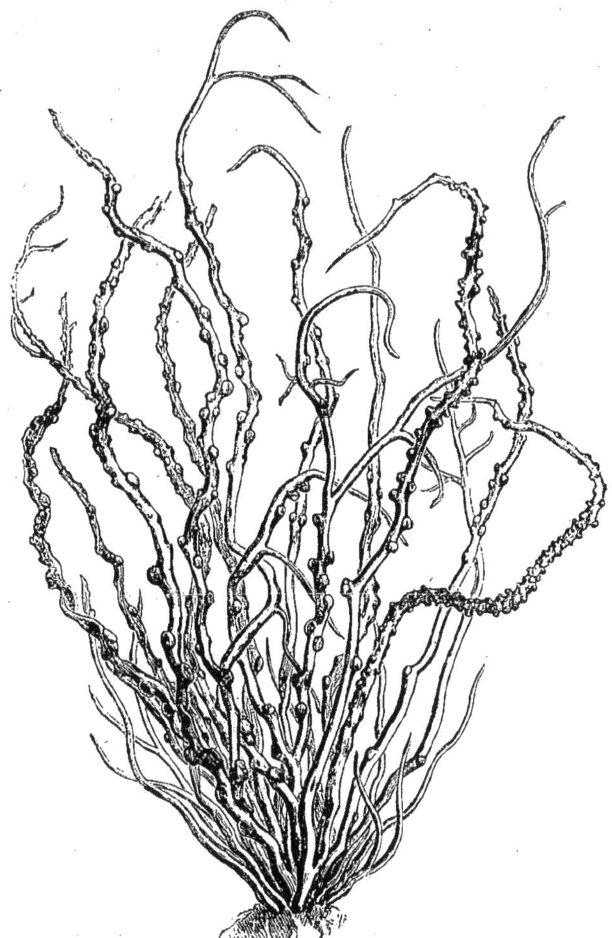

Fig. 21. — *Roccella tinctoria.*

Les Orseilles ne contiennent aucune substance qui rappelle la couleur bleue ou rouge qu'elles doivent produire. La matière chromogène est une poussière blanche qui incruste les couches extérieures du lichen et qu'on appelle acides lecanorique, érythrique, évernique. Sous l'influence des alcalis, ces corps se décomposent et donnent de l'orcine, qui elle-même soumise à l'influence de l'air et de l'ammoniaque donne une matière azotée, l'*orcéine*, incristallisable, d'un beau rouge, qui est le principe colorant de l'orseille.

Lorsque dans l'opération précédente on fait intervenir un carbonate alcalin, l'orcine se transforme, sous l'influence de l'air et de l'ammoniaque, non plus en orcéine, mais en une autre substance azotée, l'*azolitmine* et en une série de matières analogues, de couleur rouge, mais passant au bleu sous l'action des bases. C'est l'élément principal du *Tournesol en pains*, si utile dans les laboratoires à cause de la propriété qu'il a de déceler la présence des bases ou des acides par la coloration qu'il prend sous leur influence.

CHAMPIGNONS

Plantes terrestres, caractérisées par l'absence de chlorophylle et composées de deux parties distinctes : 1° la portion végétative ou *mycélium*, formée de filaments qui restent souvent à l'état de membranes lâches, ou parfois se condensent en corps mous et pulpeux, ou encore en tubercules fermes et résistants ; 2° la partie reproductrice, qui naît de la première et comprend des organes très variés, dont les plus importants, au moins dans les espèces qui nous intéressent, sont des *spores* tantôt placées à l'extérieur, sur des cellules spéciales appelées *basides*, tantôt enfermées dans des *thèques*, ou *sporanges*.

Les Champignons sont très variés de forme et de complication depuis la simple cellule des *Peronospora* jusqu'aux organismes très complexes de nos Champignons de couche et de nos Bolets. Nous n'avons à nous occuper, à notre point de vue particulier, que des espèces de cette dernière catégorie dans lesquels on distingue, en dehors des membranes végétatives (*blanc de champignon*), les réceptacles variés des organes de reproduction.

Les Champignons sont des végétaux riches en matière azotée et par suite très propres à l'alimentation. Malheureusement, un grand nombre renferment des principes vénéneux et sont redoutables à cet égard. — Il n'entre pas dans notre plan de décrire les espèces qui peuvent être nuisibles ou utiles. Nous croyons seulement devoir rappeler un fait de la plus haute importance. Il n'y a pas de règle absolue pour distinguer un champignon vénéneux d'une bonne espèce ; tous les moyens qu'on a voulu donner sont en défaut. Le seul procédé c'est de bien connaître les espèces et de n'employer que celles qu'on a bien déterminées et que l'expérience a démontrées innocentes.

Les Champignons qui entrent dans nos officines et dont nous avons à nous occuper appartiennent, les uns au type des Polypores, un autre à celui des *Claviceps*.

Les Polypores, qui nous intéressent, croissent sur les troncs d'arbres et ont un chapeau appliqué contre le tronc, marqué en dessous de nombreux pores rapprochés les uns des autres. Ces pores sont les orifices de tubes placés parallèlement les uns contre les autres et qui, dans leur cavité cylindroïde, portent des basides terminées par quatre spores. En outre, ces tubes sont adhérents entre eux et avec le chapeau, charnu, coriace ou ligneux, dont il est difficile de les séparer.

POLYPORE DU MÉLÈZE

Agaric blanc.

Origine. — C'est le *Polyporus officinalis* Fries, qu'on trouve attaché aux troncs des mélèzes dans le Dauphiné, les Alpes du centre de l'Europe et de la Russie (fig. 22).

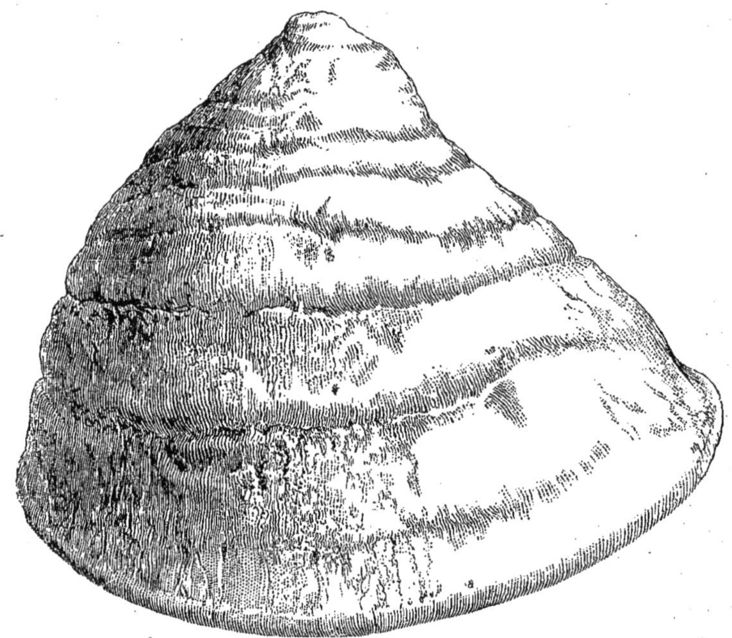

Fig. 22. — Agaric blanc.

Description. — Il a la forme d'un cône arrondi recouvert d'une écorce dure, lisse, blanchâtre, marquée de quelques zones jaunâtres ou brunes. La face inférieure est toute couverte de tubes nombreux, courts, jaunâtres, à orifice peu visible.

Dans les officines, il est dépouillé de son écorce extérieure et coupé en morceaux très irréguliers, dans lesquels il est quelquefois difficile de reconnaître les tubes de l'*hymenium*. La substance est blanche, spongieuse et laisse échapper une poussière semblable à de la farine qui ne se colore pas en bleu par l'iode. — Le tissu est formé de nombreuses cellules, très déliées, étendues en tubes qui s'intriquent les uns dans les autres et forment une espèce de feutre dans l'épaisseur

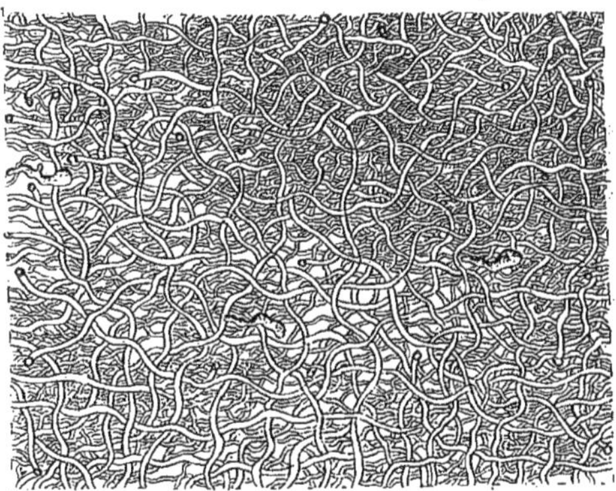

Fig. 23. — Agaric blanc. Section transversale.

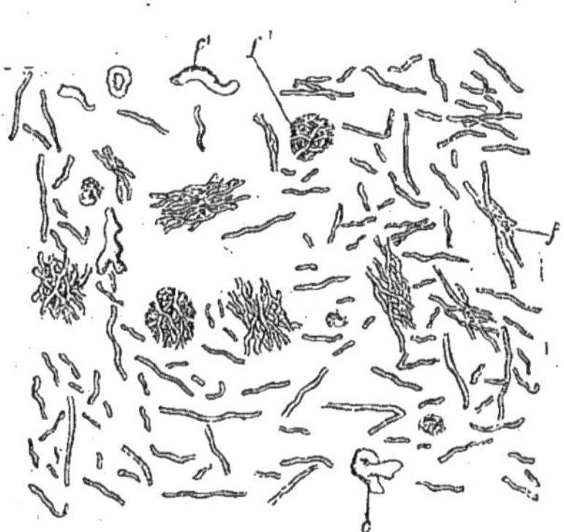

Fig. 24. — Poudre d'Agaric blanc. *f f'*, tubes feutrés en fragments isolés ou agglomérées. — *c*, concrétions calcaires.

duquel apparaissent des concrétions de forme variée (fig. 23). Ces filaments et ces concrétions se retrouvent plus ou moins dissociés dans la poudre d'agaric blanc (fig. 24).

La saveur de l'Agaric blanc, d'abord douceâtre, devient plus tard amère et âcre.

Le plus estimé vient des Alpes et de la Carinthie : celui du Dauphiné est plus dur et plus coriace.

Composition chimique. — Braconot en a retiré : 72 p. 100 de résine; 2 d'un extrait amer; 26 de matière cellulosique insoluble. M. Fleury a signalé, à côté de la résine, un acide agaricique.

Usages. — L'agaric blanc est un purgatif drastique et hydragogue, qu'on a vanté contre les sueurs colliquatives des phtisiques.

AMADOUVIERS

Origine. — Deux espèces de polypores répondent à la dénomination d'Amadouvier. La plus intéressante est le *Polyporus fomentarius* Fries.

Elle croît dans presque toute l'Europe sur le tronc des vieux arbres, surtout sur les chênes, les hêtres et les tilleuls (fig. 15).

Description. — Ce champignon, attaché par le côté, prend le plus souvent la forme d'un sabot de cheval de grande dimension. Un épiderme cendré, grisâtre ou couleur de rouille, marqué de zones brunes

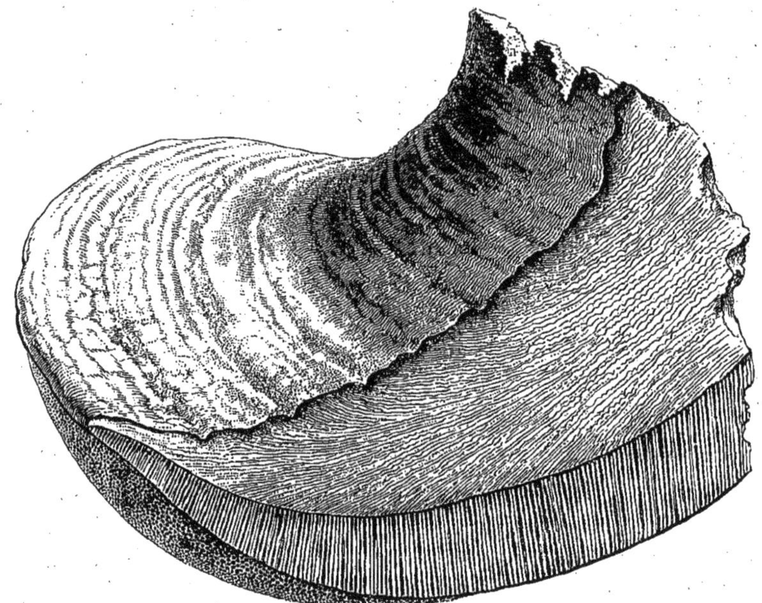

Fig. 25. — Polypore amadouvier.

parallèles aux bords recouvre une couche corticale résistante d'un noir luisant. Les tubes, très courts, deviennent bruns comme la chair du réceptacle.

L'Amadouvier est employé à l'état de lames souples et moelleuses au toucher, qu'on nomme *amadou*. On obtient ces feuilles en enlevant les couches superficielles, et dures du chapeau. On met à tremper dans l'eau la couche moyenne, qui est la plus molle. On la bat au maillet à plusieurs reprises pour éliminer les parties dures : on obtient ainsi l'amadou, qui sert comme hémostatique pour de petites plaies.

Le *Polyporus igniarius* Fries, qui croît sur les peupliers, les saules, les chênes et les pruniers a un chapeau qui durcit avec l'âge, et dont la surface est cendrée, fauve ou rouillée. La chair devient comme du bois. L'amadou qu'on en retire n'est pas assez souple pour être employé comme hémostatique. On ne l'utilise guère que pour l'allumer au briquet ou conserver du feu.

ERGOT DE SEIGLE

Seigle ergoté.

Origine et développement. — L'**Ergot de seigle** est une forme particulière du mycélium d'une espèce de *Claviceps* nommée par Tulasne *C. purpurea.* Le développement de ce champignon est des plus curieux. Dans les années humides, il se produit souvent entre les glumelles de seigle une substance d'apparence mielleuse, qui envahit l'androcée et l'ovaire : elle est essentiellement formée par des filaments mycéliens,

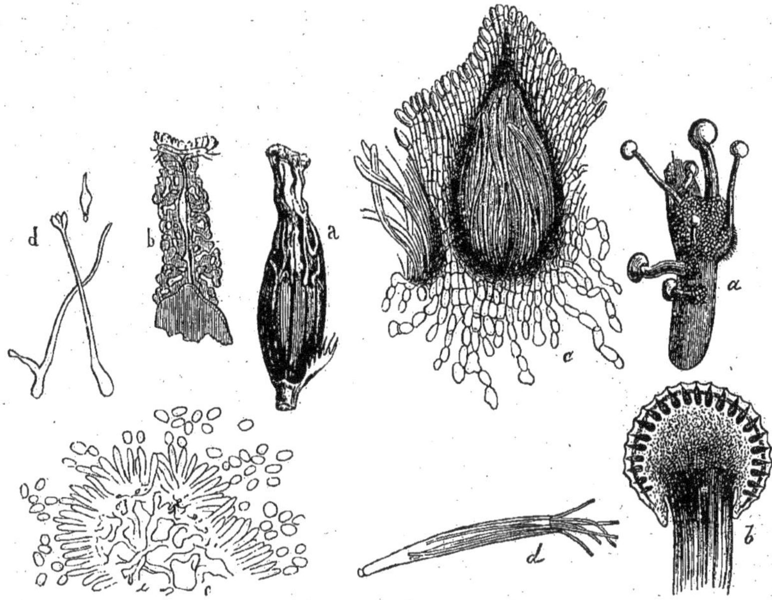

Fig. 26 à 33. — *Claviceps purpurea.*

(*a*, *b*), (à gauche) sommet de l'ovaire attaqué par la sphacélie. — *c*, coupe transversale d'une portion occupée par la sphacélie, *d*, conidies germant. Développement du *Claviceps* sur l'Ergot (à droite). — *a*, Claviceps sortant de l'ergot. — *b*, tête du *Claviceps*, coupe longitudinale. — *c*, coupe longitudinale d'une tête. — *d*, spores sortant du sporange.

réunis entre eux par un suc visqueux légèrement jaunâtre. On l'appelle la *sphacélie* et on l'a décrite autrefois comme un champignon particulier sous le nom de *Sphacelia segetum* (fig. 26 à 33). Cette sphacélie produit des cellules reproductrices appelées conidies, qui peuvent répandre le champignon dans les épis environnants.

Dans cette masse apparaît une espèce de bourgeon, formé de mycélium condensé, qui grandit peu à peu et prend la forme d'un ergot, en soulevant la *sphacélie*, qui se dessèche à son sommet et finit par se détacher, ce qui fait qu'on n'en rencontre guère les traces dans nos droguiers (fig. 34).

Cet ergot lui-même n'est qu'une portion de mycélium condensé, qui n'attend que des conditions favorables pour donner la partie reproductrice du champignon. Si on le met sur de la terre humide, et dans un milieu de température convenable, on voit apparaître à sa surface de petits corps hémisphériques ou têtes, qui se dégagent peu à peu et se montrent au-dessus d'un petit pédicule, comme le pied et le chapeau d'un champignon ordinaire. La tête de ces organismes contient un grand nombre de petits conceptacles en forme de bouteilles, qui logent eux-mêmes des sporanges allongés. De ces sporanges sortent agglutinées ensemble des spores cylindroïdes capables de produire la sphacélie.

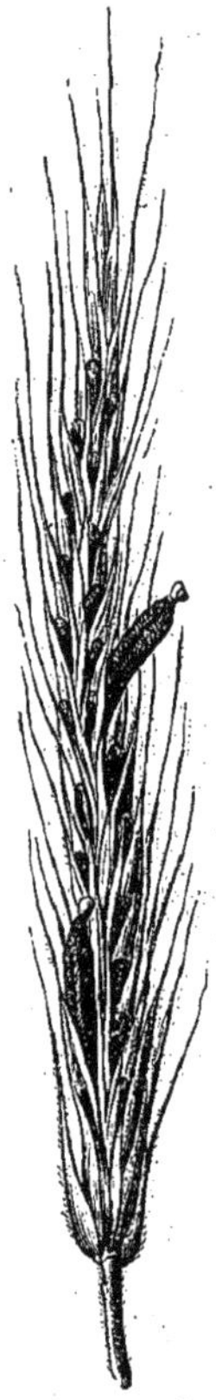

Description. — Dans nos droguiers l'ergot (fig. 35) est un corps oblong, marqué d'un ou plusieurs sillons longitudinaux : il a 2 à 3 centimètres de long sur 3 à 4 millimètres de large. Il est d'un noir violacé à la surface, d'une teinte vineuse dans les couches superficielles, blanchâtre, homogène et charnu à l'intérieur. Il est ferme et casse net lorsqu'on veut le ployer. Son odeur, qui rappelle celle des champignons, quand il est récent, devient plus forte et désagréable quand il est sec et respiré en masse ; il s'altère rapidement à l'humidité.

Fig. 34. Epi de seigle ergoté.

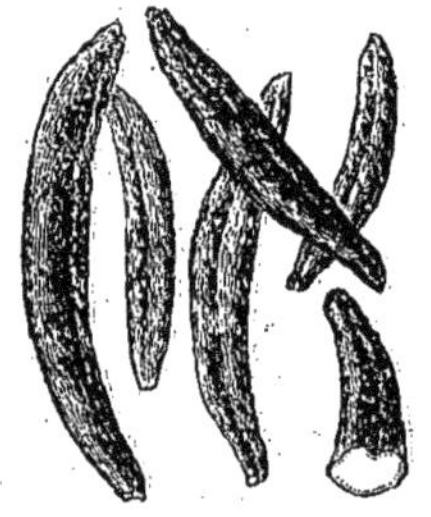

Fig. 35. Ergot de seigle.

Structure microscopique. — Toute la masse est formée de cellules, petites, serrées les unes contre les autres et remplies de gouttelettes d'huile. Quand on les débarrasse par l'éther de la matière grasse, on voit beaucoup mieux les cellules : arrondies ou obscurément polygonales sur la coupe transversale ; elles sont, dans le sens de l'axe, légèrement allongées et irrégulièrement sinueuses (fig. 36 et 37).

Composition chimique. — La composition chimique de l'ergot de seigle est des plus complexes. Malgré les recherches entreprises sur cette question par Vauquelin, Wiggers, Bonjean, Kobert, Dragendorff et Tanret, on ne peut encore la considérer comme complètement éclaircie.

De l'ensemble des travaux publiés sur ce point intéressant, on peut conclure que l'ergot de seigle renferme :

1° Une notable proportion de sels auxquels on a attribué en Italie l'activité hémostatique de l'ergot, mais qui, d'après M. Wiggers, sont essentiellement constitués par des phosphates acides de chaux et de magnésie ;

2° Des hydrates de carbone (glucose, tréhalose ou *mycose* de Mitscherlich ;

3° Des corps gras en forte proportion ;

4° Un corps qui a été longtemps confondu avec la cholestérine,

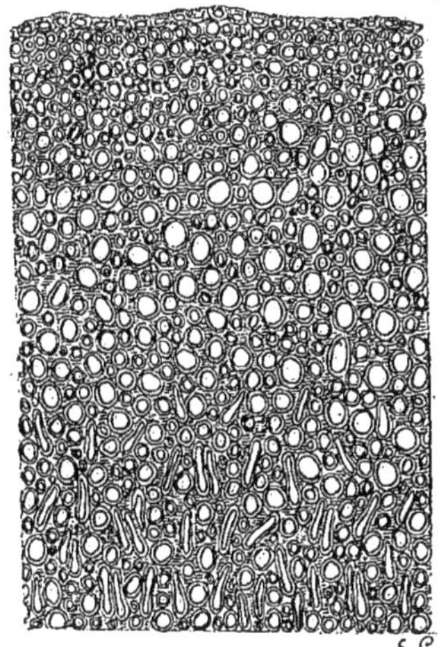

Fig. 36. — Ergot de seigle. Section transversale.

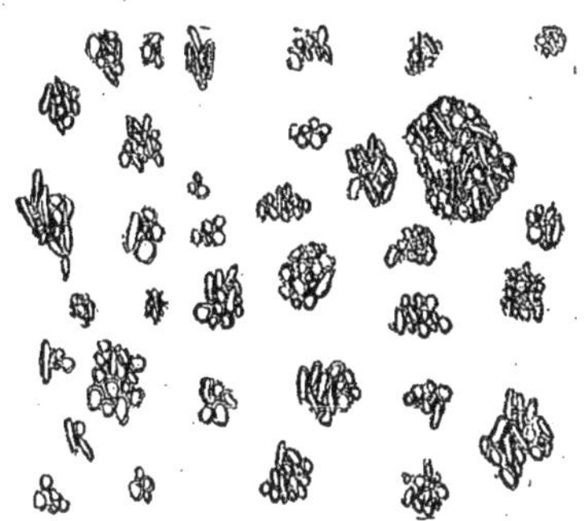

Fig. 37. — Poudre de seigle ergoté.

mais dont la nature chimique a été nettement définie dans ces derniers temps par M. Tanret, qui l'a appelé *ergostérine ;*

5° Une résine peu abondante à laquelle Wiggers a donné le nom d'*ergotine ;*

6° Des acides dont la nature et les caractères sont mal définis (*acide lactique* de Schoombrock et Ludwig, *acide fucosclérotique* de Dragendorff, *acides ergotinique et sphacélique* de Kobert) ;

7° Des matières colorantes, la *scléroïdine* de Dragendorff et la *sclérérythrine*. C'est à cette dernière que la farine mélangée d'ergot doit sa propriété de se colorer en rouge au contact des alcalis ;

8° Un alcaloïde. Wenzell l'a obtenu le premier sous forme d'un vernis brun noirâtre dont il a retiré deux principes l'*ecboline* et l'*ergotine* qui, selon Dragendorff et Padwisotzki, ne sont que le même corps.

C'est à peu près le même corps que Kobert a isolé récemment sous le nom de *cornutine*.

En 1875, M. Tanret a isolé de l'ergot un alcaloïde bien défini, l'*ergotinine*, qui possède les propriétés physiologiques de cette drogue et en représente le principe actif. Cette *ergotinine* n'a rien de comparable avec l'ergotine de Bonjean, qui n'est qu'un extrait fort complexe. Elle se retire sous deux états de l'ergot de seigle, à l'état cristallisé et à l'état amorphe. Un bon ergot en donne jusqu'à 1gr,50 par kilogramme, mais la proportion varie notablement selon le terrain et le climat.

En versant sur l'ergotinine quelques gouttes d'éther, puis un filet d'acide sulfurique légèrement nitreux étendu d'un cinquième d'eau, on obtient une magnifique coloration jaune rougeâtre qui passe rapidement du violet au bleu. Cette coloration ne disparaît pas par addition d'une grande quantité d'eau. La solution alcoolique d'ergotinine montre une belle fluorescence violette quand on y fait passer un rayon lumineux.

Outre cet alcaloïde solide et fixe, M. Tanret a retiré de l'ergot de seigle une alcaloïde liquide volatil qui n'y existe qu'en très faible proportion.

Usages. — L'ergot provoque les contractions de l'utérus et d'autres organes à muscles lisses : on l'emploie contre les hémorragies, surtout utérines, et pour activer le travail de l'accouchement.

L'ergot ne se développe pas seulement sur le seigle : on le trouve sur nombre de céréales. On a particulièrement utilisé celui du *blé* et du *diss*.

L'*ergot du blé* a été signalé par M. Le Perdriel comme pouvant être substitué avec avantage à celui du seigle. Il en diffère par sa forme ; il est plus court et plus épais : il est aussi profondément sillonné et même crevassé; sa texture est plus serrée.

L'*ergot du diss* est récolté sur une graminée d'Algérie, du groupe des roseaux, qu'on nomme *Ampelodesmos tenax* Link, le *diss* des Arabes. Il est très facilement reconnaissable : recourbé, très effilé, obscurément quadrangulaire; il est long (3 à 6 centimètres) et relativement grêle (1 à 2 millimètres d'épaisseur). Sa couleur est noirâtre ou marron foncé.

CHAMPIGNON DU MAÏS

Les feuilles, les tiges, les fleurs mâles et femelles du maïs sont souvent envahies par un champignon parasite, l'*Ustilago maidis* Lév., qui est caractérisé par l'absence de peridium et par des spores à membrane gélatineuse gonflée, couverte de petits processus et remplie d'huile, qui naissent toujours dans le tissu de la plante nourricière. Ce champignon forme des tumeurs spongieuses, verdâtres d'abord, puis d'un blanc sale qui passe au gris plombé ; elles peuvent atteindre la grosseur du poing.

Il agit comme l'ergot de seigle et s'emploie dans les mêmes cas que ce dernier. Il est inscrit dans la pharmacopée des États-Unis sous le nom de *Cornsmut*. Il renferme 2,5 p. 100 d'huile fixe, de l'acide sclérotique, un principe cristallin soluble dans le sulfure de carbone, un alcaloïde amer, soluble dans l'éther, du sucre et 5 p. 100 de mucilage.

CRYPTOGAMES VASCULAIRES

Les cryptogames vasculaires, qui contiennent des faisceaux libéro-ligneux au milieu de leur parenchyme cellulaire, sont les *Fougères*, les *Équisétacées* et les *Lycopodiacées*.

FOUGÈRES

Plantes vivaces, herbacées ou ligneuses, parfois arborescentes, munies de rhizomes ou de tiges aériennes. Appendices foliacés, nommés *frondes*, enroulés en crosse avant leur développement, le plus souvent profondément découpés, à nervures fines simples et dichotomes, portant à leur face inférieure des amas de couleur jaune ou brune, qu'on nomme *sores* et qui sont formés de conceptacles (*sporanges*), remplis de cellules susceptibles de germer (*spores*)[1]. Sores tantôt nus, tantôt recouverts d'une membrane (*indusium*), placés diversement sous les frondes ou sur leurs bords.

Les fougères fournissent à la matière médicale leurs rhizomes et leurs frondes.

Les rhizomes ont une structure anatomique spéciale (fig. 38). Ils sont formés au-dessous de l'épiderme d'un tissu cellulaire (*t.f.*), de couleur verte quand il est jeune, et au milieu de ce parenchyme de massifs, formant diverses figures suivant les espèces. D'une façon générale ces massifs sont limités par un endoderme (*end*) ou rangée de cellules dont les parois sont notablement épaissies, en dedans duquel on observe une seconde couche, le péricycle (*per*) renfermant de l'amidon. Ce péricycle entoure une masse de tissu libérien formé de petites cellules (*l*) à protoplasma et des tubes criblés à section assez large (*tc*). Le bois est constitué par un parenchyme ligneux contenant de

[1] Les spores en germant donnent naissance à une expansion membraneuse, de nature cellulaire (*prothalle*) à la face inférieure de laquelle naissent les organes de la reproduction sexuelle, les *anthéridies* et les *archégones*.

l'amidon (*p. l.*) de larges vaisseaux scalariformes (*v. s.*) et des vaisseaux spiralés beaucoup plus petits. — En outre il se forme assez fréquemment (*Pteris aquilina* L.) des amas de prosenchyme, fibres à parois épaisses, de couleur brunâtre, qui s'entremêlent avec les faisceaux fibro-vasculaires (fig. 45).

L'épiderme des rhizomes porte fréquemment des poils tantôt simples, tantôt pluricellulaires, qu'on utilise dans certaines espèces sous le nom de *Baromez*.

Quant aux cellules du parenchyme, elles ont des parois d'épaisseur

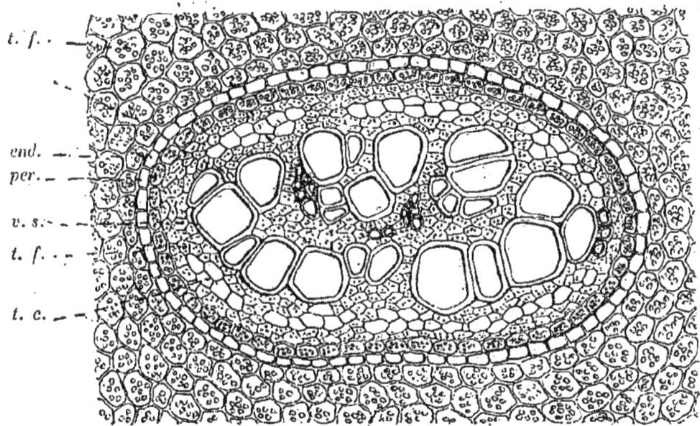

Fig. 38. — Faisceau fibro-vasculaire des fougères.

moyenne et contiennent une grande quantité de grains de fécule, de gouttelettes d'huile, et une matière granuleuse verte. Elles sont allongées dans le sens de l'axe. Les vaisseaux qui se trouvent au centre des massifs sont des vaisseaux annelés ou rayés, la plupart des vaisseaux scalariformes. M. Trécul y a signalé la présence des trachées, qu'on n'y avait pas vues avant lui.

FOUGÈRE MALE

Origine. — C'est le rhizome du *Polystichum filix-mas* Roth. (*Polypodium Filix-mas* L., *Nephrodium Filix-mas* Mich.), herbe vivace dont les frondes pinnatipartites portent des sores recouvertes d'un indusium en forme de rein. La plante est commune dans les bois et les parties ombragées de toute l'Europe, de l'Asie tempérée, de l'Afrique septentrionale et australe et des Andes de l'Amérique du Sud (fig. 39 et 40).

La partie employée est le rhizome, qu'on doit n'utiliser qu'autant qu'il est frais ou du moins assez récent pour que les parties intérieures soient de couleur verte. Il faut en détacher les parties anciennes dont le tissu a bruni (fig. 41).

DESCRIPTION. — Le rhizome arrive dans nos droguiers tout enveloppé par la base des frondes aériennes, qui se dirigent de bas en haut et d'arrière en avant, et qui sont entremêlées d'un très grand nombre d'écailles scarieuses et vers le bas de fibres radicales emmêlées. L'ensemble a une forme conoïde, de 10 à 12 centimètres de long sur une épaisseur de 6 à 8 centimètres dans la partie la plus large. La couleur est d'un brun roussâtre.

Débarrassé de ses parties accessoires, le rhizome a, sur la coupe transversale, l'aspect d'une masse irrégulière, projetant comme des rayons, 3 à 5 lobes oblongs ou arrondis, entre lesquels se placent les bases des frondes. La substance intérieure est formée d'un tissu un peu lâche, sur lequel tranchent par leur couleur plus pâle, les massifs fibro-vasculaires (fig. 42). Ceux-ci, bordés d'une mince ligne foncée, sont disposés en deux cercles plus ou moins réguliers : le plus interne comprenant de 6 à 12 faisceaux, assez gros, hémisphériques ou réniformes; l'extérieur, n'ayant que de petits faisceaux épars, sans beaucoup de régularité.

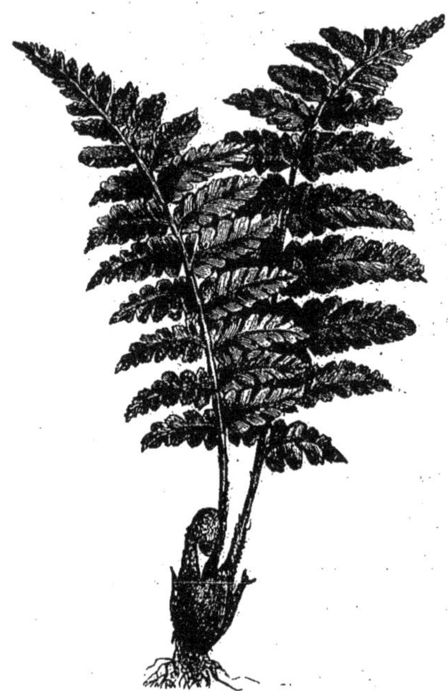

Fig. 39. — Fougère mâle. Jeune plante.

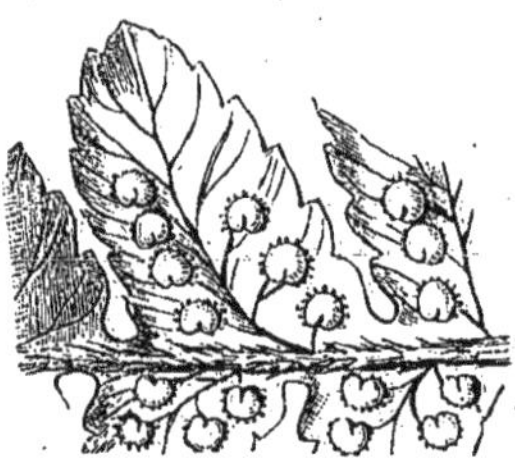

Fig. 40. — Fougère mâle. Lobes de fronde fructifère.

La base des frondes, demi-cylindrique, devenant irrégulièrement anguleuse par la dessiccation, montre sur la coupe des tissus semblables à ceux du corps du rhizome : on y voit 8 à 10 faisceaux, petits, rangés en arc de cercle à concavité dorsale, fermés par deux faisceaux internes un peu plus gros, légèrement recourbés en crochet à leur extrémité.

Structure anatomique. — La particularité la plus intéressante de la structure de ces rhizomes et aussi de la base des frondes est la sui-

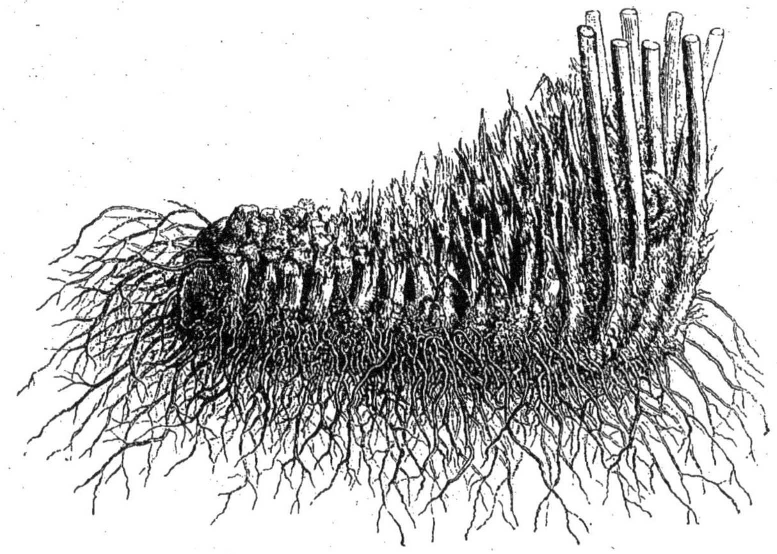

Fig. 41. — Fougère mâle. (Rhizome.)

vante (fig. 43) : au milieu du tissu parenchymateux se trouvent des lacunes ou espaces vides intercellulaires. Sur les parois de ces lacunes sont attachées par un très court pédicule de très petites glandes sphéroïdales auxquelles on attribue la sécrétion d'un fluide vert, principe actif de la fougère, qui ne se produit qu'autant que le tissu est en pleine vitalité. Quand, par l'effet de l'âge, le parenchyme devient d'un jaune brun, les glandes sont flétries et ne donnent plus leur produit spécial. Aussi faut-il cueillir le rhizome de la fougère mâle du commencement de l'été à la fin de l'automne, au plus tard.

Composition chimique. — Le rhizome de fougère mâle renferme environ 6 p. 100 d'une huile grasse verte, des traces d'huile volatile, de l'amidon, de la résine, du tannin, des matières gommeuses et albuminoïdes ; de l'*acide filicique* et un glucoside : la *filixoline*, et du sucre cristallisable.

Usages. — On utilise surtout l'extrait éthéré de ce rhizome, qui passe pour un des meilleurs tænifuges.

Sous les noms de *Panna* ou *Uncomocomo*, les Cafres emploient fréquemment comme tænifuge le rhizome de l'*Aspidum athamanticum* Kungl. Dans son ensemble, ce rhizome présente la structure anato-

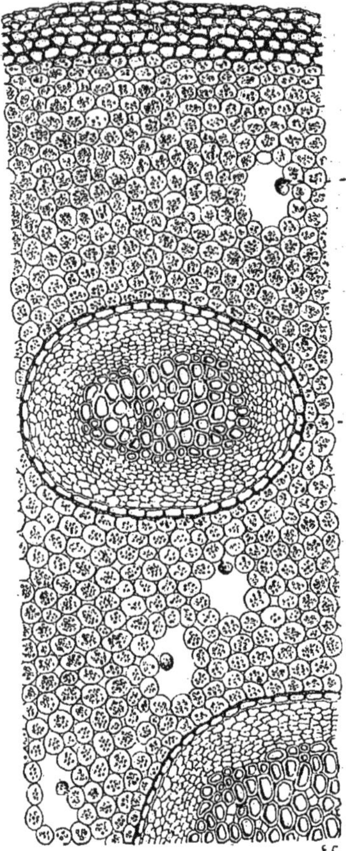

Fig. 43. — Rhizome de fougère mâle. Structure anatomique.

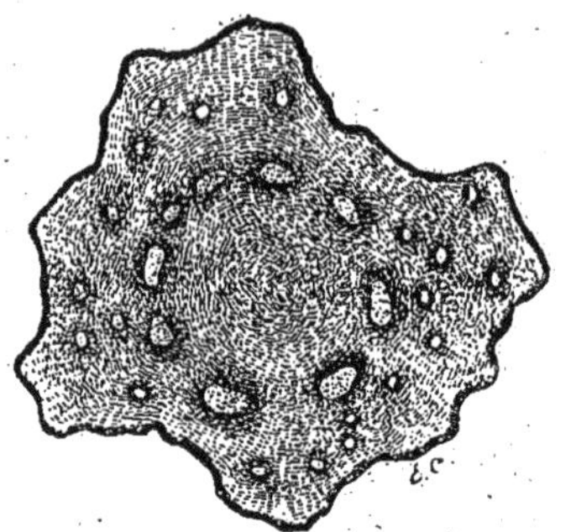

Fig. 42. — Rhizome de fougère mâle. Coupe transversale.

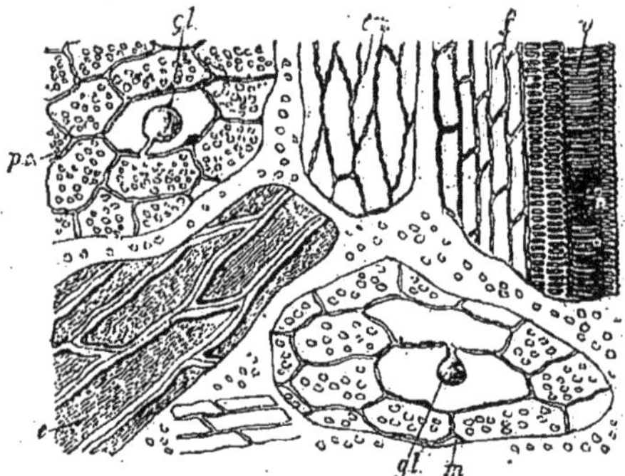

Fig. 44. — Poudre de fougère mâle.
e, épiblema vu en long, — *pc*, parenchyme cortical, — *en*, endoderme, — *m*, partie centrale du rhizome, — *gl*, glandes oléo-résineuses, — *v*, vaisseaux scalariformes, — *f*, fibres libériennes, — *a*, amidon.

mique qui caractérise celui de la fougère mâle. M. Kurstein (1891) en a retiré un principe immédiat analogue à l'acide filicique et qu'il a appelé *acide pannique*.

FOUGÈRE FEMELLE

Origine. — Plusieurs espèces ont été indiquées sous le nom de fougère femelle.

Tout d'abord l'*Asplenium filix-fœminea* Bernh., plante commune de nos pays, dont les sores linéaires, recouverts par un indusium finement frangé sur son bord interne, ne ressemblent en rien à ceux de la fougère mâle.

Le rhizome, très court, peu épais, disparaissant sous un grand nombre d'appendices noirâtres aplatis, dentés sur les bords, diffère aussi beaucoup de celui de la fougère mâle et ne saurait être confondu avec lui. Le tissu intérieur rappelle en gros celui de cette fougère, mais il n'en contient point les lacunes et les glandes oléorésineuses. Aussi, n'a-t-il point la même activité et est-il tombé depuis longtemps en désuétude.

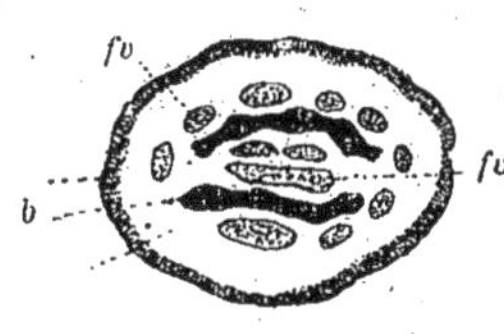

Fig. 45. — Rhizome de *Pteris aquileria.*

Une autre plante a été désignée sous le nom de fougère femelle ; c'est l'espèce si répandue dans tous les bois et dans les champs sablonneux, et surtout siliceux, qu'on appelle *Fougère aigle* (*Pteris aquilina* L.) dont le pétiole coupé obliquement montre une figure d'aigle héraldique à deux têtes, qui lui a valu son nom.

Le rhizome est cylindroïde et présente, comme caractère spécial de sa structure interne, la présence de deux bandes de prosenchyme brun *b* séparant en deux zones, interne et externe, les faisceaux fibro-vasculaires *fv* (fig. 45).

Cette espèce ne mérite pas de nous arrêter : elle n'a point de vertu médicamenteuse et n'est employée que dans l'industrie ; sa cendre, riche en sels de potasse, est utilisée dans les usines de verrerie.

POLYPODE DE CHÊNE

Polypode commun. — Réglisse des bois. — Fougère réglisse.

Origine. — C'est le rhizome du *Polypodium vulgare* L., une des espèces les plus répandues dans toute l'Europe, dans les bois, sur les murs, les toits et les vieux troncs (fig. 46).

La fronde, pinnatipartite, porte des sores nombreux, orbiculaires, sans indusium, placés régulièrement sur deux rangs, de chaque côté de la nervure médiane des lobes.

Description. — Le rhizome sec, tel que nous l'avons dans les officines, est cylindroïde, un peu aplati, de 2 centimètres de long sur 7 millimètres d'épaisseur. Il porte sur les parties latérales de la face supérieure de petits tubercules, alternants, qui sont la base des anciennes frondes. Extérieurement, la couleur est d'un brun rougeâtre; à l'intérieur, la substance est comme cireuse, verte dans les rhizomes récents,

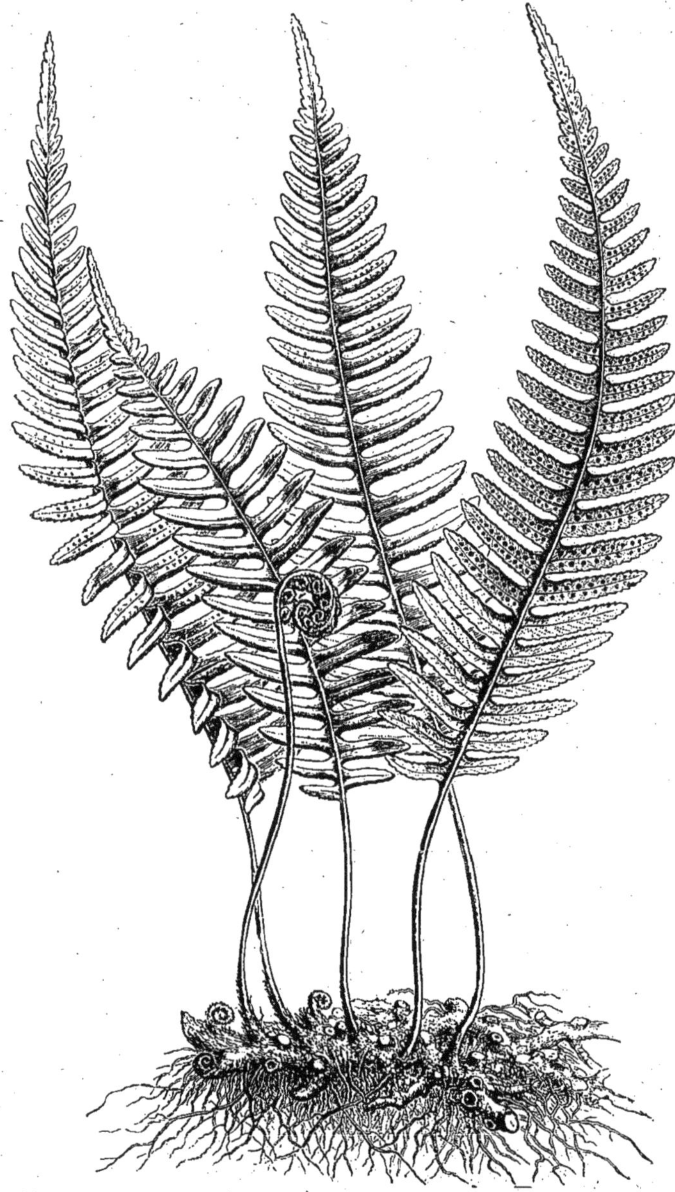

Fig. 46. — Polypode de chêne.

presque blanchâtre dans les anciens. Les faisceaux fibro-vasculaires sont très fins, au nombre de 10 à 12, rangés en cercle.

Les cellules qui forment le fond du tissu sont peu allongées dans le sens de l'axe; elles contiennent de la fécule et des grains nombreux et fins de matière verte, enfin de petites gouttelettes d'huile. Quant aux faisceaux fibro-vasculaires, ils sont limités par des cellules fibreuses à parois très épaissies à la périphérie et formés au centre d'une douzaine de faisceaux scalariformes.

Le polypode a une odeur peu agréable, une saveur d'abord douce, puis âcre et nauséeuse. Il contient du sucre, de la gomme, de l'amidon, une matière astringente, une huile grasse et un corps complexe huileux et résineux. On l'emploie assez souvent comme purgatif doux et aussi comme vermifuge; enfin, c'est un remède populaire contre les bronchites.

CALAGUALA

Guibourt décrit sous ce nom un certain nombre de rhizomes, qui ont été employés à des usages semblables à ceux du polypode. Le type de ces médicaments paraît être le *Polypodium Calaguala* Ruiz., du Pérou, mais il ne vient jamais en Europe.

Le seul qu'on ait reçu quelquefois est le rhizome de l'*Aspidium coriaceum* Sw. (*Polypodium adianthiforme* Forst.) qu'on recueille à l'île Maurice, au Cap et aussi dans les Antilles, le Brésil, la Nouvelle-Hollande, etc. Il est en morceaux flexueux, aplatis, sillonnés dans le sens de la longueur, émettant de distance en distance des sortes de chicots, qui sont la base des anciennes frondes. La coupe transversale montre 10 à 12 faisceaux fibro-vasculaires, rangés en ellipse irrégulière, dont deux, placés aux extrémités du petit diamètre, sont plus grands que les autres.

POILS DE CIBOTIUM

Baromez. — Pengawar-Djambi. — Paku-Kidang et *Pulu.*

Un assez grand nombre de fougères portent à la base de leurs tiges ou de leurs frondes des poils, creux à l'intérieur, qui ont la propriété d'absorber les liquides, et, pour cette raison, ont été employés comme hémostatiques. Ces poils proviennent de diverses espèces et de pays divers.

Le plus anciennement connu de ces médicaments est le *Pengawar djambi* de l'Inde, de Java, de la Cochinchine, de la Chine et de divers points de l'archipel Indien. On le connaissait sous le nom d'*Agneau de*

Scythie, et les représentations fantastiques qu'avaient faites certains auteurs de ces bases de frondes attachées au rhizome et couvertes d'une toison dorée justifiaient ce nom. On se sert encore, dans les Indes, de ces poils couleur jaune d'or, longs de 2 à 3 centimètres, moniliformes. Ils sont donnés par le *Cibotium Baromez* Kunze (*Polypodium Baromez* L.).

Mais le plus répandu de tous ces produits est le *Paku-kidang* ou *Pakæ-kidang* de Java. Il paraît être fourni surtout par le *Balantium chrysotricum* Hassk. Les poils viennent en pelotes, mais non emmêlés entre eux. Ils sont, le plus souvent, isolés, longs de 5 centimètres, jaunes clairs ou bruns foncés. Ils ont l'aspect rubané, les parois minces s'appliquant l'une contre l'autre ; en outre, ils sont moniliformes et comme formés d'articles de $0^{mm},03$ à $0^{mm},04$ de long, séparés par des nœuds, qui portent des gaines irrégulièrement dentelées et des cloisons transversales de séparation (fig. 47). Les poils se terminent en pointe mousse, souvent rompue. D'autres poils, raides, cylindroïdes et non affaissés, avec de toutes petites ramifications se mêlent aux précédents. La cavité du poil ne contient que de l'air ou quelques gouttelettes d'essence. Ils flottent tout d'abord à la surface de l'eau, mais absorbent rapidement le liquide au fond duquel ils finissent par tomber. Aussi sont-ils très propres à prendre le sérum du sang et à produire rapidement un caillot.

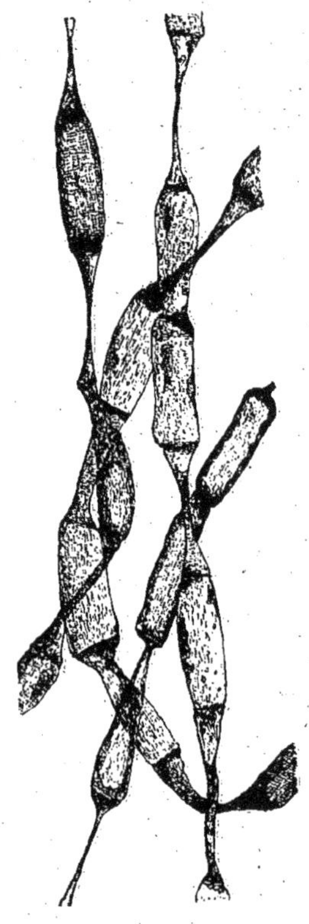

Fig. 47. — Poils de *Cibotium*.

Enfin, sous le nom de *Pulu*, on a décrit des poils très mous, très élastiques et très rubanés, à articles longs de $0^{mm},1$, qui proviennent des *Cibotium glaucum* Hook et Arn., *Cib. Chamisoi* Kaulf., *C. Menziezii*. Hook. On les apporte en quantité des îles Sandwich, vers la Californie et l'Australie.

CAPILLAIRES

L'on donne le nom de Capillaires à certaines frondes de fougères provenant des *Adianthum* et on l'étend quelquefois à la plupart des frondes des autres genres.

Le tableau suivant en montre les caractères :

I. Fronde à divisions triangulaires ; sores près du bord supérieur, sous un indusium continu à ce bord (*Adianthum*).	
1° Segments de la fronde en triangle presque isocèle	*Capillaire de Montpellier.*
2° Segments à triangle, à côtés très inégaux .	*Capillaire du Canada.*
3° Segments trapéziformes, à bord supérieur anguleux	*Capillaire du Mexique.*
II. Fronde uni-bi-tripinnatiséquée ; sores sur les nervures secondaires des segments, indusium libre par son bord interne et se déjetant en dehors (*Asplenium*).	
1° Fronde linéaire dans son ensemble, pennatiséquée à segments ovales arrondis . . .	*Polytric des officines.*
2° Fronde triangulaire dans son ensemble.	
a. Pétioles verts, lobes des segments ovales cunéiformes	*Rue des murailles.*
b. Pétioles noirs, luisants ; lobes ovés .	*Capillaire noir.*
III. Fronde entière ; sores linéaires réunis deux à deux par leur bord interne ; indusium en deux valves déjetées en dehors.	*Scolopendre.*
IV. Sores épars sur la fronde et entremêlés de nombreuses écailles scarieuses	*Doradille.*

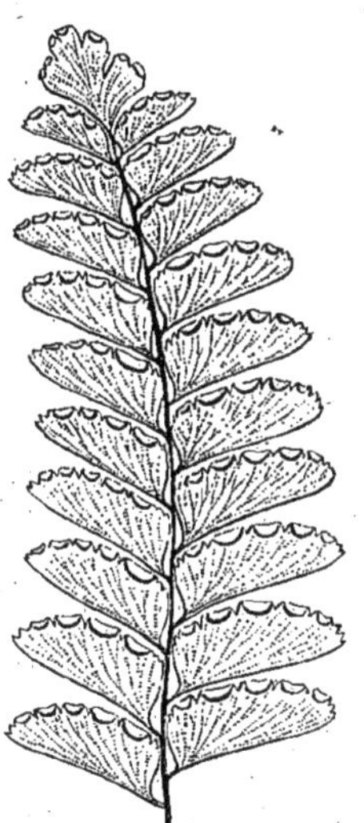
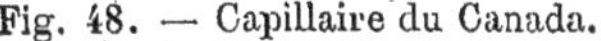

Fig. 48. — Capillaire du Canada.

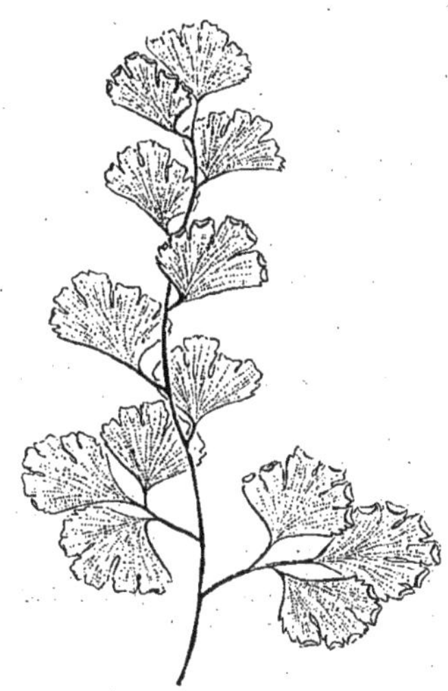

Fig. 49. — Capillaire de Montpellier.

1° Le **Capillaire du Canada** est produit par l'*Adiantum pedatum* L., plante du Canada et des Etats-Unis, d'où elle arrive le plus souvent en paquets comprimés (fig. 48).

Il est facilement reconnaissable à ses frondes pédalées, dont le

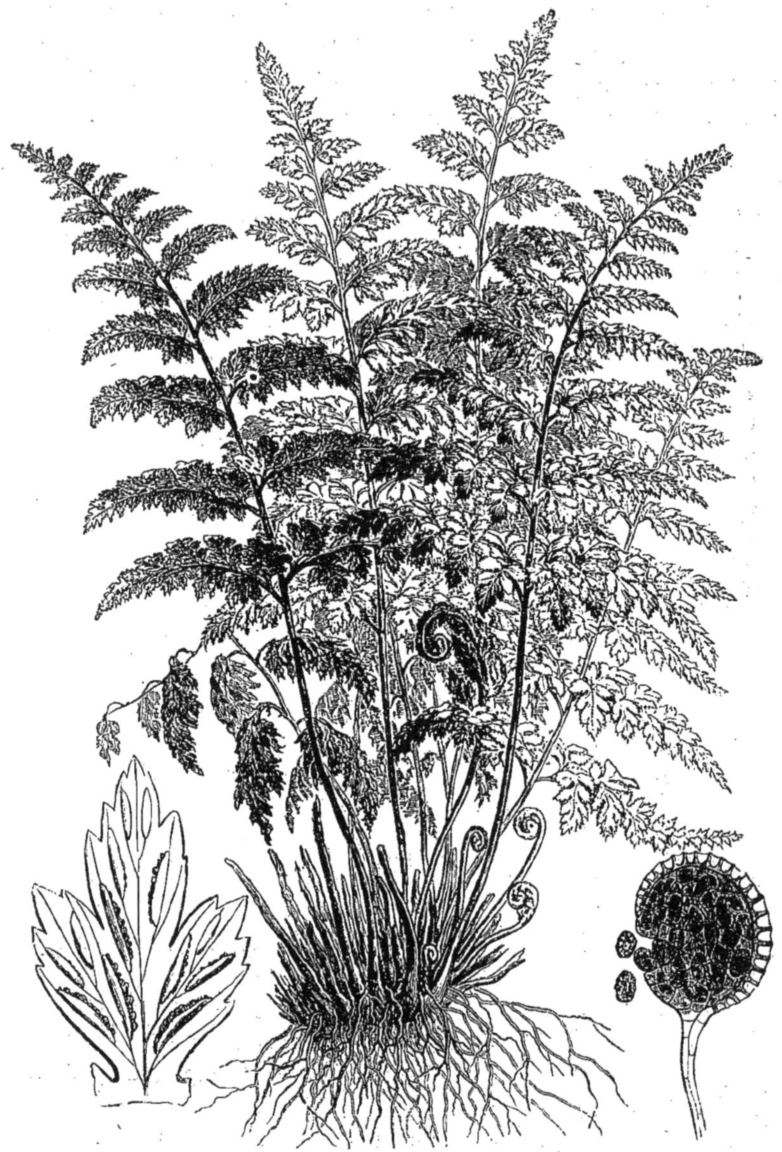

Fig. 50 à 52. — Capillaire noir.
Port. — Pinnule. — Sporange.

pétiole commun se divise en deux branches symétriques, qui émettent seulement de leur partie interne des segments triangulaires à côtés inégaux, l'interne très petit par rapport aux deux autres. Le pétiole prolongé dans le segment le diviserait en deux parties très inégales ; les nervures qui en partent se dichotomisent pour atteindre le bord supérieur.

La couleur du limbe est d'un beau vert, les pétioles et pétiolules

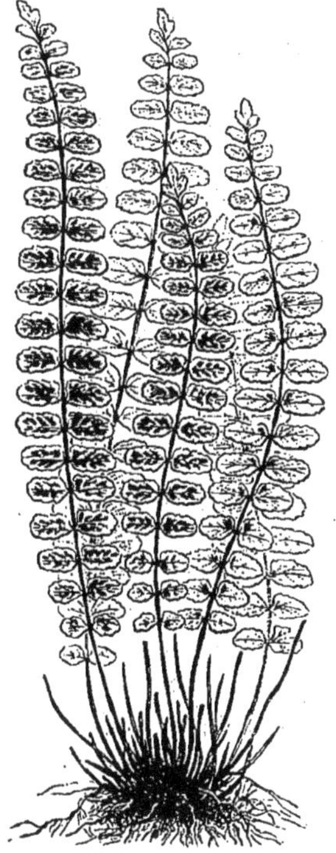

Fig. 53. — Politric des officines.

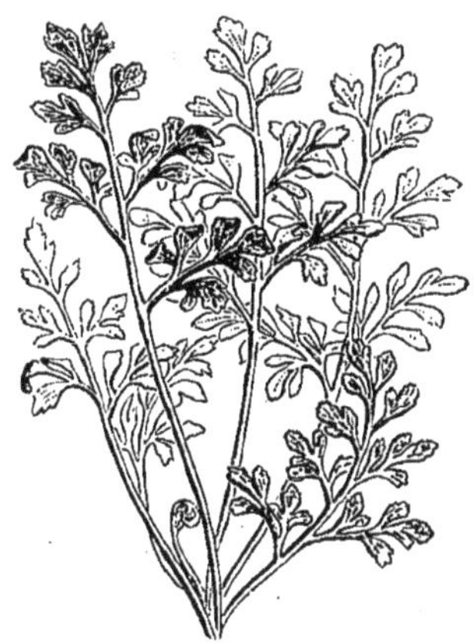

Fig. 54. — *Asplenium Rita-muraria.*

d'un rouge brun. L'odeur est agréable, la saveur douce, un peu astringente.

C'est le capillaire officinal.

2° L'*Adiantum Capillus-Veneris* L., qui pousse dans les endroits frais et ombragés de l'Europe moyenne et méridionale donne le **Capillaire de Montpellier** (fig. 49).

Le pétiole principal se divise en pétioles secondaires sur lesquels s'attachent par de petits pétiolules capillaires des lobes triangulaires à bords latéraux sensiblement égaux. Le prolongement du pétiolule divise le segment en deux parties à peu près égales.

L'odeur est faible, moins aromatique que celle du capillaire du Canada ; la saveur est douce, un peu acerbe.

3° Le **Capillaire du Mexique** ne vient qu'accidentellement dans le commerce ; ses segments se détachent facilement, ce qui rend son transport difficile. Il est produit par l'*Adiantum tenerum* Schw. Les

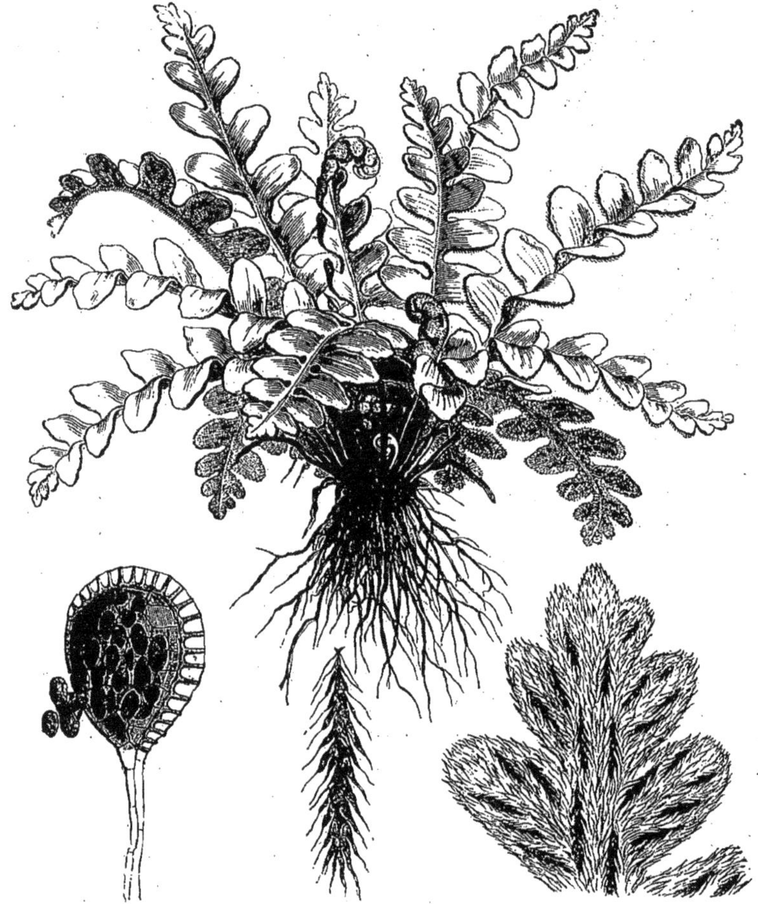

Fig. 55 à 58. — *Ceterah officinarum.*
Port. — Segment de fronde vue en dessous. — Sore. — Sporange déhiscent.

pétioles sont d'un noir d'ébène ; les lobes verts, brillants, ont le bord supérieur formé de deux lignes convergentes en un angle mousse.

Il est aromatique comme celui du Canada.

Les autres frondes de fougère qui ont porté le nom de capillaire sont :

4° Le **Capillaire noir** (*Asplenium Adiantum nigrum* L.), plante de l'Europe moyenne et méridionale, qu'on retrouve aussi dans la

Sibérie, dans l'Arabie, l'Abyssinie et jusqu'à Sainte-Hélène. Il vient dans les lieux humides. Ses pétioles, longs de 10 à 20 centimètres, d'un beau noir, portent des segments d'un vert foncé, qui diminuent graduellement jusqu'au sommet (fig. 50 à 52).

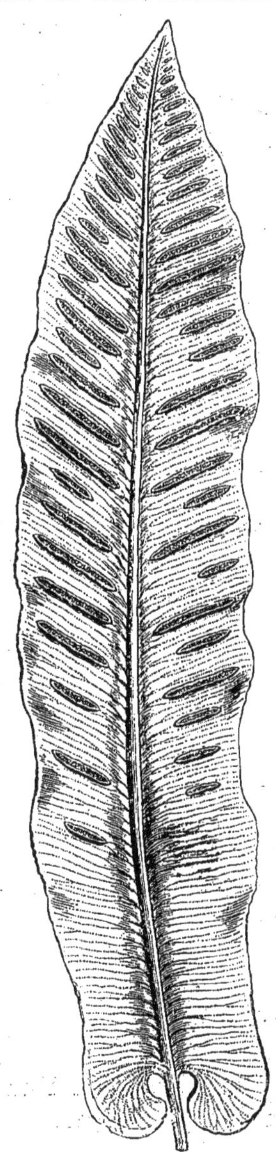

Fig. 59. — Fronde de scolopendre.

5° Le **Politric des officines** (*Asplenium trichomanes* L.) qui pousse sur les murs et les rochers ombragés de toute l'Europe. Ses frondes de 10 à 15 centimètres de long, pinnatiséquées, ont des segments obovales, crénelés, dentés.

Il a peu d'odeur (fig. 53).

6° La **Rue des murailles** ou **Sauvevie** (*Asplenium Ruta-muraria* L.) vient aussi sur les vieux murs de l'Europe, de l'Algérie, de l'Amérique du Nord. Les frondes rappellent celles du capillaire noir, mais s'en distinguent par la couleur verte des pétioles, les lobes peu nombreux, obovales, crénelés ou lobulés (fig. 54).

7° La **Doradille** ou **Ceterach** (*Ceterach officinarum* L.) est très reconnaissable à ses segments alternes, arrondis et confluents couverts en dessous de nombreuses écailles scarieuses, brillantes, d'un roux doré. L'odeur est agréable, la saveur astringente. Elle croît sur les vieux murs et les rochers humides (fig. 55 à 58).

SCOLOPENDRE

Langue de cerf.

C'est le *Scolopendrium officinale* Smith, plante des lieux humides de toute l'Europe, très abondante dans le sud et l'ouest de la France, et assez rare aux environs de Paris. Elle croît sur les rochers, au bord des chemins ombragés.

Ses frondes longues de 2 à 4 décimètres, entières, cordées à la base et munies de deux oreillettes contournées en dedans, portent des sores linéaires, parallèles aux nervures secondaires et occupant tout ou portion de la largeur de la demi-fronde.

De la nervure médiane, partent de nombreuses veinules obliques qui se divisent en deux rameaux, sans arriver aux bords.

La scolopendre a une saveur douce et une odeur de capillaire assez marquée : on l'emploie en infusion, elle entre dans le sirop de rhubarbe composé et dans les électuaires lénitif et catholicum.

LYCOPODACIÉES

Les Lycopodiacées comprennent deux genres principaux : les *Lycopodes* et les *Selaginelles*. Ces dernières donnent un très petit nombre de plantes employées comme médicinales dans leur pays d'origine ; mais elles ne fournissent aucune drogue à notre matière médicale européenne. Nous ne nous occuperons donc que des Lycopodes.

LYCOPODE

Le **Lycopode** usuel est le *Lycopodium clavatum* L., qui se trouve sur les coteaux boisés et pierreux de presque toute l'Europe, de l'Asie et de l'Amérique septentrionales.

C'est une herbe vivace dont les tiges longues, rampantes, ramifiées, portent de petites feuilles vertes verticillées et donnent naissance à des hampes dressées, garnies de feuilles écailleuses, portant à leur sommet des épis géminés. Ces épis sont formés de petites écailles longuement subulées, imbriquées les unes sur les autres, ayant à leur aisselle des capsules réniformes. Celles-ci s'ouvrent horizontalement en deux valves, et sont remplies d'une poussière (fig. 60 à 62) jaune, qu'on emploie sous le nom de Lycopode.

Cette poussière est très fine, très légère, s'enflamme rapidement à la bougie en produisant une vive lumière, très fugace. Elle n'a ni saveur ni odeur.

Elle est composée de grains microscopiques[1] de forme tétraédrique,

[1] Ces grains représentent des organes, nommés *microspores*, qui peuvent former un *prothalle*, sur lequel on a trouvé les organes mâles et femelles de la reproduction : anthéridies et oospores. — Dans les Selaginelles, on trouve des corps analogues, qu'on nomme aussi *microspores*, dont la prothalle ne porte que des anthéridies — et en outre des corps plus volumineux *macrospores*, qui donnent un prothalle, ayant des *oosporanges* ou organes femelles.

à base sphéroïdale, surmontée d'une pyramide à trois faces : l'angle dièdre des faces est marqué d'une sorte de fente, partant du sommet

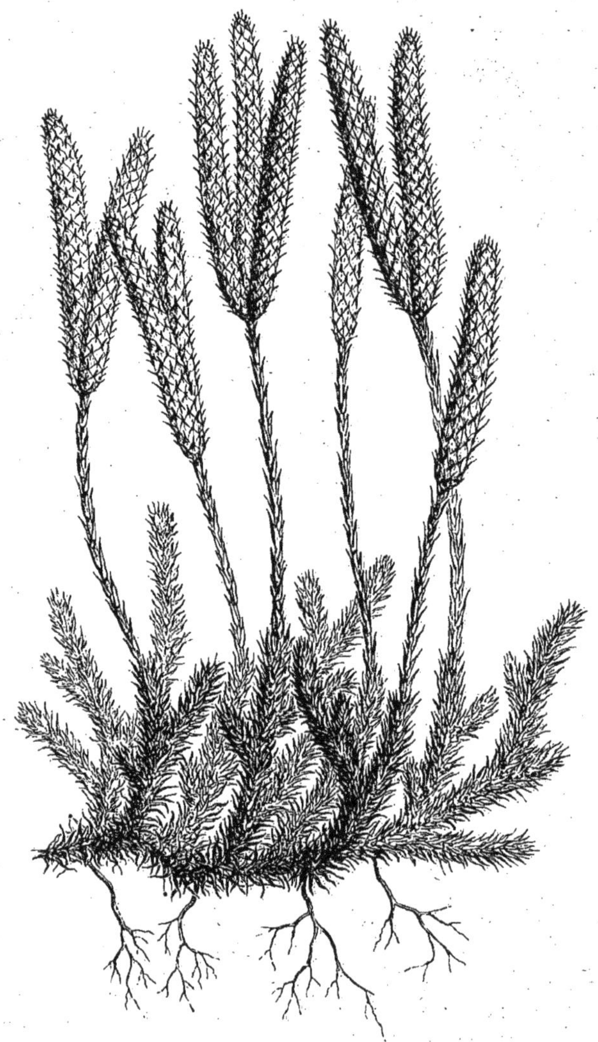

Fig. 60. — *Lycopodium clavatum.*

de la pyramide pour arriver à une petite distance de la base. Les parois du grain sont formées de deux membranes : l'une extérieure, à lignes saillantes, formant un réseau polyédrique, et à chacun des croisements des lignes une petite élevure, qui, à un certain grossissement, fait paraître le réseau cilié ; l'autre interne, mince et résistante.

Mis sur l'eau, le lycopode surnage, et ne s'imbibe que très difficilement par l'agitation : il est au contraire immédiatement pénétré par l'alcool et l'éther. La partie qui reste quand on a traité le lycopode

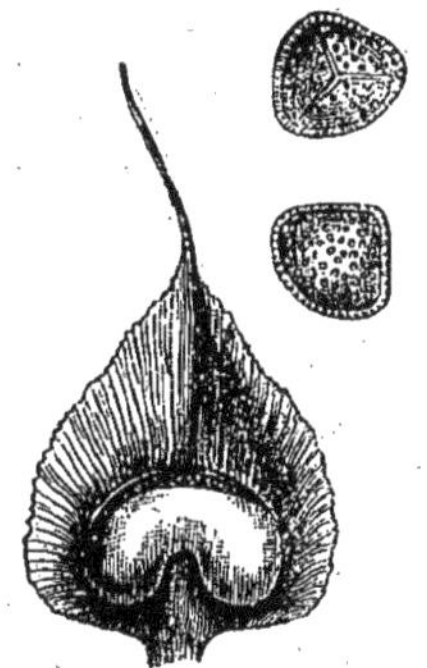

Fig. 61. — Lycopode. Bractée sporangifère et spores.

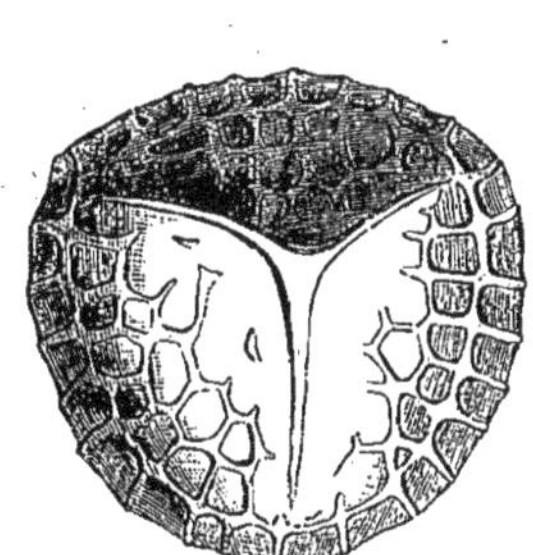

Fig. 62. — Lycopode. Microspore.

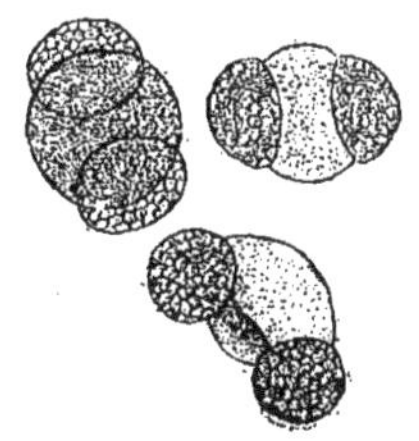

Fig. 63. — Pollen de conifères.

par les divers véhicules précédents, et qui constitue les 89 centièmes de la poudre primitive, est un principe azoté, qu'on nomme *pollénine*.

Le lycopode ne se colore en bleu ni par l'iode ni par le chlorure de zinc iodé.

Il pourrait être falsifié par l'adjonction de poudres analogues et qui, à l'œil nu se confondraient facilement avec lui. Il est cependant facile de déceler la fraude :

1° Les poussières inorganiques ne brûlent point de la même façon ;

2° Les fécules ont d'autres formes sous le microscope et se colorent d'ailleurs en bleu par l'iode ;

3° Les grains de pollen de diverses plantes : (Conifères, typha), qui sur leur simple apparence extérieure risqueraient d'être méconnus, ont, vus au microscope, des caractères tout à fait distinctifs.

Le pollen des conifères (fig. 63) est formé de trois grains, l'un médian recourbé et clair, les deux autres placés aux extrémités, arrondis et obscurs. — Celui des typha est formé de quatre grains appliqués et recouverts d'une mince membrane transparente.

Le Lycopode, outre la pollénine, qui en forme la trame, contient un peu de matière grasse, de cire et de glucose. — Il est employé pour enrober les pilules et empêcher qu'elles ne s'attachent les unes aux autres, pour saupoudrer les parties érythémateuses de la peau, pour prévenir ou sécher les écorchures.

PILIGAN

Le **Piligan** *Lycopodium Saururus* Lam. (— *L. crassum* H. et B. *elongatum* Swartz) est une petite plante herbacée qui croît sur les plateaux arides de l'Amérique du Sud, du Brésil, en Colombie, aux îles Bourbon et Maurice.

Ses axes aériens rapprochés, d'abord obliques, puis dressés, mesurent 25 à 30 centimètres de hauteur et ont la grosseur du petit doigt : ils sont couverts de feuilles imbriquées lancéolées, aiguës, un peu creusées en cuiller, d'un vert foncé, longues de 6 à 18 millimètres et larges de 2 à 3 millimètres. Les sporanges qui naissent à l'aisselle de la feuille sont bruns, aplatis, à contour réniforme ; ils contiennent des spores qui ressemblent à ceux de l'espèce précédente.

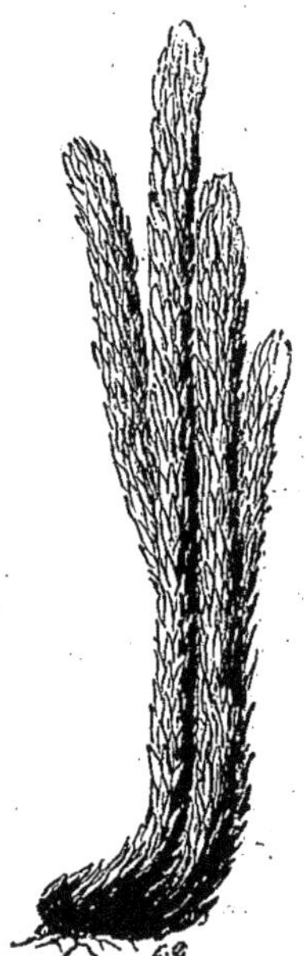

Fig. 64. — Piligan.

D'après MM. Adrian et Bardet cette plante renferme une résine particulière et un alcaloïde, la *piliganine*, qui est soluble dans l'eau, l'alcool, le chloroforme.

Le *Piligan* est employé en Amérique dans le catarrhe gastrique, dû à une alimentation défectueuse. Des essais entrepris par M. Dujardin-Beaumetz contre plusieurs cas d'embarras gastriques, il résulte que l'extrait aqueux à la dose de 40 ou 50 centigrammes provoque surtout des vomissements violents, accompagnés de vives douleurs gastriques, sans effet purgatif. La résine au contraire purge à la dose de 60 centigrammes. La piliganine, qui réunit l'action vomitive à l'action convulsivante, est toxique.

ÉQUISÉTACÉES

Nous ne parlerons que pour mémoire des *Équisétacées* ou *Prêles*, curieux végétaux dont les rameaux ou les tiges sont différents suivant qu'ils sont fertiles ou stériles. Les tiges creuses, rudes à la surface, cannelées, portent à leurs nœuds des collerettes découpées sur leur bord et, à leur extrémité, une sorte d'épi formé de réceptacles particuliers contenant des spores. D'autres tiges, formant des pieds différents, ou dans d'autres espèces entremêlées aux précédentes, portent à la hauteur des collerettes des rameaux verts, articulés, comme la tige, allongés, ce qui leur donne l'apparence d'une queue de cheval, d'où le nom d'*Equisetum* (fig. 65, 66, 67).

Ces tiges rameuses contiennent dans leur tissu une grande quantité de silice, qui leur donne de la dureté et les fait employer à polir les bois durs et à récurer les métaux.

On attribue à la plupart des prêles des propriétés diurétiques.

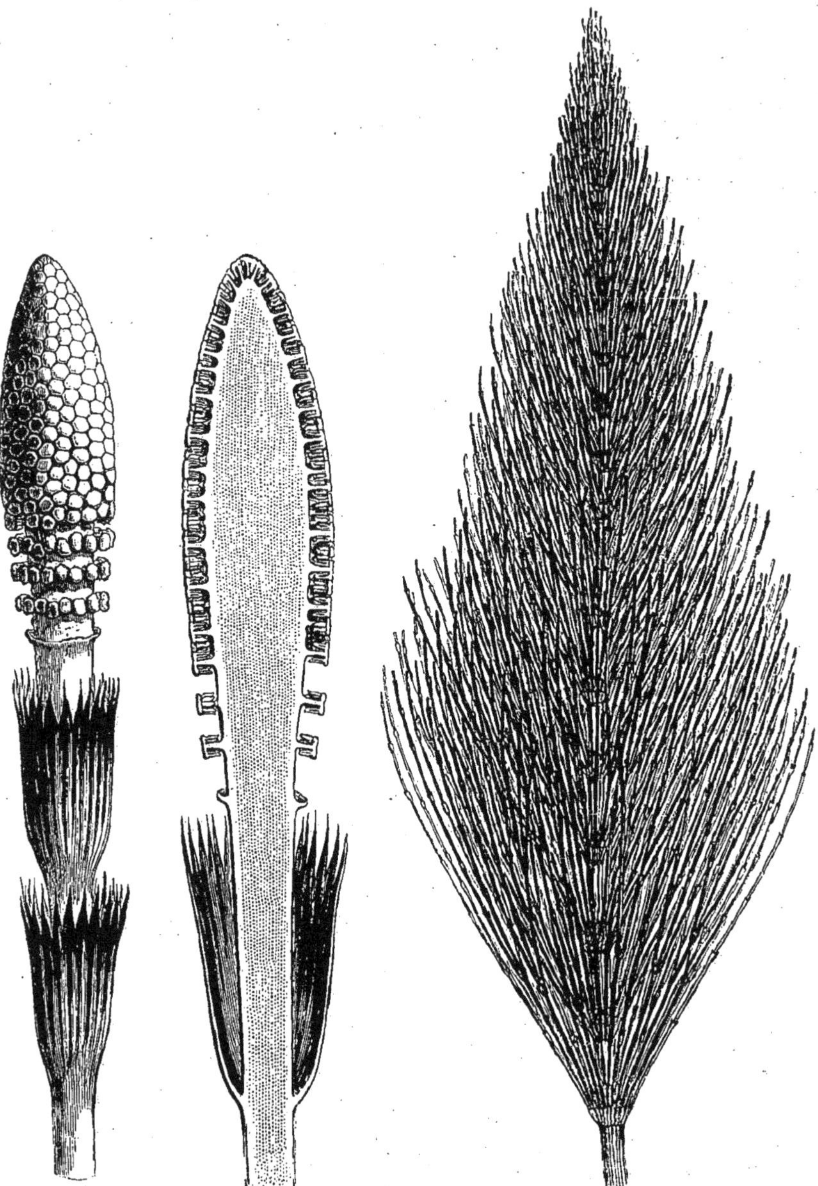

Fig. 65, 66. — *Equisetum maximum.*
Branche fertile entière et coupe longitudinale.

Fig. 67. — *Equisetum maximum.*
Branche stérile.

PHANÉROGAMES

Les phanérogames comprennent deux grandes divisions : les *Gymnospermes*, dans lesquelles la feuille carpellaire ne se replie point autour de l'ovule, qui reste nu ainsi que la graine ; les *Angiospermes*, dont les ovules et les graines sont enfermés dans une cavité close formée par les enveloppes de l'ovaire et du fruit[1].

[1] Bien d'autres caractères permettent d'établir la distinction entre ces deux groupes : mais nous ne pouvons entrer ici dans des détails de botanique pure.

GYMNOSPERMES

Trois familles appartiennent à ce groupe : les *Cycadées*, les *Conifères* et les *Gnétacées*.

CYCADÉES

Ce sont des plantes qui rappellent par leur port et leur feuillage les palmiers et plus encore les fougères arborescentes, dont elles se rapprochent beaucoup par leurs caractères de structure.

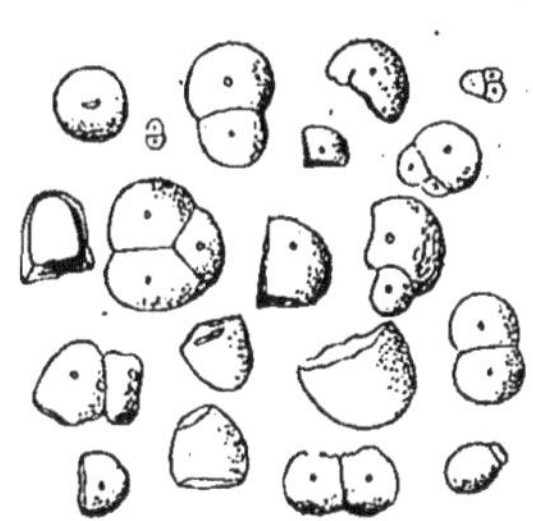

Fig. 68.
Amidon de *Cycas revoluta*.

Elles n'ont pour nous qu'un intérêt très médiocre. Tout au plus devons-nous les signaler parce qu'elles contiennent dans la moelle de leur tronc, une fécule qu'on fait rentrer dans les sagous. Telle que nous l'avons extraite d'une tige de *Cycas revoluta* L., elle présente les caractères suivants. Les grains ne dépassent guère en dimension ceux de la fécule de sagou : ils sont tantôt simples, tantôt réunis au nombre de 2, 3 ou 4 ; rarement ils sont sphéroïdaux, plus souvent disposés en forme de calotte hémisphérique ou convexe, d'un côté et anguleuse de l'autre ; ils sont pourvus d'un hile arrondi bien apparent et ne présentent pas de stries concentriques. Ils ne sont pas accompagnés de cristaux d'oxalate de chaux (fig. 68).

CONIFÈRES

Arbres ou arbrisseaux à feuilles persistantes, alternes, opposées ou verticillées, le plus souvent linéaires, solitaires ou réunies en faisceaux de 2 à 5, placées dans une gaine scarieuse, quelquefois en forme d'écailles imbriquées ou lancéolées. Fleurs

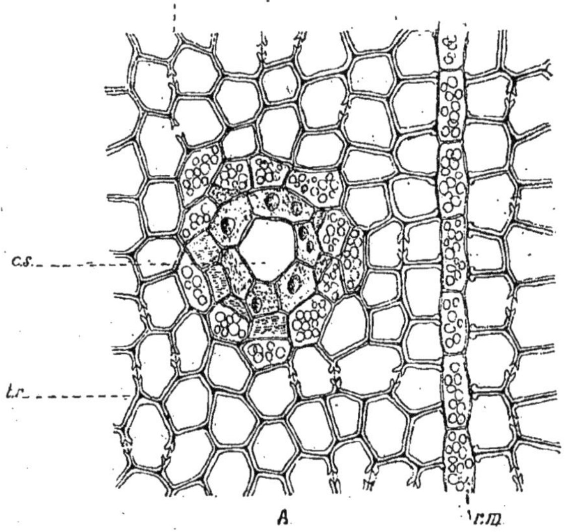

Fig. 69. — Bois des conifères.
Section transversale.

unisexuées et disposées en cônes ou chatons. Fleurs mâles formées d'étamines spiralées ou verticillées. Anthères à 2 ou plusieurs loges renfermant des grains de pollen simples ou trilobés. Fleurs femelles diversement disposées, généralement en cônes écailleux, consistant en un pistil formé de deux carpelles ouverts et soudés latéralement, de manière à former une écaille unique, portant les ovules sur sa face interne. Le fruit est généralement un strobile écailleux ou cône dont les écailles protègent les graines, ou bien un galbule dont les écailles se soudent et forment parfois une sorte de baie (genévriers).

CARACTÈRES ANATOMIQUES. — Les conifères sont caractérisées principalement par leur bois secondaire qui est uniquement composé de trachéides ou par exception, comme dans le *pin*, de trachéides et de cordons isolés de parenchyme ligneux (fig. 69). Les vaisseaux n'existent dans la tige que dans l'étui médullaire, dans le bois primaire des faisceaux libéro-ligneux. Les trachéides sont disposées en séries radiales; coupées transversalement, elles affectent une forme quadrilatérale ou pentagonale. Vues dans le sens longitudinal (fig. 71), elles se présentent sous forme de cellules très allongées, dont les extrémités effilées s'engrènent les unes dans les autres; perpendiculairement à ces éléments, on voit des séries de cellules

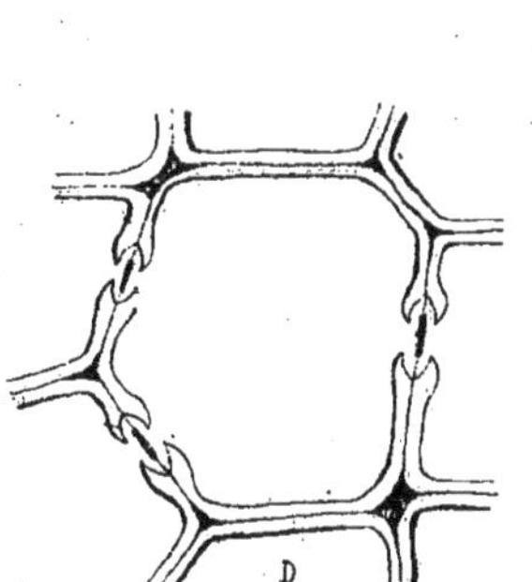

Fig. 70. — Trachéide coupée transversalement.

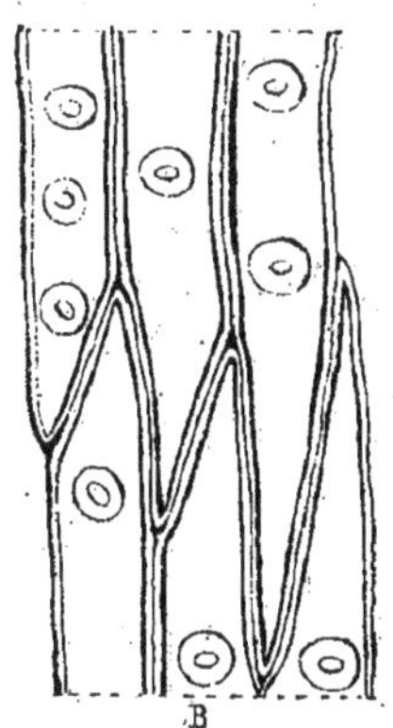

Fig. 71. Tranchéide de conifère vue en long. — avec ponctuation aréolées.

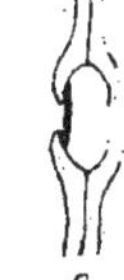

Fig. 72. Ponctuation aréolée coupée transversalement.

rectangulaires appartenant aux rayons médullaires. Des ponctuations aréolées, qui sont très rares sur les parois tangentielles des trachéides, sont très nombreuses sur leurs parois radiales. Vues de face, les ponctuations aréolées apparaissent sous forme de deux cercles concentriques dont le petit, allongé souvent en ellipse, représente l'ouverture de la ponctuation dans le lumen cellulaire et dont le grand correspond à l'insertion de l'épaississement sur la membrane primaire. Les ponctuations de deux cellules voisines sont exactement adossées. Ordinairement, l'orifice de la ponctuation est une ellipse à direction oblique et les orifices de deux ponctuations correspondantes ont des inclinaisons opposées. Les cavités de deux ponctuations contiguës sont séparées par la membrane primaire qui s'épaissit à son centre où elle forme ce qu'on appelle le torus, espèce de disque atteignant un diamètre double environ de celui de l'orifice de la ponctuation. Coupées transversalement, les ponctuations aréolées apparaissent entre les trachéides les plus larges comme deux têtes de tenailles tournées l'une vers l'autre, ou comme deux voûtes mauresques (fig. 72). Dans le bois sec, la membrane de séparation qui porte le torus adhère le plus souvent à une des parois de la cavité lenticulaire; dans le bois vert, elle est tendue au centre de l'espace creux. En faisant agir le chlorure de zinc iodé sur les cellules lignifiées, on constate qu'elles ne possèdent ni protoplasma ni noyau; elles se composent uniquement de parois mortes et ressemblent aussi bien par leur fonction, qui est de conduire l'eau, que par leur mode d'épaississement, aux trachées, aussi les a-t-on nommées *trachéides*.

Le bois des conifères est sillonné généralement par des rayons médullaires qu sont très étroits et composés d'une seule rangée de cellules rectangulaires contenant de l'amidon, et les parois minces de ces cellules portent une bande d'épaississement saillante à l'endroit où viennent s'appuyer les cloisons tangentielles des trachéides.

Le parenchyme ligneux n'est représenté que par quelques cellules ligneuses dans les Abiétinées proprement dites (*Abies*, *Picea*, *Larix*); dans les *Pinus*, au contraire, on en rencontre toujours une certaine quantité. Ces cordons de parenchyme ligneux qui existent toujours dans les coupes transversales du bois des *Pinus* renferment chacun un canal sécréteur (*cs*), qui est entouré d'une couche de cellules épithéliales à parois minces. Ces cellules ont leurs membranes colorées en brun; elles contiennent de gros noyaux et une couche pariétale de protoplasma. Contre cette assise cellulaire s'en trouve immédiatement une autre de même forme, dont les éléments sont moins riches en contenu et plus aplatis; vient ensuite une couche plus ou moins complète, souvent double, formée de grandes cellules de parenchyme ligneux remplies d'amidon. Ce canal est schizogène, c'est-à-dire formé par l'écartement de cellules d'abord en contact. La résine qu'il contient est un produit de sécrétion.

L'appareil sécréteur des Conifères est localisé dans toutes leurs parties, sauf dans le parenchyme cortical primaire de la racine; il peut affecter six modifications principales, que M. Van Tieghem a caractérisées de la manière suivante, en ne tenant compte que de la racine et de la tige :

1° Pas de canaux dans la racine ni dans la tige (*Taxus*);

2° Pas de canaux dans la racine. Canaux dans le parenchyme cortical de la tige (*Cryptomeria*, *Taxodium*, *Podocarpus*, *Dacrydium*, *Torreya*, *Cunninghamia*, *Tsuga*);

3° Pas de canaux dans la racine. Canaux dans le parenchyme cortical et dans la moelle de la tige (*Gincko*);

4° Un canal central dans la racine. Canaux dans le parenchyme cortical de la tige (*Cedrus*, *Abies*, *Pseudo-larix*);

5° Canaux dans le bois des faisceaux de la racine et de la tige (*Pinus*, *Larix*, *Picea*, *Pseudo-tsuga*);

6° Canaux dans le liber des faisceaux de la racine et de la tige. Canaux dans le parenchyme cortical de la tige (*Araucaria*, *Biotia*, *Cupressus*).

Indépendamment de ces canaux, l'appareil sécréteur des conifères est complété dans un très grand nombre d'espèces par l'existence de poches sécrétrices qui ont la même origine. En envisageant les feuilles des espèces officinales à ce point de vue, on constate que les poches sécrétrices manquent dans les feuilles du *Taxus baccata*; qu'elles sont généralement au nombre de deux dans les feuilles d'*Abies* et de *Pinus*, et placées de chaque côté de la nervure, généralement accolées à la face inférieure de la feuille et sur ses bords. Dans les feuilles de Cupressinées (*Juniperus*), on trouve toujours entre le faisceau libéro-ligneux et l'hypoderme de l'angle ou de la face inférieure une grosse glande résinifère qui est tantôt accolée au faisceau, d'autres fois accolée à l'hypoderme inférieur, d'autres fois encore placée au milieu du parenchyme à égale distance de l'hypoderme et du faisceau.

Les Conifères, qui ont joué un rôle si important à toutes les époques géologiques de notre planète, constituent encore aujourd'hui une des familles les plus nombreuses et les plus répandues à la surface du globe. Ce sont les régions australes qui présentent le plus grand nombre de genres. Le groupe des Abiétinées tient un des premiers rangs parmi les végétaux utiles à l'homme. Leur bois léger, flexible, imprégné d'une résine qui le rend imperméable à l'eau, est très recherché pour les constructions civiles et navales. Les principes oléo-résineux qu'on en retire ne sont pas seulement d'un usage très important dans l'industrie, ils constituent encore de précieux agents thérapeutiques. A défaut de pain, les Esquimaux utilisent la couche interne de l'écorce des jeunes arbres de *Pinus sylvestris* L., d'*Abies alba* L.; ils la torréfient, la pulvérisent et font avec la poudre des galettes qu'ils conservent longtemps.

La Sabine constitue dans cette famille une des espèces les plus dangereuses.

Nous passerons successivement en revue les produits utiles fournis par chacune des quatre grandes tribus qui constituent le groupe des Conifères, c'est-à-dire les Abiétinées, les Cupressinées, les Taxinées et les Gnétacées.

ABIÉTINÉES

Ce groupe se distingue par ses cônes qui portent à l'aisselle de leurs écailles deux graines renversées.

Il contient les genres et espèces suivants :

I. Les **PINS** (*Pinus*) reconnaissables à leurs feuilles subulées et persistantes, nommées aiguilles, réunies par le bas au nombre de 2, 3 ou 5 dans une gaine membraneuse.

Les espèces principales sont :

A. — PINS A DEUX FEUILLES DANS LA MÊME GAINE

1° Le **Pin sauvage** ou **Pin de Russie** (*Pinus sylvestris* L.) à feuilles courtes, à fruits petits, de 4 à 6 centimètres de long, arrondis à la base et coniques. Il forme de grands bois dans l'Europe et l'Asie septentrionale et abonde dans les Alpes, les Cévennes, les Vosges et les Pyrénées.

Il est exploité dans les pays du Nord pour son bois, employé dans les constructions navales ; pour son goudron, connu dans le commerce sous le nom de goudron d'Arkhangel et de Stockholm ; il procure une partie de la *térébenthine d'Allemagne* et fournit à la pharmacie ses bourgeons, qui sont fort improprement appelés *bourgeons de sapins*.

Les **bourgeons de pin** sont constitués par un groupe de cinq à six bourgeons coniques, disposés en verticille autour d'un bourgeon central plus long. Chacun d'eux est formé d'un nombre considérable de bractées serrées les unes contre les autres ou déjetées en dehors et d'autant plus longues qu'elles sont plus extérieures. Ces bractées sont lancéolées, minces, scarieuses, déchiquetées sur leur bord et présentent une teinte brune dans leur portion médiane ; elles sont réunies entre elles par une exsudation résineuse blanche ou jaunâtre, plus ou moins abondante. L'odeur des bourgeons de pin est térébinthacée ; leur saveur est balsamique et amère.

Les bourgeons de pins qui sont consommés en France sont récoltés dans les départements de l'Yonne et de la Côte-d'Or. La récolte se fait

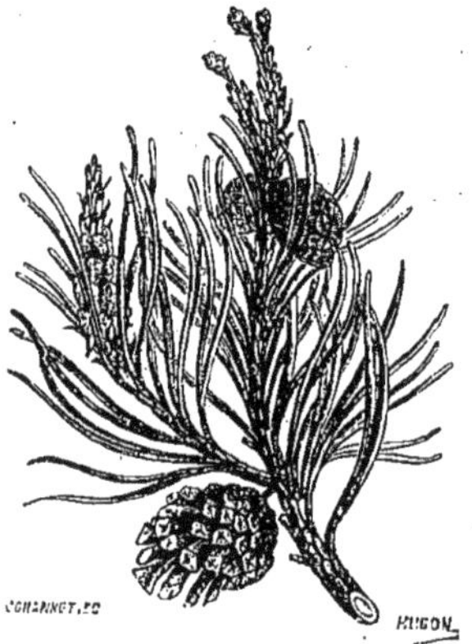

Fig. 73. — *Pinus sylvestris.*

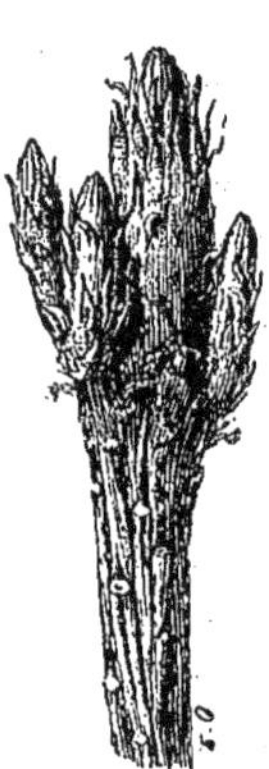

Fig. 74. Bourgeon de pin.

en septembre, octobre et mars. Les arbres, placés à 1 mètre de distance, sont suffisamment aérés pour se charger de magnifiques bourgeons, qui sont coupés au sécateur. Le bourgeon qui termine la tige est seul épargné, car il est destiné à continuer la projection verticale du végétal ; il prend d'autant plus de force que les autres ont été éliminés en plus grand nombre.

Les bourgeons du pin sauvage sont les plus estimés ; les *Abies* (*Ab. excelsa* DC., *Ab. pectinata* DC.) ne fournissent que des bourgeons inférieurs en grosseur. Le *P. Laricio* Poir., donne des bourgeons plus volumineux, mais pelucheux, laineux à l'intérieur et complètement dépourvus d'enveloppe résineuse.

La *laine de forêt*, qui sert à confectionner des étoffes hygiéniques, se prépare avec l'écorce du *P. sylvestris* L.

2° Le **Pin maritime** ou **Pin de Bordeaux** (*Pinus Pinaster* Sol., *Pin. maritima* Lam.), à feuilles longues de 22 à 27 centimètres, à cônes épais, roussâtres, luisants. La sève qui en découle naturellement a été introduite dans la thérapeutique il y a une trentaine d'années et appliquée au traitement des maladies catarrhales.

3° Le **Pin pinier** ou **Pin à pignons** (*P. Pinea* L.), à tête étendue horizontalement en parasol, à longues feuilles de 16 à 19 centimètres, à grands cônes, ovoïdes arrondis.

Les graines qui mettent trois ans à mûrir sont connues sous le nom de *pignons doux*. Elles sont oblongues, un peu anguleuses, formées d'une enveloppe dure, ligneuse et d'une amande blanche huileuse, d'une saveur agréable.

Le Pinier est répandu en Italie, en Espagne et dans le midi de la France.

B. — PINS A TROIS FEUILLES

4° **Pin de Boston** (*Pinus palustris* Mill., *P. australis* Mich.) à cime étalée, à gros bourgeons; feuilles longues de 25 à 35 centimètres, larges; cônes pendants, cylindroïdes, obtus.

Il habite les dunes de la Virginie et de la Floride.

5° **Pinus tœda** L., à port semblable, à feuilles plus courtes et plus minces; cônes verticillés au nombre de 2 à 5, ovoïdes oblongs : les écailles sont munies d'une apophyse un peu comprimée pyramidale.

Très répandu dans la Virginie, aux environs de Charlestown.

C. — PINS A CINQ FEUILLES

Aucun des Pins à cinq feuilles, ni le *Pinus Cembro* L., des Alpes, ni le *Pinus Strobus* L. ou Pin de Weymouth de l'Amérique du Nord ne fournit de produit important à la matière médicale.

II. Les SAPINS (*Abies*) qui se distinguent des pins par leurs feuilles courtes, solitaires, par leurs cônes à écailles lisses, minces au sommet.

Les espèces les plus intéressantes sont :

1° Le **Sapin argenté** ou **Sapin vrai** (*Abies pectinata* DC., *A. alba* Mill., *Pinus Abies* Du Roi), à feuilles distiques, disposées horizontalement de chaque côté des rameaux, blanches en dessous; cônes cylindriques, dressés.

Habite les hautes montagnes d'Europe, Alpes du Valais, du Tyrol, du Dauphiné, Vosges, Jura.

2° L'**Épicea** ou **Pesse** (*Ab. excelsa* DC., *Picea vulgaris*. Link., *Pinus Picea* Du Roi). Rameaux pendants, feuilles éparses raides; cônes cylindriques pendants.

Il abonde dans le Nord et se rencontre dans les Vosges, les Alpes, les Pyrénées.

3° Le **Baumier du Canada** (*Ab. balsamea* Mill.) ne dépasse guère 15 mètres de haut : il rappelle le sapin argenté ; ses cônes sont plus petits.

Il croît au Canada.

4° Une espèce nommée *Abies canadensis* Mich., qui s'étend depuis la Nouvelle-Écosse jusque dans la Caroline du Nord, produit une sorte de térébenthine dite **Poix de Canada,** qui est officinale dans la pharmacopée des États-Unis. Son écorce interne est très astringente. Ses feuilles fournissent, par la distillation, une essence nommée *hemlock oil*, à laquelle on attribue les propriétés de la sabine.

III. MÉLÈZES. — L'espèce type de la section des **Mélèzes** est le *Larix Europæa* DC. (*P. Larix* L., *Abies Larix* Lam., *Larix decidua* Mill.), arbre originaire des régions montagneuses de l'Europe centrale, qui peut atteindre 30 mètres de hauteur et croît à l'altitude de 2,000 mètres. De son tronc, qui est très droit, partent de nombreuses branches verticillées, à peu près horizontales ou pendantes, qui sont disposées en cimes pyramidales. Les feuilles sont caduques, étroites, d'un vert gai, obtuses, atténuées vers la base, un peu renflées au milieu et parcourues par un sillon longitudinal peu profond. Les chatons mâles sont solitaires, sessiles, subglobuleux. Les cônes sont dressés, ovoïdes, longs de 2 à 3 centimètres, ascendants et solitaires sur un rameau court, à écailles minces imbriquées, arrondies, tronquées ou échancrées au sommet, qui est dépassé par la bractée rougeâtre et terminée en pointe subulée.

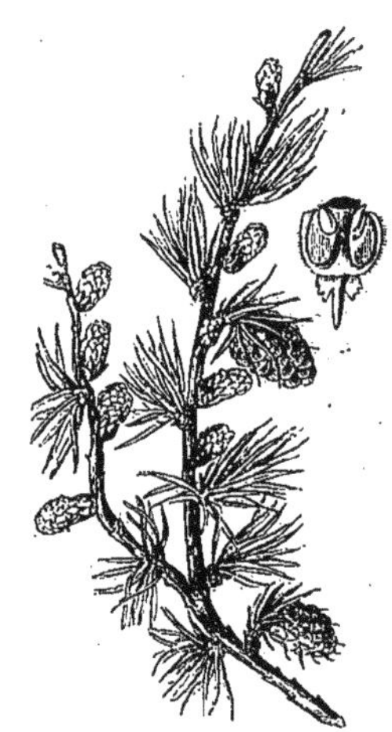

Fig. 75. — *Larix Europæa.*

C'est sur le tronc des vieux mélèzes que croît l'*Agaric blanc* (*Polyporus officinalis* L.) décrit précédemment. C'est également le mélèze qui fournit la *Manne de Briançon*, substance blanche, sucrée et laxative, comme la manne des frênes, qui exsude sous forme de petits grains blancs de ses feuilles et de ses jeunes rameaux, avant le lever du soleil et dans la saison d'été. Cette substance qui est très riche en *mélézitose*, est aujourd'hui très peu employée. Elle est d'ailleurs très rare. Cet arbre fournit surtout à la matière médicale son écorce et sa térébenthine.

L'*écorce* se présente en morceaux aplatis ou enroulés en longs tubes dont la surface extérieure est brun rougeâtre. La section transversale pratiquée sur une écorce provenant d'arbres âgés, présente un suber très épais en voie d'exfoliation, au-dessous duquel existe un parenchyme cortical coloré en rose clair et recouvrant le liber fibreux et blanchâtre. La surface interne est lisse, d'une teinte brun rosé. La cassure de cette écorce est fibreuse dans les couches internes; son odeur est balsamique, térébinthacée et agréable. Sa saveur est très astringente. Cette écorce a été analysée par Stenhouse, qui en a retiré un tannin particulier et une substance cristallisée, voisine du pyrogallol et de la pyrocatéchine, qu'il a désignée sous les noms de *larixine* ou d'*acide larixinique*.

L'écorce du mélèze est prescrite sous forme de teinture comme expectorant dans la bronchite chronique et comme astringent pour arrêter les hémorragies internes.

PRODUITS OLÉO-RÉSINEUX OU TÉRÉBENTHINES DES CONIFÈRES

On désigne sous le nom de *Térébenthines*, des produits végétaux naturels, coulants ou liquides, composés de résine et d'huile volatile, sans acide benzoïque ou cinnamique, qui s'écoulent par incision des troncs d'un certain nombre d'espèces appartenant la plupart au groupe des Conifères. A cette catégorie se rattachent quelques substances telles que le *galipot* et la *poix de Bourgogne*, qui se produisent dans des conditions analogues et ne diffèrent des térébenthines ordinaires que par une quantité un peu moins considérable d'huile volatile. Le procédé suivi pour l'extraction des térébenthines varie avec l'espèce qui les fournit et suivant la localisation de l'oléo-résine qui, comme nous l'avons vu plus haut, varie avec les espèces exploitées.

TÉRÉBENTHINE DE VENISE

Térébenthine du mélèze. — Térébenthine de Briançon.

Origine. — Cette térébenthine qui est fournie par le *Mélèze* (*Pinus Larix* L.), n'est guère recueillie que sur la partie méridionale des Alpes, dans le Tyrol, les vallées vaudoises du Piémont, et enfin dans les Alpes françaises du côté de Briançon.

Quand on scie transversalement un tronc de mélèze, on constate que les canaux sécréteurs d'oléo-résine sont bien plus abondamment répandus dans le bois que dans l'écorce.

Récolte. — Pour recueillir la térébenthine dans le Tyrol, on pratique au printemps, avec une tarière, un orifice qui pénètre jusqu'au centre du tronc et qu'on bouche jusqu'à l'automne; on l'ouvre alors et on recueille avec une cuiller de fer la résine dont le poids atteint environ 250 grammes.

Le procédé suivi en France donne un rendement bien plus considérable; il consiste à percer un certain nombre de trous sur le tronc du mélèze, en commençant à 1 mètre de terre et en continuant jusqu'à la hauteur de 3 à 4 mètres. On adapte à chaque trou un canal de bois qui conduit la résine dans une auge, d'où on la retire pour la tamiser. Quand un trou ne laisse plus couler de résine, on le rebouche et on le rouvre au bout de quinze jours; il en donne alors une quantité nouvelle et plus que la première fois. La récolte dure du mois de mai au mois de septembre. Tout mélèze vigoureux peut fournir ainsi 3 à 4 kilogrammes de térébenthine par an, mais au bout de quarante à cinquante ans, il cesse de produire et son bois devient impropre à la construction.

Caractères. — La térébenthine de Venise est un liquide épais, filant, de couleur jaune pâle, doué d'une légère fluorescence; elle ne présente pas l'aspect granuleux ni cristallin; elle est toujours translucide, en général elle n'est pas complètement claire, mais uniformément nébuleuse. Elle possède une odeur particulière tenace, qui rappelle un peu celle de la noix muscade; sa saveur est aromatique, âcre, résineuse et amère. Exposée à l'air, elle ne s'épaissit que très lentement; mélangée avec la magnésie calcinée, elle ne durcit pas. Elle est entièrement soluble dans l'alcool.

Composition. — Cette térébenthine récente renferme une huile essentielle particulière, des acides pinique, sylvique, succinique, formique, une résine neutre, un extrait amer.

TÉRÉBENTHINE D'ALSACE

Térébenthine de Strasbourg. — Térébenthine au citron. — Térébenthine de sapin.

Origine. — La **Térébenthine d'Alsace** est fournie par le *Sapin vrai* ou *Sapin argenté* (*Abies pectinata* DC.); elle se récolte dans les Alpes et surtout dans les Vosges.

Récolte. — Les canaux sécréteurs du sapin sont localisés dans l'écorce à l'exclusion du bois. Au printemps et à l'automne, il se forme dans les couches externes du tronc de grosses lacunes oléo-résineuses, qui soulèvent la partie subéreuse. On crève ces utricules en raclant l'écorce avec un cornet de fer-blanc, qui reçoit en même temps la résine. Celle-ci est vidée dans une bouteille et filtrée dans des entonnoirs d'écorce. Cette térébenthine est assez rare et d'un prix assez élevé; un collecteur n'en recueille habituellement que 125 grammes par jour; chaque utricule n'en fournit que quelques gouttes; de plus les sapins ne fournissent d'oléo-résine que lorsqu'ils ont 25 à 27 centimètres de tour, et cessent d'en donner quand leur circonférence atteint à peu près 1 mètre.

Caractères. — Au moment de la récolte, cette térébenthine est trouble et un peu blanchâtre, mais après filtration au soleil, ou par un long repos, elle devient parfaitement claire. Elle est peu colorée, assez fluide, presque aussi liquide que l'huile quand elle est récente, mais avec le temps sa consistance augmente et sa teinte se fonce. Elle se dessèche assez rapidement; sa surface exposée à l'air se recouvre au bout de quelque temps d'une croûte dure et cassante; étendue en lames minces, elle se solidifie complètement. Elle possède une odeur suave, analogue à celle du citron; sa saveur est faiblement âcre et amère. Elle se solidifie quand on la mélange avec un seizième de magnésie; elle est imparfaitement soluble dans l'alcool.

Composition. — La térébenthine d'Alsace contient 72,2 p. 100 de matières résineuses (acides sylvique, pinique, etc.), et 27,8 p. 100 d'huile essentielle.

BAUME DU CANADA

Térébenthine du Canada.

Origine. — Le **Baume du Canada** se retire de l'*Abies balsamea*, Mill.. Une certaine quantité de ce baume est également produite par le *Pinus Fraseri* Pursh., qui croît sur les montagnes de la Pensylvanie et de la Virginie.

Récolte. — Les canaux sécréteurs de cette espèce affectent la même localisation que dans le sapin de nos régions; la térébenthine s'accumule dans des utricules saillantes à la surface de l'écorce; on la retire après avoir percé ces utricules, et elle est filtrée au soleil. On la récolte surtout dans le bas Canada, et on l'expédie de Québec dans de larges barils.

Caractères. — C'est une oléo-résine transparente, possédant la consistance du miel, et une coloration jaune paille un peu verdâtre, qui se fonce avec le temps. Examinée au microscope, elle ne présente pas l'aspect granuleux de la térébenthine de Bordeaux, ni l'aspect cristallin de la térébenthine d'Alsace. — Son odeur est aromatique, agréable; sa saveur est un peu amère, légèrement âcre.

Le baume du Canada est siccatif et durcit rapidement à l'air. Mélangé avec un seizième de magnésie, il se solidifie complètement. Il est soluble en toutes proportions dans le chloroforme, la benzine, l'éther et l'alcool amylique chauds, il est imparfaitement soluble dans l'alcool éthylique.

Composition. — Il contient 24 p. 100 d'huile essentielle, 59,8 p. 100 de résine soluble dans l'alcool absolu et 16 p. 100 de résine soluble dans l'éther et non dans l'alcool.

Dosages. — Le baume du Canada est peu employé comme médicament; il sert surtout à fixer les préparations microscopiques et à préparer des vernis.

TÉRÉBENTHINE DE BORDEAUX

Térébenthine commune.

Origine. — La **Térébenthine commune** s'extrait en divers pays de plusieurs espèces de *Pinus*. Les espèces le plus généralement exploitées sont en Allemagne les *P. austriaca* L., *P. sylvestris* L., *P. rotundata* Link.; en France le *P. Pinaster*, Solander, (*P. maritima*, Lam.) qui est cultivé dans les Landes aux environs de Bordeaux; en Autriche et en Corse le *P. Laricio* Poiret.

Le *P. Pinaster* Sol., est originaire du sud-ouest de l'Europe : il est abondamment répandu en Corse, dans l'Italie méridionale, la Sicile, l'Algérie. On en a obtenu de nombreuses formes par les semis surtout dans les Landes, depuis les bords de la Garonne et de la Gironde jusqu'à ceux de l'Adour. L'écorce et les couches extérieures du bois de cet arbre contiennent de nombreux canaux sécréteurs.

Récolte. — Pour recueillir la térébenthine contenue dans ces canaux, on pratique au pied de l'arbre avec une hache une entaille qui pénètre dans l'aubier jusqu'à la profondeur d'un centimètre. Tous les huit jours, jusqu'au milieu de l'automne, on fait une nouvelle plaie au-dessus de la première. Quand le tronc a été ainsi entamé jusqu'à la hauteur de $2^m,50$ à 3 mètres, c'est-à-dire au bout de quatre années, on pratique de pareilles incisions sur le côté opposé et on continue ainsi tant qu'il reste de l'écorce saine sur l'arbre. — Les anciennes plaies s'étant cicatrisées dans l'intervalle, quand on a fait le tour de l'arbre, on renouvelle les entailles sur le bord de ces plaies. Un arbre vigoureux peut de cette façon, quand l'exploitation est bien conduite, donner de la térébenthine pendant une centaine d'années. La résine qui s'écoule de ces incisions est recueillie soit dans des pots particuliers, soit dans un trou fait au pied de l'arbre. On vide ce trou tous les mois et on transporte la térébenthine dans des seaux de liège jusqu'aux réservoirs, où elle doit être purifiée.

La purification s'opère de deux façons, soit en faisant fondre la térébenthine à une douce chaleur et en la passant sur des filtres de paille, soit en l'exposant à la chaleur du soleil dans de larges caisses percées de trous à leur fond. Purifiée par ce dernier procédé l'oléo-résine est plus aromatique et plus estimée.

Caractères. — La Térébenthine de Bordeaux est en général colorée, trouble, comme laiteuse, et présente la consistance d'un miel épais : elle possède une odeur très forte, caractéristique, une saveur amère, âcre et nauséeuse; elle diffère des térébenthines du mélèze et du sapin par sa consistance grenue et la propriété qu'elle possède, quand on la conserve dans un vase fermé, de former un dépôt résineux cristallin au-dessus duquel surnage un liquide consistant, transparent et plus ou moins coloré. Elle se dissout entièrement dans l'alcool : elle est très siccative : exposée en couches minces à l'air, elle durcit complètement au bout de vingt-quatre heures. Mélangée avec un trente-deuxième de son poids de magnésie calcinée, elle se solidifie très rapidement.

Elle fournit à la distillation 25 p. 100 d'essence de térébenthine.

Usages. — Cette substance entre dans la préparation des masses emplastiques.

TÉRÉBENTHINE DE BOSTON

Térébenthine commune d'Amérique.

Origine. — Cette drogue est fournie par le Pin de Boston (*P. palustris* Mill.) et par le *P. Tæda* L., qui est très commun notamment en Virginie, surtout aux environs de Charlestown. Elle est plus commune sur le marché anglais que la térébenthine de Bordeaux.

Extraction. — Le procédé suivi en Amérique, pour l'extraction de la térébenthine, diffère quelque peu de celui qui est employé dans les Landes.

Les nègres chargés de cette extraction pratiquent dans chaque arbre, à partir de 15 à 30 centimètres au-dessus du sol, trois ou quatre entailles au-dessous desquelles ils creusent une cavité (boxe) pouvant contenir un peu plus d'un litre et dont le fond est situé à

10 centimètres au-dessous de la lèvre inférieure et à 20 ou 25 centimètres au-dessous de la lèvre supérieure de chaque entaille. La cavité une fois faite, l'écorce et l'aubier sont entaillés au-dessus d'elle pour permettre à la térébenthine de s'y écouler. La plaie est drainée tous les huit jours et prolongée vers sa partie supérieure. On vide avec une cuiller spéciale l'oléo-résine qui remplit chaque boxe et on la verse dans des barils. Chaque année on recommence les incisions jusqu'à ce que l'on soit parvenu à la hauteur de 12 à 15 pieds.

Caractères. — La Térébenthine de Boston est uniformément opaque, d'une couleur jaune blanchâtre. Elle possède une odeur forte, analogue à celle de la térébenthine de Bordeaux et une saveur amère et chaude. Elle a la consistance du miel, mais ne se sépare pas comme notre térébenthine commune en deux couches distinctes. Elle fournit à la distillation 17 p. 100 d'une huile essentielle, qui possède une odeur toute spéciale et qui dévie très fortement à droite le plan de polarisation.

GALIPOT

Barras.

Origine. — Sous le nom de **Galipot,** on désigne une térébenthine très pauvre en essence qui est recueillie dans les Landes sur le *P. Pinaster* Sol. — Quand la récolte de la térébenthine est terminée, les dernières plaies pratiquées dans les troncs de l'arbre laissent couler une certaine quantité d'oléo-résine; mais, comme la température n'est plus, à cette époque de l'année, assez élevée pour permettre à cette oléo-résine de couler jusqu'au pied de l'arbre, celle-ci se dessèche à l'air et forme sur le tronc des larmes stalactiformes de substance blanche plus ou moins nacrée et parfois d'un jaune sale. Cette substance qui constitue le galipot se présente dans le commerce en masses solides d'un blanc jaunâtre, d'odeur forte et térébinthacée, de saveur amère et aromatique; elle a une structure grenue qui est due à la présence d'une masse de petits cristaux visibles au microscope.

Le Galipot ne renferme qu'une faible proportion d'huile essentielle.

POIX DE BOURGOGNE

Poix des Vosges. — Poix jaune. — Poix blanche.

Origine. — Sous ces noms on désigne une térébenthine solide qui est obtenue par des incisions faites au tronc de la *Pesse, faux sapin* ou *epicea* (*Abies excelsa* DC.).

Cette espèce est très répandue dans les grandes forêts de l'Europe; elle abonde dans tous les pays septentrionaux, et se montre dans les Vosges, le Jura, les Pyrénées et les Alpes; elle est surtout exploitée en Finlande, près d'Helsingfors, dans le grand-duché de Bade et en Suisse.

Récolte. — En Allemagne, dans les environs d'Oppenau, on pratique sur les troncs du *Picea* des plaies équidistantes en forme de gouttières, larges de 2 à 4 centimètres et également profondes. La résine qui s'écoule de ces plaies est incolore d'abord, demi-fluide, trouble, possède une odeur analogue à celle de la térébenthine de sapin ; elle coule le long du tronc, se dessèche par parties, prend une teinte fleur de pêcher et acquiert une odeur particulière : on la recueille avec un instrument en fer spécial ; on la purifie en la faisant fondre dans l'eau et en la pressant.

Caractères. — La Poix de Bourgogne est une substance un peu opaque, d'un brun jaunâtre ou d'une couleur fauve; elle est dure et cassante quand elle est froide, mais elle coule toujours avec le temps et prend la forme des récipients qui la contiennent; elle est très adhésive, offre une cassure nette, possède une odeur toute particulière, assez forte, presque balsamique et une saveur douce parfumée, non amère. Elle est incomplètement soluble dans l'alcool.

Usages. — Elle entre dans la préparation des emplâtres.

Falsifications. — La Poix de Bourgogne est très communément falsifiée et remplacée par un mélange de colophane et d'huile de palme ou de quelque autre corps gras qu'on agite avec de l'eau pour le rendre opaque. On la prépare artificiellement encore en brassant du galipot dans l'eau avec de la térébenthine de Bordeaux ou de l'essence de térébenthine.

ESSENCES DE TÉRÉBENTHINE

Toutes les térébenthines soumises à la distillation donnent des essences, qui ont été désignées sous le nom d'**Essences de térébenthine**. Bien que possédant un ensemble de caractères communs, ces essences ne sont pas toutes identiques entre elles, et si l'on tient compte de leur pouvoir rotatoire, il convient d'en distinguer au moins deux sortes : les essences lévogyres et les essences dextrogyres.

Dans le commerce, les essences sont classées d'après leur pays d'origine : en Essence française (*P. Pinaster* Sol.); Essence allemande

(*P. sylvestris* L., *A. pectinata* L., *A. excelsa* DC.); Essence de Venise (*L. Europea* DC.); Essence anglaise (*P. Tæda* L. et *P. palustris* Mill.).

A l'état brut, ces essences contiennent en général des acides formique, acétique et des résines acides dont on peut les débarrasser par une nouvelle distillation avec du carbonate de potasse ou de chaux.

Bien rectifiée, l'Essence de térébenthine est incolore, très fluide, volatile, d'une odeur forte et particulière, plutôt désagréable et d'une saveur chaude : sa densité est 0,86, elle bout entre 152 et 160°. Elle est inflammable, insoluble dans l'eau; soluble dans l'alcool, l'éther, le chloroforme, la benzine, les huiles grasses et volatiles. L'essence d'origine française ou allemande dévie à gauche le plan de polarisation, tandis que le pouvoir rotatoire de l'essence anglaise s'exerce à droite. — Elle se résinifie facilement à l'air en produisant une certaine quantité d'acide formique. — Au contact de l'eau additionnée d'acide azotique, elle laisse déposer des cristaux de *terpine* ou d'*hydrate de terpilène*. — Cet hydrate étant recristallisé dans l'alcool donne des prismes droits à base rectangle d'une limpidité parfaite, qui ont été introduits dans la thérapeutique des affections catarrhales.

COLOPHANE

Colophane. — Brai sec. — Arcanson.

Quand on distille la térébenthine pour en retirer l'essence, il reste dans la cucurbite de l'alambic une substance qu'on soutire par un conduit adapté à la partie inférieure et qu'on fait couler dans une rainure creusée dans le sable. Cette substance désignée sous le nom de **Colophane**, est solide à froid, d'une couleur brune plus ou moins foncée, vitreuse et transparente en lames minces; elle est très cassante et friable et donne une poudre d'un blanc jaunâtre. Elle se ramollit vers 80° et fond à 100° en donnant un liquide jaune clair dont la couleur se fonce à mesure que la température augmente. Elle a une odeur résineuse et une saveur peu marquée. Insoluble dans l'eau, elle est complètement soluble dans l'alcool, l'éther, les huiles grasses et volatiles.

Il existe dans le commerce deux sortes de colophane : celle *de France* et celle *d'Amérique*. La première, qui est préparée avec les térébenthines de Bordeaux a une teinte brune ou jaune pâle, selon que la distillation s'est faite à feu nu ou à la vapeur : la *Colophane d'Amérique* est fournie par les térébenthines des États-Unis; elle est très belle et bien transparente : elle offre une teinte jaune verdâtre et dégage par la pulvérisation une odeur assez aromatique.

En faisant cuire dans une chaudière découverte le galipot préalablement purifié, on obtient une colophane transparente, d'un jaune d'or, encore un peu molle, et qui doit à la faible quantité d'essence qu'elle renferme l'odeur aromatique qu'elle exhale quand on la pulvérise.

La Colophane entre dans la préparation de l'Onguent de la Mère.

RÉSINE JAUNE OU POIX RESINE

En brassant fortement avec de l'eau bouillante pendant vingt minutes le résidu de la distillation de la térébenthine, on lui fait perdre sa transparence et on lui communique une couleur jaune sale. Le produit ainsi obtenu, désigné sous les noms de **Poix résine** ou **Résine jaune**, est coulé dans des moules. Il est en masses jaunes, opaques et fragiles : il est très peu odorant et offre une cassure vitreuse.

POIX NOIRE

La **Poix noire** est un produit complexe qui se prépare dans les régions où l'on récolte les térébenthines, en brûlant les filtres de paille qui ont servi à l'épuration de la térébenthine et les éclats résultant des entailles faites au tronc des pins. On place ces matières dans de grands fours en maçonnerie sans courant d'air et on les allume par le haut. La résine fond et coule au fond du fourneau avant que le feu ait pu l'altérer entièrement; elle est ensuite déversée par un tuyau dans une cuve à demi pleine d'eau où elle se sépare en deux parties, l'une liquide appelée *Huile de poix* ou *pisselæon* et une autre plus solide qu'on fait bouillir dans des chaudières de fonte jusqu'à ce que, privée complètement d'essence, elle devienne cassante, en se refroidissant brusquement. La matière ainsi obtenue, appelée *Poix noire*, se présente en masses amorphes d'une belle teinte noire, lisses et cassantes à froid; elle se ramollit à 37° et fond complètement dans l'eau bouillante. Elle brûle avec flamme fuligineuse. Elle possède une odeur térébinthacée et empyreumatique.

Elle entre dans la préparation des onguents.

GOUDRON VÉGÉTAL

Origine. — Le **Goudron végétal** est un produit résineux qui s'obtient en soumettant à la distillation sèche les troncs et les racines des

Conifères. Celui qui est préparé en France, entre Bordeaux et Bayonne, est extrait du Pin maritime ; mais la plus grande partie du goudron qu'on rencontre dans le commerce européen et qui est connu sous le nom de Goudron d'Arkangel ou de Stockholm est préparé en Finlande, en Suède, dans le Nord et le centre de la Russie, avec les *P. sylvestris* L. et *P. Ledebourii* Endl.

Préparation. — Quand les pins qui, par incision du tronc donnent de la térébenthine sont devenus, par suite de l'âge, impropres à fournir cette oléo-résine, on les abat et on les divise en bûchettes et en menus éclats qu'on laisse sécher pendant un an. On creuse alors dans la pente d'un monticule une fosse ayant la forme d'un tronc de cône renversé et dont le fond est muni d'une ouverture communiquant par une rigole avec un réservoir latéral. On remplit la fosse avec le bois et on continue de la charger au-dessus du niveau du sol, de manière à former un cône extérieur qu'on recouvre de terre et de gazon en ayant soin de ménager quelques ouvertures pour l'accès de l'air. On allume le feu par la partie supérieure, le bois se charbonne sans brûler, et, sous l'influence de la chaleur qui gagne de proche en proche, il se produit des corps d'abord fluides, plus consistants ensuite, qui sont conduits par la rigole dans le réservoir latéral. Dans la fosse il ne reste guère que du charbon. Les produits liquides qu'on a recueillis dans le réservoir latéral sont constitués par une matière de consistance plastique, qui forme la couche inférieure, et une huile particulière qui surnage et qui, improprement nommée *Huile de cade*, ne doit pas être confondue avec l'*huile de cade vraie* provenant de la distillation du *Juniperus Oxycedrus* L. A ce procédé de préparation, qui est assez long et imparfait, on a substitué depuis quelque temps déjà dans le nord de l'Europe un procédé plus rapide consistant dans l'emploi d'alambics en fer forgé, munis de condensateurs à réfrigérant, qui permettent en même temps de retirer de l'acide pyroligneux et de l'essence de térébenthine.

Caractères. — Le Goudron des Conifères se présente sous forme de masse visqueuse, demi-fluide, d'une consistance très variable. Vu en masse, sa couleur est d'un brun noirâtre ; examiné en lames minces il est transparent et d'un brun rouge. Son odeur est forte et tenace. Exposé à l'air en couches minces, il se transforme en une croûte d'un brun luisant qui adhère fortement au bois.

Il se liquéfie à la chaleur en répandant une fumée épaisse et brûle avec une flamme fuligineuse. Il possède toujours une réaction acide qui est due à la présence de l'acide pyroligneux. — Il est soluble dans l'alcool, l'éther, les huiles fixes et volatiles : il ne se dissout qu'en très faible proportion dans l'eau à laquelle il donne une teinte jaunâtre, sa saveur propre et une réaction acide. Quelques goudrons ont une consistance grenue, qu'ils doivent à la présence de cristaux incolores de *pyrocatéchine* qui sont solubles à une chaleur douce. Mélangé avec un seizième de son poids de magnésie, il se solidifie assez rapidement.

Composition. — Le goudron de bois est un produit complexe qui renferme de l'*essence de térébenthine* et de la *résine non altérée*, de l'*acide acétique*, de la *paraffine*, une huile *brune contenant de la créosote*, du *toluol* ou *toluène*, du *xylène*; du *cumol* ou *cumène*, du *méthol*. Indépendamment de ces produits bien définis, il y a dans le goudron plusieurs autres principes moins connus tels que le *capnomore*, l'*eupione*, le *pittacale*, l'*assamar*.

Usages. — Le goudron est employé en thérapeutique contre les affections catarrhales, les bronchites et dans le traitement des affections de la peau. — L'industrie en fait une grande consommation pour la conservation des clôtures en bois et dans le calfatage des navires.

DAMMARS

Sous le nom de **Dammar** on désigne un certain nombre de produits résineux provenant surtout d'arbres conifères du genre *Dammara* ou du *Shorea robusta*, de la famille des Diptérocarpées.

Les *Dammara* sont des plantes très répandues dans les îles de l'archipel Indien, dans l'Australie et la Nouvelle-Zélande. Les deux espèces les plus intéressantes sont le *D. orientalis* Lambert (*D. alba* Rumph.) qui croît sur les montagnes d'Amboine et fournit le *Dammar des Indes orientales*, et le *D. australis* Don, espèce de la Nouvelle-Zélande, qui donne le *Dammar austral* ou *Dammar de la Nouvelle-Zélande*.

Le **Dammar des Indes orientales,** encore connu sous les noms de **Dammar puti** ou **Dammar batu,** est une résine transparente d'abord molle et visqueuse qui acquiert bientôt la dureté de la pierre. Elle découle en abondance à travers l'écorce sur les grosses branches de l'arbre, en stalactites volumineuses, d'abord vitreuses et incolores, qui prennent peu à peu une teinte jaune doré. Elle se présente dans le commerce en morceaux irréguliers, souvent très gros, de couleur claire ou jaunâtre, transparents, à cassure vitreuse et conchoïde : elle est très friable et fond facilement; elle se ramollit vers 100° et fond ensuite. Sa densité varie entre 1,042 et 1,23. Elle donne par la trituration une poudre blanche. Elle possède une odeur peu marquée et une saveur résineuse. — Incomplètement soluble dans l'alcool froid et l'éther, elle se dissout totalement dans l'alcool bouillant, dans les huiles grasses et volatiles. D'après Dulk, elle contient deux substances appelées *dammaryle* et *acide dammarylique*.

Le **Dammar austral**, ou **Dammar de la Nouvelle-Zélande** (encore appelé *Kauri*), arrive dans le commerce en morceaux du poids de 7 à 8 kilogrammes. Sa couleur est jaune pâle ou jaune verdâtre et présente des reflets d'opale. Cette résine est généralement transparente, sauf dans sa partie centrale qui est un peu nébuleuse et dans sa partie la plus extérieure qui est constituée par une croûte opaque et d'apparence terreuse ; elle fond facilement et se dissout totalement dans l'alcool bouillant et dans l'essence de térébenthine. Elle contient une résine acide cristallisable appelée *acide dammarique* et une résine neutre, nommée *dammarane*.

On recueille à la Nouvelle-Calédonie un produit analogue au Dammar austral et qui est fourni par le *D. Moori* L.

Ces produits sont utilisés dans l'industrie des vernis.

SUCCIN OU AMBRE JAUNE

Origine. — L'**Ambre jaune** ou **Succin**, nommé aussi *karabé*, est une résine fossile provenant d'arbres éteints et spécialement, d'après Göppert, du *Pinites succinifer*. Il se trouve dans le sol en petites plaques ou en nodules disséminés au milieu des sables, des argiles et des lignites des terrains tertiaires et inférieurs.

On recueille ordinairement les morceaux rejetés sur les sables par les vagues ou on les extrait directement de la terre, en même temps qu'on exploite les lignites et les argiles.

Cette industrie s'exerce surtout sur les côtes allemandes de la Baltique, en Hollande, en Suède, en Angleterre, en Italie, en Espagne et en France, à Saint-Pollet dans le Gard, à Noyer près de Gisors dans l'Eure, à Villers-en-Prayer, près de Soissons.

Caractères. — Le succin se rapproche par son aspect du copal fossile, mais il n'est pas chagriné à sa surface. Sa densité est de 1,8. — Quand il a été pêché dans la mer, sa surface est lisse, mais quand il a été extrait directement du sol, il est recouvert d'une croûte assez dure. Il est dur, cassant, jaune d'or ou transparent, ou blanchâtre et opaque, parfois aussi jaune roux ou brun rougeâtre : sa cassure est plus ou moins brillante ; il est inodore et insipide ; cependant, si on le frotte, il répand une odeur faiblement aromatique : par le frottement sur la laine ou la peau, il acquiert des propriétés électriques et attire les corps légers. Il fond à 270°. Exposé à la flamme d'une bougie, il se boursoufle, mais ne coule pas comme le copal et il brûle avec flamme et fumée. Quelquefois il renferme des débris végétaux et des insectes qu'on aperçoit facilement par transparence.

Il est entièrement insoluble dans l'eau, l'alcool, l'éther, les essences et les huiles, mais il est soluble dans les alcalis et devient malléable par son ébullition avec l'huile de lin.

Variétés commerciales. — Les principales variétés sont :

L'*ambre couleur* de Kumst, qui est ou luisant d'un jaune pâle ou verdâtre et mat ;

L'*ambre bastert* d'un jaune citron foncé, non transparent ;

L'*ambre couleur d'os*, d'un blanc mat ;

L'*ambre couleur d'agate* qui est veiné ;

L'*ambre impur* dit *Schlaubig*, qui renferme beaucoup de fragments organiques amorphes.

Le succin renferme de l'acide succinique et une petite quantité d'un camphre analogue à celui des Laurinées : ces substances peuvent être enlevées au moyen de l'éther et de l'alcool ; elles constituent environ 8 à 10 p. 100 du poids total de l'ambre. Baudrimont y a constaté la présence du soufre.

En distillant le succin, on en retire une huile volatile brune, d'une odeur et d'une saveur balsamiques, soluble dans l'alcool absolu.

Au groupe des Abiétinées se rattachent les *Araucaria* qui forment de vastes forêts sur les montagnes du Brésil et du Chili, où l'on mange comme des châtaignes les amandes de leurs fruits ; les *Dacrydium* dont une espèce le *D. cupressinum*, bel arbre de la Nouvelle-Zélande, renferme une matière résineuse amère utilisée pour la guérison du scorbut ; le Devadara (*Cedrus Deodora* L.), arbre sacré chez les Hindous, qui utilisent son huile volatile dans le traitement des maladies de peau.

CUPRESSINÉES

Les *Cupressinées* ne marquent pas comme quelques Abiétinées la limite de la végétation arborescente : elles préfèrent un climat tempéré. On les rencontre depuis l'Europe centrale jusqu'à l'extrémité orientale de l'Asie : on en trouve aussi dans l'Amérique du Nord, le sud de l'Afrique et l'Australie.

Les genres qui nous intéressent dans ce groupe sont les *Juniperus*, *Cupressus* et *Callitris*.

GENÉVRIERS

Les **Genévriers** (*Juniperus*) sont des plantes dont les rameaux alternes et garnis de feuilles simples, petites, persistantes, opposées, verticillées ou imbriquées, portent des fleurs unisexuées, le plus souvent dioïques. Les fleurs mâles sont disposées en chatons ovoïdes ou cylindriques composés d'écailles stipitées portant à leur partie inférieure et externe de 3 à 6 étamines uniloculaires. Les fleurs femelles forment des chatons globuleux, portant 2 ou 3 verticilles de bractées : dans l'aisselle des bractées du verticille intérieur ou des deux intérieurs on observe un ou deux ovules, dressés dans une sorte de cupule. Les graines sont albuminées avec un embryon dicotylédone. Autour de ces graines et de leurs cupules, les bractées extérieures plus ou moins unies entre elles, s'hypertrophient, deviennent charnues, et enveloppent l'ensemble du fruit composé qui, improprement appelé baie, a été désigné plus justement sous le nom de *malacône*.

Les espèces de genévriers qui intéressent la pharmacie sont : les *J. Sabina* L., *J. virginiana* L., *J. communis* L., et *J. Oxycedrus* L.

SABINE

Origine. — La **Sabine** (*Juniperus Sabina* L., *J. Lycia* Pall., *J. prostrata* Pers., *J. fœtida* Spach,) est un arbuste dioïque qui habite l'Europe, l'Afrique du Nord, l'Asie jusqu'au Japon, l'Amérique du Nord ; il est souvent cultivé dans les jardins et les cimetières et croît spontanément en France, dans les Pyrénées et les Hautes-Alpes du Dauphiné. Parmi ses formes, qui sont assez nombreuses, il faut citer notamment le *J. prostrata* Pers.

La médecine utilise ses rameaux jeunes et tendres qui ont été séparés des branches plus ligneuses.

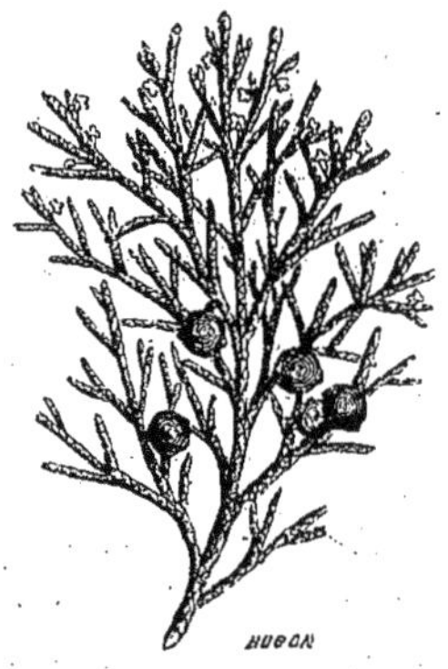

Fig. 76.
Juniperus Sabina.

Description. — Ces rameaux fraîchement desséchés ont une teinte vert pâle qui tend à devenir jaune : ils sont recouverts de petites feuilles rhomboïdales, opposées deux à deux, et dont les paires alternant entre elles sont serrées les unes contre les autres, de manière à recouvrir complètement les axes et à leur donner une forme quadrangulaire. Examinées sur le même rameau, ces feuilles affectent deux formes : sur les jeunes pousses, elles sont petites, étroitement appliquées, épaisses, obtuses, concaves intérieurement, arrondies sur le dos et présentent sur la ligne médiane une assez longue cavité elliptique qui loge une glande oléo-résineuse ; sur les rameaux plus âgés, les feuilles sont plus longues, pointues, et leur moitié supérieure, se déjetant au dehors, se sépare de l'axe qui les porte. Certains rameaux qui répondent dans presque toutes les parties à la première forme ont été rapportés à une variété particulière qu'on a appelée *Sabine femelle* ou à *feuilles de*

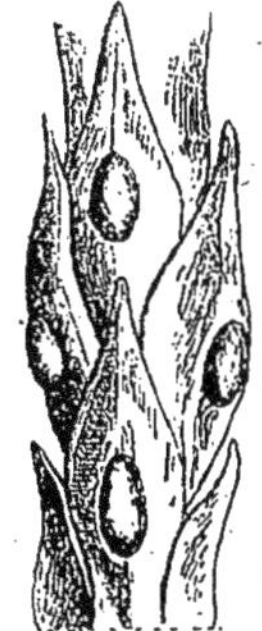

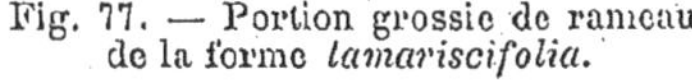

Fig. 77. — Portion grossie de rameau de la forme *tamariscifolia*.

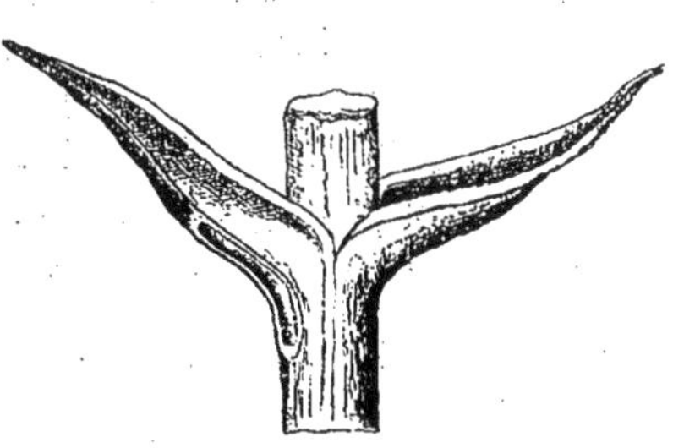

Fig. 78. — Portion grossie de rameau de la forme *cupressifolia*.

tamarix (var. *tamariscifolia*) (fig. 77) ; l'autre forme étant désignée sous le nom de *Sabine mâle* ou à *feuilles de cyprès* (var. *cupressifolia*) (fig. 78). Dans cette dernière la cavité qui renferme la glande oléo-résineuse s'étend à la fois sur les deux portions de la feuille et occupe près de la moitié de sa longueur.

Les rameaux portent quelquefois des baies arrondies grosses comme un pois, d'une teinte bleuâtre, supportées par un court pédoncule recourbé. Froissés entre les doigts, ils exhalent une odeur très prononcée qui n'est pas désagréable : ils ont une saveur amère térébinthacée.

Structure microscopique. — Examinée au microscope, la section transversale d'une feuille de sabine présente dans son ensemble la forme d'un bouclier (fig. 79) ; elle est recouverte par un épiderme, formé de cellules ovales ou arrondies, qui, vues de face, sont rectangulaires ou polygonales, allongées parallèlement à la longueur de l'organe. Cet épiderme présente quelques stomates, partiellement recouverts par la cuticule qui est assez épaisse. En dessous de l'épiderme on observe sur les faces latérales de la partie dorsale de la feuille un hypoderme formé d'une rangée de petites cellules fibreuses à parois fort épaisses : ces fibres sont fusiformes et terminées en pointe mousse à leurs extrémités. Le mésophylle est constitué dans sa partie extérieure par une rangée de cellules allongées, disposées en palissade et dans le reste de son épaisseur par des cellules ellipsoïdales, arrondies ou cylindriques, contenant de la chlorophylle. Un peu au-dessus de l'insertion foliaire, et sur le bord de la face dorsale de la feuille, on observe une glande oléo-résineuse, très grosse et bordée de plusieurs rangées de cellules sécrétrices. Un faisceau libéro-ligneux peu volumi-

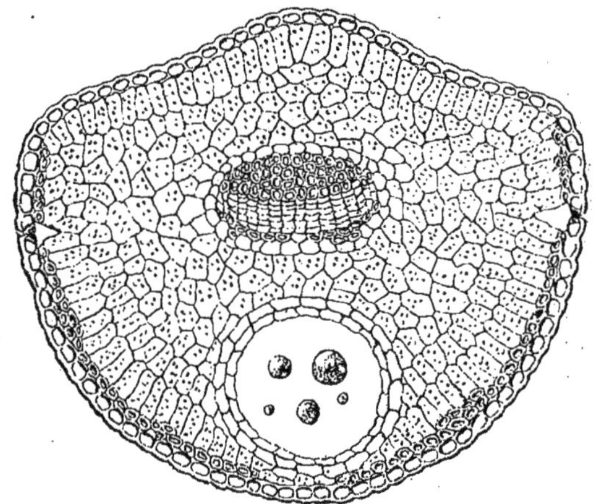

Fig. 79. — Feuille de Sabine.
Section transversale.

neux s'observe au centre de la feuille. Ce cordon est constitué par une portion ligneuse peu développée et formée de fines trachées et de fibres munies de ponctuations aréolées, ou d'épaississement réticulé : sur chaque flanc du massif ligneux est adossé un ilôt de cellules cylindriques assez grandes pourvues sur leurs parois de ponctuations aréolées. Le bois est recouvert inférieurement par un liber composé de cellules petites, disposées en séries radiales et limité extérieurement par un amas de fibres péricycliques assez grosses, dont les parois sont cellulosiques.

Composition chimique. — La sabine doit ses propriétés excitantes à la présence d'une huile essentielle qu'on obtient en distillant, en présence de l'eau, ses jeunes pousses et ses fruits ; les jeunes rameaux en fournissent 1,33 p. 100 à l'état frais, 2 p. 100 à l'état sec ; les baies fraîches en donnent jusqu'à 10 p. 100.

Quand elle est fraîche ou rectifiée, cette essence est incolore, mais plus généralement, elle a une teinte jaune pâle ou foncée. Sa densité est 0,89 à 0,94 ; elle distille entre 155° et 160°. Neutre au papier de tournesol, elle dévie à gauche la lumière polarisée. Elle possède une odeur forte et désagréable, une saveur résineuse, âcre et amère. Elle se dissout en toutes proportions dans l'alcool absolu et dans 2 p. 100 d'alcool à 84°.

Outre cette essence, la sabine contient de la résine, du tannin, du sucre et beaucoup de chlorophylle.

Substitutions. — Plusieurs espèces de genévrier peuvent être con-

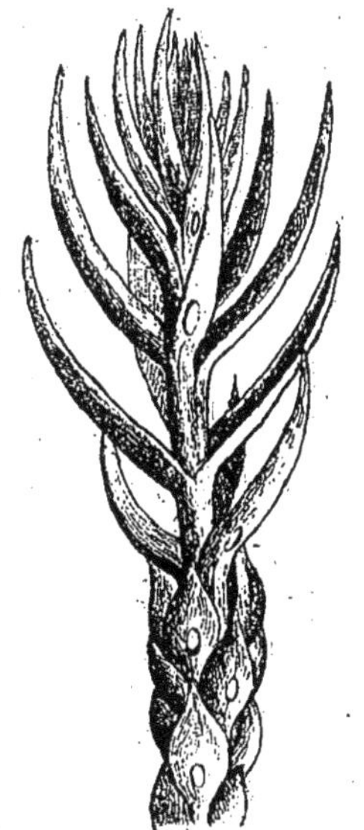

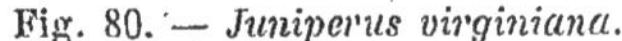

Fig. 80. — *Juniperus virginiana.*

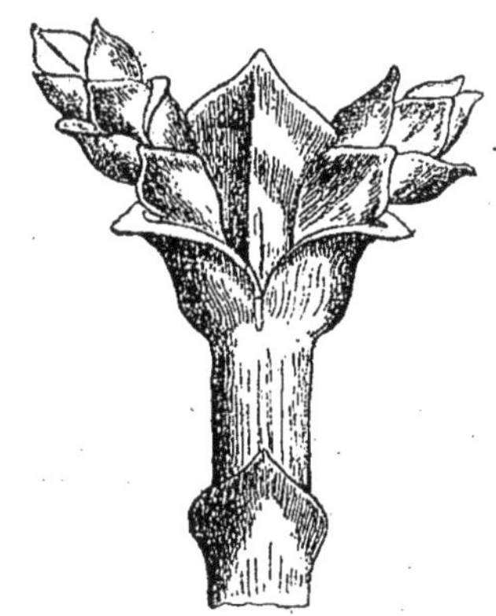

Fig. 81. — Portion grossie d'un rameau de Cyprès.

fondues avec la sabine. L'une d'elles, le *Juniperus virginiana* L. (fig. 80) qui croît aux États-Unis et au Canada et qu'on cultive fréquemment dans nos jardins, est souvent employée dans son pays d'origine comme succédané de la sabine. Ses rameaux présentent deux formes comme ceux du *J. Sabina* L. La forme à feuilles écartées, qui pourrait être confondue avec la sabine, s'en distingue en ce que ses feuilles sont très souvent rangées non par paires alternantes, mais disposées par trois ; en outre, la cavité glandulifère elliptique est beaucoup moins allongée que dans la sabine et représentée, tantôt par une simple fossette, tantôt par une ponctuation. Son odeur est bien plus faible que celle de la sabine.

Les feuilles du *J. phœnicea* L., espèce méditerranéenne, sont creusées sur le dos d'un simple sillon, mais ne présentent pas la vésicule résinifère du *J. Sabina* L. ; elles n'ont point l'odeur de la sabine ; ses fruits, globuleux, sont plus gros et rouges.

Les jeunes rameaux du *Cupressus sempervirens* L. ont quelque ressemblance avec la *Sabine femelle*. Mais outre la différence d'odeur, qui est bien marquée, on observe fréquemment, sur la face dorsale des feuilles de cyprès, deux sillons latéraux qui rendent proéminente la partie moyenne et lui donnent quelque ressemblance avec une carène (fig. 81).

Usages. — La sabine est un excitant de l'utérus, qui ne doit être employé qu'avec précaution ; car, à doses un peu élevées, elle provoque des hémorragies utérines ; on l'utilise ordinairement comme emménagogue, quand l'aménorrhée est atonique ou spasmodique. A l'extérieur, elle est appliquée sous forme de poudre ou de pommade sur les végétations vénériennes, les chancres, les verrues. Son huile essentielle est employée comme diurétique et emménagogue.

BAIES DE GENIÈVRE

Origine. — Sous le nom de **Baies de genièvre,** on désigne les fruits du Genévrier (*Juniperus communis* L.), petit arbre dioïque,

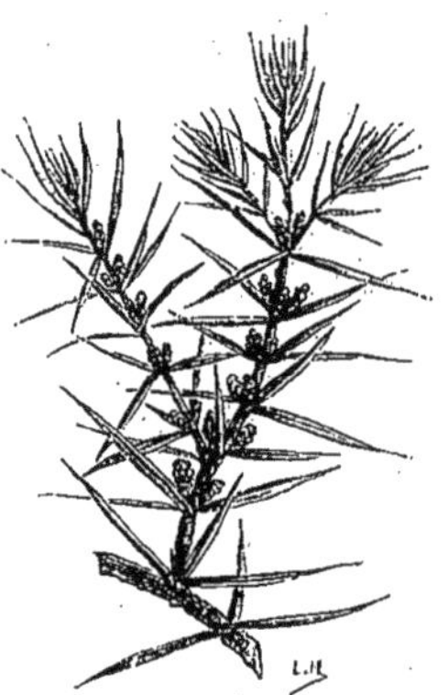

Fig. 82. — Genévrier femelle.

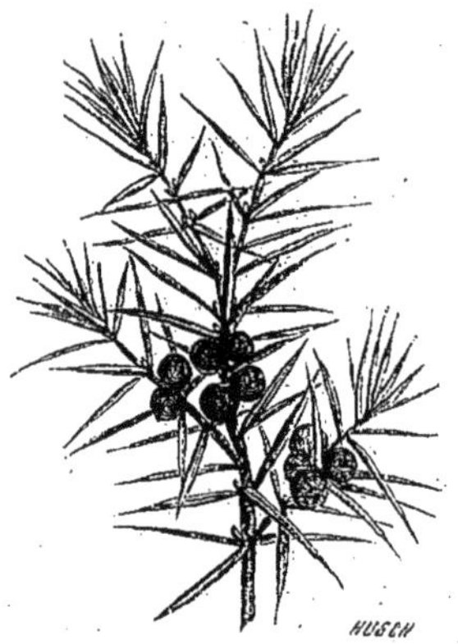

Fig. 83. — Genévrier mâle.

abondamment répandu en Europe, depuis la Méditerranée jusqu'aux régions arctiques, dans la Russie d'Asie, sur l'Himalaya et dans l'Amérique du Nord. Ces fruits sont recueillis à leur maturité, c'est-à-dire à la fin de la seconde année de leur apparition, quand ils ont pris une couleur bleu violacé noirâtre.

Description. — Ils sont globuleux, de la grosseur d'un pois, et sont supportés par un pédoncule très court, sur lequel sont insérées quelques bractées squamiformes, très petites; ils présentent à leur sommet les pointes et les sutures de trois écailles qui circonscrivent une petite dépression triangulaire, coupée de trois petites fentes disposées en étoile. Ils sont colorés en pourpre foncé et recouverts d'une poussière gris bleuâtre. L'enveloppe extérieure recouvre une pulpe charnue, brun verdâtre, sillonnée par des faisceaux fibro-vasculaires et renfermant des glandes oléo-résineuses. Le centre du fruit est occupé par trois graines, triangulaires, ovoïdes, libres dans leur moitié supérieure, adhérentes au sarcocarpe dans leur moitié inférieure et sur leur face extérieure seulement. Ces graines présentent à leur surface un certain nombre de grosses glandes oléo-résineuses; elles contiennent sous leurs enveloppes un albumen au centre duquel est placé un embryon assez développé. Quand on les écrase, les baies de genièvre exhalent une odeur aromatique et résineuse; leur saveur est forte, résineuse, amère, faiblement sucrée.

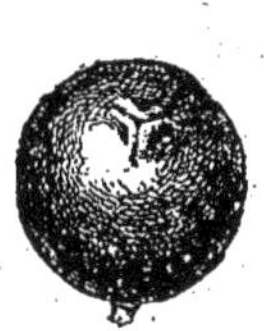
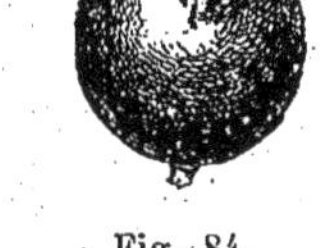

Fig. 84. Baie de genévrier.

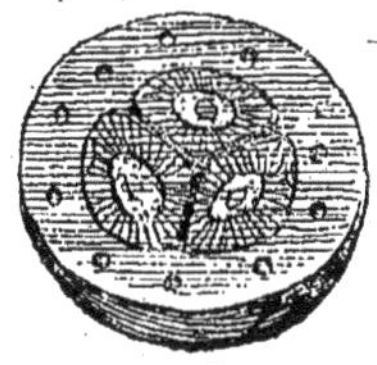

Fig. 85. Fruit du genévrier. Section transversale.

Structure microscopique. — Une cuticule épaisse recouvre deux rangées de cellules (*e*) (fig. 86) cubiques, munies de parois épaisses et ponctuées et contenant une substance granuleuse d'un brun foncé et des larmes de résine; le parenchyme (*p*), placé sous ces cellules épidermiques, est constitué par un tissu lâche, dans l'épaisseur duquel on observe des glandes oléo-résineuses pluricellulaires. Les cellules de ce parenchyme sont assez irrégulières, à parois minces et contiennent de la chlorophylle, des gouttelettes d'huile et un principe cristallisé, soluble dans l'alcool. Dans la partie supérieure du fruit, l'endocarpe (*en*), très apparent, est constitué par de petites cellules allongées radialement, ressemblant à des papilles; dans la partie inférieure, il se confond avec les enveloppes des graines.

L'enveloppe extérieure de la graine est formée de plusieurs rangées de cellules sclérenchymateuses (*sc*) irrégulières et munies de parois épaisses; en certains points de cette enveloppe on observe des dépressions assez profondes, dans lesquelles se logent partiellement les plus grosses glandes oléo-résineuses (*g*); l'enveloppe interne, plus homogène dans son épaisseur, est constituée par plusieurs rangées de petites cellules aplaties (*ei*), remplies de matière colorante brune. L'albumen et l'embryon contiennent une huile fixe et une matière granuleuse azotée qui se colore en jaune par l'iode.

Composition chimique. — Les baies de genièvre ont été analysées par Donath (1874), qui en a retiré :

Eau, 29,44 ; huile volatile, 0,91 ; acide formique, 1,86 ; acide acétique, 0,94 ; acide malique, 0,21 ; acide oxalique (traces) ; cire, 0,64 ; résine verte, 8,46 ; résine brune, 1,29 ; matière amère (junipérine),

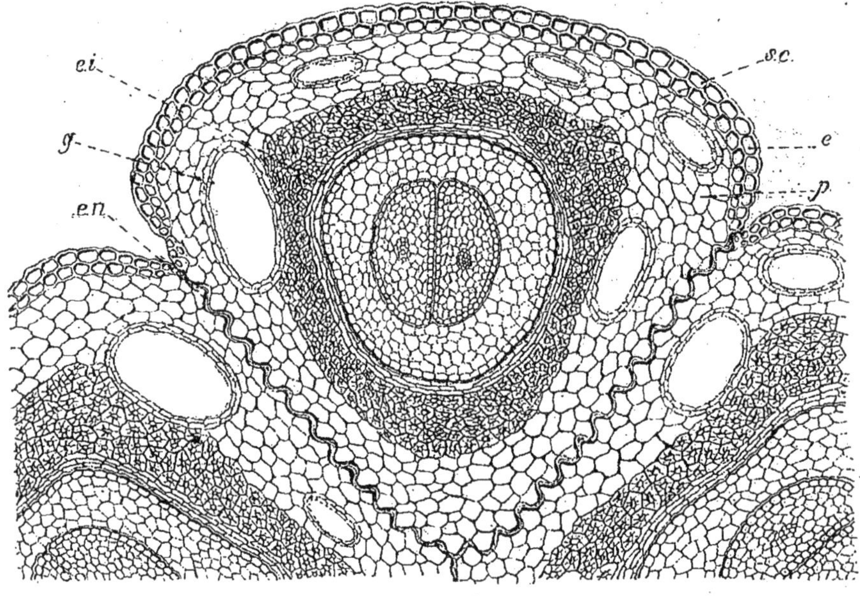

Fig. 86. — Structure anatomique de la baie de genièvre.

0,37 ; pectine, 0,73 ; substances protéiques, 4,45 ; sucre, 29,69 ; cellulose, 15,83 ; substances minérales, 2,33.

La *junipérine* est noire, friable, insoluble dans l'eau froide et l'éther, soluble dans l'alcool et dans l'eau chaude.

L'huile essentielle est le principe le plus intéressant des fruits du genévrier ; elle est incolore ou d'un jaune pâle, parfois d'un jaune brunâtre ou même verdâtre ; son odeur est très forte et rappelle exactement celle du fruit ; sa saveur est résineuse et aromatique ; elle est formée par un mélange de deux essences lévogyres qui absorbent l'oxygène et laissent déposer, après une longue exposition à l'air, un camphre peu soluble dans l'eau, très soluble dans l'éther et l'alcool bouillant.

Récolte. — La récolte des baies de genièvre se fait surtout en Savoie et dans les départements du Doubs et du Jura ; on en récolte aussi en Suisse et en Italie.

Usages. — Les fruits du genévrier sont employés comme diurétiques. On les prescrit dans la dyspepsie atonique et contre le scorbut. Ils entrent dans la préparation des vins diurétiques de l'Hôtel-Dieu et de la Charité.

Les fruits fermentés et distillés donnent une eau-de-vie connue sous le nom de *gin*, qui est employée communément dans le Nord de la France, en Belgique, en Hollande, en Angleterre et en Allemagne.

HUILE DE CADE

Origine. — L'**Huile de cade** est une huile pyrogénée provenant de la distillation des vieux troncs du *Cade* ou *Genévrier oxycèdre* (*Juniperus Oxycedrus* L.) qui croît dans le midi de la France, en Espagne et dans le Levant. En brûlant dans un fourneau, sans courant d'air, comme pour le goudron, les troncs des vieux genévriers, on obtient un liquide huileux, noirâtre, inflammable, d'une odeur résineuse empyreumatique très forte et d'une saveur presque caustique. Ce liquide, qui constitue l'*huile de cade vraie*, ne doit pas être confondu avec la *fausse huile de cade*, qui est, comme on l'a vu plus haut, un produit obtenu pendant la préparation du goudron.

Cette drogue a été employée avec succès pour le traitement de quelques affections cutanées (psoriasis, eczéma).

NOIX DE CYPRÈS

Cônes de cyprès.

Origine. — Ce sont les fruits du Cyprès commun (*Cupressus sempervirens* L.), arbre originaire d'Orient, qu'on rencontre communément dans les cimetières.

Description. — Ces fruits forment un cône presque globuleux de 2 à 3 centimètres de diamètre, composé d'écailles charnues qui, soudées avant leur maturité, se dessèchent et se séparent à maturité complète, ressemblant alors à des clous à grosse tête implantés sur un axe central très court. Sous la tête de ces écailles et autour de leur base rétrécie se trouvent quelques graines, petites, anguleuses, pourvues latéralement de deux ailes membraneuses.

Les cônes de cyprès destinés à la pharmacie doivent être recueillis quand ils sont verts et charnus; ils sont alors très riches en tannin et usités comme astringents; plus tard, en devenant ligneux, ils perdent une partie de leurs propriétés.

SANDARAQUE

Origine. — La **Sandaraque** est une résine produite par le *Callitris quadrivalvis* Ventenat (*Thuya articulata* Desf.) qu'on rencontre dans l'Algérie et dans le nord-ouest de l'Afrique. Cette résine, qui s'écoule soit naturellement, soit au moyen d'incisions, se durcit rapidement à l'air et nous arrive du Maroc, par la voie de Mogador.

Caractères. — La **Sandaraque choisie** se présente en larmes fragiles d'un jaune très pâle, allongées, cylindroïdes, rarement pyriformes. Le plus souvent isolées, ces larmes sont quelquefois groupées en petit nombre sous forme d'une masse aplatie; elles sont recouvertes d'une poussière blanche très fine; leur cassure est vitreuse et transparente à l'intérieur. Cette résine a une odeur très faible, qui s'exalte par la chaleur et une saveur aromatique légèrement amère : elle se réduit en poudre sous la dent au lieu de s'y ramollir comme le fait le mastic. Elle est insoluble dans l'eau et dans l'essence de térébenthine, peu soluble dans l'éther et très soluble dans l'alcool, avec lequel elle donne un très beau vernis.

La **Sandaraque commune** est une sorte inférieure dans laquelle on trouve des larmes de couleur foncée, peu transparentes, et beaucoup d'impuretés.

Usages. — Cette résine, peu employée en médecine, sert surtout à préparer les vernis.

FEUILLES DE THUYA OCCIDENTALIS

Origine. — Le groupe des *Thuya*, qui ressemblent à des cyprès à rameaux comprimés, est représenté dans la matière médicale des États-Unis par les feuilles du *Thuya occidentalis* L. (*T. obtusa* Mœnch), arbre originaire du Canada, qui se retrouve dans la Virginie et la Caroline.

Description. — Ses rameaux sont étalés et pendants; ses feuilles petites, imbriquées les unes sur les autres et recouvrant complètement les rameaux, sont rhomboïdes-ovales, raides, persistantes, à sommet libre, acuminé, mucroné; leur surface dorsale est convexe et présente près du sommet une glande oléo-résineuse ovale proéminente. — Ces rameaux feuillés, quand on les froisse entre les doigts, exhalent une odeur balsamique agréable; ils ont une saveur amère, forte et camphrée.

Composition chimique. — Les feuilles du *T. occidentalis* L. ont été analysées par Kawalier qui en a retiré : une huile volatile, un principe amer (*pinipicrine*), de la thuyine, de la thuyigénine, du sucre, une résine et du tannin.

Usages. — Ces feuilles sont usitées chez les Indiens contre les rhumatismes, soit en infusion, soit en cataplasmes : l'huile essentielle a été employée comme vermicide. La teinture alcoolique est employée avec succès contre les excoriations vénériennes et les verrues.

TAXINÉES

Les Taxinées se rencontrent dans toutes les régions tempérées du globe ainsi que sur les montagnes de la zone intertropicale de l'Asie et de l'Amérique.

FEUILLES D'IF

Origine. — L'**If** (*Taxus baccata* L.) croît dans les bois montagneux de notre pays, au sud et à l'ouest, et se retrouve dans toute la région méditerranéenne, l'Himalaya et l'Asie orientale.

Description. — Les feuilles d'If sont alternes, persistantes, linéaires, presque sessiles, planes, mucronées, très rapprochées les unes des autres et disposées sur deux rangs opposés. Elles ont 4 centimètres de longueur sur un demi-centimètre de largeur, et une teinte vert foncé.

Composition. — Ces feuilles contiennent une substance cristalline blanche, inodore, très amère, désignée sous le nom de *taxine* et une huile volatile, qui possèdent l'une et l'autre des propriétés toxiques.

Usages. — Elles ont été recommandées contre l'épilepsie et les affections spasmodiques à la dose de 5 à 30 centigrammes : leur vertu abortive n'a pas été confirmée par les expériences qui ont démontré que, toxiques pour la mère, ces feuilles ne déterminaient pas l'expulsion du fœtus. L'extrait a été employé comme antirhumatismal.

Elles ont une odeur très forte, mais qui ne justifie pas toutefois la réputation funèbre, qu'on leur avait faite, d'être fatales pour tout individu qui s'endormait sous leur ombrage.

GNÉTACÉES

Ce sont des arbres ou des arbustes non résineux, souvent sarmenteux. Les rameaux articulés, noueux, opposés ou fasciculés, sont tantôt pourvus de feuilles ovales penninervées, entières, tantôt ils offrent à leurs articulations des gaines aphylles ou pourvues de petites feuilles sétacées. — Les fleurs sont monoïques ou dioïques. L'androcée est composé d'une étamine unique ou de 6 ou 8 étamines soudées en colonne. Ovule solitaire parfois placé au centre des étamines, sessile, dressé, orthotrope. Graine à testa coriace renfermant un embryon dicotylédoné placé au sommet d'un albumen charnu.

Caractères anatomiques. — Comparées aux Conifères, les Gnétacées se distinguent par la présence de gros tubes ponctués dans le bois secondaire des faisceaux de leur tige, ainsi que par la présence de faisceaux secondaires en dehors de l'anneau des faisceaux primaires. De plus, chaque feuille reçoit plusieurs faisceaux primaires qui restent parallèles chez les *Ephedra* et les *Welwitschia* ou qui s'anastomosent à l'infini comme chez les *Gnetum;* enfin les feuilles ne contiennent pas de glandes résinifères.

Ces plantes peu utilisées en médecine habitent pour la plupart l'Asie et l'Amérique tropicale.

L'*Ephedra monostachya* L. représente à peu près seul cette famille dans la matière médicale. C'est une plante qu'on rencontre dans la Transcaucasie méridionale et orientale, dans la Bessarabie, la Valachie et l'Asie méridionale. Sa tige et sa racine sont utilisées dans quelques régions du Caucase, en Mingrélie et en Arménie contre la gale et la syphilis, tandis que le suc mucilagineux des fruits est employé contre les affections de poitrine. Spehr (1892) a retiré de cette plante un alcaloïde qu'il a nommé *éphédrine*.

ANGIOSPERMES

Cette division comprend la grande masse des végétaux phanérogames qu'on subdivise en *monocotylédones* et *dicotylédones.*

MONOCOTYLÉDONES

Les monocotylédones sont caractérisés tout d'abord par leur embryon qui ne porte qu'un seul cotylédon. D'autres caractères moins absolus mais très intéressants sont les suivants :

Racines fibreuses, tiges cylindriques (stipes); feuilles allongées à nervures généralement parallèles non divisées en réseau; fleurs établies d'après le type trimère : fruits à trois carpelles.

Les monocotylédones fournissent surtout des rhizomes et des racines à la matière médicale : on n'utilise la tige, le bois ou l'écorce d'aucune d'elles : parfois on emploie leurs feuilles (*Faham*), leurs fleurs (*Muguet*), leurs fruits (*Dattes*), ou leurs graines (*Maniguette*).

Les rhizomes qui appartiennent à ce groupe portent le plus souvent sur leur surface des impressions annulaires qui représentent le point d'attache des organes foliacés. Sur la coupe transversale, au-dessous de l'épiderme, on observe une couche corticale qui s'étend jusqu'à l'endoderme, et qui contient souvent des faisceaux fibro-vasculaires; puis un meditullium central formé d'une masse parenchymateuse parcourue par des faisceaux fibro-vasculaires fermés, qui restent isolés les uns des autres, plus ou moins rapprochés, mais sans se confondre et ne produisent jamais par leur union un cercle ligneux et une zone libérienne séparées par un cambium commun à toute la tige.

Les racines qui généralement se détachent du rhizome ont aussi une structure spéciale : une zone de cellules à parois épaisses (*epiblema*) recouvre un parenchyme souvent amylacé ; l'endoderme limite nettement cette zone et la sépare, avec le péricycle, des couches libéro-ligneuses formées de faisceaux fibro-vasculaires très serrés les uns contre les autres, si bien que le cercle qu'ils forment est continu et non interrompu par des lames cellulaires analogues aux rayons médullaires des dicotylédones.

GRAMINÉES

CARACTÈRES. — Plantes herbacées, parfois dures et ligneuses ; tige le plus souvent creuse entre les nœuds. Les feuilles longues et parallélinerviées embrassent les entre-nœuds au moyen d'une gaine fendue dans sa longueur et portent, au point de jonction de cette gaine et du limbe, un prolongement nommé *ligule.* Fleurs hermaphrodites, rarement unisexuées, à périanthe glumacé, groupées en épillets formés d'un axe uni- ou multiflore, muni à sa base de deux bractées enveloppantes appelées *glumes.* Epillets tantôt attachés directement sur l'axe de l'inflorescence et formant un *épi*, tantôt portés à l'extrémité de pédoncules plus ou moins longs, disposés en *panicules.*

Fleur composée le plus souvent de deux paillettes (*paleæ*) ou *glumelles*, dont l'interne, marquée de deux nervures dorsales, représente deux sépales soudés, l'externe est souvent munie sur le dos d'une arête ; de deux ou trois *paléoles* ou *glumellules ;* de trois étamines hypogynes (plus rarement 2 ou 6) à filets pendants, à anthères linéaires, à loges divergentes aux extrémités; d'un carpelle à ovaire uni-ovulé, surmonté d'un style à deux branches stigmatifères plumeuses. *Caryopse* renfermant une seule graine, à albumen farineux abondant, contenant un petit embryon excentrique.

Les fleurs des graminées ne sont pas toujours hermaphrodites : il est des genres dont les plantes sont toujours unisexuées, monoïques ou dioïques. Enfin, au milieu des fleurs bien développées, il s'en trouve d'imparfaites, neutres ou unisexuées.

Les Graminées sont répandues abondamment sur toute la surface du globe. Elles forment le fond des prairies et des pâturages de montagne et sont ainsi très utiles à l'alimentation des bestiaux. Un certain nombre d'espèces, désignées sous le nom de céréales, interviennent très largement dans la nourriture de l'homme et des animaux; d'autres sont utilisées pour leurs tiges qui contiennent une notable proportion de sucre. Enfin, les parties souterraines fournissent soit des rhizomes médicamenteux, soit des rhizomes ou racines aromatiques, d'où l'on retire des essences odorantes.

Les Graminées sont, on le voit, des plantes nutritives et innocentes.

On n'en cite que quelques-unes ayant la réputation d'être malfaisantes : le Pigonil (*Festuca quadridentata* Kunth), fréquent au Pérou, où il cause la mort des bestiaux ; le *Bromus catharticus* Vahl. (*Br. unioloides* H. B. K.) ou *guilno* du Chili et le *B. purgans* L. de l'Amérique septentrionale qui sont purgatifs ; la Mélique bleue (*Molinia cœrulea* Moench) de nos prés et forêts, qui devient dangereuse vers l'époque de la floraison ; enfin l'Ivraie (*Lolium temulentum* L.), qui se mêle à nos moissons et produit, dit-on, des vomissements et des vertiges. MM. Filhol et Baillet attribuent cette action toxique à un principe solide, mou, jaune orangé, insoluble dans l'eau, très soluble dans l'alcool et l'éther, mais il n'est pas certain que cette plante soit vénéneuse par elle-même ; peut-être ne doit-elle son action qu'à la présence de quelque cryptogame.

RHIZOMES ET RACINES

Ces parties souterraines fournissent deux ou trois rhizomes médicamenteux : le **Petit** et le **Gros Chiendent,** la **Canne de Provence** et des substances odorantes dont on extrait des essences intéressantes.

PETIT CHIENDENT

Racine de chiendent. — Chiendent commun.

Origine. — C'est le rhizome de l'*Agropyrum repens* P. Beauvois (*Triticum repens* L.), herbe vivace qui envahit nos champs.

Description. — Le **Petit Chiendent** se présente en longs rhizomes de 1 à 2 millimètres de diamètre, noueux, sillonnés dans le sens de leur longueur, de couleur jaune. Les nœuds, espacés de 2, 3 ou 4 centimètres, portent la trace d'écailles foliacées, rarement persistantes, et quelques fibres radicales très fines. La couche superficielle est assez résistante ; le centre est le plus souvent lacuneux, sauf à la hauteur des nœuds. L'odeur est nulle, la saveur un peu sucrée, mucilagineuse.

Structure microscopique. — (fig. 87) Au microscope, ce rhizome présente de la circonférence au centre : un épiderme (*e*) recouvert par une cuticule assez épaisse ; un hypoderme (*h*) formé de trois à quatre rangées de cellules à parois épaisses et colorées en jaune ; une zone corticale (*pc*) assez développée et constituée par un tissu de cellules arrondies ou polygonales, à parois minces, dans l'épaisseur duquel on observe de petits faisceaux fibro-vasculaires arrondis et constitués par quelques petites trachées centrales, entourées par un liber mou, que recouvre une couche de péricycle épaissi; un endoderme (*end*) représenté par une rangée de cellules très apparentes, dont la paroi externe reste mince, tandis que les parois latérales et interne sont notablement épaissies; un péricycle (*per*) formé de deux ou trois rangées de cellules à parois épaisses; la portion ligneuse (*b*) représentée par des faisceaux fibro-vasculaires formés chacun de deux vaisseaux annelés ou ponctués, qui sont recouverts par une couche de liber mou et entourés par des fibres à parois lignifiées. Ces faisceaux sont très rapprochés les uns des autres, d'épaisseur inégale; dans leur ensemble, ils paraissent disposés sur deux rangées concentriques et confondues, dont la rangée intérieure, constituée par les plus gros faisceaux, forme des proéminences qui pénètrent plus ou moins profondément dans l'épaisseur de la région médullaire; celle-ci offre la même structure que le parenchyme cortical et disparaît souvent dans l'axe du rhizome. Dans aucune partie de ce rhizome, on n'observe de corpuscules amylacés; quelques cellules du parenchyme cortical présentent des raphides, ou quelques petites granulations azotées.

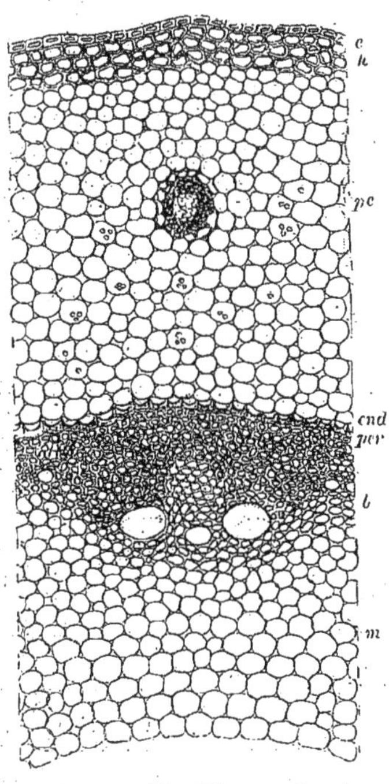

Fig. 87.
Rhizome de petit chiendent.

Composition. — Müller a retiré du suc de Chiendent 3 p. 100 de sucre, 7 à 8 p. 100 de *triticine*, matière gommeuse amorphe, insipide, qui peut se transformer en sucre, une autre matière gommeuse azotée, des malates acides et de la mannite.

Usages. — Cette drogue est surtout employée comme diurétique, dans les catarrhes vésicaux et comme dépurative.

Substitutions. — On lui substitue parfois les rhizomes des *A. acutum* R. et S., *A. pungens* R. et S. et *A. junceum* P. Beauv., considérés par quelques botanistes comme de simples variétés de l'*A. repens*, P. Beauv., dont ils présentent d'ailleurs les particularités anatomiques.

GROS CHIENDENT

Chiendent Pied de Poule.

Origine. — C'est le rhizome du *Cynodon Dactylon* Pers., espèce très commune dans le midi de l'Europe et dans le nord de l'Afrique.

Description. — Le **Gros Chiendent** se distingue de l'espèce précédente par l'épaisseur de son rhizome, qui atteint 3 à 4 millimètres, par ses nœuds plus marqués, moins espacés et le plus souvent munis de deux ou trois écailles recouvrant presque tout l'entre-nœud, enfin par la présence de l'amidon qui abonde dans son parenchyme.

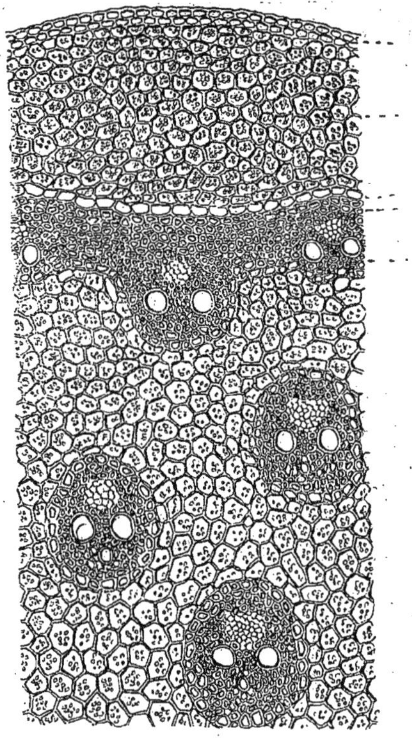

Fig. 88. — Rhizome de gros chiendent.

Structure microscopique. — L'épiblema (*e*), qui est très épais dans le petit chiendent, est ici réduit à deux rangées de cellules régulières, faiblement allongées dans la direction tangentielle. La zone corticale (*pc*) est bien moins épaisse que dans l'espèce précédente, formée de cellules polygonales, irrégulières et dépourvues de faisceaux fibro-vasculaires ; l'endoderme (*end*) est formé d'une rangée de cellules à parois épaisses ; le péricycle (*per*) est assez développé, constitué par plusieurs couches de fibres à parois épaisses et lignifiées. Le méditullium renferme une très grande quantité de faisceaux fibro-vasculaires ovales ou arrondis, formés en général de deux larges vaisseaux recouverts par une couche de liber et entourés par un anneau de péricycle lignifié. Ces faisceaux sont très rapprochés dans la partie extérieure du méditullium; leurs éléments fibreux se réunissent latéralement et ils forment ainsi un anneau fibreux dont le contour intérieur est fortement ondulé.

Composition. — Ce rhizome renferme de l'amidon, du sucre, un principe particulier que Semmola a désigné sous le nom de *cynodine* et qui paraît très voisin de l'asparagine.

Usages. — Il est employé aux mêmes usages que le Chiendent commun.

CANNE DE PROVENCE

Origine. — Le rhizome de **Canne de Provence** ou **Grand roseau** est fourni par l'*Arundo Donax* L., qui croît dans toute la région méditerranéenne.

Description. — Dans les pharmacies, ce rhizome se présente en morceaux mesurant 1 à 2 décimètres de longueur et 3 à 5 centimètres de largeur, ou en tronçons irréguliers de 3 à 4 millimètres d'épaisseur, d'un jaune grisâtre et d'une apparence spongieuse. Ces fragments sont recouverts d'un épiderme assez épais, coriace, d'un jaune brun, ridé longitudinalement et marqué transversalement d'impressions circulaires; la partie inférieure montre un assez grand nombre de petits cercles dépouillés d'écorce, qui représentent la cicatrice des fibres radicales. Ce rhizome est inodore, sa saveur est légèrement sucrée.

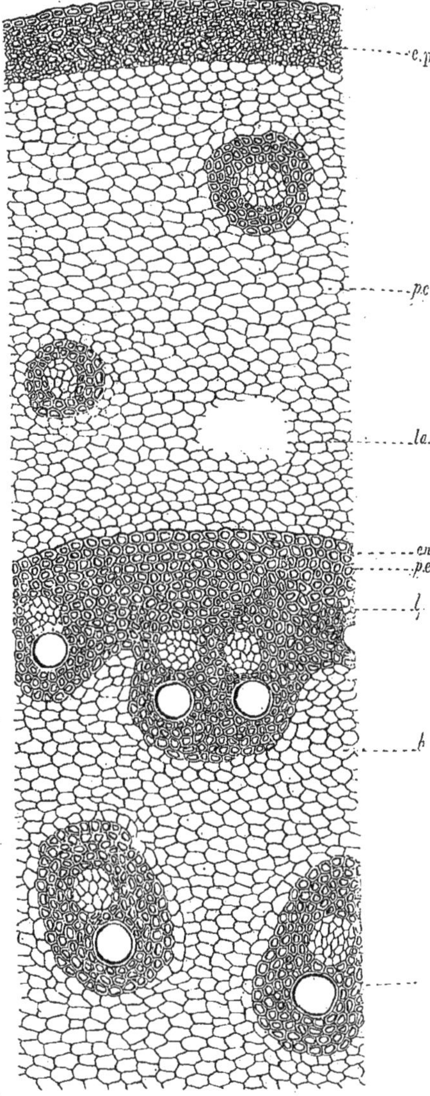

Fig. 89.
Rhizome de Canne de Provence.

Structure microscopique. — L'épiderme, très résistant, est constitué par plusieurs rangées de cellules polygonales, à parois épaisses et canaliculées (*ep*); la région corticale (*pc*), relativement peu développée par rapport au méditullium, est formée d'un parenchyme de cellules irrégulières, à parois minces, dans lequel on observe quelques faisceaux fibro-vasculaires arrondis et peu volumineux et un certain nombre de lacunes; (*lac*); le méditullium (*b*) est caractérisé par la présence d'un grand nombre de faisceaux fibro-vasculaires (*f.f.v*), ovales, assez volumineux et formés d'un gros vaisseau recouvert par du liber et entouré par une gaine assez épaisse de fibres lignifiées. Les faisceaux les plus rapprochés de l'écorce sont contigus et forment par leur réunion une gaine fibreuse dont le contour interne est plus ou moins ondulé et qui est recouvert directement par le péricycle (*per*) et l'endoderme (*end*), qui sont constitués par des cellules à parois épaisses et lignifiées.

Composition chimique. — M. Chevallier a retiré de ce rhizome une matière résineuse, possédant à un faible degré l'odeur de la vanille et une certaine quantité de silice.

Usages. — Cette drogue est employée dans le peuple comme antilaiteuse.

Un certain nombre d'autres Graminées sont utilisées en médecine. Telles sont le *Phragmites communis* L. ou roseau à balai, dont la racine est considérée comme dépurative et antisyphilitique ; le *Pirotis latifolia* Ait., qui est utilisé dans l'Inde comme dépuratif. Dans l'Inde, on utilise la racine du *Manisuris granularis* L. contre les engorgements des viscères abdominaux. Les graines du *Coix Lacryma* L. (larme de Job) sont réputées en Chine toniques et diurétiques ; celles du *Dactyloctenium ægyptiacum* Willd. passent en Afrique pour calmer les douleurs néphrétiques.

RACINES ET FEUILLES ODORANTES

Un certain nombre de Graminées ont des parties odorantes qui peuvent fournir des essences intéressantes.

Dans nos pays on connaît l'odeur agréable des foins qui est particulièrement due à la présence de la Flouve odorante (*Anthoxanthum odoratum* L.). Cette plante si commune, connue vulgairement sous le nom de *Foin dur*, *Foin mélilot*, et qui est remarquable par ses fleurs diandres, sert à préparer un extrait odorant qui est substitué à la vanille comme parfum. Dans les pays tropicaux, un certain nombre de graminées du genre *Andropogon* acquièrent des odeurs bien autrement pénétrantes grâce à l'essence contenue dans leurs racines et dans leurs feuilles.

ANDROPOGON

Le genre *Andropogon*, qui est représenté par plus de 180 espèces, est caractérisé par des épillets composés de deux fleurs ; l'une inférieure neutre, à une seule glumelle, l'autre supérieure hermaphrodite ou unisexuée; les deux glumes sont mutiques et indurées. Ces épillets sont réunis par deux ou trois; celui du milieu est sessile et fertile; les deux autres sont pédonculés et stériles.

Les espèces les plus intéressantes sont :

1° L'*Andropogon Nardus* L. (*A. Martini* Thw.), grande herbe vivace originaire de Ceylan, où elle est, ainsi qu'à Singapore, l'objet d'une culture très étendue. Elle est principalement caractérisée parmi ses congénères par sa couleur roussâtre, l'étroitesse de ses feuilles et la brièveté de ses épis. Elle fournit par la distillation une essence d'un jaune verdâtre clair, qui est désignée sous le nom d'*essence de citronnelle*.

2° L'*A. citratus* DC. (*A. Schœnanthus* Wall.), espèce à feuilles glauques, cultivée dans l'Inde et à Java, où elle est appelée *sireh*. A Ceylan et à Singapore, on en retire une essence qui est désignée sous le nom d'*essence de verveine* ou *essence de mélisse indienne* (*lemon oil, grass oil*). Cette essence a une teinte brun doré et une odeur qui rappelle exactement celle du *Lippia citriodora* H. B. K.

3° L'*A. Schœnanthus* L. (*A. Pachnodes* Trin.), l'espèce la plus connue de ce groupe; elle est cultivée dans le nord, le centre de l'Inde et dans les Antilles; elle est caractérisée par ses feuilles arrondies ou légèrement cordées à la base. Une de ses variétés, l'*A. Calamus aromaticus* Royle, a été quelquefois regardée comme l'acore vrai. Elle donne par la distillation une essence qui est désignée sous le nom d'*essence de géranium* (*rusa oil, oil of ginger grass, oil of geranium*). C'est la même essence qui, lorsqu'elle provient du district de Nimar dans la vallée de la Nerbudda, est désignée sous le nom d'essence de Nimar ou de Namur. La teinte de cette essence varie du jaune verdâtre au brun jaunâtre : elle possède l'odeur du *Pélargonium Radula* Ait.[1].

4° L'*A. laniger* Desf. (*A. Olivieri* Bois.). C'est le **Schœnanthe officinal** ou **jonc aromatique,** qui a été employé en pharmacie depuis l'antiquité jusqu'au commencement de ce siècle. Il est très répandu dans les parties arides du nord de l'Afrique, de l'Arabie et du nord-ouest de l'Inde. Cette substance présente à la partie inférieure un rhizome unique oblique, très court, ligneux, cylindrique, de la grosseur d'un brin de chiendent, marqué de nœuds circulaires très rapprochés. De chaque nœud part une ramification qui se divise souvent de la même manière et le tout se termine par un assez grand nombre de chaumes très déliés, entourés chacun à la base par des feuilles serrées,

[1] Elle a été étudiée par Stenhouse et Gladstone, puis par Jacobsen (1891), qui a reconnu qu'elle était constituée en grande partie par du *géraniol* $C^{10}H^{18}O$.

assez larges et engainantes et pourvus chacun d'une radicule blanche de 5 à 8 centimètres de longueur. Les feuilles de Schœnanthe possèdent une odeur assez forte et persistante qui rappelle celle du bois de Rhodes, et une saveur âcre, aromatique, résineuse, très amère et désagréable. Ces propriétés, notablement atténuées dans la racine, sont au contraire plus prononcées dans les fleurs.

5° L'*A. muricatus* Retz., grande herbe, qui se trouve en abondance dans le sud de l'Inde et le Bengale et qui fournit le **Vetiver** ou **Chiendent des Indes**, encore connu sous les noms de *wittie-vayr* et *cuscus*. Le Vétiver du commerce est constitué par de nombreuses radicules chevelues, tortueuses, finement striées dans le sens de leur longueur, qui varie depuis 10 jusqu'à 40 centimètres. La surface extérieure d'une couleur brun jaunâtre pâle est recouverte d'une courte et fine pubescence. Ces radicules sortent en très grand nombre d'un rhizome, qui est tantôt oblique et traçant, muni de bourgeons foliacés à la partie supérieure, tantôt formé de tubercules juxtaposés. Le Vétiver possède une odeur très prononcée, qui rappelle celle de la myrrhe, et une saveur amère et aromatique.

Les essences indiennes d'*Andropogon* sont neutres et plus légères que l'eau; leur odeur extrêmement aromatique rappelle celle de la rose et du citron. Elles sont à Singapore et à Ceylan l'objet d'un commerce considérable. Pendant l'année 1872, les fabriques d'essence d'*Andropogon* n'exportèrent pas moins de 100.000 livres de ces divers produits. D'après Dymock on expédie de Bombay pour les ports de la mer Rouge et pour l'Europe plus de 40.000 livres d'essence de géranium par an. Une notable proportion de cette essence est employée pour allonger les *essences de roses* préparées dans la Turquie d'Europe, au-dessous de la chaîne des Balkans.

Ces essences, qui en Europe et en Amérique ne sont employées que par les parfumeurs, sont utilisées dans l'Inde en applications externes pour combattre les rhumatismes et les névralgies, et à l'intérieur, sous forme de saccharures, comme carminatives et stimulantes.

Le Vétiver est employé en Europe comme dans l'Inde pour parfumer les appartements et préserver le linge et les vêtements de l'attaque des insectes. Il est actuellement très commun dans nos magasins où on le trouve sous forme de nattes ou d'écrans odorants.

TIGES

Nous avons vu qu'on appelle *chaumes* les tiges des graminées et qu'elles sont généralement fistuleuses dans les intervalles des nœuds.

Leurs tissus presque toujours fermes contiennent une quantité considérable de sels minéraux et particulièrement de la silice, ce qui leur donne en même temps que de la dureté une grande résistance aux intempéries. Cette précieuse qualité les rend aptes à de nombreux usages ; tels que la couverture des maisons, la confection des nattes et des objets de sparterie. Dans l'Extrême Orient les tiges des grands bambous (*Bambusa*) servent à construire des maisons, à établir des conduites d'eau. Dans ces grandes tiges les matières minérales sont quelquefois si abondantes qu'elles forment dans l'intérieur même des entre-nœuds, des concrétions que l'on désigne sous le nom de *tabashir* ou *tabaxir*, auxquelles on a attribué des propriétés médicinales. — Vauquelin y a trouvé 70 p. 100 de silice et 30 p. 100 de potasse et de chaux.

Les tiges qui nous intéressent le plus ne sont pas celles qui sont creuses à l'intérieur, ce sont au contraire celles qui ont dans leur partie centrale un tissu parenchymateux contenant des matières utiles, comme le sucre, qui pendant bien longtemps fut exclusivement retiré de la tige du *Saccharum officinarum* L.

CANNE A SUCRE

Cette plante, désignée sous le nom de *Saccharum officinarum* L., paraît être originaire du Bengale : elle fut introduite dans la Perse au commencement du moyen âge; de là les Arabes l'apportèrent dans la région méditerranéenne, où elle est encore cultivée aux environs de Malaga. A la fin du XVe siècle, elle fut portée à Saint-Domingue, où elle se multiplia avec une prodigieuse rapidité, et un peu plus tard elle pénétra au Brésil. Aujourd'hui ses diverses variétés sont cultivées dans toutes les régions du globe où la température moyenne ne descend pas au-dessous de 20°.

La canne à sucre a produit un certain nombre de variétés dont les principales sont :

1° La *Canne de Bourbon*, de *Singapoore*, de *Taïti*, espèce très précoce qui se propage facilement et donne un produit très beau;

2° La *Canne noire de Java*, de *Batavia* ou *canne violette de Taïti*, qui n'est autre que le *Saccharum violaceum* Tussac;

3° La *Canne à rubans* ou *canne transparente;*

4° La *Canne rouge de Calcutta* ou *canne du Bengale;*

5° La *Canne de Salangore*, qui est peut-être la meilleure des espèces cultivées et qui donne un jus facile à clarifier;

6° La *Canne de la Chine (Saccharum Chinense* Roxb.) doit être considérée comme une espèce distincte.

Les graines du *Saccharum officinarum* L. n'arrivant que rarement à maturité, on multiplie la plante au moyen de boutures.

Tous les terrains ne paraissent pas également propres à la culture de la canne à sucre. Dans les Indes et aux États-Unis d'Amérique, on recherche surtout les terres fertiles et riches en sels de potasse et de soude. Cultivée dans des terres humides, la canne prend un très grand développement aux dépens de la quantité de sucre. Dans les terres arides et sèches, la canne donne peu de sucre, mais celui-ci y est d'excellente qualité; dans les terrains sablonneux, la canne prend peu de développement, mais son jus y est très sucré.

La canne à sucre présente dans sa structure tous les caractères des tiges de monocotylédones. En dessous d'un épiderme fortement incrusté de silice, on observe le parenchyme cortical, qui est séparé du meditullium ligneux par un endoderme, dans le voisinage duquel existe une très grande quantité de faisceaux fibro-vasculaires. Ces éléments diminuent très sensiblement à mesure qu'on se rapproche du centre de la tige, dans lequel domine le tissu parenchymateux. C'est dans les cellules qui constituent ce tissu que le sucre existe à l'état de dissolution, avec une faible proportion de matière albuminoïde et quelques corpuscules amylacés.

Pendant longtemps on a admis que le sucre cristallisable existait seul dans la tige de la canne à sucre, mais il résulte des travaux entrepris par le Dr Icery, de Maurice, qu'il existe toujours dans cette tige une certaine quantité de sucre incristallisable, dont la proportion paraît varier avec les conditions de végétation. Quand la canne est arrivée à maturité parfaite, elle renferme presque uniquement du sucre cristallisable dans la partie appelée *corps de la canne*, qui s'étend depuis les premiers nœuds de la racine jusqu'à ceux qui sont situés immédiatement en dessous des feuilles vertes encore attenantes à la tige. La proportion de sucre incristallisable, qui ne dépasse pas le cinquantième du poids de sucre cristallisable, augmente à mesure qu'on se rapproche des entre-nœuds de la partie supérieure de la tige pour diminuer graduellement à partir de cet endroit jusqu'au milieu du corps où elle devient inappréciable. Dans les cannes bien mûres, mais enveloppées de feuilles vertes, le jus renferme un sixième de son poids de sucre incristallisable, et cette proportion peut être augmentée et portée au tiers dans les cannes qui ne sont pas arivées à maturité.

Le Dr Icery a encore constaté que le sucre incristallisable se forme le premier dans les cellules et se transforme en sucre cristallisable sous l'influence de la végétation et de la lumière directe. Aussi recommande-t-il de planter les cannes dans un terrain ni trop sec, ni trop humide, où elles soient ensoleillées convenablement, et de les effeuiller avant la maturité. Il n'est pas moins essentiel d'éviter l'emploi d'engrais trop puissants qui, en déterminant une végétation luxuriante et vigoureuse, contribuent à augmenter dans les tiges la proportion de sucre incristallisable.

DES FRUITS

Les Graminées contiennent dans leurs graines des principes nutritifs qui les placent au premier rang des familles utiles à l'homme et leur donnent une haute importance au point de vue économique et pratique. Outre la fécule, elles fournissent à nos besoins des matières sulfo-azotées (fibrine, caséine, albumine) qui sont essentielles à la chair des animaux, et du phosphate de chaux qui constitue la base de leur charpente osseuse. En première ligne figurent les **Céréales** qui sont aujourd'hui cultivées sur les deux continents ; les principales sont le **Blé,** le **Seigle,** l'**Orge,** l'**Avoine,** le **Riz** et le **Maïs,** dont la composition élémentaire se trouve indiquée dans le tableau suivant :

POUR CENT.	BLÉ	ORGE	SEIGLE	AVOINE	RIZ	MAÏS
Eau	13,56	13,77	15,06	12,37	13,11	13,12
Matières azotées	12,35	11,14	11,52	10,41	7,85	9,85
— grasses	1,75	2,16	1,79	5,23	0,88	4,62
— sucrées	1,44	1,56	0,95	1,91	traces	2,46
Gomme et dextrine	2,38	1,70	4,86	1,79	76,75	3,38
Amidon	64,08	61,67	62,00	54,08		62,57
Cellulose	2,53	5,31	2,01	11,19	0,63	2,49
Cendres (Kœnig)	1,81	2,69	1,71	3,02	1,01	1,51

Les céréales offrent, dans l'ensemble de leur structure anatomique, une analogie frappante. Les unes se présentent, dans le commerce et en pharmacie, nues et plus ou moins déformées par un mode opératoire spécial ; les autres se rencontrent encore munies de leurs balles. La connaissance des particularités anatomiques, qui distinguent les différentes couches constituantes de ces fruits, peut fournir de précieux caractères pour la détermination des farines. Si l'on étudie la structure anatomique d'un grain de Blé, comme exemple, on y découvre les particularités suivantes :

Les couches extérieures, formées par le développement des parois du carpelle et constituant le péricarpe, sont composées de cellules vides, disposées en couches minces, généralement incrustées de ligneux, dont les formes ne sont reconnaissables qu'autant qu'on examine les préparations de face, après les avoir traitées par l'eau bouillante et additionnée de potasse. On peut alors y distinguer (fig. 90) : 1° une membrane externe ou *épicarpe* (*e*), formée de cellules aplaties qui, vues de face (fig. 91), sont polygonales, allongées parallèlement au grand axe du fruit, munies de parois épaisses ponctuées, rectilignes ou ondulées. Cette membrane est garnie en général, à son sommet, de poils tecteurs unicellulaires coniques; 2° une deuxième enveloppe ou *mésocarpe* (*m*), affectant souvent la même forme que l'épicarpe, parfois très mince, parfois très développée et composée, comme dans le *maïs*, de cellules fibreuses à parois épaisses;

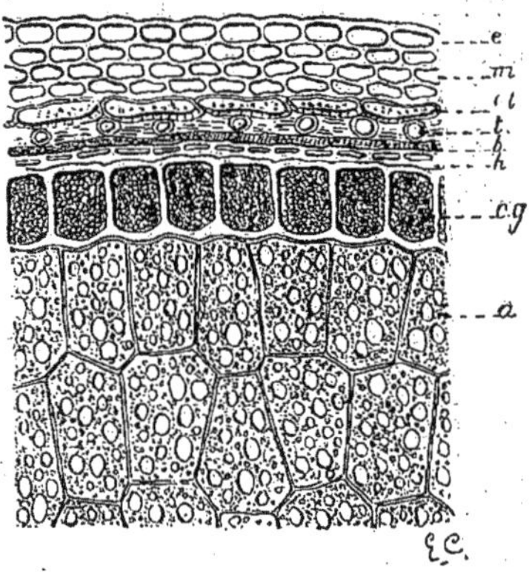

Fig. 90. — Fruit du blé. Section transversale.

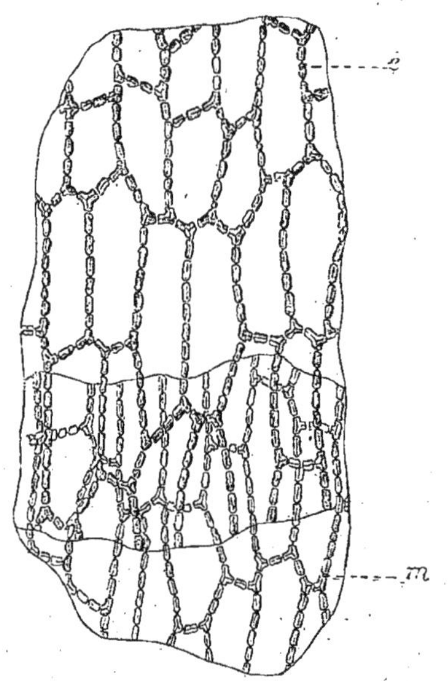

Fig. 91. — Blé. Téguments du fruit. — Epicarpe et mésocarpe vus de face.

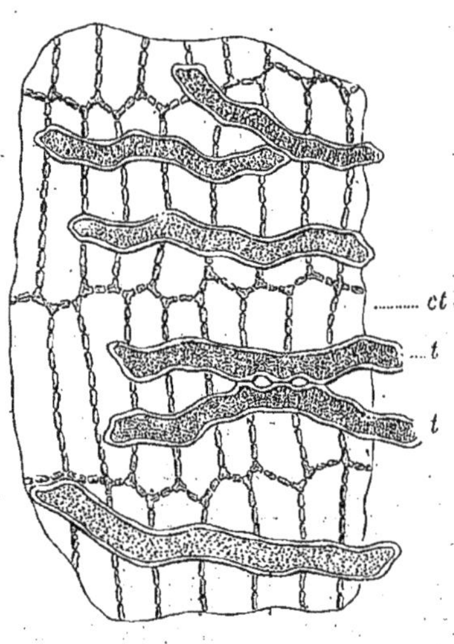

Fig. 92. — Blé. Endocarpe et cellules tubulaires vus de face.

3° une couche de cellules représentant l'endocarpe (fig. 92) (*ct*) et qui, à cause de leur forme allongée perpendiculairement au grand axe du fruit, sont désignées sous le nom de *cellules transversales*. Cette troisième enveloppe des fruits de céréales est généralement garnie, dans sa partie interne, de cellules allongées qui, çà et là, s'abouchent entre elles par côté. Ces éléments spéciaux (*t*) qui ne sont peut-être que des poils, sont désignés par les botanistes allemands sous le nom de *Schlauchzellen*. Sur les sections transversales des fruits, ils se présentent sous forme de petits cercles, assez rares et difficiles à distinguer : ils s'aperçoivent

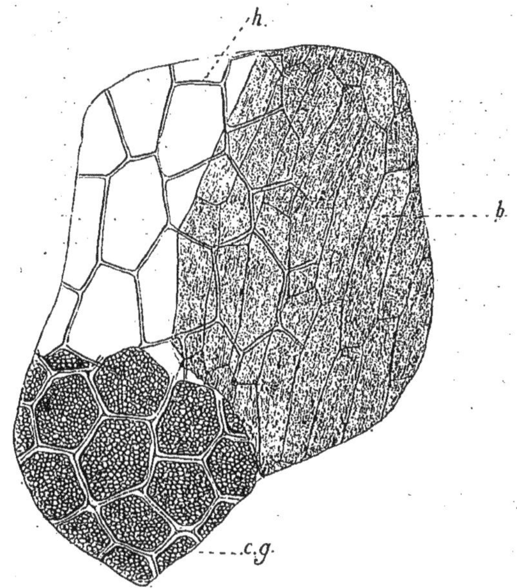

Fig. 93. — Blé.
Téguments de la graine, vus de face.

nettement quand on examine, de face, des débris de l'endocarpe bien isolés.

Le tégument de la graine ou *épisperme* (fig. 93) (*b*), résultant du développement des couches externes de l'ovule, se présente sous la forme d'une enveloppe brune, composée d'une ou de deux rangées de cellules assez régulières, allongées, munies de parois très minces et colorées. Sous l'épisperme apparaît, semblable à une bande hyaline délicate, une deuxième enveloppe (*h*), formée d'une rangée de cellules aplaties, et qui, vues de face, sont polygonales, ayant des parois faiblement épaissies et incolores. Sous cette enveloppe on aperçoit très distinctement la couche périphérique de l'albumen, appelée *couche à gluten* (*cg*), qui est constituée par une ou par plusieurs rangées de grosses cellules rectangulaires, carrées ou polygonales ; ces cellules, qui ont des parois fort épaisses, renferment spécialement du gluten qui se présente sous forme de petits granules globuleux ou à angles arrondis, se colorant en rouge sous l'influence de la cochenille et mélangés d'une faible proportion de matière grasse. L'albumen (*a*) est formé de grandes cellules polygonales irrégulières, à parois minces contenant une grande quantité de corpuscules amylacés qui accompagnent les restes du protoplasma.

Ces divers éléments constituants s'aperçoivent assez nettement sur la figure 90, qui représente une section transversale du blé, et sur les

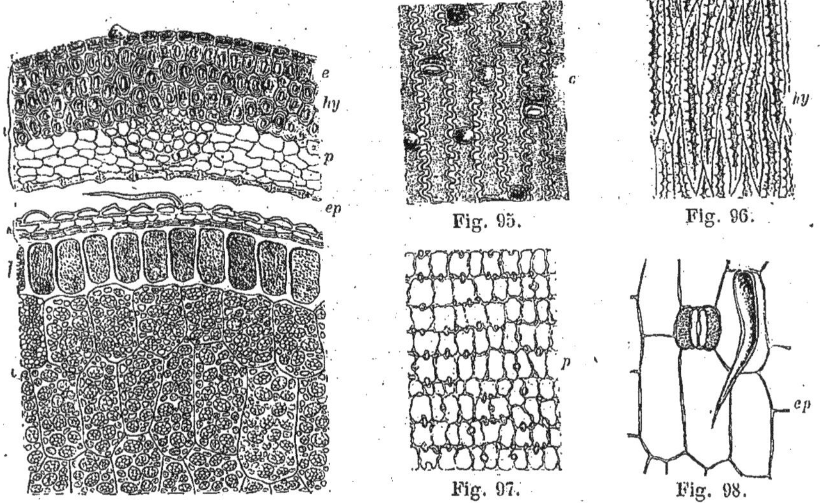

Fig. 94. — Fruit de l'avoine coupé transversalement.

Fig. 95 à 98. — Téguments de la balle de l'orge vus de face.

figures 91 à 93, qui représentent ces diverses couches séparées l'une de l'autre. La plupart d'entre eux pourront se distinguer également sur les sections transversales des autres céréales.

Les *balles* qui recouvrent les fruits de quelques céréales (Orge, Avoine) sont en général composées de quatre enveloppes superposées :

1° Un épiderme (*e*) formé de cellules tabulaires à parois fort épaisses et garni de poils très courts. Vues de face, ces cellules sont allongées parallèlement au grand axe du fruit; leurs parois longitudinales sont très sinueuses; leurs parois transversales sont droites, ces dernières sont parfois séparées l'une de l'autre par des cicatrices arrondies correspondant aux points d'insertion des poils, ou par de doubles bourrelets disposés en forme de boutonnière.

2° Un hypoderme fibreux (*hy*) formé de trois à quatre rangées de fibres à parois épaisses et canaliculées.

3° Un parenchyme traversé par des faisceaux fibro-vasculaires et formé de cellules polygonales à parois minces; affectant des formes assez variables quand on les examine de face (*p*).

4° Un épithélium formé d'une couche de cellules polygonales, allongées parallèlement au grand axe du fruit, et souvent munies de poils tecteurs et de stomates (*ep*).

BLÉ

Origine. — Le **Blé**, qui constitue la principale nourriture de l'homme, est le fruit de plusieurs variétés du genre *Triticum*. Les espèces les plus généralement cultivées en France sont les *Triticum sativum* L., *T. turgidum* L., *T. hybernum* L. et *T. æstivum* L.

Description. — Les grains de Blé sont ovales et présentent trois arêtes longitudinales et arrondies; ils sont conformés en carène émoussée sur leur face dorsale et présentent, sur la face ventrale, un sillon longitudinal assez profond et largement ouvert. Obtus à leurs deux extrémités, ils portent à leur sommet une houppe de petits poils.

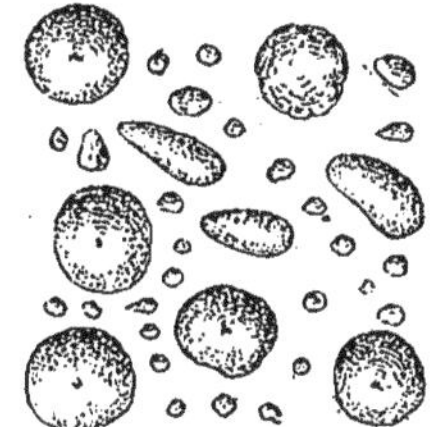

Fig. 99. — Amidon du blé.

Caractères anatomiques. — Epicarpe, formé de cellules à parois très épaisses, ponctuées, et garni de poils tecteurs unicellulaires coniques, dont la cavité, très rétrécie dans presque toute sa longueur, s'élargit brusquement en entonnoir à leur partie inférieure. — Enveloppe brune bien apparente, formée de deux couches de cellules allongées assez régulières, disposées obliquement l'une par rapport à l'autre. — Couche de gluten à une seule rangée de cellules presque carrées (fig. 90).

L'amidon de blé est surtout caractérisé par la présence simultanée de grains nombreux, les uns assez gros, les autres beaucoup plus petits à côté d'une proportion assez restreinte de grains intermédiaires. Les gros grains ont une forme lenticulaire. Vus de face, ils sont discoïdes ou vaguement réniformes; leur diamètre varie entre $0^{mm},0352$ et $0^{mm},0369$. Examinés sous l'eau, ces grains ne laissent pas apercevoir de hile ni de couches superposées; toutefois ce caractère n'a rien d'absolu et, en multipliant les observations, on découvre, sur quelques grains, un hile réduit à une fente plus ou moins étoilée et quelques couches concentriques qui s'emboîtent étroitement.

Altérations. — La farine de Blé peut subir des altérations de diverse nature; les unes sont dues à la présence accidentelle de graines provenant de plantes poussant dans les moissons, parmi lesquelles il faut citer la *nielle des blés*, le *mélampyre*, l'*ivraie*, l'*adonide d'automne*, la *fausse roquette*, le *lin*, les *moutardes*, le *Cephalaria syriaca* Schrad. D'autres tiennent à la présence de parasites végétaux ou animaux qui peuvent, dans certains cas, communiquer à la farine des propriétés toxiques. Au premier rang des végétaux de ce genre, il faut citer l'ergot, puis les spores des champignons qui occasionnent la *rouille*, la *carie* et le *charbon* des céréales.

Exposée à l'humidité, la farine de blé est rapidement envahie par des végétations cryptogamiques, telles que le *Mucor Mucedo* L., le *Penicillium glaucum* Linck., le *Thamnidium elegans* Linck., le *Rhizopus nigricans* Ehrbg., l'*Oïdium aureum* Linck. Parmi les parasites animaux, qui peuvent attaquer la farine de blé, nous citerons le *Charançon*, des *Acariens* et l'*Ephestia kuehniella*. Indépendamment de ces altérations, la farine est sujette à être falsifiée par l'introduction frauduleuse de farines de seigle, de féveroles, de pommes de terre bien reconnaissables à la forme de leurs grains de fécule.

Usages. — La farine de Blé est la base essentielle du pain et des pâtes alimentaires.

SEIGLE

Origine. — C'est le fruit du *Secale cereale* L., qui passe pour être originaire de l'île de Crète et qui est cultivé dans les lieux sablonneux, secs et maigres, et principalement dans le nord de l'Europe.

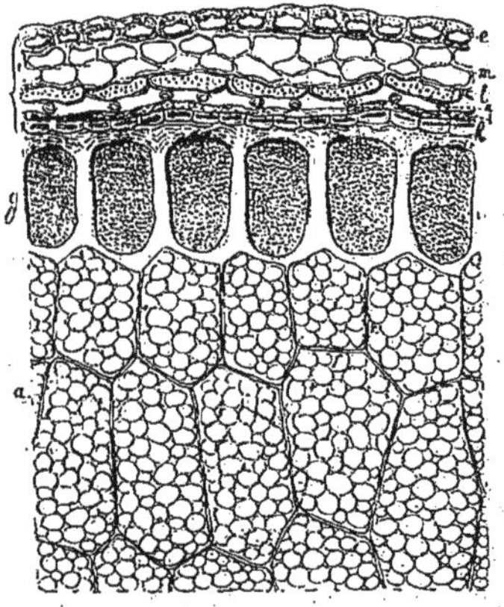

Fig. 100. — Fruit du seigle.

Description. — Le grain de **Seigle** est plus allongé que le grain de Blé et aminci à son extrémité inférieure; il est d'un jaune grisâtre. Quand il est bien sec, sa surface est légèrement plissée; il est bombé sur sa face dorsale et présente sur sa face ventrale un sillon longitudinal gris ; il est couronné à son extrémité supérieure par une touffe de poils.

Caractères microscopiques. — Il présente dans sa structure la plus grande analogie avec le grain de Blé. Les particularités qui distinguent ces deux fruits sont les suivantes : les poils tecteurs du Seigle ont des parois moins épaisses que ceux du Blé ; la cavité de ces poils au lieu de rester linéaire dans presque toute sa longueur s'accentue insensiblement de la base au sommet. Les cellules de la couche à gluten qui sont à peu près carrées dans le Blé sont rectangulaires dans le Seigle ; leurs parois se gonflent et se déforment notablement au contact d'une solution alcaline. L'amidon du Seigle se différencie nettement de celui du Blé ; il ne présente pas cette agglomération de grains très petits à côté d'un nombre à peu près égal de grains beaucoup plus gros ; il est en grains discoïdes, et bombés irrégulièrement. Quand on les voit sur la tranche, les bosselures dont ils sont pourvus les rendent moins régulièrement fusiformes que ceux de Blé. Ces grains offrent généralement une déchirure centrale à 3 ou 5 rayons, ce qui fait dire qu'ils ont un hile étoilé. Leur diamètre varie entre $0^{mm},0396$ et $0^{mm},0528$; ils sont donc plus gros que ceux de Blé.

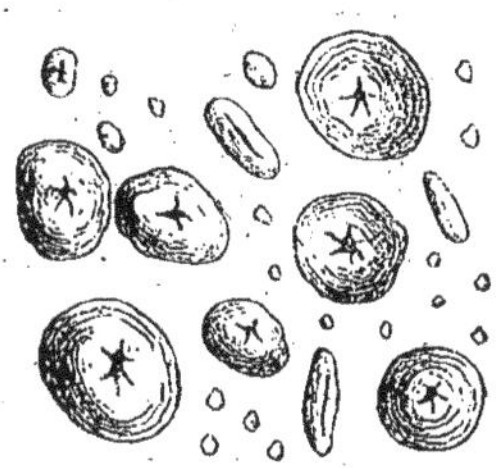
Fig. 101. Amidon du seigle.

Usages. — Le Seigle est surtout employé comme aliment : parfois on l'utilise en décoction contre la constipation. Torréfié, il est employé comme succédané du café.

ORGE

Origine. — C'est le fruit des *Hordeum vulgare* L., *H. hexastichum* L. et *H. dystichum* L. qui sont cultivés dans les pays du nord.

Description. — Lors de sa récolte, ce fruit est intimement serré dans ses glumelles, dont on le sépare pour obtenir l'**Orge mondé**. Généralement on introduit l'orge dans des machines appropriées pour le débarrasser en outre de son périsperme ; on obtient ainsi l'**Orge perlé** des pharmacies.

Le fruit de l'Orge est elliptique, aminci aux deux extrémités, anguleux ; la face dorsale est convexe, la face ventrale présente un sillon longitudinal d'un jaune paille.

Caractères anatomiques. — La figure 102 représente la coupe du grain d'Orge encore revêtu de sa balle. L'examen de cette section démontre que la couche de cellules à gluten est généralement composée de trois rangées de cellules cubiques qui sont tantôt carrées, tantôt rectangulaires ou faiblement allongées dans la direction radiale : elles sont en général plus petites que dans le Blé et le Seigle.

L'amidon de l'Orge (fig. 103) ressemble à celui du blé; il en diffère par son contour moins régulier et sa surface souvent bosselée ainsi que par son diamètre, qui est ordinairement moindre et varie entre $0^{mm},0185$ et $0^{mm},0259$.

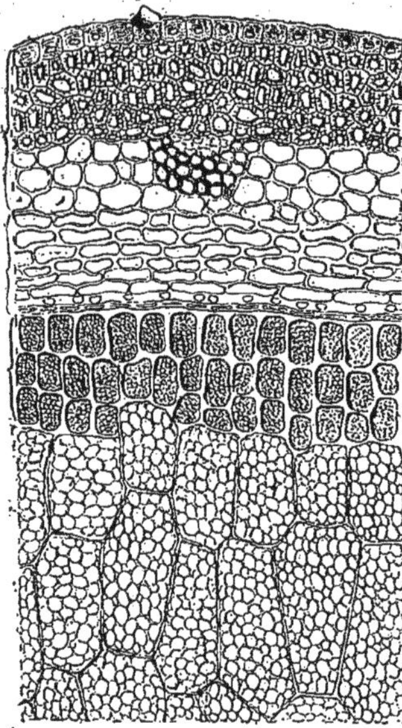

Fig. 102. — Fruit de l'orge.

Usages. — L'Orge est employé en médecine sous forme de gargarismes émollients.

On le trouve dans les pharmacies à l'état d'**Orge mondé** et d'**Orge perlé**.

Le premier est le grain d'orge débarrassé simplement de ses glumelles. Il conserve sa forme générale; elliptique obtus, convexe sur le dos, plan avec un sillon sur la face interne.

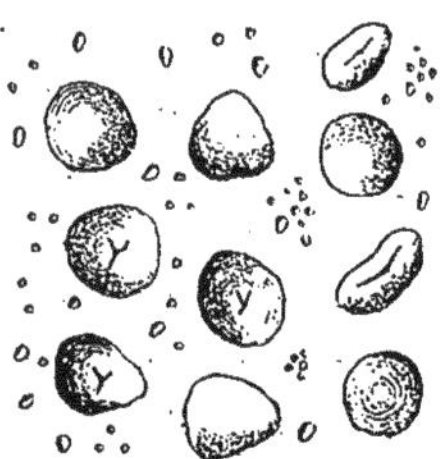

Fig. 103. — Amidon de l'orge.

Le second, ou orge perlé, est devenu presque rond entre les meules auxquelles on l'a soumis. Il ne présente plus que le parenchyme amylacé de l'albumen et a pris dans ces conditions une couleur blanche caractéristique.

AVOINE

Origine. — L'**Avoine** est le fruit de l'*Avena sativa* L., qui est cultivé à peu près dans toutes les contrées d'Europe.

Description. — Lors de la récolte, le grain d'avoine est entouré par des balles très serrées, mais quand il est destiné aux usages de la pharmacie ou à la nourriture des enfants, il est dépouillé de ses enveloppes et constitue le **Gruau d'Avoine**. Ainsi préparé, il a la forme d'une lame ou lancette : ses grains linéaires, atténués aux deux extrémités, sont creusés sur la face ventrale d'un sillon longitudinal étroit.

Structure microscopique. — La balle d'Avoine présente dans sa forme et sa disposition la même structure anatomique que celle de l'Orge.

Les poils de l'épicarpe sont moins larges et plus longs que ceux du Seigle et du Blé ; ils sont tantôt isolés, tantôt accouplés : les cellules de l'endocarpe ont une forme et une direction moins régulières que dans les autres céréales ; les cellules tubullaires manquent. La couche à gluten [1] ne compte qu'une rangée de cellules allongées radialement. L'amidon de l'Avoine est formé de grains composés et de grains simples. Les premiers constituent des groupes globuleux ou ovales dont le diamètre varie de

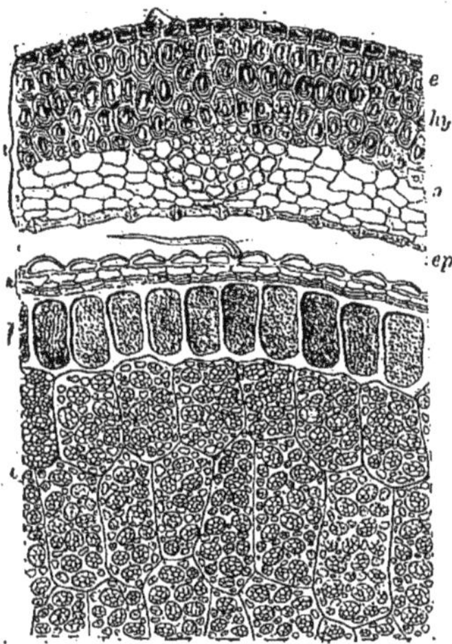

Fig. 104.
Fruit de l'avoine.

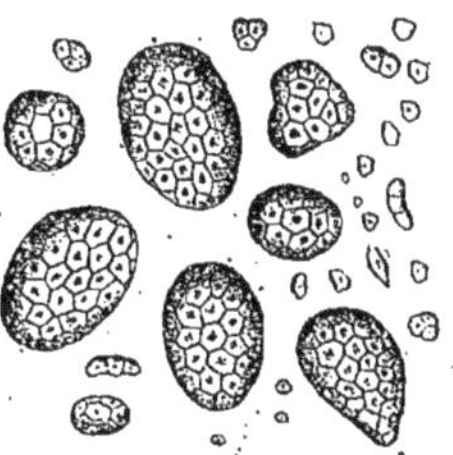
Fig. 105.
Amidon de l'avoine.

$0^{mm},018$ à $0^{mm},044$, dans lesquels on distingue de 20 à 80 granules élémentaires, anguleux ou légèrement arrondis. Les granules élémentaires mesurent à peine $0^{mm},0044$, et n'ont pas de hile bien apparent. Les grains simples, à peu près de la même grosseur que ceux-ci, sont arrondis, ovales, globuleux ou en forme de tonne.

Usages. — Le grain d'Avoine est employé comme émollient et diurétique.

RIZ

Origine. — Le **Riz** est le fruit de l'*Oryza sativa* L., plante originaire de l'Asie orientale, dont la culture est aujourd'hui très répandue en Chine, en Cochinchine, aux États-Unis, et en Europe dans le Piémont.

Description. — Quand on le récolte, il est encore enveloppé de ses balles, mais quand il est livré au commerce il est privé de ses couches corticales extérieures et pour ainsi dire réduit à son albumen : il se présente alors comme un grain comprimé latéralement, cannelé, glabre, à moitiés inégales, d'aspect corné et translucide.

[1] Voir note *A*, p. 117.

STRUCTURE MICROSCOPIQUE. — La balle est recouverte extérieurement par un épiderme formé d'une rangée de grandes cellules à parois très épaisses; vues de face, ces cellules sont à peu près aussi longues que larges, leurs parois latérales sont profondément sinueuses : sous l'épiderme on distingue un hypoderme fibreux, un parenchyme lacuneux et un épithélium garni de stomates et de poils bicellulaires. Les téguments du grain sont en général très minces et très faiblement ponctués. Les cellules tubulaires, moins larges que dans les autres céréales, ne sont point ramifiées. Les cellules de la couche à gluten, disposées sur un ou deux rangs, sont fréquemment allongées dans la direction tangentielle.

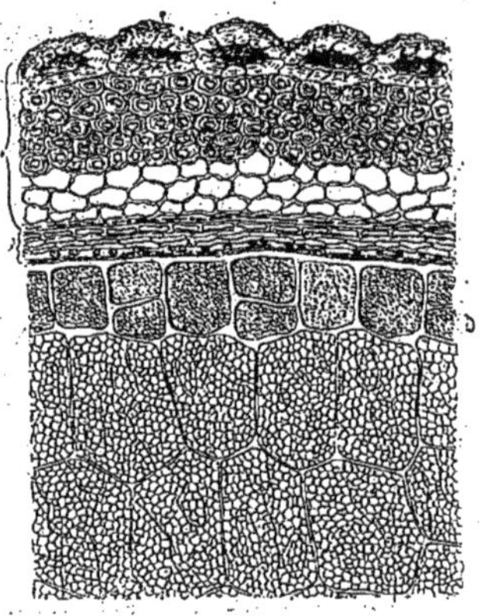

Fig. 106. — Fruit de riz. Coupe transversale.

L'amidon du Riz se présente en grains polyédriques, anguleux, réguliers ou irréguliers, pentagonaux, carrés ou rhombiques, le plus souvent pourvus d'un hile punctiforme. Ces grains sont très petits : les plus gros atteignent à peine $0^{mm},0074$ et les plus petits ne mesurent guère plus de $0^{mm},0018$.

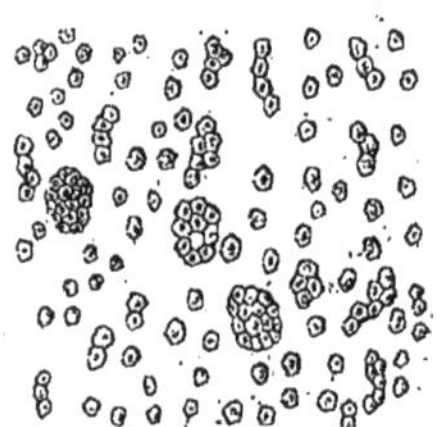

Fig. 107. — Amidon de riz.

USAGES. — Le Riz, qui peut être considéré comme le type des féculents, est la base essentielle de la nourriture des peuples orientaux. — Il est employé en thérapeutique sous forme de décoction pour arrêter la diarrhée et en cataplasmes émollients.

MAÏS

ORIGINE. — C'est le fruit du *Zea Mais* L., connu sous les noms de *Blé de Turquie*, *d'Inde*, *d'Italie*, qui est d'origine américaine et dont la culture s'est introduite en Espagne et dans la plus grande partie de l'Europe depuis le XVIe siècle.

DESCRIPTION. — Le grain de Maïs est arrondi ou un peu comprimé; lisse et recouvert d'un tégument lustré jaune ou rouge orangé. Une coupe transversale du grain présente un albumen corné à la périphérie, très farineux et blanc au centre et un embryon assez gros.

STRUCTURE ANATOMIQUE. — Sous l'épicarpe, qui est protégé par une cuticule assez épaisse, on distingue une zone assez développée de cellules qui dans les couches extérieures présentent l'aspect de fibres à contours sinueux et à lumen rétréci, et dans les couches internes ont des parois moins épaisses et fortement ponctuées : à cette zone succède un parenchyme très irrégulier, quand on l'examine de face, et au-dessous duquel on observe des cellules tubulaires. Une enveloppe brune, une couche hyaline et la couche à gluten entourent l'albumen qui est rempli d'amidon. Cet amidon se présente en grains isolés dont les uns, provenant de la partie cornée, présentent des angles nombreux aigus ou arrondis dans l'ensemble de leur forme. Leur diamètre est de $0^{mm},0132$ à $0^{mm},0220$. La plupart ont au hile une cavité disposée en étoile rayonnante. On n'y distingue pas de couches superposées.

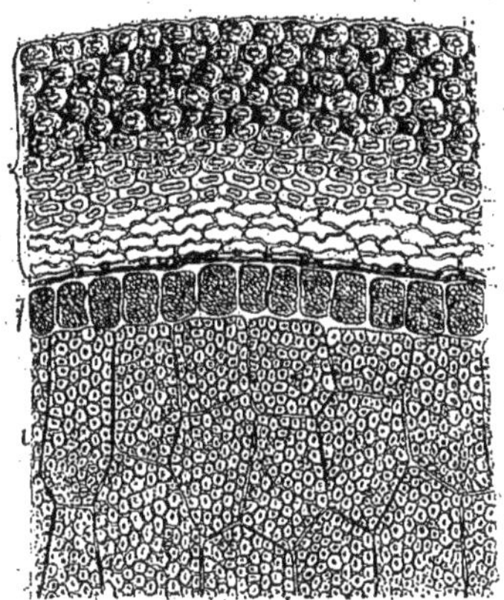
Fig. 108. — Fruit de maïs. Coupe transversale.

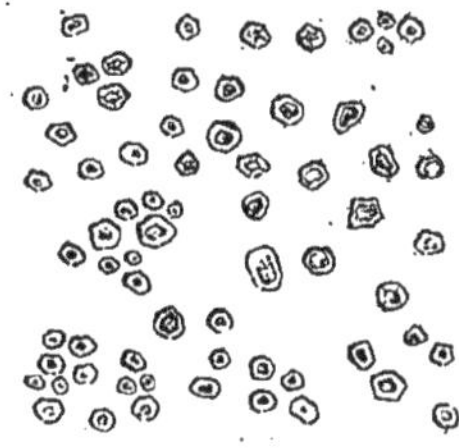
Fig. 109. Amidon de maïs.

USAGES. — Le Maïs constitue, sous forme de bouillie, la nourriture presque exclusive de certaines peuplades pauvres : sa richesse en matière grasse le fait parfois recommander pour l'alimentation des phtisiques.

STIGMATES DE MAÏS

Sous ce nom on utilise depuis quelques années dans la thérapeutique les styles de Maïs, qui sont constitués par de longs filaments grêles d'une couleur jaune brunâtre, terminés par des stigmates subulés pubescents.

D'après M. Vassal (1881) il existe dans les **Stigmates de Maïs** une matière extractive amère, à odeur animalisée, soluble dans l'eau et l'alcool, qui se rapproche de l'ergotine par ses caractères physiques ; il y a en outre une matière grasse soluble dans l'éther : on n'y a pas trouvé jusqu'ici trace d'alcaloïde.

Les styles du Maïs sont employés comme diurétiques et contre la gravelle.

On utilise encore comme alimentaires les fruits du *Millet* (*Panicum miliaceum* L.) et de l'*Eleusine Coracana* Gœrtn., qui est d'une grande ressource pour les peuplades de l'Inde et de l'Afrique, quand la récolte du blé est peu abondante. Le **Sorgho** (*Sorghum vulgare* Pers.), le **Boujera** (*Penicillaria spicata* Willd) et le **Teff** (*Poa abyssinica* Ait.) contribuent largement à l'alimentation des nègres de l'Afrique.

A. Dans la description des fruits de Graminées, nous avons conservé le nom de *couche à gluten* aux cellules remplies de matière granuleuse qui se trouvent entre les enveloppes de la graine et les cellules à fécule de l'albumen. Cette dénomination est impropre en ce sens qu'elle fait supposer que le gluten s'y trouve exclusivement localisé, tandis qu'en réalité ce principe se trouve réparti dans toute l'épaisseur de l'albumen. Les botanistes allemands ont depuis longtemps déjà donné à cette zone le nom de *couche à aleurone* (*Kleberschicht*). Le rôle physiologique et la nature des éléments granuleux qui sont renfermés dans cette enveloppe, n'étant pas encore bien nettement déterminés, M. Guignard[1] a proposé assez justement de la désigner sous le nom d'*assise protéique*.

[1] L. Guignard. *Recherches sur le développement de la graine et en particulier du tégument séminal* (1893).

CYPÉRACÉES

Herbes ordinairement gazonnantes des lieux humides ou des pentes sèches des montagnes. Rhizomes raccourcis ou rampants, parfois tubéreux à leur extrémité ; tiges triangulaires, plus rarement cylindriques, feuilles embrassant la tige *par leur gaine fermée*, très rarement fendue en long et ligulée.

Fleurs glumacées, hermaphrodites ou unisexuées, disposées en épillets solitaires ou diversement groupées ; pourvues d'une ou de deux écailles scarieuses (*glumes*) et composées, les fleurs mâles de trois étamines, les femelles d'un pistil à ovaire uniloculaire et uniovulé ; rarement d'un périanthe constitué par des soies ou remplacé dans les fleurs femelles par un utricule persistant. Le fruit est un askose à graine endospermée, contenant de la fécule.

Les Cypéracées habitent de préférence les régions froides de l'hémisphère boréal ; on en trouve cependant dans toutes les régions du globe.

Les seuls genres qui aient quelque intérêt sont : les *Scirpus*, les *Cyperus* et les *Carex*.

Les *Scirpus* de nos marais (*Scirpus lacustris* L.) servent à confectionner des objets domestiques, des paillassons, etc. ; ceux des bords de la mer ont souvent à l'extrémité de leurs racines des renflements féculents qui peuvent être comestibles, comme ceux du *Scirpus tuberosus* Dess., cultivé en Chine comme plante alimentaire.

Les *Cyperus* ou **Souchets** ont des rhizomes d'aspect varié, souvent renflés en tubérosités, qu'on a jadis employés en matière médicale, mais qui sont inusités de nos jours. Nous les mentionnons seulement pour mémoire.

Le **Souchet long** (*C. longus* L.) du midi de l'Europe a des jets traçants, renflés de distance en distance, d'une très faible odeur de violette.

Le **Souchet rond** (*C. rotundus* L.), de la région méditerranéenne, a des tubercules ovoïdes, assez gros, d'une saveur à peine aromatique.

Le **Souchet comestible** (*C. esculentus* L.) originaire de l'Afrique, est un peu plus intéressant. Ses tubercules ovoïdes, jaune brun, de 1 à 1 1/2 centimètre de long, marqués d'anneaux circulaires rapprochés, ont une saveur douce, agréable ; ils contiennent de l'huile et donnent une émulsion quand on les pile avec de l'eau. On les emploie dans certaines parties de l'Afrique septentrionale comme un aliment analeptique et aphrodisiaque. On leur donne, dans ces régions, le nom de *habel-assis;* c'est le *trasi* ou *Souchet sultan* de Lemery. On les trouve quelquefois à Paris où ils sont vendus par quelques marchands de produits méridionaux ; nous les avons même rencontrés en assez grande quantité chez quelques épiciers.

C'est aussi aux *Cyperus* qu'on rapporte le *Papyrus* des anciens. La plante (*C. Papyrus* L., *Papyrus antiquorum* Willd.) croît en abondance dans la Haute Egypte et dans l'Afrique centrale; elle y acquiert des dimensions considérables. La moelle de ses grosses tiges était jadis coupée en tranches longitudinales très minces, qu'on appliquait à angle droit les unes sur les autres, et qu'on battait et comprimait de façon à former un feuillet, qu'on lissait ensuite avec un instrument d'ivoire. Le *papier de Chine* actuel se prépare encore, par d'autres procédés, avec la tige de certaines Cypéracées.

RHIZOME DE CAREX

C'est le rhizome du *Carex arenaria* L. (**Salsepareille d'Allemagne** ou **laîche des sables**), qui croît sur les bords de la mer, dans le nord de la France, la Hollande, l'Allemagne, la Finlande, l'Angleterre et même l'Irlande. C'est la seule plante qui mérite de nous arrêter dans la famille des Cypéracées.

Description. — Ce rhizome se présente en morceaux plus ou moins longs, de la grosseur d'une plume d'oie, articulés et ayant, de distance en distance, des bourrelets circulaires à peine proéminents. Ces bourrelets sont garnis de fibres fines et déliées, débris d'écailles foliacées, qui, sur des échantillons récents, sont souvent intactes. D'une teinte brune rougeâtre à l'extérieur, ce rhizome est blanchâtre et fibreux en dedans ; sa saveur est douceâtre, désagréable, analogue à celle de la fougère.

Structure microscopique. — La coupe transversale présente, de dehors en dedans : un épibléma assez épais (*ep*) composé de plusieurs cellules polygonales irrégulières, à parois épaisses et colorées. A la rangée la plus interne de ces cellules sont adossés, de distance en distance, des amas de fibres reconnaissables à leurs faibles dimensions ; un parenchyme cortical (*pc*) assez développé, lacuneux, de cellules arrondies, à parois minces, incolores, dans l'épaisseur duquel on observe de petits faisceaux fibro-vasculaires arrondis ; un endoderme (*end*) d'une rangée de cellules cubiques, assez régulières, à parois épaisses et colorées en jaune ; un péricycle (*per*) formé par une ou deux rangées de cellules à parois épaisses ; un méditullium ligneux (*b*), contenant dans un parenchyme lacuneux comme celui de l'écorce une grande quantité de gros faisceaux fibro-vasculaires, qui, dans la partie médiane, sont nettement isolés les uns des autres, et, dans la partie extérieure, rapprochés, superposés et soudés les uns aux autres, de façon à former une gaine fibreuse dont le contour interne est très irrégulier. Chacun de ces faisceaux est constitué par deux gros vaisseaux recouverts par un liber mou et entourés d'un anneau fibreux dont les éléments ont des parois très épaisses et nacrées. Le parenchyme ligneux et le parenchyme cortical contiennent une grande quantité de corpuscules amylacés (fig. 110).

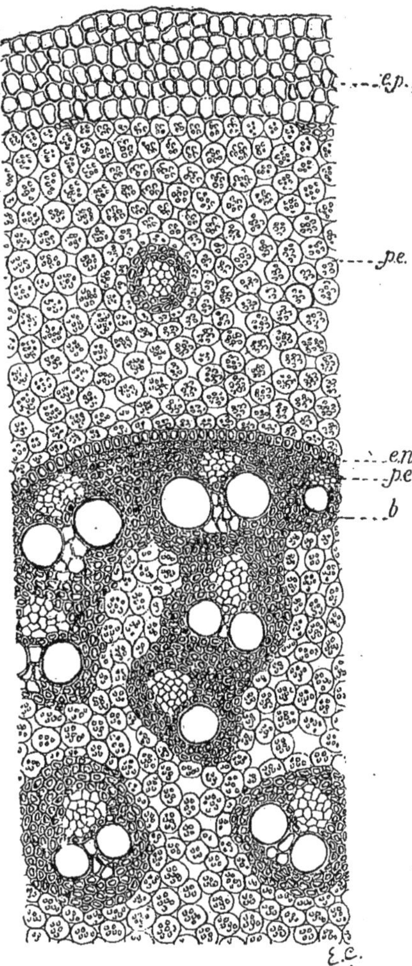

Fig. 110. — *Carex arenaria*. Structure anatomique.

Composition chimique. — Outre l'amidon, ce rhizome contient de la résine, une petite quantité d'huile essentielle et une substance amère.

Usages. — Ce rhizome a été employé dans les cachexies herpétiques et syphilitiques comme succédané de la Salsepareille.

AROIDÉES

Plantes vivaces, quelquefois sarmenteuses et parasites, renfermant un suc âcre ou même vénéneux; rhizome horizontal ou raccourci et renflé en tubercule féculent. Feuilles radicales ou alternes sur la tige, à limbe bien développé, entier ou lobé ou perforé. Inflorescence en spadice environné d'une seule spathe. Fleurs nues et unisexuées sur le même épi ou hermaphrodites, avec ou sans périanthe. Baie ou plus rarement capsule monosperme par avortement : graine albuminée.

Caractères anatomiques. — Les Aroïdées sont caractérisées anatomiquement par l'existence constante de raphides, la perforation de leurs feuilles, l'émission d'eau qui est déversée par des canaux conducteurs, et l'existence de canaux sécréteurs.

Les raphides sont renfermés dans des cellules affectant trois formes distinctes : cellules ordinaires, ou allongées, à extrémité arrondie, ou tubuleuses, disposées en files verticales parfois fusionnées.

Les perforations que l'on observe communément dans les feuilles des Aroïdées ne sont pas originelles ; le limbe d'abord entier ne se perfore qu'à des époques du développement de la feuille, différentes suivant les plantes. Chacune de ces perforations est produite par l'extension d'une des lacunes du tissu caverneux et accompagnée d'une multiplication des cellules environnantes.

L'émission d'eau qui s'observe à la surface des feuilles de *Colocasia* n'est pas particulière à cette espèce ; elle s'observe aussi dans un grand nombre de feuilles d'Aroïdées aquatiques. Cette émission, qui est continue pendant le jour, si le temps est brumeux, s'arrête sous l'influence des rayons solaires. D'après M. Duchartre, les orifices d'échappement d'eau sont des stomates qui ont subi une modification considérable, tout en conservant leurs deux cellules originelles.

Les Aroïdées sont aussi caractérisées par la présence de vaisseaux laticifères. D'après Hanstein, ces vaisseaux laticifères peuvent affecter trois formes différentes. Les uns sont formés de cellules ou de tubes rétiformes, qui sont localisés aux deux côtés des faisceaux cribreux ou épais dans le parenchyme externe, autour des faisceaux du collenchyme et dans le voisinage de l'épiderme ; les autres sont de larges tubes placés au milieu du faisceau vasculaire ; ils forment le passage aux vaisseaux spiraux ; ou ce sont de grands tubes simples existant dans l'écorce externe, le plus souvent isolés, plus rarement réunis à ceux du premier type, par un rameau particulier.

Indépendamment de ces canaux sécréteurs, M. Trécul a constaté dans les Aroïdées la présence de vaisseaux propres qui n'avait pas encore été signalée ; ce sont des canaux à suc d'aspect oléo-résineux, formés par deux ou trois rangées de petites cellules oblongues, plus étroites que celles du parenchyme ambiant. On les observe dans les feuilles, les tiges et les racines adventives du *Philodendron*.

Les faisceaux fibro-vasculaires sont *concentriques*, c'est-à-dire que les vaisseaux y sont répartis à la périphérie et le liber en occupe la partie centrale.

La plus grande partie des Aroïdées croît sous la zone torride, surtout dans les grandes forêts de l'Amérique et dans la région tempérée des Andes. Moins nombreuses en Asie, ces plantes s'y distinguent par l'élégance et la variété de leurs espèces.

Elles contiennent dans leur rhizome et leurs feuilles un suc âcre qui communique à quelques-unes d'entre elles des propriétés toxiques ; cette âcreté, qui se dissipe par la dessiccation ou la coction, disparaît souvent à l'époque de la floraison. Au principe âcre se joint dans le rhizome des Aroïdées une grande quantité de fécule qui constitue pour certaines peuplades un aliment précieux. Les *Colocasia* se distinguent sous ce rapport. Les espèces médicinales utilisées en Europe sont peu nombreuses et se rattachent aux genres *Arum* et *Calamus*.

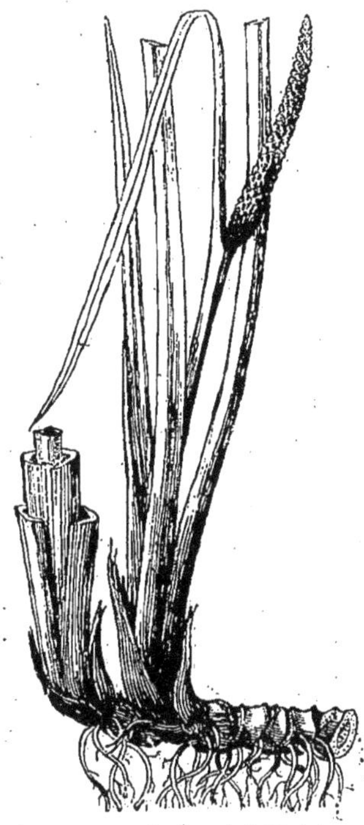

Fig. 111. — Acore vrai. Plante entière.

RHIZOME D'ACORE VRAI

Calamus aromatique. — Roseau odorant.

Origine. — C'est le rhizome de l'*Acorus Calamus* L. (fig. 111), plante d'origine orientale qui a été naturalisée dans toute l'Europe, sauf en Espagne, et qu'on trouve dans l'Inde, la Birmanie, en Chine, au Japon et dans l'Amérique du Nord, dans les endroits humides et marécageux. Il nous est envoyé ordinairement de la Belgique, de la Hollande, de la Pologne et même de la Tartarie, bien qu'on puisse le tirer de l'Alsace, de la Bretagne et des Vosges où il est très commun.

Description. — Cette drogue qui, depuis les temps les plus reculés, constitue un des médicaments favoris des indigènes de l'Inde, se présente dans les pharmacies en morceaux plus ou moins longs, légèrement tortueux, à peu près cylindriques ou aplatis, mesurant 1 à 2 centimètres de diamètre. Très souvent les rhizomes ont été coupés en deux ou trois morceaux dans le sens de leur longueur, puis divisés en petits tronçons de 2 à 3 centimètres de long. La surface extérieure est rugueuse et ridée, d'une teinte qui varie du jaune brun au brun rougeâtre; la face supérieure (fig. 113) présente des empreintes triangulaires assez rapprochées et disposées de façon que le sommet du triangle soit alternativement tourné à droite et à gauche, souvent finement fibreuses; elles sont produites par la base des feuilles; la face inférieure (fig. 112) porte un grand nombre de petites cicatrices arrondies, provenant de la section des racines adventives, qui ont été

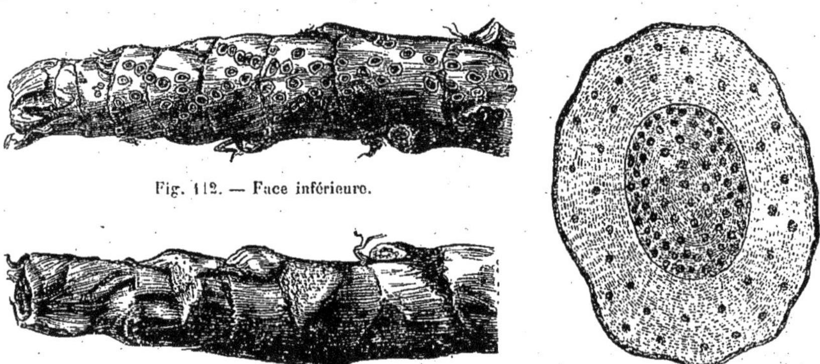

Fig. 112. — Face inférieure.

Fig. 113. — Face supérieure.

Fig. 114. — Section transversale.

Fig. 112 à 114. — Rhizome d'acore vrai.

enlevées lors de la récolte de la drogue. A l'intérieur, ce rhizome offre une structure spongieuse. La section transversale (fig. 114) présente à 1 millimètre ou 1 millimètre 1/2 de son bord une ligne ponctuée qui sépare nettement la région corticale du méditullium ligneux. Ce dernier a un diamètre deux à trois fois plus considérable que la largeur de l'écorce; sa teinte est plus pâle et il présente un plus grand nombre de ponctuations, qui sont surtout confluentes dans sa partie extérieure. Cette drogue possède une odeur aromatique agréable, une saveur piquante, amère et aromatique.

Structure microscopique. — La zone corticale est limitée extérieurement tantôt par une rangée de cellules cubiques recouvertes par une cuticule assez épaisse (*ep*), tantôt par un suber formé de plusieurs rangées de cellules tabulaires, aplaties, tangentielles. En dessous de cette enveloppe, l'écorce est constituée par un parenchyme volumineux (*pc*) dont les cellules, de forme polygonale, contiennent les unes de l'amidon, les autres de l'huile essentielle (fig. 115). Ces cellules se serrent d'abord en un tissu dense, mais bientôt elles se groupent assez régulièrement de manière à former une espèce de réseau à mailles polygonales plus ou moins arrondies, laissant ainsi entre elles de grandes lacunes qui donnent à tout ce tissu une consistance spongieuse. Les cellules oléifères se distinguent facilement par leur grosseur et l'absence de corpuscules amylacés ; le plus souvent elles sont localisées au point de jonction des mailles polygonales (*go*). Dans l'épaisseur de la région corticale on observe quelques faisceaux fibro-vasculaires arrondis. Une rangée de cellules vides d'amidon et sensiblement rectangulaires, représente l'endoderme (*end*), en dessous duquel se trouve une autre rangée de cellules ayant sensiblement la même forme, et qui constitue le péricycle (*per*). Sous cette double ligne apparaît le parenchyme ligneux, offrant la même structure que le parenchyme cortical et caractérisé surtout par l'abondance des faisceaux fibro-vasculaires (*f.f.v*) qui sont très rapprochés les uns des autres dans la zone extérieure. Ces faisceaux sont arrondis et composés à l'extérieur de vaisseaux spiralés, disposés en cercle et à l'intérieur de cellules libériennes à parois peu épaisses (*faisceaux concentriques*).

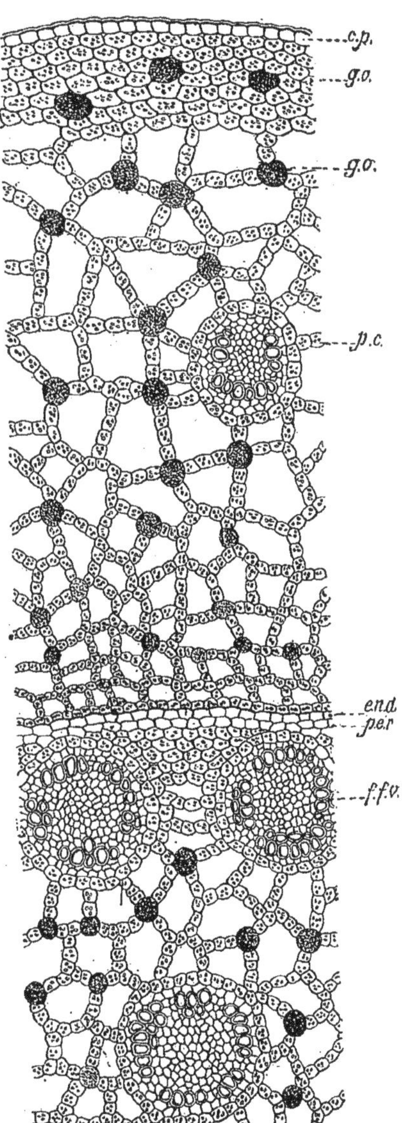

Fig. 115. — Acore vrai. Structure anatomique.

L'examen de la section transversale de ce rhizome démontre clairement que c'est bien à tort qu'on le prive de sa partie extérieure pour le monder, car cette opération, outre qu'elle facilite l'évaporation du principe aromatique, sépare de la drogue une de ses parties les plus riches en essence.

Composition chimique. — Le rhizome d'**Acore vrai** renferme une huile essentielle d'odeur agréable, de l'amidon, de la gomme, du tannin, une résine et un glucoside, l'*acorine*, qui se présente sous l'aspect d'une résine jaune, semi-fluide, de saveur aromatique, amère, soluble dans l'alcool. D'après Thoms (1886), l'acorine, traitée par les acides étendus et les alcalis dans un courant d'hydrogène, se dédouble en huile essentielle et en sucre. Cette drogue renferme en très faible proportion un alcaloïde cristallisé, très soluble dans l'alcool et le chloroforme, qui a été appelé *calamine*.

Usages. — Ce rhizome est considéré comme un bon stomachique amer, donnant d'heureux résultats dans la dyspepsie. Dans l'Inde il est très employé comme diurétique, emménagogue, anthelminthique et aphrodisiaque. On l'utilise souvent pour la préparation des liqueurs.

Falsifications. — On substitue parfois à l'Acore vrai le rhizome de l'**Iris faux acore** (*Iris Pseudo-Acorus* L.), plante très commune dans les fossés de notre région. Cette dernière drogue ne présente point à sa surface les impressions triangulaires de l'Acore vrai; sa section transversale ne bleuit pas au contact de l'iode, tandis qu'elle prend avec les persels de fer une teinte verdâtre foncée.

Au microscope on n'observe pas de faisceaux fibro-vasculaires dans l'écorce; les parenchymes cortical et ligneux ne présentent pas de lacunes, ne contiennent pas d'amidon ni de cellules oléifères comme dans l'Acore vrai; de plus les faisceaux fibro-vasculaires y sont moins confluents dans le voisinage de l'endoderme et plus rapprochés dans la partie centrale du bois.

L'*Acorus gramineus* Ait., qui croît en Chine et au Japon, possède les mêmes propriétés physiologiques que l'Acore vrai.

TUBERCULES D'ARUM

Racines d'Arum, de Gouet ou de Pied de Veau.

Origine. — Cette drogue est fournie par l'*Arum maculatum* L. (*A. vulgare* Lam.), qui croît dans toute l'Europe centrale, dans les lieux ombragés. Le rhizome de cette plante est formé d'un tubercule central ovoïde de la grosseur d'un marron, qui fournit la tige de l'année et qui porte à sa partie inférieure des racines adventives et sur ses parois latérales des impressions circulaires, qui sont la trace d'écailles foliacées. A l'aisselle de ces impressions naissent des bourgeons qui se remplissent de fécule, peuvent atteindre la grosseur d'une petite noix et se détachent de la plante mère pour lui succéder;

ce sont ces bourgeons tuberculeux qui constituent la drogue des pharmacies.

Description. — Elle se présente sous forme de tubercules mondés, gros comme une aveline, ovoïdes, blanchâtres en dedans, jaunâtres par places au dehors; parfois on les rencontre simplement desséchés, et pourvus sur leur partie supérieure des restes flétris du tubercule de l'année précédente, sur leur partie inférieure de racines adventives et sur les parois latérales de cicatrices annulaires laissées par les écailles foliacées. A l'état frais ces tubercules possèdent une grande âcreté qu'ils conservent à l'état sec, mais qui peut se détruire par la torréfaction ou la fermentation et même par l'effet du temps.

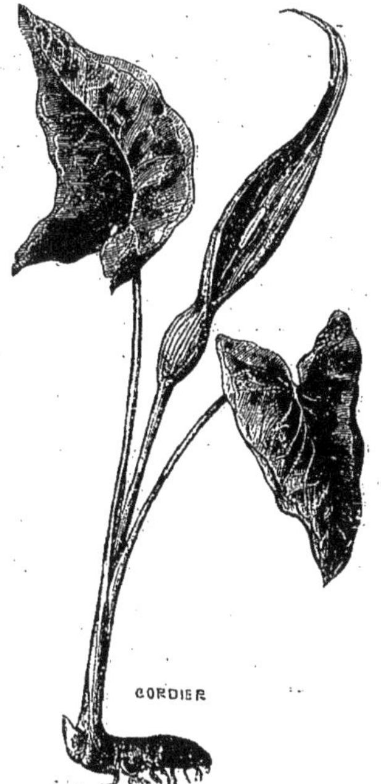

Fig. 116. — *Arum maculatum.*

Structure microscopique. — Ces tubercules sont constitués par un parenchyme dont les cellules polyédriques, à parois minces, sont remplies d'amidon ou de raphides assez courtes. Un certain nombre de faisceaux fibro-vasculaires arrondis s'observent dans l'épaisseur de ce parenchyme : chacun d'eux est formé de trachées et de fibres à parois peu épaisses.

Composition. — La racine d'Arum renferme environ 70 p. 100 d'amidon, de la gomme, du mucilage, une huile grasse, une matière sucrée, et une matière très âcre, très soluble dans l'eau.

Usages. — Les tubercules d'Arum possèdent des propriétés éméto-cathartiques prononcées, qui les font employer comme succédanés de l'Ipéca. Débarrassés de leur principe âcre par une torréfaction ménagée, ils fournissent une fécule qui peut être utilisée comme aliment.

Aux tubercules d'*Arum maculatum*, on substitue à peu près constamment aujourd'hui ceux de l'**Arum serpentaire** (*Dracunculus vulgaris* Schott), plante du midi de la France. Ces derniers, beaucoup plus volumineux, se présentent sous forme de rondelles aplaties, ou de pains orbiculaires, mesurant 4 à 5 centimètres de diamètre, garnis sur leur partie supérieure de vestiges d'écailles foliacées; ils sont moins âcres et moins actifs que les autres et présentent la même structure anatomique.

Parmi les plantes utiles de cette famille, il faut encore citer le *Colocasia antiquorum* Schott, et le *C. esculenta* Schott (*Caladium esculentum* Vent.) Ces plantes, originaires de l'Inde, sont cultivées dans tous les pays tropicaux. Leurs rhizomes très gros, désignés en Océanie sous le nom de *taro*, renferment une proportion considérable de fécule qui les fait rechercher comme aliments. Dans l'Amérique du Sud et aux Antilles, on mange non seulement les tubercules, mais encore les feuilles cuites à l'eau des *Colocasia*, qui y sont désignés sous le nom de **Choux caraïbes**. — Comme la plupart des autres Aroïdées, ces plantes ne sont comestibles qu'autant qu'on les a débarrassées par l'eau et la chaleur du principe âcre et volatil qu'elles contiennent et qui, à l'état frais, leur communique des propriétés irritantes et toxiques. Les tiges du *C. macrorrhiza* Schott, qui croît à l'état sauvage au bord des torrents de l'intérieur, à Tahiti, sont bien moins estimées et demandent plus de soin de préparation. Les propriétés âcres de ces plantes sont utilisées aux Antilles pour la confection d'épithèmes destinés à faire disparaître les engorgements ganglionnaires.

Aux États-Unis on utilise comme émétique, diurétique, antispasmodique et stimulant le rhizome du *Symplocarpus fœtidus* Salisb. (*Dracontium fœtidum* L.), à la dose de 30 centigrammes à 1 gramme, et l'*Arum triphyllum* L. comme évacuant.

PALMIERS

Arbres à port élégant ou majestueux, à tige simple, cylindrique (*stipe*), couronnée par un faisceau de grandes feuilles, pétiolées, persistantes, digitées, pinnées ou décomposées en un nombre plus ou moins considérable de folioles aux formes variées. Fleurs hermaphrodites ou unisexuées, dioïques ou polygames, disposées en chatons ou réunies en une vaste grappe ou *régime* qui, avant son épanouissement, est renfermée dans une spathe coriace. Périanthe double à 6 pièces; 6, rarement 3 étamines. Gynécée composé de 1 à 3 carpelles libres ou plus ou moins soudés, formant chacun une loge uniovulée. Le fruit est sec ou charnu, drupacé, à chair pulpeuse ou fibreuse. Graine ayant un albumen solide ou en partie liquide, continu ou ruminé, avec un embryon excentrique.

Les Palmiers appartiennent exclusivement à la zone torride et aux régions les plus chaudes de la zone tempérée. Déjà nombreux dans l'Inde et dans l'archipel indien, ils abondent dans l'Amérique équatoriale, ils sont relativement rares en Afrique à cause des longues sécheresses de ce continent. Ces arbres ne se distinguent pas seulement par leurs formes élégantes et leur hauteur souvent prodigieuse, mais encore par les services nombreux qu'ils rendent aux habitants des contrées où ils croissent. Il n'existe guère d'espèce qui ne puisse être utilisée dans l'industrie ou l'économie domestique. Tous les palmiers peuvent fournir des fibres textiles qui sont propres à la fabrication du papier; leurs grandes feuilles sont utilisées pour couvrir les habitations et, divisées en lanières, elles servent à préparer des cordages, des nattes, des paniers et des chapeaux. — Le bois de quelques espèces arborescentes fournit des matériaux propres à la construction : le stipe de quelques autres (*Sagus*) renferme une fécule alibile; d'autres contiennent une sève sucrée et fermentescible (*Arenga, Mauritia*); les fruits d'un grand nombre d'espèces, comme le Cocotier, le Dattier, le bourgeon terminal du Chou palmiste constituent des aliments précieux pour les habitants de l'Afrique, de l'Amérique et de l'Inde. Le sarcocarpe de l'*Elæis guineensis* Jacq. contient une huile qui remplace l'huile d'olives et les feuilles du *Corypha cerifera* Arruda (*Copernicia cerifera* Mart.) laissent exsuder une cire, qui peut être utilisée pour la fabrication des bougies.

Outre ces espèces si utiles à l'homme, la famille des Palmiers en renferme quelques autres dont les produits intéressent plus spécialement la matière médicale.

SEMENCE D'AREC

Noix d'Arec.

Origine. — La **Noix d'Arec** est fournie par l'*Areca Catechu* L., palmier élégant originaire des Indes orientales, qui est cultivé dans tout l'archipel malais, dans les parties chaudes de l'Inde, à Ceylan et aux Philippines.

Description. — Cette graine (fig. 117-118) est ovoïde, semi-sphérique et mesure 2 centimètres de longueur et autant de largeur ; au centre de sa base qui est déprimée, elle porte une touffe fibreuse correspondant à son point d'attache sur le péricarpe. La surface extérieure offre une teinte brun clair et présente de nombreux sillons anastomosés en réseau et qui partent en majeure partie du hile : elle est constituée par une membrane mince fortement adhérente aux tissus sous-jacents et qui, pénétrant profondément dans l'albumen blanchâtre, y produisent des lignes brunes plus ou moins sinueuses et forment ainsi un albumen ruminé. L'embryon petit et conique est placé au niveau de la base de la graine. La semence d'Arec est dure et pesante, difficile à entamer au couteau : fraîchement brisée elle exhale une légère odeur de fromage ; sa saveur est faiblement astringente.

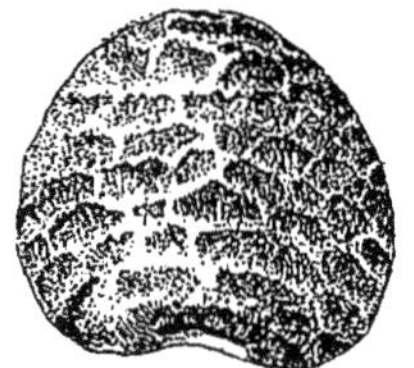
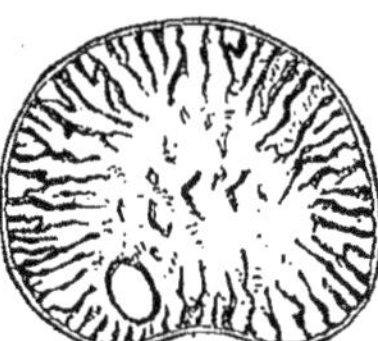

Fig. 117-118. — Noix d'arec. Aspect extérieur. — Coupe longitudinale.

Structure microscopique. — Coupée transversalement, la graine d'Arec présente de dehors en dedans : (fig. 119) deux ou trois rangées de cellules rectangulaires, régulièrement superposées, à parois faiblement épaissies ; un parenchyme lâche de cellules polygonales, irrégulières dans leur forme, munies de parois minces et qui portent de fines stries spiralées. Ce tissu dans lequel sont dispersés des faisceaux fibro-vasculaires, pénètre dans l'albumen sous forme de processus plus ou moins larges et ondulés; il se distingue par la teinte brune de ses éléments qui se colorent en rouge sous l'influence de la potasse caustique et en vert foncé au contact du perchlorure de fer. L'albumen, qui est blanc et corné, est constitué par un tissu de cellules irrégulières à parois épaisses et fortement ponctuées. Ces cellules sont remplies d'une matière albuminoïde qui se colore en brun sous l'influence de l'iode.

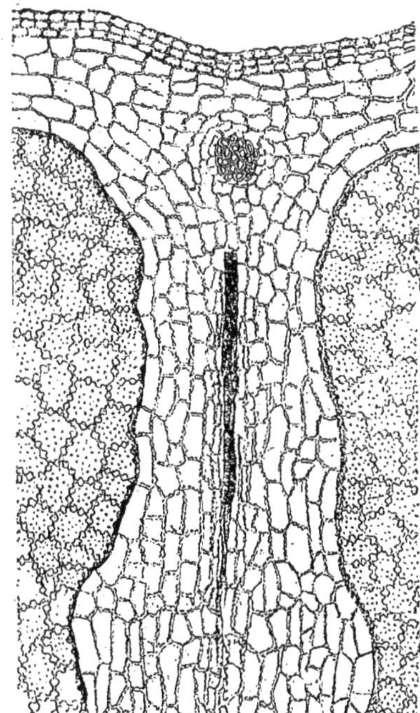

Fig. 119. — Noix d'arec. Structure anatomique.

Composition chimique. — L'étude chimique de la noix d'Arec a été faite pour la première fois en 1822 par Morin, qui en retira : du tannin, de l'acide gallique, une substance amère, une matière colorante rouge, une huile essentielle, une huile grasse, de la gomme, du ligneux et des sels.

MM. Fluckiger et Hanbury (1872) en ont isolé une matière grasse composée de laurine et de myristine, une matière tannique rouge, amorphe, à peine soluble dans l'eau froide ou chaude et une matière mucilagineuse, précipitable par l'alcool.

En 1886, Bombelon a signalé dans cette graine la présence d'un alcaloïde liquide très actif qu'il a appelé *arécane*.

Jahns (1892) a repris l'étude de cette substance et il est parvenu à en isoler cinq alcaloïdes qu'il a désignés sous les noms d'*arécoline*, d'*arécaïdine*, d'*arécaïne*, de *guvacine*, et de *choline*.

L'*arécoline* se présente sous la forme d'un liquide huileux, incolore, inodore, à réaction fortement alcaline, soluble en toutes proportions dans l'eau, l'alcool, l'éther et le chloroforme; elle est volatile et bout vers 209°. Elle fournit avec les acides des sels neutres, solubles, la plupart cristallisables, qui donnent avec l'iodure de potassium et de bismuth un précipité rouge grenat composé de cristaux microscopiques. — Le bromhydrate est le sel qui cristallise le plus facilement. C'est un corps doué d'une activité physiologique puissante et, d'après Marmé, il faut lui rapporter les propriétés vermifuges de la noix d'arec. Elle détermine des phénomènes d'intoxication qui rappellent en partie ceux que provoquent la pelletiérine, la muscarine et la pilocarpine.

L'*arécaïdine* cristallise en lamelles épaisses à 4 et 6 côtés : elle est très soluble dans l'eau et l'alcool étendu, moins soluble dans l'alcool concentré et presque insoluble dans l'alcool absolu : elle est insoluble dans l'éther et le chloroforme.

L'*arécaïne* est en cristaux incolores solubles dans l'eau et l'alcool dilué : elle forme des sels bien cristallisés.

La *guvacine* se présente en cristaux brillants, facilement solubles dans l'eau, insolubles dans l'alcool absolu : comme l'arécaïdine et l'arécaïne, cet alcaloïde est indifférent au point de vue physiologique.

La *choline* n'existe dans cette graine qu'en faibles proportions.

Commerce. — Cette drogue est l'objet d'un commerce important qui est centralisé à Bombay, à Singapore et à Sumatra.

Usages. — La semence d'Arec est employée par les peuplades de l'Inde et de la Malaisie comme masticatoire. Lorsqu'elle est destinée à cet usage, la graine encore jeune est coupée par tranches minces et desséchée au soleil. — Quand elle a pris une coloration brun rougeâtre plus ou moins foncée, on la mélange avec de la chaux dans une feuille de bétel, en y ajoutant un peu de camphre ou de cardamome.

On emploie aussi cette graine comme ténifuge : mais elle est bien moins active que la plupart des ténifuges employés actuellement.

CACHOU DE L'ARECA CATECHU

Dans diverses parties de l'Inde et notamment à Ceylan, à Mysore et à Travancore, on prépare avec les graines d'Arec deux extraits qui sont dans leur pays d'origine désignés sous les noms de *kassu* ou *cassou* et de *coury*. Le premier s'obtient en faisant bouillir pendant quelques heures, dans un vase de fer, les noix d'Arec telles qu'elles viennent de l'arbre. On les retire alors et la liqueur épaissie par l'ébullition donne le produit. Les noix qu'on avait retirées, séchées et mises à bouillir de nouveau, donnent une nouvelle liqueur qui, épaissie par l'ébullition, donne un extrait qui constitue le *coury*.

Le coury décrit par Guibourt sous le nom de **Cachou en boules terne et rougeâtre** est en masses arrondies, devenues irrégulières et anguleuses d'un brun rougeâtre à la surface, qui présente de nombreuses glumes de riz. A l'intérieur ce Cachou est dur, consistant, d'un brun foncé dans ses couches extérieures, friable, d'apparence terreuse et d'un gris rougeâtre dans sa partie centrale. Sa saveur est très astringente un peu amère et laisse un arrière-goût sucré, qui est assez agréable.

Le *cassou* désigné par Guibourt sous le nom de **Cachou brun noirâtre orbiculaire et plat de Ceylan,** appelé encore **Cachou de Colombo** se présente en pains, ronds aplatis de 5 à 8 centimètres de diamètre sur 2 centimètres d'épaisseur. Il est recouvert sur ses deux faces de glumes de riz. Sa cassure est nette, brillante, d'un brun noirâtre. Il présente une masse homogène qui est translucide dans ses lames minces : il se broie facilement sous la dent et a une bonne saveur de cachou.

MM. Fluckiger et Hanbury ont démontré (1872) que le cachou de l'*Areca Catechu* L. ne contient pas de catéchine et se distingue sous ce rapport du Cachou de l'Acacia.

SANG-DRAGON

Origine. — Le **Sang-dragon** des pharmacies est fourni par plusieurs plantes du genre *Calamus* et notamment par le *Calamus Draco* Willd. (*Dæmonorops Draco* Mart.,) palmier rotang, qui croît dans les forêts marécageuses de l'Indo-Chine, aux îles Moluques, à Palembang, dans l'est de Sumatra et dans le sud de Bornéo.

Production. — Le fruit du *Calamus Draco* Willd. est globuleux, gros comme une cerise, revêtu d'écailles lisses, épaisses, adhérentes les unes aux autres, mesurant 4 millimètres de long sur 6 millimètres de large. A l'époque de la maturité, il se fait à la surface de ces fruits une exsudation résineuse d'une couleur rouge caractéristique, qui recouvre à peu près complètement les écailles. Cette résine friable qui existe aussi à l'intérieur du fruit constitue le Sang-dragon. On la recueille de différentes façons. On commence par gratter les fruits que l'on secoue ensuite dans un sac de toile. La résine se détache par le frottement des fruits les uns contre les autres ; on la place sur un tamis pour la débarrasser des écailles et des autres matières étrangères, puis on l'expose à la chaleur du soleil ou à celle de l'eau bouillante dans un vase couvert, pour la ramollir et lui donner la forme de bâtons ou de boules, qui sont enveloppées dans des feuilles de *Licuala spinosa* L., espèce de palmier. C'est par ce procédé que l'on prépare le meilleur Sang-dragon.

Ensuite on concasse les fruits, on les fait bouillir avec de l'eau jusqu'à ce qu'il surnage une matière résineuse, que l'on réunit sous forme de tablettes ; enfin le marc lui-même qui est formé de débris de fruits, contenant encore une certaine quantité de résine, est réuni en masses rondes et aplaties de 25 à 35 centimètres de diamètre et constitue le **Sang-dragon commun.**

Description. — Le Sang-dragon se présente dans le commerce sous les formes suivantes :

1° **Sang-dragon en bâtons**. Cette sorte est en bâtons longs de 30 à 35 centimètres, gros comme le doigt, entourés d'une feuille de palmier, qui est maintenue au moyen de plusieurs liens faits avec une lanière mince de tige de rotang. La surface de ce Sang-dragon est marquée de sillons peu profonds longitudinaux qui y ont été produits par les nervures des feuilles qui l'entourent : il est d'un rouge brun foncé, opaque, friable, fragile : vu en tranches minces, il paraît transparent et offre une teinte rouge cramoisi. Sa cassure est résineuse, rugueuse et légèrement poreuse. Sa poudre est d'un rouge vermillon ; il laisse une trace rouge sur le papier.

2° **Sang-dragon en olives** ou en **globules**. Cette sorte se présente en boules arrondies dont la grosseur varie depuis celle d'un pois jusqu'à celle d'une noisette. Ces boules sont entourées aussi d'une feuille de palmier qui en réunit plusieurs à la suite les unes des autres, en forme de chapelet ; elles ont une couleur brun foncé et sont recouvertes d'une poudre rouge. — Ces deux sortes commerciales, qui ne diffèrent que par leur forme extérieure, sont de beaucoup les plus estimées.

3° Le **Sang-dragon en masses,** qui est importé sous forme de gros blocs rectangulaires ou en masses irrégulières extrêmement impures, dans lesquelles on retrouve des débris de fruits et d'écailles. Sa cassure est grossière et sa coloration moins foncée que celle des espèces précédentes. — Sa saveur est un peu âcre.

4° Le **Sang-dragon en galettes,** qui est d'ordinaire en pains orbiculaires aplatis, mesurant 8 à 11 centimètres de diamètre ; il offre une teinte d'un rouge assez vif, avec un commencement de transparence due à la présence d'une matière grasse. Cette sorte est évidemment préparée avec la résine que l'on recueille à la surface de l'eau, dans laquelle on a fait bouillir les fruits de Calamus broyés ; elle est très inférieure à la précédente malgré sa pureté apparente et l'absence de débris de fruits.

Caractères. — Le Sang-dragon se dissout en grande partie dans l'alcool, la benzine, le chloroforme, les huiles essentielles oxygénées, l'acide acétique et la soude caustique. Il est insoluble dans l'éther et dans l'essence de térébenthine. Il fond à 120° en dégageant des fumées aromatiques irritantes d'acide benzoïque. Sa saveur est un peu douce et légèrement âcre.

Composition chimique. — Le Sang-dragon est une résine toute particulière, qui, soumise à la distillation, donne, par la condensation de sa vapeur, un liquide aqueux, acide, une huile lourde à saveur brûlante et des cristaux d'acide benzoïque. On a signalé dans ces produits la présence de l'acétone, du *toluol* et du *styrol*. Traité par l'acide nitrique il donne des acides benzoïque, nitrobenzoïque et oxalique : avec la potasse caustique, des acides paraoxybenzoïque, protocatéchique et oxalique.

Commerce. — Cette drogue est expédiée de Singapore et de Batavia. La Chine en reçoit annuellement de l'île de Bornéo une quantité considérable.

Usages. — Le Sang-dragon n'est utilisé, en médecine que pour la préparation des emplâtres et des poudres dentifrices : l'industrie l'emploie pour la confection des vernis.

A plusieurs reprises on a signalé sur les marchés l'existence de produits résineux vendus sous le nom de Sang-dragon, qui sont fournis par d'autres arbres que les Calamus : ces produits n'ont qu'un intérêt secondaire, car on ne les rencontre plus guère que dans les collections. Tels sont :

1° Le **Sang-dragon des Indes Occidentales** qui est fourni par le *Pterocarpus Draco* L., qui croît aux Antilles. Ce produit se présente en morceaux irréguliers, anguleux ou arrondis, gros comme un pois, d'un brun rouge à la surface, à cassure brillante, vitreuse, offrant sur un fond brun des points d'un rouge carmin, et faiblement translucide dans les lames minces. Cette drogue, qui se pulvérise d'abord sous la dent, se réunit ensuite en masse. Sa saveur est douce et parfumée, suivie d'un arrière-goût âcre. Inodore à la température ordinaire, elle s'enflamme au contact d'une bougie et dégage une odeur qui rappelle celle de l'encens.

2° Le **Sang-dragon des Canaries** qui est fourni par le *Dracœna Draco* L. et se présente en masses informes, mates, terreuses, opaques, d'un brun rouge, à poussière d'un rouge cinabre.

Parmi les autres arbres qui peuvent donner une substance analogue au Sang-dragon, il faut citer : le *Croton Draco* Schlecht., qui croît au Mexique ; le *C. hibiscifolius* Kunth, dans la Nouvelle-Grenade ; le *Dalbergia monetaria* L. dans la Guyane ; les *Pterocarpus santalinus* et *P. indicus* Willd., dont les produits résineux utilisés dans les Indes ne parviennent pas en Europe.

DATTES

Origine. — La **Datte** est le fruit du *Phœnix dactylifera* L., palmier originaire des régions situées au sud de l'Atlas, depuis le Maroc jusqu'à la Tunisie et qui est cultivé dans une grande partie de l'Algérie, en Égypte, en Perse, et dans le sud de l'Espagne. Ce fruit n'acquiert toute sa qualité que sous le ciel torride et sec du désert.

Description. — La Datte est une baie ovale ou elliptique, mesurant 25 à 30 millimètres de longueur et grosse comme le doigt; son péricarpe est formé d'un épicarpe mince, rouge jaunâtre, translucide qui recouvre un mésocarpe très développé, charnu, de consistance ferme et d'un goût très sucré et visqueux, se remplissant parfois avec

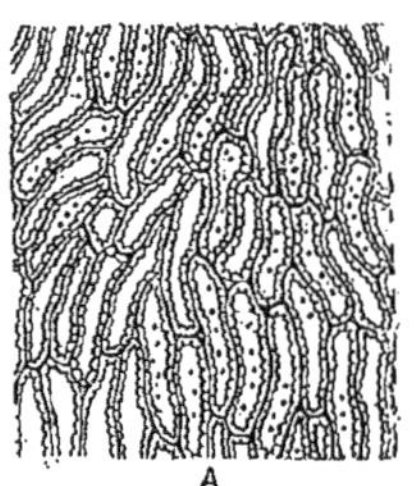

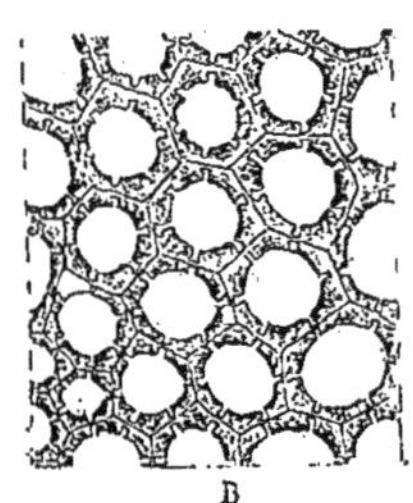

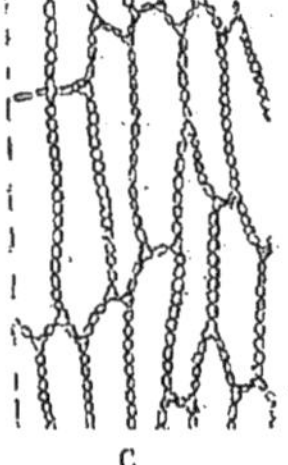

Fig. 120, 121, 122. — Dattes.

Episperme. Albumen. Endocarpe.

le temps de cristaux mamelonnés de glucose. L'endocarpe est formé d'une membrane mince, blanche, d'aspect soyeux et même transparente. Le péricarpe recouvre une semence allongée, elliptique, présentant sur sa face ventrale un sillon longitudinal assez profond et sur le milieu de sa face dorsale une petite cavité circulaire, correspondant à la place qu'occupe le petit embryon.

Les meilleures Dattes portent le nom de Dattes d'Alexandrie; elles ont 2 à 3 centimètres de longueur, une couleur foncée, une consistance molle et une saveur très sucrée.

Les dattes de Barbarie moins estimées sont plus petites, plus claires, sèches et peu sucrées.

Structure microscopique. — Coupée transversalement la Datte présente de dehors en dedans : un épicarpe formé d'une rangée de cellules tabulaires recouvertes par une cuticule assez épaisse, et au-dessous duquel on observe une couche de petites cellules scléreuses à parois épaisses et canaliculées — un mésocarpe très développé et constitué par trois zones bien distinctes : une zone extérieure assez dense formée de cellules arrondies ou polygonales, une zone moyenne, rougeâtre d'une texture moins serrée et formée de larges cellules ovales renfermant une matière brune disposée en masses assez régulières; une zone interne constituée par un tissu analogue à celui qui forme la zone externe et sillonnée par de nombreux faisceaux fibro-vasculaires; — un endocarpe (fig. 122) qui se détache très facilement et qui est formé d'un tissu de longues cellules polygonales, allongées parallèlement au grand axe du fruit, et munies de parois ponctuées. La graine est recouverte par un épisperme formé de cellules allongées, irrégulières, munies de parois épaisses et ponctuées (fig. 120). L'albumen, de consistance cornée, est formé d'un tissu de cellules polygonales (fig. 121) dont les parois très épaisses et ponctuées entourent un lumen arrondi.

Composition chimique. — Les Dattes renferment une forte proportion de glucose, qui peut atteindre jusqu'à 58 p. 100, de la pectine, de la gomme.

Usages. — Elles sont employées comme pectorales. Leur noyau torréfié est très fréquemment utilisé, en Algérie surtout, pour la falsification du café.

SAGOU

Origine. — Le **Sagou** proprement dit ou **Vrai Sagou des Indes Orientales** se prépare surtout à Singapore avec la moelle ou la partie centrale farineuse du stipe des Sagoutiers (*Metroxylon lœve* Mart., *M. Sagus* Rottb., *M. fariniferum* Mart., *M. Rumphii* Mart. et du *Raphia Ruffia* Mart.), qui sont abondamment répandus dans la péninsule de Malacca, à Sumatra, à Bornéo, aux Célèbes et aux Moluques.

Préparation. — La matière première est apportée de la côte nord de Bornéo et de la côte nord-ouest de Sumatra, où la population malaise extrait la fécule des arbres abattus, en les grattant intérieurement, la broie de façon à la réduire en une masse semblable à de la sciure de bois et après l'avoir imparfaitement épurée, en la pétrissant sous l'eau en une masse grossière, la livre à Singapore. Là, pour séparer la fécule de la trame cellulaire qui la contient, cette masse est délayée dans de l'eau, qu'on filtre à travers une toile. La fécule se dépose au fond de la liqueur filtrée; elle est purifiée par le lavage, puis séchée. On obtient ainsi la fécule de palmier ou farine de Sagou. Pour préparer le Sagou, on fait passer par pression cette farine encore humide à travers des cribles à mailles plus ou moins larges : au moyen d'appareils très simples, on secoue, pour les arrondir, les grains anguleux ainsi obtenus. On sépare au crible les grains de même grosseur et enfin on les sèche sur une poêle de fer, à un feu de charbon bien doux et en agitant continuellement.

La culture du Sagoutier est d'une grande importance, car on a reconnu que trois arbres fournissent autant de matière alimentaire qu'un acre de blé ou qu'un demi-acre de pommes de terre.

En 1879, on en a exporté de Sarawak seulement, 6,695 tonnes ayant une valeur de 11,189,975 francs.

CARACTÈRES. — Le Sagou des Indes Orientales constitue plusieurs sortes qui varient selon la forme, la coloration et la provenance. En général il se compose de grains ronds ou plus rarement de grains irrégulièrement anguleux, dont la grosseur varie depuis celle d'un grain de millet jusqu'à celle d'une graine de navette. Tantôt ces graines sont transparentes, d'un blanc pur et constituent le **Sagou perlé ;** tantôt ils présentent une coloration jaunâtre, brunâtre et même rougeâtre. Durs à l'état sec, ils se gonflent peu à peu dans l'eau et alors on distingue sans peine les granules amylacés qui caractérisent la farine de Sagou.

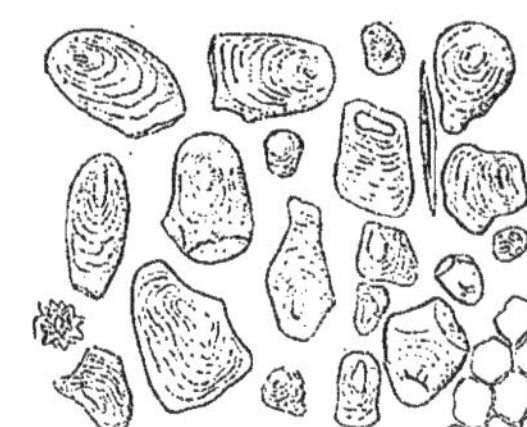
Fig. 123. — Sagou.

Ces granules sont ovales ou ovoïdes, parfois un peu recourbés ou arrondis, à trois ou quatre facettes, avec un diamètre longitudinal de $0^{mm},0350$ à $0^{mm},0660$. Le hile est rond et excentrique; les couches de matière amylacée sont bien distinctes, excentriques et nombreuses. Plusieurs grains de la farine de Sagou sont composés d'un granule principal auquel sont accolés un ou deux granules très petits qui produisent une légère protubérance : mais dans le Sagou du commerce ces granules collatéraux sont pour la plupart détachés et isolés au milieu des grains principaux et affectent ainsi une forme de timbale aplatie. Les granules amylacés du Sagou sont accompagnés généralement de cristaux étoilés d'oxalate de chaux.

Il existe dans le commerce une autre espèce de sagou qui est assez répandue, c'est le **Sagou du Brésil, Sagou des Indes occidentales,** ou **Tapioka** qui arrive sur le marché européen, non seulement du Brésil et de la Guyane, mais aussi de l'extrême Asie (Singapore, Poulopinang). Cette substance qui se présente en masses blanches, dures, crustacées, formées de grains irréguliers agglutinés, n'est autre chose que de la fécule de manioc qui a été obtenue en cet état, en la séchant encore humide sur des plaques de fer, où elle est agitée continuellement.

Il existe, dans l'Asie et l'Océanie tropicales, d'autres palmiers qui servent à préparer le Sagou : tels sont le *Phœnix farinifera* Roxb., l'*Arenga saccharifera* Labill. et l'*Areca oleracea* L. Quelques espèces de la famille des Cycadées, les *Cycas circinalis* L. et *C. revoluta* L. produisent aussi une certaine quantité de Sagou, qui est très apprécié des habitants des Moluques.

Usages. — Le Sagou est employé dans l'alimentation et surtout pour les convalescents, car il est nutritif, facilement digestible et non irritant.

On le fait bouillir dans l'eau en remuant sans cesse jusqu'à ce que les grains paraissent dissous.

L'*Arenga saccharifera* Labill. (*Saguerus Rumphii* Roxb.), qui croît aux îles de la Sonde, aux Moluques et aux Philippines, n'est pas seulement une source précieuse de Sagou; c'est le plus important des palmiers à sucre de cette région. En cuisant ses spathes et les portions voisines, on en retire une sève sucrée qui, par fermentation, donne une boisson alcoolique très appréciée des Indiens.

Le *Corypha umbraculifera* L., le *Borassus flabelliformis* L., les *Raphia vinifera* Beauv. et *Mauritia vinifera* Mart. possèdent des propriétés analogues, et sont employés aux mêmes usages.

COCOTIER ET HUILE DE COCO

Origine. — L'**Huile de Coco,** dont l'importance industrielle s'est considérablement accrue depuis une vingtaine d'années, est retirée des semences du cocotier (*Cocos nucifera* L.), énorme palmier des bords de la mer, qui croît aujourd'hui partout sous les tropiques et est très répandu dans les îles de l'Océan Pacifique.

Le fruit du Cocotier est un drupe, ovale, elliptique et trigone, gros comme la tête, à sarcocarpe fibreux. L'endocarpe ovoïde est osseux, percé à la base de trois trous : il entoure une graine volumineuse, dont l'albumen encore en voie de formation n'est dur que dans sa partie externe et formé d'abord d'un liquide blanc, doux, sucré, un peu aigrelet. A maturité, l'albumen est solide, blanc et contient environ 50 p. 100 d'une huile comestible, incolore, liquide à la température des tropiques, mais solide dans nos climats, et qui en est retirée par expression (fig. 124).

L'Huile de Coco est blanche, opaque, d'aspect cristallin; elle fond entre 21 et 31° en un liquide incolore. Cette huile récente possède une odeur et une saveur peu marquées; mais elle rancit très rapidement.

Elle est peu soluble dans l'alcool. Elle donne avec les alcalis un savon blanc, léger, sec et cassant, qui mousse beaucoup avec l'eau et contient au moins six acides gras ; les acides caproïque, caproylique, caprique, laurostéarique, myristique et palmitique.

L'importance industrielle du Beurre de Cocotier s'est rapidement accrue depuis que les chimistes allemands ont découvert qu'il pouvait très bien se substituer au beurre. Le Dr Schlink, à Ludwigshafen, a perfectionné la fabrication de ce produit. La fabrique installée à Mannheim pour cette exploitation produit journellement 1,000 kilos de beurre, débité au prix de 70 à 80 centimes le kilo. Cette industrie s'est développée considérablement en Hollande, depuis trois ou quatre ans.

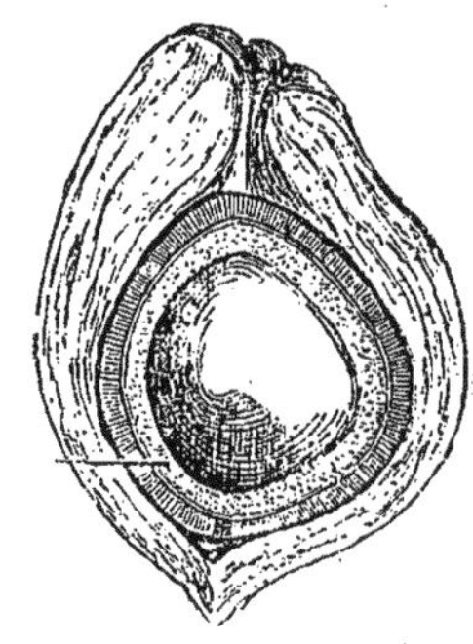

Fig. 124. — Noix de Coco. Coupe transversale.

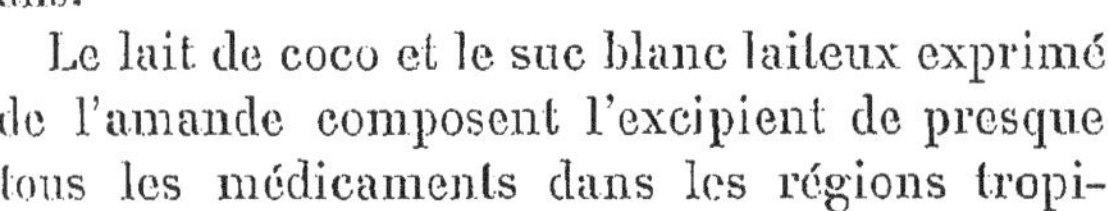

Le lait de coco et le suc blanc laiteux exprimé de l'amande composent l'excipient de presque tous les médicaments dans les régions tropicales. Toutes les plantes, écorces, racines, fruits, destinés à l'usage interne sont contusés à l'aide d'un caillou roulé et leur suc exprimé est mélangé à ce lait, puis administré au malade.

PALMIER AVOIRA ET HUILE DE PALME

Origine. — L'**Huile de Palme** est fournie par l'*Elæis guineensis* Jacq., palmier originaire de la côte occidentale d'Afrique, dont la culture s'est propagée dans la Guyane et les contrées avoisinantes de l'Amérique du Sud.

Le fruit, gros comme une noix, est un drupe dont le sarcocarpe fibreux est, comme celui de l'olive, riche en matière grasse. L'endocarpe recouvre une graine dont l'amande contient aussi un corps gras, solide et blanc. Celui-ci n'arrive pas en Europe.

L'Huile de Palme du commerce est retirée par expression du sarcocarpe : c'est une substance solide, à consistance de beurre, possédant, quand elle est récente, une teinte jaune orange qui pâlit par places là où elle rancit, ce qui communique à l'huile vieille un aspect marbré particulier. Elle fond entre 27 et 37°. Fraîche, elle possède une odeur douce, qui devient rance assez facilement. Cette huile renferme de l'oléine et de la palmitine, un acide gras et de la glycérine à l'état libre.

CIRE DE PALMIER

Origine. — La **Cire de Palmier** est fournie par le *Ceroxylon andicola* H. B., le plus anciennement connu des palmiers à cire, qui croît sur les plateaux les plus élevés des Andes du Pérou et de la Nouvelle-Grenade.

Les feuilles et le tronc, surtout à l'endroit des anneaux correspondant à l'insertion des feuilles, laissent exsuder une quantité assez considérable de cire, qu'on peut enlever au couteau et qui est connue au Pérou sous le nom de *cera de palma*. En cet état, c'est une poudre légère, qui paraît formée de petites écailles d'un blanc un peu grisâtre. Purifiée par la fusion, elle se présente en masses plus ou moins grosses, d'un blanc sale ou d'un gris jaunâtre, offrant une consistance assez dure, poreuse, friable, dépourvue d'odeur et de saveur.

Cette substance est constituée par le mélange d'une cire et d'une résine, qui a été désignée sous le nom de *céroxyline*.

CIRE DE CARNAUBA

Origine. — La **Cire de Carnauba** est recueillie sur les feuilles du *Copernicia cerifera* Mart. (*Corypha cerifera* Arr.), grand palmier qui habite les contrées septentrionales du Brésil et particulièrement la province de Céara.

Récolte. — Dès que les feuilles, formant le bourgeon qui termine la tête du palmier, se sont écartées et commencent à s'étaler en éventail, on les coupe, en ayant soin de laisser la gaine du milieu, qui doit donner le rameau de feuilles de la pousse suivante. On se sert à cet effet d'une faucille de jardinage attachée à un long manche de bambou. Un ouvrier exercé peut couper des milliers de feuilles par jour. La coupe des feuilles dure six mois. Celles-ci sont séchées sur place, étendues en file, l'envers appliqué sur le sol, afin que la cire ne s'échappe pas par l'ouverture des angles de l'éventail. Au bout de quatre jours, on les amoncelle, puis on étend à côté, sur le sol, un drap assez large, autour duquel deux ou trois femmes se placent pour pouvoir prendre facilement les feuilles, les battre à l'aide d'un bâton et les secouer sur le drap qui reçoit la poussière devant donner la cire. Afin que cette poussière se détache plus facilement, un homme fend préalablement les feuilles en lanières au moyen d'une espèce de stylet.

Pour obtenir la cire, on fait fondre immédiatement cette poudre dans des marmites en terre ou en tôle. On se borne à ajouter quelques gouttes d'eau à la matière; la cire fondue est coulée dans des moules en terre qui lui donnent la forme de pains de 1 à 2 kilogrammes. Chaque feuille donne environ 7 grammes de cire.

Caractères. — Cette cire est jaunâtre, dure, très cassante, brillante, d'un aspect qui rappelle à la fois la cire blanche et le soufre. Sa densité est 0,999 ; elle fond à 84 ou 85°. Elle est soluble dans l'alcool et l'éther bouillants et, par le refroidissement, la dissolution se prend en masse cristalline.

Usages. — La Cire de Carnauba est utilisée pour la fabrication des bougies dures, des gélatines brillantes pour le cuir, des cires à giberne, et certains vernis. Elle mérite d'être vulgarisée à cause de ses nombreux emplois.

Depuis quelque temps, le fruit du *Corypha cerifera* Arr. est employé après torréfaction comme succédané du café.

NOIX DE PALMIER

Morphil ou Ivoire végétal. — Tagua ou cabeza de negro.

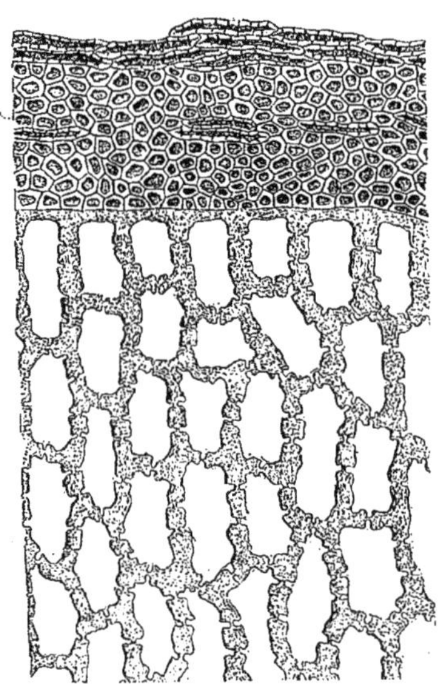

Fig. 125.
Graine de *Phytelephas macrocarpa*.
Section transversale.

On désigne sous ce nom les grosses semences du *Phytelephas macrocarpa* R. et P., du Pérou, qui appartient à une tribu spéciale de la famille des palmiers. Elles sont contenues dans des drupes agrégés provenant de diverses fleurs soudées et sont formées chacune d'un épisperme épais, dur, cassant, noir et d'un gros albumen blanc, opaque, primitivement laiteux et donnant alors une boisson agréable, finalement très dur, semblable à de l'ivoire et d'apparence cornée. Cette substance est surtout employée dans l'industrie pour fabriquer toutes sortes d'objets de tabletterie. On l'utilise aussi après torréfaction comme succédané du café.

LILIACÉES

Plantes à racine bulbifère ou fibreuse, rarement frutescentes ou arborescentes. Feuilles en général longues et étroites, sessiles, planes ou canaliculées, embrassantes ou engainantes à leur base, parfois épaisses ou charnues (*Aloe*). Tige ou hampe nue, rarement feuillée ; fleurs ordinairement régulières, tantôt solitaires et terminales, tantôt disposées en épis ou grappes rameuses. Périanthe pétaloïde formé de 6 pièces distinctes ou unies à leur base, disposées sur deux rangs. Étamines au nombre de 6, introrses. Ovaire à 3 carpelles, à styles soudés en un seul. Capsule à 3 loges, ou fruits bacciformes. Graines recouvertes d'un spermoderme noir et crustacé ou membraneux. Albumen charnu ou volumineux, entourant un embryon droit, rarement arqué.

Les Liliacées sont répandues par toute la terre, excepté sous la zone glaciale ; elles habitent principalement les régions tempérées et subtropicales de l'ancien continent.

Le groupe des Liliacées comprend : les *Liliées*, les *Asparaginées* et les *Colchicacées*.

LILIÉES

Ces plantes sont remarquables surtout par leur beauté, qui les fait rechercher souvent comme plantes d'ornement. Quelques-unes, appartenant au genre *Allium*, contiennent des matières nutritives associées à une huile volatile sulfurée et sont employées comme aliment et comme condiment. D'autres comme le Lis et la Tubéreuse, sont utilisées dans l'industrie de la parfumerie ; le *Phormium tenax*, ou lin de la Nouvelle-Zélande est cultivé dans quelques parties de la France occidentale pour l'extraction des fibres de ses feuilles, qui servent à la préparation des cordages. Au premier rang des espèces officinales, qui sont d'ailleurs peu nombreuses, figurent les plantes du genre *Aloe* et *Urginea*.

ALOÈS

Origine botanique. — L'**Aloès** est un suc épaissi et amer fourni par plusieurs espèces du genre *Aloe*, pour la plupart originaires des parties chaudes et arides de l'Afrique méridionale et orientale. Un certain nombre d'entre elles ont été introduites et cultivées dans d'autres pays; c'est ainsi qu'on les rencontre dans le nord de l'Afrique, en Espagne, dans les Indes anglaises et hollandaises, en Amérique et surtout dans les Antilles, où elles fournissent des produits assez estimés.

Les Aloès sont des plantes grasses dont la tige herbacée ou plus souvent ligneuse est plus ou moins élevée; leurs feuilles persistantes sont alternes, charnues, souvent disposées en rosette ou distiques, lisses ou chargées d'aiguillons, à bords entiers ou épineux. Leurs inflorescences terminales ou axillaires sont des grappes ou des épis, simples ou composés, solitaires à l'aisselle des bractées ou disposés en cymes unipares et pauciflores; leurs fleurs sont jaunes ou rouges (fig. 126).

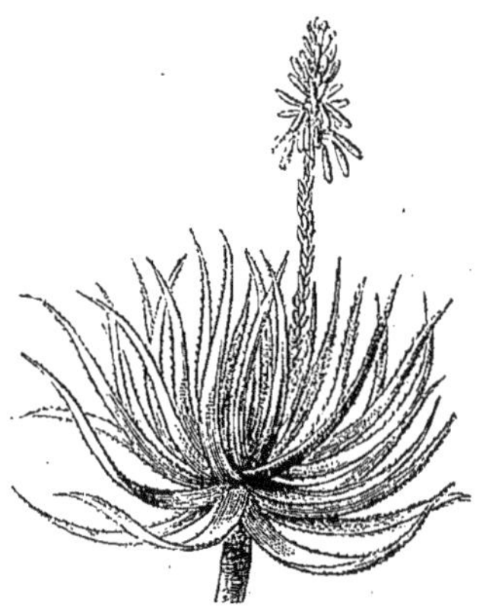
Fig. 126. — Aloès succotrin.

Les diverses espèces qui fournissent l'Aloès sont très nombreuses; les plus intéressantes sont :

1° L'*Aloe vulgaris* Lam. (*A. vera* L., *A. Barbadensis* Mill.), qui croît dans l'Afrique septentrionale et dans les îles de la Côte occidentale, à Madère, aux Canaries. Répandue vers les bords de la mer Rouge jusque dans l'Inde occidentale, elle se rencontre aussi dans le sud de l'Espagne, de l'Italie et de la Grèce, soit qu'elle y ait été introduite, soit qu'elle y soit indigène; elle existe dans la Jamaïque, les Barbades et à Antigua. C'est elle qui fournit les **Aloès des Barbades** et de **Curaçao**. Les *A. Indica* Royle et *A. littoralis* König paraissent être de simples variétés de cette espèce;

2° L'*A. Socotrina* Lam. (*A. vera* Mill.). Cette espèce, qui croît sur les rivages méridionaux de la mer Rouge, dans quelques îles de l'Océan Indien et notamment à Socotora, produit l'**Aloès succotrin** et l'**Aloès de Moka**. L'*A. officinalis* Forsk. est considéré comme une variété de cette espèce.

3° L'*A. spicata* L., qui est très communément répandu au Cap de Bonne-Espérance;

4° L'*A. ferox* L. Cette espèce et les hybrides résultant de son croisement avec les *A. Africana* Mill., *A. spicata* Thunb. et *A. perfoliata* L. passent pour fournir le meilleur **Aloès du Cap**;

5° L'*A. Perryi* Bak., espèce voisine de l'*A. vulgaris* Lam., est très commun dans l'île de Socotora; il concourt à la production de l'**Aloès succotrin.**

Indépendamment de ces espèces, il faut encore citer les *A. arborescens* Mill., *A. Commelyni* Willd., *A. purpurescens* Haw., *A. linguæformis* L., etc., qui contribuent à la production de l'**Aloès du Cap** du commerce.

Historique. — Connu comme médicament depuis les temps les plus reculés, l'Aloès ne pénétra guère en Europe qu'au xe siècle; jusqu'en 1540, toute la drogue provenait uniquement de Socotora et des bords de la mer Rouge. A cette époque seulement, l'Espagne commença à en fournir une certaine quantité; c'est vers 1693 que l'Aloès des Barbades entra dans le commerce et c'est seulement dans la seconde moitié du xviiie siècle que l'on se mit à exploiter les Aloès au Cap de Bonne-Espérance.

Structure de la feuille. — C'est de la feuille des *Aloe* que l'on extrait l'Aloès, qui y est contenu dans une zone assez limitée de son parenchyme; il est donc intéressant de connaître la structure de cette feuille.

Elle présente sur ses deux faces la même texture anatomique. (fig. 127).

L'épiderme est formé de cellules de dimensions à peu près égales dans tous les sens. Il est revêtu d'une cuticule assez épaisse et porte de nombreux stomates. Au-dessous de cet épiderme, on observe cinq ou six rangées de cellules irrégulièrement polygonales, un peu allongées radialement, riches en chlorophylle et contenant des grains d'amidon. Plusieurs de ces cellules, notablement allongées, renferment des cristaux prismatiques et aiguillés. Cette couche chlorophyllienne forme une sorte d'étui essentiellement homogène enveloppant un parenchyme incolore, qui occupe toute la partie centrale de la feuille. Ce parenchyme représente à lui seul plus des trois cinquièmes de la masse foliaire et se compose de larges cellules polygonales irrégulières, riches en mucilage, à parois très minces. La ligne de démarcation entre les deux parenchymes, déjà très nette, est caractérisée par la présence d'un grand nombre de faisceaux libéro-ligneux, qui sont disposés de distance en distance en une série simple et continue sur tout le pourtour de la feuille. Sur une coupe transversale, chacun de ces faisceaux tranche assez nettement sur les tissus voisins par sa configuration et quelquefois aussi par sa couleur. Il a une forme ovale, élargie en dehors et sensiblement rétrécie dans sa partie interne; il enfonce son tiers externe dans le tissu chlorophyllien et ses deux tiers internes dans le parenchyme incolore (fig. 127).

Chaque faisceau présente à la périphérie une gaine endodermique formée par un seul rang de cellules qui se distinguent nettement des parties voisines ; ces cellules sont allongées dans le sens de l'ovale qu'elles circonscrivent et affectent une forme hexagonale ; elles renferment chacune, en dehors de leur noyau, un gros globule jaune, très réfringent et composé de tannin. Intérieurement à cette gaine et formant plus de la moitié externe du faisceau total, se trouve un groupe de grandes cellules particulières disposées irrégulièrement. C'est dans ce groupe de cellules désignées par M. Macqret sous le nom de *tissu aloïfère*, et qui représentent le péricycle qu'est localisé le suc de l'Aloès. Dans la moitié interne du faisceau, les cellules sous-jacentes à la gaine, plus petites que les précédentes, sont disposées en une ou deux assises au contact du bois et du liber. Du côté interne est le bois représenté par 4 à 5 trachées à parois épaissies, entre lesquelles s'interpose du parenchyme ligneux ; du côté externe, au contact du bois, on remarque un amas libérien constitué par des cellules grillagées et un parenchyme libérien.

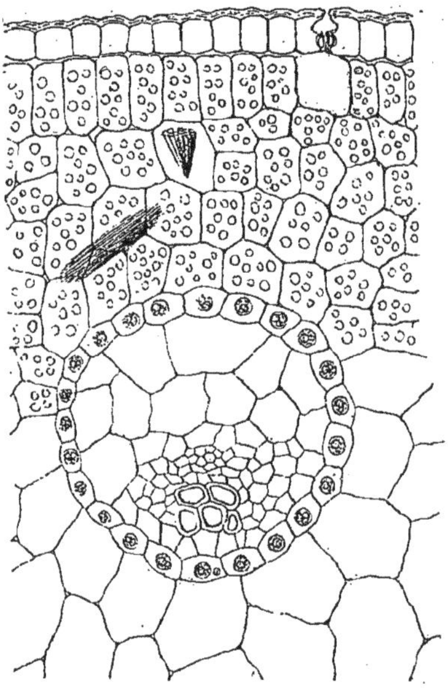

Fig. 127. — Feuille d'aloès. Section transversale.

Culture et préparation. — Aux Barbades, les plantes destinées à la production de l'Aloès sont disposées à 15 centimètres l'une de l'autre dans des sillons espacés de 30 à 45 centimètres, dont le sol a été soigneusement préparé et fumé. Les feuilles, mesurant 30 à 40 centimètres de longueur, sont coupées en mars ou en avril pendant la chaleur de la journée.

Les procédés employés pour la préparation de l'Aloès sont très variables, mais consistent toujours en deux opérations successives ayant pour but d'obtenir une liqueur et de l'amener à une consistance voulue.

La préparation de la liqueur s'opère de quatre façons différentes :

1° On coupe les feuilles près de leur insertion à la tige et on les place debout et un peu obliquement les unes à côté des autres, la partie coupée en bas. Le suc propre est à peu près le seul liquide qui s'écoule. Le récipient dans lequel on a disposé les feuilles et qui est destiné à en recevoir le jus varie selon les pays; c'est tantôt un tonneau, tantôt une auge, tantôt une simple cavité creusée dans le sol et recouverte d'une peau de chèvre. Le suc obtenu dans ce cas peut être considéré comme obtenu par *écoulement libre;*

2° On hache les feuilles, on les pile, on les exprime et on laisse reposer pendant vingt-quatre heures ou davantage le jus obtenu de cette façon, puis on recueille la liqueur par décantation. Ce suc obtenu par *expression* est mélangé à d'autres parties de la plante qui en diminuent l'activité ;

3° Après avoir haché et pilé les feuilles, on ajoute de l'eau et on laisse macérer. On recueille le produit de cette macération. On fait bouillir le marc dans une nouvelle quantité d'eau, on passe et on réunit le liquide ainsi obtenu au produit de la macération. La liqueur est obtenue dans ce cas par *macération et décoction;*

4° Les feuilles coupées en morceaux sont placées dans des paniers de fil de fer, qu'on plonge pendant dix minutes dans de grandes chaudières en fer remplies d'eau bouillante. On les enlève pour les remplacer par d'autres que l'on traite de même façon jusqu'à ce que l'eau soit noire et épaissie; on laisse reposer et on décante. La liqueur est obtenue dans ce cas par *décoction.*

La concentration de la liqueur s'opère de deux façons différentes.

Quand le liquide à concentrer est un suc obtenu par écoulement libre ou expression, on peut facilement l'amener à consistance ferme en le faisant évaporer dans des vases plats exposés au soleil; mais cette opération est à peu près impossible à pratiquer sur les produits aqueux provenant d'une macération et d'une décoction; on emploie alors le procédé suivant qui peut également s'appliquer aux autres cas :

On verse la liqueur dans une marmite en fer ou dans un récipient en cuivre et l'on chauffe en remuant de temps en temps avec une large cuiller qui sert en même temps à rejeter les impuretés. On continue l'action de la chaleur jusqu'à ce que la liqueur soit suffisamment concentrée et on la verse dans des caisses ou dans de larges gourdes.

Chacun de ces procédés pouvant subir des modifications et être appliqué avec plus ou moins de soin à des plantes différentes et sous des climats différents, il est facile de comprendre que si des produits obtenus dans ces conditions peuvent présenter quelques caractères communs, les caractères propres à chacun d'eux doivent être beaucoup plus nombreux.

Tout Aloès, quelle que soit son origine, affecte un des quatre aspects suivants :

Tantôt il est **translucide** et se présente en une masse dont la transparence peut être appréciée facilement sur une lame détachée de la masse, quand celle-ci est d'un ton clair, et qui est moins sensible quand la masse a une nuance foncée ; tantôt il est complètement opaque et alors toujours foncé, rappelant plus ou moins la couleur du foie; en cet état il constitue l'**Aloès hépatique;** tantôt les deux formes précédentes s'associent pour donner une substance contenant des parcelles opaques ; c'est l'**Aloès mixte :** tantôt enfin, il est constitué par une masse brune dans laquelle se confondront avec l'une ou l'autre des substances précédentes, des détritus de toutes sortes : c'est l'**Aloès caballin.**

L'infériorité de cette dernière espèce ne pouvant être mise en doute, on devra la rejeter pour les usages de la pharmacie. Quant aux autres, les opinions ne concordent pas sur leur valeur commerciale; certains auteurs préfèrent l'Aloès translucide à l'Aloès hépatique qui, selon eux, renfermerait quelques impuretés.

MM. Guibourt et Planchon estiment que l'état opaque ou translucide de l'Aloès succotrin n'influe nullement sur sa qualité. Il paraît en effet admis, d'après les observations de Pereira, que la transparence de l'Aloès serait due à l'état amorphe de l'aloïne qui, lorsqu'elle est cristallisée communique à la drogue un aspect opaque. Il convient toutefois d'ajouter que l'opacité de l'Aloès ne tient pas uniquement à l'état cristallin de l'aloïne et peut être produite par la présence dans cette drogue d'une nature féculente encore indéterminée.

On admet généralement aussi que l'Aloès translucide est celui qui a été préparé avec le concours de la chaleur, tandis que l'Aloès hépatique aurait été obtenu à froid. Sans nier que l'intervention du feu doive apporter quelque modification dans l'état du principe actif, on ne peut admettre cette opinion d'une façon rigoureuse, car il n'est pas rare d'observer les deux formes sur un même bloc, malgré son unité d'origine.

Sortes commerciales. — Il existe dans le commerce un certain nombre de sortes d'aloès qu'on peut toutefois grouper autour de quelques types principaux, qui sont les **Aloès succotrin**, du **Cap** et des **Barbades.**

1° **Aloès succotrin.** Cette espèce, encore désignée sous les noms d'*Aloès de Bombay*, *Aloès de Zanzibar*, *Aloès des Indes orientales* est nommée par les *A. Soccotrina* Lam. et *A. Perryi* Bak. ; il est préparé dans l'île de Socotora, en Arabie et sur les côtes orientales d'Afrique, d'où les marchands arabes l'amènent par la voie de Zanzibar à Bombay. C'est de là qu'il est expédié pour l'Europe dans des peaux de gazelles, qui sont elles-mêmes renfermées dans des tonneaux ou des caisses. Il est tantôt translucide et constitue le véritable **Aloès succotrin** (*Aloe soccotrina*) tantôt opaque et formant le vrai **Aloès hépatique** (*Aloe hepatica*). Ces deux formes sont quelquefois bien distinctes et isolées dans le commerce ; souvent aussi elles sont mêlées et disposées en couches alternantes. Ordinairement importé à l'état mou, du moins dans l'intérieur de sa masse, il se dessèche rapidement. Quand il est de bonne qualité, il possède une couleur rouge hyacinthe ou grenat ; sa cassure est conchoïdale et brillante ; en fragments minces, il présente une teinte d'un brun orangé, sa poudre est brun rougeâtre fauve ou jaune doré ; son odeur, qui est assez agréable, rappelle celle de la Myrrhe et du Safran.

2° **Aloès de Moka.** Cette espèce de qualité inférieure, appelée encore **Aloès noir** ou **fétide**, est apportée à Aden de l'intérieur du pays. — Elle est d'un brun noirâtre, souvent mélangée d'impuretés ; elle possède une odeur animalisée, désagréable.

3° **Aloès du Cap.** Cette espèce est préparée au Cap de Bonne-Espérance ; elle arrive dans d'énormes caisses en Europe par la voie de l'Angleterre. Elle est fournie par les *A. ferox* Miller., *A. Africana* Mill., *A. spicata* Thunb., *A. perfoliata* Rox., *A. linguæformis* L. Elle se présente en masses d'un brun noirâtre, avec reflets verdâtres tout particuliers. La cassure est brillante et vitreuse. Vu en lame mince, il est transparent et d'une couleur ambrée ; pulvérisé, il offre une teinte jaune verdâtre. Sa saveur est très amère, nauséeuse ; son odeur est toute spéciale, forte, tenace, peu agréable et rappelle celle de la souris. Il est moins soluble dans l'eau que l'Aloès succotrin. On en distingue plusieurs variétés, qui se distinguent par l'éclat de leur cassure et la couleur de leur poudre.

4° **Aloès de Natal.** Introduite en Europe il y a une vingtaine d'années, cette drogue a aujourd'hui une assez grande importance commerciale. Préparée dans les districts supérieurs de Natal avec une espèce d'Aloès encore indéterminée, elle nous arrive par la voie de l'Angleterre dans de grandes caisses en bois. Obtenu par écoulement libre et concentré par la chaleur avec beaucoup de soin, cet Aloès offre en général la coloration hépatique et se distingue de l'Aloès du Cap par son opacité et sa teinte brun grisâtre. Il contient un principe cristallin qui n'existe dans aucune autre sorte. Sa poudre est d'un jaune clair.

5° **Aloès des Barbades.** Cet Aloès est préparé à la Jamaïque avec le suc de l'*Aloe vulgaris* Lam. Il arrive par l'Angleterre dans des gourdes ou des calebasses qui en contiennent de 10 à 40 livres ou davantage, il est obtenu par écoulement libre et concentration à la chaleur. Il forme une masse opaque, sèche et dure, colorée en brun chocolat, terne et mate, avec une cassure cireuse, nette ou souvent inégale et grenue. Vu en lames minces, il est faiblement transparent et coloré en brun orange. Réduit en poudre, il présente une teinte jaune rougeâtre, qui devient rouge brun à la lumière et il exhale une odeur qui rappelle à la fois celles de la myrrhe et de l'iode. — Cette sorte est très estimée.

Sous le nom de *Capey Barbados*, on désigne une variété d'Aloès des Barbades, qui a paru depuis quelque temps sur le marché anglais et qui se distingue par sa couleur noire brillante, sa cassure nette et luisante.

6° **Aloès de Curaçao.** Cet aloès, préparé dans les îles de Curaçao, Banaire et Aruba avec le suc de l'*Aloe vulgaris* Lam., est introduit en Europe par la Hollande dans des caisses de 15 à 30 kilos. Il ressemble beaucoup à l'Aloès des Barbades et ne s'en distingue guère que par une odeur tout à fait caractéristique, que quelques auteurs comparent à celle de la sueur de nègre.

Caractères. — L'Aloès desséché à 100° a pour poids spécifique 1300 environ. Il se dissout à peu près complètement dans l'alcool à 80°, il est moins soluble dans l'alcool à 90°, il est insoluble dans l'éther, le sulfure de carbone et le chloroforme. Il se dissout complètement dans l'eau chaude ou dans l'eau froide additionnée de carbonate de soude : il se dissout incomplètement dans l'eau froide pure. Sa solution aqueuse offre une réaction acide.

Une solution concentrée de borax versée dans une liqueur contenant de l'Aloès donne lieu, après vingt à vingt-cinq minutes, à une fluorescence verdâtre qui disparaît ensuite peu à peu. Cette réaction est si caractéristique qu'elle décèle jusqu'à 1/10000 d'aloès (Schontelen).

Composition chimique. — Si on laisse refroidir une solution chaude d'Aloès, il s'en sépare peu à peu des gouttelettes résineuses qui s'agglomèrent en une masse appelée résine d'Aloès.

La partie soluble renferme du glucose, de l'*acide aloérésique* soluble dans l'éther ou l'alcool, de l'*acide aloérétique* insoluble dans l'éther, peu soluble dans l'alcool, de l'*aloérétine* insoluble dans l'éther et soluble dans l'alcool : la partie insoluble renferme de l'*acide aloérésinique* soluble dans l'éther et de l'*acide aloérétique* insoluble dans ce véhicule.

L'Aloès renferme en outre un composé plus important que les autres et qui a été désigné sous le nom d'*aloïne*, par T. et H. Smith, d'Édimbourg, qui l'ont isolé pour la première fois en 1850.

L'aloïne est un principe assez difficilement soluble dans l'éther, soluble dans l'alcool et dans l'eau et ne possédant pas la fonction glucosidique.

Ce principe cristallise en petites aiguillettes prismatiques, réunies ordinairement en étoile, il a une couleur jaune de soufre, il est neutre au papier de tournesol : sa saveur d'abord douceâtre devient ensuite très amère.

Il se dissout complètement et rapidement dans les alcalis.

Chaque Aloès renferme une aloïne dont le nom varie suivant les sortes qui la produisent et qui paraît posséder des propriétés distinctes et une solubilité différente. On a appelé *barbaloïne* celle qui a été retirée de l'Aloès des Barbades, *nataloïne* celle qui provient de l'Aloès de Natal, *socaloïne* celle qui est retirée de l'Aloès succotrin, *curacaloïne* celle qui existe dans l'Aloès de Curaçao, et *capaloïne* celle qui provient de l'Aloès du Cap. L'Aloès de Zanzibar renferme aussi une aloïne qui a été appelée *zanaloïne*. L'étude de ces diverses aloïnes a été tout récemment l'objet d'un travail intéressant de la part de M. Grœnewold. (*Archiv. der Pharm.*, XXVIII, p. 145, 1890.)

Pour obtenir la *barbaloïne*, M. Tilden emploie le mode opératoire suivant : 375 grammes d'Aloès des Barbades sont dissous dans 5 litres et demi d'eau distillée chaude ; la liqueur reçoit 25 grammes environ d'acide sulfurique, puis elle est abandonnée au repos pendant vingt-quatre heures. Le liquide, qui surnage la matière résinoïde, est passé, puis réduit à 1,100 grammes environ, enfin abandonné au repos pendant plusieurs jours : pendant ce temps le fond du vase se tapisse de cristaux impurs qu'on fait égoutter sur un filtre et qu'on lave légèrement. Pour les purifier, on les redissout dans l'eau chaude, on ajoute du noir animal et, après un contact suffisamment prolongé, on évapore à une douce température et on laisse cristalliser. On obtient ainsi à peu près 40 grammes de *barbaloïne*.

Groves, en employant le même mode opératoire et en substituant l'acide chlorhydrique à l'acide sulfurique, a pu retirer 2,40 de *socaloïne* pour 30 grammes d'aloès succotrin.

La *barbaloïne* se présente en touffes de petits cristaux jaunes peu solubles à froid, très solubles dans l'eau et l'alcool chauds, insolubles dans l'éther.

La *socaloïne* est en cristaux prismatiques relativement volumineux, solubles dans 30 parties d'alcool dilué, dans 9 parties d'éther acétique, dans 380 parties d'éther, dans 90 parties d'eau et dans une petite quantité d'alcool méthylique.

La *nataloïne* forme des écailles rectangulaires minces, solubles dans 60 parties d'alcool éthylique, 35 parties d'alcool méthylique et 230 parties d'alcool absolu, presque insolubles dans l'eau chaude et froide.

La *curacaloïne*, isolée pour la première fois par Haaxmann, et analysée par Treuman (1880), se présente en aiguilles obtuses microscopiques d'un jaune soufre, inodores, amères, solubles dans l'eau et dans l'alcool, presque insolubles dans l'éther et le chloroforme.

Grœnewold (1890) a trouvé qu'il y a identité parfaite entre cette aloïne et la barbaloïne, ce qui n'a rien d'étonnant, puisque la sorte de Curaçao et celle des Barbades sont préparées avec l'*Aloe vulgaris* Lam.

On a essayé sur les aloïnes différentes réactions qui permettent de les distinguer l'une de l'autre. En voici les principales :

1° Une goutte d'acide nitrique, déposée sur une soucoupe de porcelaine, avec quelques parcelles des diverses aloïnes, produit une couleur d'un beau rouge cramoisi avec la barbaloïne et la nataloïne, mais non avec la socaloïne, qui n'est que très faiblement colorée. Pour distinguer l'une de l'autre les deux premières aloïnes, on verse sur une parcelle de chacune d'elles une ou deux gouttes d'acide sulfurique, et on fait passer sur la surface la vapeur d'acide nitrique. La barbaloïne ne change pas, mais la nataloïne prend une couleur bleue.

Au contact du tannin, la solution de barbaloïne seule est troublée. En présence de l'acide nitrique, la solution de nataloïne donne seulement des acides picrique et oxalique, tandis que les solutions de barbaloïne et de socaloïne donnent en outre des acides aloétique et chrysammique.

L'acide chlorhydrique détermine, avec la solution de nataloïne, une coloration verte.

On a voulu faire de l'aloïne le principe actif de l'Aloès. Stenhouse prétendait même qu'elle était quatre à cinq fois plus active que l'Aloès lui-même. Des expériences, entreprises récemment avec les diverses aloïnes, ont démontré que leur action purgative n'était pas plus forte, à dose égale, que celle de l'Aloès lui-même, et que de plus elle était assez variable et parfois incertaine. Le seul avantage qu'elles possèdent, c'est de ne pas déterminer de coliques ; mais cet avantage est compensé par leur prix beaucoup plus élevé que celui de l'Aloès.

Essai. — L'Aloès pur doit se dissoudre complètement à l'aide de la chaleur dans dix fois son poids d'eau contenant 2 à 3 p. 100 de carbonate de soude. La liqueur étant refroidie, la présence d'un résidu décèlerait donc des impuretés (N. Gille).

MM. Cripps et Dymond, en 1885, ont essayé sur les aloès cinq réactions qui leur ont paru présenter des caractères distincts.

1° On place 5 centigrammes du médicament dans un petit mortier de verre déposé sur du papier blanc. On verse 16 gouttes d'acide sulfurique et on triture jusqu'à dissolution. On ajoute 4 gouttes d'acide nitrique, puis 30 grammes d'eau distillée.

2° On opère comme précédemment et on ajoute de l'ammoniaque.

3° On traite l'aloès par la benzine, que l'on sépare ensuite, et à laquelle on ajoute de l'ammoniaque.

4° On additionne l'aloès ou sa solution d'un peu de sel de cuivre, puis d'une petite quantité d'alcool.

5° On fait un essai avec l'acide sulfurique et les vapeurs d'acide nitrique. Chacune de ces réactions donne des colorations spéciales qui sont notées dans le tableau suivant :

NATURE DES ALOÈS	N° 1	N° 2	N° 3	N° 4	N° 5
Barbades	Pourpre.	Bordeaux clair.	Rouge foncé.	Rouge foncé.	Bordeaux foncé.
Natal	Pourpre foncé.	Rouge brun intense.	Rose très faible.	Rouge faible.	Rouge brun intense.
Curaçao	Pourpre.	Bordeaux intense.	Rose délicat.	Rouge foncé.	Bordeaux marqué.
Cap	Rouge orangé.	Bordeaux pâle.	Color. faible après 24 h.	Rien.	Bordeaux pâle.
Succotrin	Pourpre pâle.	Bordeaux foncé.	Rose pâle.	Rouge pâle.	Bordeaux foncé.
Zanzibar	Pourpre.	Bordeaux foncé.	Rose pâle.	Rien.	Bordeaux foncé.
Indien	Rouge orangé.	Bordeaux pâle.	Color. faible après 24 h.	Rien.	Bordeaux pâle.

Falsifications. — D'après Chevallier et Baudrimont, l'Aloès peut être falsifié avec de l'*extrait de réglisse*, de la *gomme arabique*, des *os calcinés*, de *l'ocre*, de la *poix-résine* et de la *colophane*.

Les deux premières substances, eu égard à leur valeur, ne pourront se rencontrer que dans des Aloès d'un prix élevé. Leur insolubilité dans l'alcool suffira pour constater leur présence.

L'ocre et les os calcinés sont insolubles dans la solution de carbonate de soude. En essayant l'Aloès par le procédé Gille, on constatera de suite leur présence. Il en sera de même de la poix-résine, dont l'odeur pourra être accusée en plongeant dans l'Aloès une broche de fer, chauffée presque au rouge.

L'Aloès, mélangé de colophane, est imparfaitement soluble dans la solution alcaline. Fondu avec de l'acide chrysammique, il prend une coloration bleue.

Usages. — L'Aloès présente deux propriétés bien marquées. A petites doses, c'est un stomachique des plus actifs qui peut être utilisé dans les dyspepsies atoniques, les digestions lentes, la constipation. A doses plus élevées, il agit comme purgatif, et son emploi se trouve justifié quand on veut ajouter une action tonique et apéritive : il agit lentement. L'irritation qu'il produit sur les organes contenus dans le bassin sera une contre-indication à son emploi dans la grossesse, la métrite, dans les inflammations des organes génito-urinaires. Comme abortif, son action a été exagérée comme celle des autres purgatifs. Il est ordinairement administré sous forme de pilules. Il entre dans la préparation de la *teinture d'aloès*, de l'*élixir de Garus*, des *pilules d'aloès*, des *pilules écossaises*, des *pilules de Bontius*, des *pilules antecibum*, des *pilules de Belloste*, de l'*élixir de longue vie*, tous médicaments inscrits dans la pharmacopée française.

BULBE DE SCILLE

Squames de scille.

Origine botanique. — La **Scille** (*Scilla maritima* L., *Urginea Scilla* Steinhel, *U. maritima* Baker, *Ornithogalum maritimum* Lam.) peut atteindre $1^m,50$ de hauteur ; elle porte un long épi terminal, de fleurs blanches, à six divisions profondes. Elle habite les régions sablonneuses qui bordent la Méditerranée, les côtes de l'Atlantique jusqu'en Bretagne ; on la trouve particulièrement dans le Midi de la France, en Italie, en Grèce, en Asie Mineure, en Syrie, dans le nord de l'Afrique, surtout en Algérie et dans les îles de la Méditerranée ; elle croît aussi dans le Portugal et le sud de l'Espagne (fig. 128).

Description. — Le **Bulbe de Scille** est pyriforme ; son volume est très variable et son poids peut atteindre 2 à 3 kilos. Il est formé d'un nombre très considérable d'écailles qui se recouvrent les unes les autres. On en distingue deux variétés : la rouge et la blanche. La variété blanche, qui est seule employée en Angleterre, se distingue par l'aspect incolore de ses écailles de la variété rouge, qui est la seule usitée en France, où on la croit plus active. Ses écailles extérieures sont rouges, sèches, minces, transparentes, munies de nervures parallèles, presque dépourvues du principe âcre et amer de la Scille ; les tuniques du centre, qui sont blanches et très mucilagineuses, sont peu estimées. Les tuniques intermédiaires, les seules qui soient utilisées en pharmacie, sont très larges, minces et délicates sur leurs bords, épaisses et charnues dans leur partie moyenne, recouvertes par un épiderme blanc rosé ; elles sont remplies d'un suc visqueux inodore, très amer, très âcre et même corrosif (fig. 129).

Récolte. — Le Bulbe de Scille est recueilli en automne, époque à laquelle il est dans toute sa force, tandis qu'au printemps il est plus sucré. On le débarrasse des écailles extérieures et on coupe les écailles intermédiaires en tranches transversales minces ou en lanières, qui

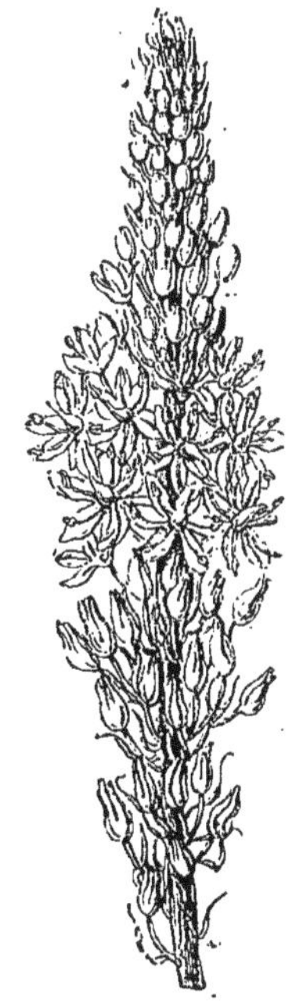

Fig. 128. — Scille maritime. Inflorescence.

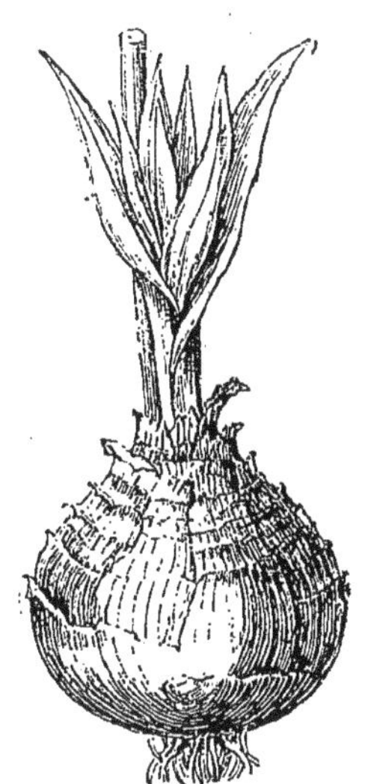

Fig. 129. — Scille maritime. Bulbe.

sont enfilées en forme de chapelet et suspendues dans une étuve où elles restent jusqu'à complète dessiccation. Bien desséchée, la drogue se présente sous forme de bandes étroites, aplaties, recourbées, mesurant 3 à 5 centimètres de longueur et 5 à 10 millimètres de largeur. Ces bandes sont flexibles, translucides, ont une teinte jaune pâle quand elles proviennent de la variété blanche, et une couleur rose quand elles sont fournies par la variété rouge. Elles doivent être conservées dans un endroit sec, car elles absorbent très rapidement l'humidité.

Structure microscopique (fig. 130). — L'épiderme est formé sur ses deux faces de cellules qui sont rectangulaires sur une coupe transversale, et polygonales quand on les examine de face ; il est recouvert par une cuticule assez épaisse, marquée de stries bien apparentes, et présente sur ses deux faces des stomates qui sont entourés par 3 ou 4 cellules, n'offrant rien de régulier dans leur forme ni dans leur direction. Entre les deux épidermes se trouve un parenchyme constitué par des cellules polygonales irrégulières, sauf dans les couches les plus extérieures, où elles sont allongées parallèlement à la surface des écailles. La plupart des cellules qui constituent ce parenchyme sont remplies d'un mucilage, qui se contracte en gelée quand on traite la préparation fraîche par l'alcool ; d'autres renferment une matière colorante rouge, qui prend une teinte noirâtre au contact d'une solution d'un persel de

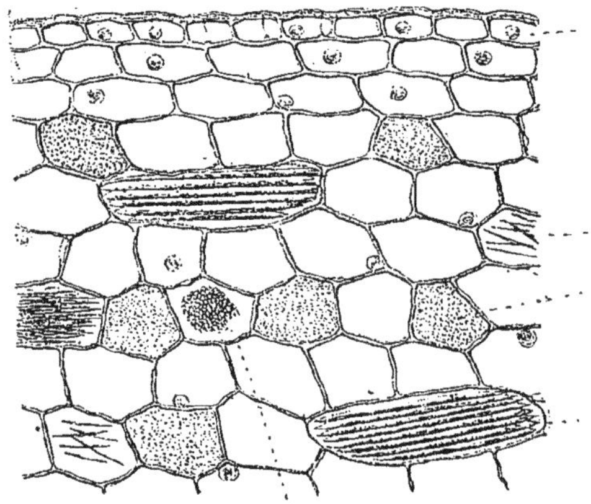

Fig. 130. — Squame de scille.
Section transversale.

fer ; d'autres enfin contiennent des cristaux d'oxalate de chaux. Les cellules cristalligènes se présentent sous deux aspects différents : les unes, de même volume que les cellules voisines, n'en diffèrent que par la présence d'un faisceau de cristaux aiguillés ; les autres, plus grandes et allongées, renferment des cristaux d'oxalate de chaux, qui sont tantôt isolés et en gros prismes carrés très longs, ou réunis en faisceaux aiguillés, parfois assez volumineux. C'est à la présence de ces cristaux qu'est due la rubéfaction qui se produit sur la peau, quand on la frotte avec de minces tranches de Scille. Des faisceaux fibro-vasculaires assez nombreux sillonnent le parenchyme compris entre les deux épidermes des squames de Scille.

Composition chimique. — D'après Vogel, le Bulbe de Scille contient un principe particulier très amer, soluble dans l'eau et l'alcool, déliquescent, qu'il a appelé *scillitine*. Indépendamment de cette substance qui lui communique ses propriétés physiologiques, la Scille contient du sucre, du tannin, de la gomme, du citrate de chaux et une matière grasse. Schmiedeberg y a signalé la présence d'une dextrine qu'il a nommée *sinistrine*.

L'analyse de cette substance a été reprise par Merck (1879) qui en a retiré : 1° de la *scillipicrine*, poudre amorphe, blanc jaunâtre, très amère et très soluble dans l'eau, agissant puissamment sur le cœur ; 2° de la *scillotoxine*, poudre amorphe, brun cannelle, insoluble dans l'eau et l'éther, soluble dans l'alcool. Cette substance, qui irrite fortement la muqueuse nasale, et possède une saveur amère, âcre, assez persistante, agit très énergiquement sur le cœur qu'elle arrête en systole : elle constituerait selon Merk, le principe actif de la scille ; 3° de la *scilline* poudre jaune transparente insipide, soluble dans l'alcool et l'éther bouillants, peu soluble dans l'eau et bien moins active que les deux autres substances.

En 1880, MM. Riche et Rémont ont signalé dans la scille l'existence d'un principe ternaire comparable à l'amidon, à la gomme, à l'inuline auquel ils ont donné le nom de *scilline*. D'après eux, cette substance se change facilement en sucre par les acides et probablement aussi par un ferment contenu dans le végétal et, comme elle n'est pas sucrée, l'amertume de la scille peut diminuer au fur et à mesure de sa transformation en lévulose. Ainsi se trouveraient expliquées la différence d'amertume que présentent les Squames de Scille prises dans les mêmes parties, et la présence d'une si grande quantité de sucre dans la poudre sèche de la Scille.

D'après Jameristed, le principe actif de la scille serait un alcaloïde qu'il a désigné sous le nom de *scillaïne*.

Walizeuski (1880) conteste l'existence d'un alcaloïde dans la scille et signale la présence d'un glucoside cristallisé auquel il donne le nom de *scilline*. Pour éviter toute confusion entre ce principe et ceux qui ont été désignés sous le même nom par MM. Merck, Riche et Rémont, il change dans une communication récente (1893) le nom de scilline en *scillinine* et signale dans la scille la présence de plusieurs principes cristallisés possédant une amertume spéciale pour chacun d'eux et une action physiologique différente. Deux de ces principes sont désignés sous les noms de *scillopicrine* et de *scillamarine*.

Usages. — La Scille agit comme diurétique et expectorant : elle est employée avec succès dans l'hydropisie d'origine cardiaque et dans la bronchite chronique aiguë.

Elle s'emploie sous forme de poudre, d'extrait alcoolique, de teinture et d'oxymel ; elle entre dans la préparation des vins diurétiques de Trousseau et de la Charité.

LIS

Le **Lis blanc** (*Lilium candidum* L.) se rencontre partout dans nos jardins, dont il fait l'ornement par la beauté de ses fleurs, d'une blancheur éclatante, disposées en grandes grappes lâches et terminales.

Ces fleurs sont employées en pharmacie sèches ou conservées dans l'huile : elles sont formées d'un périanthe campaniforme, dont les six pièces blanches, lancéolées obtuses, atténuées en onglet, longues de 5 à 6 centimètres et larges de 2 à 3 centimètres, sont glabres et

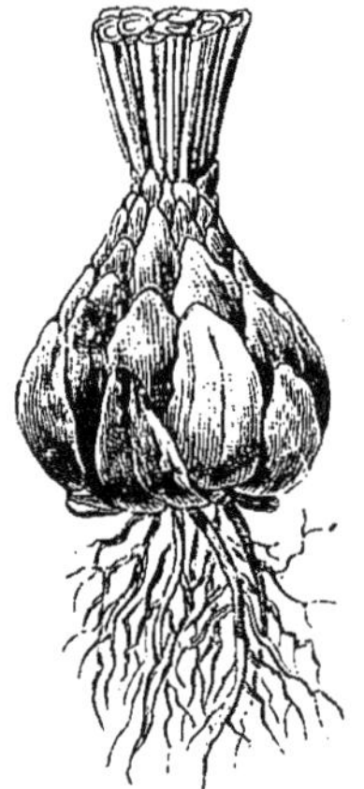

Fig. 131. — Lis. Bulbe.

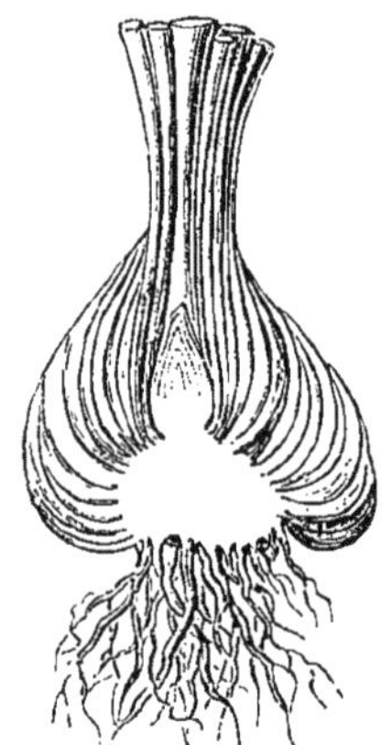

Fig. 132. — Lis. Coupe longitudinale du bulbe.

munies d'une glande nectarifère à leur base. Les étamines au nombre de 6 ont leurs anthères fixées par la face interne : l'ovaire libre trigone est surmonté d'un style assez long couronné par un stigmate obscurément trilobé.

Par la dessiccation, ces fleurs perdent leur odeur suave et deviennent brunâtres. Leur saveur est mucilagineuse et amère.

Les **Bulbes de Lis** sont très gros et formés de squames courtes, épaisses et peu serrées. Ils sont inodores et possèdent une saveur mucilagineuse, amère et désagréable. Ils contiennent une forte proportion de mucilage et un principe âcre qui disparaît par la chaleur.

Les Fleurs de Lis servaient autrefois à préparer une eau distillée employée comme calmante et aujourd'hui tout à fait inusitée. On ne les utilise plus guère que conservées dans l'huile contre les coupures.

Le bulbe, vanté contre l'hydropisie, ne s'emploie guère qu'en cataplasmes émollients.

Les bulbes d'un certain nombre de Liliacés sont utilisées dans leur pays d'origine comme succédanés de la scille : tels sont les bulbes de l'*Urginea altissima* Baker, espèce du sud de l'Afrique, ceux de l'*Urginea indica* Kth, qui croît dans le nord de l'Inde, en Abyssinie et en Nubie.

Au Cap de Bonne-Espérance on utilise comme émétique, expectorant et diurétique le bulbe de *Drimia ciliaris* Jacq.

Le bulbe du *Crinum toxicarium* Roxb. est inscrit dans la pharmacopée de l'Inde comme émétique.

Le *Cordyline australis* Endl., ou *Ti* des Tahitiens, donne un rhizome alimentaire, succulent et sucré quand il est cuit. Autrefois, à l'arrivée des Européens, les indigènes l'ont utilisé pour fabriquer de l'eau-de-vie, mais les excès auxquels donna lieu cette industrie la firent prohiber par les missionnaires.

On rencontre parfois dans les vallées des blocs basaltiques grossièrement façonnés qui, au temps de la distillation du *T*, ont servi d'alambics.

ASPARAGINÉES

Les Asparaginées ne diffèrent des Liliées que par leur fruit, qui est une baie. Leurs feuilles sont parfois réduites à des écailles membraneuses; leurs rameaux ont des formes variées, qui rappellent parfois des organes foliacés : les organes souterrains sont en général des rhizomes.

Les Asparaginées croissent pour la plupart dans les régions tropicales et extra-tropicales du nouveau continent depuis le Canada jusqu'au détroit de Magellan. La moitié des espèces se rencontre en deçà du Cancer : l'Europe et l'Asie n'en comptent guère qu'un quart et le reste est dispersé dans l'Asie tropicale et l'Australie.

Cette famille fournit à la matière médicale un certain nombre d'espèces, qui se recommandent par leurs propriétés dépuratives : quelques-unes, comme l'Asperge sont très recherchées comme aliments : la plupart d'entre elles sont inoffensives et il n'y a guère que quelques espèces du groupe des *Paridées* qui possèdent des propriétés narcotico-âcres.

PRODUITS DU GENRE SMILAX

Les *Smilax* sont des plantes sarmenteuses, très souvent munies d'aiguillons, à feuilles cordées ou hastées, marquées de nervures en réseau et accompagnées de stipules souvent converties en vrilles : les fleurs sont dioïques, établies sur le type trimère.

Elles habitent les diverses contrées du globe, mais y sont très inégalement réparties. L'Europe n'a guère que le *Smilax aspera* L. de la région méditerranéenne : l'Afrique septentrionale possède le *Smilax Mauritanica* Poir. ; les parties tropicales de l'Afrique, quelques espèc dont deux ont été utilisées. Dans l'Asie orientale, le *Smilax China* L., le *Smilax Zeylanica* L. fournissent des rhizomes à la médecine. Mais c'est dans le Nouveau Monde que les espèces deviennent très nombreuses et très intéressantes pour la matière médicale.

Les espèces de *Smilax* sont extrêmement abondantes : Kunth dans son *Enumeratio plantarum* de 1840 n'en comptait déjà pas moins de 138. — On peut diviser les espèces employées en médecine en deux groupes suivant que les parties utilisées sont le rhizome ou les racines. Les premières se groupent autour du *Smilax China* L., qui donne la **Squine** : les autres sont les **Salsepareilles**.

SALSEPAREILLES

Ce sont les racines adventives de divers Smilax américains.

Historique. — Leur usage médical remonte au milieu du XVIe siècle. D'après Monardès, la Salsepareille aurait été introduite de la Nouvelle Espagne à Séville en 1545. — De l'Espagne elle passa en Italie, où ses propriétés thérapeutiques furent expérimentées par Amatus Lusitanus, qui exerça la médecine à Milan vers 1553 ; — c'est de là qu'elle se répandit en France. Les espèces employées à cette époque étaient originaires des provinces de Quito et de Honduras.

Origine. — La région des Salsepareilles s'étend depuis le sud des Etats-Unis jusqu'au Pérou et au Brésil. Elles se trouvent très souvent dans les endroits bas et marécageux. Les principaux centres de production sont le Mexique, la Nouvelle-Grenade, le Vénézuéla et le Para.

Leur origine botanique est très difficile à déterminer spécifiquement. Cette difficulté s'explique par le nombre très considérable d'espèces, représentées chacune par deux formes de sexe différent, par les dangers qu'offre l'exploration des endroits marécageux et malsains qu'elles habitent, par l'inexactitude des renseignements fournis par les indigènes chargés de ce soin. En réalité une seule espèce, celle de la Vera-Cruz, est rapportée avec certitude à une espèce botanique, le *Smilax medica* Schl. Pour les autres on n'a que des présomptions plus ou moins légitimées.

Récolte. — D'après des renseignements recueillis par M. Richard Spruce qui a exploré la vallée de l'Amazone, la récolte de la salsepareille est une opération assez pénible ; aussi choisit-on de préférence pour cette récolte, les espèces multicaules dont chacune des tiges est garnie au moins de 3 grandes racines s'étendant horizontalement sous le sol, dans tous les sens, sur une longueur de 8 ou 9 pieds. On enlève d'abord avec la main la faible couche de terre qui recouvre les racines ; on suit la trace de ces racines en les dégageant, au moyen d'un bâton pointu, de celles des bambous ou d'autres plantes voisines; on les coupe avec un couteau près de la souche en ne laissant que les rameaux les plus grêles pour permettre à la plante de continuer à croître; on ramène sur le sol le bas des tiges qu'on recouvre ainsi que la souche avec de la terre et des feuilles mortes pour amener le développement de nouveaux bourgeons. Les plantes âgées de quatre ans peuvent fournir 16 livres de racines; au bout de deux ans, on fait une nouvelle récolte de racines, mais celles-ci sont plus grêles et moins riches en amidon.

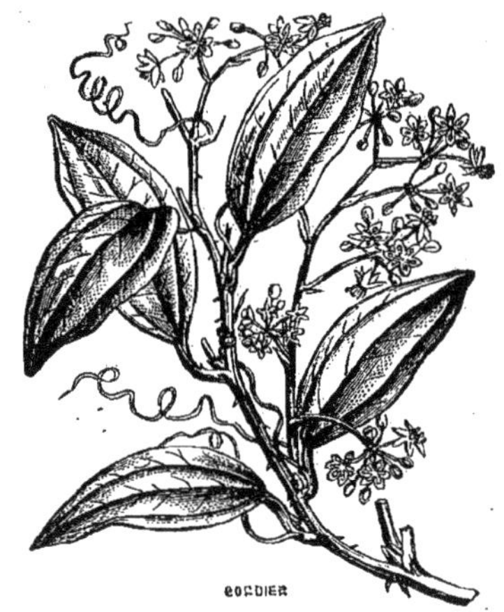

Fig. 133. — *Smilax medica.*

Description générale. — La plupart des Salsepareilles commerciales nous parviennent encore pourvues de leurs souches et quelquefois même de débris de tiges; d'autres sont au contraire mondées avec soin et mises en bottes. Les racines souvent très longues sont grêles, rarement bifurquées à leur extrémité. Leur grosseur ne dépasse guère celle d'une plume d'oie. Cependant on en rencontre quelques-unes, comme la Salsepareille de Guayaquil, qui peuvent atteindre 5 à 6 millimètres de diamètre. Quelques-unes sont dépourvues de radicelles dans leur partie inférieure, d'autres en sont complètement dégarnies; les premières sont désignées sous le nom de *Salsepareilles barbues*. Elles présentent une teinte qui varie considérablement suivant l'âge des racines, leur espèce et la nature du terrain où elles ont été recueillies. Cette teinte va du gris au gris rougeâtre et rouge brun. Cette couleur peut aussi varier avec le mode de dessiccation qui a été employé; celles qui ont été desséchées au soleil ont ordinairement une couleur assez claire tandis que celles qui ont été exposées à l'action du feu ont une teinte brune plus ou moins foncée. L'aspect extérieur des Salsepareilles varie considérablement suivant leur âge et le terrain où elles ont poussé. Tantôt elles sont droites ou très peu sinueuses, tantôt elles sont toutes tortueuses, tantôt encore elles présentent des sillons longitudinaux, qui sont plus ou moins prononcés selon la proportion de fécule que ces racines contiennent. En général, les racines riches en amidon sont très peu ridées, tandis que celles qui n'en contiennent qu'une faible proportion le sont profondément. La même racine de Salsepareille peut se présenter sous ces deux aspects différents, suivant l'endroit où on l'examine; dans certaines espèces commerciales, comme la Salsepareille de la Jamaïque, la partie de racine qui est la plus rapprochée du rhizome ne présente pas trace d'amidon, tandis que la partie moyenne et l'extrémité inférieure en sont abondamment pourvues.

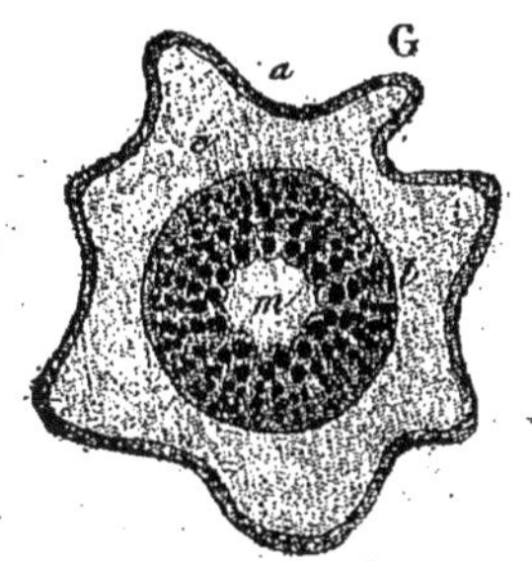

Fig. 134. — Coupe transversale d'une racine de salsepareille.

Dans la détermination des Salsepareilles commerciales il convient de tenir compte de la présence ou de l'absence des souches et des tronçons de tige, de la forme de celles-ci et de leur disposition relative, car, comme nous le verrons plus loin, tous les auteurs qui se sont occupés de cette question ont remarqué que les salsepareilles présentaient un mode d'emballage bien distinct pour chacune d'elles et qui suffit quelquefois, en l'absence de tout autre caractère bien tranché, pour révéler sa provenance.

Structure anatomique. — Examinée au microscope, la section transversale d'une racine de Salsepareille (fig. 135) présente 5 couches concentriques bien distinctes qui sont, en allant de la circonférence au centre :

1° Une zone extérieure (*a*) portant souvent des débris de l'épiderme et des poils épidermiques unicellulaires et constituée par deux ou trois rangées de cellules à parois fort épaisses surtout du côté extérieur : c'est l'*epibléma ;*

2° Un parenchyme cortical (*e*) constitué par des cellules renfermant plus ou moins d'amidon et à parois minces ; quelquefois ces cellules sont arrondies et laissent entre elles des méats intercellulaires plus ou moins larges ; souvent elles sont rendues polyédriques par suite de leur pression réciproque ; quelques-unes d'entre elles renferment des cristaux aiguillés.

3° Une rangée de cellules à parois assez épaisses (*k*) colorées en jaune plus ou moins foncé et dont la forme présente d'assez notables différences dans les espèces commerciales ; cette rangée de cellules constitue l'*endoderme ;*

4° Le *péricambium* ou *péricycle* (*per*) représenté par trois ou quatre rangées de cellules tangentielles, à parois épaisses et ponctuées ;

5° La couche ligneuse (*b*) composée de faisceaux fibro-vasculaires qui forment en se réunissant une couche fibreuse concentrique au

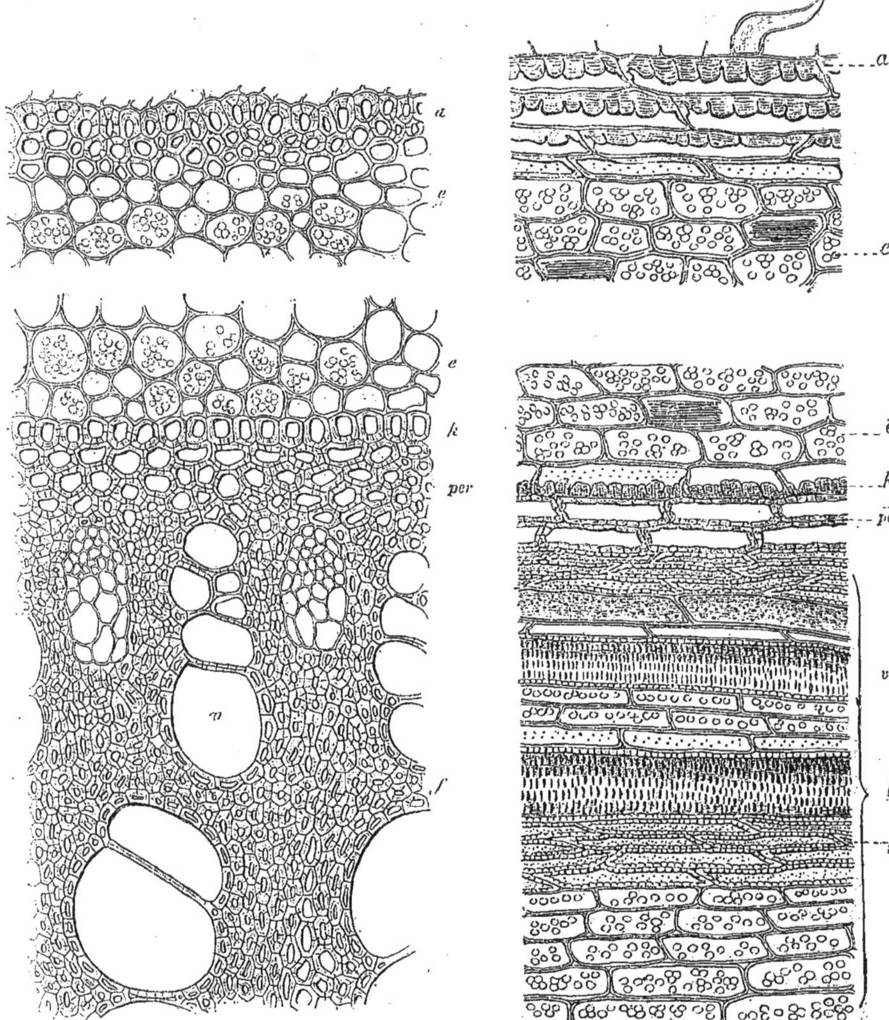

Fig. 135. — Salsepareille. Section transversale.

Fig. 136. — Salsepareille. Section longitudinale de la même.

péricycle. Ces faisceaux sont constitués par des groupes de vaisseaux disposés en files radiales et entourés de grosses fibres à parois épaisses et radiées. Dans l'épaisseur du tissu fibreux qui sépare les groupes vasculaires on observe des amas ovoïdes de parenchyme libérien formé de cellules irrégulières à parois minces. La couche ligneuse offre un contour interne plus ou moins ondulé ; elle entoure une moelle centrale plus ou moins volumineuse, constituée par un parenchyme, dont la structure rappelle celle du parenchyme cortical.

Les éléments qui constituent ces cinq couches présentent sur une coupe longitudinale (fig. 136) une structure un peu différente.

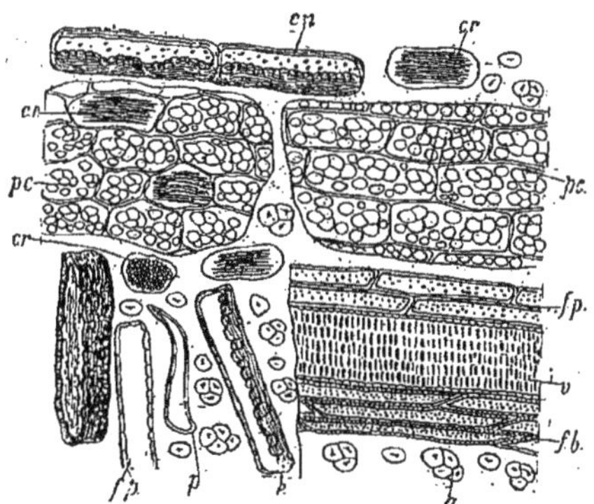

Fig. 137. — Salsepareille.
Eléments de la poudre.
c, cellules de l'épiblema. — en, cellules de l'endoderme. — pc, parenchyme cortical. — fb, fibres ligneuses. — fp, fibres péricycliques. — a, amidon. — p, poils.

Les cellules de l'épiblema, quatre ou cinq fois aussi longues que larges, se distinguent au dévoloppement considérable de leur paroi externe et à l'inclinaison de leurs parois latérales qui leur donne des formes variables. Les raphides apparaissent sous forme de pinceaux volumineux ; les cellules de l'endoderme, presque aussi longues et irrégulières que les cellules de l'épiblema, s'en distinguent par la coloration et les ponctuations de leurs parois qui sont renforcées sur les faces interne et latérales. Les cellules du péricycle sont plus petites, rectangulaires, munies de parois également épaisses. Les fibres sont fusiformes; les vaisseaux sont rayés et ponctués.

La structure anatomique, la disposition relative de ces cinq zones fournissent de précieux caractères pour la détermination des différentes espèces de Salsepareille. C'est surtout de la forme très variable des cellules de l'endoderme, et de l'épaisseur relative des diverses zones corticale, ligneuse, médullaire, que l'on peut tirer les moyens de détermination.

Nous diviserons les salsepareilles en deux classes : les **Salsepareilles vraies** et les **Salsepareilles fausses** ; chacun de ces deux groupes sera divisé en plusieurs catégories classées suivant leur pays d'origine.

SALSEPAREILLES VRAIES

1° *Amérique du Nord.* — Salsepareille de la Vera-Cruz;
— de Tampico;
— de Manzanilla;
— rouge de la Jamaïque allemande;
2° *Amérique centrale.* — Salsepareille de Honduras;
— de Guatemala;
— de la Jamaïque vraie;
3° *Amérique du Sud.* — Salsepareille du Brésil, du Para;
— de Lima;
— Caraque;
— de Guayaquil;
4° *Europe méridionale.* — Salsepareille d'Europe (Italie);
5° *Afrique.* — Salsepareille de la Réunion;
— du Sénégal;
6° *Chine et Japon.* — Salsepareille ligneuse.
7° *Provenance indéterminée.* — Salsepareille noirâtre; — S. ligneuse; — S. fioretta;

SALSEPAREILLES FAUSSES

Salsepareille grise d'Allemagne;
— fausse de l'Inde;
— grise de Virginie;
— de la Nouvelle-Zélande;
— Japicanga.

SALSEPAREILLES DE L'AMÉRIQUE DU NORD

SALSEPAREILLE DE LA VERA-CRUZ

Origine. — Cette sorte, que l'on a longtemps improprement désignée en France sous le nom de *Salsepareille de Honduras*, est fournie par le *Smilax medica* Schlecht. Elle est originaire du Mexique et se récolte près des villages de Papantla et de Tuspan.

Description. — Elle arrive de la Vera-Cruz et de Tampico en balles de 75 à 100 kilos, fortement assujetties avec des cordes. De toutes les sortes commerciales, c'est celle qui est récoltée avec le moins de soin et dont l'emballage laisse le plus à désirer; aussi constate-t-on souvent dans les balles d'origine jusqu'à 33 p. 100 de tiges de Smilax, de plantes étrangères et de pierres; de plus les racines sont souvent couvertes de moisissures; les racines ont de 1 mètre à $1^{m},65$ de long et sont généralement munies de souches et de tronçons de tiges

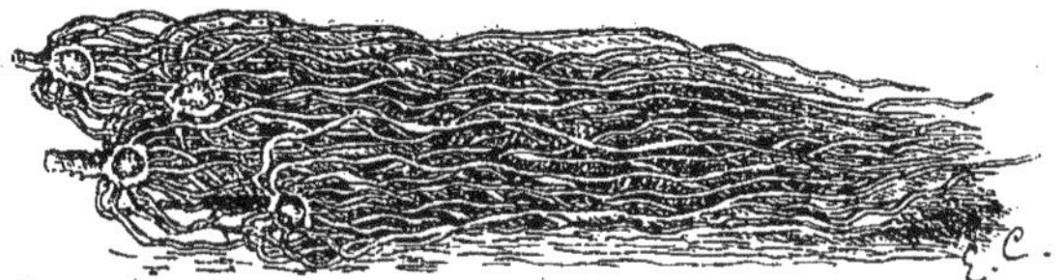

Fig. 138. — Salsepareille de la Vera-Cruz.

repliées sur elles-mêmes (fig. 138) ; leur surface extérieure est gris jaunâtre, profondément sillonnée. On observe dans la plupart des sillons des plaques de terre ou d'argile ; quand les racines ont été débarrassées de cette terre, elles présentent une teinte grise ou rougeâtre ; la plupart sont garnies de radicelles ; la section transversale de cette Salsepareille (fig. 139) est sinueuse, irrégulière ; la portion ligneuse est en général plus épaisse que la région corticale et plus développée aussi que la zone médullaire et présente des ponctuations d'autant plus larges qu'elles sont plus rapprochées du centre de la racine.

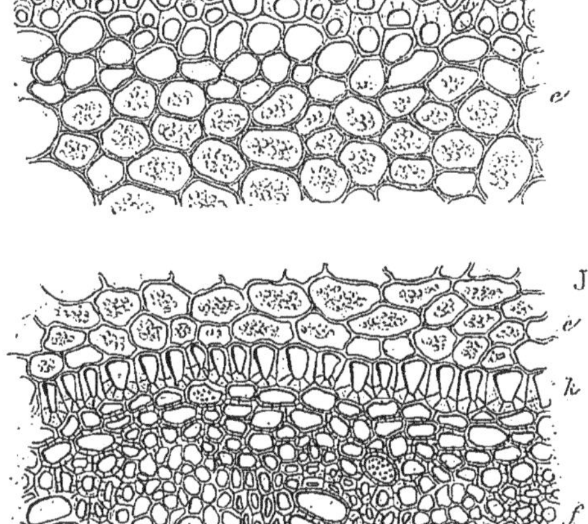

STRUCTURE MICROSCOPIQUE. —

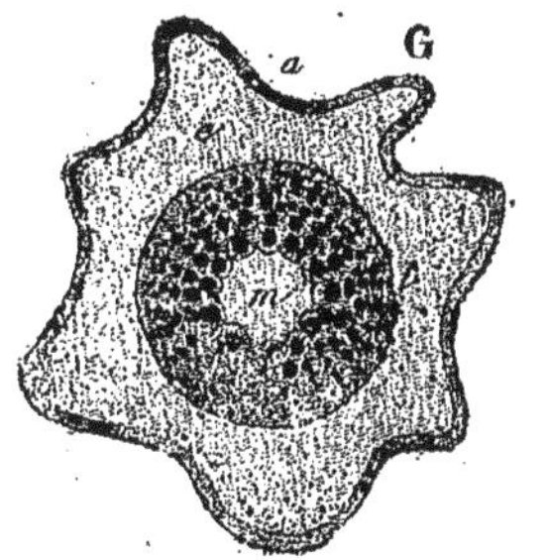

Fig. 139. — Coupe transversale d'une Salsepareille de la Vera-Cruz.

Fig. 140. — Salsepareille de la Vera-Cruz. Section transversale.

La section transversale (fig. 140) présente un épiblema composé de plusieurs rangées de cellules (*a*) caractérisées par l'épaississement considérable de leur paroi extérieure : le lumen de ces cellules est assez petit, arrondi et excentrique — un parenchyme cortical (*c*) à cellules arrondies, polyédriques, minces, inégales, renfermant une proportion assez minime d'amidon ; quelques-unes d'entre elles contiennent des cristaux en aiguilles ; — un endoderme (*k*) formé d'une rangée de cellules rarement cunéiformes, plus souvent rectangulaires, allongées radialement, à parois colorées en jaune. L'épaississement de ces parois n'est pas homogène ; il est plus fort du côté intérieur : le lumen de ces cellules est ordinairement triangulaire et le sommet est tourné vers le centre de la racine ; — le péricycle, formé de trois rangées de cellules tangentielles à parois épaisses — une zone ligneuse qui est assez développée et formée de vaisseaux rayés (*v*) d'autant plus larges qu'ils sont plus éloignés de la périphérie ; ils sont entourés de fibres ligneuses (*f*) à parois épaisses et canaliculées ; — la moelle (*m*) qui est peu développée et présente la même structure que le parenchyme cortical.

SALSEPAREILLE DE TAMPICO

Cette Salsepareille emprunte son nom au port de Tampico, d'où elle est exportée. Elle se rapproche beaucoup de la Salsepareille de la Vera-Cruz, cependant elle en diffère par son mode d'emballage ; les racines, repliées deux fois sur elles-mêmes de façon à former des petites bottes de 40 à 50 kilogrammes, n'enveloppent pas les tronçons de tiges, qui sont très courts.

La surface extérieure de cette racine est d'un gris pâle, et présente aussi, dans les sillons longitudinaux, des restes de terre glaise. Les racines sont rarement pourvues de radicules ; leur section transversale présente une teinte rosée.

D'après MM. Schleiden, Planchon et Van der Colme, la salsepareille de Tampico présente la plus grande ressemblance avec les meilleures sortes de la Vera-Cruz. Telle ne paraît pas être l'opinion d'Otto Berg ; car dans la figure reproduite dans son *Anatomischer Atlas* les cellules du parenchyme cortical sont très riches en amidon, et les cellules de l'endoderme présentent un lumen allongé, arrondi sur les angles, et des parois d'épaisseur à peu près homogène. Cauvet, qui a eu l'occasion d'examiner les sections microscopiques de cette Salsepareille, faites par Rodig de Hambourg, constate que les cellules de l'endoderme sont quadrilatérales, un peu radiales, minces en dehors, épaisses en dedans, munies d'un lumen plus arrondi et proportionnellement plus large que celui des mêmes cellules de l'espèce de la Vera-Cruz.

SALSEPAREILLE DE MANZANILLA

D'après Otto Berg, cette Salsepareille, qui est inconnue dans le commerce français, est exportée de la côte orientale du Mexique, presque en aussi grande quantité que la Salsepareille de la Vera-Cruz.

Description. — Les racines, longues de $1^{m},10$ à $1^{m},15$, sont attachées généralement à une souche assez épaisse, longue d'un demi-pied et surmontée d'un tronçon de tige épineuse, sensiblement hexagonale. Leur surface extérieure présente une teinte brun fauve. La section transversale a un contour assez irrégulier, rectiligne sur certains points, profondément sinueux sur d'autres. La portion corticale, dans les endroits où elle est limitée par un contour régulier, a sensiblement la même épaisseur que la portion ligneuse ; elle est beaucoup plus épaisse dans les points correspondant aux côtes ; elle est farineuse, cornée, et se sépare très facilement de la portion ligneuse. Les pores vasculaires sont très apparents et pénètrent jusque dans la portion médullaire.

Structure microscopique. — Épibléma formé de quatre à cinq rangées de cellules, dont la paroi externe est fortement épaissie, surtout dans les cellules des deux rangées les plus extérieures ; endoderme à cellules tangentielles, très épaisses en dedans, minces en dehors, dont le lumen est tantôt grand, large, arrondi, tantôt assez peu développé ; péricycle à cellules assez grandes, ovales, arrondies. Zone ligneuse épaisse, à vaisseaux assez larges, dont les plus internes sont parfois entourés de cellules parenchymateuses.

SALSEPAREILLE ROUGE

Origine. — Cette espèce de Salsepareille est exportée de la côte de Mosquito, à la Jamaïque. Elle est désignée et vendue en Allemagne sous le nom de **Salsepareille rouge** ou **Salsepareille de la Jamaïque**, mais elle est toute différente de la véritable *Salsepareille de la Jamaïque anglaise*.

Description. — Les racines de la Salsepareille rouge ont généralement une très belle apparence, sont dépourvues de terre et bien mondées ; elles sont très longues, mesurent souvent près de 2 mètres, et sont moins ridées longitudinalement que les racines de la Vera-Cruz ; rarement elles sont garnies de souches longues. Leur surface extérieure est d'une teinte rouge orangé ou jaunâtre, rouge vermillon ou brunâtre. La section transversale a une couleur rougeâtre pâle; elle est limitée par un contour assez irrégulier, comme la sorte de la Vera-Cruz ; la portion corticale, d'apparence farineuse, est environ trois fois plus épaisse que la zone ligneuse. La portion médullaire, qui offre la même apparence que la couche corticale, est traversée par quelques pores vasculaires. Cette racine, qui paraît être de nature hygrométrique, se laisse fendre plus facilement que les autres sortes commerciales. Sa saveur, d'abord mucilagineuse, laisse dans la bouche une certaine âcreté.

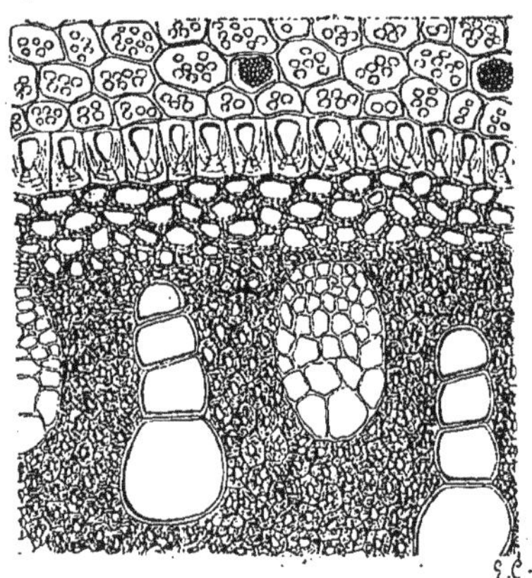

Fig. 141. — Salsepareille rouge.

Les différents auteurs qui ont étudié la structure anatomique des Salsepareilles ne s'accordent pas sur la nature et l'origine de la Salsepareille rouge. M. Schleiden la croit identique avec la Salsepareille de Tampico. MM. Otto Berg, Planchon et Carpentier la considèrent comme une espèce toute différente de la Salsepareille de la Vera-Cruz, et bien distincte par conséquent de la salsepareille de Tampico.

Structure microscopique (fig. 141). — Épibléma formé de deux à trois rangées de cellules arrondies extérieurement, ovales ou cunéiformes, à paroi interne fortement épaissie, striée et à lumen assez large, arrondi, rejeté du côté intérieur; cellules du parenchyme cortical tangentielles dans la partie la plus rapprochée de l'endoderme ; cellules de l'endoderme quadrilatérales, allongées radialement, présentant un lumen *triangulaire*, plus large que dans l'espèce de la Vera-Cruz.

SALSEPAREILLES DE L'AMÉRIQUE CENTRALE

SALSEPAREILLE DE HONDURAS

Origine. — La **Salsepareille de Honduras** est exportée de Belize et des autres ports de la baie de Honduras ; elle rentre dans la catégorie des salsepareilles farineuses de Pereira, et a été rapportée à tort par Guibourt au *S. Salsaparilla* L. Son origine n'est pas encore connue aujourd'hui.

Description. — Cette espèce commerciale ne présente pas toujours

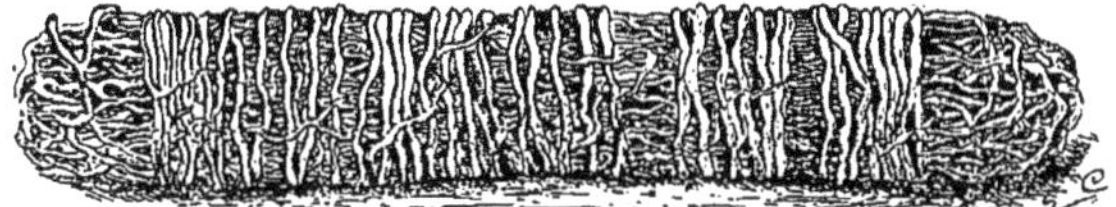

Fig. 142. — Salsepareille de Honduras.

des caractères extérieurs bien constants ; elle est tantôt munie, tantôt dépourvue de souches et de tronçons de tiges ; généralement elle arrive en paquets (fig. 142) longs de 75 centimètres et épais de 8 à 10 centimètres, disposés en forme d'écheveaux étroitement serrés, avec une racine enroulée plusieurs fois autour d'eux. Ces écheveaux sont réunis en balles au moyen de grandes pièces de cuir, placées aux deux extrémités et maintenues par des lanières de cuir renforcées de cercles en fer. Les racines présentent une teinte gris brunâtre, brun rougeâtre, quelquefois brun pâle ; elles sont tantôt profondément sillonnées, tantôt grosses,

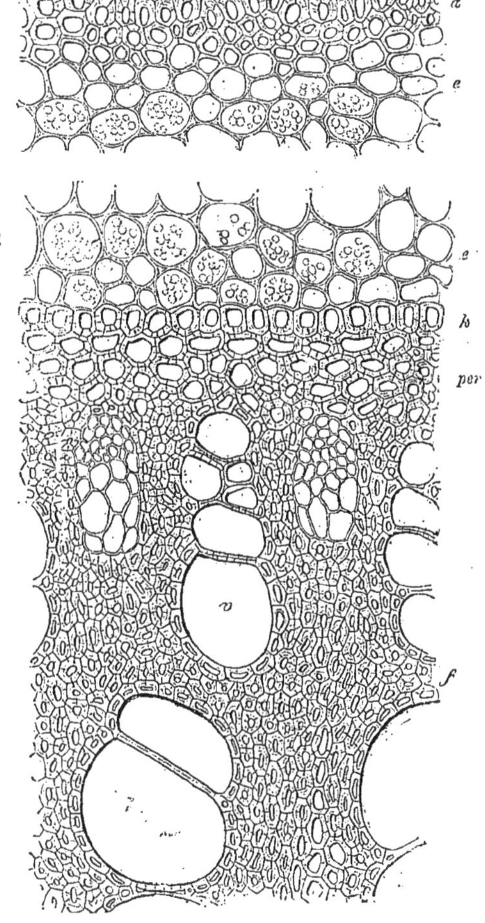

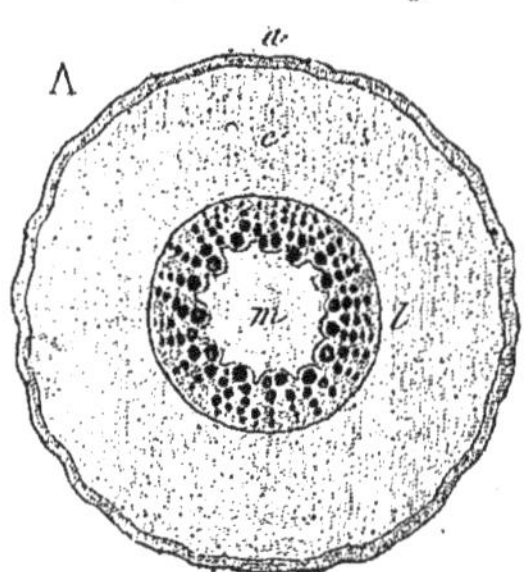

Fig. 143. — Salsepareille de Honduras.
Coupe transversale.

Fig. 144. — Salsepareille de Honduras.
Structure anatomique.

lisses et farineuses, ou cornées ; elles sont plus ou moins garnies de radicelles. La section transversale (fig. 143) de ces racines est aussi fort variable; la forme de leur contour dépend généralement de la quantité d'amidon qu'elles renferment; il est assez sinueux dans les racines maigres, et arrondi dans les racines grosses et lisses. La portion corticale n'est pas beaucoup plus épaisse que la zone ligneuse; celle-ci est toujours moins développée que la région médullaire dans laquelle on n'observe pas de pores vasculaires.

Structure microscopique (fig. 144). — Épibléma (*a*) souvent recouvert par des débris minces d'épiderme, et constitué par deux ou trois rangées de cellules, dont les plus extérieures, quoique épaissies sur leur paroi interne, ne présentent pas le développement considérable qu'on observe dans l'espèce de la Vera-Cruz. Endoderme (*k*) à cellules quadrilatérales, à peu près carrées, peu épaisses; quelques-unes de ces cellules sont allongées radialement ou cunéiformes; leur paroi extérieure est constamment plus mince que la paroi interne. Zone ligneuse peu épaisse. Vaisseaux (*v*) généralement réunis en faisceaux; les plus intérieurs atteignent souvent, dans chaque faisceau, de très grandes dimensions; fibres ligneuses, moins épaisses que dans la Salsepareille rouge. Moelle très développée et renfermant, comme la région corticale, une grande quantité d'amidon.

SALSEPAREILLE DE LA JAMAÏQUE ANGLAISE

Salsepareille rouge barbue.

Origine. — Cette sorte de Salsepareille, désignée encore dans le commerce sous le nom de **Salsepareille de la Jamaïque vraie,** jouit en Angleterre d'une grande réputation; elle est considérée comme le type des meilleures Salsepareilles et seule admise dans la pharmacopée anglaise. Elle n'est pas originaire de la Jamaïque, mais elle passe par cette île avant d'arriver de l'Amérique centrale en Angleterre. On la récolte, d'après M. Warsziwicz, sur la chaîne de montagnes, désignée sous le nom de Cordillère de Chirique, sur la côte de Mosquito à San Juan de Nicaragua, et dans la partie de l'isthme de Panama qui est la plus rapprochée de Costa-Rica. M. Pereira a rapporté la Salsepareille de la Jamaïque vraie au *S. officinalis* Kunth., mais aucune observation positive n'a pu confirmer cette origine.

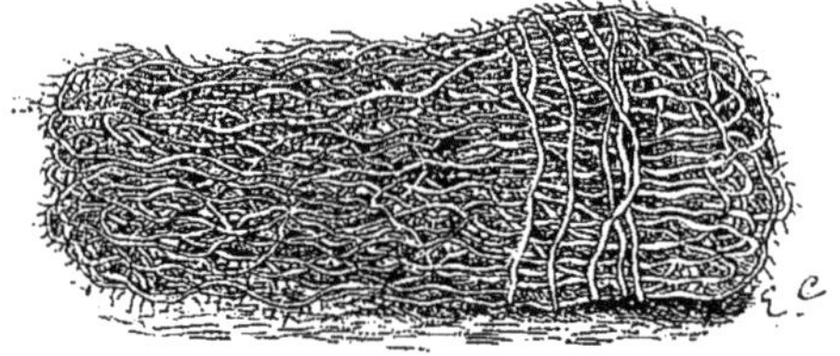

Fig. 145. — Salsepareille de la Jamaïque vraie.

DESCRIPTION. — La Salsepareille de la Jamaïque vraie arrive dans le commerce en bottes (fig. 145) mesurant 50 centimètres de longueur et 10 centimètres de diamètre, maintenues au moyen d'une racine de la même plante, enroulée plusieurs fois autour d'elles. Les racines, généralement dépourvues de rhizomes et de tronçons de tiges, sont longues, minces et garnies de radicelles ; elles sont assez profondément ridées et sillonnées longitudinalement. La surface extérieure est d'une couleur brune ou rouge orangé. Coupée transversalement, cette racine présente une teinte brun rougeâtre et une portion corticale à contours plus ou moins arrondis, selon qu'elle est plus ou moins riche en amidon. La portion ligneuse est relativement très développée, souvent rougeâtre, surtout dans sa partie la plus rapprochée de l'écorce. La région médullaire est féculente, blanche ou un peu rosée, généralement moins développée que la partie ligneuse.

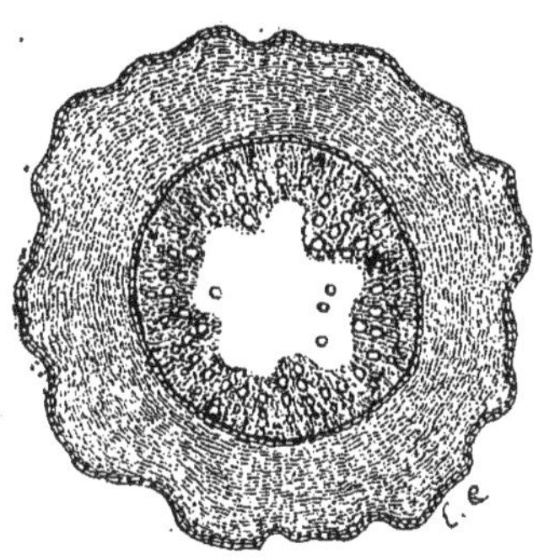

Fig. 146. — Coupe transversale d'une racine de salsepareille de la Jamaïque.

STRUCTURE MICROSCOPIQUE. — Épibléma formé de trois ou quatre rangées de cellules polyédriques, arrondies, assez régulières. Endoderme à cellules quadrilatérales, légèrement allongées dans le sens du rayon et dont les parois sont généralement d'épaisseur égale ou rarement plus minces du côté extérieur.

SALSEPAREILLES DE L'AMÉRIQUE DU SUD

SALSEPAREILLE DU BRÉSIL

ORIGINE. — La **Salsepareille du Brésil** est encore désignée dans le commerce sous les noms de *Salsepareille du Para*, de *Lisbonne* et *du Portugal*. Cette espèce commerciale vient du Para et de Maranham ; elle est récoltée sur les bords du fleuve des Amazones. Elle est rapportée par Schleiden aux *S. officinalis* Kunth, *S. syphilitica* Kunth, *S. papyracea* Poiret et *S. cordato, ovata* Richard.

Cette espèce arrive communément en bottes cylindriques (fig. 147) formées de racines coupées en morceaux de même longueur, parallèlement placées à côté les unes des autres et serrées par une liane. Les racines de cette sorte sont en général très minces, d'un rouge terne, devenu noirâtre par l'action de la fumée à laquelle on les a exposées pour les préserver des insectes. La section transversale présente une moelle blanchâtre beaucoup plus épaisse que la zone ligneuse qui est, elle-même, plus mince que la zone corticale.

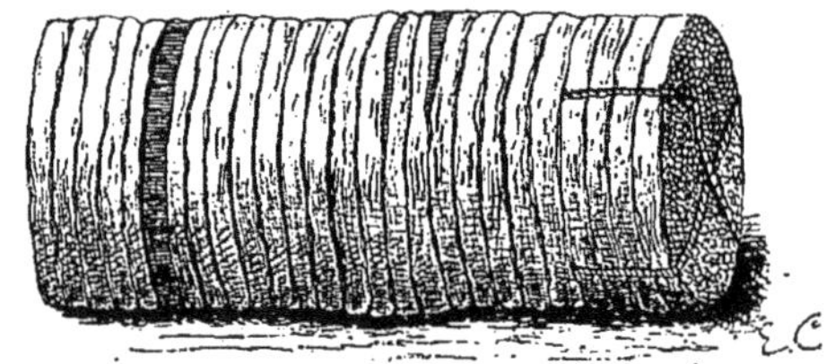
Fig. 147. — Salsepareille du Brésil.

Structure microscopique. — Les cellules de l'épibléma sont disposées sur deux ou trois rangs, allongées radialement et faiblement épaissies au dehors. Les cellules de l'endoderme sont, en général, quadrilatérales, un peu irrégulières dans leurs dimensions, étendues dans le sens du rayon, à parois latérales et internes également épaissies, à paroi externe mince; le lumen de ces cellules est sensiblement quadrangulaire, légèrement arrondi sur les angles.

SALSEPAREILLE DE LIMA

Primitivement on donna le nom de **Salsepareille de Lima** aux racines des *Smilax* exportées du port de Lima; mais, aujourd'hui, ce nom paraît s'appliquer à des racines diverses, présentant des caractères communs, et qui viennent de Costa Rica, de la mer des Caraïbes, de Guyaquil et de Valparaiso. Aussi cette espèce commerciale ne présente-t-elle pas de caractères bien définis. M. Pereira lui trouve la plus grande analogie avec les Salsepareilles de la Jamaïque et de la Vera-Cruz. M. Berg établit une distinction entre les Salsepareilles de Lima et celles de Costa Rica; mais, comme ces dernières proviennent d'endroits différents, Sainte-Marthe, Caracas, Savanille, il nous paraît difficile de distinguer nettement ces diverses racines. On les attribue généralement au *S. officinalis* Kunth.

Description. — Elles se présentent en bottes de 2 à 3 pieds de longueur et de 6 à 9 pouces d'épaisseur, du poids de 10 à 12 livres. Les racines qui ont à l'intérieur une teinte brune tirant quelquefois sur le rouge, sont munies de tiges quadrangulaires et de souches qui se trouvent dissimulées à l'intérieur des bottes; elles sont marquées de sillons plus larges que profonds et ne présentent que peu ou point de radicelles. Leur section transversale est caractérisée par la teinte rouge foncé, surtout dans la région corticale; cette zone a la même épaisseur que la zone ligneuse.

SALSEPAREILLE CARAQUE

La **Salsepareille Caraque** est une espèce commerciale récoltée dans la Nouvelle-Grenade et le Venezuela et qui est expédiée de la Guayra, port de Caracas, pour les États-Unis et l'Europe. Elle est attribuée au *S. officinalis* Kunth, ou au *S. syphilitica* Kunth.

Description. — Elle arrive dans le commerce en bottes du poids de 1,000 à 1,500 grammes, qui sont assujetties par quelques tours des plus

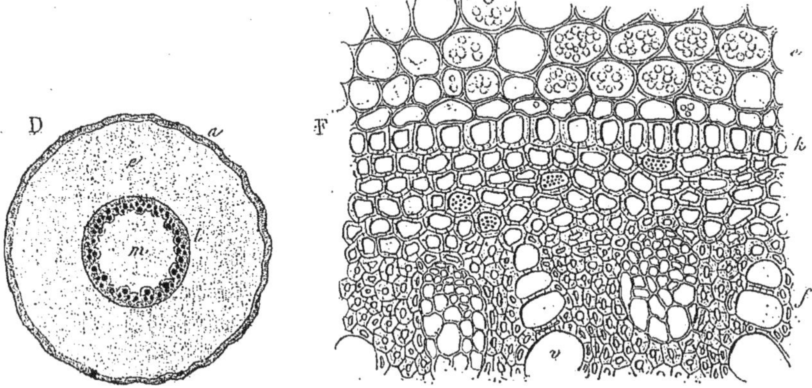

Fig. 148. — Salsepareille caraque. Coupe transversale.

Fig. 149. — Salsepareille caraque. Structure anatomique.

grosses racines et ensuite enveloppées dans un emballage de toile. Leur surface extérieure est propre, dépourvue de terre, très légèrement sillonnée, d'une couleur brun pâle ou brun rougeâtre. La section transversale présente un contour assez régulier, une portion corticale blanche ou blanc rosé, trois ou quatre fois plus épaisse que la couche ligneuse, qui se présente sous forme d'un cercle brunâtre assez étroit, entourant une moelle blanche, farineuse, assez développée. Elle possède une saveur mucilagineuse.

Structure anatomique. — Épibléma composé de trois rangées de cellules polyédriques à lumen assez large; les cellules de la rangée extérieure sont plus grandes que les autres, allongées radialement et ont leur paroi externe renforcée. Endoderme (fig. 149) formé d'une rangée de cellules quadrangulaires, très rarement cunéiformes, un peu allongées radialement ou tangentiellement, à parois d'épaisseur homogène.

SALSEPAREILLE DE GUAYAQUIL

Cette drogue arrive ordinairement empaquetée en grosses balles, qui ne sont pas formées de paquets distincts, souvent pourvue de souches et mélangée de fragments de la tige, qui est ronde et non épineuse. Les parties qui avoisinent le rhizome sont grêles et ont une écorce très mince, brune, peu riche en amidon et sillonnée peu profondément. La portion ligneuse est très développée. Les autres racines, plus abondantes, sont bien plus grosses, ont une teinte brune homogène et sont garnies d'un nombre assez considérable de radicules grêles; leur surface extérieure est presque lisse et ne présente qu'une petite quantité de sillons longitudinaux très peu profonds. La section transversale a un contour régulièrement arrondi; la portion corticale est assez épaisse et offre une coloration jaune ou jaune pâle; la portion ligneuse, moins développée que la portion corticale, est brune.

Structure microscopique. — Épibléma composé de trois à quatre rangées de cellules à parois épaisses, à lumen assez large. Endoderme formé d'une couche de cellules assez régulières, sensiblement quadrilatérales, ou pentagonales, allongées radialement, dont les parois un peu amincies du côté extérieur entourent un lumen allongé aussi dans le sens du rayon.

SALSEPAREILLE D'EUROPE

SALSEPAREILLE D'ITALIE

Origine. — Il n'existe dans l'Europe méridionale qu'une seule espèce de Smilax, c'est le *S. aspera* L., qui fournit la drogue désignée sous les noms de **Salsepareille d'Europe, Salsepareille d'Italie.** Cette espèce croît dans le Portugal, en Espagne, aux îles Baléares en Sardaigne, en Italie, en Sicile, dans la Carniole, en Illyrie, dans la Dalmatie, en Grèce, dans l'île de Candie, la Macédoine, la Thrace et la Syrie. On la rencontre aussi dans les départements méridionaux de la France.

Description. — La racine sèche du *S. aspera* L. se présente sous un aspect différent de celui qui caractérise les sortes commerciales exotiques. Les racines généralement dépourvues de leur épiderme, qui se détache avec la plus grande facilité, sont ridées peu profondément. La section transversale de ces racines ne présente ni la même disposition ni la même structure que les espèces précédemment décrites. La portion corticale est généralement peu épaisse, la portion ligneuse est aussi très peu développée, tandis que la portion centrale ou médullaire gonflée d'amidon, occupe une très grande surface. Aussi n'aperçoit-on pas sur cette section trois couches bien nettes ; la ligne qui sépare la couche corticale de la zone ligneuse est seule bien marquée.

Structure anatomique. — Épibléma constitué par une rangée de cellules assez régulières, pentagonales ou hexagonales, un peu allongées tangentiellement : quelques-unes de ces cellules sont terminées en poils tecteurs unicellulaires. — Parenchyme cortical à cellules irrégulières, polyédriques, riches en amidon. — Endoderme constitué par deux rangées de cellules qui se distinguent l'une de l'autre par la forme et la coloration de leurs éléments ; les cellules de la rangée extérieure, qui est double en certains points, sont peu allongées, presque cylindriques ; leurs parois qui ont une teinte jaune bistré sont très épaisses à l'intérieur et très minces à l'extérieur : ces cellules vues de face sont quatre fois aussi longues que larges. Les cellules de la rangée intérieure, encore beaucoup plus longues, ont des parois blanches et incolores, très épaisses en dedans, très minces au dehors et hexagonales. — Péricycle composé de cellules polygonales, à parois d'épaisseur homogène, non striées, et entourant un lumen assez large arrondi. — Zone ligneuse formée de vaisseaux groupés en files radiales et entourés de fibres à parois plus ou moins lignifiées. — Moelle très développée, riche en amidon, tantôt régulièrement entourée par un cercle ligneux, tantôt s'enfonçant plus ou moins profondément entre les faisceaux fibro-vasculaires.

SALSEPAREILLES DES COLONIES FRANÇAISES

Il existe dans le musée de l'Exposition permanente des colonies françaises un certain nombre d'échantillons de Salsepareille qui sont employées par les médecins indigènes et par les médecins de marine comme dépuratives et antisyphilitiques. Quelques-uns de ces produits offrent la plus grande ressemblance avec les Salsepareilles officinales, d'autres en diffèrent notablement.

Salsepareille de la Martinique. — La culture de cette espèce a été introduite au jardin botanique de Saint-Pierre par M. Bélanger qui la rapporte au *Smilax medica* Schl., mais l'observation de ses caractères anatomiques démontre qu'elle est toute différente de celle qui fournit la Salsepareille de la Vera-Cruz. Les cellules de l'épibléma sont munies de parois bien moins épaisses que dans cette dernière et leur lumen n'y est pas excentrique. L'endoderme est formé de cellules irrégulières dont les parois également épaisses entourent un lumen rétréci tantôt carré, tantôt triangulaire.

Salsepareille de la Réunion. Les cellules de l'épibléma ont un lumen assez large. L'endoderme est formé d'une ou de deux rangées de cellules affectant une forme pentagonale plus ou moins régulière, allongées tangentiellement, munies de parois d'épaisseur sensiblement égale.

Salsepareille de la Guyane. Cette drogue très abondamment répandue dans la région de l'Approuague n'offre aucune particularité anatomique bien distincte.

Quant à la *salsepareille du Sénégal* qui est connue sous le nom de *firbouki*, elle diffère notablement des salsepareilles officinales par l'ensemble de sa structure. L'épibléma est composé de 7 ou 8 rangées de cellules aplaties, tangentielles. Le parenchyme cortical vide d'amidon présente des cellules scléreuses groupées et munies de parois très épaisses et à lumen très rétréci. La zone ligneuse est très développée ; son contour interne est rarement net, plus souvent marqué de sinuosités profondes.

Parmi les Salsepareilles de provenance indéterminée qui ont apparu à diverses époques sur les marchés européens, il faut citer la *Salsepareille noirâtre* et la *Salsepareille ligneuse*.

La première se présente en bottes considérables formées de racines très longues, légèrement cannelées, d'une couleur brun noirâtre. Les souches garnies de quelques écailles jaunâtres sont très grosses, noires au dehors et blanches intérieurement.

La *Salsepareille ligneuse* n'offre pas de caractères bien constants. En général son écorce est très épaisse, féculente, creusée de sillons assez larges, mais peu profonds. La zone ligneuse, moins épaisse que l'écorce, offre une teinte brun foncé. La moelle envoie des prolongements entre les faisceaux ligneux.

Composition chimique. — Les racines de Salsepareille renferment de l'amidon, de la résine, de l'oxalate de chaux, une très faible proportion d'huile volatile, une matière noire extractive et un glucoside qui a été isolé par Pallota, de Naples, et désigné par les divers auteurs sous les noms de *parigline*, *salsaparilline*, *salseparine*, *smilacine*. Ce glucoside, qui se présente en cristaux aciculaires, incolores, inodores, de saveur âcre et persistante se dédouble au contact de l'acide sulfurique dilué en sucre et en *parigénine*.

Usages. — La Salsepareille est employée comme dépurative, antidartreuse et antisyphilitique. — Elle entre dans un grand nombre de préparations qui doivent leur efficacité surtout aux médicaments assez énergiques qu'on lui associe.

FAUSSES SALSEPAREILLES

Sous ce nom sont comprises les drogues qu'on a substituées à la véritable Salsepareille, soit dans un but de spéculation frauduleuse, soit pour utiliser des propriétés qu'on considérait comme analogues à celles de la Salsepareille. Au nombre de ces produits il faut citer : la **Salsepareille d'Allemagne** qui est fournie par le *Carex arenaria* L., la **Salsepareille fausse de l'Inde** qui est fournie par l'*Hemidesmus indicus* R. Brown, la **Salsepareille de Virginie** encore désignée sous les noms de *S. d'Amérique* et *S. du Canada*, qui n'est autre que la racine de l'*Aralia nudicaulis* L.

Les caractères du *Carex arenaria* L. ont été exposés précédemment. En décrivant les diverses drogues fournies par les familles des Asclépiadées et des Araliacées, nous aurons l'occasion d'insister sur les caractères qui distinguent les racines d'*Hemidesmus* et d'*Aralia*.

SQUINE

Racine de Chine.

Origine. — La **Squine** des pharmacies est la souche du *Smilax China* L., plante qui croît en Chine, au Japon, dans l'Inde orientale, et qui se rencontre aussi en Perse et sur les bords de la mer Caspienne.

Historique. — Son usage a été introduit en Europe vers 1535 par des Espagnols qui exaltèrent ses propriétés antigoutteuses ; jusqu'à la fin du xviie siècle, elle a été utilisée comme un succédané de la Salsepareille et actuellement elle est encore inscrite dans la plupart des pharmacopées.

Description. — Elle se présente en morceaux irréguliers, noueux, légèrement aplatis, mesurant 10 à 20 centimètres d'épaisseur, recouverts d'une écorce gris rougeâtre, un peu luisante, lisse dans quelques échantillons, plus ou moins ridée dans les autres. On observe sur la surface extérieure d'un grand nombre de morceaux des cicatrices nettes produites par l'ablation des racines et des tiges. A l'intérieur la Squine n'offre pas de fibres ligneuses apparentes : elle présente une couleur et une consistance variables ; tantôt elle est spongieuse, légère, d'un blanc rosé, et comme grenue, d'autres fois elle est pesante, très dure. Sur la section transversale on observe une zone subéreuse assez épaisse, qui recouvre une masse parenchymateuse grenue, plus pâle sur les bords que dans sa partie centrale. On n'y découvre pas d'endoderme comme dans les autres rhizomes de monocotylédones. — On y observe seulement un grand nombre de ponctuations qui sont plus nombreuses et plus grosses dans la partie centrale du tubercule que sur les bords. La Squine a une saveur peu sensible et farineuse. Son odeur est à peu près nulle.

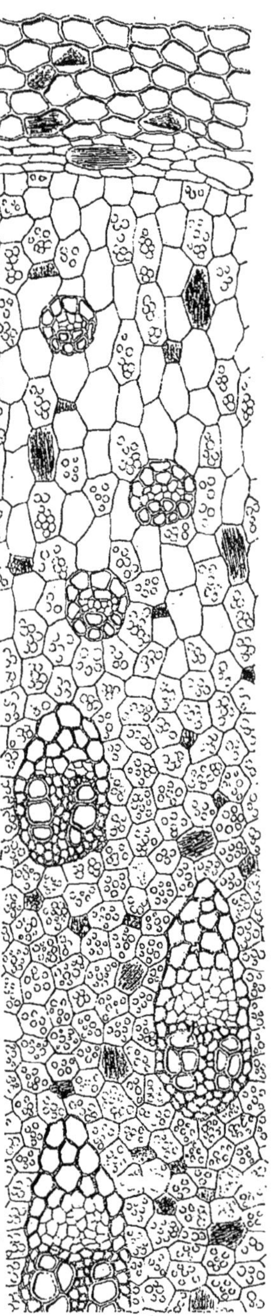

Fig. 150. — Rhizome de Squine.

Structure microscopique (fig. 150). — La zone subéreuse est très développée, formée dans sa partie extérieure de grosses cellules irrégulières, polygonales ou arrondies, à parois épaisses et colorées en jaune, et dans sa partie interne de 4 à 5 rangées de cellules tabulaires, aplaties, à parois très minces. Ces deux zones renferment de grandes cellules ovales dans lesquelles on observe des raphides agglomérées et disposées en forme de pinceau ou d'éventail. — Dans la partie extérieure seulement on voit quelques cellules plus petites renfermant une oléorésine brune. Sous ce suber existe un parenchyme qui dans sa région extérieure est formé de cellules très irrégulières, polygonales, généralement allongées dans la direction radiale. A quelque distance de la périphérie ce parenchyme devient plus dense; il est formé de cellules plus petites, sans direction bien déterminée. Ces deux zones d'aspect différent ne sont pas séparées nettement l'une de l'autre par un endoderme. La partie interne de ce rhizome ne se distingue pas seulement par la forme et la dimension de ses cellules; elle est encore caractérisée par l'abondance des corpuscules amylacés, la dimension considérable et la forme allongée des faisceaux fibro-vasculaires qui y sont répandus. Ce parenchyme renferme dans toute son épaisseur des cellules oléorésineuses plus petites que les autres et des raphides d'oxalate de chaux.

Substitutions. — Plusieurs espèces américaines fournissent de gros rhizomes tuberculeux qui ont été parfois substitués à la Squine d'Asie ; telles sont les *S. pseudo-quina* L. et *S. tamnoïdes* L., qui croissent aux Etats-Unis ; les *S. Japicanga* Grisb., le *S. syringoïdes* Gris. et le *S. brasiliensis* Spreng, qui croissent au Brésil.

Usages. — La racine de Squine est employée contre les rhumatismes et la syphilis.

RHIZOME DE PETIT HOUX

Racine de Fragon épineux.

Origine. — Le rhizome du **Petit Houx** est fourni par le *Ruscus aculeatus* L. (fig. 151), plante de l'Europe méridionale et centrale, remarquable par des rameaux aplatis (*cladodes*), qui ont l'apparence de feuilles rigides, piquantes à leur sommet.

Description. — La souche garnie de ses racines adventives se présente en fragments noueux, articulés, mesurant 5 à 10 centimètres de longueur et 7 à 8 millimètres d'épaisseur. La surface extérieure, qui est d'une teinte gris jaunâtre, présente un certain nombre d'anneaux frangés et assez rapprochés. Sur la surface supérieure, on observe des cicatrices arrondies déterminées par l'ablation des tiges ; les faces inférieure et latérales sont garnies d'un certain nombre de racines adventives pleines et ligneuses, mesurant 2 à 3 millimètres de diamètre et présentant la même teinte que la souche. Coupé transversalement, le rhizome montre une région corticale peu épaisse nettement séparée par une ligne très marquée du méditullium, qui présente un grand nombre de ponctuations très apparentes. Cette drogue a une saveur d'abord douceâtre, puis âcre et une odeur légèrement térébinthacée.

Structure microscopique (fig. 152). — Epibléma constitué par une rangée de cellules tabulaires aplaties, à parois peu épaisses et colorées en jaune ; écorce formée d'un parenchyme de cellules polygonales irrégulières ou arrondies, à parois assez épaisses ; quelques-unes de ces cellules contiennent des raphides d'oxalate de chaux. Endoderme formé dans les petites souches par une rangée de cellules rectangulaires à parois peu épaisses ; dans les gros rhizomes, cet endoderme est représenté par trois ou quatre rangées de cellules à parois épaisses et canaliculées ; zone ligneuse constituée par un parenchyme offrant la même structure que l'écorce et présentant un très grand nombre de faisceaux fibro-vasculaires arrondis, formés dans leur partie centrale

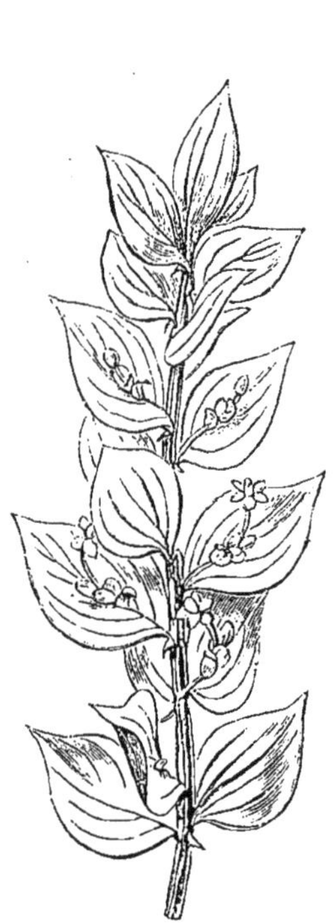

Fig. 151. — *Ruscus aculeatus* L.

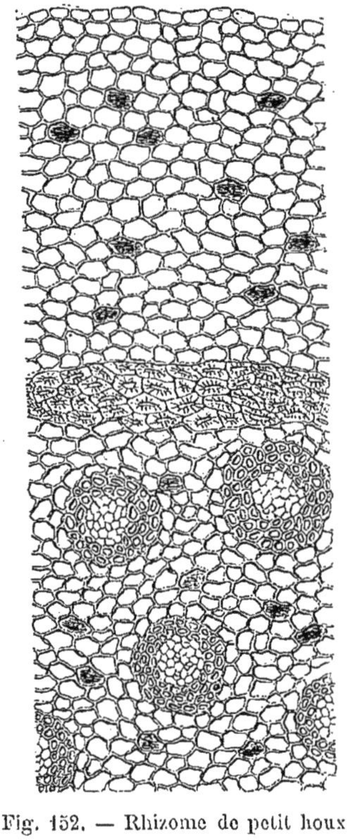

Fig. 152. — Rhizome de petit houx.

d'une couche de liber mou, qui est entouré par une gaine plus ou moins épaisse de fibres à parois épaisses.

La structure des racines rappelle celle de la racine d'Asperge.

Composition chimique. — Ce rhizome renferme une huile essentielle, une résine mal déterminée, des sels de potasse et de chaux.

Usages. — Il est employé comme diurétique et entre dans la préparation du sirop des cinq racines.

RACINE D'ASPERGE

Origine. — Cette drogue est fournie par l'*Asparagus officinalis* L., plante d'Europe, dont la culture s'est répandue dans presque tous nos jardins potagers à cause de ses turions, qui sont très recherchés comme aliment.

Description. — La **racine d'Asperge** des pharmacies est constituée par un paquet de radicules de la grosseur d'une plume d'oie, fort longues et adhérentes à un rhizome horizontal, mesurant 1 centimètre d'épaisseur et recouvert par de nombreuses écailles. Les radicules et le rhizome ont une teinte grise au dehors et sont blanches en dedans ; leur section transversale présente une couche subéreuse assez épaisse, brune, que recouvre une écorce flasque et constituée par un parenchyme lacuneux au-dessous duquel apparaît la zone ligneuse, qui est plus résistante, fibreuse et d'une teinte blanche. Pressée entre les doigts, l'écorce s'aplatit contre le méditullium. Ce caractère permet de reconnaître facilement la racine d'Asperge. La saveur de cette drogue est fade et douceâtre ; son odeur est nulle.

Structure anatomique. — La couche subéreuse a plusieurs rangées de cellules polygonales irrégulières, à parois faiblement épaissies et colorées en brun ; la zone corticale, assez développée, est formée dans la drogue desséchée d'un parenchyme lacuneux, dont les cellules arrondies ne contiennent pas d'amidon ; quelques-unes d'entre elles ont des cristaux aiguillés d'oxalate de chaux ; l'endoderme est constitué par une rangée de cellules tangentielles, à parois faiblement épaissies ; deux ou trois rangées de cellules appliquées contre l'endoderme représentent le péricycle et recouvrent la zone ligneuse formée d'un très grand nombre de vaisseaux assez larges, qui sont entourés par des fibres à parois faiblement épaissies. Cette zone ligneuse enferme la moelle, qui est peu développée.

Composition chimique. — La racine d'Asperge contient une substance résineuse jaune, de la mannite et de l'*asparagine*. Lippmann (1893) y a constaté la présence de la coniférine.

Usages. — Cette racine est employée comme diurétique. Elle entre dans la préparation du sirop des cinq racines. Les turions frais servent à la préparation d'un sirop, employé comme sédatif dans les affections du cœur.

MUGUET

Origine. — Le **Muguet de Mai** (*Convallaria maialis* L.) est une plante vivace qui croît spontanément dans les bois et dans les lieux ombragés de presque toute l'Europe. On utilise en pharmacie la plante entière, mais surtout les feuilles et les fleurs.

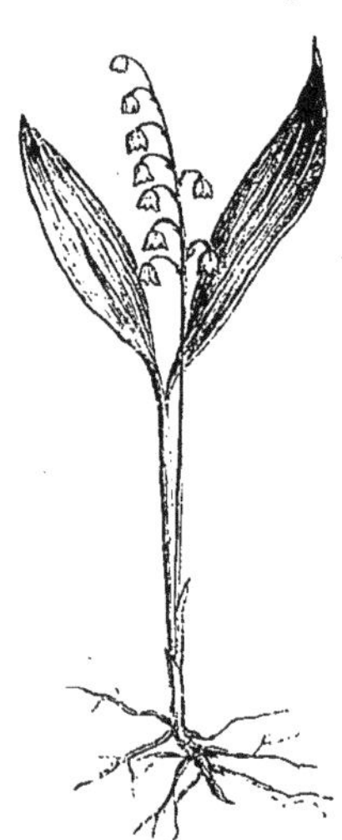
Fig. 153.
Convallaria maialis.

Description. — Sa tige ou hampe grêle, striée, haute de 15 à 20 centimètres, porte à son sommet une dizaine de petites fleurs. Les feuilles, au nombre de deux, sont radicales, amplexicaules, ovales lancéolées, parallélinerviées, entières, simples, atténuées à la base en une sorte de pétiole, de 5 à 6 centimètres de hauteur, et entourées de plusieurs gaines membraneuses. Les fleurs blanches, alternes, dirigées toutes du même côté, sont supportées par un pédoncule grêle, muni à sa base d'une bractée membraneuse. Le périanthe blanc, globuleux, campanulé, en forme de grelot, présente 6 lobes recourbés en dehors, courts, arrondis. Les étamines, au nombre de six, sont insérées à la base du limbe. Le style simple est surmonté d'un stigmate trigone. Le fruit est une baie sphérique tachetée avant sa maturité, puis rouge finalement, à trois loges monospermes.

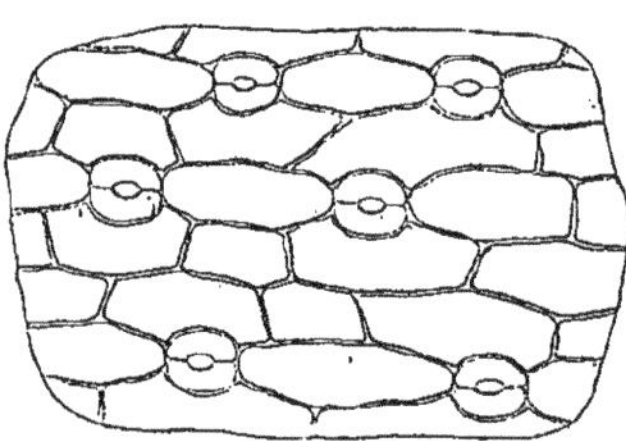
Fig. 154. — Feuille de muguet. Epiderme et stomates.

Les fleurs se récoltent au mois de mai, au moment où elles s'ouvrent; la racine se recueille en toute saison. A l'état sec, la fleur a perdu son odeur suave, mais conserve sa saveur, qui est amère et nauséeuse; elle est d'une conservation assez difficile et doit être desséchée à l'étuve.

Structure microscopique. — L'épiderme de la feuille est nu, garni sur ses deux faces de stomates. Il est formé d'une rangée de cellules rectangulaires qui, vues de face, sont polygonales, fort allongées et disposées en files parallèles. Les stomates affectent la même disposition; le mésophylle est homogène, formé de cellules arrondies. La nervure médiane, proéminente sur la face inférieure, est constituée par un tissu de cellules arrondies, lacuneux;

dans l'axe de cette nervure, apparaît un large faisceau vasculaire ovale ou elliptique qui, dans sa région interne, est formé de plusieurs groupes de vaisseaux entourés de cellules à parois épaisses, et qui, dans la région externe, est recouvert par un liber mou et un arc de péricycle dont les éléments sont notablement épaissis. De

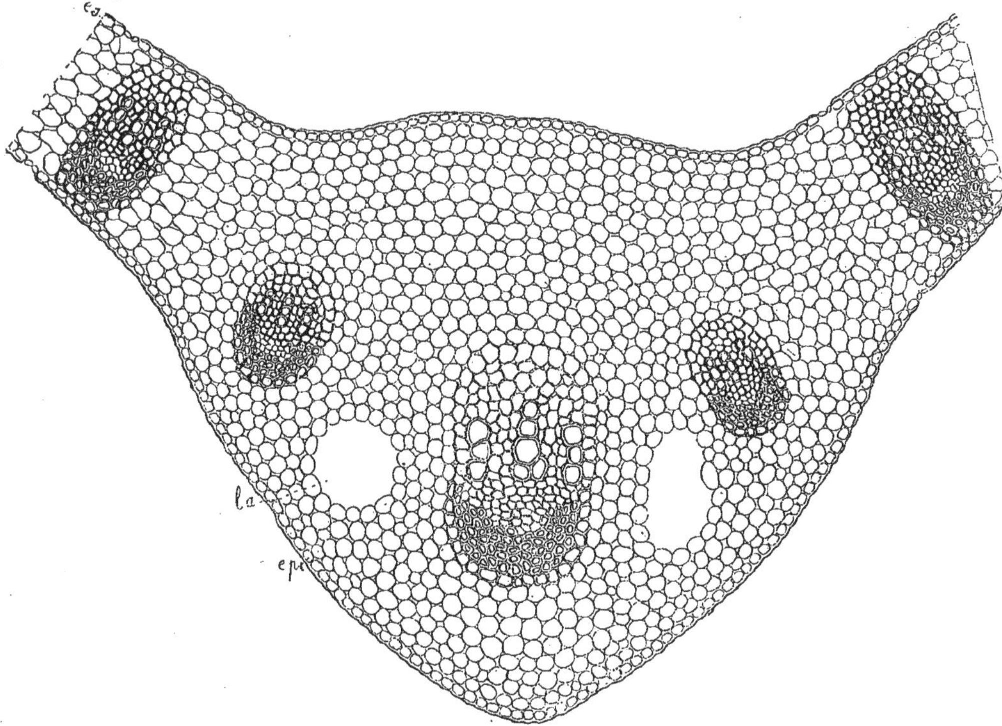

Fig. 155. — Feuille de muguet.
Nervure médiane.

chaque côté du faisceau principal, on observe dans la nervure médiane un petit faisceau peu développé. Le limbe présente un assez grand nombre de faisceaux qui s'étendent d'une face à l'autre de l'épiderme et représentent les nervures qui sillonnent parallèlement la feuille de Muguet.

Composition chimique. — Walz (1858) a retiré de cette plante deux glucosides : la *convallarine* et la *convallamarine*. — La convallarine cristallise en prismes rectangulaires droits, insolubles dans l'eau, très solubles dans l'alcool. Par l'ébullition avec les acides dilués, elle se dédouble en glucose et en *convallarétine*.

La *convallamarine* est très amère, avec un arrière-goût particulier; elle est très soluble dans l'eau et les alcools éthylique et méthylique, insoluble dans l'éther et le chloroforme. Traitée par les acides dilués et bouillants, elle donne du glucose et de la *convallamarétine*.

La convallarine siège dans les feuilles et les rhizomes, tandis que la convallamarine paraît résider dans les fleurs. La première agit comme purgatif drastique, la seconde exerce une action cardiaque énergique.

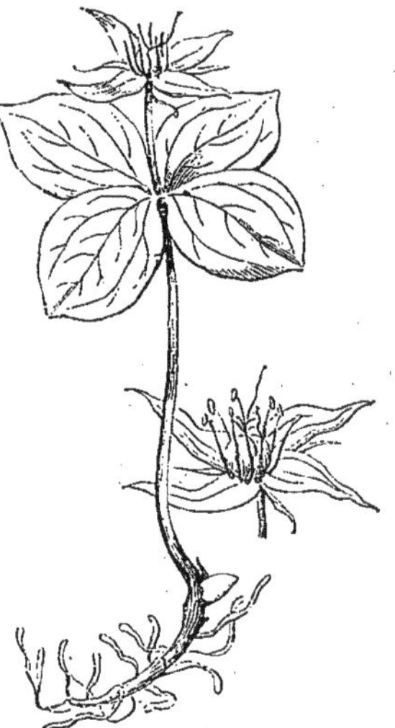

Fig. 156. — *Paris quadrifolia.*

Usages. — Le Muguet possède une action tonique sur le cœur dont il diminue les pulsations et régularise les battements. C'est un diurétique puissant, peut-être un peu infidèle, mais qui a l'avantage de ne pas provoquer de phénomènes toxiques. On emploie l'extrait préparé avec la plante entière.

Au nombre des espèces qui intéressent le plus spécialement le médecin, il faut citer : le **Dragonnier** (*Dracæna Draco* L.), dont le tronc laisse exsuder un suc résineux rouge, rangé parmi les espèces de *Sang-dragon* qui sont employées comme astringent; le *Cordyline australis* Endl., dont la racine charnue sert de nourriture aux indigènes de la Nouvelle-Zélande, qui l'utilisent encore pour préparer une boisson alcoolique recherchée comme antiscorbutique par les marins européens; le **Sceau de Salomon** (*Polygonatum vulgare* Desf.), dont la racine sucrée, mucilagineuse, était autrefois employée comme vulnéraire.

Les Paridées, qui se distinguent des Convallariées par leurs styles distincts, leurs ovules anatropes et leurs feuilles verticillées, n'en diffèrent pas moins par leurs propriétés physiologiques. Une des espèces les plus importantes de ce groupe, la **Parisette** (*Paris quadrifolia* L.) (fig. 156), se distingue par ses vertus narcotico-âcres; ses baies sont très toxiques et sa souche est purgative. Walz a retiré de ses feuilles deux glucosides : la *paridine* et la *paristyphine*. Aux Etats-Unis, on utilise comme diurétique et vomitive la racine du *Medeola Virginica* L., et comme émétique et emménagogue celle du *Trillium erectum* L.

COLCHICÉES

Les Colchicées ne se distinguent des Liliées que par la déhiscence septicide de leur capsule, leurs anthères extrorses et leurs styles distincts. Leurs organes souterrains sont tantôt des bulbes, tantôt des rhizomes.

Elles occupent une place importante dans la matière médicale ; elles sont en général âcres, drastiques et émétiques : aussi leur emploi exige-t-il une grande circonspection : elles sont principalement appliquées au traitement des affections goutteuses et rhumatismales ou utilisées comme parasiticides.

COLCHIQUE D'AUTOMNE

Origine botanique. — Le **Colchique d'automne** (*Colchicum autumnale* L.) croît dans les prairies et les pâturages de l'Europe moyenne et méridionale et en général dans les terrains humides qu'il émaille en automne de ses belles fleurs lilas. Il est très abondant en France, en Angleterre, en Italie, en Turquie, en Grèce, en Asie Mineure ; il croît à des altitudes très variées et dans les Alpes du Valais, il se rencontre à 1,600 mètres au-dessus du niveau de la mer.

Historique. — Les propriétés toxiques du Colchique étaient déjà connues à l'époque de Dioscoride et de Théophraste, mais leur activité et peut-être leur inconstance ont dû contribuer à retarder jusqu'au XVIIIe siècle l'emploi médical de cette drogue. Elle ne fut utilisée dans la thérapeutique qu'en 1763, époque à laquelle Störk fit connaître ses propriétés antigoutteuses et antihydropiques, qui la placent à côté de la Scille.

Bien que le principe actif de cette drogue se retrouve dans tous les organes de la plante, on n'utilise guère dans la thérapeutique que les bulbes, les semences, plus rarement les fleurs.

DÉVELOPPEMENT DU BULBE. — La végétation du colchique présente des particularités qui méritent d'être signalées :

Au moment où l'on récolte le bulbe de colchique, c'est-à-dire avant la floraison en juillet, le tubercule (*b*) est entouré de deux tuniques closes

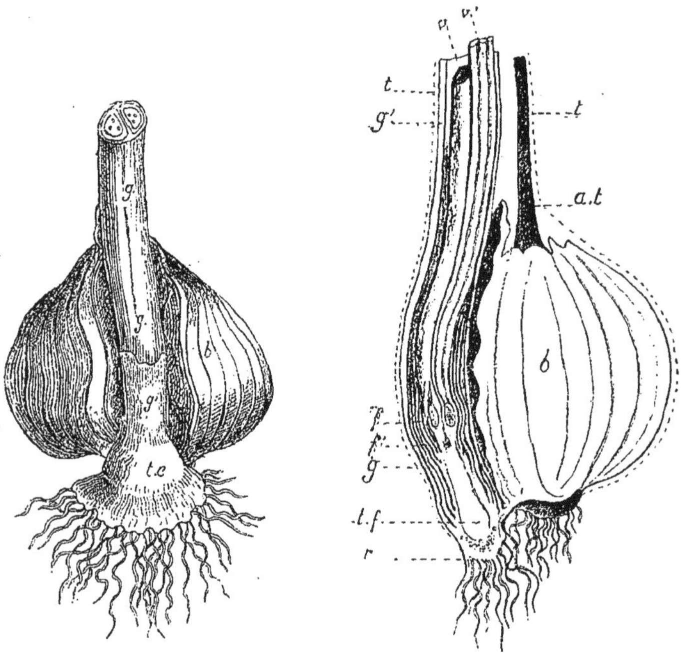

Fig. 157, 158. — Bulbes de colchique.

(*t*, fig. 158), brunes et scarieuses, qui se prolongent vers le haut en une gaine (*g*) entourant la tige florifère déjà en voie de croissance et de formation : cette tige florifère sort de la partie inférieure et ventrale du tubercule, se logeant dans une sorte de gouttière qu'elle s'est creusée sur cette face : elle porte dans sa portion inférieure trois gaines foliacées (*v.v'*) représentant les feuilles de l'année suivante dont deux enveloppent les hampes florales (*f.f'*). A la base de cette tige et du tubercule se trouvent des racines courtes, fines et sans ramifications (*r*) : vers les mois d'août et de septembre, pendant qu'elle émet ses hampes florifères, la tige prend un grand développement vers sa base au point de former une partie plus grosse et plus arrondie qui s'accroît de jour en jour ; en même temps deux petits bourgeons apparaissent sur ce renflement, l'un à l'aisselle de la gaine inférieure, et l'autre à l'aisselle de la gaine immédiatement supérieure. — En hiver et au printemps suivant, les fleurs ont donné chacune une capsule, et la gaine foliacée s'est développée en feuilles vertes, au centre desquelles on voit les fruits capsulaires. En même temps, la base de la tige a continué à se renfler en tubercule : le bourgeon latéral inférieur se développe en tige florifère, qui se fait une place à la face ventrale du nouveau tubercule ; le bourgeon supérieur dorsal reste sans développement (fig. 158 *bd*) ; enfin la tige fructifère ayant rempli ses fonctions se dessèche et, en se détachant du tubercule, laisse à son sommet une large cicatrice (fig. 159 *at*). Quant au tubercule de l'année précédente, il s'est vidé peu à peu en fournissant au développement des nouvelles formations et il finit par se détacher en laissant une cicatrice circulaire à la base du nouveau bulbe, qui le remplace et qui subira à son tour les mêmes phases. En somme, vers le mois de juillet, on se trouve en présence d'organes appartenant à deux générations : le tubercule, qui s'est gonflé de fécule dans le courant de l'année précédente, et qui est prêt à alimenter la tige florale et fructifère, qui naît latéralement, et qui, en grossissant donnera le bulbe de l'année suivante. Ce nouveau bulbe subira à son tour les mêmes phases de végétation que le précédent. — C'est donc en avril et mai que le bulbe de colchique atteint son maximum de grosseur ; à partir de ce moment il périclite à l'avantage du nouveau bulbe, qui va progresser peu à peu, puis émettre ses fleurs, qui apparaissent avant les feuilles.

Récolte. — La récolte du bulbe de colchique ne peut guère se faire qu'aux différentes époques de l'année où ce bulbe trahit sa présence par l'émergence des fleurs ou des feuilles, c'est-à-dire au printemps ou à l'automne : mais à ces deux époques il a déjà perdu de sa teneur en principe actif, et il s'ensuit des différences d'énergie très regrettables, variables avec la saison de la récolte, et qui entraînent l'inconstance de son action thérapeutique; c'est le mois d'août qui paraît le moment le plus convenable pour cette récolte : parce que c'est l'époque à laquelle le bulbe atteint son plus grand développement, parce qu'il n'a pas encore été épuisé par la production des fleurs, des fruits, des graines et des feuilles, parce que ses sucs sont plus abondants et plus riches en colchicine, et parce que son tissu est plus charnu et moins gorgé de grains d'amidon.

La dessiccation ne joue pas vis-à-vis du bulbe de colchique son rôle habituellement protecteur; car elle provoque l'altération de la colchicine et la transforme en principe à peu près inerte. — Il est absolument nécessaire que ce tubercule soit fraîchement récolté et employé à l'état récent dans les diverses préparations pharmaceutiques et malgré tous les soins apportés à sa récolte et à sa dessiccation, son énergie est assez variable et incertaine.

Description. — *Bulbe.* A l'état frais ce bulbe est conique et recouvert d'une tunique membraneuse, d'un brun clair, au-dessous de laquelle existe une deuxième enveloppe moins foncée et jaune; desséché (fig. 159) et conservé pour l'usage de la pharmacie, c'est un corps ovoïde, de la grosseur d'une châtaigne, dont la face plane est creusée dans le sens longitudinal d'une gouttière profonde, située sur la ligne médiane même de ce tubercule. La surface extérieure présente

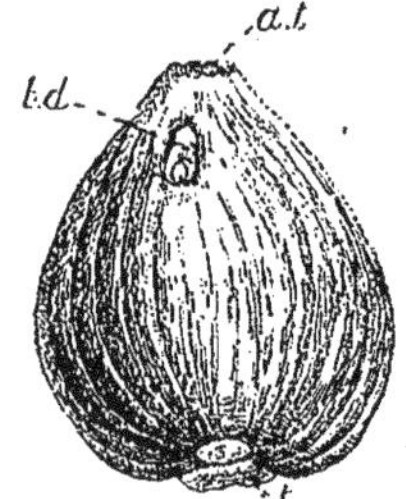

Fig. 159. — Bulbe de colchique entier.

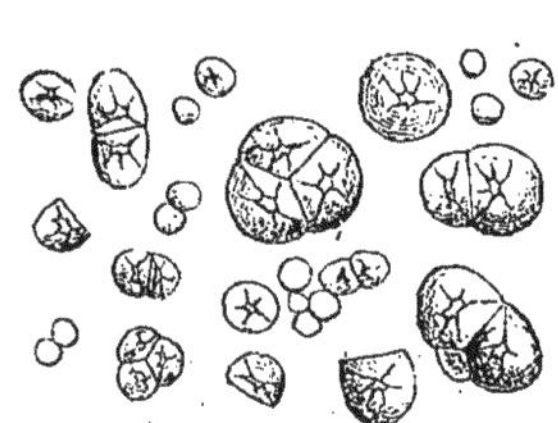

Fig. 161. Amidon de colchique.

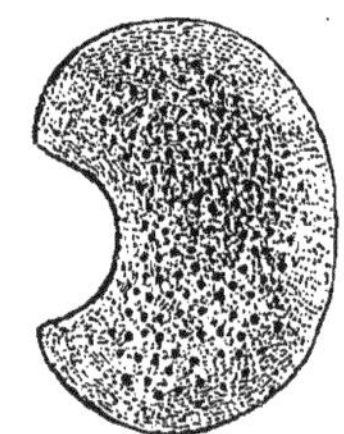

Fig. 160. Bulbe de colchique. Section transversale.

une teinte brune ocracée; elle présente des stries longitudinales, régulières, uniformes, convergentes de la base au sommet. A la base de la gouttière, on remarque une empreinte circulaire qui n'est autre chose que la trace d'insertion de la tige florifère qui prenait naissance à la partie inférieure du tubercule, se logeait dans cette gouttière et en sortait pour proéminer au delà du sommet.

Sur la face dorsale et opposée, à l'extrémité même de la pointe, on observe une cavité (*at*) au fond de laquelle un faible corps acuminé représente la base desséchée de l'ancienne tige, puis au-dessous de cette cavité, à droite ou à gauche, on distingue une empreinte (*bd*) indiquant un des deux bourgeons primordiaux nés au moment de la végétation; enfin à la base du tubercule, du côté dorsal et tout près des radicelles, se trouve une cicatrice arrondie qui indique le point d'attache de l'ancien bulbe avec le nouveau.

A l'état frais, le bulbe de colchique est charnu, homogène, laisse échapper par la pression un suc peu épais, amer, tenant en suspension des grains d'amidon : son odeur est un peu vireuse; sa saveur est âcre et mordicante. Souvent dans les pharmacies, il se présente en petites tranches horizontales de 2 ou 3 millimètres d'épaisseur. Ces tranches sont blanches, farineuses, inodores, cassantes et un peu spongieuses; même en les mâchant on perçoit à peine l'amertume de la plante fraîche; leur saveur est douceâtre, un peu mucilagineuse.

Caractères anatomiques. — La ligne brune qui limite extérieurement le bulbe de colchique est formée de cellules allongées tangentiellement et munies de parois épaisses. Le corps même du bulbe est formé de larges cellules polygonales ou arrondies, remplies d'amidon et entremêlées de faisceaux fibro-vasculaires. Dans leur ensemble ces faisceaux fibro-vasculaires sont ovales, et constitués par des trachées qui sont recouvertes par un liber et un péricycle mous. Les grains d'amidon sont caractéristiques. Leur dimension assez considérable atteint de 10 à 15 centièmes de millimètre; ils sont isolés ou réunis par groupes de deux à quatre. Isolés, ils sont arrondis et portent un hile très développé en étoile, dont les branches, généralement au nombre de trois ou quatre, atteignent les bords de la circonférence du grain. Quand ils sont réunis par deux ou quatre, les grains sont aplatis sur la surface de contact et on voit souvent les branches du hile se placer bout à bout d'un grain à l'autre. Ces grains de fécule ne présentent pas de stries concentriques (fig. 161).

Composition chimique. — Le Bulbe de Colchique renferme de la colchicine $C^{17} H^{23} Az O^{6}$, de l'amidon, 10 p. 100 de sucre, de la gomme, des corps gras, du tannin et des matières résineuses jaunâtres qui virent au rouge vif sous l'action des alcalis.

La colchicine est le principe actif des bulbes de Colchique. Découverte par Geiger et Hesse en 1833, ce principe a été obtenu à l'état cristallin par M. Houdé (1887). Les chimistes ne sont pas d'accord sur la fonction à lui attribuer ; les uns le considèrent comme un alcaloïde, d'autres veulent en faire un glucoside. Elle cristallise de ses solutions chloroformiques en se combinant avec une certaine quantité du dissolvant : les cristaux ainsi obtenus se dissolvent dans l'eau chaude avec mise en liberté du chloroforme. La colchicine cristallisée se présente en petits cristaux prismatiques, légèrement jaunâtres, inodores, et à saveur très amère qui persiste dans la gorge pendant plusieurs heures : elle est très soluble dans l'alcool à 90°, dans l'alcool à 60° et dans le chloroforme, et presque insoluble dans l'éther, la glycérine et l'eau. Elle s'administre à la dose de 4 à 6 milligrammes par jour.

Sous l'action de l'acide chlorhydrique elle se décompose et se dédouble en alcool méthylique et en *colchicéine :* sous l'action de l'acide azotique elle donne de l'*oxycolchicine*.

GRAINES DE COLCHIQUE

Description. — Les **Graines de Colchique** (fig. 162) sont globuleuses, d'un brun foncé et mesurent 2 millimètres de diamètre. Leur surface extérieure est grossièrement ponctuée, mate, marquée sur un des côtés d'un épaississement charnu placé autour de l'ombilic. Récentes, elles ont une teinte brun pâle qui se fonce par la dessiccation, en laissant exsuder une matière gluante, qui les rend adhérentes les unes aux autres quand on les presse dans la main. Elle sont inodores et possèdent une saveur amère, puis âcre. L'épisperme recouvre une amande grisâtre, constituée par un gros albumen et un petit embryon situé à l'extrémité opposée au hile et placé immédiatement sous les téguments.

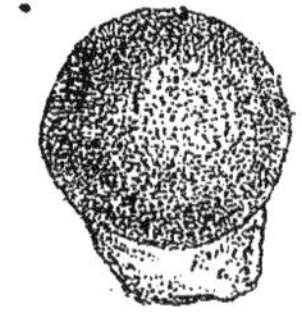

Fig. 162. Graine de colchique entière.

Les Semences de Colchique offrent bien plus de constance dans leurs effets physiologiques que les bulbes; aussi la médecine les préfère-t-elle à ces derniers. Il est toujours facile de les récolter au moment de leur maturité et elles offrent sur les bulbes l'avantage de pouvoir se conserver sans difficulté et sans chance d'altération.

Caractères anatomiques. — Le spermoderme (fig. 163) est formé de plusieurs couches de cellules irrégulières polygonales à parois ondulées, légèrement épaissies et colorées en brun. Ces cellules, qui sont en général allongées dans la direction tangentielle, ont des dimensions assez considérables dans les rangées extérieures ou superficielles. Celles qui constituent l'enveloppe interne de la graine sont aplaties, de forme rectangulaire.

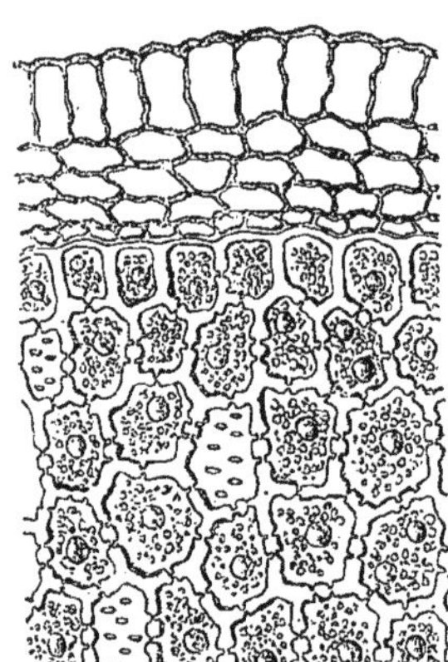
Fig. 163. Graine de colchique. Section transversale.

L'albumen est formé de cellules polygonales irrégulières à parois fort épaisses et munies de larges ponctuations, renfermant une matière granuleuse azotée et des gouttes d'huile très apparentes; on n'y voit pas trace d'amidon.

Composition chimique. — Elles contiennent de la colchicine, de l'acide gallique, du sucre cristallisable et 6 p. 100 d'huile grasse, qui non seulement contient la meilleure partie de la colchicine cristallisée, mais constitue la plus sûre garantie de sa conservation.

Usages. — Les Semences de Colchique sont employées principalement pour la préparation de la colchicine. Comme le bulbe elles sont employées en médecine contre la goutte et les affections rhumatismales.

FLEURS DE COLCHIQUE

Description. — Ces fleurs sont formées d'une portion inférieure longuement tubuleuse qui se dilate en périgone infundibuliforme, campanulé, à six divisions roses, oblongues, placées sur deux rangées. A la base de la partie dilatée se trouvent insérées trois étamines, et un peu au-dessus de la base, trois autres étamines plus longues, alternes avec les premières. Le limbe a une longueur de 3 à 4 centimètres; quant au tube il atteint dans la fleur vivante 7 à 8 centimètres. Ces fleurs sont très âcres. Récentes, elles ont une teinte lilas ; desséchées, elles sont d'un brun foncé et dégagent une odeur assez forte ; elles fermentent facilement. Sous l'influence de la dessiccation, elles perdent une notable proportion de leur principe actif ; aussi ne doivent-elles être employées qu'à l'état frais et servir à la préparation de médicaments qui n'exigent pas l'intervention d'une température un peu élevée.

Plus actives que les bulbes, les Fleurs de Colchique ne possèdent pas autant d'énergie que les semences; en effet, comme valeur pharmacologique elles représentent les deux tiers des semences et 4 ou 5 fois celle des bulbes.

HERMODACTE

Les **Tubercules d'Hermodacte** jouissaient autrefois d'une grande réputation médicale : ils ont été mis en usage par les Arabes. L'espèce qui les produit est originaire de Syrie et se rencontre en Égypte et dans l'Anatolie.

Description. — Le Tubercule d'Hermodacte est un corps tubéreux, cordiforme, à surfaces lisses, de la grosseur du Bulbe de Colchique; il est dépourvu de membranes enveloppantes et présente une face plane creusée dans toute sa longueur d'un profond sillon, au bas duquel on distingue une cicatrice indiquant le point d'attache de la tige florifère. L'autre face est convexe et présente à son sommet une profonde cavité qui est l'empreinte de l'ancienne tige; au-dessous de cette cavité et latéralement on voit une petite foliole, dernier vestige de l'avortement d'un des deux bourgeons primordiaux.

Ce tubercule est d'un blanc jaunâtre au dehors et d'un blanc pâle en dedans; sa saveur d'abord mucilagineuse devient âcre et amère.

L'examen microscopique, la présence de la colchicine dans ce bulbe démontrent clairement qu'il est fourni par une espèce de *Colchicum*, que J.-E. Planchon a cru pouvoir identifier avec le *Colchicum variegatum* L., la seule espèce dont les bulbes desséchés conservent une surface à peu près lisse, sans traces apparentes de rides et de stries longitudinales.

M. Houdé (1887) a constaté que le Tubercule d'Hermodacte contient une proportion de colchicine égale à celle des bulbes secs de colchique.

A la tribu des Vératrées se rattachent les *Uvularia* qui se distinguent des autres Colchicacées, autant par leurs propriétés physiologiques que par leurs caractères botaniques, qui les rapprochent des *Asparaginées*. Ce sont des plantes qui croissent dans le nouveau continent, en Chine, au Japon. La racine de l'*U. flava* Smith. est utilisée aux États-Unis, en gargarisme comme mucilagineuse et astringente. Les autochtones de l'Amérique septentrionale emploient la décoction des feuilles et de la racine de l'*U. grandiflora* Smit. contre la morsure du crotale.

RHIZOME D'ELLÉBORE BLANC

Origine. — L'**Ellébore blanc** (*Veratrum album* L.) est abondamment répandu dans les régions sous-alpines de l'Europe centrale et méridionale, dans les Pyrénées, les Cévennes, en Espagne, en Suisse et en Autriche. On le trouve aussi dans la Russie d'Europe et d'Asie, en Chine et au Japon.

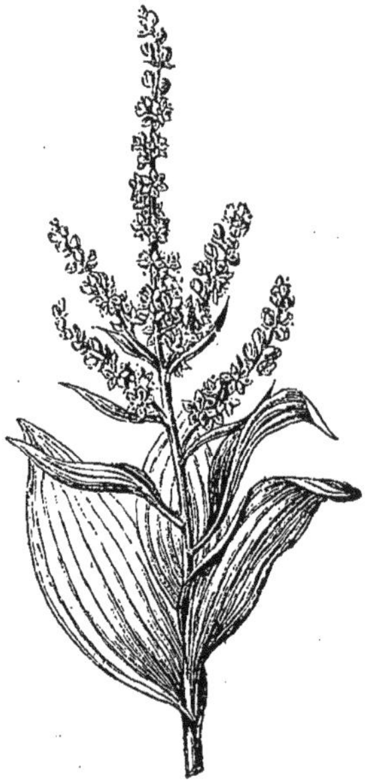

Fig. 164. — *Veratrum album.*

Description. — Ce rhizome se présente en gros morceaux cylindriques terminés en cônes très obtus à l'extrémité inférieure, couronnés à l'autre extrémité par la base d'un grand nombre de feuilles engainantes serrées les unes contre les autres et tout recouverts sur leur surface de nombreuses racines. La longueur des souches est de 6 à 9 centimètres et leur épaisseur en dehors des racines, de 2 à 2 centimètres et demi; les racines, longues de 10 à 15 centimètres, ont un diamètre moyen de 3 à 4 millimètres. La couleur générale est d'un brun fauve, tendant çà et là vers le rougeâtre et le noirâtre.

Sur la coupe transversale (fig. 165) le rhizome central montre, au-dessous d'une ligne brun noirâtre superficielle qui s'épaissit là où les radicules prennent naissance, deux zones assez distinctes séparées par une ligne jaune foncé à contour sinueux. Ces deux zones sont toutes deux de couleur blanc grisâtre ; la plus extérieure ou zone corticale a une épaisseur qui atteint à peine le quart du rayon total, elle est marquée d'un petit nombre de points jaunâtres qui représentent les faisceaux fibro-vasculaires et de cicatrices ovales représentant la section des racines. Le cercle central montre un nombre beaucoup plus considérable de petites taches arrondies ou oblongues représentant des faisceaux fibro-vasculaires coupés plus ou moins obliquement. Ces taches sont d'autant plus rapprochées qu'elles sont plus extérieures.

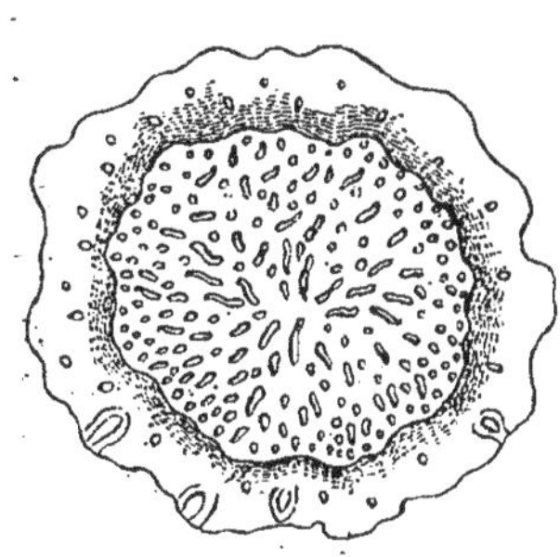

Fig. 165.
Rhizome d'Ellébore blanc.
Section transversale.

Le rhizome d'ellébore blanc a une saveur amère, âcre, irritante et brûlante ; réduit en poudre, il provoque l'éternuement.

Structure microscopique. — 1° *Rhizome* (fig. 166). La ligne superficielle brun noirâtre qui limite extérieurement le rhizome est constituée par plusieurs rangées de cellules polygonales dont les parois sont faiblement épaissies et colorées en brun. La région corticale est formée d'un parenchyme assez dense dans sa partie extérieure, et plus lâche dans sa partie interne, où les cellules sont plus larges et moins régulièrement disposées. Dans l'épaisseur de ce parenchyme on observe quelques faisceaux fibro-vasculaires, et des cellules cristalligènes. Les faisceaux fibro-vasculaires sont arrondis ou ovales, dépourvus de fibres lignifiées ; les cellules cristalligènes contiennent des cristaux aiguillés d'oxalate de chaux, qui apparaissent sous forme de pinceaux ou sous forme pulvérulente, selon qu'ils sont vus dans le sens longitudinal ou qu'ils ont été coupés transversalement.

L'endoderme qui sépare le bois de l'écorce est constitué par une et quelquefois par deux rangées de cellules, dont les parois ponctuées s'épaississent sur les faces interne et latérales.

Le méditullium ligneux est constitué par un parenchyme de cellules polyédriques dans lequel on observe de nombreux faisceaux fibro-vasculaires arrondis ou ovales selon qu'ils ont été coupés plus ou

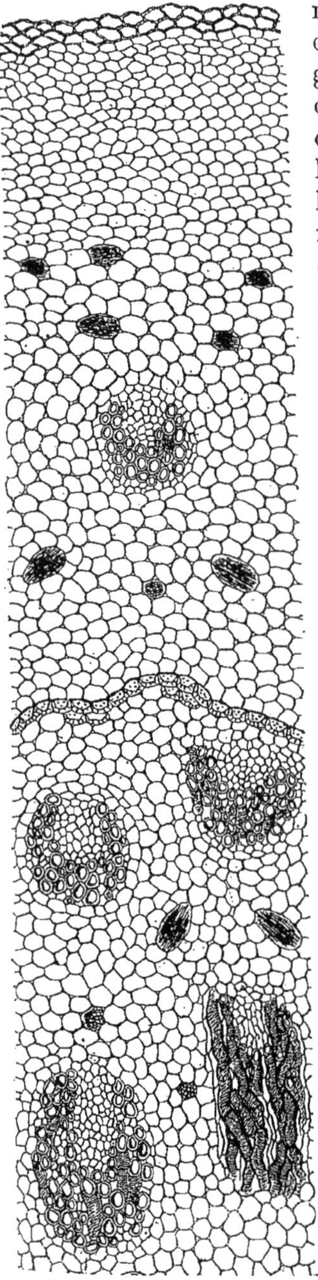

Fig. 166. — Ellébore blanc. Structure du rhizome.

moins obliquement. Ces faisceaux sont, en général, ouverts et formés de vaisseaux groupés en forme d'arc plus ou moins épais, dont la cavité est occupée par des cellules libériennes à parois minces. Dans les faisceaux coupés obliquement, les vaisseaux s'entre-croisent en différents sens et forment des traînées plus ou moins sinueuses et plus ou moins longues. Les cellules du parenchyme cortical et celles du méditullium renferment de l'amidon en notable proportion ; toutefois, ce principe est plus abondant dans la couche extérieure du parenchyme cortical.

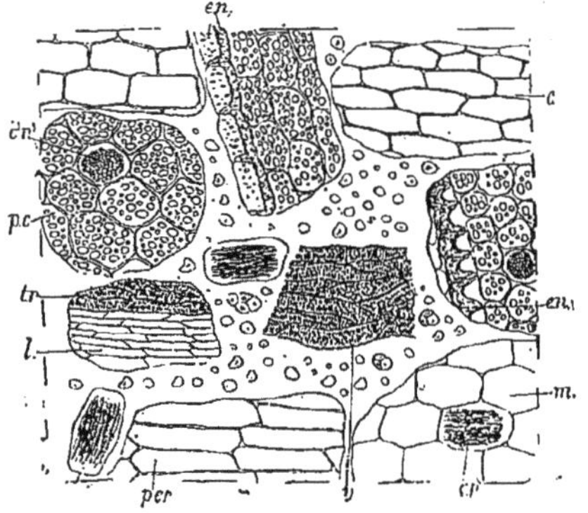

Fig. 167. — Poudre d'ellébore blanc.

e, épibléma. — *pc*, parenchyme cortical. — *en*, endoderme. — *cr*, cristaux. — *v*, vaisseaux. — *tr*, trachées. — *l*, liber. — *per*, péricycle.

2° *Racines* (fig. 168). — Les racines qui se détachent du rhizome ont une structure toute différente. La ligne brune qui les limite extérieurement est très sinueuse, formée de cellules à parois épaisses et jaunes. La région corticale est très développée et consiste en un parenchyme qui se déchire facilement dans le sens de la longueur de la racine. Ce parenchyme est formé de cellules très irrégulières, à parois sinueuses ou ondulées. Quelques-unes de ces cellules contiennent des raphides d'oxalate de chaux; les autres renferment des corpuscules amylacés. L'endoderme est plus ou moins ondulé; il est formé d'une seule rangée de cellules cubiques, qui sont rendues très apparentes par l'épaississement très notable de leurs parois interne et latérales. Le bois est

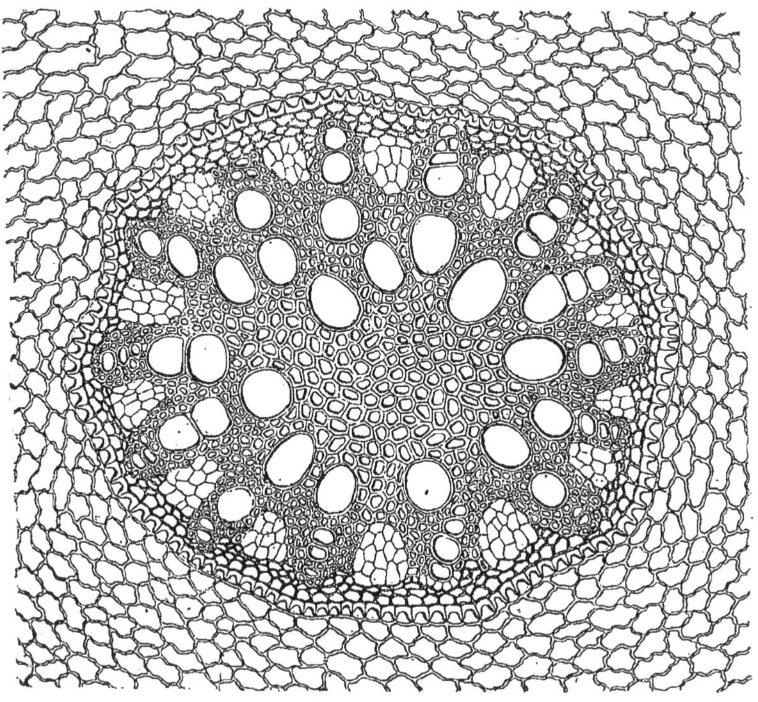

Fig. 168. — Ellébore blanc.
Section transversale de la racine.

limité extérieurement par une ou deux rangées de cellules irrégulières, à parois peu épaisses. En dedans de ce péricycle et appliqués contre lui se trouvent les faisceaux conducteurs qui sont de deux sortes; les uns (faisceaux ligneux) sont formés de vaisseaux disposés en files radiales et d'autant plus larges qu'ils sont plus rapprochés du centre; les autres (faisceaux libériens) alternent avec les premiers et sont disposés en îlots de cellules à parois minces, rendus très apparents dans la masse de tissu fibreux qui entoure les vaisseaux et s'étend jusqu'au centre même des racines.

Composition chimique. — Pelletier et Caventou (1819) ont retiré du rhizome d'Ellébore blanc un alcaloïde qu'ils crurent pouvoir identifier avec la vératrine retirée par Meissner de la Cévadille ; mais Dragendorff a démontré que cet alcaloïde n'existe pas dans ce rhizome. En 1837, Simon en retira un alcaloïde auquel il donna le nom de *jervine*. En 1872, Weppen y constata la présence de l'acide jervique et d'un principe amer, amorphe, déliquescent, qu'il désigna sous le nom de *veratramarine*.

L'analyse de ce rhizome a été reprise, en 1879, par MM. Wright et Luff, qui en ont retiré de la *jervine*, de la *pseudo-jervine*, de la *rubijervine*, de la *vératralbine* et très peu de *vératrine*. M. Pehkschen, de Saint-Pétersbourg (*Pharmac. Zeitsch. für Russland*, XXIX, 1890, p. 339) n'a pu isoler de l'Ellébore blanc que trois alcaloïdes : la *veratroïdine*, la *pseudo-jervine* et la *jervine*. Il a démontré ensuite que la proportion d'alcaloïdes est bien plus considérable dans la plante sauvage que dans la plante cultivée.

M. Salzberger (1891) a publié sur cette drogue un travail qui confirme les résultats obtenus par Wright et Luff. Les désaccords qui existent, quant au nombre des alcaloïdes différents contenus dans ce rhizome, tiennent probablement à ce que ces divers chimistes n'ont pas employé le même mode opératoire. Ce qui justifierait cette appréciation, c'est que M. Salzberger, qui a effectué deux séries de recherches, en employant pour chacune une méthode particulière, n'a pas isolé les mêmes alcaloïdes dans les deux cas. Par le procédé à la baryte, il a séparé de la *jervine*, de la *rubijervine*, et un alcaloïde non encore signalé : la *protovératridine;* par le procédé à l'acide métaphosphorique, il a obtenu de la *pseudojervine*, un alcaloïde qu'il nomme *protovératrine*, qui paraît être la *vératroïdine* purifiée et de petites quantités de *jervine* et de *rubijervine*. M. Salzberger n'a pas isolé de *vératrine* de la racine d'ellébore blanc, mais il pense que cette racine contient d'autres alcaloïdes que ceux qu'il a séparés (*Arch. der Pharm.*, XXVIII, p. 462, 1890).

Usages. — L'Ellébore blanc agit comme éméto-cathartique, contro-stimulant, sialagogue et sédatif de la sensibilité. On l'a employé comme sternutatoire, émétique, purgatif, antispasmodique, dans la goutte, les maladies de la peau, les affections du système nerveux, la congestion cérébrale. On emploie de préférence actuellement le *Veratrum viride* Ait.

VERATRUM VIRIDE

Le *V. viride* Ait. (*V. parviflorum* Bong., *V. Escholtzii* Gr.) est une espèce américaine, qui croît dans le nord des États-Unis, où elle est connue sous le nom d'*Indian poke*. Elle diffère bien peu de l'espèce précédente. Ses feuilles sont un peu plus étroites, ses fleurs sont vertes, à segments obovales, lancéolés, plus foncés à la base.

Description. — Le rhizome, inscrit dans la pharmacopée américaine, est obconique, simple ou divisé, mesurant 5 à 8 centimètres de longueur et 4 à 5 centimètres d'épaisseur. La surface extérieure est d'un gris noirâtre ; elle présente de nombreuses racines d'un brun jaunâtre, de 10 à 15 centimètres de longueur sur 2 millimètres d'épaisseur. Ce rhizome est inodore, d'une saveur âcre et amère; sa poudre est fortement sternutatoire. Sa section transversale présente les mêmes caractères que ceux qui distinguent l'espèce précédente.

Il peut se présenter sous trois états différents : tantôt il est coupé longitudinalement en quartiers dans sa longueur, ou transversalement; il est couvert de nombreuses racines d'un brun pâle, pourvues au niveau de leurs extrémités de radicules fibreuses et grêles; tantôt le rhizome et les racines sont comprimés en masses solides, rectangulaires, de 25 millimètres d'épaisseur; tantôt enfin, le rhizome, dépourvu de ses racines, est coupé transversalement et se présente en disques blanchâtres, chamois ou brunâtres, mesurant 15 à 20 millimètres et profondément ridés par la dessiccation.

Structure anatomique. — Dans son ensemble, la structure anatomique du *V. viride* Ait. rappelle exactement celle du *V. album* L.

Composition chimique. — D'après Wright et Luff, le *Veratum viride* Ait. renfermerait surtout de la jervine et de la cévadine $C^{64}H^{49}AzO^{18}$. La pseudojervine, la rubijervine, la vératrine et la vératralbine ne s'y trouveraient qu'en faibles proportions.

Usages. — Ce rhizome est employé comme sternutatoire, émétique, purgatif et antispasmodique, à la dose de 6 à 12 centigrammes.

CÉVADILLE

Origine. — La **Cévadille** est le fruit du *Schœnocaulon officinale* Asa Gr. (*Asagræa officinalis* Lindl., *Sabadilla officinarum* Brand.), plante bulbeuse qui croît au Mexique, dans les prairies montueuses et sur les bords de la mer, ainsi que dans le Guatemala et le Venezuela. On la cultive à la Vera-Cruz, à Alvarada et Tlacatalpa.

Historique. — Introduite en Europe comme parasiticide, vers le milieu du siècle dernier, la Cévadille n'a acquis une certaine importance que depuis les applications de la vératrine à la thérapeutique.

Description. — Tel qu'il nous arrive, le fruit de la Cévadille est une capsule sèche formée de trois carpelles réunis par leur partie inférieure et libres par le haut. Ces carpelles ont une longueur de 1 1/2 à 2 centimètres environ ; ils sont membraneux, minces, de couleur gris jaune. A leur base, se voient d'ordinaire les traces desséchées du périgone à six divisions et des six étamines. Les carpelles s'ouvrent par la suture ventrale dans leur moitié supérieure et laissent voir un petit nombre de semences d'un brun noirâtre, luisantes, anguleuses, marquées d'un sillon à la base, allongées, pointues vers le haut, dont les dimensions sont, en moyenne, de 9 millimètres de long sur 2 millimètres de large (fig. 169).

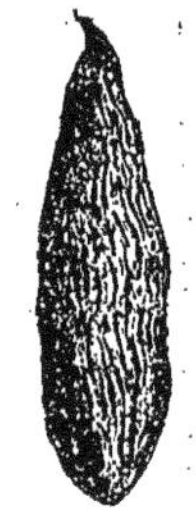

Le péricarpe du fruit n'a pas d'action marquée et, par conséquent, n'a qu'un intérêt médiocre. Ce sont les graines qui donnent à la substance toute son activité. Aussi, depuis quelque temps, nous arrivent-elles séparées de leurs enveloppes. Elles sont formées d'un épisperme assez ferme, de couleur foncée, strié longitudinalement et d'un albumen charnu et huileux, à la base duquel se trouve un petit embryon. Ces semences ont une saveur très âcre et très amère; leur odeur est presque nulle; réduites en poudre, elles provoquent de suite l'éternuement.

Fig. 169. Semence de Cévadille.

Structure microscopique (fig. 170-171). — La Graine de Cévadille a un épisperme composé de trois tuniques superposées : la tunique externe (*te*) est formée d'une rangée de grandes cellules cubiques, allongées radialement, dont les parois interne et latérales sont ondulées, minces, tandis que la paroi extérieure est recouverte par une cuticule très épaisse. Vues de face, ces cellules sont fusiformes, allongées, colorées en brun. La tunique moyenne (*tm*) est formée de trois à quatre rangées de cellules tangentielles, irrégulières, dont les parois sont faiblement épaissies et colorées en brun; l'enveloppe interne (*ti*) est formée d'une rangée de cellules rectangulaires, dont les parois sont colorées en jaune verdâtre. L'albumen (*a*) est corné et constitué par des cellules polygonales, irrégulières, qui, dans leur ensemble, sont disposées en files radiales. Ces cellules sont nettement caractérisées par leurs parois très épaisses et marquées de ponctuations très apparentes; elles contiennent une matière granuleuse azotée et des gouttelettes huileuses bien apparentes.

Composition chimique. — Meissner (1818) a retiré de la cévadille un alcaloïde qu'il a désigné sous le nom de *vératrine* et qui a été obtenu à l'état cristallisé, par Merck, en 1855. La Vératrine $C^{32}H^{49}AzO^{9}$ se présente en poudre blanc grisâtre, amorphe, à saveur brûlante, provoquant l'éternuement, insoluble dans l'eau, soluble dans l'alcool, l'éther et la glycérine. Elle s'administre à la dose de 2 à 5 milligr. par jour. En 1835, Couerbe a constaté dans cette graine la présence d'un second alcaloïde cristallisable, la *sabadilline*. En 1871, Weigelin en a isolé un nouvel alcaloïde qu'il a désigné sous le nom de *sabatrine*.

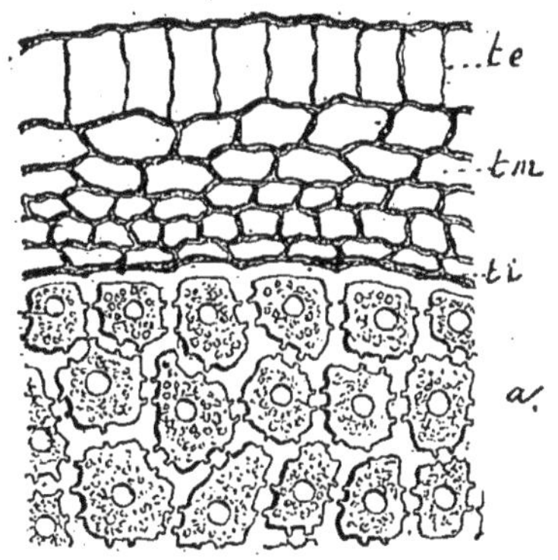

Fig. 170. — Graine de cévadille. Section transversale.

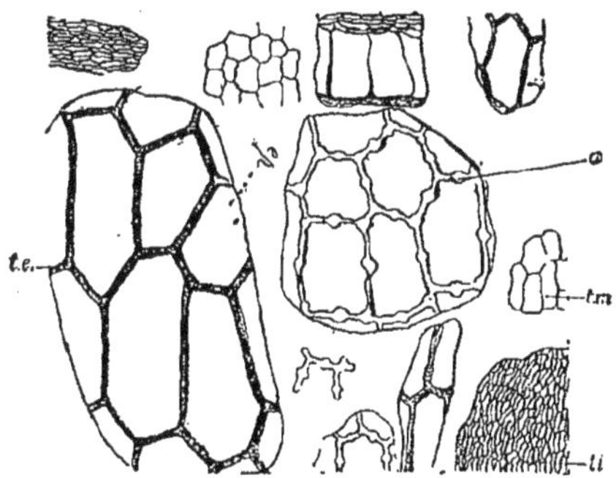

Fig. 171. — Poudre de cévadille.
te. tégument extérieur. — *tm*, tégument moyen, — *ti*, tégument interne. — *a*, cellules bosselées de l'albumen.

Indépendamment de ces trois alcaloïdes, la Cévadille contient deux acides : l'*acide sabadillique* ou *cévadique*, isolé par Pelletier et Caventou, et l'*acide vératrique*, isolé par Merck. Tout récemment (1891), M. Merck a retiré des semences de Cévadille deux alcaloïdes nouveaux qu'il a appelés : *sabadine* et *sabadinine*.

Usages. — Employée pendant longtemps comme parasiticide sous le nom de *Poudre des capucins*, dans laquelle elle était mélangée avec la graine de Staphisaigre, la Cévadille n'est plus guère utilisée maintenant que pour la préparation de la *vératrine*.

DIOSCORÉACÉES

Plantes souvent sarmenteuses et grimpantes, à racine généralement tubéreuse et charnue. Feuilles alternes ou quelquefois opposées, à nervures irrégulièrement ramifiées; fleurs hermaphrodites ou unisexuées; 6 étamines; ovaire adhérent au calice, à 3 loges et à 6 lobes; fruit capsulaire comprimé ou baie globuleuse.

Les Dioscoréacées habitent surtout les régions tropicales et extra-tropicales de l'hémisphère austral; elles sont bien moins abondantes dans les régions tempérées situées en deçà de l'équateur.

IGNAME SAUVAGE

Origine. — L'**Igname sauvage** (*Dioscorea villosa* L.) est très répandu aux États-Unis, où il est désigné sous le nom de *Wild-yam*. Son rhizome, connu sous le nom de *Colicroot*, est très communément employé dans la Virginie et les États du Sud.

Description. — Ce rhizome (fig. 173) se présente en fragments très irréguliers, généralement tortueux, tantôt simples, tantôt ramifiés, mesurant 7 à 8 centimètres de longueur, et d'une épaisseur moyenne de 10 millimètres. La surface extérieure est d'un gris terreux; la face supérieure est garnie de cicatrices assez profondes, arrondies, plus ou moins larges, correspondant aux points d'insertion des tiges; la face inférieure présente des éminences assez fortes, au milieu desquelles s'observent de petites cicatrices représentant le point d'attache des racines; quelques morceaux sont encore garnis de fragments plus ou moins grêles de ces racines. La cassure de ce rhizome est nette, sa section transversale a une teinte d'un gris brun, plus foncée dans les couches périphériques; au milieu du tissu qui présente une structure très dense, d'apparence cornée, on distingue des ponctuations blanches, représentant les faisceaux ligneux qui sont assez abondamment répartis dans l'axe du rhizome. Cette drogue est inodore ; sa saveur est âcre.

STRUCTURE MICROSCOPIQUE. — Un épibléma, composé de trois à quatre rangées de cellules aplaties, à parois colorées, recouvre un tissu très dense, constitué par des cellules polyédriques, munies de parois épaisses. Dans ce tissu, qui est dépourvu de cristaux, mais qui contient de nombreux grains d'amidon, on n'observe pas d'endoderme comme dans le rhizome des autres monocotylédones ; les faisceaux ligneux, très petits dans les couches extérieures, deviennent plus volumineux dans la partie centrale ; ils sont formés de trachées et de cellules libériennes à parois peu épaisses.

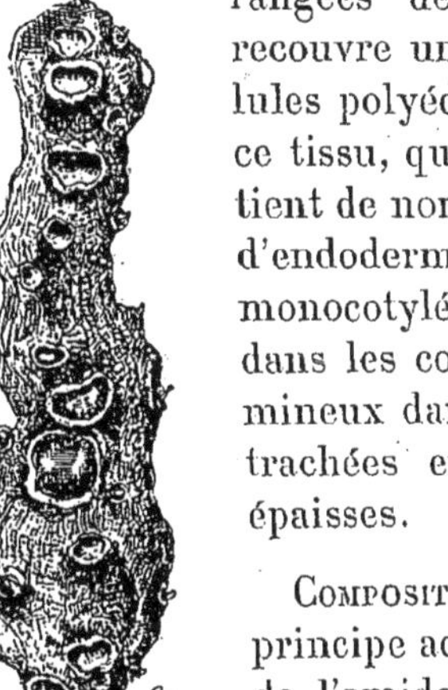

Fig. 172. — Rhizome d'igname sauvage.

COMPOSITION CHIMIQUE. — Ce rhizome contient un principe acide associé à de la saponine, de la résine, de l'amidon et du sucre dans la proportion de 2 à 3 p. 100.

USAGES. — Il est employé comme expectorant, diaphorétique et émétique, à la dose de 60 centigrammes à 2 grammes.

FÉCULE D'IGNAMES

Les tubercules, parfois bizarres et très volumineux des Ignames, concourent puissamment à la nourriture de l'homme, par la grande quantité de fécule qu'ils renferment. Coupés par tranches, ils ont, quand ils sont crus, une saveur fade et visqueuse, qui devient agréable quand ils sont cuits et grillés sous la cendre. L'espèce la plus répandue est le *Dioscorea alata* L., dont les tubercules constituent la nourriture ordinaire des indigènes de l'Amérique du Sud et de la Malaisie.

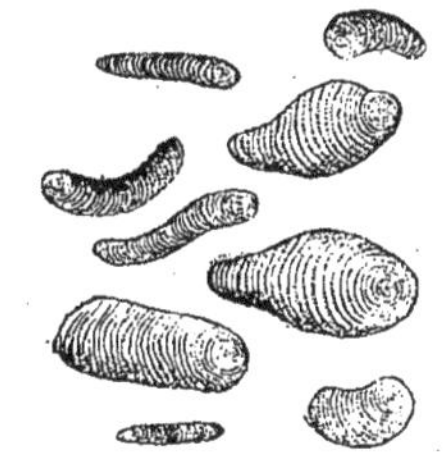

Fig. 173. Fécule d'Igname.

Dans les Guyanes on retire des rhizomes de plusieurs *Dioscorea*, et surtout du *D. alata* L., le principe féculent qui est consommé directement et exporté sous le nom de *Fécule d'igname*. Cette substance se présente en grains, d'une forme ovoïde et aplatie, souvent courbés en dedans sur un de leurs côtés. Ces grains sont tronqués à leur grosse extrémité et amincis en cône à l'extrémité opposée, où l'on observe un hile très excentrique, autour duquel apparaissent de nombreuses stries disposées en forme de ménisque (fig. 173).

Le *Dioscorea alata* L. est un des principaux aliments des Tahitiens dans la saison sèche, alors que l'arbre à pain ne donne plus de fruits.

Le *D. pentaphylla* L. produit des rhizomes globuleux et de petite dimension, qui sont de qualité excellente. Le *D. divaricata* Blanco donne aussi des rhizomes très appréciés dans les Antilles.

Dans les pays tropicaux, on cultive les *D. sativa* L., *D. globosa* Roxb. et *D. bulbifera* L. Les bulbilles de cette dernière espèce sont employés dans l'Inde, en applications sur les ulcères et, à l'intérieur, comme antidysentériques.

Les tubercules du *Tamus communis* L. étaient autrefois employés comme purgatifs et diurétiques; on leur attribuait même des propriétés résolutives, d'où le nom expressif de *Racine de femme battue*. A plusieurs reprises, ces tubercules ont été vendus dans le commerce sous le nom de *méchoacan*.

AMARYLLIDÉES

Les plantes de cette famille présentent tous les caractères des Liliacées ; elles n'en diffèrent que par leur réceptacle floral qui, au lieu d'être convexe, affecte la forme d'un sac généralement assez profond, qui loge dans sa concavité tout ou partie de l'ovaire; celui-ci est par conséquent infère, tandis qu'il est libre et supère dans les Liliacées.

Ces plantes croissent, pour la plupart, dans les régions tempérées et intertropicales; elles sont très recherchées comme plantes d'ornement et rivalisent avec les Liliacées par la magnificence et l'odeur suave de leurs fleurs. Ce sont en général des plantes dangereuses. Quelques-unes, telles que l'*Amaryllis Belladona* L. du Mexique, et l'*Hœmanthus toxicarius*, Ait., du Cap, ont un bulbe très actif, qui sert à empoisonner les armes. Le *Crinum Zeylanicum* L. des Moluques n'est guère moins vénéneux.

Les espèces officinales de cette famille sont :

Le *Narcissus Pseudo-narcissus* L., dont les fleurs jaunes, qui fleurissent au premier printemps, sont employées comme dépuratives et antidysentériques.

Le *N. poeticus* L., autre espèce indigène dont le bulbe est utilisé comme émétique.

L'*Agave Americana* L., qui est cultivé dans nos jardins sous le nom impropre d'Aloès, et dont les feuilles contiennent un suc très vanté par les médecins américains, comme un remède résolutif et altérant, très efficace contre les affections syphilitiques et scrofuleuses. Cette plante est très appréciée au Mexique pour les divers services qu'elle rend aux habitants. Quand on enlève son bourgeon, avant l'allongement de la hampe, elle fournit une abondante sève sucrée dont on obtient, par la fermentation, une boisson spiritueuse nommée *Pulque*, la boisson nationale des Mexicains.

Michaud et Tristan (1893) en ont retiré un sucre, l'*agavose*, $C^{12}H^{22}O^{11}$, qui ne se distingue des autres sucres de ce groupe qu'en ce qu'il n'agit pas sur la lumière polarisée. — Les racines sont employées comme succédané de la Salsepareille. Les fibres ligneuses, qui constituent la charpente des feuilles, donnent une filasse très ténue, connue dans le commerce sous le nom de *Soie végétale ;* elle est utilisée pour la fabrication du papier.

Citons enfin le *Fourcroya gigantea* Vent., plante des Antilles, dont la racine est utilisée comme succédané de la Salsepareille.

IRIDÉES

Plantes à rhizome tantôt allongé, tantôt raccourci au point de devenir bulbiforme, ou passant parfois à l'état de bulbe solide. Feuilles distiques, souvent ensiformes et équitantes. Fleurs régulières formées : d'un périanthe coloré, à 6 divisions profondes, disposées sur deux rangs : de 3 étamines extrorses ; d'un ovaire infère à 3 loges, à 3 divisions stigmatiques très développées. Capsule à 3 loges, à déhiscence loculicide. Graines albuminées, à testa mince.

Les Iridées sont des plantes très abondamment répandues dans les régions extra-tropicales des deux hémisphères. Au Cap de Bonne-Espérance, elles se distinguent autant par le nombre que par la variété des espèces. Abondantes au Mexique, elles sont assez rares en Asie.

Les espèces les plus intéressantes de cette famille sont les **Iris** et le **Safran**, qui se recommandent plutôt par leurs divers usages économiques et industriels que par leurs propriétés physiologiques.

SAFRAN

Origine. — Le **Safran** est formé par l'extrémité du style et les stigmates du *Crocus sativus* L., petite plante bulbeuse (fig. 174), cultivée depuis si longtemps en Orient, que sa patrie véritable est encore douteuse ; on le considère généralement comme originaire de l'Asie Mineure, de la Grèce et de la Perse.

Commerce et culture. — Hautement apprécié depuis les temps les plus reculés comme médicament, condiment, parfum et matière tinctoriale, le Safran occupe une place très importante dans l'histoire du commerce.

Il est cultivé spécialement en Espagne, dans l'Aragon, la Murcie et la Mancha qui l'exportent sous le nom de *Safran d'Espagne*, *Safran d'Alicante* et de *Valencia;* en France, en Bavière, en Autriche, au nord-est de Krems, sur le Danube, dans le Ghain, région montagneuse élevée qui sépare l'Afghanistan occidental de la Perse. Il a été introduit aux États-Unis, dans la Pensylvanie, et en Chine.

Sa culture est localisée en France dans une partie des départements de Seine-et-Marne et d'Eure-et-Loir, et dans tout le département du Loiret. Le Safran qui est recueilli dans ces régions est connu sous le nom de *Safran du Gâtinais.*

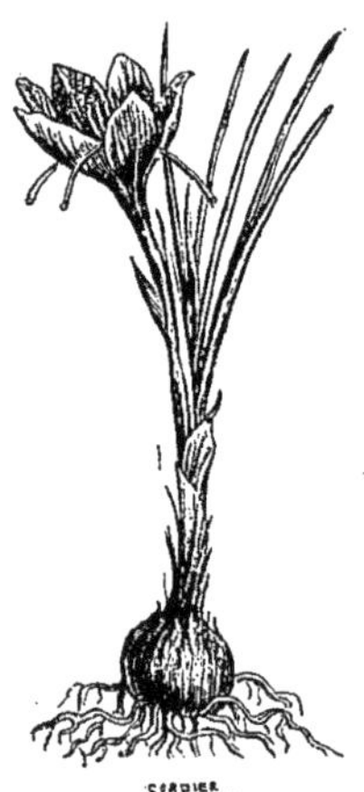

Fig. 174.

On le cultive aussi dans la Charente, près d'Angoulême, et dans le Vaucluse, près d'Avignon.

Le Safran se multiplie à l'aide des bourgeons bulbeux qui se développent dans l'aisselle des bractées, et qui, parvenus à un certain volume, se détachent du bulbe.

Il réussit surtout dans les terres légères, un peu sablonneuses et noirâtres. On les amende par des fumiers bien consommés, et on les prépare par trois labours faits depuis l'hiver jusqu'au moment où l'on place les bulbes en terre, depuis la fin de mai jusqu'à juillet; ensuite on bine la terre, de six semaines en six semaines, jusqu'à la floraison qui a lieu en septembre ou octobre.

Les fleurs ne durent qu'un jour ou deux après leur épanouissement. C'est à ce moment que les femmes et les enfants cueillent les stigmates. Dès que la récolte est faite, on se hâte de les sécher sur des tamis de crin placés au-dessus d'un réchaud rempli de braise. Les stigmates perdent, de cette façon, les quatre cinquièmes de leur poids. Il ne faut pas moins de 7 à 8,000 fleurs pour produire 500 grammes de safran frais.

Description. — Le safran forme, dans son ensemble, une masse de gros filets aplatis, d'un rouge orangé foncé, parsemée par des fils plus minces, de couleur jaune. L'odeur de cette masse est très agréable, très forte et tout à fait spéciale. La forme de ces diverses parties constitue la meilleure manière de distinguer le vrai safran des substances qu'on pourrait y mêler.

Les filaments jaunes, qui ne sont autre chose que l'extrémité du style, sont filiformes, de longueur variable; ils se terminent (fig. 175) en trois branches stigmatiques, légèrement aplaties, qui ont une couleur rouge orangé et une longueur de 3 centimètres environ. Quant à la largeur, elle varie suivant le point où on l'examine. Les stigmates, presque cylindriques ou très légèrement coniques dans leur plus grande portion, s'évasent vers le haut en forme de cornet fendu sur un des côtés, et dont les bords supérieurs sont régulièrement crénelés. En ce point, le stigmate, qui n'avait guère que 1 millimètre de diamètre à la partie inférieure, a plus de 3 millimètres de largeur.

Si on déploie un des stigmates, de façon à le regarder par transparence, on voit, dans le bas de la branche, une forte nervure qui en

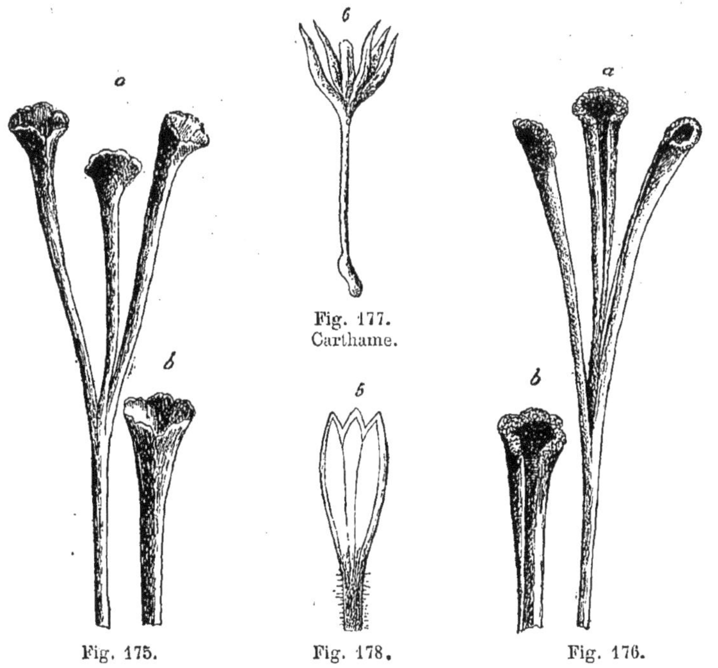

Fig. 177. Carthame.

Fig. 175. Stigmate de *Crocus sativus*.

Fig. 178. Souci.

Fig. 176. Stigmate de *Crocus vernus*.

occupe le milieu, et qui, tout près du point de dilatation en cornet, se divise en plusieurs branches, qui vont elles-mêmes se bifurquant de plus en plus.

Les *safrans français* contiennent les filaments jaunes qui appartiennent au style. Celui du Gâtinais est le plus estimé à cause de sa pureté ; il est de beaucoup supérieur à celui qui est recueilli dans les environs d'Avignon, et au safran d'Angoulême qui est d'une couleur pâle, presque blanchâtre dans les parties inférieures du stigmate et du style.

Le safran d'Autriche est débarrassé des styles et présente, par suite, une coloration assez uniforme d'un brun pourpre ; il est d'une grande valeur.

Structure microscopique. — Une section transversale pratiquée dans un stigmate de safran présente un parenchyme formé de cellules polygonales ou arrondies sur leurs angles, munies de parois peu épaisses et remplies d'une matière colorante rouge orangé, désignée sous le nom de *polychroïte*. Ce parenchyme qui est sillonné par un certain

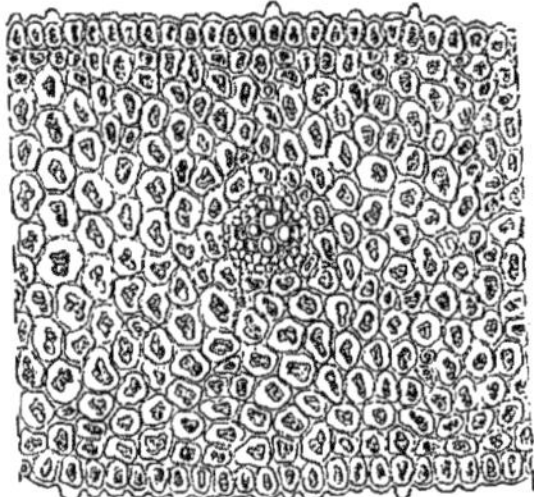

Fig. 179. — Stigmate de safran. Section transversale.

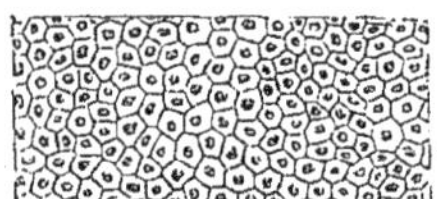

Fig. 180. — Epiderme du stigmate de safran.

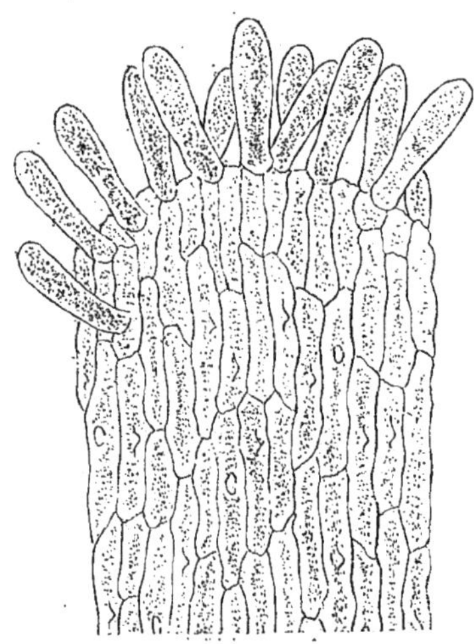

Fig. 181. — Stigmate de safran à son sommet.

nombre de petits faisceaux fibro-vasculaires à section arrondie, est protégé sur ses deux faces par un épiderme, formé d'une rangée de cellules tabulaires qui sont un peu allongées perpendiculairement à la surface du stigmate. Les cellules épidermiques sont recouvertes par une cuticule peu épaisse ; beaucoup d'entre elles présentent sur le milieu de leur paroi extérieure une petite saillie verruqueuse qui communique aux deux bords de la section transversale du stigmate un aspect légèrement sinueux (fig. 179 et 180).

Si on examine de face la disposition de cet épiderme, on observe très bien une petite protubérance qui existe sur la plupart des cellules. Celles-ci ont une forme polygonale et sont allongées parallèlement à la longueur du stigmate. Le sommet de ce dernier est caractérisé par la présence d'un grand nombre de papilles tubulaires, qui sont cylindriques arrondies à leur sommet et en général plus longues que les cellules épidermiques (fig. 181).

En écrasant sous le microscope un fragment plus ou moins volumineux de stigmate de safran, on y découvre parfois des grains de pollen qui se présentent sous la forme de grosses cellules arrondies, à parois assez épaisses.

Composition chimique. — Le safran renferme d'après Kayser : 1° une *huile essentielle* incolore ou un peu jaunâtre, douée d'une forte odeur de safran ; 2° de la *crocine*, glucoside d'un jaune brun, friable, soluble dans l'eau et l'alcool dilué, se dédoublant en *crocétine* et en sucre ; 3° de la *crocose* qui n'est autre que le sucre obtenu par le dédoublement de la crocine.

L'extrait éthéré de safran, épuré d'essence et de crocine, donne une substance cristalline incolore, assez amère appelée *picrocrocine*, qui est un glucoside.

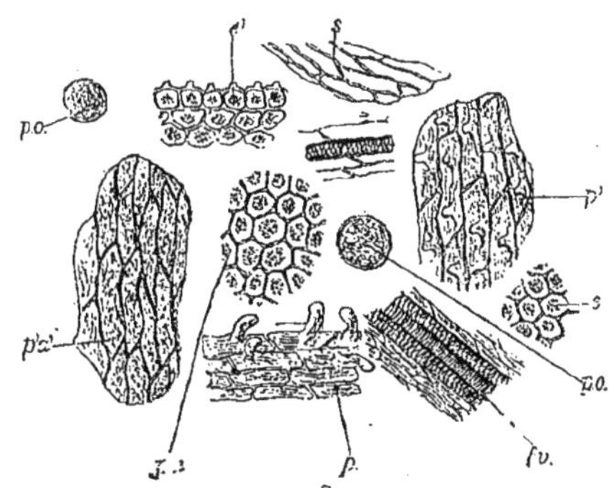
Fig. 182. — Poudre de safran.
e, épiderme supérieur vu de face, — e', épiderme vu en travers. — pp', partie supérieure du stigmate avec papilles. — pa, pa', parenchyme du stigmate. — s, cellules du style. — fv, faisceau fibro-vasculaire. — po, pollen.

La *polychroïte* est un mélange de crocine, de sucre et d'huile volatile. Outre ces substances, le safran renferme encore de la cire, de la gomme, etc

Usages. — Le safran est employé à l'intérieur comme excitant, stimulant diffusible et même comme narcotique : c'est un emménagogue vulgaire. Il entre dans la préparation du laudanum de Sydenham. Il est utilisé comme condiment, dans le midi de la France : on en fait une assez grande consommation pour la préparation de divers mets, tels que la bouillabaisse.

Falsifications. — En raison de son prix, qui est généralement très élevé, le safran est l'objet de nombreuses falsifications. Les fraudes les plus anciennes et les plus communes encore actuellement consistent dans l'addition de stigmates de *Crocus vernus* L., de *fleurons de Carthame* et de *fleurs de souci* découpées.

Les stigmates de *Crocus vernus L.* (fig. 176) sont plus courts, plus jaunes que ceux du safran, finement denticulés sur le bord supérieur, largement ouverts sur les côtés de la partie évasée.

Les fleurons de carthame (fig. 177) sont composés d'un long tube filiforme qui se déploie en un limbe à cinq divisions linéaires. De la gorge du tube se détache le cylindre creux et dentelé formé par les anthères soudées, dans lequel passe un style filiforme épaissi vers le sommet. En détachant un fragment quelconque de fleuron de carthame et en le plaçant sous le microscope, après l'avoir fait bouillir dans de l'eau alcalinisée, on aperçoit nettement les canaux sécréteurs qui bordent les faisceaux fibro-vasculaires et qui se distinguent très nettement à leur coloration brune (fig. 184). Le style est caractérisé par une multitude de poils collecteurs tout à fait caractéristiques (fig. 183).

Les demi-fleurons du souci (fig. 178) ont une corolle prolongée du

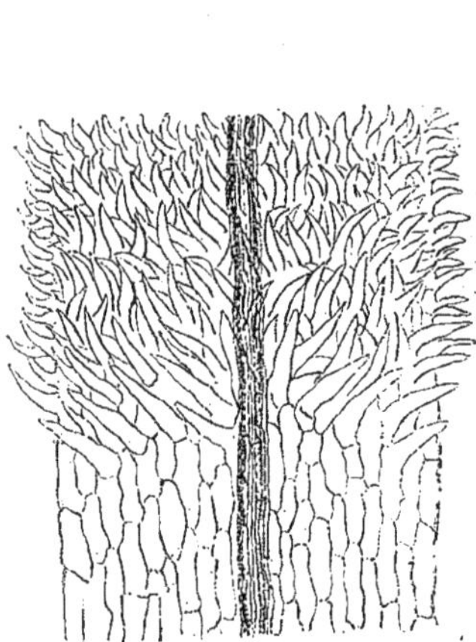

Fig. 183. — Style de carthame.

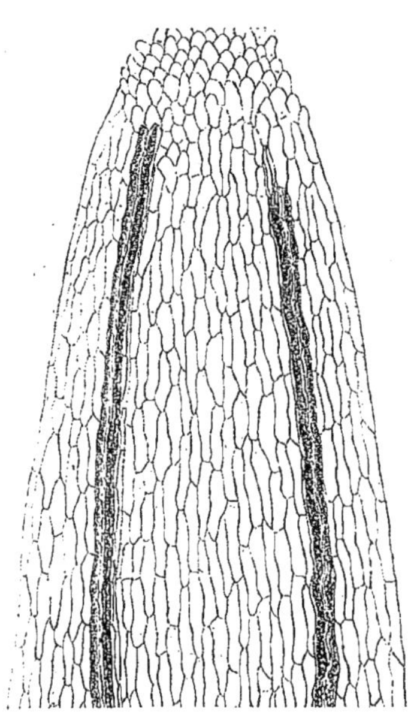

Fig. 184. — Fleuron de carthame.

côté externe de la calathide en une languette ou ligule à quatre nervures, avec un bord très denté au sommet. Les fleurons, qui sont placés au centre de la calathide, ont une corolle infundibuliforme à 5 divisions. Les fleurs de souci sont nettement caractérisées par la présence dans leur partie inférieure de poils pluricellulaires et plurisériés assez épais, coniques et formés de plusieurs rangées de cellules polygonales ou rectangulaires superposées (fig. 186). Dans ces fleurons pulvérisés, on retrouvera toujours des grains de pollen hérissés de tubercules coniques.

La substance qui est désignée dans le commerce de la droguerie sous le nom de *féminelle* et qui sert à allonger le safran, est constituée par les débris du style du *Crocus sativus*, qui ont été colorés artificiellement. Ces débris vus de face sont constitués par de longues cellules allongées, dépourvues de matière colorante, et des petites papilles qu'on observe sur les cellules du stigmate de safran.

Les épaississements tout particuliers qui existent sur les cellules qui constituent les loges des anthères révéleront nettement l'addition au safran des étamines de crocus ou d'autres plantes.

Une falsification qui s'est produite assez souvent dans ces dernières années consiste à revêtir le safran d'une couche de carbonate de chaux

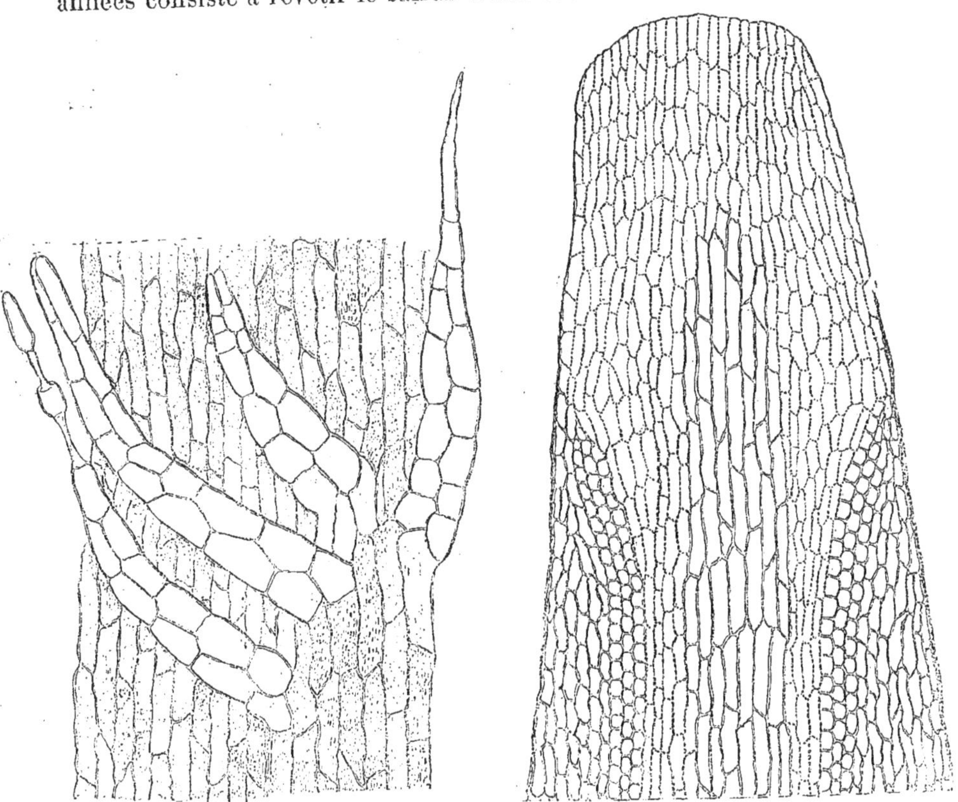

Fig. 185. — Souci.
Demi-fleuron de souci à la base.

Fig. 186. — Demi-fleuron du souci.
(Partie supérieure.)

préalablement teint en rouge orange. Au contact de l'eau le safran ainsi falsifié laisse déposer une poudre blanche qui fait effervescence par l'addition d'un acide.

RHIZOME D'IRIS

Origine botanique. — Le rhizome d'iris (fig. 187) est fourni par trois espèces bien distinctes qui sont :

1° L'*Iris Florentina* L., espèce à grandes fleurs blanches, originaire des régions occidentales et australes de la mer Noire.

2° L'*Iris pallida* Lam., plante à fleurs d'un bleu pâle qui croît à l'état sauvage dans les terrains calcaires de l'Istrie.

3° L'*Iris Germanica* L. ou grand iris à fleurs bleu foncé de nos parterres, qui croît dans le centre et le sud de l'Europe, dans le nord de l'Inde et le Maroc. La culture de ces trois espèces, mais notamment des deux dernières, a été introduite et propagée dans les environs de Florence et de Lucca, où elle est l'objet d'un commerce assez considérable. L'iris est cultivé aussi dans quelques départements français, l'Ain et le Var en particulier.

Description. — Secs et mondés comme ils le sont dans les pharmacies, les rhizomes d'iris se présentent en morceaux mesurant de 5 à

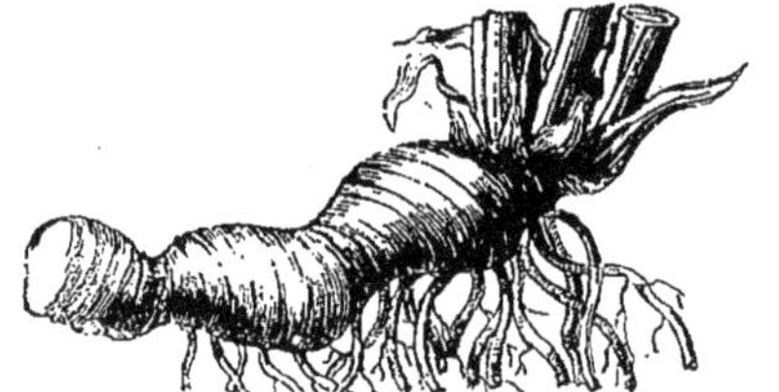

Fig. 187. — Rhizome d'iris entier.

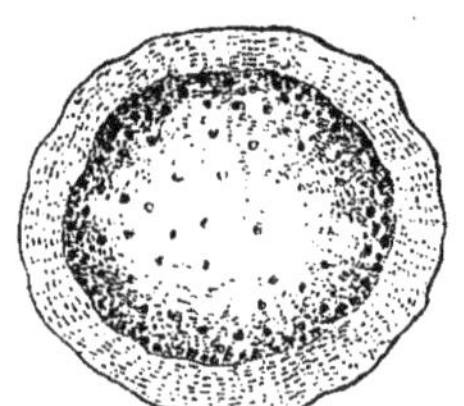

Fig. 188. — Rhizome d'iris. Coupe transversale.

10 centimètres de longueur et 3 centimètres de largeur, dont les plus volumineux paraissent formés d'une portion allongée, irrégulièrement subconique, émettant près de sa grosse extrémité une ou deux et quelquefois trois ramifications qui ont été coupées au moment de l'émondage et réduites à l'état de tronçons coniques courts et larges, attachés par leur sommet au rhizome qui leur a donné naissance. La souche est aplatie, légèrement arquée, parfois contournée, ridée et sillonnée; la face inférieure est marquée d'un grand nombre d'empreintes circulaires jaunes, correspondant au point d'insertion des racines. La surface extérieure de l'iris est d'un blanc opaque. La coupe transversale (fig. 188) présente une surface blanche marquée à une certaine distance des bords d'un grand nombre de ponctuations représentant les faisceaux fibro-vasculaires. Peu apparente dans la partie supérieure du rhizome, la ligne qui sépare la région corticale de la partie ligneuse est assez nettement tracée à la partie inférieure. — Quand elle est fraîche, cette drogue a une odeur fort désagréable, mais par la dessiccation, elle prend une odeur caractéristique de violette. Sa saveur est un peu amère, aromatique, légèrement âcre.

Structure microscopique. — La région corticale est constituée par des cellules arrondies ou polygonales, à parois épaisses et ponctuées qui sont remplies de corpuscules amylacés, allongés et marqués d'un hile crucial à 3 ou 4 branches. L'endoderme est constitué par une rangée de cellules rectangulaires, à parois faiblement épaissies. Le péricycle est réduit à une seule rangée de cellules aplaties. Le méditullum ligneux offre la même structure que la région corticale; il est caractérisé par la présence d'un très grand nombre de faisceaux fibro-vasculaires arrondis, qui sont assez rares dans la partie centrale du bois et très confluents dans sa partie extérieure. Chacun de ces faisceaux est entouré par un endoderme distinct, audessous duquel on observe de nombreux vaisseaux disposés en un cercle limitant une masse de tissu libérien, et au centre des vaisseaux grillagés. Quelques-uns de ces faisceaux coupés obliquement laissent voir leurs éléments anatomiques dans le sens de leur longueur. La partie corticale et le bois de ce rhizome présentent un assez grand nombre de cellules cristalligènes, dont le cristal prismatique d'oxalate de chaux présente une forme différente selon qu'il est vu en travers ou en long.

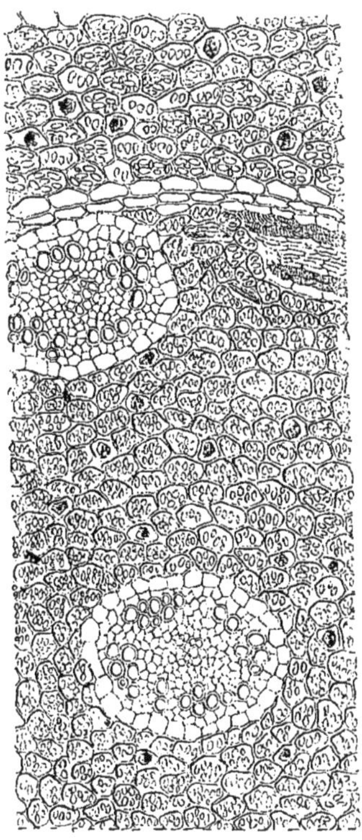

Fig. 189. — Rhizome d'iris. Section transversale.

Composition chimique. — Quand on distille le rhizome d'iris avec de l'eau, on voit flotter à la surface du liquide aqueux distillé une substance solide cristalline, qui a reçu le nom de *camphre d'iris* et qui, d'après M. Fluckiger, ne serait autre que de l'acide *myristique*. — Indépendamment de ce principe, le rhizome d'iris contient une résine brune, de saveur âcre, de l'amidon et un peu de tannin.

Commerce. — De Florence et des autres localités où il est récolté et préparé, l'iris est expédié dans les ports de Livourne, de Trieste et de Mogador, d'où il est exporté. Les produits exportés du Maroc sont attribués à l'*I. Germanica* L.; ceux qui viennent de Livourne sont fournis par l'*I. pallida* Lam.

Usages. — La seule application thérapeutique du rhizome d'iris consiste dans la préparation des pois à cautères. Son emploi industriel est beaucoup moins restreint, surtout dans la parfumerie, où on l'utilise pour la préparation de sachets parfumés, de poudres et élixirs dentifrices.

Au groupe des Iridées se rattachent :

L'*Iris versicolor* L. (*blue blag* des États-Unis et du Canada) qui est inscrit dans la pharmacopée américaine et dont le rhizome, qui ressemble à celui de l'*I. Florentina* L., est employé comme évacuant. La teinture alcoolique de ce rhizome traitée par l'eau laisse précipiter une résine qui, mélangée avec un poids égal de poudre absorbante, est employée sous les noms d'*iridin* ou d'*irisin* comme purgative.

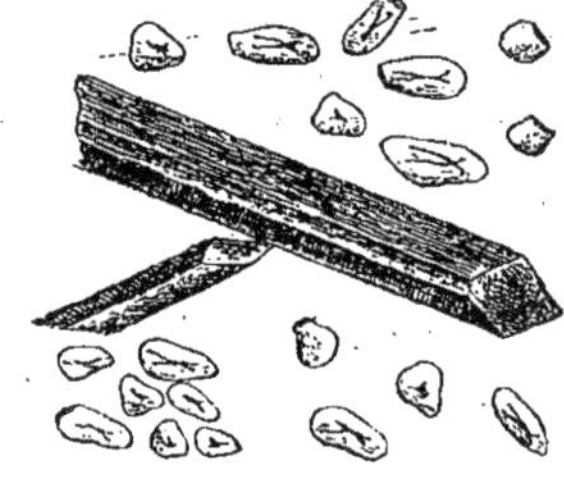

Fig. 190. — Amidon et cristaux de l'iris de Florence.

L'*Iris pseudo-acorus* L. ou *flambe des marais*, *acore bâtard*, espèce aquatique à fleurs jaunes dont le rhizome est inodore, très âcre, de couleur rougeâtre à l'intérieur, et dépourvu d'amidon, possède des propriétés éméto-cathartiques et sternutatoires.

M. Wallach a retiré de ce rhizome un carbohydrate, l'*irisine*, qui, desséché et pur, ressemble beaucoup à l'amidon.

L'*Iris fœtidissima* L. ou *iris jambon*, qui a été employé comme antihystérique et purgatif.

Parmi les plantes intéressantes de la famille des Iridées, il faut citer le *Ferraria purgans* Mart. dont le rhizome est employé communément au Brésil, sous les noms de *ruibarbo do campo* et de *pyrethro*, comme substance purgative ; le *Libertia ixioides* Spreng. et le *Sisyrinchium galaxioides* Gomez, dont les bulbes sont employés aux mêmes usages dans l'Amérique méridionale ; le *Moræa collina* Thunb., plante du Cap de Bonne-Espérance, qui contient dans ses bulbes un principe toxique agissant sur l'économie à la manière des champignons.

HÉMODORACÉES

Les Hémodoracées sont des plantes très voisines des Iridées qui se rencontrent principalement dans l'Amérique septentrionale, l'Afrique australe et le sud-ouest de l'Australie.

Le genre le plus intéressant de cette famille est le genre *Aletris* dont une espèce, l'*A. farinosa* L., est inscrite dans la pharmacopée des États-Unis.

Le rhizome, qui est seul employé, mesure 5 à 7 centimètres de longueur sur 8 millimètres de diamètre ; il est garni à sa partie supérieure de fibres ou d'écailles représentant les vestiges de feuilles. Sa surface extérieure est d'une teinte gris brun ; elle présente un grand nombre de bourrelets circulaires assez saillants et de petites racines molles. Sa cassure est nette, blanchâtre, son odeur est nulle, sa saveur d'abord mucilagineuse est ensuite fort amère ; sa richesse en amidon l'expose à être envahie rapidement par les vers.

Ce rhizome est employé aux États-Unis comme tonique, à la dose de 90 centigrammes, dans l'hydropisie et les rhumatismes chroniques. A doses plus élevées, il est utilisé comme vomitif et purgatif.

MUSACÉES

Plantes herbacées de grande taille, munies de grandes feuilles à nervures secondaires transversales, parallèles. Fleurs irrégulières à six pièces pétaloïdes : 5 étamines fertiles, une pétaloïde. Ovaire à 3 loges. Fruit capsulaire à 3 loges, ou charnu bacciforme.

Par l'élégance de leur port, par la beauté de leurs fleurs et les dimensions de leurs feuilles, les Musacées ne constituent pas seulement un des plus beaux ornements de la flore des tropiques, elles renferment encore un certain nombre d'espèces qui sont fort utiles aux habitants de ces régions. La culture de quelques-unes d'entre elles n'est pas moins importante entre les tropiques que celle des céréales et des pommes de terre dans les régions tempérées. Le bananier, qui figure au premier rang des espèces utiles de cette famille, ne se distingue pas seulement par la diversité des aliments qu'il peut fournir à l'homme selon le degré de maturité de ses fruits; son rendement extraordinaire, qui dépasse de beaucoup le rendement maximum des plantes tubérifères, bien moins nutritives que les bananes, fait de cet arbre un objet d'admiration pour tous les voyageurs.

BANANIERS

Les Bananiers sont des herbes gigantesques, originaires des contrées chaudes et humides de l'Asie et de l'Afrique, qui sont maintenant cultivées dans toutes les parties chaudes du monde. Leur tige charnue qui atteint 4 à 5 mètres est enveloppée par les gaines des feuilles qui sont alternes, très larges, pourvues d'un limbe énorme, ovale elliptique, qui est divisé par une nervure médiane très saillante en dessous et sillonné par des nervures secondaires, perpendiculaires à la première et parallèles entre elles. Les fruits désignés sous le nom de *bananes* sont des baies allongées, vertes ou jaunes à la maturité, pulpeuses ; elles renferment des graines qui disparaissent par la culture. On en compte 60 à 80 sur chaque régime.

Les bananes, avant leur maturité, sont tout à fait blanches et amylacées dans leur intérieur : desséchées et coupées par tranches, elles ressemblent à la racine d'arum : tout à fait mûres elles ont un goût sucré, visqueux, aigrelet et prennent par la dessiccation l'aspect d'une confiture sèche. Leur épicarpe jaune, très épais et fibreux, se sépare très facilement alors du mésocarpe qui est blanc ou légèrement jaunâtre.

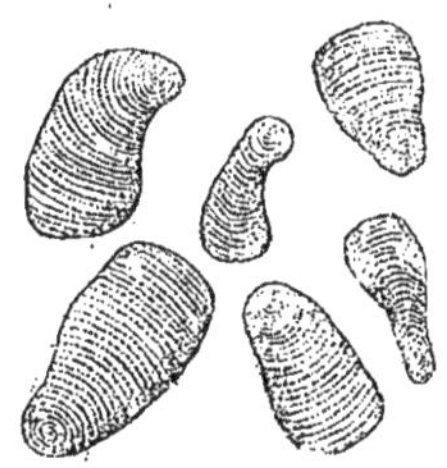
Fig. 191.
Fécule de bananes.

Il existe un assez grand nombre de bananiers qui sont caractérisés par la forme et la taille de leurs fruits. Les deux espèces les plus intéressantes sont :

1° Le *Musa paradisiaca* L., dont les fruits triangulaires, atteignant parfois 30 centimètres de longueur, sont plutôt farineux que sucrés ; aussi les mange-t-on le plus souvent cuits.

2° Le *M. sapientium*, L., espèce plus répandue dans les pays tropicaux. Ses fruits, connus sous le nom de *figues bananes* ou *figues bacoves*, sont plus petits, cylindriques et ne mesurent guère que 12 centimètres de longueur ; leur saveur est très sucrée.

3° Le *M. Fehi* Bert. ou *Feï*, à régime droit, à suc vineux, certainement indigène à Tahiti. Les régimes plantureux de cette espèce, qui ne cesse de produire, forment à coup sûr la partie essentielle de la nourriture des indigènes.

Le *M. Ensete* Bruce, l'espèce la plus répandue dans nos jardins, comme plante ornementale, contient un suc qui est utilisé en Abyssinie comme un puissant diaphorétique.

La fécule de banane (fig. 191), qu'on extrait surtout dans l'Amérique du Sud des fruits du *Musa paradisiaca* L., concourt à la nourriture des habitants qui vivent dans les régions tropicales.

Elle forme une poussière fine d'un blanc éclatant, qui est composée de grains aplatis et surtout allongés, en forme d'ellipsoïde, d'œuf, de haricot, de bouteille ou de massue et quelquefois cylindroïdes. La longueur de ces grains varie entre $0^{mm},044$ et $0^{mm},0750$; ils sont élargis à une de leurs extrémités et tronqués à l'autre. Sur l'extrémité la plus large on observe un hile excentrique. Chacun de ces grains présente de nombreuses stries superposées, excentriques et en forme de ménisque. Les pétioles des bananiers et surtout ceux du *M. textilis* Nees., renferment des fibres très résistantes, qui sont utilisées par les peuplades de la Malaisie et de l'Océanie pour fabriquer des vêtements.

La plus belle espèce de cette famille est le *Ravenala Madagascariensis* Sonnerat., appelé encore *arbre du voyageur*, à cause du réservoir formé par la gaine de ses feuilles où s'amasse une eau limpide et fraîche. — Ses graines broyées et cuites avec du lait forment une bouillie très appréciée des habitants de Madagascar, qui retirent en outre de leur arille une huile volatile abondante.

ZINGIBÉRACÉES

CARACTÈRES. — Plantes vivaces, d'un port tout particulier, à rhizome souvent tubéreux et charnu. Feuilles pétiolées, longuement engainantes, à limbe plan, entier, partagé par une large côte, de laquelle partent des nervures latérales, fines, égales et parallèles entre elles, obliques ou transversales. Fleurs très irrégulières et complètes disposées en épis, en grappes simples ou rameuses ; périanthe double : calice gamosépale ; corolle gamopétale à trois lobes égaux ou subégaux, alternant avec les divisions du calice ; le postérieur opposé à l'axe floral couvrant généralement les deux antérieurs et représentant en quelque sorte le labelle des orchidées. Une seule étamine fertile, à anthère biloculaire, cachant entre ses deux loges comme dans un étui, le style long et filiforme, terminé par un stigmate épaissi, infundibuliforme ; ovaire infère, triloculaire, multiovulé. Fruit capsulaire, triloculaire, loculicide, trivalve, polysperme, rarement charnu et bacciforme. Graines à testa brillant rarement rugueux : à périsperme blanc, farineux, renfermant dans son milieu un albumen qui protège un embryon droit et cylindrique.

CARACTÈRES ANATOMIQUES. — Les rhizomes des Zingibéracées présentent la plus grande analogie dans leur structure anatomique, qui est d'ailleurs celle de toutes les monocotylédones. Un suber assez épais recouvre une masse parenchymateuse qui est divisée en deux parties distinctes par une ligne bien apparente constituée par le péricycle et l'endoderme et qui sépare la région corticale du cylindre central. Ces deux parties du rhizome présentent un nombre de ponctuations assez larges, plus confluentes toutefois dans le cylindre central ; elles correspondent aux faisceaux fibro-vasculaires. Ceux-ci sont entourés d'une gaine fibreuse plus ou moins épaisse, qui manque toutefois dans le rhizome de *Curcuma*. Indépendamment de ces ponctuations visibles à l'œil nu, on peut distinguer avec une loupe une multitude de points brillants dus à la présence de cellules oléo-résineuses, qui contiennent le principe actif des Amomacées. Ces cellules oléo-résineuses sont localisées aussi bien dans l'écorce que dans le cylindre ligneux ; elles sont isolées, irrégulières dans leur forme, plus généralement polygonales et un peu plus petites que les cellules voisines. Outre les cellules oléo-résineuses, les rhizomes des Zingibéracées présentent un certain nombre de cellules tannifères, qui sont en général localisées autour des faisceaux fibro-vasculaires.

Les Zingibéracées croissent pour la plupart entre les tropiques et surtout en Asie : elles sont assez abondamment répandues aux Indes

Orientales et dans les îles Malaises; elles sont rares dans les régions subtropicales du Japon ainsi que dans l'Afrique et dans l'Amérique équinoxiales.

GINGEMBRE

ORIGINE BOTANIQUE. — Le **Gingembre** est fourni par le *Zingiber officinale* Roscoe (*Amomum Zingiber* L.), plante à port de roseau, à tiges annuelles, feuillées, hautes de 90 centimètres à 1^{m},20 ; les fleurs,

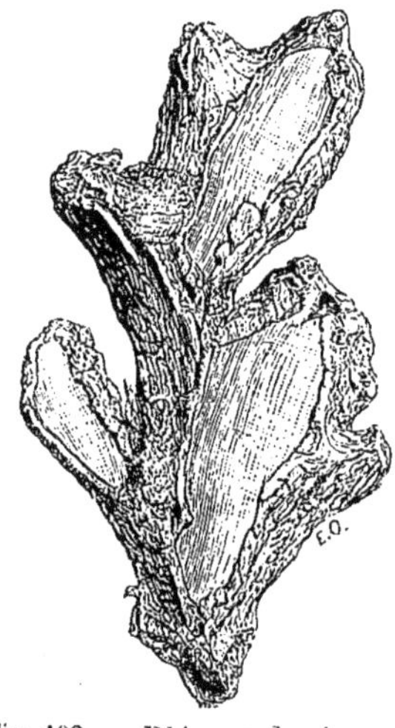

Fig. 192. — Rhizome de gingembre.

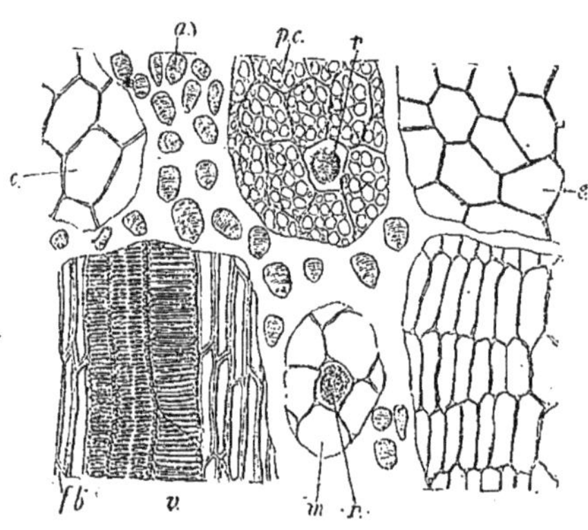

Fig. 193. — Poudre de gingembre.

e, épiblema. — pc, parenchyme cortical. — m, medillullium. — r, cellules oléo résineuses. — v, vaisseaux. — fb, fibres ligneuses. — a, amidon en grains isolés.

disposées en épis coniques, sont portées par des rameaux qui s'élèvent directement du rhizome.

Le gingembre, qui est indigène d'Asie, est au Malabar et au Bengale l'objet d'une grande culture, qui s'est propagée dans les îles de l'archipel Indien, où il est d'un emploi général parmi les indigènes. Il est cultivé dans l'Inde anglaise depuis l'Himalaya où il pousse à 4,000 ou 5,000 pieds d'altitude, jusqu'au cap Comorin. Il croît aussi en Chine. Sa culture a été introduite sur la côte occidentale d'Afrique et principalement à Sierra-Leone. On en récolte également une certaine quantité dans le Queensland en Australie.

RÉCOLTE. — Pour le préparer, dans l'Inde, on place les racines fraîches dans un baquet qui est suspendu par une corde; deux hommes placés en face l'un de l'autre agitent ce baquet pour lui donner un mouvement de va-et-vient et remuent les racines. Cette opération renouvelée trois jours pendant deux heures consécutives a pour but d'enlever les parties écailleuses de la surface. Celles-ci sont ensuite séchées au soleil pendant huit jours, puis de nouveau secouées dans le baquet, et enfin remises à sécher pendant deux jours.

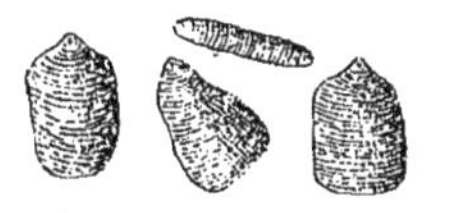

Fig. 194.
Rhizome et amidon de gingembre.

Description. — Le gingembre arrive dans le commerce sous deux formes distinctes : tantôt recouvert encore de son écorce extérieure, et constituant le *gingembre cortiqué*, tantôt mondé de cette partie et désigné alors sous le nom de *gingembre décortiqué*.

Le gingembre cortiqué se présente en fragments de 4 à 10 centimètres de longueur sur 1 à 1 centimètre et demi de largeur, fortement comprimés latéralement et portant sur leur bord supérieur trois ou quatre processus également aplatis, obtus à leur extrémité, où l'on observe une petite dépression représentant la cicatrice de l'axe feuillé. La surface extérieure est constituée par un tégument brun, ridé, strié, qui lui donne un aspect extérieur rude et grossier. Presque toujours l'épiderme a été enlevé sur la partie proéminente des rhizomes, probablement pour en faciliter la dessiccation et cette partie dénudée présente une teinte noire et un aspect corné.

Le gingembre décortiqué offre une coloration chamois pâle ; souvent, pour lui donner une teinte plus pâle, on le saupoudre de cendre ou de blanc de chaux.

Le gingembre se casse assez facilement : sa cassure est courte et farineuse et découvre de nombreuses fibres très ténues. Coupée au couteau, la portion terminale et jeune du rhizome est colorée en jaune pâle, molle et amylacée, tandis que la partie la plus vieille offre une apparence pierreuse et résineuse. La coloration interne du gingembre pelé est plus pâle que celle du gingembre cortiqué.

La section transversale de ces rhizomes montre au-dessous d'une écorce fauve d'un demi-millimètre d'épaisseur, un tissu gris blanchâtre qui est partagé en deux parties égales par un cercle brun très fin, et qui présente de nombreuses ponctuations brunes et jaunes.

Le gingembre possède une odeur aromatique agréable et une saveur piquante, plus prononcée dans la partie extérieure, qui contient surtout l'huile essentielle et la résine.

Structure microscopique (fig. 194). — Le rhizome de gingembre présente de dehors en dedans : un suber assez épais formé intérieurement de cellules polygonales irrégulières sans direction déterminée et intérieurement de plusieurs rangées de cellules tabulaires régulièrement superposées en files radiales : — un tissu assez dense corné, formé de cellules irrégulières, à parois épaisses, et caractérisé par la présence d'une très grande quantité de grosses glandes oléo-résineuses arrondies ; la disparition de cette couche si riche en oléo-résine explique l'infériorité du gingembre pelé, qui est beaucoup moins aromatique que le gingembre non décortiqué ; — un parenchyme cortical assez développé formé de cellules polyédriques à parois minces, contenant de l'amidon ; dans l'épaisseur de ce parenchyme on observe de nombreuses cellules oléo-résineuses polygonales, et des faisceaux fibro-vasculaires; — l'endoderme représenté par une rangée de cellules à parois peu épaisses; — le péricycle également réduit à une seule rangée de petites cellules rectangulaires; — le cylindre ligneux qui est très développé et présente la même structure que le parenchyme cortical.

Les grains de fécule du rhizome de gingembre sont simples, ovoïdes, aplatis, allongés ou trapézoïdaux, arrondis, longs de $0^{mm},02$ à $0^{mm},04$; ils présentent des couches méniscoïdales très apparentes.

Composition chimique. — Le gingembre renferme, d'après Tresh (1879) :

1° Une huile essentielle, de couleur jaune paille, d'odeur un peu camphrée, de saveur aromatique qui se colore en rouge de sang au contact de l'acide sulfurique et qui est constituée par un mélange d'hydrocarbures (cymène et terpène) et de leurs produits d'oxydation;

2° Une résine neutre, inodore, insipide, noire par réflexion et d'un brun rougeâtre foncé par transparence;

3° Deux résines acides;

4° Une substance appelée *gingerol*, liquide, visqueuse, jaune paille, inodore, à laquelle le gingembre doit sa saveur piquante et amère;

5° Des matières grasses et de l'amidon.

D'après Riegel (1892) la proportion d'oléo-résine, qui atteint 5 p. 100 dans le gingembre de la Jamaïque, s'élèverait à 8 p. 100 dans le gingembre de l'Inde.

Commerce. — Il existe plusieurs variétés commerciales de gingembre qui sont :

1° Le *gingembre noir* ou des *Barbades*. Cette variété recouverte de son écorce extérieure, qui est d'un gris brun, a subi l'action de l'eau chaude ; aussi les grains d'amidon y sont-ils ou éclatés ou réunis entre eux.

2° Le *gingembre de Chine*, qui est en beaux morceaux, à cassure nette et brillante; recouvert extérieurement de son écorce, il est noir, dur et peu apprécié : il arrive souvent confit dans du sucre;

3° Le *gingembre gris* ou *gingembre du Bengale*, qui n'est dépouillé de son écorce fauve que sur les faces (fig. 192) ;

4° Le *gingembre blanc* ou *gingembre de la Jamaïque*, qui est parfois mondé de son écorce et qui se présente en gros morceaux allongés, plus plats et plus ramifiés que le gingembre gris. Privé en général de sa partie extérieure, qui est la plus active, il est moins piquant. De toutes les variétés de gingembre, c'est incontestablement la plus estimée. Il est expédié en sacs ou en barriques de 50 kilogs. L'Angleterre en a importé 3,225,000 kilogs en 1889 : outre cette quantité, elle reçoit annuellement des Indes Orientales et d'Afrique 3,500,000 kilogs de gingembre, dont elle consomme 2 millions de kilogrammes.

Usages. — Le gingembre est utilisé en Angleterre pour la préparation de boissons populaires, *ginger beer* et le *ginger ale*, dont la fabrication forme une branche importante de commerce. — Une partie de ces produits est consommée dans le pays, et un stock considérable, qu'on peut évaluer à 16,000 caisses, est expédié dans des bouteilles de verre, à Belfast, à destination des États-Unis.

Les bières de gingembre sont très appréciées par toutes les classes de la société en Amérique, aussi s'est-il installé, depuis quelques années, à New-York et à la Nouvelle-Orléans, un certain nombre de fabriques de *ginger beer* et de *ginger ale*.

En Angleterre, le gingembre n'entre pas seulement dans la bière : outre ses usages culinaires et médicamenteux, on l'utilise pour la préparation de vins mousseux, de cordiaux hygiéniques, de pastilles et de pains d'épices. Le gingembre jeune et confit est très apprécié dans tout le Royaume-Uni qui, chaque année, en importe de 150,000 à 300,000 kilogs de l'Inde et de la Chine.

Le gingembre est un stimulant aromatique assez énergique : on l'emploie comme carminatif dans les coliques; on lui attribue aussi des propriétés aphrodisiaques.

GALANGA

Origine. — Le **Galanga** des pharmacies, désigné encore sous les noms de **galanga vrai** ou **galanga de la Chine,** est fourni par l'*Alpinia officinarum* Hance, qui est cultivé dans l'île de Haïnan et dans quelques-unes des provinces méridionales de la Chine.

Description. — Le rhizome se présente en fragments cylindriques,

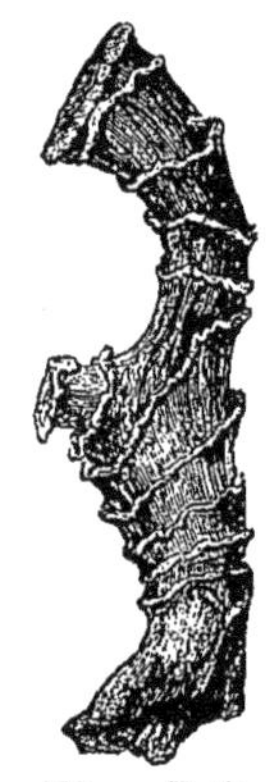

Fig. 195. — Petit galanga.

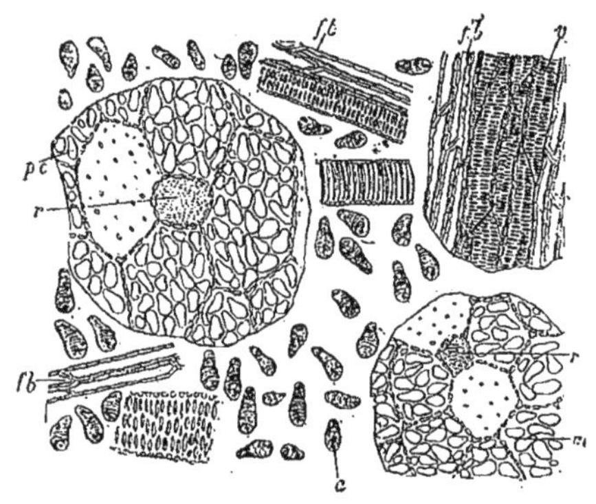

Fig. 196. — Poudre de Galanga.
pc, parenchyme cortical. — *r*, cellules oléo-résineuses. — *m*, méditullium. — *v*, vaisseaux. — *fb*, fibres ligneuses. — *a*, amidon.

souvent ramifiés, mesurant 5 à 7 centimètres de longueur et 5 à 20 millimètres de largeur. La surface extérieure offre une teinte brun rougeâtre, elle est striée longitudinalement et caractérisée par la présence d'anneaux circulaires frangés, d'une teinte jaune fauve, séparés par des intervalles inégaux, et qui indiquent les points d'attache des écailles foliacées. Ce rhizome présente à l'intérieur une structure fibreuse, qui se révèle d'ailleurs bien nettement sur les surfaces de section. — Coupé transversalement, il montre au-dessous de la couche épidermique une écorce très épaisse d'une teinte brun cannelle, nettement séparée par une ligne brune du méditullium ligneux, qui est d'une teinte plus foncée. Cette section est marquée d'un très grand nombre de points brun noir, qui ne sont autres que des gouttes d'oléo-résine. Des ponctuations assez larges et très nombreuses surtout dans le méditullium représentent les faisceaux fibro-vasculaires qui sont assez développés.

Le galanga offre une odeur aromatique, une saveur âcre et brûlante.

STRUCTURE MICROSCOPIQUE (fig. 197). — La couche subéreuse est formée de plusieurs rangées de cellules tabulaires, aplaties, colorées en brun : la zone corticale est constituée par un tissu de cellules irrégulières, polygonales, contenant des grains d'amidon assez gros, en forme de massue ou de bouteille ; çà et là apparaissent des cellules plus petites, renfermant une matière oléo-résineuse, brune. Les faisceaux fibro-vasculaires qui existent dans cette écorce sont plus développés, plus volumineux que dans les autres rhizomes d'Amomacées : ils sont formés de 5 à 6 vaisseaux groupés, recouverts par du liber mou et entourés par une couche assez épaisse de fibres à parois lignifiées. Ces faisceaux sont généralement isolés, parfois accolés deux à deux : l'endoderme est représenté par une rangée de cellules rectangulaires, à parois sensiblement et également épaissies. Le méditullium offre la même structure que la zone corticale ; les faisceaux fibro-vasculaires y sont très nombreux, très rapprochés les uns des autres, surtout immédiatement au-dessous de l'endoderme, où ils forment un anneau à peu près continu.

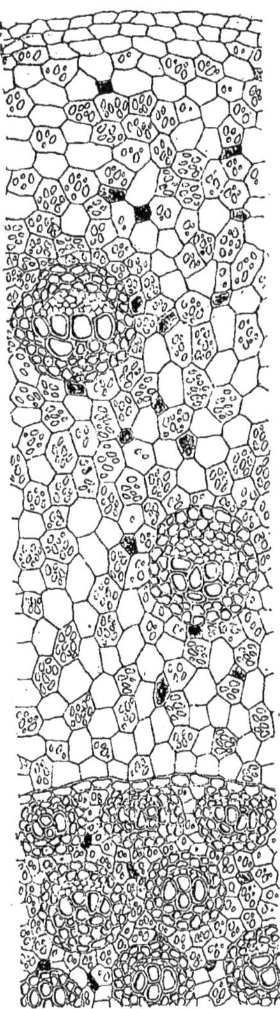

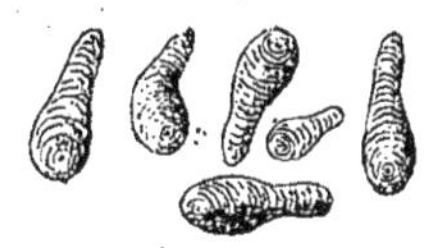

Fig. 197. — Rhizome et amidon de petit galanga.

COMPOSITION CHIMIQUE. — Ce rhizome contient de l'huile essentielle, une résine et une substance neutre, limpide, inodore, appelée *kæmpferide*, par Brandes, et qui, d'après Jahns, serait composée de *kæmpferide*, de *galangine* et d'*alpinine*.

USAGES. — Le galanga possède des propriétés aromatiques stimulantes analogues à celle du gingembre. Il entre dans la préparation du baume de Fioraventi et il n'est guère utilisé chez nous que dans la médecine vétérinaire. Il constitue un remède très populaire et une épice très appréciée dans la Livonie, l'Esthonie et la Russie centrale.

Le **grand galanga** qui existe dans les droguiers et qui vient parfois sur le marché de Londres, est fourni par l'*Alpinia Galanga* Swartz, plante qui est cultivée à Java. Cette drogue, bien moins active que le petit galanga, se présente en gros morceaux souvent ramifiés de 20 à 25 millimètres dans ses parties cylindriques et se renflant parfois en tubérosités de 40 à 45 millimètres; il a une teinte rouge orangé et présente des franges circulaires blanches. A l'intérieur, il est d'un blanc grisâtre et sa structure est bien moins fibreuse : il donne par la pulvérisation une poudre grisâtre, dont l'odeur, différente de celle du petit galanga, est moins aromatique, moins agréable et plus âcre.

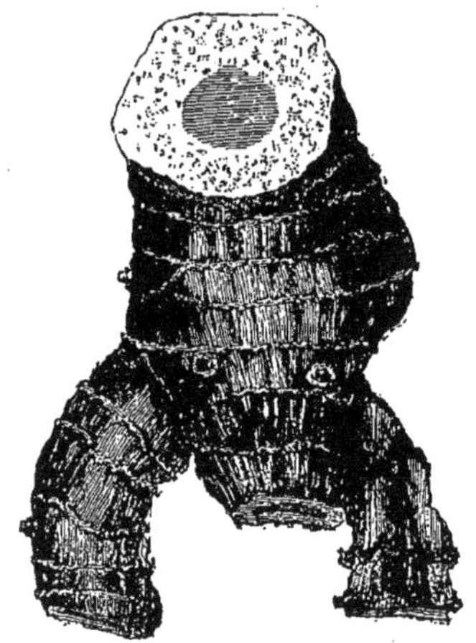

Fig. 198. — Grand Galanga.

RHIZOME DE CURCUMA

Origine botanique. — Les rhizomes de **Curcuma** sont fournis par le *Curcuma longa* L. (*C. rotunda* L., *Amomum Curcuma* Jacq.), plante originaire de l'Inde, cultivée dans presque toute la péninsule, à Ceylan, dans l'archipel Indien, aux îles Viti et dans beaucoup d'autres régions tropicales, au Cap, aux Antilles, au Brésil. On utilise en pharmacie les portions souterraines, sous les noms de *Curcuma rond* et de *Curcuma long*, qui étaient jadis attribués à des espèces différentes. Le premier est le rhizome principal qui émet ultérieurement des bourgeons et forme des rhizomes latéraux, renflés en tubercules cylindriques ou fusiformes, qui constituent le *Curcuma long*.

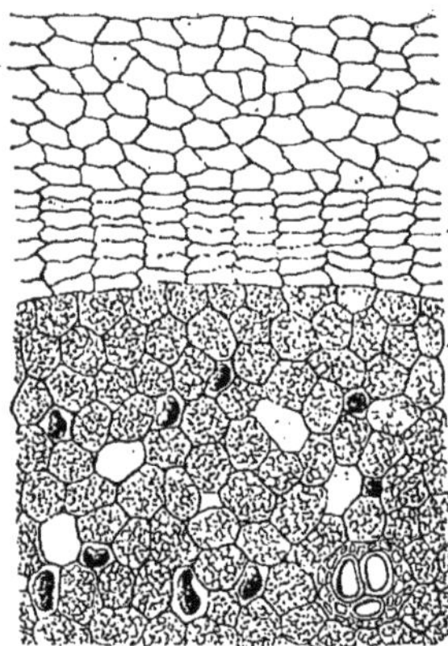

Fig. 199. Rhizome de Curcuma.

Description. — Ces rhizomes sont formés d'une masse compacte et dense, d'une couleur jaune rougeâtre ou brune, rappelant l'apparence de la gomme-gutte et présentant un grand nombre de ponctuations. Cette masse est recouverte extérieurement par une écorce grise plus ou moins chagrinée : elle est divisée en deux zones par une ligne claire qui sépare la partie corticale du cylindre ligneux ; le diamètre de ce dernier ne dépassant pas la moitié du diamètre total. La cassure de ces rhizomes est nette, résineuse, plus ou moins brillante; leur odeur et leur saveur sont aromatiques.

Structure microscopique (fig. 199). — Le suber est assez épais, divisé en deux zones : la couche extérieure est formée de cellules irrégulières, sans direction déterminée; dans la couche interne, les cellules sont régulières, disposées en fibres radiales. Le parenchyme cortical a ses cellules polygonales ou arrondies, laissant entre elles d'étroits méats; la plupart de ces cellules sont gorgées d'amidon qui, au lieu

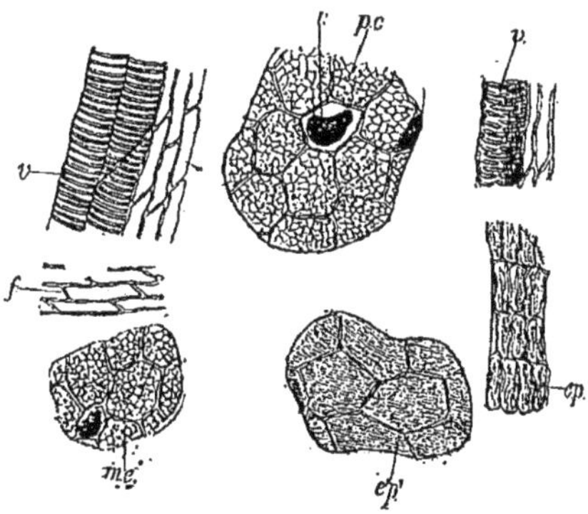

Fig. 200. — Poudre de Curcuma.

ep, épibléma vu en travers. — *e'p'*, épibléma vu de face. — *pc*, parenchyme cortical avec empois. — *me*, méditullium. — *r*, cellules résineuses. — *v*, vaisseaux. — *f*, fibres ligneuses.

de se présenter sous forme de granules bien distincts comme dans les autres rhizomes d'Amomacées, a l'apparence d'un empois; plusieurs d'entre elles renferment une matière colorante jaune (curcumine): des cellules à essence, relativement peu nombreuses et plus petites, peuvent être distinguées des éléments voisins au moyen de l'orcanette acétique. Les faisceaux fibro-vasculaires sont en général peu développés et constitués par quelques trachées qui sont entourées d'un liber mou : l'endoderme est formé d'une rangée de cellules allongées tangentiellement, ne contenant pas d'amidon et munies de parois minces. Le cylindre central, représentant le bois, offre la même structure que le parenchyme cortical : les faisceaux fibro-vasculaires y sont seulement bien plus nombreux ; quelques-uns d'entre eux affectent la disposition bicollatérale.

Composition chimique. — Les rhizomes de Curcuma renferment de l'amidon, une matière colorante appelée *curcumine*, et une huile volatile.

L'essence est huileuse, jaunâtre, douée d'une odeur aromatique agréable; elle se dédouble à l'ébullition en donnant, vers 196 degrés, un hydrocarbure oxygéné, le *curmerol*.

La curcumine est cristalline, jaune à la lumière directe et bleue à la lumière réfléchie ; elle possède une odeur de vanille et une saveur âcre ; elle est peu soluble dans l'eau, plus soluble dans l'alcool et l'acide acétique. Sa solution éthérée possède une belle fluorescence verte. Traitée par des oxydants faibles, la curcumine donne de la vanilline (Jackson et Memeke, 1882).

Variétés commerciales. — Le **Curcuma rond** se présente en tubercules ovales, pyriformes, gros comme un œuf de pigeon, recouverts d'une écorce grise sur laquelle on observe des impressions circulaires et des stries obliques ; quelques-uns d'entre eux sont pourvus de petites racines latérales ; en général, les tubercules les plus gros sont coupés transversalement et échaudés pour faciliter leur dessiccation.

Le **Curcuma long** se présente en rhizomes cylindriques, amincis aux deux extrémités, en général recourbés, recouverts d'une écorce grise, souvent un peu verdâtre, rarement jaune, chagrinée, le plus souvent nette et unie, sur laquelle on observe des sillons transversaux plus ou moins nombreux. Quelques rhizomes montrent sur une de leurs faces une ou plusieurs saillies représentant autant de bourgeons.

Usages. — Le Curcuma possède des propriétés stimulantes qu'il doit à son huile essentielle. Peu employé en pharmacie, il est utilisé plus spécialement comme condiment et comme matière colorante.

ZÉDOAIRE

Origine. — Le rhizome de **Zédoaire** est fourni par le *Curcuma Zedoaria* Roscoe, plante originaire de l'Inde.

Description. — La **Zédoaire officinale** se présente en rouelles aplaties (*Zédoaire ronde*) ou en fragments irréguliers, anguleux, allongés, (*Zédoaire longue*) provenant de la section transversale ou longitudinale des rhizomes. Les premières ont en général un demi-centimètre d'épaisseur et un diamètre qui varie entre 1 et 4 centimètres ; les seconds, représentant des moitiés ou des quartiers de rhizomes, ne dépassent guère 4 centimètres en longueur. La face extérieure est grise et présente généralement de petites pointes épineuses régulièrement rangées en spirales et représentant la base des racines adventives ; elle porte en outre des stries circulaires plus ou moins apparentes. Quelques-uns des morceaux allongés présentent sur cette face une cicatrice assez large, arrondie, provenant de la section du prolongement cylindrique qui réunissait deux tubercules entre eux. En examinant la face plane des rouelles ou la section transversale de la Zédoaire longue, on découvre à quelque distance de la périphérie une ligne bien apparente qui sépare l'écorce du cylindre central. Le rhizome de Zédoaire est assez dense ; sa cassure est cornée, compacte, d'un blanc grisâtre ; il possède une saveur amère et fortement camphrée et une odeur qui rappelle celle du gingembre ou du cardamome.

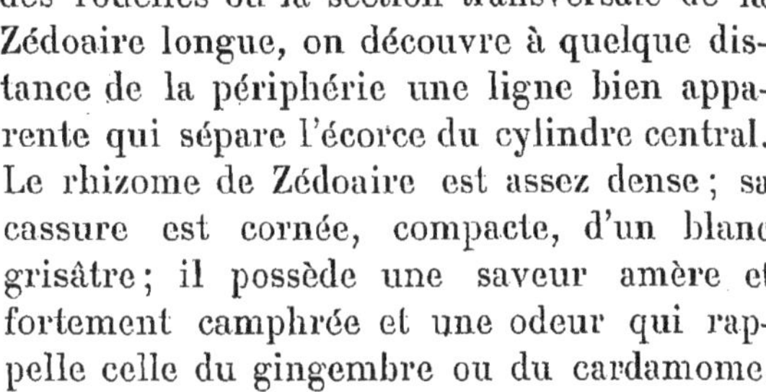

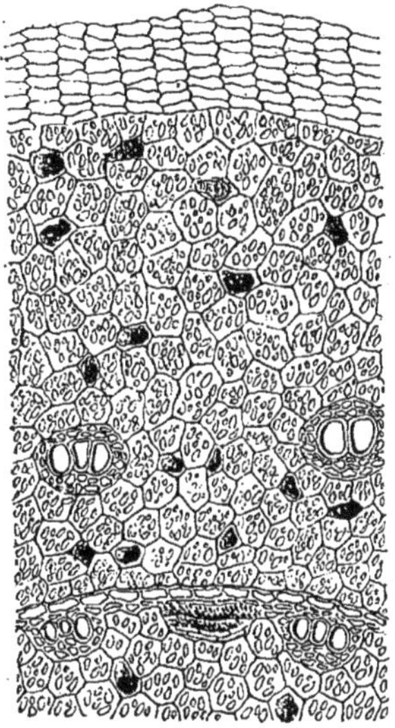

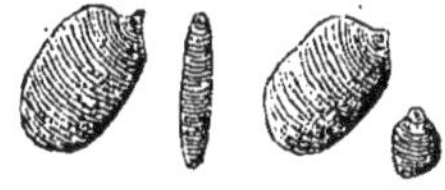

Fig. 201. — Rhizome et amidon de zédoaire.

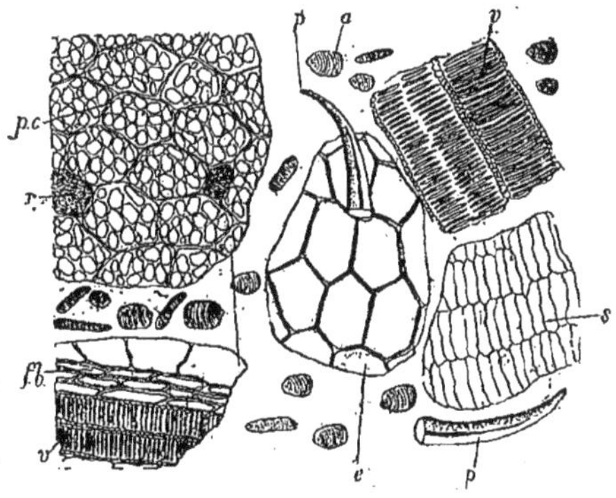

Fig. 202. — Poudre de Zédoaire.

e, épibléma. — *p*, poils tecteurs. — *pc*, parenchyme cortical. — *r*, cellules oléo-résineuses. — *v*, vaisseaux. — *fb*, fibres ligneuses, — *a*, amidon. — *s*, suber.

Structure microscopique (fig. 201). — Poils tecteurs unicellulaires coniques, disposés à la surface de l'épiderme ; grains d'amidon assez gros, ovoïdes, arrondis, avec un prolongement obtus à une de leurs extrémités, présentant un hile vers le sommet de la pointe et des stries concentriques sur la partie arrondie. Endoderme formé d'une rangée de cellules à parois peu épaisses. Faisceaux fibro-vasculaires très petits, dépourvus d'arc scléreux comme ceux du curcuma. Les cellules sécrétrices d'essence sont relativement grandes, réparties dans le cylindre ligneux et dans l'écorce, assez confluentes dans le voisinage du suber. On n'y observe ni cellules à curcumine, ni cellules à tannin.

Une sorte particulière de Zédoaire se distingue par la couleur jaune de son tissu interne : on l'a nommée à cause de cette particularité **Zédoaire Jaune**.

Composition. — Ce rhizome contient de la résine, de l'huile essentielle, de l'amidon.

Usages. — Il est employé comme stimulant.

CARDAMOMES

Origine. — Sous le nom de **Cardamomes**, on désigne un certain nombre de fruits du genre *Amomum*, dont les graines aromatiques, douées de saveur piquante, sont utilisées comme condiments et comme médicaments stimulants. Les plantes qui produisent ces fruits croissent abondamment à l'état sauvage ou à l'état de culture sur la côte de Malabar et dans les forêts de Cochin et de Travancore. On les rencontre aussi à Ceylan, en Chine et au Tonkin.

Culture. Récolte. — Bien que ces plantes croissent spontanément, la plupart des fruits qui sont livrés au commerce proviennent de

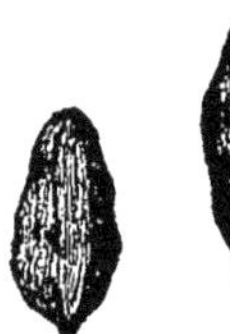
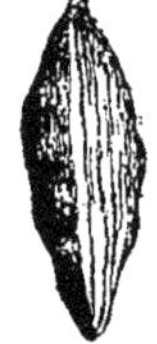
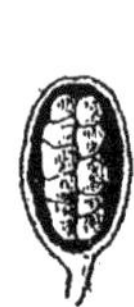
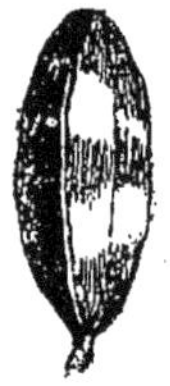

Fig. 203, 204.
Cardamome de Malabar.

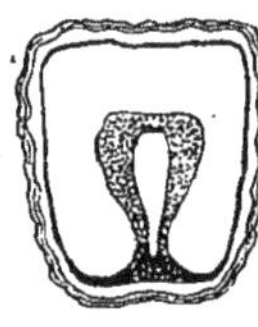
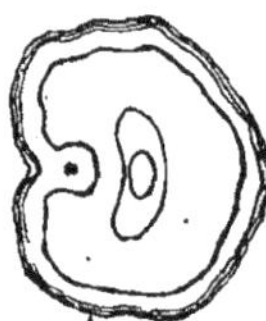

Fig. 205, 206.
Graine de cardamome.
Coupe en long. Coupe en travers.

plantes cultivées, d'après des méthodes qui varient avec les localités.

Dans les forêts de Travancore, les cultivateurs recherchent les endroits où la plante croît à l'état sauvage, y pratiquent des éclaircies pour faciliter son développement, et quand elle a atteint 50 à 60 centimètres de hauteur, ils débarrassent le sol de toutes les mauvaises herbes qui l'environnent. Au bout de deux ans, la plante commence à fleurir et cinq mois plus tard donne des fruits dont le plus grand nombre n'arrive à maturité qu'au bout d'une année; elle continue à produire pendant six à sept ans.

Dans les forêts épaisses et humides de Pulney, près de Dinjibel, la culture du Cardamome se fait à l'ombre. Après avoir coupé les arbustes et brûlé toutes les plantes qui poussent au pied des plus grands arbres, les indigènes transplantent dans ce sol dénudé les petits plants de cardamome qu'ils laissent croître pendant cinq ans avant de pouvoir en récolter les fruits.

A l'ouest du Mysore, les Cardamomes se cultivent dans les plantations d'aréquier ou à l'ombre des bananiers et peuvent fournir leurs fruits dès la troisième année.

Les Cardamomes commencent à mûrir en octobre et se récoltent jusqu'à la fin de novembre. Bien que tous les fruits ne soient pas arrivés à maturité complète, on coupe la hampe entière et on la fait sécher sur des nattes ; on détache les fruits de la hampe et on achève leur dessiccation au moyen d'un feu doux.

Description. — Ces fruits, qui ont entre eux la plus grande analogie, sont généralement formés d'une capsule assez mince, sèche, trigone, jaune, blanche ou brune, qui est divisée par des cloisons minces en trois loges portant à leur angle de nombreuses graines, qui sont serrées les unes contre les autres. Ces graines (fig. 205-206), dont la dimension ne dépasse guère 4 à 5 millimètres, sont anguleuses et recouvertes par un arille membraneux très mince et transparent ; elles présentent sur un de leurs côtés un sillon au fond duquel passe le raphé qui se distribue dans les téguments. Sous leur enveloppe brune, assez complexe, on aperçoit un périsperme farineux qui entoure un albumen charnu dans lequel s'observe un embryon cylindrique. Elles ont une saveur piquante et une odeur aromatique qui s'exalte quand on les pulvérise ou quand on les frotte entre les doigts.

Structure anatomique. — Le Cardamome de Malabar, que nous prendrons comme type, présente de dehors en dedans (fig. 207) : une rangée de cellules à peu près carrées (*e*), à parois faiblement épaissies. Vues de face, ces cellules sont beaucoup plus longues que larges et fusiformes ; — une couche de cellules rectangulaires (*ct*), qui, vues de face, sont polygonales, assez régulières, allongées perpendiculairement à la direction des cellules de l'enveloppe extérieure ; — une troisième enveloppe (*t'*), constituée par de grandes cellules cubiques allongées radialement, et qui, vues de face, affectent une forme polygonale ; ce sont ces cellules qui contiennent l'huile essentielle ; — une quatrième enveloppe (*sc*), de nature scléreuse, fortement colorée en brun et formée par une rangée de cellules allongées radialement, dont les parois latérales et interne se sont tellement épaissies que le lumen se trouve réduit à une petite cavité en forme d'*u*, placée en dessous de la paroi, qui est restée mince. Vues de face, ces cellules affectent une forme polygonale et laissent apercevoir difficilement un lumen punctiforme. Le périsperme (*a*) est formé de cellules polygonales contenant de l'amidon. L'albumen, qui, sur la coupe transversale, est disposé

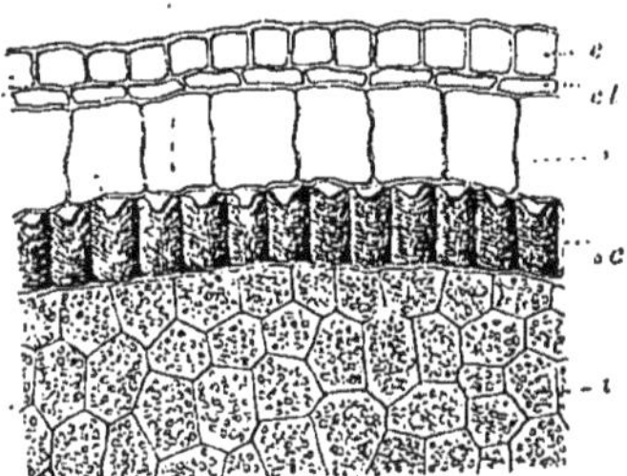

Fig. 207. — Graine de Cardamome. Section transversale.

en forme de croissant à bords arrondis, a des cellules plus petites, renfermant, ainsi que celles de l'embryon, une matière azotée qui se colore en jaune par l'iode, et des gouttelettes d'huile fixe.

Composition chimique. — Les fruits de cardamome contiennent une huile volatile renfermant du terpène, une résine, de l'amidon et de l'huile fixe.

Variétés commerciales. — Le nombre des cardamomes qu'on rencontre dans les droguiers est assez considérable ; les collections de l'Inde, de la Chine et du Tonkin se distinguent sous ce rapport. Nous ne décrirons ici que les espèces les plus intéressantes au point de vue commercial et pharmaceutique.

1° Le **Cardamome du Malabar** (*Cardamomum Malabaricum*, *Cardamomum minus*) (fig. 203-204), l'espèce officinale la plus estimée est fournie par l'*Elettaria Cardamomum* Maton (*Amomum Cardamomum* DC., *Alpinia Cardamomum* Roxb.) qu'on rencontre très communément aussi bien à l'état sauvage qu'à l'état de culture sur la côte du Malabar, aux îles Nicobar, dans le golfe du Bengale et dans les forêts montagneuses du Canara et du Wynaad.

Le Cardamome du Malabar est une capsule ovoïde ou oblongue, triangulaire, à angles obtus, arrondie à la base, qui porte souvent un

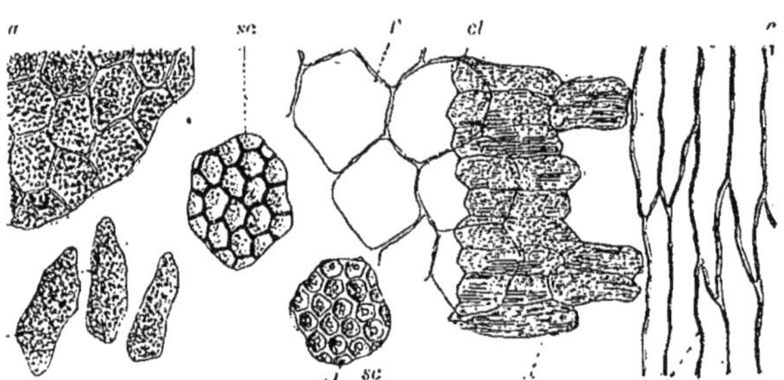

Fig. 208. — Eléments de la poudre de Cardamome.

très petit pédoncule, plus ou moins contractée au sommet. Sa surface, d'un blanc jaunâtre uniforme, présente des stries longitudinales régulières ; elle est un peu bosselée par l'impression des semences et d'une consistance ferme. Le péricarpe, mince et parcheminé, s'ouvre longitudinalement en trois valves. La face interne de chaque valve porte en son milieu une mince cloison qui s'avance vers le centre du fruit. Chaque loge contient 7 à 8 graines d'un brun rougeâtre, grossièrement chagrinées à leur surface, disposées sur deux rangs et fixées dans l'angle interne ; ces graines, qui ressemblent à des cochenilles, ont une odeur et une saveur très fines et très aromatiques. Il existe dans le commerce plusieurs formes de cardamomes de Malabar qui, d'après leur longueur, sont désignées sous le nom de *cardamomes courts* ou de *cardamomes longs ;* les premiers ont 9 à 12 millimètres de longueur; les autres, dont la capsule est toujours blanche, comme cendrée, mesurent 16 à 20 millimètres de longueur. Les fruits de l'*E. Cardamomum* sont encore désignés dans le commerce sous le nom de *Cardamomes de Madras* et d'*Alepy,* qui rappellent leur pays d'origine. Les premiers, courts, longs, de couleur jaune pâle, sont embarqués à Madras et à Pondichéry ; les seconds, courts et renflés, à teinte verdâtre, sont importés de Calicut et d'Alepy.

2° Le **Cardamome de Ceylan** (*Cardamomum longum* seu *Zeylanicum*) (fig. 209), qui est fourni par l'*Elettaria major* Smith, plante communément répandue à Ceylan. Cette espèce, bien distincte des précédentes, est moins estimée, se présente sous forme de capsules nettement triangulaires, d'un gris brunâtre, longues de 27 à 40 millimètres et larges de 7 à 9 millimètres, souvent recourbées légèrement en arc et rétrécies à leurs deux extrémités. Les graines sont nombreuses, irrégulières, très anguleuses, d'une couleur assez pâle ; elles ont une odeur et une saveur moins aromatiques que celles de l'espèce précédente.

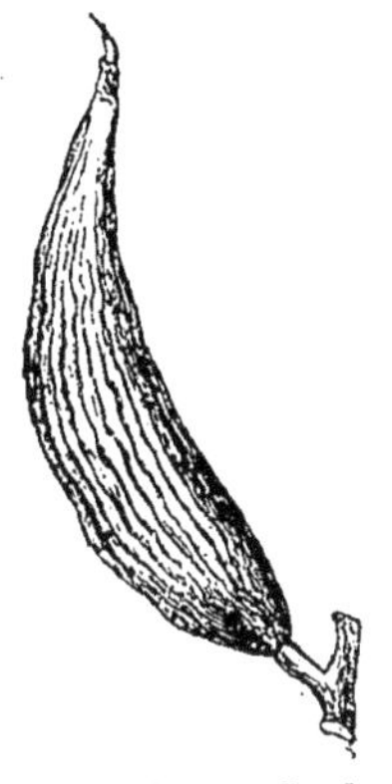

Fig. 209. — Cardamome de Ceylan.

3° Le **Cardamome de Siam** ou **Amome en grappe** (*Cardamomum racemosum* seu *Cardamomum rotondum*), qui provient de l'*Amomum Cardamomum* Roxb., plante originaire du Cambodge, de Siam, de Java et de Sumatra. Cette espèce doit son nom d'Amome en grappe à la disposition des fruits qui, sur la plante, sont serrés les uns contre les autres en une grappe spiciforme ; dans le commerce elle se présente en capsules isolées, globuleuses, de 10 à 14 millimètres de diamètre, à trois angles très légèrement marqués et comme formées de trois coques soudées. Le péricarpe, mince, fragile, est sillonné longitudinalement, un peu velu, d'une couleur blanche qui passe à la teinte chamois par l'exposition à la lumière. Les graines sont brunes, finement chagrinées, cunéiformes, fortement appliquées les unes contre les autres, au nombre de 9 à 12 dans chaque loge ; elles possèdent une odeur forte, aromatique, camphrée.

4° Le **Cardamome ailé de Java** (*Cardamomum majus* seu *Javanicum*), qui est donné par l'*Amomum maximum* Roxb., espèce originaire des Indes Orientales. Cette sorte se présente sous forme de capsules ovoïdes, arrondies, pédonculées, mesurant 2 et demi à 3 centimètres de long sur 1 à 2 centimètres de largeur et offrant une couleur brune.

Chaque capsule est couronnée à son sommet par un tube calicinal, court, desséché et présente de 9 à 12 côtes proéminentes, hautes de 2 millimètres, étendues de la base au sommet, grossièrement dentées, qui, par immersion dans l'eau, se développent en ailes membraneuses. Les graines, d'un gris mat, finement striées, possèdent une saveur térébinthacée, qui n'est ni âcre ni brûlante.

MANIGUETTE

Graine de paradis.

ORIGINE. — La **Graine de paradis** est donnée par l'*Amomum Melegueta* Roscoe (*Am. Granum Paradisi* L.), plante très répandue sur les côtes de l'Afrique tropicale occidentale, depuis Sierra Leone jusqu'au Congo.

DESCRIPTION. — Cette graine est variable dans sa forme qui est tantôt arrondie, tantôt un peu pyramidale ; elle mesure 2 millimètres de longueur : sa surface extérieure est brun rougeâtre, très légèrement chagrinée, luisante ; elle présente à sa partie inférieure un hile plus pâle et un petit pinceau de fibres blanches qui sont les restes du funicule. Une section longitudinale pratiquée dans cette graine fait voir, en dessous des téguments colorés un albumen extérieur gorgé d'amidon, un albumen intérieur parfois désigné sous le nom de *vitellus*, qui constitue autour de l'embryon cylindrique une masse triangulaire qui s'étend jusqu'au micropyle. Cette graine est peu aromatique, même quand on la broie et possède une saveur très piquante et brûlante.

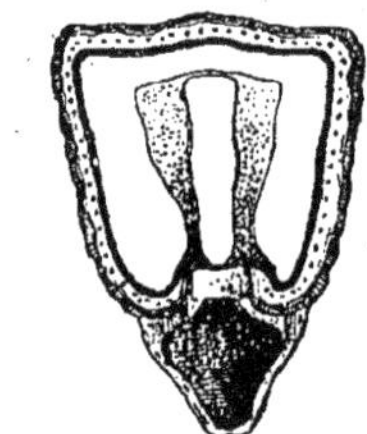

Fig. 210. Maniguette. Coupe longitudinale.

STRUCTURE MICROSCOPIQUE (fig. 211). — Le spermoderme est formé par quatre téguments présentant une structure bien différente : 1° une enveloppe extérieure (*c*) constituée par une rangée de cellules allongées radialement, munies de parois épaisses et colorées en brun : vues de face, ces cellules sont polygonales, souvent fusiformes, allongées parallèlement au grand axe de la graine ; 2° une enveloppe sous-jacente (*ct*) formée d'une rangée de cellules quadrilatérales, à parois minces. Vues de face ces cellules sont très régulières, allongées perpendiculairement à la direction des cellules qui forment l'enveloppe extérieure : elles rappellent par leur forme et leur disposition les *cellules transversales* des céréales ; 3° un parenchyme (*t'*) constitué par 4 à 5 rangées de cellules polygonales irrégulières à parois épaisses et dans lequel on observe de nombreuses cellules oléo-résineuses plus larges ; 4° une enveloppe scléreuse (*sc*) formée d'une rangée de cellules allongées radialement, dont la paroi externe est très mince, tandis que les parois interne et latérales sont tellement épaisses que le lumen ressemble à un petit *u*. Les parois de ces cellules sont fortement colorées en brun et marquées de stries transversales. Vues de face ces cellules scléreuses sont polygonales et présentent un lumen punctiforme. Le périsperme est constitué par des cellules gorgées d'amidon et munies de parois très minces. Immédiatement en dessous du spermoderme, ces cellules sont polygonales, assez petites, mais en s'éloignant de la périphérie, elles s'allongent dans le sens du rayon. Dans la poudre de maniguette, ces cellules se distinguent à leur aspect fusiforme et à leur longueur. L'albumen interne et l'embryon (*a*) sont caractérisés par leurs cellules plus petites renfermant une matière granuleuse azotée.

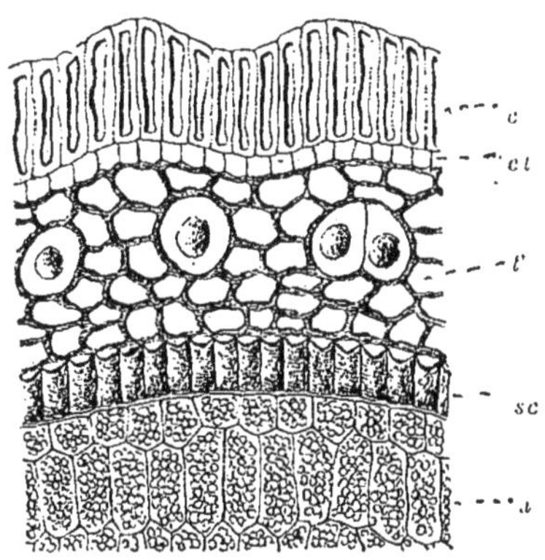

Fig. 211. — Graine de maniguette. Section transversale.

Composition chimique. — Cette graine renferme une résine très âcre et environ 30 p. 100 d'une huile essentielle jaunâtre, possédant une odeur agréable et une saveur aromatique.

Commerce. — On distingue dans le commerce deux variétés de Maniguette :

1° La **Maniguette d'Acra,** la plus estimée, reconnaissable à la grosseur de ses graines verruqueuses à la surface et garnies d'une touffe conique de fibres jaunes autour de leur hile.

2° La **Maniguette de Sierra Leone** ou du **Cap des Palmes,** plus commune, mais moins aromatique que la précédente, dont elle se distingue par ses dimensions plus petites, la rareté des fibres autour du hile, une saveur plus forte et moins agréable.

Ces graines sont expédiées surtout des établissements de la Côte-d'Or, dont les plus importants sont Cap Coast, Castle et Acra.

Usages. — Très employée autrefois comme condiment, la maniguette n'est plus guère employée aujourd'hui que pour donner du montant au poivre qui a été allongé par des matières féculentes.

FÉCULES PRODUITES PAR LES AMOMACÉES

La famille des Amomacées fournit à l'alimentation un certain nombre de produits féculents appelés *arrow-root*, nom qui, par extension, a été appliqué à un certain nombre d'autres fécules fournies par plusieurs autres familles : ces produits qui ont acquis une grande importance commerciale, possèdent des caractères anatomiques qui permettent de les distinguer assez facilement.

ARROW-ROOT DES ANTILLES

Arrow-root des Indes occidentales, de la Jamaïque, des Bermudes, de Saint-Vincent.

Origine. — Cet Arrow-root est retiré des souches du *Maranta arundinacea* L., plante originaire des parties tropicales de l'Amérique et des Antilles, qui est actuellement cultivée dans beaucoup d'autres régions chaudes, dans les Guyanes, au Brésil et en Australie. Le *M. indica* Tussac, qui n'est qu'une variété de l'espèce précédente et qu'on rencontre dans le Bengale, à Java et dans les îles Philippines, concourt aussi à la production de cet arrow-root.

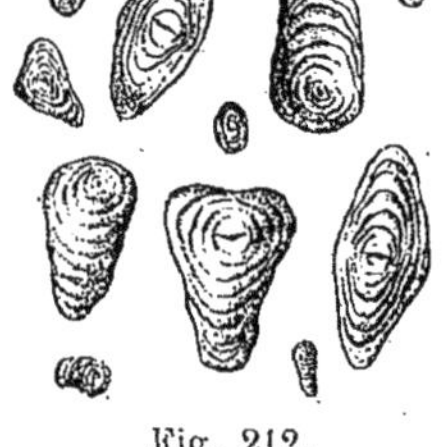

Fig. 212.
Arrow-root des Antilles.

Préparation. — Quand la plante est arrivée à maturité complète, on l'arrache de terre : on dépouille les rhizomes des écailles qui les recouvrent et quand ils sont bien lavés, on les broie à l'aide d'un moulin ou on les réduit en pulpe avec une machine à vapeur. La pulpe est placée sur des tamis ou des instruments spéciaux qui laissent passer l'amidon. On laisse celui-ci se déposer dans l'eau, on le fait égoutter et sécher à une douce chaleur. Le rhizome fournit à peu près le 1/6 de son poids d'amidon.

Description. — Cette fécule se présente sous l'aspect d'une poudre brillante blanche, insipide, parfois agrégée en petites masses un peu plus grosses qu'un pois. — Pressée entre les doigts, elle craque avec un son bien net. Elle est composée de grains simples, ovales ou pyriformes, ayant quelque ressemblance avec ceux de la fécule de pomme de terre, mais plus transparents. Leur grand diamètre est de $0^{mm},0220$ à $0^{mm},0600$. Des couches superposées et toujours excentriques sont très apparentes dans chaque grain. Le plus souvent, vers l'extrémité élargie et rarement vers le centre des grains, on observe un hile arrondi, ou une simple fente dirigée transversalement et quelquefois étoilée.

ARROW-ROOT DES INDES ORIENTALES

Arrow-root de Malabar, de Bombay, de Travancore.

ORIGINE. — Cette fécule, moins estimée que la précédente, est extraite, sur la côte de Malabar, des rhizomes et des tubercules des *Curcuma leucorrhiza* Roxb. et *C. angustifolia* Roxb.

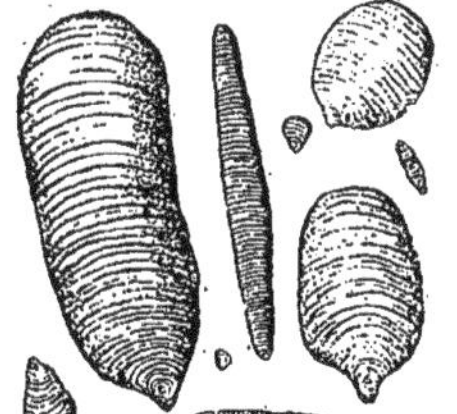

Fig. 213. — Arrow-root des Indes orientales.

Elle se présente (fig. 213) en poudre d'un blanc mat, composée de grains aplatis, elliptiques ou ovoïdes, souvent terminés à une de leurs extrémités en une pointe courte et mousse, quelquefois entièrement tronquée. Près du bord de l'extrémité la plus éffilée, on observe le hile, et sur toute la surface du grain, une série de couches assez serrées et disposées en ménisques ou en croissants. Le grand diamètre des grains est de $0^{mm},06$ à $0^{mm},07$.

ARROW-ROOT DE QUEENSLAND

Arrow-root de la Nouvelle-Galles du Sud. — Tolomane.

ORIGINE. — Cette fécule est produite par plusieurs espèces du genre *Canna* et notamment par les *C. coccinea* Rosc., *C. indica* L., *C. Achiras* Gill., *C. edulis* Edw.

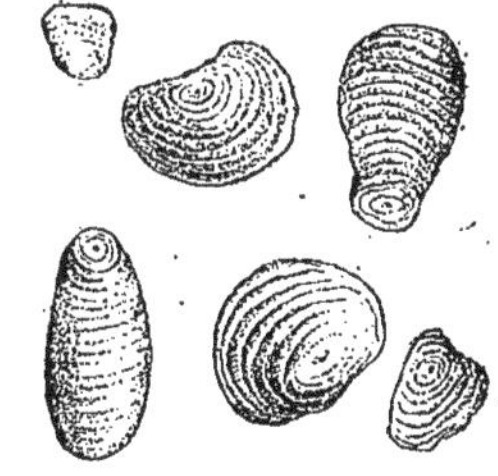

Fig. 214. Arrow-root de Queensland.

C'est une poudre blanche qui possède un aspect satiné ou lustré tout particulier, dû à la grosseur considérable des grains qui la composent. Ces grains (fig. 214), qui mesurent parfois $0^{mm},132$ de longueur, sont assez irréguliers dans leur forme, aplatis, ovoïdes, ellipsoïdaux, réniformes ou conchoïdes. Quelquefois leur extrémité la plus épaisse se prolonge en une pointe courte et obtuse ; plus souvent cette extrémité est tronquée ou échancrée. Des stries excentriques très apparentes s'observent sur toute la surface du grain. Le hile est placé le plus souvent à une faible distance de l'extrémité la plus étroite.

Quelques Cycadées du genra *Zamia* concourent aussi à la production de l'Arrow-root de Queensland.

ORCHIDÉES

Plantes vivaces, d'un port particulier, les unes terrestres, les autres, en plus grand nombre, épiphytes; quelques-unes (*Vanilla*) allongent considérablement leur tige au point de devenir des lianes. Les espèces terrestres portent un faisceau de racines ordinaires et en outre deux tubercules ovoïdes ou palmés. Les épiphytes ont les pseudo-bulbes. Feuilles entières parallélinerviées. Fleurs solitaires plus souvent disposées en épis ou en grappes, remarquables par leur forme singulière. Périanthe double à deux rangs, formés chacun de trois folioles. Les extérieures, semblables entre elles; les internes inégales, l'une prenant des dimensions et une forme différentes des autres (*labelle* ou *tablier*). Au centre de la fleur, un *gynostème* formé par la réunion du style et des trois filets staminaux, ayant à son sommet une ou deux anthères à deux loges qui renferment chacune une masse pollinique. Le fruit est une capsule à une seule loge, à *placentas pariétaux*, les graines sont très petites et se réduisent à un tégument cellulaire mince qui recouvre un embryon ovoïde.

Les Orchidées épyphytes sont pour la plupart circonscrites entre les deux tropiques; elles semblent manquer dans l'Afrique australe, dans les régions méditerranéennes et dans le sud de l'Amérique méridionale; elles sont remplacées dans les contrées tempérées par les espèces terrestres qui sont bien plus nombreuses, à latitude égale, dans l'hémisphère austral que dans l'hémisphère boréal. Très recherchées des botanistes à cause de la bizarrerie de leur forme et de leurs couleurs extrêmement variées, les Orchidées sont devenues l'objet d'une culture, qui excite en Europe une véritable passion. Elles ne fournissent à la thérapeutique qu'un nombre assez restreint d'espèces utiles.

VANILLE

ORIGINE BOTANIQUE. — La **Vanille** est le fruit cueilli avant sa maturité du *Vanilla planifolia* Andrews (*Epidendron Vanilla* L.), plante qui fleurit et peut même fructifier dans nos serres et qui croît spontanément dans la partie orientale du Mexique. Sa culture a été propagée dans plusieurs régions tropicales, dans le Brésil, les Antilles, à Java, à Ceylan et dans les îles de la Réunion, où elle fournit des produits très estimés.

Culture, fécondation, récolte. — Les pousses arrivées à 90 centimètres de hauteur sont attachées aux arbres de façon à ce qu'elles touchent à peine le sol. Bientôt elles émettent des racines qui s'appliquent contre l'écorce des arbres ou pendent dans l'air ; au bout de trois ans elles commencent à porter des fruits et elles en produisent pendant trente ou quarante années.

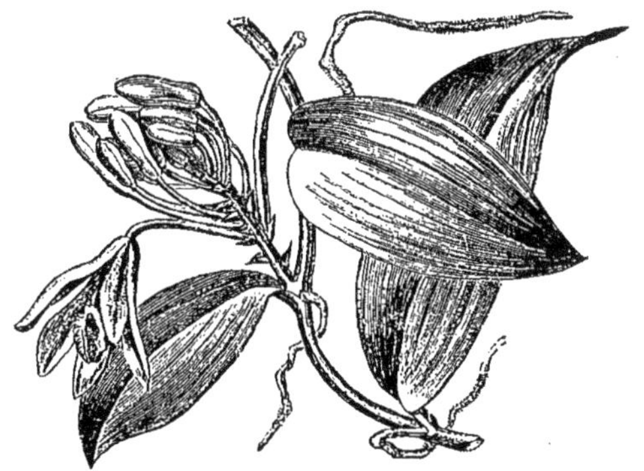

Fig. 215. — *Vanilla planifolia.*

Les organes reproducteurs des vanilles sont disposés d'une façon tellement spéciale que leur fécondation naturelle est très difficile. En effet, le labelle recouvrant complètement l'organe femelle et l'anthère reposant sur la valve du stigmate, il en résulte que malgré la déhiscence de l'anthère, l'ouverture stigmatique qui livre passage au pollen est close par le labelle et que la fécondation spontanée, ne pouvant s'opérer qu'exceptionnellement, est le plus souvent produite par les insectes.

Depuis qu'en 1817, un noir de la Réunion, nommé Edmond, et Morren, de Liège, en 1839, ont démontré que la fécondation pouvait être opérée artificiellement par l'homme, en écartant le labelle et en mettant l'anthère en contact avec le stigmate, la production des gousses s'est développée considérablement dans les pays tropicaux sans l'aide des insectes et s'est même propagée dans les serres européennes.

Tandis que les vanilles abandonnées à elles-mêmes ne portent guère qu'une gousse sur une tige de 50 centimètres ayant environ 40 fleurs, on peut par la fécondation artificielle obtenir d'une même plante un grand nombre de gousses, mais celles-ci périssent avant d'atteindre leur maturité complète. En général on ne fertilise que les fleurs dont le pédoncule est charnu et bien développé. Les gousses les plus belles proviennent des premières fleurs, mais les meilleures sont fournies par celles qui s'ouvrent les dernières. Une touffe ne doit guère donner plus de 5 à 6 gousses.

On s'aperçoit que l'ovaire a été fécondé quand la fleur persiste et se dessèche à l'extrémité du fruit. Une fois ce résultat obtenu, le reste de la touffe doit être supprimé avec ses bourgeons.

La fleur fécondée se flétrit et tombe après quelques jours, laissant le gynostème attaché au fruit qui continue à croître pendant un mois, mais qu'on doit laisser sur sa tige au moins pendant six mois. On s'aperçoit qu'il est mûr, quand, pressé entre les doigts, il fait entendre un bruissement, car la teinte verte ou jaune verdâtre n'indique pas suffisamment le degré de maturité.

Le fruit de vanille mûr est inodore et n'acquiert son parfum que par la fermentation.

Le traitement des gousses après leur récolte varie notablement avec le pays de production. Au Mexique, celles-ci sont entassées sous un hangar où on les fait suer à l'abri du soleil et de la pluie. Dans ce but, si la saison est chaude et belle, on les étend chaque jour sur une couverture de laine, qui est exposée directement au soleil; dans l'après-midi on les roule dans la couverture qu'on place en plein soleil; le soir on les enferme dans des boîtes bien closes. Les jours suivants on reprendra les mêmes opérations jusqu'à ce que les gousses aient une teinte de café grillé. Quand la saison est pluvieuse, les gousses sont réunies en petits paquets ou en petites balles qu'on enveloppe dans une couverture de laine, puis dans des feuilles de bananier et le tout enserré dans une natte est soigneusement ficelé et arrosé d'eau. Les balles qui renferment les plus belles gousses sont mises dans un four chauffé à 60°. Quand la température est tombée à 45°, on introduit les gousses plus petites et on ferme le four. On en retire les dernières après vingt-quatre heures et les premières au bout de trente-six heures. Sous l'influence de ce traitement elles ont pris une teinte marron. Pour les sécher on les étend sur une natte et on les expose au soleil pendant deux mois; on achève la dessiccation à l'ombre, puis on met les gousses en petits paquets.

A la Réunion, les gousses assorties suivant leur longueur sont placées dans l'eau à 90°, les plus longues pendant vingt secondes, les moyennes pendant vingt-cinq secondes et les plus petites pendant une minute; puis, enroulées dans une couverture, elles sont exposées au soleil jusqu'à ce qu'elles aient pris une teinte marron, c'est-à-dire pendant six à huit jours. On les fait ensuite sécher sous des hangars couverts de zinc, en les retournant fréquemment. On s'aperçoit qu'elles sont en bon état quand elles peuvent être tordues entre les doigts sans craquer. On passe ensuite chaque gousse entre les doigts plusieurs fois de suite pour en faire sortir et étendre la matière grasse, qui lui communique le lustre et la souplesse qu'on recherche.

A la Guyane, les gousses sont placées et abandonnées sous la cendre jusqu'à ce qu'elles se rident; elles sont ensuite essuyées, frottées d'huile d'olive et, après avoir lié la partie inférieure pour éviter qu'elles ne s'ouvrent, on les fait sécher à l'air libre.

Description. — La belle vanille du commerce se présente en capsules ou gousses aplaties mesurant 20 à 25 centimètres de longueur et 4 à 8 millimètres de largeur, atténuées à leurs extrémités et recourbées à la base. La surface extérieure est brun noirâtre, luisante, d'aspect onctueux, sillonnée longitudinalement de plis assez profonds et recouverte dans les meilleures sortes commerciales de cristaux blancs givrés de *vanilline*.

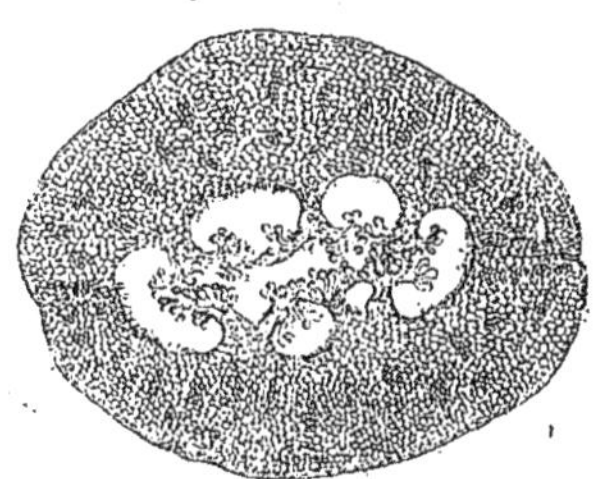

Fig. 216. — Vanille. Coupe transversale.

Coupée transversalement (fig. 216), la vanille laisse exsuder un suc inodore visqueux dans lequel on observe des cristaux aciculaires d'oxalate de chaux. La section a la forme d'une ellipse; les parois brunes et assez épaisses entourent une cavité triangulaire et portent des placentas qui se subdivisent chacun en deux lobes, chargés de petites graines noires. La partie interne du péricarpe comprise entre ces placentas est garnie de papilles qui sécrètent une matière jaune finement granuleuse et donnent aussi la substance balsamique qui recouvre les graines et communique à la vanille son odeur suave.

Structure microscopique (fig. 217). — L'épicarpe est formé d'une couche de cellules tabulaires qui sont recouvertes par une cuticule assez épaisse. Vues de face, ces cellules ont une forme polygonale, allongée parallèlement au grand axe du fruit; leurs parois droites sont quelquefois ponctuées. Ces cellules renferment une matière granuleuse brune et quelques-unes d'entre elles présentent des cristaux prismatiques. Sur cet épiderme on observe un certain nombre de stomates qui sont entourés par plusieurs cellules n'ayant rien de régulier dans leur direction. En dessous de cet épicarpe existe un mésocarpe qui est très développé et constitué par des cellules polygonales, aussi irrégulières dans leur forme que dans leur direction et munies de parois minces. Quelques-unes de ces cellules ont une forme ovale, présentent des dimensions plus considérables que les autres et sont caractérisées par la présence de nombreux cristaux d'oxalate de chaux en forme de spicules. Ces cristaux sont parfois isolés; plus souvent ils sont réunis en faisceaux assez volumineux et apparaissent tantôt coupés transversalement et sous forme de granulations serrées, tantôt entiers et sous forme de pinceaux. Dans la partie extérieure du mésocarpe, beaucoup de cellules sont caractérisées par la présence sur leurs parois d'épaississements spiralés bien apparents; d'autres sont simplement ponctuées. Dans l'épaisseur du mésocarpe on observe un assez grand nombre de faisceaux libro-vasculaires très irréguliers, allongés tantôt radialement, tantôt tangentiellement et qui dans leur ensemble sont disposés sur plusieurs rangs. Chacun d'eux est composé intérieurement d'une couche de cellules fibreuses, fusiformes, à parois peu épaisses, et extérieurement de vaisseaux et de trachées réunis en nombre variable. Les cellules qui entourent immédiatement ces faisceaux sont marquées de ponctuations très apparentes. Dans ses couches les plus internes, le mésocarpe est composé de cellules qui sont beaucoup plus petites et allongées tangentiellement. Le péricarpe est tapissé intérieurement par une rangée de cellules rectangulaires sur laquelle s'insèrent les papilles qui sont unicellulaires, huit à dix fois aussi longues que larges, et munies de parois minces; ces papilles sont remplies d'une matière granuleuse colorée en brun et de gouttelettes oléo-résineuses de grosseur variable.

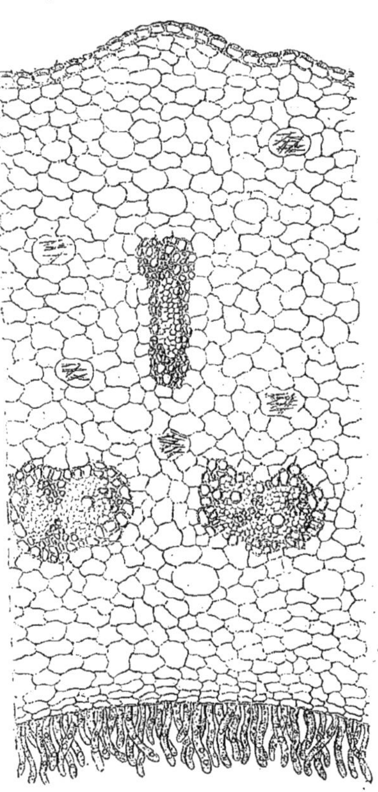

Fig. 217. — Fruit de vanille. Structure anatomique.

Composition chimique. — La vanille ne contient pas d'huile essentielle. Elle doit son odeur suave à un principe qui se trouve à l'état cristallin dans l'intérieur ou à la surface du fruit ou à l'état de dissolution dans le liquide huileux et visqueux qui entoure les graines. Ce principe a été désigné par M. Gobley sous le nom de *vanilline;* il est considéré comme l'*éther méthylique* de l'*aldéhyde protocatéchique* et il constitue presque entièrement les cristaux blancs qui recouvrent les gousses et auxquels on a donné le nom de *givre de vanille.*

La proportion de vanilline varie entre 1,5 et 2,5 p. 100 dans les vanilles commerciales. La vanille du Mexique qui est la plus estimée est celle qui en renferme le moins. Les vanilles de Bourbon et de Java en renferment une plus grande quantité, mais elle y est mélangée d'acide vanillique, de matières grasses, de résine qui masquent son odeur.

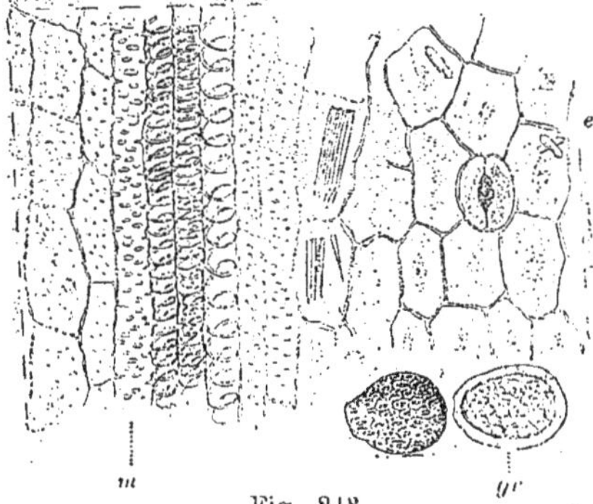

Fig. 218.
Éléments de la poudre de vanille.
e, épicarpe. — *gr*, graine. — *m*, mésocarpe.

Tieymann et Haarmann, à la suite de remarquables recherches sont parvenus à préparer synthétiquement la *vanilline* au moyen de la coniférine qui existe dans l'aubier des pins. Cette substance se dédouble en présence de l'eau et de l'émulsine, à la température de 25 à 30° en glucose et en *alcool coniférylique*. En oxydant cet alcool, ou directement la coniférine avec l'acide sulfurique et le bichromate de potasse on obtient la *vanilline*. — L'*avénine* ou principe actif de l'avoine traité par les oxydants donne aussi de la vanilline.

Indépendamment de ce principe, on trouve dans la vanille, des matières grasses et cireuses, de la résine, du sucre et de la gomme.

Commerce. — On distingue dans le commerce plusieurs espèces de vanille :

1° La **Vanille du Mexique**, qui est la plus appréciée et qui se présente en gousses aplaties mesurant 20 à 25 centimètres de longueur et 9 millimètres de largeur dans leur plus grand diamètre. L'extrémité supérieure, par laquelle elle est attachée sur la plante, s'amincit graduellement jusqu'au quart de la longueur de la gousse, se recourbe et se divise légèrement. Sa couleur est d'un brun foncé; son odeur est agréable, aromatique et caractéristique. La surface présente des rides longitudinales qui sont entre-croisées de fines stries et d'excroissances. Les cristaux de vanilline qui se forment peu à peu sur la surface finissent par la recouvrir complètement. L'intérieur est rempli d'un grand nombre de petites graines noires et d'une petite quantité de pulpe ;

2° La **Vanille de Bourbon**, qui constitue aussi une bonne sorte commerciale. Les meilleures mesurent 18 à 22 centimètres de long sur 6 à 8 millimètres de large. L'extrémité supérieure est faiblement atténuée et l'autre bout à partir de 2 centimètres environ s'amincit, se divise et se recourbe. Son odeur est agréable, mais ne ressemble pas à celle de la vanille du Mexique; elle rappelle plutôt celle de la fève Tonka. Au toucher la surface est douce et comme cirée; elle se recouvre rapidement de givre; elle n'a pas la chair ferme de l'espèce mexicaine;

3° La **Vanille des Seychelles et de Maurice**, qui se présente en gousses de 15 à 16 centimètres de long, peu aplaties, presque rondes et mesurant 5 à 6 millimètres de diamètre. La surface extérieure présente des rides longitudinales larges et aplaties; elle est caractérisée par sa couleur pâle, son odeur et ses faibles dimensions. Elle est très peu givrée et ne présente pas au toucher la sensation de cire que donne la vanille de la Réunion;

4° La **Vanille de l'Amérique du Sud**, qui se présente en gousses de 17 à 19 centimètres de long, aplaties, mesurant 12 millimètres et plus de largeur, faiblement atténuées à l'extrémité supérieure. La couleur est d'un brun rougeâtre, l'odeur est âcre et rappelle celle des mélasses en fermentation; la consistance est pulpeuse et très résineuse; elle est distinctement ridée et douce au toucher, très peu givrée;

5° Le **Vanillon**, qui est produit par le *Vanilla Pompona* Schiede, est désigné encore dans le commerce sous le nom de *vanille pompona* ou de la Guayra; il vient des Indes occidentales. Il mesure 10 à 12 centimètres de longueur, et 10 à 20 millimètres de largeur; ses côtés sont nettement anguleux, ce qui lui donne une forme triangulaire. Il a une couleur brune ou brun rougeâtre; il est ridé longitudinalement et dépourvu de givre; il possède une forte odeur de *coumarine*.

Falsifications. — Les vanilles étant d'autant plus appréciées qu'elles sont plus riches en givre, on simule la présence de cette substance en recouvrant avec de l'acide benzoïque cristallisé les vanilles inférieures ou épuisées. L'examen à la loupe permet de découvrir cette fraude, car les cristaux d'acide benzoïque sont larges et parallèles à la surface de la gousse, tandis que les cristaux de vanilline sont petits, aciculaires et perpendiculaires à la surface.

M. Thomas a constaté, dans le commerce, l'existence de vanilles givrées au moyen de silicate de plomb.

Les vanilles épuisées sont généralement dépourvues de crosse, c'est-à-dire du pédoncule du fruit que sa nature ligneuse rend très cassant.

Usages. — La vanille est un stimulant aromatique auquel on attribue des propriétés aphrodisiaques. Son emploi thérapeutique est fort limité; ses usages industriels, quoique notablement diminués depuis la production artificielle de la vanilline, sont encore assez considérables.

SALEP

Origine botanique. — Le **Salep** est constitué par les tubercules de plusieurs Orchidées dont les principales, connues sous les noms d'*Orchis mascula* L., *O. Morio* L., *O. purpurea* Huds., *O. militaris* L. (fig. 219), *O. pyramidalis* L. et *O. coriophora* L., sont originaires de l'Europe centrale et méridionale, de la Turquie, du Caucase et de l'Asie Mineure. Indépendamment de ces espèces qui sont pourvues de tubercules entiers et arrondis, il en existe un certain nombre d'autres aussi communément répandues, dont les tubercules *palmés* ou *lobés* concourent à la production du salep. Parmi ces espèces il faut citer les *O. maculata* L., *O. saccifera* Brony, *O. Conopsea* L. qui se rencontre jusque dans l'extrême Ouest de l'Asie et l'O. *latifolia* L., plante indigène, répandue jusqu'au nord-est de l'Inde et du Thibet.

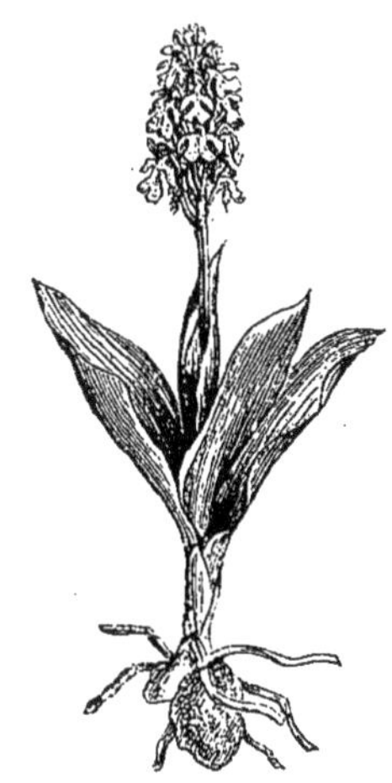

Fig. 219.
Orchis militaris.

Le salep, qui se vend dans les bazars indiens sous le nom de *salib misri*, à des prix extrêmement élevés, est fourni par plusieurs espèces du genre *Eulophia* et notamment les *E. campestris* Lindl. et *E. herbacea* Lindl.

Récolte. — Après la floraison de la plante, on en recueille indistinctement les bulbes, on sépare ceux qui sont ridés et flétris, et on lave ceux qui sont renflés, puis on les passe à l'eau bouillante pour leur ôter la pellicule extérieure ; on les fait alors sécher soit en les enfilant en chapelet, qu'on expose au soleil, soit en les plaçant sur des toiles, ce qui est préférable, parce qu'on ne trouve pas dans la poudre qu'on en fait les débris de la substance qui les tenait suspendues. Blancs et succulents à l'état frais, ces bulbes en se desséchant deviennent durs et cornés, perdent leur saveur amère et leur odeur particulière. On les reçoit alors dans le commerce du Levant, par la Turquie. Le salep de l'Inde est récolté sur les montagnes de l'Afghanistan, du Belutchistan, de Kabul et de Bokhara.

Description. — Le Salep se présente en petits tubercules longs de 1 à 3 centimètres environ, oblongs ou ovoïdes, arrondis à l'extrémité supérieure qui présente une cicatrice laissée par la tige, et pointus à l'extrémité inférieure qui est tantôt simple, tantôt divisée. Ces tubercules sont tantôt isolés, tantôt enfilés, sous forme de chapelets. Généralement contractés et contournés par la dessiccation, ils sont d'un gris jaunâtre ou d'un brun pâle, demi-transparents, durs et cornés. Leur odeur faible rappelle un peu celle du mélilot; leur saveur est mucilagineuse et un peu salée. Plongés dans l'eau pendant quelque temps, ils se gonflent et reprennent leur forme et leur grosseur primitives.

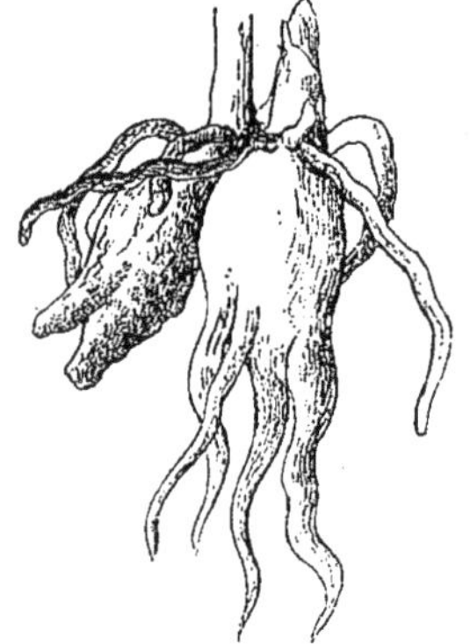

Fig. 220. — *Orchis maculata.*

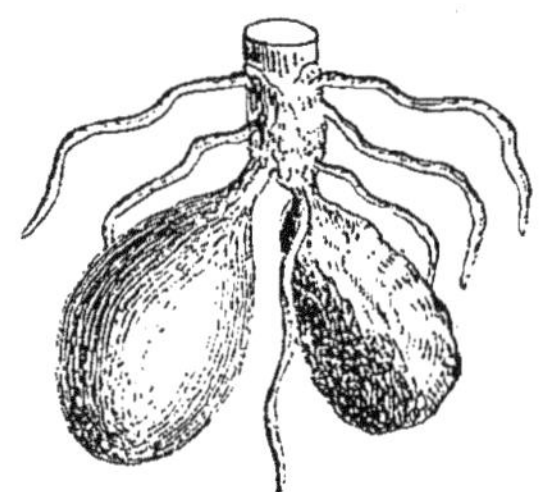

Fig. 221. — *Orchis mascula.*

Structure microscopique. — Examiné au microscope, le tubercule de salep (fig. 222) à l'état frais se montre formé d'un parenchyme de petites cellules polygonales à parois minces, incolores, entremêlées de grandes cellules arrondies remplies d'un mucilage homogène. Dans l'épaisseur de ce parenchyme on observe un certain nombre de faisceaux fibro-vasculaires arrondis et des cellules cristalligènes allongées, contenant des raphides d'oxalate de chaux. La dessiccation contribue à modifier l'aspect microscopique du salep ; les grains d'amidon qui sont très nettement distincts dans le salep frais se présentent dans le salep sec sous forme agglomérée, ou sous forme d'empois ; les cellules qui les renferment, de même que celles qui contiennent le mucilage sont plus ou moins déchirées ou déformées. Le mucilage de salep n'offre, dans les grandes cellules qui le contiennent, aucune apparence de stratification, de sorte que sa formation ne paraît pas due à une métamorphose de la paroi cellulaire, comme dans la formation de la gomme adragante.

Composition chimique. — Le principe essentiel du salep est constitué par ce mucilage dont la proportion assez variable peut atteindre 45 p. 100. Dissous dans l'eau et précipité par l'alcool et desséché, ce mucilage se colore en bleu ou en violet sous l'influence de l'iode ou de l'iodure de potassium. Traité par l'acide nitrique, il donne de l'acide oxalique et non de l'acide mucique, comme le fait la gomme arabique. Il contient de l'azote et une matière inorganique dont on ne peut le débarrasser qu'assez difficilement par des précipitations successives au moyen de l'alcool. La proportion d'amidon contenue dans le salep varie notablement suivant l'âge des tubercules. Outre ces deux principes le salep contient du sucre, de l'albumine, du phosphate de potasse, des chlorures de potassium et de calcium.

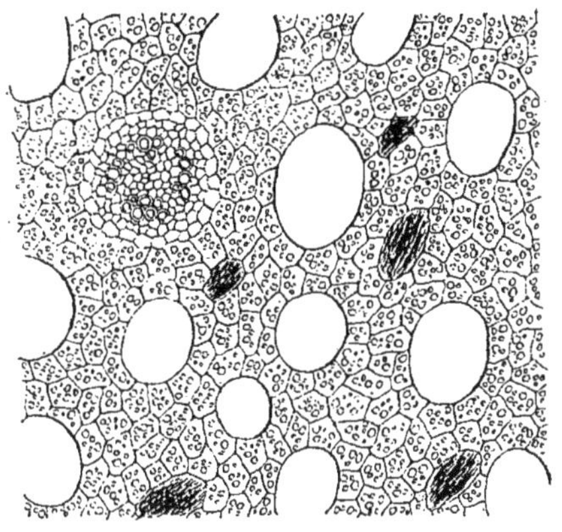

Fig. 222. — Salep. Section transversale.

Usages. — Vanté pendant longtemps comme aphrodisiaque, le salep est aujourd'hui à peu près abandonné comme médicament. Il est surtout utilisé dans l'Orient comme un puissant analeptique, contre l'épuisement des forces. Les Turcs, les Persans en font un usage habituel dans leur repas. Ils prétendent que c'est l'aliment qui contient le plus de substance nutritive sous le moindre volume possible.

FAHAM

Origine botanique. — Sous les noms de **Faham,** *thé de l'île de Bourbon, thé de Madagascar*, on désigne une substance qui est fournie par l'*Angræcum fragrans* Dup. Th., plante qui croît abondamment dans les bois élevés des îles Mascareignes, à Maurice, à Bourbon et qui se retrouve aussi dans l'Inde.

Description. — Sur le marché de la Réunion, où elle est l'objet d'un commerce vulgaire, cette drogue est constituée par des tiges feuillées, des feuilles séparées, rarement de fruits et plus rarement encore de racines; mais en Europe elle n'existe guère que sous forme de feuilles.

Ces feuilles, assez dures et résistantes, présentent dans leur ensemble une teinte brun rougeâtre; elles sont un peu satinées, glabres, et très légèrement rudes au toucher. Le limbe est allongé, entier, terminé au sommet par deux lobes obtus et inégaux; il mesure 8 à 9 centimètres de longueur et 10 à 12 millimètres de largeur. Il est marqué d'une assez forte nervure médiane, qui est saillante sur la face inférieure, et d'un nombre assez considérable de fines nervures longitudinales rapprochées. Ces feuilles, qui sont tout à fait inodores à l'état frais, acquièrent, en se desséchant, l'odeur aromatique de la coumarine, et deviennent grasses et comme huileuses. Leur saveur est parfumée et légèrement amère.

Structure microscopique (fig. 223). — L'épiderme est constitué par

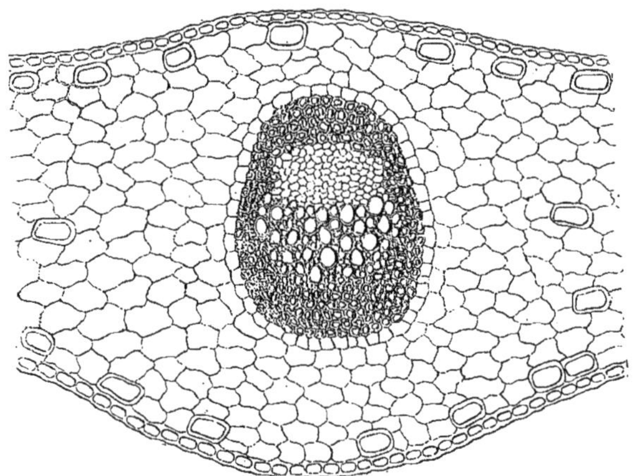

Fig. 223. — Feuille de Faham.
Nervure médiane.

une rangée de cellules polygonales dont les parois sont assez épaisses; il présente sur sa face inférieure seule des stomates elliptiques, dont le grand axe est parallèle à la longueur des feuilles.

Le mésophylle est constitué par un parenchyme de cellules irrégulières, polygonales sur une section transversale. Immédiatement en dessous des épidermes, et dans l'épaisseur de ce mésophylle, on observe de nombreuses cellules à parois assez épaisses, lignifiées, à section transversale, circulaire ou elliptique, et qui, vues de face ou dans le sens de leur longueur, sont fusiformes. Indépendamment de ces cellules, on observe dans le mésophylle des cellules cristalligènes contenant des cristaux aiguillés d'oxalate de chaux. Les nervures sont représentées par des cordons libéro-ligneux elliptiques, dont le grand diamètre est perpendiculaire à la surface foliaire. Chacun de ces cordons, qui est entouré par un endoderme bien apparent, est constitué par un groupe de vaisseaux qui sont recouverts en haut par un liber mou assez développé. Ce système libéro-ligneux est entouré par un péricycle lignifié qui forme autour de lui une gaine fibreuse, notablement plus épaisse sur la face inférieure que sur la face supérieure.

Usages. — Le Faham contient de la coumarine, à laquelle il doit ses propriétés physiologiques. C'est un bon sédatif, très utile dans la toux et l'insomnie quelle qu'en soit la nature, mais tout spécialement dans les insomnies dues à une excitation nerveuse. C'est de plus un bon stimulant des fonctions digestives et un diaphorétique léger.

ACERAS ANTHROPOPHORA

Faham d'Algérie.

Origine botanique. — L'*Aceras anthropophora* Rob. Brown (*Ophrys anthropophora* L.), connu sous les noms vulgaires de *pantine*, *ophrys homme*, *homme pendu*, est une orchidée indigène assez répandue dans le midi de l'Europe. Elle est commune dans le Gard et dans l'Hérault et en Algérie, dans les environs de Blidah et de Mustapha ; elle pousse en terrain calcaire, dans les broussailles, au bord des bois et sur les coteaux gazonnés.

Description. — Les feuilles sèches de l'*Aceras anthropophora* L., qui sont seules utilisées, ont sur leurs deux faces la couleur uniforme du tabac ou du café brûlé et un éclat satiné. Mâchées, elles ont un goût mucilagineux de vanille très net, le goût d'un bâton de vanille épuisé ; leur amertume est très légère. Leur parfum est doux et plus délicat que celui de l'*Angræcum fragans*.

Ces feuilles sont très allongées, elles mesurent 10, 15 et jusqu'à 20 centimètres de longueur sur 14 à 21 millimètres de largeur. Arrondies à l'extrémité, insensiblement atténuées vers la base, elles sont glabres, marquées d'une nervure médiane assez proéminente et de nervures parallèles. Ces feuilles sèches sont très souples, plus ou moins recroquevillées, plus minces que celles de l'*Angræcum*, qui sont raides et étalées à plat.

Usages. — Ce n'est que depuis quelques années que l'attention des physiologistes a été appelée sur ces feuilles, dans lesquelles M. Lallemand d'Alger a signalé la présence de la *coumarine*, et qu'il a proposées comme succédané du faham de Bourbon. Elles donnent une infusion dont la couleur rappelle absolument celle du thé un peu fort et dont le parfum est très suave. Leurs propriétés thérapeutiques sont les mêmes que celles de l'*Angræcum fragrans*.

Un certain nombre d'orchis indigènes sont caractérisés par la présence dans leurs feuilles d'une notable proportion de *coumarine*, qui leur communique une odeur agréable et des propriétés physiologiques analogues à celles du faham. Tel serait l'*Orchis militaris*, qu'on a proposé d'appeler *faham indigène* et qui se trouve dans presque toute la France et dans les îles Baléares.

CYPRIPEDIUM

Origine. — Les *Cypripedium* ou *Sabots de Vénus* sont de petites plantes qui croissent dans les bois des diverses parties de l'Europe et de l'Amérique du Nord. Les deux espèces américaines principales sont le *Cypripedium parviflorum* Salisb. et le *C. pubescens* Willd., dont les rhizomes, inscrits dans la pharmacopée des Etats-Unis, mesurent 10 centimètres de longueur environ sur 3 millimètres d'épaisseur. La partie supérieure est couverte de cicatrices nombreuses, circulaires ; la partie inférieure est garnie de racines simples, de 10 à 50 centimètres de longueur. La cassure est courte, blanche ; l'odeur peu marquée, la saveur douceâtre et suivie d'une certaine âcreté.

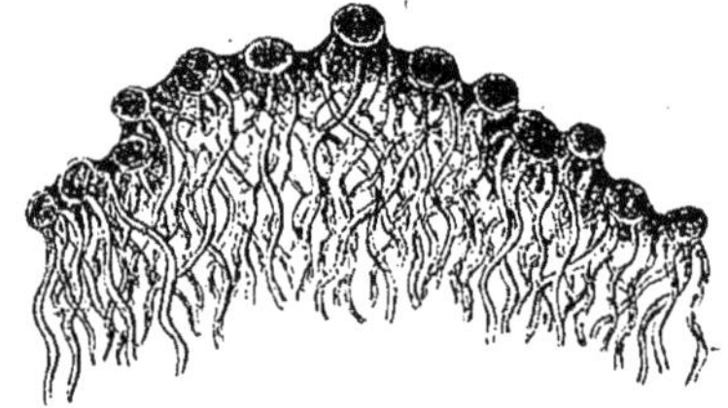

Fig. 224. — *Cypripedium pubescens*. Rhizome.

Ces rhizomes, qui renferment une certaine quantité d'huile essentielle, un acide volatil, des acides tannique et gallique, deux résines, de la gomme et du glucose, sont employés à la dose de 0 gr., 50 à 1 gramme comme stimulants nerveux et antispasmodiques, contre les maladies nerveuses et l'épilepsie. A cause de leur ressemblance extérieure avec la serpentaire de Virginie, ils ont été quelquefois introduits frauduleusement dans ce produit, dont le prix est assez élevé ; mais leur structure, qui est celle des rhizomes de monocotylédones, permet de constater facilement cette falsification.

Au nombre des Orchidées qui ont été utilisées en médecine, il faut citer le *Gymnadenia Conopsea* Rich. (*Orch. Conopsea* L.), qui a été vanté comme antiépileptique, l'*Epipactis latifolia* Sw. qui a été employé comme vulnéraire, et l'*E. obtusifolia* W., qui est utilisé, dans les Antilles, comme vermifuge.

DICOTYLÉDONES

Les Dicotylédones ont un embryon à deux cotylédons. A ce caractère essentiel s'en joignent quelques autres moins absolus, mais dont l'importance est considérable.

Racines généralement pivotantes; tiges en forme de cône allongé, divisées en branches nombreuses; feuilles à nervures ramifiées et anastomosées en réseau; fleurs très souvent établies sur le type pentamère, au moins dans les verticilles du calice, de la corolle et des étamines.

En outre, la structure des racines et des tiges présente des caractères distinctifs.

La racine débute par une masse de tissu cellulaire, dans laquelle se différencient assez vite : une écorce limitée extérieurement par une assise pilifère, intérieurement par l'endoderme, doublé d'une ou plusieurs rangées de cellules constituant le péricycle; et, dans un parenchyme central, des faisceaux alternants composés, les uns (tissu ligneux) de vaisseaux entourés de fibres ligneuses, les autres de tissu libérien. — C'est la structure primaire de la racine.

La plante se développant, il se produit en dedans de chacun des faisceaux libériens des arcs d'un tissu générateur ou cambial, d'abord isolés, mais qui ne tardent pas à se rejoindre par l'intermédiaire d'arcs semblables, qui se développent au dehors des lames vasculaires ligneuses. Il en résulte une zone génératrice (*Cambium*) formant d'abord une courbe sinueuse, mais bientôt un cercle régulier. C'est cette couche cambiale qui produit les formations secondaires; en face des îlots libériens elle donne du liber secondaire en dehors, du bois secondaire en dedans; chaque année il se produit ainsi des tissus semblables, qui se placent côte à côte de manière à former des cercles concentriques, si bien qu'au bout d'un certain temps, la racine des Dicotylédones se trouve caractérisée par une écorce externe, une zone libérienne, une couche cambiale, des faisceaux, qui se rangent en cercles réguliers autour d'un centre généralement dépourvu de moelle.

La tige d'une plante Dicotylédone se développe d'abord tout différemment. En dedans de l'endoderme et du péricycle, s'établissent des faisceaux rayonnants, formés en dedans de tissu ligneux, en dehors de tissu libérien, séparés par une zone de cambium. Les deux masses de tissu au lieu d'alterner comme dans la racine primaire se trouvent placées dans le prolongement radial l'une de l'autre. Ce sont là les faisceaux primaires. Cette tige est entourée d'un épiderme.

Des faisceaux secondaires se produiront par le fait de la zone cambiale et pourront se distribuer selon les cas de diverses façons : mais la plupart du temps ils formeront chaque année en dedans du cambium une zone du tissu ligneux, en dehors une zone de couches libériennes, de manière à ce que la tige prenne au bout de peu de temps l'apparence que nous indiquions dans la racine, c'est-à-dire la disposition en cercle des éléments autour d'une moelle centrale. Cette moelle ne se remarque qu'exceptionnellement dans la racine.

Les feuilles des Dicotylédones sont plus variées que celles des Monocotylédones. Elles sont bien plus souvent composées que ces dernières. Leur pétiole, bien plus nettement marqué, y donne beaucoup plus l'idée de la distribution des faisceaux libéro-ligneux et est bien plus intéressant à étudier. Les nervures présentent des dispositions très diverses (penninerves, palminerves, peltinerves, etc.) et leurs anastomoses y sont infiniment plus nombreuses et plus compliquées.

La différenciation entre les verticilles de la fleur y est aussi plus marquée : le calice et la corolle s'y distinguent en général bien nettement.

Les Dicotylédones forment un groupe beaucoup plus vaste que celui des Monocotylédones. Aussi y a-t-on établi des divisions, qui varient d'ailleurs suivant les auteurs. D'après le *Genera* de Bentham et Hooker, dont nous suivons l'ordre dans l'ensemble de ce livre, nous y grouperons les familles dans les grandes divisions suivantes :

1° *Monochlamydées*. Plantes caractérisées par leur fleur à périanthe simple ;

2° *Gamopétales*. Plantes à fleurs pourvues d'un calice et d'une corolle. Pétales soudés entre eux ;

3° *Polypétales*. Plantes à fleurs pourvues le plus souvent d'un calice et d'une corolle. Pétales libres.

MONOCHLAMYDÉES

SALICINÉES

Arbres élevés ou arbrisseaux à feuilles alternes, simples, munies de stipules caduques. Fleurs unisexuées, disposées en chatons cylindriques ou ovoïdes. Fleurs mâles composées de 2 à 20 étamines placées à l'aisselle ou sur la face supérieure d'une écaille ; fleurs femelles consistant en un pistil fusiforme terminé par 2 stigmates, situé à l'aisselle d'une écaille et quelquefois accompagné à sa base d'un calice en forme de cupule. Ovaire uni ou biloculaire, multiovulé. Fruit capsulaire allongé, à 1 ou 2 loges renfermant plusieurs graines entourées de poils soyeux.

Cette famille ne comprend que deux genres : les *Salix* ou **Saules** qui sont principalement répandus dans les lieux humides et marécageux de tout l'hémisphère Nord, et les *Populus* ou **Peupliers** qui croissent dans l'Europe centrale et méridionale et dans l'Afrique méditerranéenne. La matière médicale n'utilise que l'écorce de quelques espèces du premier genre et les bourgeons de quelques Peupliers.

ÉCORCE DE SAULE

Origine botanique. — L'espèce officinale en France et en Amérique est le *Salix alba* L. (**Osier blanc** ou **Saule blanc**), qui est très commun sur les routes et au bord des ruisseaux.

Description. — Cette écorce se présente en longs fragments très irréguliers d'environ 1 millimètre d'épaisseur ; la surface extérieure est d'un brun cendré, striée longitudinalement et présente d'espace en espace des impressions ellipsoïdales laissées par la chute des feuilles. La face interne est lisse, de couleur brune ou fauve cannelle, très finement striée ; cette écorce a une cassure nette et une structure feuilletée ; elle est inodore, sa saveur est très amère.

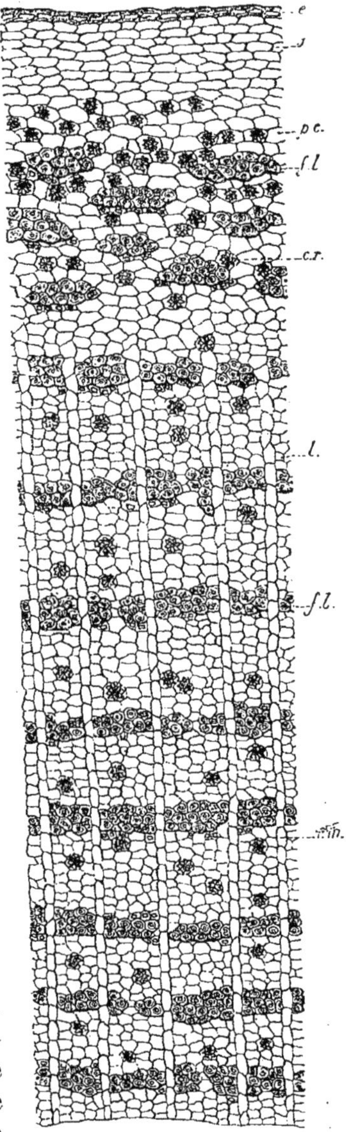

Structure anatomique. — Un épiderme (*e*), constitué par des cellules à parois notablement épaissies, recouvre un suber (*s*) assez épais formé de cellules tangentielles aplaties ; le parenchyme cortical (*pc*) relativement peu développé est formé de cellules polygonales ; ce parenchyme, dépourvu d'éléments sclérenchymateux, contient des faisceaux fibro-libériens primaires (*fl*) composés de fibres à parois très épaissies et nacrées, et un grand nombre de cristaux d'oxalate de chaux en rosette (*cr*). Le liber très épais, à structure feuilletée, est formé de couches alternantes et parallèles de faisceaux fibro-libériens, et de parenchyme libérien. Ce parenchyme est formé de cellules polygonales, disposées en files radiales, contenant les unes du tannin, les autres des cristaux d'oxalate de chaux prismatiques et en rosette. Les premiers sont généralement disposés dans de petites cellules bordant les faisceaux fibreux. Le liber est sillonné régulièrement par des rayons médullaires formés d'une seule rangée de cellules allongées radialement et riches en tannin (fig. 225).

Fig. 225. — Ecorce de saule. Section transversale.

Composition chimique. — Cette écorce renferme de la *salicine*, du tannin et de l'acide lactique.

La salicine $C^{13} H^{18} O^{7}$, qui en constitue le principe actif, est blanche, cristallisée en aiguilles prismatiques, très amères, inodores, solubles dans l'eau et l'alcool. Elle fond à 201°. En présence de l'acide nitrique étendu de 10 fois son volume d'eau et à l'ébullition, elle forme de l'hydrure de salicyle ou aldéhyde salicylique : elle a été employée à haute dose pendant l'épidémie d'influenza par des médecins qui ont constaté un soulagement très notable chez les malades soumis à ce traitement : elle se décompose dans l'organisme et s'élimine par les urines à l'état d'hydrure de salicyle et d'acide salicylique ; elle sert aussi pour falsifier le sulfate de quinine.

Usages. — Elle est depuis un temps immémorial, un remède contre la fièvre intermittente ; mais elle est en tous points bien inférieure au quinquina. Le tannin qu'elle renferme lui communique des propriétés astringentes. On l'a aussi utilisée comme vermifuge. Les feuilles de *Salix alba* L. sont assez fréquemment employées pour falsifier le Thé de Chine.

On a aussi utilisé comme toniques et fébrifuges les écorces des *S. Caprea* L (**Saule marceau**), *S. fragilis* L., *S. pentandra* L., *S. triandra* Ser., *S. vitellina* L., *S. viminalis* L. et *S. purpurea* L.

Le *S. nigra* Marsh (*S. Caroliniana* Michx) est une espèce américaine dont l'écorce utilisée depuis longtemps aux Etats-Unis comme tonique, fébrifuge, carminative et stimulante, a été vantée dans ces derniers temps comme exerçant sur les organes génitaux une action sédative très appréciable.

BOURGEONS DE PEUPLIER

Origine. — Les **Bourgeons de Peuplier** proviennent du Peuplier noir (*Populus nigra* L.) qu'on rencontre dans toute l'Europe.

Description. — Ces bourgeons sont ovoïdes, recourbés, aigus ; ils mesurent 2 à 3 centimètres de longueur sur 6 millimètres de diamètre dans leur partie la plus renflée ; ils sont formés d'un axe très court, portant un jeune chaton entouré de 4 à 8 bractées ovales, aiguës, imbriquées. De ces bractées on n'aperçoit guère à la surface que les trois extérieures qui sont inégales ; la plus extérieure est très courte ; la seconde qui alterne avec elle ne dépasse guère la moitié de la longueur du bourgeon ; la troisième, bien plus développée, enveloppe complètement tout le reste du bourgeon. Ces bractées sont jaunes ou brunes, engluées d'une substance résineuse, visqueuse, d'un jaune verdâtre, possédant une odeur balsamique et une saveur aromatique amère. Cette glu, destinée à protéger contre l'humidité de l'hiver les parties internes du bourgeon, est sécrétée par les cellules épidermiques des bractées.

Composition chimique. — Ces bourgeons renferment, d'après Sicard (1873), de la *chrysine*, de *la populine*, de la *tectochrysine*, une huile essentielle et de la cire.

Usages. — Les bourgeons de peuplier servent à préparer l'onguent populéum : calcinés en vases clos, ils donnent un charbon très léger recommandé comme antiputride et absorbant dans les affections de l'estomac.

Les bourgeons du *P. balsamifera* L. plus gros que ceux de l'espèce précédente, sont employés pour le même usage dans l'Amérique du Nord ; l'écorce du *P. tremula* L. doit à la salicine qu'elle contient ses propriétés toniques et fébrifuges. Il en est de même de l'écorce du *P. alba*.

CUPULIFÈRES

Arbres à feuilles alternes simples, dentées ou lobées et munies de stipules. Fleurs unisexuées, monoïques ou rarement dioïques. Fleurs mâles disposées en chatons cylindriques ou globuleux, nues ou pourvues de bractées; le périanthe est formé d'une écaille simple trilobée ou cunéiforme, à la base de laquelle sont insérées les étamines en nombre variable, sans indice de pistil. Fleurs femelles généralement axillaires, tantôt solitaires, tantôt réunies en chatons ou en capitules, recouvertes par un involucre cupuliforme garni extérieurement d'écailles ou d'aiguillons. Périanthe régulier, caliciforme. Ovaire infère à 2, 3 ou 6 loges, bi-ovulées. Fruit généralement uniloculaire, souvent monosperme par avortement, toujours protégé par l'involucre persistant et souvent accru. La graine exalbuminée renferme un embryon droit, à radicule supère.

Les Cupulifères habitent principalement les régions tempérées de l'hémisphère nord. Très rares dans le nord de l'Asie, elles ne se rencontrent pas en Afrique, mais elles abondent dans l'Amérique et dans l'Europe méridionale et centrale où elles forment de vastes forêts.

C'est une des familles les plus utiles du règne végétal. Outre les services qu'il rend à l'homme comme combustible, le bois de ces arbres, d'un tissu serré, presque inaltérable, facile à travailler, est très apprécié pour la fabrication des instruments domestiques, des meubles et la construction des machines, des navires. Outre ces usages multiples, le genre *Quercus* se recommande encore par sa richesse en tannin, la production du liège, les qualités alimentaires de ses fruits et les applications industrielles des galles qui se produisent sur quelques-unes de ses espèces.

ÉCORCE DE CHÊNE

Origine. — **L'Ecorce de Chêne** est fournie par les *Quercus sessiliflora* Sm. et *Q. pedunculata* Ehr, espèces provenant du dédoublement du *Q. Robur* L. ou Chêne rouvre, arbre indigène de presque toute l'Europe.

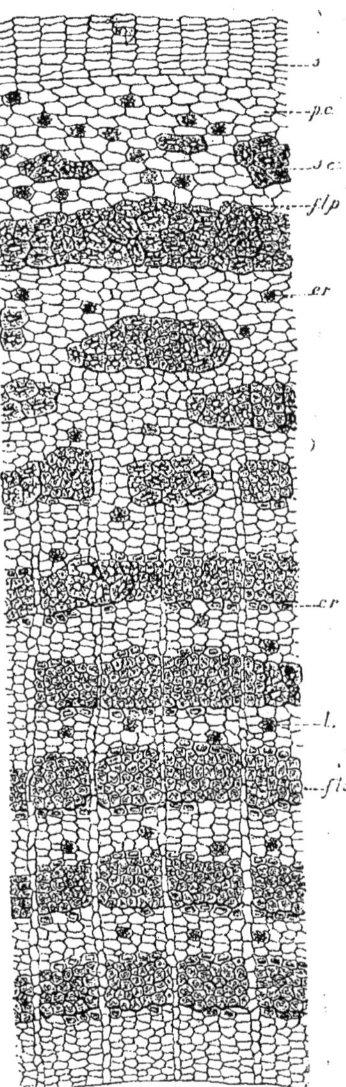

Fig. 226. — Ecorce de chêne. Section transversale.

Description. — L'Ecorce destinée à l'usage de la pharmacie est recueillie au printemps sur de jeunes rameaux; elle est en gouttières ou en tuyaux mesurant 2 millimètres d'épaisseur, et une longueur variable. La surface extérieure luisante, d'un gris argenté, présente par places des taches brunes, des reflets bleuâtres et des vestiges de lichens. La face interne, d'un brun rougeâtre, a des stries longitudinales très apparentes, dues à l'agglomération des éléments fibreux. La cassure est courte et fibreuse. Sèche, cette écorce est presque inodore, mais quand elle est mouillée, elle exhale une odeur de tan bien prononcée. Sa saveur est astringente et légèrement amère.

Structure microscopique (fig. 226). — Suber assez épais (*s*) à cellules tabulaires aplaties, colorées en brun dans les couches moyennes. Parenchyme cortical (*pc*), formé de cellules polygonales allongées tangentiellement, renfermant de la chlorophylle et une matière colorante brune. Cette portion de l'écorce est très riche en éléments scléreux (*sc*) qui sont rarement isolés, plus souvent réunis en groupes plus ou moins épais et formés de parois épaisses et canaliculées. Dans la partie moyenne de ce parenchyme, ces éléments scléreux forment une zone épaisse, interrompue dans sa continuité par la présence de faisceaux fibro-libériens *primaires* (*flp*). Le liber (*l*) a des cellules plus petites, assez régulièrement superposées; il présente aussi des éléments scléreux et une grande quantité de faisceaux fibro-libériens, qui sont très rapprochés et disposés dans leur ensemble en couches fibreuses alternant avec des bandes de parenchyme un peu plus larges : les fibres ont des parois très épaisses. Cette écorce est caractérisée encore par la présence de nombreux cristaux affectant deux formes distinctes : les uns étoilés sont répartis dans toute l'épais-

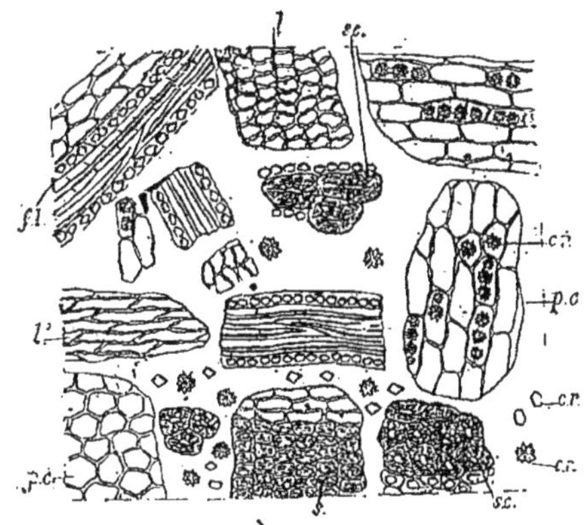

Fig. 227. — Poudre d'écorce de chêne.

cr, cristaux. — *s*, suber avec phellogène. — *p.c*, parenchyme cortical avec cristaux étoilés. — *l*, liber en long. — *l'*, en travers. — *f.l*, fibres libériennes bordées de cristaux. — *s.c*, cellules sclérenchymateuses.

seur de l'écorce, les autres prismatiques sont localisés spécialement dans les cellules qui bordent les faisceaux fibro-libériens.

Composition chimique. — Cette écorce contient un tannin particulier appelé *acide quercitannique*, qui, par distillation sèche, donne de la pyrocatéchine et ne fournit pas d'acide gallique par oxydation, différant ainsi du tannin de la noix de galle, qui, par oxydation, donne du pyrogallol. Outre ce tannin, elle contient une matière amère appelée *quercine*, de la pectine, de la gomme.

Dosages. — Elle est employée comme astringente, mais utilisée surtout dans l'industrie de la tannerie.

GLANDS DE CHÊNE

Origine. — Les fruits des *Quercus pedunculata* Ehrh. et *Q. sessiliflora* Sm. sont aussi utilisés dans la matière médicale sous le nom de **Glands de Chêne**.

Description. — Ce sont des sortes de capsules ovoïdes ou oblongues (fig. 228), dures et luisantes mesurant 2 centimètres de long, et 1 centimètre de large, dont le péricarpe dur et coriace est ombiliqué au sommet et présente les restes du limbe calicinal. Ces fruits sont entourés dans leur partie inférieure par un involucre cupuliforme constitué par des bractées très petites, ligneuses, appliquées les unes contre les autres et soudées dans presque toute leur longueur. Les glands destinés à l'usage de la pharmacie sont habituellement privés de cette cupule. Le péricarpe recouvre une graine brune entourée d'un tégument assez mince. L'amande exalbuminée est formée d'un embryon à deux gros cotylédons charnus, plans convexes, jaunâtres, qui sont appliqués l'un contre l'autre et recouvrent la radicule. Leur tissu est un parenchyme dont les cellules renferment de l'amidon, de la matière grasse et du tannin. La saveur de ces fruits est âpre et amère, styptique et astringente.

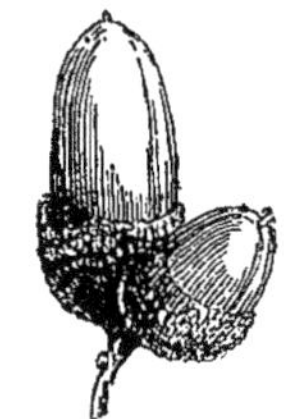
Fig. 228. Glands de chêne.

Composition. — Les Glands contiennent de l'amidon, un principe amer, une matière grasse, du tannin, de la gomme, une matière sucrée appelée *Quercite*.

Usages. — Les Glands sont rarement utilisés en décoction contre les diarrhées ; plus généralement ils sont employés après leur torréfaction comme succédanés du café, sous le nom de *Café de glands doux*.

GALLES DE CHÊNE

Noix de Galles. — Galles d'Alep et Galles de Smyrne.

Origine. — On désigne sous ces noms une production morbide qui se forme sur les bourgeons du *Quercus infectoria* Oliv. (fig. 229), à la suite de la piqûre d'un insecte hyménoptère, le *Cynips Gallæ-tinctoriæ* Oliv. (fig. 230).

Formation. — La femelle de ce petit insecte enfonce d'abord sa tarrière dans les tissus des jeunes bourgeons, pour percer le canal où elle déposera son œuf; deux soies saisissent cet œuf par le prolongement en pédicelle tout à fait caractéristique qu'il présente à son extrémité et l'œuf est introduit et poussé jusqu'au fond du canal. Sous l'influence de cette opération, il se produit dans le bourgeon une accumulation considérable des sucs de la plante, qui entraîne la formation rapide d'une excroissance souvent très volumineuse, au centre de laquelle la larve éclôt et subit toutes ses métamorphoses. Jamais les galles qui contiennent un œuf ne commencent à se développer avant l'éclosion de cet œuf ; lorsque, par un accident quelconque, l'œuf avorte, la galle ne se montre pas ; quand la larve s'accroît, la galle s'accroît ; quand la larve meurt avant son complet développement, la galle meurt également et n'atteint jamais sa taille normale. Le développement de la Galle est donc, comme on le voit, étroitement lié à celui de l'insecte. La blessure, le liquide virulent ou non qui y est versé, enfin l'appel des sucs jouent peut-être un rôle secondaire et inexpliqué dans la production des Galles, mais ils ne sont pas la cause déterminante de leur production. C'est la présence d'un animal vivant qui paraît être cette cause indispensable.

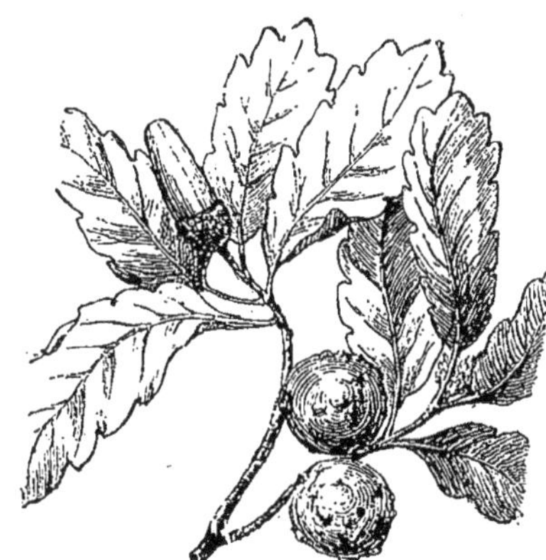

Fig. 229. — *Quercus infectoria.*

Quand, au bout de cinq à six mois, le Cynips, parvenu à la dernière phase de son évolution, est devenu un insecte ailé, il se creuse un chemin cylindrique qui va du centre de la galle jusqu'à sa surface, puis il s'envole. Les meilleures galles du commerce sont recueillies avant la sortie de l'insecte. En cet état elles sont relativement lourdes, non perforées, fort astringentes, colorées en vert olive et constituent les **Noix de Galle noires ou vertes**; les galles recueillies après la sortie de l'insecte sont légères, peu astringentes, perforées et blanchâtres : ce sont les **Galles blanches** qui sont moins estimées que les autres.

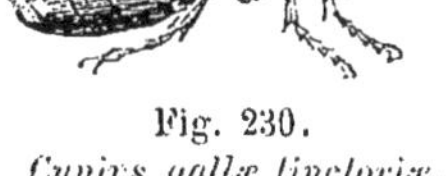

Fig. 230. *Cynips gallæ tinctoriæ.*

Description. — Les **Noix de Galle** (fig. 231) se présentent dans le commerce sous forme de corps globuleux ou pyriformes mesurant de 8 à 15 millimètres de diamètre. Leur surface extérieure, vert jaunâtre ou vert noirâtre, est lisse et un peu luisante, couverte dans sa moitié supérieure de petites tubérosités pointues et d'arêtes saillantes dispersées sans ordre régulier ; dans la partie inférieure, elle est habituellement lisse. Les galles d'Alep sont dures et cassantes et se fendent sous le marteau. Leur saveur est acide et très astringente, accompagnée d'une certaine douceur, elles n'ont pas d'odeur bien marquée ; leur surface de cassure est finement grenue avec un aspect cireux et lustré : elles offrent parfois, surtout vers le centre, une structure granuleuse moins serrée ou bien elles ont une apparence radiée, ou sont crevassées. La coloration du tissu intérieur varie du brun pâle au jaune verdâtre foncé. Une couche dure, ressemblant à un noyau, limite la cavité centrale qui atteint quelquefois un demi-centimètre de diamètre.

Structure microscopique (fig. 232). — La Noix de Galle est recouverte par trois ou quatre rangées de cellules assez petites, régulières, à parois épaisses et colorées. Sous ces cellules épidermiques on observe un parenchyme très développé qui, dans sa partie extérieure, est constitué par des cellules arrondies ou polygonales n'ayant pas de direction bien déterminée, à parois faiblement épaissies, et laissant entre elles des méats apparents ; beaucoup de ces cellules renferment de la chlorophylle et du tannin qui se présente en plaques minces, incolores, transparentes, anguleuses : c'est dans cette partie de la noix de galle que sont localisés les faisceaux fibro-vasculaires. Dans sa partie interne ce parenchyme se différencie progressivement jusqu'à atteindre dans les couches les plus profondes la consistance sclérenchymateuse. Dans leur ensemble, les cellules qui le constituent sont allongées radialement ; d'abord minces et lisses, les parois de ces cellules s'épaississent latéralement et extérieurement, et se couvrent de ponctuations de plus en plus apparentes : l'épaississement des parois devient général dans les cellules les plus éloignées de la périphérie, qui n'ont plus qu'une cavité très rétrécie. La couche protectrice qui limite la cavité centrale est constituée par deux ou trois rangées de cellules scléreuses, plus petites, polygonales, munies de parois épaisses et canaliculées : elle recouvre immédiatement la masse alimentaire qui est constituée par une couche plus ou moins épaisse de cellules polygonales à parois minces et molles, contenant des grains d'amidon.

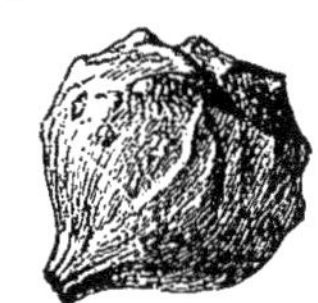

Fig. 231. Galle de chêne.

Composition. — La Noix de Galle contient environ 60 à 70 p. 100 d'un tannin particulier désigné sous le nom d'*acide gallo-tannique*. Outre ce principe qui lui donne sa saveur âpre, elle renferme de l'acide gallique, du sucre, de la résine, de l'huile essentielle et des substances protéiques.

Usages. — C'est un astringent puissant, rarement employé comme médicament parce qu'on lui préfère le tannin, qui est d'un usage plus commode. On l'emploie fréquemment, à défaut de ce dernier, comme antidote des sels métalliques, des alcaloïdes vénéneux. L'industrie l'utilise pour la préparation du tannin, de l'acide gallique et des encres noires.

Un grand nombre de Cynipides s'attaquent aux divers organes des chênes et y provoquent la formation de galles, qui ont en général un siège constant : feuille, fleur, tronc, racine, bourgeon. La description détaillée de toutes ces galles constituerait un travail considérable et une étude fort longue qui ne peuvent trouver place ici. Nous signalerons seulement celles d'entre elles, qui sont le plus connues, et qui se trouvent dans le commerce où elles sont employées à divers usages. Telles sont :

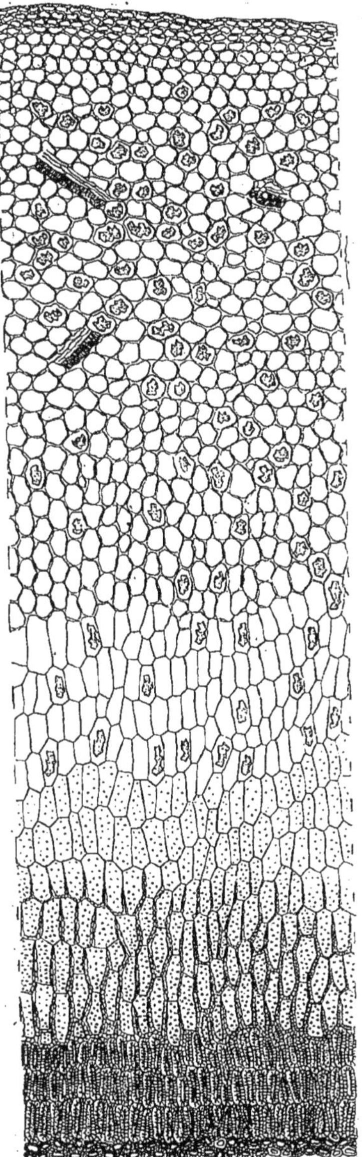

Fig. 232. — Galle de chêne. Section transversale.

La **Petite Galle couronnée d'Alep**, produite par la piqûre du *Cynips polycera ;*

La **Galle marmorine**, qui vient du Levant ;

La **Galle d'Istrie** ;

La **Galle de Hongrie** ou **du Piémont**, excroissance très irrégulière provenant de la piqûre du *Cynips calycis* Giraud sur la capsule du gland du *Q. Robur* L. ;

La **Galle corniculée**, produite sur le *Q. pubescens* par le *Cynips coronata* Gir. ;

La **Galle en artichaut**, déterminée sur le *Q. pedunculata* par l'*Andricus pilosus*, qui alterne avec l'*Aphilotrix fecundatrix* Hartig ;

La **Galle ronde de l'yeuse** ou **Galle de France** produite par le *Cynips Hungarica* sur le *Q. Ilex* L.

Ces galles sont moins riches en tannin et moins estimées que les Galles de Smyrne et d'Alep. Leur description a été faite par M. Guibourt ; leur étude anatomique a été l'objet d'une étude approfondie de la part de M. Lacaze-Duthiers. Le docteur Adler a publié les détails les plus intéressants sur les caractères qui distinguent les Cynipides galligènes.

Le genre *Quercus* renferme encore un certain nombre d'espèces très utiles parmi lesquelles il faut mentionner.

Le *Q. Suber* L. ou **Chêne liège** qui croît dans la région méditerranéenne. La partie extérieure et spongieuse de son écorce fournit la substance si communément employée et si précieuse, qui constitue le liège ;

Le *Q. coccifera* L. ou **Chêne au Kermès**, autre espèce méditerranéenne sur laquelle vit le kermès animal (*Chermes Vermilio* G. Planch.) qu'on récoltait jadis pour teindre la soie en rouge et pour faire la confection alkermès ;

Le *Q. tinctoria* Bartr. ou **Chêne Quercitron**, espèce de l'Amérique du Nord dont l'écorce outre le tannin, qui lui donne des vertus astringentes, renferme une principe colorant cristallisable, le *Quercitrin*, qui la fait employer pour teindre en jaune la soie et la laine ;

Les *Q. Ilex* L., *Q. Ballota* L., *Q. Œsculus* L., dont les glands privés de principe amer et acerbe sont utilisés comme aliment dans certaines parties de l'Algérie ;

Le *Q. mannifera* L. espèce du Kurdistan dont les feuilles secrètent une matière sucrée ;

Le *Q. Ægylops* L. ou *Vélani* dont les capsules, utilisées pour la teinture en noir et le tannage des peaux, sont l'objet d'un commerce considérable.

A côté des chênes, figurent comme espèces utiles du groupe des Cupulifères :

Le **Châtaignier** (*Castanea vesca* Gœrtn.) dont les graines farineuses fournissent par la cuisson ou la torréfaction un aliment agréable et sain ; une de ses espèces améliorées fournit le marron de Lyon si apprécié des Parisiens ;

Le **Hêtre** (*Fagus sylvatica* L) dont les fruits anguleux connus sous le nom de *faînes* sont utilisés pour la préparation d'une huile comestible qui, dans certaines parties de la France, remplace l'huile d'olives. Outre son usage domestique, cette huile a été recommandée comme succédané de l'huile de foie de morue. Le bois du hêtre sert à préparer un goudron dont on retire la *créosote de hêtre* qui occupe aujourd'hui une place importante dans la thérapeutique des affections de poitrine ;

Le **Noisetier** (*Corylus Avellana* L.) dont les fruits, appelés *noisettes* ou *avelines*, contiennent une amande très employée dans la confiserie, et dont on retire, par expression, une huile assez agréable que l'on substitue communément à l'huile d'amandes douces.

MYRICÉES

Arbrisseaux à feuilles alternes, simples. Fleurs unisexuées, le plus souvent dioïques, *nues*. Fleurs mâles, disposées en chatons se composant d'une ou de plusieurs étamines souvent réunies ensemble sur un androphore rameux inséré à la base d'une bractée. Fleurs femelles disposées aussi en chatons, solitaires et sessiles à l'aisselle d'une bractée plus longue qu'elles. Chaque fleur composée d'un ovaire uniloculaire monosperme, soudé à sa base avec deux ou plusieurs écailles hypogynes persistantes ; le style très court est surmonté de deux stigmates subulés et glanduleux. Le fruit est une sorte de petite noix monosperme et indéhiscente.

Particularités anatomiques. — Les feuilles des Myricées sont caractérisées par l'absence de glandes internes et l'existence à la surface de leur limbe de glandes octocellulaires affectant la même forme et la même disposition que les glandes octocellulaires des Labiées. Ces glandes, logées généralement dans des dépressions épidermiques, renferment de l'huile essentielle qui communique à ces plantes leur vertu aromatique. Les stomates sont entourés par deux cellules disposées en croissant. — Les cristaux qu'on observe dans les feuilles et les écorces appartiennent au système clinorhombique.

Ces plantes se rencontrent dans les deux continents, mais n'abondent nulle part. On les observe surtout dans l'Amérique du Nord, dans l'Afrique centrale, sur les montagnes de l'Asie et à Java.

CIRE ET ÉCORCE DE MYRICA

Le *Myrica cerifera* L. est un arbuste haut de $1^{m},50$ à 3 mètres, originaire des États-Unis et des régions tempérées de l'Inde. Ses fruits sphériques, moins gros que le poivre, sont disposés sur les rameaux en paquets très serrés ; leur surface est couverte de petits corps noirâtres, arrondis, très velus, qui ont une odeur et une saveur poivrées et sont des organes producteurs de cire. Celle-ci en exsude de toutes parts et forme à leur surface une couche blanche uniforme, brillante, mamelonnée.

Pour recueillir la **Cire de Myrica**, on verse sur les baies de l'eau bouillante qu'on laisse écouler après quelques minutes de contact, ou bien on les fait bouillir dans l'eau. En décantant le liquide, on recueille une cire qui est d'autant plus foncée en couleur que le contact des fruits avec l'eau a été plus prolongé. Cette cire est d'un vert pâle ou jaunâtre, translucide ; elle a une saveur amère et une odeur balsamique. Elle est incomplètement soluble dans l'alcool même bouillant, et se dissout dans 4 parties d'éther ; elle fond à 47° ; sa consistance est à peu près la même que celle de la cire d'abeille et le lustre qu'elle prend par le frottement est moins luisant. Les baies de Myrica renferment jusqu'à 25 p. 100 de cire et un arbuste de taille ordinaire peut, d'après M. Boussingault, produire annuellement 12 à 15 kilogrammes de fruits. D'après Moore elle serait constituée par un mélange de palmitine, d'acides palmitique et laurique. Elle est utilisée dans l'industrie pour préparer des bougies, qui répandent une odeur assez agréable ; on l'a aussi employée comme antidysentérique.

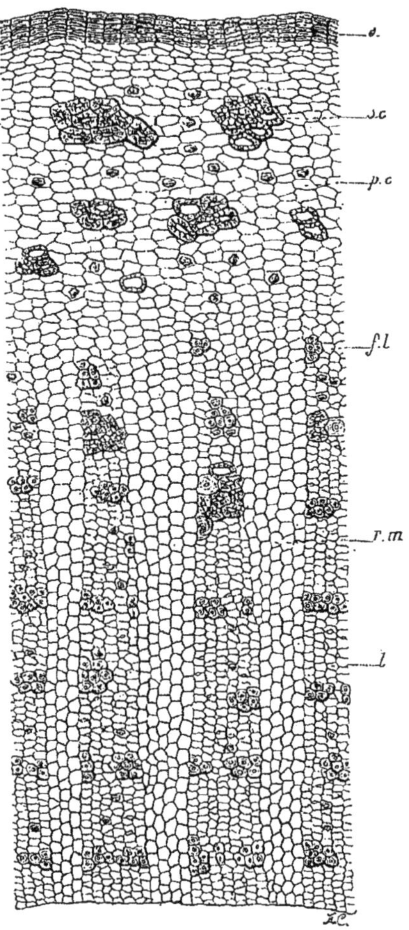

Fig. 233. — Ecorce de myrica. Section transversale.

Le *Myrica cerifera* L. fournit à la thérapeutique des États-Unis l'écorce de sa racine et de sa tige, désignée sous le nom de *bayberry bark*.

Cette écorce se présente en fragments de longueur variable et d'un millimètre d'épaisseur : ces fragments sont très irréguliers dans leur forme : les uns sont aplatis, diversement recourbés ; les autres sont creusés en forme de gouttière ou enroulés en tuyaux. Leur surface extérieure est constituée par un suber gris brun qui se détache facilement sur une assez grande surface en découvrant le parenchyme cortical, avec ses bosselures transversales plus ou moins larges et rapprochées. Cette zone de l'écorce, de même que le liber, offre une teinte brune : la face interne est grossièrement striée dans le sens longitudinal. La cassure, nette dans les couches extérieures, est fibreuse dans les couches internes ; la saveur est amère et astringente.

Examinée au microscope elle présente de dehors en dedans (fig. 233) un suber (*s*) coloré en brun ; un parenchyme cortical (*p.c*) dans lequel on observe de nombreux éléments scléreux (*sc*) à parois épaisses et canaliculées, réunis en groupes plus ou moins volumineux. Le liber (*l*) est constitué par des cellules disposées en files radiales : il renferme un grand nombre de fibres à parois épaisses (*f.l*), groupées en amas plus ou moins volumineux et disposés dans leur ensemble en séries assez régulièrement parallèles ; on y observe aussi des cellules sclérenchymateuses, qui paraissent localisées dans la partie interne du liber. Cette partie de l'écorce est sillonnée par de nombreux rayons médullaires assez larges, formés de 3 à 6 rangées de cellules. Le liber et le parenchyme cortical renferment des cristaux clinorhombiques.

D'après Hambright (1863), l'**Ecorce de Myrica** renferme de l'huile volatile, de la gomme, une matière colorante rouge, des acides tannique et gallique, une résine âcre, soluble dans l'alcool et l'éther, une résine astringente soluble dans l'alcool, insoluble dans l'éther, une substance acide et âcre. Moore y a constaté la présence des acides palmitique et myristique.

Cette écorce est employée comme tonique et astringente ; à doses élevées, elle possède des propriétés émétiques.

Parmi les plantes intéressantes de cette famille figurent :

Le *M. Gale* L. ou *Myrte bâtard*, qui croît dans les endroits marécageux et incultes du centre et du nord de l'Europe, et dont les feuilles sont employées en infusion théiforme comme toniques, excitantes et vermifuges ;

Le *M. cordifolia* L. du Cap et le *M. Pensylvanica* Duh. de l'Amérique du Nord qui peuvent aussi fournir de la cire végétale ;

Le *M. sapida* Wall. espèce de l'Inde, où l'on utilise son écorce comme tonique, astringente, résolutive et carminative dans le traitement des ulcères, de la diarrhée, de l'asthme et de la diurèse ;

Le *Comptonia asplenifolia* Blume, dont les feuilles aromatiques sont inscrites dans la pharmacopée des États-Unis, comme médicament stimulant et astringent, à la dose de 1 à 2 grammes.

JUGLANDÉES

Arbres à feuilles odorantes alternes, pinnées, sans stipules, à fleurs unisexuées. Fleurs mâles réunies en chatons et accompagnées d'une bractée écailleuse ; périanthe à six divisions peu développées ; étamines en nombre variable (6 à 30) ordinairement superposées par groupes aux sépales. Fleurs femelles, tantôt solitaires, tantôt réunies en petit nombre sur les épis ou les grappes ; elles sont composées d'un involucre et d'un périanthe soudés ensemble et avec l'ovaire. Ovaire infère, uniloculaire, surmonté d'un style à deux branches stigmatifères papilleuses, et renfermant un seul ovule dressé et orthotrope. Fruit drupacé, dont le péricarpe se sépare ou non du noyau, lequel s'ouvre en deux moitiés par des fentes auxquelles sont superposés les styles. La graine exalbuminée renferme sous de minces téguments un embryon charnu, à radicule supère et à cotylédons plissés et cérébriformes.

Cette famille ne contient qu'une trentaine d'espèces qui habitent les régions tempérées dans l'hémisphère boréal des deux mondes : on les rencontre aussi dans les montagnes de la zone tropicale en Asie et en Amérique.

FEUILLES DE NOYER

Origine. — Le **Noyer commun** (*Juglans regia* L.) est un arbre originaire de la Perse qui est planté dans toute l'Europe méridionale et moyenne. La médecine utilise ses feuilles, qui généralement se récoltent, incomplètement développées, au mois de juin. Elles pourraient être cueillies pendant toute la belle saison, lorsqu'elles ont acquis tout leur développement ; mais il faut exclure de la pharmacie et des préparations pharmaceutiques les feuilles de la chute automnale.

Description. — Ces feuilles sont composées-pinnées, à 7 ou 9 folioles sensiblement égales, mais cependant un peu plus grandes au sommet qu'à la base ; elles mesurent en général 6 à 10 centimètres de longueur (fig. 234), sont ovales ou oblongues, à bords entiers et légèrement sinués. Les jeunes feuilles sont tendres, velues à l'aisselle des nervures secondaires ; les feuilles âgées sont coriaces et tout à fait glabres. Les feuilles de noyer sèches, de bonne qualité, sont d'un beau vert sur leur face supérieure, d'un vert moins foncé sur la face inférieure ; leur consistance est parcheminée ; leur odeur aromatique, leur saveur franchement amère et astringente ; les pétioles sont bruns. Si on compare les feuilles de noyer récemment séchées et cueillies en bonne saison avec les feuilles du commerce on est frappé de la différence des caractères qu'elles présentent. Au bout de quelques mois en effet les feuilles séchées, abandonnées à l'air libre, brunissent en même temps qu'elles perdent leur odeur aromatique et leur amertume. Ce changement physique, produit sous l'influence de l'humidité et de l'air atmosphérique, est l'indice d'une transformation profonde, qui s'est opérée après la dessiccation ; aussi est-il nécessaire, pour les conserver longtemps et en bon état, de placer ces feuilles dans une atmosphère sèche. Les feuilles altérées sont d'un vert sale tirant sur le brun et leur surface présente parfois des taches jaunes, quand elles proviennent de la chute automnale.

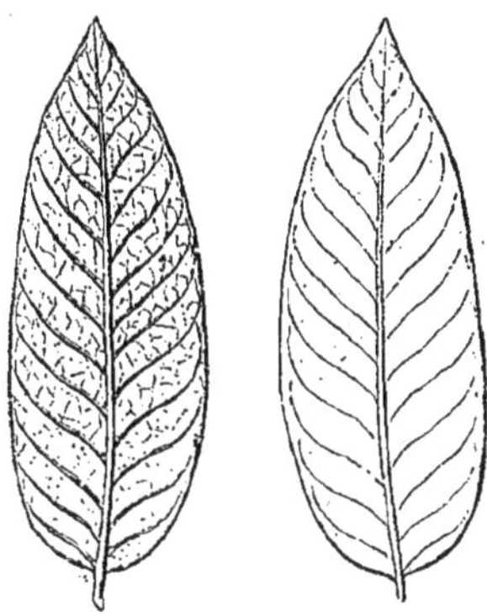

Fig. 234. — Foliole de noyer vue en dessus et en dessous.

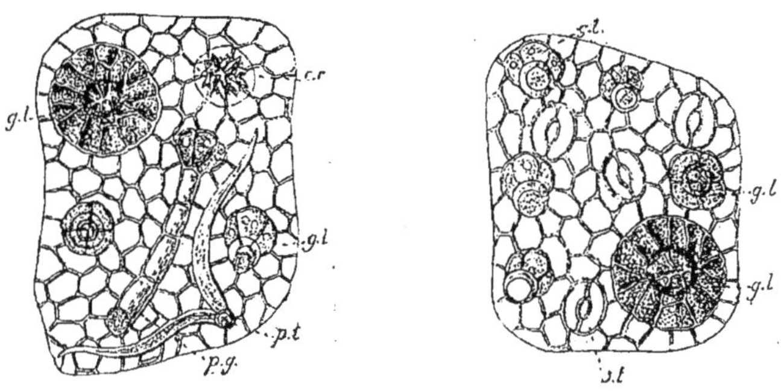

Fig. 235, 236. — Feuille de noyer.
Epiderme supérieur. Epiderme inférieur.

Structure microscopique (fig. 235, 236 et 237). — Epiderme formé de petites cellules polygonales, à parois droites, garni sur ses deux faces de poils tecteurs et de poils glanduleux, et sur la face inférieure seule de stomates, qui sont entourés par 6 à 7 cellules n'offrant rien de régulier dans leur forme ni dans leur direction. Les poils tecteurs sont assez rares, accouplés, unicellulaires, coniques, à parois épaisses. Les poils glanduleux affectent trois formes différentes : les glandes pluricellulaires, qui les couronnent, sont quadri ou pluricellulaires : elles sont tantôt sessiles et logées dans des dépressions épidermiques et tantôt supportées par un pédicelle généralement uni ou bicellulaire ou par une série de 6 à 7 cellules. Les grosses glandes pluricellulaires n'offrent plus dans la disposition et le nombre de leurs cloisons la régularité qu'on observe dans les glandes octocellulaires des Labiées. — Mésophylle hétérogène asymétrique; la partie supérieure, formée de deux rangées de cellules en palissade, présente de larges utricules contenant de gros cristaux agglomérés d'oxalate de chaux; la partie inférieure, d'épaisseur égale, est formée de cellules rameuses, sans cristaux. Nervure médiane plan-convexe, garnie de glandes, de poils tecteurs souvent ramifiés et de poils glanduleux : système libéro-ligneux représenté par deux cordons ligneux opposés qui sont recouverts par un liber mou et un péricycle fibreux continu. La moelle et le tissu fondamental qui entoure le système libéro-ligneux sont constitués par des cellules arrondies, à parois faiblement épaissies, ponctuées, souvent cristalligènes.

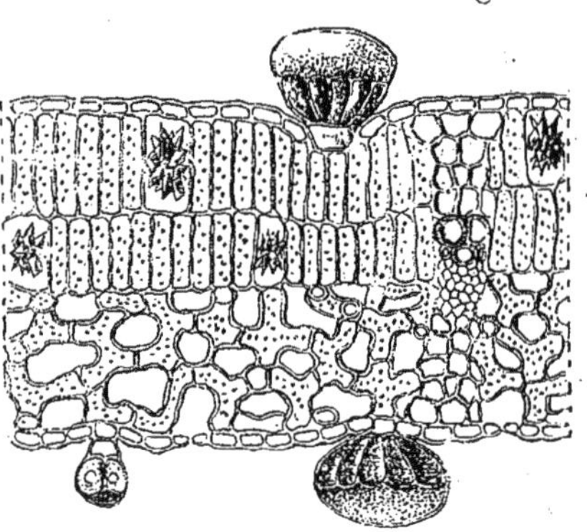

Fig. 237. — Feuille de noyer. Section transversale du limbe.

Composition chimique. — Les feuilles de Noyer renferment de la chlorophylle, du tannin, un principe aromatique volatil, une matière âcre amère (*juglandine*), qu'on retrouve plus spécialement dans le brou et dans l'épisperme de la graine.

L'action prolongée de l'air et de l'humidité transforme peu à peu la juglandine en un principe noir insoluble et insipide : le tannin devient en partie insoluble ou se détruit sous l'influence d'une oxydation lente et continue. On comprend alors combien doivent varier dans leur composition deux extraits de Noyer dont l'un aura été préparé avec des feuilles récemment séchées et l'autre avec des feuilles séchées depuis longtemps et qui ont subi les fluctuations de l'humidité atmosphérique.

Usages. — Ces feuilles sont employées pour combattre les affections scrofuleuses ; leur action, toutefois n'a rien de spécifique ; elle est analogue à celle des amers. La médecine populaire en emploie la décoction contre la leucorrhée.

BROU DE NOIX

Sous ce nom on utilise en pharmacie la partie charnue qui recouvre l'endocarpe de la Noix. Cette substance se présente en morceaux plus ou moins réguliers, convexes, qui, d'abord verts, ont pris en se desséchant une teinte noirâtre ; elle a une saveur astringente et amère qui devient douceâtre et sucrée ; elle renferme de l'amidon, des acides citrique et malique, de la chlorophylle, du tannin, des sels et de la *juglandine*. Reischauer et Vogel en ont retiré une substance cristalline, jaune rougeâtre, qu'ils ont appelée *nucine*. Le brou de noix sert à préparer une liqueur à laquelle on attribue des vertus stomachiques. Il est employé dans l'ébénisterie pour donner aux bois blancs une coloration brune.

HUILE DE NOIX

Les semences du *J. regia* L. fournissent par expression environ 25 pour 100 d'une huile fixe, qui remplace l'huile d'olive dans plusieurs régions de l'Europe moyenne.

Quand elle est récente, cette huile est d'une couleur jaune verdâtre ; mais elle perd assez rapidement sa teinte verte et devient jaune en vieillissant. Sa densité est de 0,928 ; elle se congèle à — 18° ; elle est très siccative et s'épaissit promptement à l'air : elle n'a pas d'odeur bien marquée, sa saveur est douce et agréable. Au contact de la solution mercurique, elle prend une teinte rouge cerise clair.

Le bois du *J. regia* L. est très estimé pour les travaux d'ébénisterie : celui du *J. nigra* L. est encore plus apprécié à cause de sa couleur d'un noir violet.

Le **Noyer cendré** (*Juglans cinerea* L., *J. Cathartica*, Michx.), *Bitter nut* des Américains, est un arbre qui croît dans le Canada supérieur et inférieur et dans toutes les parties nord-est et ouest des Etats-Unis. La couche interne de son écorce jouit de propriétés thérapeutiques qui l'ont fait inscrire, ainsi que l'écorce de la racine, dans la Pharmacopée des Etats-Unis.

Cette écorce renferme de la résine, un acide volatil donnant des cristaux d'un jaune orangé brillant, de la magnésie combinée avec les acides chlorhydrique, phosphorique et silicique.

Elle possède comme la rhubarbe la propriété de déterminer des évacuations nombreuses, sans débiliter le canal alimentaire : elle est communément employée contre la constipation, les affections intestinales et la dysenterie.

Sous le nom de *Juglandin*, on utilise aux États-Unis un extrait obtenu en précipitant par l'eau la teinture alcoolique de l'écorce de la racine du *J. cinerea* L. : c'est un produit résineux qui, à la dose de 15 à 30 centigrammes, agit comme cholagogue et non comme purgatif.

Les autres espèces intéressantes de cette famille sont l'*Engelhardtia spicata* Blume, un des plus beaux arbres connus, qui croît à Java où il peut atteindre 50 à 70 mètres de hauteur. C'est lui qui fournit la résine connue sous le nom de *Dammar Selan*.

URTICACÉES

Le groupe des Urticacées comprend :
Les *Urticées*,
— les *Artocarpées*,
— les *Morées*,
— les *Cannabinées*,
et les *Ulmacées*, dont on fait souvent des familles spéciales.

URTICÉES

Plantes généralement herbacées, à suc aqueux. Feuilles munies de stipules. Fleurs unisexuées, très rarement hermaphrodites, généralement disposées en cymes, rarement solitaires et axillaires. Fleurs mâles à 4 ou 5 sépales ; étamines en même nombre que les lobes du calice, insérées à leur base et opposées ; à filets incurvés, se déroulant avec élasticité. Fleurs femelles à ovaire libre uniloculaire et uni-ovulé, devenant un akène, renfermant un embryon droit dans l'intérieur d'un albumen charnu, abondant.

Les Urticées sont caractérisées anatomiquement par la présence dans leurs feuilles de cystolithes composés de carbonate de chaux, et affectant des formes assez variables. Elles sont recouvertes de poils tecteurs et de poils glanduleux. Les premiers sont unicellulaires, coniques, droits ou recourbés, souvent enchâssés assez profondément dans l'épiderme et cystolithiques ; les poils glanduleux sont formés d'une glande pluricellulaire divisée par des cloisons verticales et supportée par un pédicelle assez court et unisérié. Les stomates sont entourés par trois ou quatre cellules n'offrant rien de régulier dans leur direction. Les cristaux assez abondants sont étoilés.

Ces plantes sont principalement localisées dans la zone intertropicale. L'Europe n'en renferme qu'un très petit nombre d'espèces, mais celles qui y croissent s'y multiplient dans des proportions extrêmement considérables et occupent presque autant d'espace que celles qui sont répandues dans les régions équatoriales.

Peu utilisées en pharmacie, elles ont reçu à cause de la ténacité de leurs fibres de nombreuses applications industrielles.

PARIÉTAIRE

Origine. — La **Pariétaire officinale** (fig. 238), encore connue sous les noms de *Casse-Pierre, Perce-murailles, Epinard des murailles,* est fournie par le *Parietaria officinalis* L. qui est très répandu en Europe sur les vieux murs et dans les décombres. On en distingue deux variétés le *P. diffusa* Koch., aussi répandu dans le nord que dans le midi de l'Europe, et le *P. erecta* K., qui ne se rencontre pas dans le midi.

Description. — C'est une plante vivace dont les tiges cylindriques, très rameuses, diffuses, plus rarement simples ou munies de rameaux assez courts, portent des feuilles stipulées, alternes, entières, simples, ovales, lancéolées, triplinerves, velues et un peu luisantes en dessus. Les fleurs axillaires, très petites, verdâtres ou rougeâtres, sont disposées en glomérules ordinairement quinquéflores. La fleur centrale est femelle, les quatre autres périphériques sont mâles ou hermaphrodites. Calice, à 4 ou 5 folioles presque égales, soudées à la base ; les étamines en nombre égal et opposées aux divisions du calice ont des filets incurvés qui se redressent avec élasticité à l'époque de la fécondation ; l'ovaire est uniloculaire, et uniovulé, surmonté d'un style grêle qui est couronné par un stigmate en pinceau. La fleur mâle se distingue par l'absence de l'ovaire ; les fleurs femelles par l'avortement des étamines.

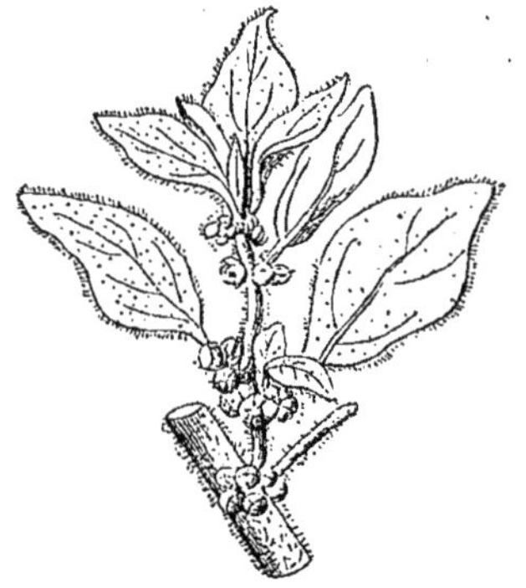

Fig. 238. — *Parietaria officinalis.*

Structure microscopique. — Le pétiole présente une section caractéristique cordiforme, dans laquelle on distingue trois faisceaux libéro-ligneux. L'épiderme du limbe (fig. 239) est formé sur sa face supérieure de grandes cellules polygonales, et sur sa face inférieure de cellules sinueuses ; les stomates répartis sur cette dernière seulement sont entourés par 4 cellules n'offrant rien de régulier dans leur direction. Cet épiderme est garni (fig. 240) sur ses deux faces de poils tecteurs confluents et de poils glanduleux beaucoup plus rares. Les poils tecteurs sont unicellulaires, assez courts et recourbés en hameçon, ou plus longs et droits ; leur base enchâssée dans l'épiderme présente souvent des incrustations assez apparentes; leurs parois sont généralement fort épaisses et leur cavité est élargie à la base en forme de larme batavique. Les poils glanduleux sont composés d'une glande quadricellulaire divisée par des cloisons verticales et supportée par un pédicelle court, bicellulaire. Le limbe de cette feuille est caractérisé par la présence de cystolithes arrondis, mamelonnés, localisés dans des cellules de l'épiderme, et suspendus à leur sommet par un pédicule grêle et court. — Le mésophylle hétérogène asymétrique est composé dans sa partie supérieure d'une rangée de cellules en palissade et dans sa partie inférieure de cellules irrégulières dans leur forme, et laissant entre elles quelques méats; quelques-unes de ces cellules contiennent des mâcles d'oxalate de

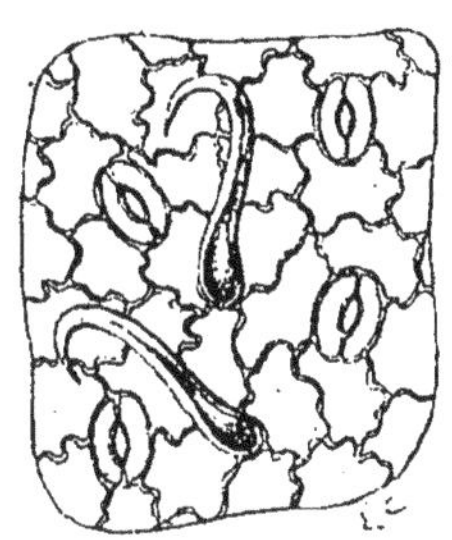

Fig. 239.
Feuille de pariétaire.
Épiderme inférieur.

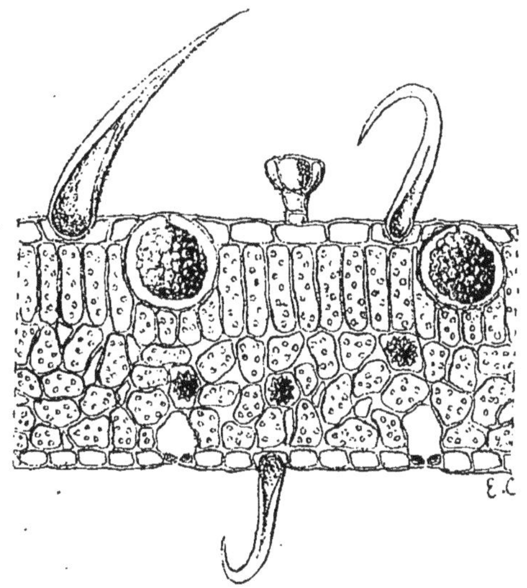

Fig. 240. — Feuille de pariétaire.
Section transversale du limbe.

chaux. Nervure médiane concavo-convexe, dont l'épiderme hérissé de poils presque tous longs, épais et coniques, recouvre un collenchyme, en dessous duquel on observe un parenchyme cristalligène (mâcles), qui renferme dans son axe un système libéro-ligneux arqué.

Composition chimique. — Cette feuille contient une notable proportion de nitrate de potasse qu'elle emprunte aux matériaux des vieux murs sur lesquels elle croît.

Usages. — Elle est employée comme diurétique, à la dose de 15 à 30 grammes par litre d'eau. Au Mexique, on utilise pour le même usage les feuilles du *P. Pensylvanica* Muhl.

GRANDE ORTIE

Origine. — **La Grande Ortie** (*Urtica dioica* L.) est très communément répandue au voisinage des maisons et le long des murs.

Description. — La tige de cette plante haute de 50 centimètres à 1 mètre est quadrangulaire, pubescente, garnie de feuilles opposées, pétiolées, cordiformes, ovales lancéolées, dentées sur les bords. Les fleurs monoïques sont disposées en glomérules rapprochés et forment des grappes axillaires rameuses plus longues que le pétiole. Les grappes mâles sont dressées et leurs fleurs sont formées d'un périanthe à 4 divisions obtuses et de 4 étamines. Les grappes femelles sont réfléchies ; leur périanthe semblable à celui des fleurs mâles contient un ovaire uniloculaire couronné par un style court et un stigmate plumeux.

Structure anatomique (fig. 241). — Outre la présence des cystolithes, les feuilles d'ortie sont nettement caractérisées par la présence de trois sortes de poils. Les uns qui sont urticants, désignés quelquefois sous le nom de *stimuli* (fig. 242) et qui sont principalement localisés sur le pétiole sont simples, longuement coniques, unicellulés, formés d'un bulbe basilaire renflé, pluricellulaire, qui supporte un long poinçon conique terminé par une pointe recourbée plus ou moins obtuse ou renflée en boule. Cet appareil est creux et rempli d'un liquide très irritant qui produit une sensation douloureuse de brûlure quand le poil en se brisant et en pénétrant dans le derme y inocule son contenu. C'est dans les cellules qui constituent la portion renflée ou la base du stimulus qu'est secrété le suc irritant qui passe dans la cavité du grand poil allongé comme en un réservoir. Des deux autres sortes

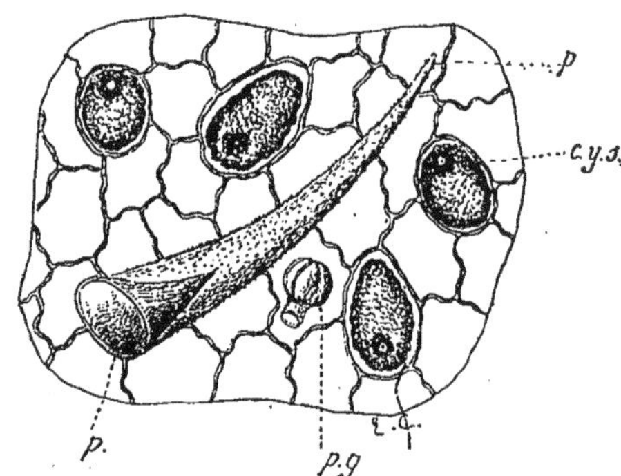

Fig. 241. — Feuille de grande ortie. Epiderme supérieur. p, g, poil glanduleux. — p, poil simple. — cys, cystolithes.

de poils, les uns sont des poils tecteurs non urticants, coniques, assez longs, unicellulaires, tuberculeux, à base fortement renflée et incrustée de carbonate de chaux : les autres, très courts, sont des poils glanduleux, constitués par une glande quadricellulaire qui est supportée par un pédicelle assez court. Ces deux variétés de poils sont abondamment répandues sur le limbe et surtout à sa face supérieure. L'épiderme formé de cellules assez larges, plus ou moins sinueuses, est garni de stomates seulement sur la face inférieure. Le mésophylle hétérogène asymétrique est formé de deux assises d'épaisseur à peu près égale ; une assise supérieure formée de cellules en palissade et une assise inférieure formée de cellules arrondies ou légèrement rameuses. Chacune de ces deux assises présente des cystolithes quelquefois arrondis, plus souvent allongés ou ovoïdes, logés dans des cellules épidermiques très larges qui font saillie dans le mésophylle. Quelques-unes des cellules du mésophylle renferment des mâcles d'oxalate de chaux.

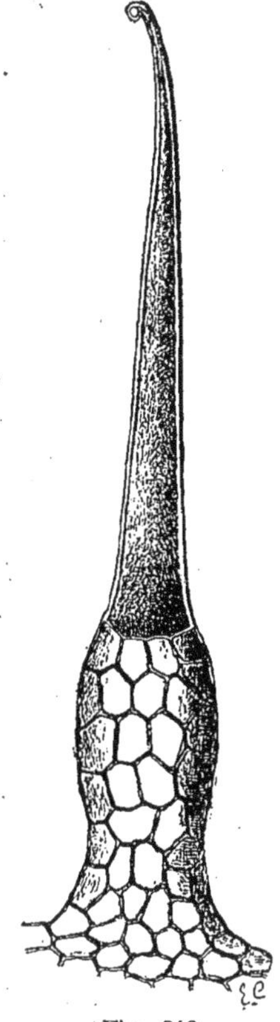

Fig. 242.
Feuille de grande ortie.
Poil urticant.

Composition. — La Grande Ortie renferme du nitrate de potasse, du tannin, de l'acide gallique, une matière azotée, de la chlorophylle.

Usages. — Le suc de l'Ortie est préconisé depuis longtemps comme antihémorrhagique.

L'urtication médicale est pratiquée en fustigeant avec la Grande Ortie les parties sur lesquelles on désire produire une dérivation, pour rappeler les exanthèmes, qui tendent à disparaître (rougeole, scarlatine) et dans le coma et la paralysie.

L'*Urtica urens* L. et l'*U. pilulifera* L. possèdent les mêmes propriétés et sont employées au même usage. On utilise dans le même but, dans la Malaisie, l'U. *decumana* Rumph. et en Amérique les *U. baccifera* Jacq. et *U. pumila* L. Si beaucoup d'orties peuvent être utilisées pour produire une urtication méthodique, il en existe plusieurs espèces qui, outre une douleur des plus intenses, produisent des symptômes inflammatoires et tétaniques, qui durent plusieurs jours : telles sont l'*U. stimulans* L. qui croît à Java et l'*U. urentissima* Bl., espèce indienne qui paraît être la plus active de toutes ces plantes et produit des blessures qui durent près d'un an, quand elles ne sont pas suivies de mort.

Une des plantes les plus utiles de cette famille est sans contredit le *Bœhmeria utilis* Bl. ou la **Ramie**. C'est une plante vivace se propageant d'elle-même sans exiger de grands soins; elle est connue en culture depuis fort longtemps dans différentes contrées asiatiques ; aussi elle peut être cultivée avec succès dans nos départements méridionaux ainsi qu'en Algérie. Avec sa fibre on peut fabriquer depuis la batiste la plus fine jusqu'à la toile d'étoupes, depuis la serviette la plus ordinaire jusqu'au damas pour meubles ; ses résidus peuvent même servir pour la fabrication d'un papier bien supérieur à celui qui est fait avec la paille. Sa fibre, plus longue et plus uniforme que toutes les autres après la soie, est la plus résistante de toutes à la traction ; elle est plus élastique que le lin et le chanvre qu'elle est appelée à remplacer ; elle peut être filée plus fin que ces derniers et sa force est douze fois supérieure à celle du coton. Elle possède à un degré bien supérieur à tous les autres textiles des qualités d'incorruptibilité dans l'eau et dans l'humidité, ainsi qu'une résistance plus grande à l'action des lessives alcalines. L'usage de la ramie, qui est resté longtemps localisé aux îles de l'archipel Indien, où elle constitue la matière textile par excellence, n'a pris un développement sérieux que le jour où un habile ingénieur français, M. Favier, a imaginé un moyen mécanique qui permet de séparer la fibre de la tige dans des conditions avantageuses.

MORÉES ET ARTOCARPÉES

Arbres ou arbrisseaux, rarement herbes vivaces (*Dorstenia*), à suc généralement laiteux ou opalin, à feuilles alternes, assez souvent distiques. Stipules latérales persistantes ou caduques, laissant sur les branches des cicatrices transversales ou annulaires. Fleurs monoïques ou dioïques ; les mâles, très souvent disposées en chatons et composées d'un calice à 3 ou 4 divisions et de 3 ou 4 étamines d'abord infléchies; les femelles disposées en chatons ou rassemblées sur un réceptacle globuleux ou bien encore placées, mélangées aux fleurs mâles, à la surface d'un réceptacle plan ou contenues dans un réceptacle pyriforme perforé au sommet (*Ficus*). Fruit généralement drupacé, indéhiscent, enveloppé par le calice devenu succulent, saillant, porté sur un réceptacle (*Morus*) ou étalé (*Dorstenia*) ou à l'intérieur d'un réceptacle charnu (*Ficus*). Embryon courbé en crochet dans un endosperme plus ou moins développé ; radicule supère.

Les Artocarpées sont si étroitement liées aux Morées qu'il n'existe guère qu'un seul caractère qui permette de les distinguer les unes des autres ; c'est l'inflexion du filet de l'étamine dans la préfloraison des Morées, tandis que les Artocarpées ont leurs filets dressés avant comme après l'anthèse.

Les Morées sont caractérisées par la présence de vaisseaux laticifères, qui affectent la même forme et la même localisation que dans les Euphorbiacées, les Asclépiadées et les Apocynées. Ce sont des tubes non anastomosés qui renferment un suc tantôt incolore (*Mûrier*), tantôt tenant en suspension de nombreux globules (*Ficus*). Ce latex est riche en caoutchouc qu'on utilise pour les usages industriels (*Castilloa*), ou en un principe délétère qui leur communique des propriétés éminemment toxiques (*Antiaris*). Chez d'autres enfin, le suc peut être utilisé comme aliment (*Piratinera*).

Peu abondantes dans les parties tempérées de l'Amérique septentrionale, les Morées habitent principalement les régions tropicales et sub-tropicales des deux hémisphères.

ARTOCARPÉES

Les *Artocarpus* L., vulgairement nommés **Arbres à pain** ou **Jacquiers**, sont des arbres à bois mou, de l'Asie et de l'Océanie tropicales. Toutes leurs parties renferment un suc laiteux. Leurs feuilles sont alternes, entières ou découpées et accompagnées de deux stipules qui sont connées en une seule lame supra-axillaire, ayant d'abord la forme d'un capuchon unique, qui recouvre tout le bourgeon terminal et qui se détache par la base. Les plus intéressantes de ces plantes sont :

1° L'*Artocarpus incisa* L. (*A. communis* Forst.), **Arbre à pain proprement dit,** ou *Rima*, originaire de l'Asie tropicale et qui est cultivé aujourd'hui dans la plupart des pays chauds. Ce végétal fait, avec le cocotier, la base de l'alimentation des habitants des îles de la mer du Sud, chez lesquels il croît naturellement, mais qui le cultivent aussi pour assurer leur nourriture. Il commence à produire vers la fin d'octobre et ce n'est qu'au mois de juin qu'il cesse de prodiguer ses fruits, qui font de toute cette période une véritable saison d'abondance. Ce fruit complexe n'est en réalité que le réceptacle accru, recouvert d'un nombre considérable de petits fruits, soudés entre eux par leur base ; il varie beaucoup en dimension et peut atteindre le volume de la tête d'un homme : il est globuleux, verdâtre, couvert de saillies anguleuses ; sa chair se compose d'une pulpe blanche fibreuse, devenant succulente et jaunâtre en mûrissant. Cette pulpe renferme une grande quantité d'amidon, dont on pourrait fabriquer du pain.

Tantôt le fruit contient des semences du volume d'une châtaigne, tantôt il n'en renferme pas ; on propage de préférence cette dernière variété qui est sans doute le résultat d'une longue culture, et qui est la seule qu'on rencontre à Tahiti, aux Nouvelles-Hébrides et aux îles de la Sonde, où elle constitue un aliment précieux. Les naturels de ces pays font griller sur des charbons les fruits du Rima avant de les manger et avant qu'ils soient mûrs, parce qu'à leur entière maturité, ils se conservent peu et se décomposent facilement. Les fruits très mûrs servent à préparer une sorte de conserve aigrelette qui sert de nourriture quand l'arbre ne donne pas de fruits.

Dans la variété à graines, ce sont celles-ci que l'on mange. Chaque fruit en compte 50 ou 60, qui sont grosses comme des châtaignes, dont elles rappellent d'ailleurs la saveur, quand elles sont cuites. — Cet arbre, si précieux pour les peuples qui habitent les régions tropicales, fournit un suc laiteux qui est utilisé dans le traitement des plaies de mauvaise nature ou qui sert à enduire les parties qui sont le siège d'une inflammation ou d'une douleur quelconque.

Son écorce battue et préparée est employée à la confection de tissus dont se revêtent les habitants de Tahiti et de la mer du Sud.

2° L'*A. integrifolia* L. ou **Jacquier.** Cet arbre des Indes Orientales et des Moluques est cultivé dans nos colonies pour son fruit très volumineux, qu'on y appelle *Jaca*, *Jacy* et *Jacques*, et qui paraît avoir beaucoup de rapports avec celui de l'arbre à pain. La pulpe de ce fruit a une saveur douce et agréable, mais se corrompt facilement. Les graines qui acquièrent un certain développement constituent un aliment fort utile après torréfaction ou ébullition dans l'eau.

Aux îles Mascareignes on utilise dans les affections diarrhéiques et dartreuses la racine de l'*A. heterophylla* Lam. Les *A. Blumei* Tréc. et *A. pubescens* partagent ces propriétés astringentes.

L'*A. elastica* produit une sorte inférieure de caoutchouc Java, blanc ou noirâtre à la coupe, s'altérant très facilement à la chaleur, qui le transforme en matière collante et poisseuse.

ANTIAR

Origine. — Les *Antiaris* sont des arbres ou des arbustes de l'Asie ou de l'Océanie tropicales, à suc laiteux, à feuilles alternes, distiques, à fleurs axillaires. Leurs inflorescences mâles sont des capitules de glomérules et leurs inflorescences femelles sont uniflores ; leur réceptacle pyriforme, chargé en dehors de bractées imbriquées, ne renferme qu'une fleur femelle dont l'ovaire est adné jusqu'à la moitié environ de la hauteur à la concavité du réceptacle, qui persiste autour du fruit.

L'espèce la plus intéressante est l'**Antiar** (*Antiaris toxicaria* Lesch., *Arbor toxicaria* Rumph.) qui habite surtout l'extrémité orientale de Java, où il est connu sous les noms d'**Upas Antiar** et **Pohon Upas**.

Cette plante, souvent citée comme la plus vénéneuse du monde, laisse écouler des incisions pratiquées à son tronc un suc laiteux, visqueux et résineux, qui sert à Java et en Cochinchine à préparer un poison des flèches. — Ce poison est un produit assez complexe dans lequel on fait entrer le suc du *Kœmpferia Galanga* L., de l'*Amomum Zerumbet* L., d'une espèce d'*Arum*, de l'ail, de l'oignon et du poivre noir pulvérisé. Il a la consistance d'une matière cireuse, de couleur brune, légèrement rougeâtre, et forme avec l'eau une sorte d'émulsion.

Le suc laiteux de l'Antiar renferme une substance analogue au caoutchouc et des matières résineuses dont l'une est amorphe, non toxique ; l'autre est cristalline, soluble dans l'éther, l'alcool et le pétrole. Une troisième, insoluble dans le pétrole, renferme de l'*Antiarine* qui cristallise en lamelles incolores et brillantes, solubles dans l'alcool et dans l'eau. C'est un glucoside très toxique, agissant sur le cœur comme la digitaline. Indépendamment de l'Antiarine, M. Wefers Bettinck (1889) a réussi à extraire du suc de l'*Antiaris toxicaria*, deux autres alcaloïdes, qu'il a désignés sous les noms d'*Œpaïne* et de *Toxicarine*. La toxicarine se distingue de l'antiarine en ce qu'on ne peut l'obtenir qu'à l'état amorphe et de l'*Œpaïne* en ce qu'elle ne précipite pas par le tannin.

Le latex de l'*Antiaris toxicaria* a seul des propriétés délétères, bien plus actives toutefois quand il est inoculé que quand il est ingéré dans l'estomac. On l'a administré comme remède évacuant, sans le recommander, à cause de l'énergie de son action. Mis en contact avec la peau et les muqueuses, il peut produire des accidents douloureux.

Les graines de l'Antiar sont très amères : elles ne contiennent pas d'*Antiarine*, mais seulement une résine azotée. On les a conseillées dans la dysenterie et la diarrhée.

RACINE DE CONTRAYERVA OFFICINAL

Racine de Contrayerba. — Taropé.

Origine. — Cette racine est fournie par le *Dorstenia brasiliensis* Lam. qui croît au Brésil, au Pérou et dans les Antilles.

Description. — Elle est formée d'un corps ovoïde mesurant 6 à 7 millimètres de largeur et 14 à 15 millimètres de longueur ; elle est terminée inférieurement par une queue recourbée, qui lui donne quelque ressemblance avec la forme d'un scorpion ; sa surface extérieure est d'une couleur fauve rougeâtre ; elle est garnie d'un assez grand nombre de radicules grêles, assez longues, enroulées ou repliées en différents sens. La section transversale présente une teinte blanche très faiblement rosée. Cette racine possède une odeur aromatique faible et agréable et une saveur qui, d'abord peu marquée, devient âcre par une mastication prolongée.

Caractères anatomiques. — Examinée au microscope, elle présente une zone corticale assez épaisse dans laquelle on observe des vaisseaux laticifères : le bois est représenté par quelques faisceaux fibro-vasculaires assez larges, constitués par de nombreux vaisseaux qui dans leur ensemble sont disposés en files radiales et séparés par quelques cellules à parois faiblement épaissies. Ces faisceaux sont recouverts extérieurement par un liber dépourvu de fibres mécaniques ; ils sont assez courts et pénètrent peu profondément dans la moelle, d'où se détachent des rayons médullaires assez larges qui séparent les différents faisceaux. La moelle présente une structure semblable à celle du parenchyme cortical, et renferme aussi des vaisseaux laticifères.

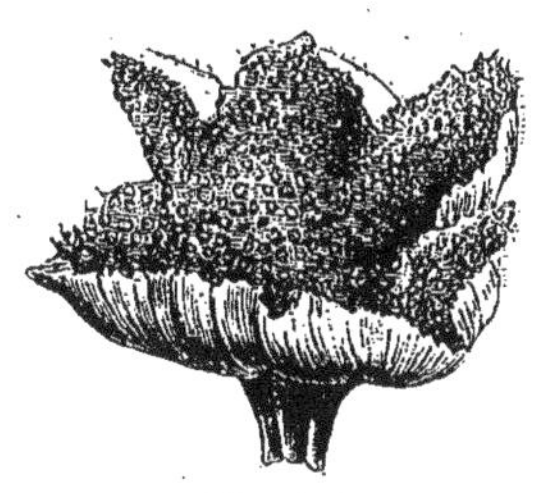

Fig. 243.
Dorstenia contrayerva.

Cette racine est employée au Brésil comme alexitère.

Le *D. contrayerva* L. (fig. 243) est une autre espèce d'origine mexicaine qui est employée aussi contre la morsure des serpents et des animaux venimeux. Sa racine se distingue de la précédente par sa forme noueuse et tout à fait irrégulière, sa couleur noirâtre et l'absence d'odeur.

CASTILLOA. — CAOUTCHOUCS DE L'AMÉRIQUE CENTRALE

Les *Castilloa* sont des arbres à latex abondant, à feuilles distiques, asymétriques, à stipules connées en une coiffe conique-oblongue et supra-axillaire, à inflorescences axillaires, stipitées, solitaires ou fasciculées.

L'espèce la plus intéressante de ce genre est le *C. elastica* Cervant., bel arbre de l'Amérique Centrale dont tous les organes jeunes sont couverts de poils blanchâtres. Ses feuilles, analogues à celles de l'*Antiaris toxicaria* Lesch., sont distiques, et présentent un limbe oblong arrondi, disymétrique à la base, qui peut être auriculé, courtement acuminé au sommet, très finement denté et cilié sur les bords. Les nervures sont très saillantes sur la face inférieure du limbe ; les secondaires nombreuses, jaunâtres, obliquement parallèles, se rejoignent vers les bords, et sont reliées entre elles par de fines veines transversales.

C'est cette plante, aujourd'hui cultivée dans nos serres, qui fournit actuellement presque tout le **Caoutchouc** récolté dans le Sud du Mexique, à Panama, dans les pays de Honduras, de Nicaragua, San Salvador, Costa Rica, Guatémala, aux Antilles, en Colombie, dans l'Equateur, le Pérou.

Le **Caoutchouc** est récolté dans l'Amérique Centrale pendant toutes les saisons, en dehors toutefois de celles des pluies, où son abondance est moindre. Tantôt on pratique d'abord au tronc de l'arbre une grande section verticale, que viennent couper des sections obliques, tantôt la section est dirigée suivant une ligne spirale continue avec 45° d'inclinaison relativement à l'horizon. Quand l'arbre est gros, on fait une autre section spirale dans le sens contraire. Une gouttière de fer implantée à la base du tronc conduit dans des seaux de même métal le latex qu'on tamise le soir ; après quoi on le traite par le suc préparé ou la macération dans l'eau de la racine d'*Ipomœa Bona-nox* L., qui coagule le caoutchouc. Celui-ci flotte en masse dans un liquide brun à odeur caséeuse ; on soumet la masse à l'action d'une presse de fer et on la fait sécher.

Parmi ces caoutchoucs de l'Amérique Centrale, un des plus estimés, celui qui arrive le plus communément dans le commerce, est le **Caoutchouc de Nicaragua**, encore désigné sous les noms de **Caoutchouc de Savanille**, de l'**Amérique Centrale**, de **Costa Rica**, de **Puerto Cabello.**

Ce caoutchouc parfaitement décrit par M. Morellet[1] nous arrive sous deux états bien différents, soit en *feuilles* ou *sheets*, soit en *chiffons* ou *scrap*.

1° **Caoutchouc de Nicaragua en feuilles.** — Cette variété se présente sous forme de plaques dont l'épaisseur peut varier d'une feuille à l'autre ou d'une partie de feuille à l'autre de 5 millimètres à 4 ou 5 centimètres. Il arrive presque toujours que les bords de la feuille sont beaucoup plus épais que le centre. Cela est dû probablement à ce que lors de la récolte, après la coagulation du latex on fait subir à la masse une pression qui s'exerce surtout au centre de la feuille en rejetant sur les bords l'excès de matière. Dans l'industrie on estime d'autant plus les feuilles qu'elles sont plus minces, car les feuilles minces contiennent moins d'eau que les feuilles épaisses. Ces feuilles sont noirâtres à l'extérieur et, quand on les coupe, on trouve une matière noirâtre ou gris jaunâtre contenant quelques impuretés, mais en faible proportion, avec un peu d'une liqueur brune ayant une odeur particulière, une saveur amère, non fétide. Après la récolte ces feuilles sont réunies en nombre variable au moyen de lanières de caoutchouc taillées dans l'une d'elles, de manière à en former des balles dont le poids peut atteindre et même dépasser 100 kilogrammes.

2° **Caoutchouc de Nicaragua en chiffons.** — Cette sorte arrive tantôt en forme de boudins pouvant atteindre la grosseur du bras et réunis plusieurs ensemble par des lanières de caoutchouc, tantôt en masses considérables dont le poids peut dépasser 100 kilogrammes.

Quelle que soit la forme sous laquelle on le reçoit, ce caoutchouc est toujours formé par la réunion de petites lanières, plus ou moins ténues, repliées ou enroulées les unes sur les autres ; le tout provient ou de rognures des feuilles de caoutchouc, ou de larmes de latex desséchées sur les arbres et recueillies après l'écoulement du suc destiné à la confection des feuilles ou *sheets*. Ces larmes desséchées sur le végétal entraînent assez souvent avec elles des lames de suber du *Castilloa*.

Si l'on coupe un bloc de ces caoutchoucs en scraps on trouve une matière qui n'est pas homogène, formée de fragments de caoutchouc peu épais et mêlée à des débris végétaux et siliceux. Quelquefois l'intérieur de ces blocs est formé de sable mêlé à un peu de caoutchouc. La gomme élastique dont ces blocs sont formés a, comme dans l'espèce précédente, une coupe brillante et généralement noirâtre ; quelquefois elle est jaunâtre à l'intérieur, mais elle noircit très vite.

Un arbre de 18 pouces de diamètre peut donner 25 kilogrammes de caoutchouc et le seul district de San Juan au Nicaragua peut en produire 10,000 quintaux par an.

Les caoutchoucs de l'Amérique Centrale, comme ceux du Brésil, sont réunis dans le commerce sous le nom de **Caoutchoucs noirs et durs**, emprunté à la teinte noire ou grise qu'ils présentent quand on les coupe, ou qu'ils acquièrent rapidement au contact de l'air. Ils sont très aptes à résister à la traction et aux autres actions mécaniques. Pour cette raison ils sont généralement estimés dans l'industrie et utilisés dans le cas où les pièces qu'ils servent à préparer doivent offrir une grande résistance ; par exemple pour la fabrication des rondelles destinées à amortir les chocs des tampons de wagons, des clapets pour la marine. Ce sont aussi ceux qui s'altèrent le plus difficilement à l'air et se transforment le moins souvent en matière

[1] Morellet. — *Le caoutchouc. Ses origines*. Th. Ec. Ph. Paris, 1884.

collante et visqueuse ; aussi la production de l'Amérique dépasse-t-elle à elle seule celle des autres contrées réunies.

Le *C. Markhamiana* Collins concourt aussi à la production du caoutchouc de l'Amérique Centrale.

Quelques autres espèces du groupe des Artocarpées méritent de prendre place parmi les végétaux producteurs de Caoutchouc ; telles sont : le *Cecropia peltata* Meyer. (*C. Surinamensis* Miq.), qui croît dans la Guyane hollandaise et au Brésil, et l'*Artocarpus elastica* de l'Inde hollandaise.

Les *Piratinera* Aubl. (*Galactodendron* H. B. K.) sont des arbres originaires de l'Amérique équinoxiale. Leurs fleurs sont monoïques ; les mâles apérianthées sont réunies sur un réceptacle globuleux. Le réceptacle femelle renferme une ou rarement deux fleurs, à ovaire uniloculaire et uniovulé. Le fruit, qu'on dit être d'abord une baie, est finalement à peu près sec. Les inflorescences axillaires sont géminées ou réunies en grappes très composées.

L'espèce la plus intéressante est le *Piratinera utilis* H. Bn. (*Galactodendron utile* H. B. K.). C'est le fameux **Arbre à la vache**, ou *Palo de Vaca* qu'on rencontre sur les côtes arides des Cordillères, dans les montagnes qui dominent Peciquito, et qui est ainsi nommé parce qu'il donne, au moyen d'incisions pratiquées à son tronc, un lait végétal, qui, pour ses propriétés physiques et sa valeur alimentaire, aurait quelque analogie avec le lait de vache. Il renferme 3,73 p. 100 d'albumine et de fibrine végétales et 30,57 p. 100 de *galactine*. D'après M. Marcoy, ce lait d'abord très sucré au goût ne tarde pas à laisser dans la bouche une saveur amère et désagréable et son usage journalier entraînerait d'assez graves désordres dans l'économie.

Le *P. Alicastrum* H. Bn. des Antilles donne un lait gommeux, épais et visqueux ; ses graines sont comestibles comme celles du *P. utilis*.

CAOUTCHOUCS DES INDES NÉERLANDAISES

Les **Caoutchoucs des Indes Néerlandaises** peuvent être divisés en deux groupes bien distincts : les **Caoutchoucs de Java** et les **Caoutchoucs de Bornéo** ; ils ne diffèrent pas moins par leur aspect physique que par leur origine.

Les Caoutchoucs de Java sont produits, non seulement à Java, mais encore à Sumatra dans la province de Lampong et dans la province de Bengkoelen ; ils sont fournis par diverses espèces de *Ficus*.

Ils arrivent en pains d'un volume plus ou moins considérable, résultant de l'agglomération de larmes de latex préalablement coagulé et dont l'exsudation est provoquée par les mêmes procédés que ceux employés en Indo-Chine. Lorsqu'il s'écoule des entailles faites dans l'écorce des Ficus, le latex se coagule sur l'arbre, sous forme de larmes qui sont récoltées et mises dans de petits paniers à larges mailles, faits de la partie corticale de tiges de rotins et apportées ainsi par les Indiens sur le marché aux Chinois trafiquants, qui les apportent eux-mêmes aux Européens. Cependant la sorte de Lampong est formée de larmes d'une couleur plus foncée, plus brune extérieurement et rouge à la coupe, tandis que la sorte de Bengkoelen est composée de larmes de couleur blonde. Souvent les pains de cette dernière sorte renferment des larmes d'une gutta-percha rouge, appelée *Gutta Sumatra*, qu'il est facile de reconnaître à une efflorescence bleuâtre, dont se recouvrent les Guttas au bout d'un temps plus ou moins long.

Les espèces qui concourent à la production des Caoutchoucs Java sont : le *F. elastica*, Roxb., le *F. religiosa* W. qui croît autour de Batavia, le *F. altissima* Bl.

On récolte aussi dans l'Indo-Chine une certaine quantité de caoutchouc qui est fourni par les *F. elastica* Roxb., le *F. laccifera* Roxb., le *F. obtusifolia* Rosc. et le *F. annulata* Bl.

FIGUES

Origine. — La **Figue** est le fruit desséché du *Ficus carica* L. (fig. 244), arbre originaire de la Carie et de tout l'Orient, cultivé depuis des siècles en Afrique, d'où il a passé dans l'Attique, puis en Espagne, en Italie et en France. Sa culture est aujourd'hui répandue dans la plupart des régions tempérées des deux mondes, mais son fruit ne parvient à maturité que dans celles où l'été et l'automne sont très chauds et secs.

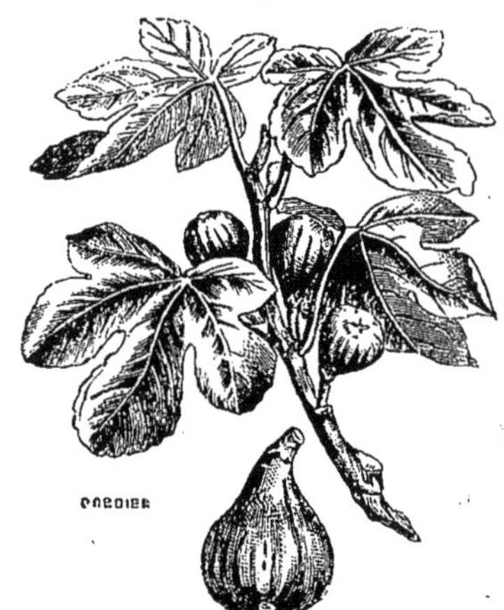

Fig. 244. — *Ficus carica.*

Description. — La figue est formée d'un réceptacle charnu pyriforme, portant sur sa face interne un grand nombre de fruits très petits et muni à sa partie inférieure d'un court pédoncule et à sa partie supérieure d'un orifice presque fermé par quelques bractéoles. D'abord vert, rugueux et coriace, ce réceptacle laisse exsuder, quand on le coupe, un suc âcre et laiteux. En dedans des bractéoles qui entourent son orifice on observe parfois quelques fleurs mâles, très peu développées. Le réceptacle est tapissé intérieurement (fig. 245) par les fleurs femelles qui sont pressées les unes contre les autres, pédonculées et munies d'un périanthe à cinq divisions entre lesquelles existe un petit carpelle, à mésocarpe mince, charnu, et à endocarpe dur, qui renferme une graine dont l'embryon est recourbé en crochet. A mesure que la maturité avance, le réceptacle s'accroît, devient plus mou et succulent ; il prend à l'intérieur une coloration rougeâtre et à l'extérieur une teinte jaune, violacée ou noirâtre, en même temps son suc âcre et laiteux est remplacé par un liquide sucré. La figue fraîche et mûre possède une saveur douce et sucrée ; son suc est peu abondant, et est dépourvu de toute acidité. Si on la laisse sur l'arbre, elle se ride, se dessèche et devient de plus en plus sucrée : quand la température est favorable elle peut prendre les caractères de la figue sèche ; mais le plus souvent on la cueille et on la fait dessécher au soleil ou à l'air sur des claies.

Les Figues sèches sont appelées *naturelles* ou *pressées*, selon qu'elles offrent leur forme primitive ou qu'elles ont été comprimées dans l'emballage.

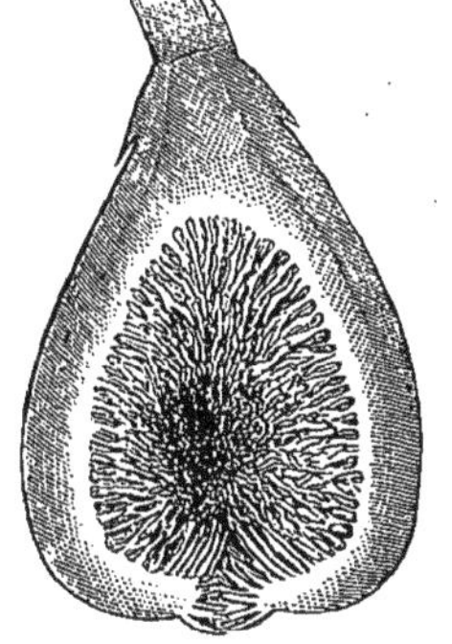

Fig. 245.
Fruit du figuier.
Coupé longitudinalement.

Les sortes commerciales les plus connues sont :

1° Les *Figues de Smyrne* ou *figues grasses*, qui arrivent d'ordinaire en caisse : elles ont une forme aplatie, irrégulière, elles sont molles, translucides, recouvertes d'une efflorescence sucrée ; elles ont une odeur de fruit et une saveur douce très agréable. Ce sont les plus estimées.

2° Les *Figues de Trieste* ou figues en couronne, qui arrivent par Trieste de diverses localités de la Grèce, et des îles Syros et Andros ; elles sont moins grosses que les précédentes, plus sèches et moins douces.

3° Les *Figues de Dalmatie* qui arrivent en paniers ou en tonneaux et qui sont petites, sèches et peu savoureuses.

La Provence expédie dans le reste de la France une assez grande quantité de figues qui sont désignées sous les noms de *figues grasses*, grosses et molles ; de *petites figues blanches* parfumées et sucrées ; de *figues violettes* assez grosses, sèches et sucrées, à peau violacée.

Structure microscopique (fig. 246). — La partie extérieure de la figue est constituée par une couche de cellules serrées, polygonales, assez petites, dont les parois droites sont recouvertes par une cuticule assez épaisse. Parmi ces cellules on observe des petits poils coniques unicellulaires, à parois épaisses, ou leur point d'insertion représenté par une cellule arrondie. Le parenchyme sous-jacent est lâche, formé de cellules polygonales, irrégulières, à parois plus minces ; il renferme un assez grand nombre de vaisseaux laticifères reconnaissables à leurs ramifications en forme de V et à leur contenu granuleux, des faisceaux fibro-vasculaires et des cristaux d'oxalate de chaux généralement étoilés. Le noyau des fruits est constitué par trois couches superposées : une extérieure formée de petites cellules polygonales, dont le lumen varie de largeur, suivant les mouvements qu'on imprime à la vis micrométrique (*ep*) ; un parenchyme de cellules polygonales à parois plus minces (*p*) et une enveloppe scléreuse (*sc*) dont les cellules beaucoup plus larges ont des parois très épaisses et canaliculées. La graine est recouverte par deux téguments formés de cellules polygonales à parois droites ; le tégument interne est coloré en brun ; l'albumen est constitué par des cellules plus petites renfermant une matière granuleuse azotée.

Composition chimique. — Les Figues mûres renferment du sucre de raisin dans la proportion de 60 à 70 p. 100, une petite quantité de gomme et de corps gras.

Le suc qui exsude du tronc du figuier quand on y fait des incisions

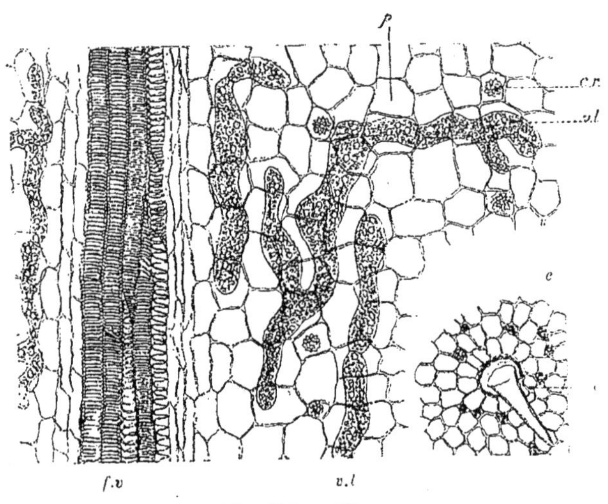

Fig. 246. — Figues.

Structure anatomique du réceptacle.

vl, vaisseaux laticifères. — *fv*, faisceaux fibro-vasculaires. — *cr*, cristaux. — *p*, parenchyme du mésocarpe. *e*, épiderme portant un poil.

est âcre et laiteux, possède une odeur particulière ; mélangé à l'eau, il donne un dépôt insoluble qui se dissout dans les acides dilués et les sels alcalins. Du liquide ainsi obtenu, Mussi (1891) a retiré un ferment qu'il désigne sous le nom de *cradine*, et qui agirait, en présence de l'acide chlorhydrique, beaucoup plus énergiquement que la pepsine et exercerait même son action de ferment en solution alcaline.

Usages. — Les Figues sont employées en médecine comme pectorales, émollientes et laxatives. Elles forment une grande partie de l'alimentation de certaines peuplades africaines et même de quelques cantons de l'Italie et de l'Espagne. Torréfiées elles sont souvent employées comme succédané du café, sous le nom de *café de figues*.

Les figuiers qui croissent dans les régions tropicales renferment une quantité bien plus considérable de latex dont les applications médicales et industrielles varient selon leur richesse en principes âcres ou en caoutchouc.

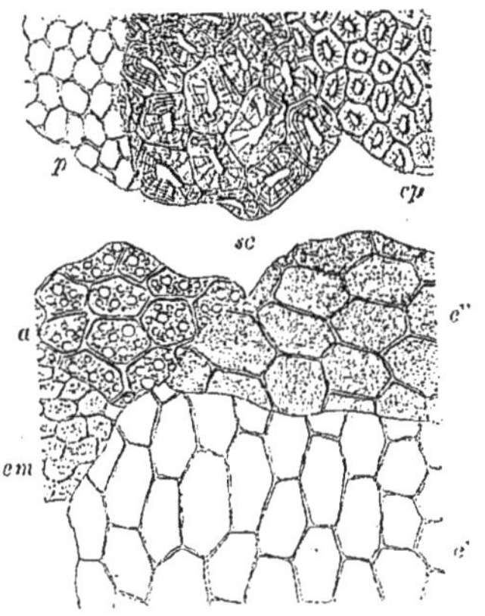

Fig. 247.
Éléments du fruit de figuier.
cp. enveloppe extérieure du noyau. — *sc*, couche scléreuse. — *p*, parenchyme. — *e'*, tégument extérieur de la graine. — *e''*, tégument intérieur. — *a*, albumen. — *em*, embryon.

Les espèces médicinales sont :

Le *Ficus Indica* L. dont les fruits sont employés comme toniques et rafraîchissants ;

Le *F. racemosa* L. dont les fruits sont utilisés comme astringents au Malabar ; son suc récent y est regardé comme un puissant tonique ;

Le *F. septica* Forst., dont les feuilles sont considérées à Java comme émétiques. Son suc laiteux est employé en Cochinchine pour détruire les bourgeons charnus et les chairs putrides ;

Le *Ficus Doliaria* Mart., plante originaire du Brésil, où son suc est employé pour détruire l'ankylostome duodénal, si commun dans ce pays. Ce suc renferme de la pepsine végétale qui digère les helminthes et qui, d'après M. Bouchut, agirait à la façon de la papaïne comme vermivore.

MÛRES NOIRES

Origine. — Les **Mûres noires** sont les fruits du *Morus nigra* L., qui croît à l'état sauvage dans le nord de l'Asie Mineure, en Amérique et dans le sud des régions caucasiennes jusqu'en Perse.

Description. — C'est un fruit composé d'un certain nombre de carpelles provenant chacun d'une fleur et enveloppé par le calice, qui en s'accroissant est devenu succulent. Par leur agrégation latérale, ces carpelles forment une fausse baie, courtement pédonculée, oblongue, longue de 2 centimètres et demi. Les fruits serrés les uns contre les autres ont 2 à 3 millimètres de grosseur ; en les détachant on observe distinctement les quatre lobes du périanthe qui se sont accrus et qui recouvrent un noyau lenticulaire, dur, à l'intérieur duquel existe une graine présentant un embryon courbé et un albumen charnu. Ces fruits ont une saveur douceâtre et en même temps acidule ; ils sont dépourvus d'arome.

Composition chimique. — D'après Van Hees, les mûres renferment : Glucose et sucre incristallisable, 9,19. — Acide libre, 1,86. — Matières albuminoïdes, 0,39. — Matières pectiques et grasses, sels, gomme, 2,03. — Matières insolubles (pectose, cellulose), 1,25. — Eau, 84,71. — Cendres, 2,03.

L'acide libre des mûres paraît être l'acide malique.

Usages. — Les mûres sont employées pour la préparation du suc et du sirop de mûres, qui sont utilisés comme astringents dans les affections de la gorge.

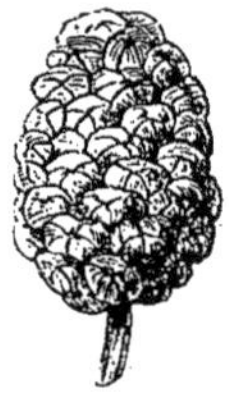

Fig. 248. Mûre noire.

On emploie aussi quelquefois en médecine les fruits du **Mûrier blanc** (*M. alba E.*) qui introduit de la Chine dans l'Inde, puis en Perse, fut apporté à Constantinople au temps du bas Empire et passa de là en Sicile et à Naples, d'où l'apportèrent les Français après la conquête du royaume de Naples. — Ces fruits sont comestibles comme celui du mûrier noir, mais douceâtres et non astringents. Le mûrier blanc est l'objet d'une culture spéciale dans certains départements français où l'on se livre à l'élevage du ver à soie.

L'écorce de la racine des mûriers noirs et blancs est acide, amère et purgative ; on lui attribue des propriétés vermifuges.

Le **Mûrier à papier** (*Broussonetia papyrifera* Vent.) est un arbre d'origine chinoise qui croît dans tout l'Extrême-Orient depuis le Japon jusqu'à la Nouvelle-Zélande ; l'écorce fibreuse de sa tige sert à préparer le *papier de Chine*. Conjointement avec cet arbre, l'*Urostigma prolixum* Miq. donnait la majeure partie des écorces employées autrefois dans les Antilles à la confection des étoffes non tissées et obtenues par le battage et l'agglutination des parties par le suc que contiennent ces arbres. L'imperméabilité de ces étoffes, comparables en quelque sorte à nos vêtements de caoutchouc, leur permettent de remplir des conditions hygiéniques, que ne sauraient offrir les cotonnades européennes qui leur ont succédé. L'Indien, presque nu le jour, trouvait avec elles un abri léger contre la fraîcheur des nuits. Le liber de l'*U. prolixum* Miq. possède des propriétés énergiques ; c'est à Tahiti un des purgatifs les plus usuels.

ULMACÉES

Arbres ou arbustes à suc aqueux, à feuilles alternes, simples, pétiolées, penninerves, rudes au toucher, distiques, accompagnées de stipules latérales ou intra-axillaires et indépendantes ou unies entre elles. Fleurs hermaphrodites ou quelquefois unisexuées par avortement, réunies en cymes lâches ou contractées ; isostémonées, parfois di- ou tri-plostésmonées : filets staminaux dressés ou incurvés dans la préfloraison. Ovaire biloculaire. Ovule solitaire et pendant dans chaque loge. Fruit sec et souvent entouré d'une aile (samare).

Les Ulmacées sont répandues dans les régions tempérées de l'hémisphère nord. Leur écorce contient un mucilage et du tannin qui leur communiquent des propriétés toniques et astringentes.

ÉCORCE D'ORME CHAMPÊTRE

Écorce d'orme pyramidal.

Origine. — **L'Orme champêtre** (*Ulmus campestris* L.) est très répandu dans l'Europe centrale, méridionale et orientale. On le rencontre également en Norvège, dans le nord de l'Afrique, en Chine ainsi qu'au Japon.

Description. — L'écorce destinée à l'usage médicinal est recueillie au printemps et privée de la couche subéreuse ; elle se présente en lanières étroites, ayant 1 millimètre d'épaisseur et une teinte brune couleur de rouille. Elle offre sur ses deux faces des stries longitudinales, toutefois moins apparentes sur la face interne, qui est d'une teinte plus pâle ; la structure de cette écorce est feuilletée et sa cassure est fibreuse : elle possède une saveur mucilagineuse qui est en même temps âpre et légèrement amère.

Structure microscopique (fig. 249). — Le liber qui est la partie officinale de cette écorce est formé de couches alternantes et parallèles de faisceaux fibro-libériens et de parenchyme, qui sont coupés par des rayons médullaires étroits et rougeâtres, de 2 à 3 rangées de cellules. Les faisceaux fibro-libériens ont un grand nombre de fibres à parois extrêmement épaisses. Le parenchyme est formé de cellules assez régulièrement disposées en files radiales ; on observe dans ce parenchyme des cellules grillagées assez larges, de grosses glandes mucilagineuses, et des cellules contenant un gros cristal d'oxalate de chaux. Quelques-unes des cellules qui bordent les faisceaux fibro-libériens renferment aussi de l'oxalate de chaux en cristaux plus petits, affectant la même forme. Les rayons médullaires en sont dépourvus.

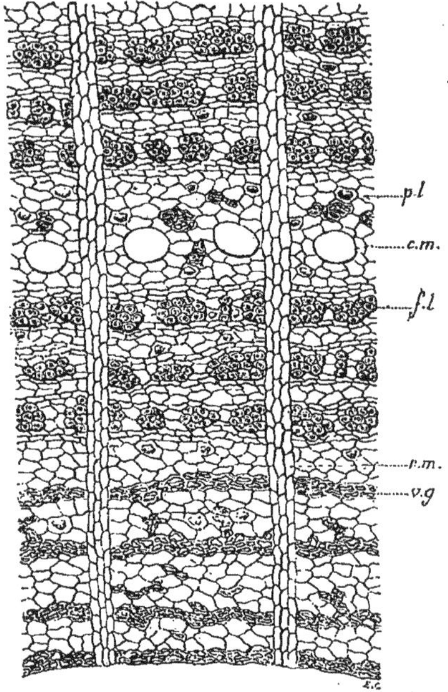

Fig. 249. — Écorce d'orme champêtre. Section transversale.

Composition. — Cette écorce contient du mucilage et du tannin.

Usages. — Employée jadis comme un astringent léger, elle est à peu près abandonnée aujourd'hui.

ÉCORCE D'ORME ROUGE

Origine. — L'**Orme rouge** (*Ulmus fulva* Michx.) est un petit arbre très répandu dans le centre et le nord des États-Unis, ainsi qu'au Canada.

Description. — On emploie très fréquemment aux États-Unis l'écorce privée de sa couche subéreuse ; elle se présente en grands morceaux aplatis, mesurant 50 à 60 centimètres de long, 4 à 5 centimètres de large et 1 millimètre d'épaisseur. Cette écorce est très finement striée sur ses deux faces : la face externe est d'un blanc rougeâtre, la face intérieure d'un brun rougeâtre clair : sa structure est feuilletée, sa cassure fibreuse : elle a une odeur assez prononcée, qui rappelle celle du fenugrec, et une saveur mucilagineuse.

Structure anatomique. — Cette structure est identique à celle de l'orme champêtre. Les rayons médullaires sont seulement plus étroits et formés de 2 à 5 rangées de cellules allongées radialement; les cellules mucilagineuses sont très nombreuses et très larges.

COMPOSITION. — Le principe constituant le plus intéressant de cette écorce est le mucilage; on y constate aussi la présence du tannin et de l'amidon.

USAGES. — Cette écorce est employée comme émolliente; elle sert à préparer des gelées nourrissantes. Les Américains la réduisent en une poudre fine qu'ils utilisent dans un grand nombre de maladies inflammatoires sous forme de cataplasmes; ils s'en servent aussi pour préserver le lard de la rancidité.

Les *Ulmus glabra* Willd., *effusa* Ehr., *major* Smith, etc., partagent les propriétés émollientes des *U. campestris* L. *et fulva* Michx.

CANNABINÉES

Herbes annuelles et dressées, ou vivaces et volubiles, à suc aqueux. Feuilles opposées, incisées ou lobées, glanduleuses, stipulées. Fleurs dioïques ; les mâles disposées en grappes ou en panicules, à périanthe herbacé et formé de 5 sépales libres ; 5 étamines insérées à la base des divisions calicinales. Fleurs femelles disposées en épi strobiloïde (*houblon*) ou en glomérules (*chanvre*), à bractées biflores ou uniflores, munies d'une bractéole ; périanthe urcéolé, réduit à un seul sépale enveloppant étroitement l'ovaire qui est uniloculaire et uniovulé ; style court ou nul ; deux stigmates allongés. Le fruit est un akène glanduleux entouré par le calice accrescent (*houblon*) ou un cariopse lisse bivalve (*chanvre*). La graine est pendante, exalbuminée. L'embryon dicotylédoné est crochu ou roulé en spirale, à radicule supère.

Caractères anatomiques. — Les feuilles de Cannabinées sont caractérisées par l'existence de poils tecteurs courts, uni-cellulaires, coniques, cystolithiques et de poils glanduleux, tantôt sessiles, tantôt supportés par un pédicelle assez long et plurisérié. Les glandes sont pluricellulaires, divisées par des cloisons verticales. Les cristaux sont étoilés.

Cultivées depuis la plus haute antiquité, les Cannabinées sont aujourd'hui répandues dans tout l'hémisphère nord. Les deux genres principaux qui constituent cette famille (*Humulus* et *Cannabis*) se recommandent aussi bien par leurs propriétés thérapeutiques que par leurs applications industrielles.

CÔNES DE HOUBLON

Origine. — Les **Cônes de houblon** sont les inflorescences femelles parvenues à maturité de l'*Humulus Lupulus* L., plante vivace (fig. 250 et 251) qui croît à l'état sauvage dans toute l'Europe et s'étend dans le Caucase, le sud de la mer Caspienne, la Sibérie centrale et méridionale. La culture de cette plante a été propagée dans l'Amérique du Nord, le Brésil et l'Australie.

DESCRIPTION. — Le Cône de houblon, ovoïde, mesure 2 à 3 centimètres de long, sur 1,5 à 2 centimètres de large. C'est un court épi de cymes unipares dont l'axe central, en zigzag, présente des saillies alternatives qui supportent deux sortes de bractées membraneuses d'un jaune verdâtre, ovales, élargies, mesurant 1 centimètre de longueur,

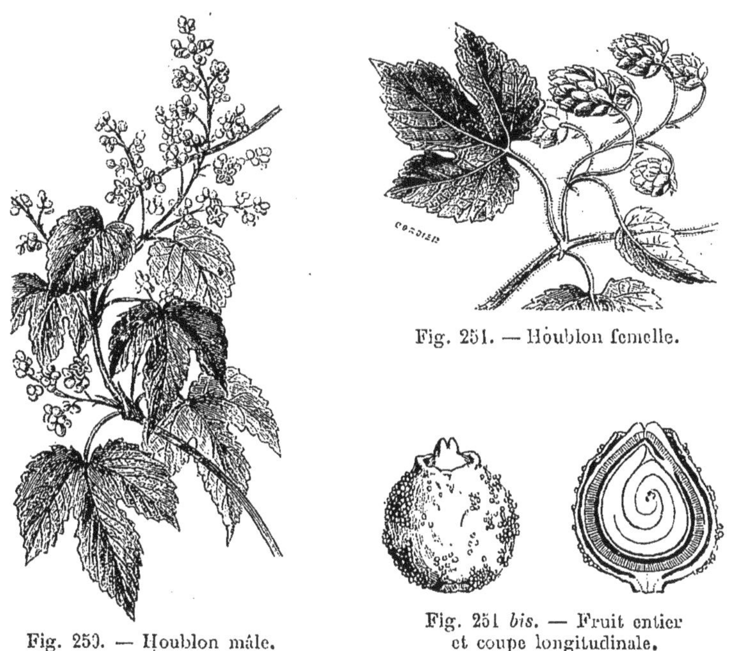

Fig. 251. — Houblon femelle.

Fig. 250. — Houblon mâle.

Fig. 251 *bis*. — Fruit entier et coupe longitudinale.

veinées, réticulées, à nervation flabellée à la base. De ces bractées, les unes sont symétriques ; les autres, asymétriques inférieurement, portent à leur base un repli dans la concavité duquel se trouve un akène induvié lenticulaire, caréné sur les côtés. La base de ces bractées asymétriques et l'induvium du fruit sont recouverts d'un grand nombre de glandes d'une couleur jaune orange qui renferment un principe oléo-résineux et donnent aux cônes de houblon leur odeur caractéristique. Au moment de la récolte, ces cônes ont une teinte jaune verdâtre, une odeur spéciale assez agréable, une saveur aromatique et brûlante ; mais, à la longue, leur teinte se modifie et passe au brun, leur odeur s'altère également et devient désagréable par suite de la formation d'un peu d'acide valérianique. Le houblon des pharmacies conserve rarement sa forme ovoïde ; par suite de la pression qu'on leur fait subir, les cônes sont généralement déformés, aplatis et privés d'une partie de leurs bractées.

Composition. — Indépendamment du *Lupulin* qui leur communique leur odeur et leur saveur, les cônes de houblon renferment 3 à 5 p. 100 d'un tannin particulier (*acide humulotannique*), de la triméthylamine, de l'acide pectique et des sels de potasse.

Production et commerce. — Le houblon est l'objet d'une culture spéciale dans les comtés de Kent et de Sussex en Angleterre, dans la Bavière, le Wurtemberg, la Bohême, la Belgique et l'Alsace. En France, ce sont les départements du Nord, des Vosges, la Lorraine et la Bourgogne qui fournissent la plus grande quantité de houblon.

Usages. — C'est un des toniques amers, antidyspeptiques, antiscorbutiques et antiscrofuleux le plus journellement employés. Il sert à préparer la bière, à laquelle il communique un arome et des propriétés organoleptiques qu'on a vainement essayé d'obtenir avec d'autres substances aromatiques et amères.

LUPULIN

Glandes de houblon. — Résine jaune de houblon.

Origine. — Le **Lupulin** est constitué par les petites glandes luisantes et translucides qui se sont détachées des cônes femelles du houblon.

Pour l'obtenir on sépare les bractées, on les secoue et on les frotte sur un tamis. La poudre que l'on recueille est lavée, décantée avec soin pour en isoler la terre et le sable, puis desséchée : elle doit être conservée dans des flacons bien bouchés.

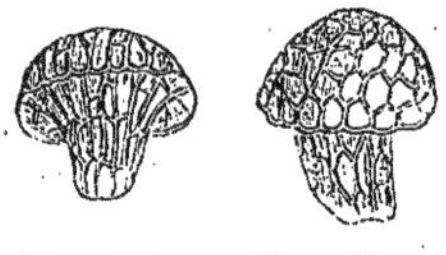

Fig. 252. — Lupulin.

Description. — Vu en masse, le Lupulin (fig. 252) se présente sous forme d'une poudre granuleuse, d'un brun jaunâtre, possédant une odeur agréable de houblon, et une saveur amère et aromatique. Il se mouille graduellement au contact de l'eau, et immédiatement au contact de l'alcool et de l'éther. Trituré dans un mortier, il se réduit en une masse plastique.

Structure microscopique. — Chaque glande de Lupulin forme un sac globuleux ou ovoïde à paroi mince, mesurant 140 à 200 millièmes de millimètre ; elle se compose de deux parties distinctes : une partie inférieure, cupuliforme plus ou moins convexe, formée de cellules polyédriques à parois faiblement épaissies et une partie supérieure en forme de sac conoïde, constituée par une membrane mince, continue, faiblement réticulée, dont les bords s'accolent exactement à ceux de la cupule. L'aspect de cette partie supérieure de la glande se modifie notablement selon qu'on l'observe de champ ou de face. Quand elles sont encore fraîches, ces glandes sont remplies d'une substance liquide jaune qui, dans le Lupulin sec, s'est contractée en une masse brune.

Mode de formation. — D'après M. Trécul, les glandes de Lupulin se développent de la façon suivante : une cellule épidermique du nucule

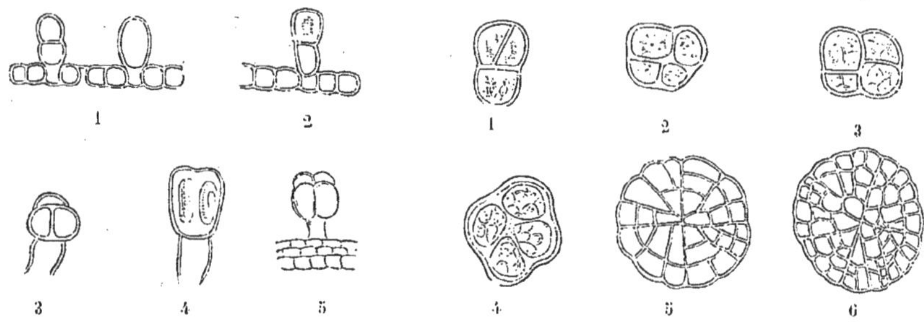

Fig. 253. — Développement du Lupulin (d'après M. Trécul).
Glande vue de profil. Glande vue de face.

ou des bractées se soulève et se développe en un cul-de-sac elliptique limité à sa base par une cloison transversale, puis elle se divise en deux cellules superposées. La cellule supérieure plus développée que l'inférieure se remplit d'une matière granuleuse et constitue la glande dont le pédicelle est formé par la cellule inférieure; elle se divise d'abord en deux ou quatre loges séparées par des parois verticales; le cloisonnement s'opérant ensuite dans les sens tangentiel et vertical, la glande s'élargit et forme une sorte de plateau constitué par une seule couche de cellules polygonales, de dimension variable. Les bords de ce plateau se relevant ensuite, chaque glande forme bientôt une sorte de cupule hémisphérique fixée à l'épiderme par un court pédicelle et divisée en un grand nombre de loges secrétant un principe liquide aromatique et amer. A mesure qu'il sort des cellules qui l'ont élaboré au travers de leur paroi supérieure, ce liquide soulève la cuticule qui revêt la face externe et concave de la glande, s'accumule au-dessous d'elle, la distend de façon à former un dôme (fig. 254) sur la membrane duquel se trouvent imprimées les parois des cellules constituant la cupule inférieure. Dans l'eau, les solutions alcalines et l'alcool, la cuticule se déchire et met en liberté le liquide huileux jaunâtre qui remplit le réservoir glandulaire.

L'aspect du Lupulin sec diffère notablement de celui du Lupulin frais. Dans ce dernier, le liquide oléo-résineux, contenu entre la cupule et la cuticule distend le sac supérieur qui devient semi-ovoïde : dans le Lupulin sec, la matière résineuse s'étant contractée, le sac membraneux suit ce même mouvement, devient plus étroit que la cupule et forme au-dessus d'elle une sorte de pédicule : en cet état, la glande ressemble à un champignon à chapeau muni de son pied.

Composition chimique. — Le Lupulin renferme une huile volatile, un principe amer, de la cire (palmitate de myricile) et des résines.

Retirée des cônes récents l'huile volatile est verdâtre ; obtenue avec des cônes plus âgés, elle a une teinte rougeâtre : elle contient du *valérol* (Personne) qui, au contact de l'air, se transforme en *acide valérianique*.

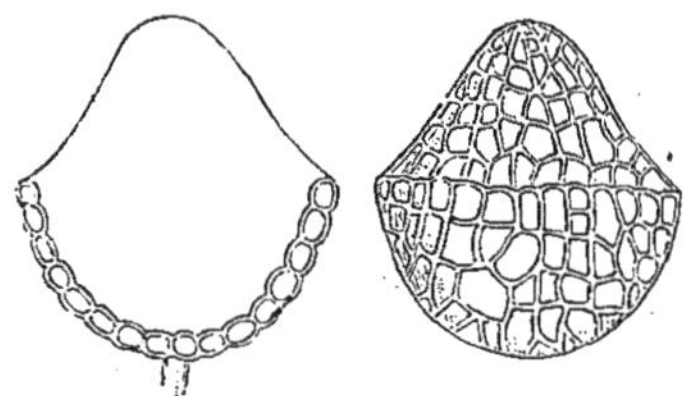

Fig. 254. — Lupulin entièrement formé.

Le principe amer du Lupulin n'est pas encore parfaitement connu. Lermer crut l'avoir isolé sous forme de prismes rhombiques qu'il désigna sous le nom d'*acide amer de houblon*. Max Issleib (1880) a extrait du Lupulin 0,11 p. 100 d'une substance amère en masse jaune, soluble dans l'eau froide, à réaction acide. Bungener a retiré aussi de ces glandes de beaux cristaux prismatiques très amers, solubles dans l'alcool, l'éther, la benzine, insolubles dans l'eau.

Usages. — Le Lupulin est employé comme antiaphrodisiaque.

CHANVRE INDIEN

Origine. — Le **Chanvre** (*Cannabis sativa* L.) (fig. 255 et 256), cultivé depuis un temps immémorial comme textile, est une plante dioïque, originaire de l'Asie occidentale et centrale, qu'on rencontre dans toutes les régions tempérées et tropicales. Il croît abondamment à l'état sauvage sur les bords de la mer Caspienne et du Volga. De là, il s'étend en Perse et dans le nord et l'ouest de la Chine ; on le trouve aussi dans l'Afrique tropicale et au Brésil ; il est cultivé sur plusieurs points de l'Europe continentale, mais surtout dans le centre et le sud de la Russie.

Il existe dans certaines contrées et notamment dans l'Inde, un chanvre présentant à peu près les mêmes caractères botaniques que celui d'Europe, mais dont certaines propriétés particulières ont depuis longtemps excité l'attention. Une taille moins élevée, un feuillage plus foncé, et surtout la sécrétion abondante d'une résine douce à propriétés enivrantes très prononcées, ont amené quelques observateurs à faire de cette plante une espèce à part, sous le nom de **Chanvre Indien** (*Cannabis Indica* Lam.). Mais la plupart des botanistes s'accordent pour ne voir dans les deux chanvres qu'une seule et même

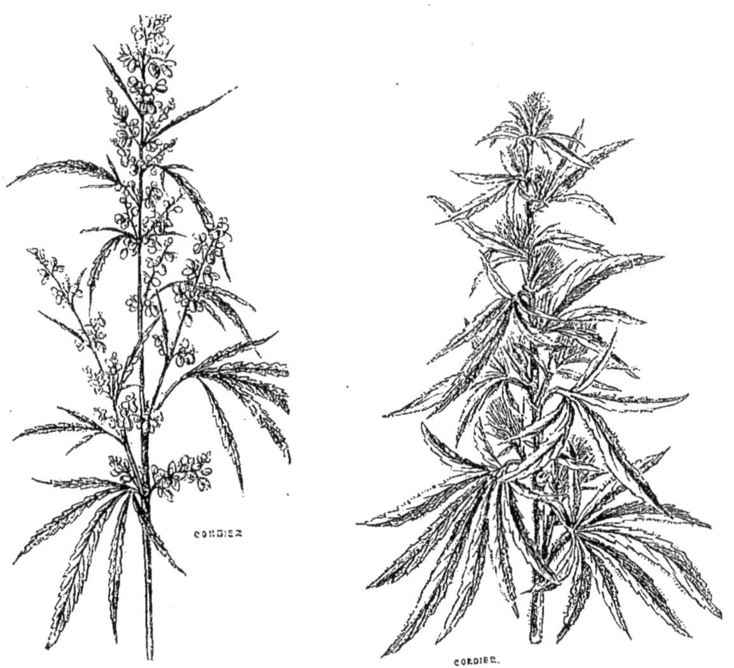

Fig. 255. — Chanvre mâle. Fig. 256. — Chanvre femelle.

espèce, possédant une taille et des propriétés différentes suivant le mode de culture et suivant le climat sous lequel elle végète. Cette espèce doit porter la synonymie suivante : *C. sativa* L., *C. Indica* Lam., *C. erratica* Siev., *C. chinensis* Del.

La plupart des formes du *C. sativa* L. sont employées uniquement pour leurs fibres textiles, qu'on retire du liber de leur tige, et pour l'huile fixe contenue dans leurs graines, bien qu'elles possèdent toutes des propriétés physiologiques, qui se traduisent par une ivresse particulière, qu'on peut éprouver en séjournant pendant quelque temps dans une chenevière. La variété indienne se distingue par l'énergie de ses vertus enivrantes, qu'on trouve mentionnées dans les écrits hindous les plus anciens. Lorsqu'en l'année 658 de l'hégire, Kaïder, le chef de tous les cheiks, fit connaître les propriétés extraordinaires du haschisch.

cette substance pénétra chez les Arabes et y devint rapidement d'un usage général; elle y devint même une arme politique, car, c'est à l'aide de cette substance que le *Vieux de la montagne* fanatisait ses sectateurs, qui répandaient autour d'eux une terreur mystérieuse. A la suite de la campagne d'Égypte, conduite par Bonaparte au commencement de ce siècle, on s'occupa de ce produit, dont les effets extraordinaires ne pouvaient manquer de frapper l'imagination des Européens. Mais ce n'est qu'après les travaux de O'Saughnessy à Calcutta (1838), qu'on utilisa en Europe les propriétés thérapeutiques de cette drogue. Moreau de Tours est le premier qui ait, en France, essayé avec quelque succès son emploi dans la monomanie et dans quelques autres affections analogues.

L'espèce médicinale, la seule qui doive nous occuper, est surtout cultivée dans l'Inde, dans les districts de Bogra et Rajshahi, au nord de Calcutta, sous le contrôle et la surveillance du gouvernement du Bengale, qui en retire chaque année un très gros bénéfice.

Les produits principaux fournis par le *Cannabis Indica* Lam. et livrés au commerce sont les *Sommités fleuries* et *la résine*.

Les sommités fleuries se récoltent un peu après la floraison lorsque les feuilles commencent à jaunir et que les graines sont déjà formées. C'est à ce moment surtout que se sécrète abondamment la résine, qui constitue le véritable principe actif de la plante.

Le Chanvre indien se présente sous deux formes principales désignées sous les noms de *Bhang* et de *Ganja*.

Le **Bhang** des Indiens (**Hashih, Haschisch** ou **Quinna** des Arabes) se compose principalement des inflorescences des fleurs femelles détachées de la tige et formant une masse aplatie, oblongue ou ovoïde, de 6 à 7 centimètres de long sur 3 centimètres de large, composée de rameaux secondaires attachés à un axe principal. Dans cette masse on distingue des bractées foliacées d'un vert grisâtre, des bractéoles toutes petites, les styles des fleurs femelles se présentant en filets brunâtres, et quelques fruits plus ou moins mûrs. Les bractées foliacées mesurent 1 centimètre de long et 3 ou 4 millimètres de large : elles sont linéaires, lancéolées, dentées en scie sur les bords et garnies de poils rudes et courts sur la face supérieure, longs et mous sur la face inférieure. Le Bhang est peu riche en exsudation résineuse ; il a une odeur vireuse, moins prononcée que dans l'autre forme appelée *Ganja*.

Ce **Ganja, Gunjha,** ou **Ganjika**, qui ne vient qu'exceptionnellement en Europe, est formé de tiges de 1 mètre de long, disposées par paquets de 24. On en a détaché les grosses feuilles et on a laissé seulement les inflorescences femelles dont toutes les parties sont comme engluées et attachées les unes aux autres par une exsudation résineuse très abondante : aussi cette drogue possède-t-elle une odeur narcotique très prononcée qui dans les Indes l'a fait préférer au *Bhang*.

Résine. — La résine du Chanvre indien recueillie à part est également l'objet d'un commerce assez important dans les pays orientaux. C'est d'ailleurs le véritable principe actif de la plante et le seul qu'on devrait employer en thérapeutique pour obtenir des effets certains ; malheureusement il est encore plus difficile à rencontrer dans le commerce de la droguerie que les inflorescences elles-mêmes. Cette résine se récolte de plusieurs manières. On peut, après la récolte du Chanvre, le froisser entre les doigts ; ceux-ci s'imprègnent de la substance résineuse qui s'agglutine très facilement et qu'on enlève ensuite en râclant les mains de l'ouvrier. Un autre procédé consiste à faire promener dans les cultures des hommes recouverts d'un vêtement de cuir : ils frôlent en passant les pieds du chanvre ; l'exsudation résineuse et très abondante qui recouvre les fleurs s'attache à leur vêtement et y forme une couche de plus en plus épaisse, qu'ils enlèvent de temps en temps.

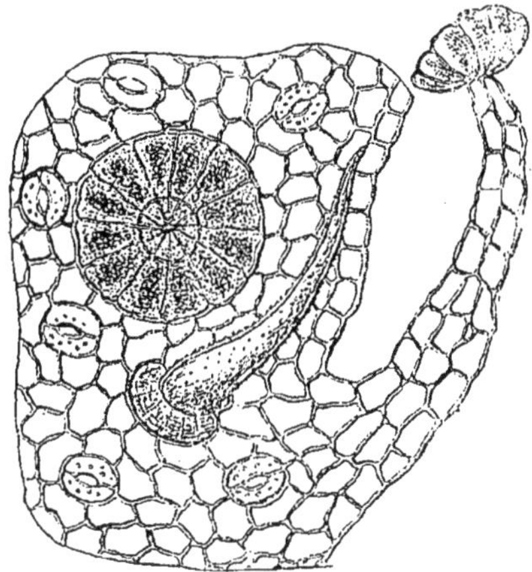

Fig. 257. — *Cannabis sativa.* Epiderme d'une bractée.

Quel que soit le mode d'obtention employé, la résine appelée dans le pays **Charas** ou **churrus** est très recherchée et atteint, suivant son degré de pureté, un prix quelquefois très élevé (100 à 150 francs le kilogramme), ce qui doit être attribué surtout à la rareté relative du produit comparée à l'énorme consommation qu'on en fait journellement. Tout le Chanvre de l'Inde en effet n'en fournit pas une quantité suffisante pour l'usage : c'est seulement dans les montagnes à partir de 1 800 à 2 000 mètres que le Cannabis fournit une résine assez abondante et peut être utilisé pour la récolte de ce produit. La matière ainsi obtenue est très impure et n'est pas employée en cet état ; on en prépare un *extrait gras* en la mélangeant à du beurre qui en dissout les principes actifs et permet d'en séparer toutes les impuretés. Cet extrait gras est absorbé à l'état naturel à la dose de 20 à 30 grammes, ou bien mélangé à du sucre et des aromates pour former une sorte de confiture connue dans l'Inde sous le nom de *Dawamesk ;* cette préparation est moins active que la précédente. Les Indiens y ajoutent une foule de produits destinés à donner au mélange des vertus aphrodisiaques.

Structure microscopique (fig. 258). — La forme caractéristique du pétiole est pentagonale, sans échancrure dans le haut; le système libéro-ligneux a la forme d'un C : les cellules cristalligènes sont abondantes à la périphérie de la moelle.

L'épiderme supérieur de la feuille est dépourvu de stomates, garni de poils cystolithiques très courts à pointe conique recourbée, qui s'en-

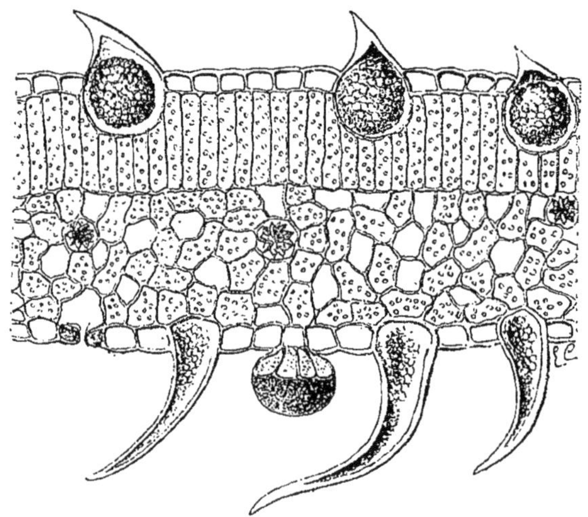

Fig. 258. — *Cannabis sativa.*
Limbe de la feuille.

foncent assez profondément dans le mésophylle. L'épiderme inférieur est garni de poils tecteurs et de poils glanduleux. Les premiers sont longs, unicellulaires, coniques, recourbés ; leur base élargie en forme de massue est incrustée de carbonate de chaux ; les poils glanduleux sont sessiles et constitués par une glande pluricellulaire, analogue à celle qui s'observe dans la feuille de Noyer. Au moment de la floraison cette glande prend une forme arrondie par suite de l'accumulation de la matière oléo-résineuse qui soulève la cuticule. Le mésophylle est constitué dans sa partie supérieure par une couche de longues cellules en palissade, et dans la partie inférieure par un parenchyme lacuneux, formé de cellules affectant des formes variables : plusieurs de ces cellules renferment des cristaux étoilés d'oxalate de chaux.

Les bractées (fig. 257) sont caractérisées par l'abondance des poils glanduleux qui les recouvrent. Ces poils affectent trois dispositions différentes : tantôt la glande est assez petite, ovale, ou arrondie, sessile, formée de 4 ou 5 cellules ; plus souvent elle est très grosse, divisée en 10 ou 15 loges par des parois verticales ; quelques-unes de ces grosses, glandes sont sessiles, mais le plus grand nombre d'entre elles sont supportées par un large pédicelle, formé de plusieurs rangées de cellules allongées. A côté de ces poils glanduleux on observe à la surface des bractées des poils tecteurs, unicellulaires, coniques, à parois épaisses, droits et non recourbés comme ceux des feuilles.

Composition chimique. — L'étude chimique du Chanvre indien a été faite par M. Personne, qui en a retiré :

1° Un hydrocarbure liquide auquel il a donné le nom de *Cannabène* ;

2° Un hydrocarbure solide cristallisant dans l'alcool, qu'il a appelé *hydrure de Cannabène ;*

3° Une résine verdâtre soluble dans l'alcool, appelée *Cannabine* ou *haschischine* et qui constitue le principe actif du Cannabis.

Depuis Personne, l'étude de ces composés n'a pas fait un pas et l'on en est encore à ignorer la plupart de leurs propriétés chimiques. Merk a prétendu avoir retiré du Chanvre indien un alcaloïde auquel il a donné le nom de *Cannabine :* on a même préparé avec cette base de prétendus sels qui, au point de vue médical, ont le grand tort d'offrir une constitution très mal définie et de représenter de simples mélanges de composition très irrégulière, au lieu de combinaisons fixes et invariables. L'expérience physiologique et thérapeutique a d'ailleurs démontré que c'étaient pour la plupart de mauvaises préparations, dont la valeur plus que douteuse rendait l'emploi absolument inefficace. Cependant quelques médecins prétendent s'être bien trouvés de l'emploi du *Tannate de cannabine.*

Quant à la *Tetano-Cannabine* retirée du Chanvre par Mattero Hay et au *Cannabinon* isolé par Bourbelon dans le traitement de la Cannabine de Merck, ils sont encore mal connus au point de vue chimique.

Les principales préparations de Chanvre indien actuellement usitées sont les suivantes ; les deux premières seules sont inscrites au Codex :

1° *Teinture de Chanvre indien ;* 2° *Extrait alcoolique ;* 3° la *Haschischine* ou *Cannabine brune de Smith,* préparation très active s'employant à la dose de 3 à 5 centigrammes ; 4° la *résine verte* ou *Cannabine verte,* moins active et employée à la dose de 5 à 10 centigrammes ; 5° l'*extrait gras* obtenu en faisant dissoudre la Cannabine verte dans l'axonge, employé à la dose de 2 à 4 grammes ; 6° la *teinture de Cannabine,* solution alcoolique de Cannabine au dixième, s'employant à la dose de quelques gouttes ; 7° l'*extrait éthéré de Chanvre indien* constitué en grande partie par de la Cannabine verte et d'un prix très élevé.

Usages. — Le Chanvre indien est connu par les Orientaux sous le nom de *Esrar*, soit seul, soit mélangé à du tabac ; on en fait encore avec diverses autres substances une sorte de masticatoire qui porte le nom de *Majun*. Le *Madjoun* des Algériens est un électuaire préparé avec de la poudre de Cannabis et du miel. D'autres fois les consommateurs de Chanvre en préparent des infusions, des sirops, des liqueurs destinés à leur procurer une ivresse voluptueuse, bien supérieure à celle de l'opium.

Si les sensations procurées par l'usage du haschisch sont des plus agréables, les désastres que cause son emploi immodéré ne sont pas moins terribles. Son action physiologique véritable est assez mal connue et les expériences scientifiques, les seules qui aient une réelle valeur, sont peu nombreuses, d'où la difficulté de se faire une idée très nette des phénomènes produits. Ce qui est incontestable et depuis longtemps mis hors de doute, c'est l'état d'hébétement et souvent même de folie, occasionné par l'usage prolongé de ce narcotique.

Au point de vue médical, l'action du Cannabis n'est pas non plus bien connue, surtout à cause de la difficulté que l'on éprouve à se procurer des échantillons bien authentiques et bien identiques. On l'emploie cependant avec succès généralement comme *antispasmodique* et, dans quelques cas, comme *stimulant* du système nerveux.

EUPHORBIACÉES

Plantes herbacées, arbustes ou arbres, parfois cactiformes, à tige charnue épineuse, renfermant presque toutes un suc laiteux extrêmement âcre. — Feuilles simples, stipulées, parfois rudimentaires. — Fleurs unisexuées, monoïques ou dioïques, nues ou pourvues d'un calice, plus rarement d'une corolle. — Androcée très variable. — Gynécée formé de trois carpelles, soudés en un ovaire triloculaire, contenant des ovules à raphé interne. Fruit formé de 3, rarement de 2 coques, se séparant à la maturité, contenant chacune une ou deux graines, ordinairement caronculées, et formées, sous les enveloppes, d'un albumen huileux entourant l'embryon.

Après leurs ovules descendants dont le micropyle est tourné en haut et en dehors, le caractère le plus constant des Euphorbiacées, celui qui nous intéresse plus spécialement, est l'existence d'un suc propre laiteux. La nature et la localisation de l'appareil qui sécrète ce latex, quoique ayant fait l'objet de nombreux travaux de la part de botanistes éminents, ne paraissent pas encore bien nettement déterminées.

Meyen (1837) considère ces vaisseaux laticifères comme des tubes cylindriques pourvus d'une membrane enveloppante très délicate ; arrivés dans les feuilles et les racines, ces tubes s'anastomosent entre eux. Il ajoute que ces vaisseaux, dans tout leur parcours, ne présentent aucune trace de cloisonnement quelconque.

Unger (1843) croit que ces vaisseaux sont formés de cellules cylindriques superposées, par résorptions des parois.

Schacht (1851), se basant sur la position que les vaisseaux laticifères occupent dans le parenchyme cortical, et rarement dans la moelle, et sur la façon dont ils sont groupés autour des faisceaux fibro-vasculaires, pense que ces vaisseaux ne sont autre chose que de grandes cellules ramifiées du liber. D'après lui, les principaux troncs des laticifères suivent les faisceaux fibro-vasculaires dans toutes les parties de la plante ; les uns à l'état de cylindres uniques ou ramifiés, mais qui ne s'anastomosent pas avec les faisceaux voisins ; les autres, s'anastomosant soit entre eux, soit avec les faisceaux voisins et concourant à former un système principal.

Mohl (1851) et Schleiden admettent que ces laticifères ne sont pas des vaisseaux dérivés de cellules, mais de simples méats intercellulaires agrandis par l'accumulation du latex dans leur cavité et autour desquels le liquide sécrété qui s'y amasse formerait peu à peu, par un simple dépôt de matière, les parois du canal.

Hanstein (1864) pense que, comme les autres vaisseaux, les laticifères sont formés de cellules superposées dont les cloisons transversales se sont résorbées : il les regarde comme les vaisseaux du liber, opinion qui est confirmée par Dippel (1865).

M. Trécul (1860) qui s'est occupé d'une façon spéciale des laticifères des Euphorbiacées a constaté leur présence dans le corps ligneux de quelques espèces : en 1866, il cita de nombreux exemples qui confirmèrent la marche parfois sinueuse de ces vaisseaux à travers le corps ligneux, et leur communication avec les laticifères de la moelle à travers les rayons médullaires : il a observé aussi que ces laticifères présentent parfois des ponctuations et que le latex n'existe pas dans les laticifères, car dans l'*E. Characias* L. et l'*E. prunifolia* les vaisseaux rayés, ponctués et spiraux contiennent ce suc. Il n'a jamais constaté de mailles dans les vaisseaux laticifères des Euphorbiacées. M. Duchartre (1867) dit qu'on n'observe pas de laticifères dans le bois.

M. G. David (1872) regarde les laticifères comme étant de simples cellules solitaires isolées qui ont une croissance propre et qui suivent aussi l'allongement de la tige et envoient des ramifications dans les méats intercellulaires du tissu ambiant. Ces cellules acquièrent peu à peu une longueur considérable, et ne s'anastomosent pas entre elles; elles ne communiquent ni avec les cellules parenchymateuses ni avec les vaisseaux du bois. Le même observateur a constaté que les laticifères des Euphorbiacées se trouvent à la partie externe de la périphérie des faisceaux fibro-vasculaires, dans le parenchyme cortical et dans la moelle. Les laticifères du parenchyme cortical et de la moelle ne sont, selon lui, que des ramifications des grands vaisseaux laticifères qui se trouvent dans le voisinage du faisceau fibro-vasculaire. Ces cellules se forment dans le tissu fondamental du parenchyme cortical de la jeune plante : par conséquent, elles n'appartiennent pas au système des faisceaux fibro-vasculaires et ne doivent pas être regardées comme dérivant du liber.

Les laticifères des Euphorbiacées forment de longs tubes, indéfiniment rameux, qui, déjà présents dans l'embryon, croissent avec les organes qui les contiennent et s'étendent sans discontinuité dans tout le corps du végétal depuis l'extrémité des racines les plus profondes jusqu'à celle des feuilles les plus élevées. Leurs parois molles et brillantes sont et demeurent formées de cellulose pure, mais de cette variété de cellulose qui résiste à l'action de l'amylobacter. Minces et sans stratifications dans les jeunes branches, elles s'épaississent de plus en plus dans les gros troncs plus âgés, où elles présentent à la fois des couches concentriques et des stries, qui sur une coupe transversale leur donnent quelque ressemblance avec les fibres du liber, auxquelles on les a même plusieurs fois totalement assimilées. C'est d'ailleurs dans le voisinage des faisceaux libériens qu'ils sont le plus développés; ils en tiennent la place dans certains cas. Leurs branches très nombreuses en général se dirigent en dedans et en dehors, quelquefois tout à fait transversales, vers la moelle d'une part, au travers de l'écorce d'autre part, où elles pénètrent, dans certaines espèces, jusqu'auprès de la surface des tiges ; elles sont très ramifiées surtout vers l'insertion des feuilles.

La macération permet d'isoler ces vaisseaux sur de grandes longueurs et de se convaincre qu'ils manquent à la fois de cloisons internes et de toute anastomose entre leurs branches.

Le suc des laticifères y pénètre suivant des circonstances encore mal connues ; sa quantité et sa qualité peuvent même y varier à certaines époques. Leur protoplasma renferme de nombreux noyaux régulièrement espacés et qui vont se multipliant par bipartition. Le suc incolore de leurs hydroleucites tient en dissolution des substances solubles, notamment de la pepsine, des peptones, du sucre, du tannin, du malate de chaux : ainsi dans l'*Euphorbia Lathyris* L., ce sel est tellement abondant en automne qu'il cristallise aussitôt que le suc est exposé à l'air. Le latex est tantôt opalin ou presque complètement incolore, tantôt rendu opaque et laiteux par l'abondance des corpuscules solides qui y sont émulsionnés.

Les globules sont très petits dans les *Euphorbes;* ils y sont toujours mous et s'agglutinent facilement en masses plus ou moins grandes dans le latex exposé à l'air et cette agglutination paraît favorisée par la coagulation à l'air de quelque principe tenu d'abord en dissolution dans le liquide. Les globules, qui affectent des formes assez variables (fig. 260), sont parfois essentiellement composés de résine comme dans

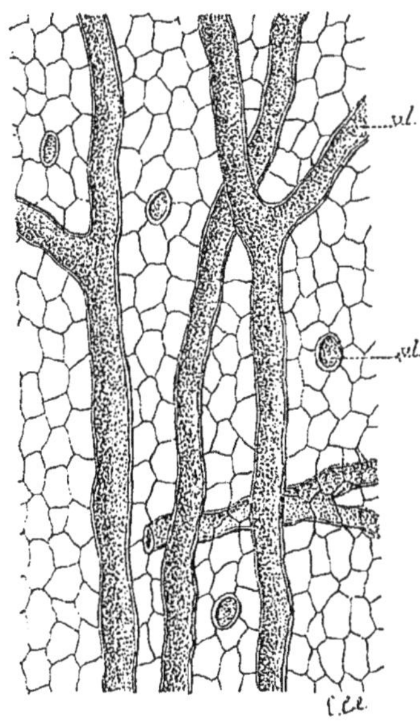

Fig. 259. — *Euphorbia resinifera.* Vaisseaux laticifères vus en coupe longitudinale.

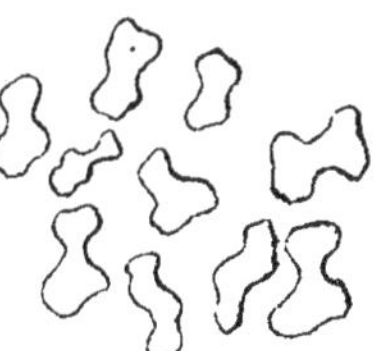

Fig. 260.

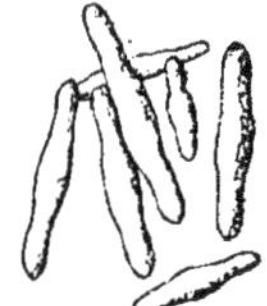

Fig. 260 *bis.*

Fig. 260 et 260 *bis.* Amidon du latex d'Euphorbiacées.

les *Euphorbia :* souvent c'est le caoutchouc qui y domine (*Hevea*). Outre ces globules, le latex des Euphorbiacées contient un grand nombre de grains d'amidon, qui dans les espèces herbacées se présente sous la forme de bâtonnets cylindriques ou fusiformes, et dans les espèces arborescentes des régions chaudes sont aplatis, linéaires ou fusiformes, quand ils sont vus de champ ; ils sont étranglés en leur milieu et fortement renflés aux deux bouts en forme de sablier, si on les regarde de face.

En traitant par le double de leur poids d'alcool à 65 ou 70 degrés des sections minces de quelques Euphorbes grasses (*E. cærulescens*, Haw., *E. resinifera*, Berg., *E. caput-Medusæ* L.), il s'y produit dans les 24 heures un précipité d'innombrables globules jaunâtres et amorphes, de consistance molle, qui restent tels pendant plusieurs jours, ou dont quelques-uns deviennent finement granuleux. Toutes les cellules du parenchyme, ainsi que les laticifères, peuvent en renfermer. Au bout de 6 à 15 jours, l'aspect du tissu a complètement changé. A côté des globules amorphes, on en découvre d'autres qui sont envahis par des aiguilles ou des lamelles rayonnantes qui transforment les globules primitifs en sphérocristaux. D'autre part, des aiguilles et surtout des lamelles à contour irrégulier se disposent en étoiles plus ou moins serrées autour des globules primitifs, amorphes ou cristallins. Indépendamment de ces formes, on observe par places de gros et beaux cristaux prismatiques transparents, fortement réfringents, isolés ou groupés en sphérocristaux.

D'après M. Belzung (*Journal de botanique*, 1893), les sphéroïdes d'abord amorphes, plus tard radiairement aiguillés, et en général toutes les formes non réfringentes représentent du malophosphate de calcium : les cristaux prismatiques réfringents, groupés en beaux sphérocristaux limpides consistent en malate de calcium pur ou à peu près pur : ce qui tend à prouver que c'est l'acide malique qui tient en dissolution dans la cellule le phosphate de calcium, par lui-même insoluble, et que le malophosphate de calcium apparait pour ces plantes comme la forme assimilable de l'acide phosphorique.

La famille des Euphorbiacées contient un nombre immense d'espèces qui sont très inégalement réparties sur toute la surface du globe. La moitié environ de ces espèces habite l'Amérique équatoriale ; elles sont beaucoup plus rares dans la partie du nouveau continent qui est située en dehors des tropiques. Quant à celles qui sont dispersées dans l'ancien continent, elles sont bien plus fréquentes dans la région méditerranéenne et l'Asie tempérée que dans la région intertropicale. Le genre *Euphorbia* se distingue entre tous par l'étendue de son aire géographique ; il se rencontre partout, aussi bien dans les régions chaudes que dans les pays froids et tempérés, depuis le nord de l'Europe et de l'Asie jusqu'à l'extrémité sud de la Patagonie et de la Nouvelle-Zélande. Des cinq parties du monde, l'Europe est la plus pauvre en genres.

L'analogie qui existe dans les caractères morphologiques et anatomiques des Euphorbiacées semble se reproduire dans leurs propriétés physiologiques : toutes en effet possèdent une vertu excitante, mais toutefois à des degrés différents. Leur suc laiteux contient des matières âcres dont l'énergie ne varie pas seulement avec l'espèce et le climat, mais encore avec les organes du végétal. Chez les unes (*Hippomane* et *Excœcaria*), ce suc est un des poisons les plus délétères ; chez les autres (certains *Euphorbia*), son âcreté est tellement mitigée par des principes mucilagineux et résineux qu'elles peuvent être utilisées comme médicaments diurétiques et purgatifs. L'albumen de leurs graines renferme une huile fixe, tantôt à peu près dépourvue d'âcreté et pouvant être absorbée à la dose de 60 grammes (*Ricinus*) ; d'autres fois rendue rubéfiante et terriblement caustique à la dose de quelques gouttes par la présence de principes encore mal déterminés (*Croton*). Quelques-unes doivent leur toxicité à un principe volatil qui disparaît complètement par la chaleur. La racine de Manihot amer en offre un exemple frappant ; car l'action du feu transforme en un aliment très sain la racine éminemment toxique de ce végétal. L'industrie utilise pour la fabrication des savons les huiles d'un certain nombre d'Euphorbiacées ; quelques-uns de ces corps gras peuvent servir pour l'éclairage. Les *Hevea* sont une des sources les plus précieuses de Caoutchoucs fort estimés et désignés sous les noms de *Caoutchoucs du Brésil*, de la *Guyane* L. — Outre le Kamala, il y a parmi les Euphorbiacées beaucoup d'autres plantes renfermant une matière colorante et tinctoriale ; parmi celles-ci figurent la Mercuriale et la Maurelle.

GOMME RÉSINE D'EUPHORBE

Origine. — La **Gomme résine d'Euphorbe**, qu'on a pendant longtemps rapportée aux *Euphorbia officinarum* L. et *E. Canariensis* L. est fournie par l'*E. resinifera* Berg, plante originaire du Maroc,

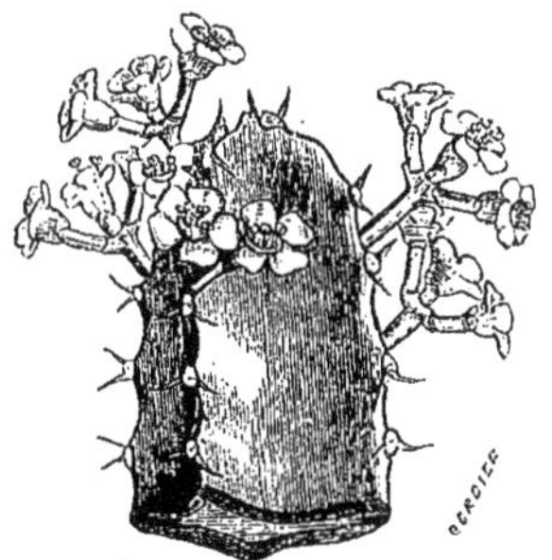

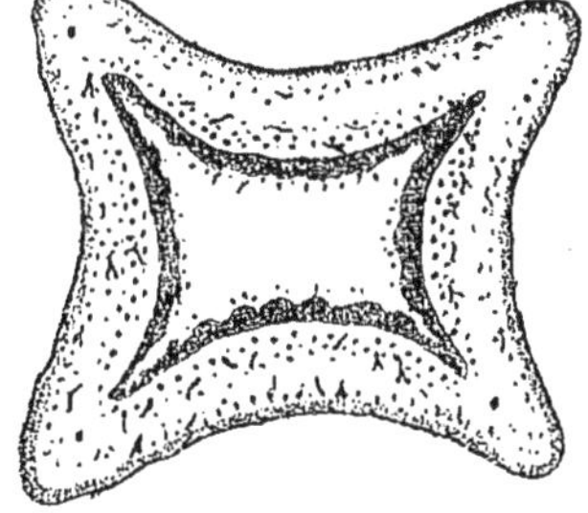

Fig. 261, 262. — *Euphorbia resinifera*.
Sommet d'un rameau florifère. Section transversale de ce rameau.

qui croît sur les pentes inférieures de l'Atlas, dans la province méridionale de Fax et au sud du port d'Aguadis.

C'est une plante vivace, cactiforme, pouvant atteindre 2 mètres de hauteur, et dont la tige devient grise et ligneuse, tandis que les branches et les rameaux, généralement tétragones, sont d'un vert plus ou moins glauque, glabres et charnus. Leurs quatre angles proéminents portent des coussinets saillants primitivement rouges, puis bruns, sur lesquels on observe de distance en distance des paires d'épines droites, divergentes, horizontales, longues de 15 millimètres environ. Un peu au-dessus de l'aisselle de ces épines on observe une dépression correspondant au bourgeon avorté, et vers le sommet des branches, le bourgeon se développe en un petit rameau charnu, parfois trigone, qui porte les inflorescences. Les fleurs sont jaunes, polygames, le gynécée avortant dans un grand nombre d'entre elles ; elles sont disposées dans l'aisselle des coussinets supérieurs, en petites cymes bipares, généralement à trois fleurs. Le fruit est une capsule triloculaire, déprimée, lisse, large de 6 millimètres. Les trois coques carénées sur le dos contiennent chacune une seule graine albuminée à embryon droit.

Coupée transversalement, la tige de l'*E. resinifera* Berg présente (fig. 263) : un suber (*e*) constitué par deux rangées de cellules tabulaires à parois épaisses, — une couche herbacée formée de quatre à cinq rangées de cellules polygonales à parois minces, et renfermant de la chlorophylle : un parenchyme cortical (*pc*) à cellules plus larges, polygonales, sans direction déterminée. C'est dans cette région que sont localisés les vaisseaux laticifères (*v l*) qui sont surtout très confluents dans le voisinage du liber; ces vaisseaux présentent généralement une section ovale et arrondie, des parois épaisses et un latex qui devient très apparent par l'addition d'une solution de potasse; quelques-uns sont coupés obliquement ou présentent des ramifications latérales dont on peut suivre le trajet sur une certaine longueur ; ils apparaissent alors sous forme de tubes assez régulièrement cylindriques. Le liber (*l*) est peu développé ; le bois (*b*) est formé de fibres assez larges, à parois peu épaisses ; il est sillonné par des rayons médullaires étroits ; la moelle est très développée et présente à sa périphérie quelques vaisseaux laticifères.

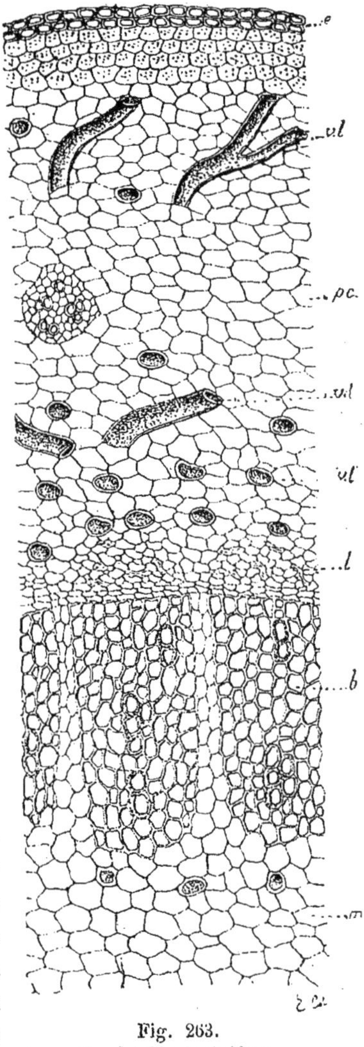

Fig. 263.
Euphorbia resinifera.
Structure microscopique.

Extraction. — Cette gomme résine s'obtient au moyen d'incisions pratiquées sur les branches de la plante. De ces incisions s'écoule en abondance un suc blanc, visqueux, tellement âcre qu'il enflamme la peau et que les indigènes qui incisent la plante sont obligés de garantir leur visage et surtout leurs yeux du contact des moindres particules de ce latex ; la poussière de la drogue n'est pas moins dangereuse à respirer. Une partie de ce suc tombe à terre, et la plus grande portion reste à la surface des branches où elle se concrète, de telle sorte que les morceaux irréguliers de la résine d'Euphorbe, qu'on recueille sur ces branches, engluent souvent et renferment dans leur masse des fragments végétaux, de nature diverse. La récolte se fait vers la fin de l'été, surtout dans la province de Diminoh, dans le district de Misfione et sur les montagnes de Nétifa. D'après M. Jackson, l'Euphorbe ne fournirait abondamment de latex qu'une année sur quatre, mais cette récolte est plus que suffisante pour assurer largement la consommation européenne.

Description. — La gomme résine d'Euphorbe se présente en larmes irrégulières, arrondies ou anguleuses, souvent conoïdes, colorées en jaune foncé et présentant un aspect cireux tout particulier ; elle est généralement mélangée de fragments anguleux et épineux de tige et de fruits non encore mûrs. Un grand nombre de larmes contiennent des touffes d'épines et de pédoncules floraux qui sont plus ou moins recouverts d'oléo-résine, ou des trous coniques se touchant par la base et qui représentent l'empreinte que ces corps étrangers ont laissée en se détachant. Cette gomme résine est cassante, translucide ; son odeur est très peu marquée ; sa saveur d'abord peu sensible devient rapidement très âcre et corrosive. Sa poussière est fortement sternutatoire.

Examinée en lames minces sous le microscope, la gomme résine d'Euphorbe ne présente aucune structure organisée ; on n'y trouve aucune trace de la fécule qu'on observe dans le suc des Euphorbes.

Composition. — D'après Hencke, cette gomme résine contient :

Euphorbone, 36,40 ; résine insoluble dans l'éther, 14,25 ; résine soluble dans l'éther, 26,95 ; caoutchouc, 1,10 ; acide malique, 1,50 ; gomme et sels précipités par l'alcool, 8,10 ; mêmes substances non précipitées par l'alcool, 12,30 ; sels et substances organiques solubles dans l'ammoniaque.

La substance appelée *Euphorbone* par M. Fluckiger, se présente en aiguilles brillantes, insipides, inodores, solubles dans l'éther, le chloroforme, l'alcool et seulement dans 10 000 parties d'eau ; elle représente le principe drastique de la drogue.

Les résines ont une saveur très âcre qu'elles communiquent à la gomme résine.

Usages. — Employée autrefois à l'intérieur comme émétique et purgative, la gomme résine d'Euphorbe n'est plus guère utilisée qu'à l'extérieur et dans la médecine vétérinaire. Elle entre dans la préparation de l'onguent vésicatoire de Lebas et de la teinture d'Euphorbe.

GRAINES D'ÉPURGE

Origine. — Les **Graines d'Epurge** sont fournies par l'*Euphorbia Lathyris* L. (*Euphorbe Epurge*, *Grande catapuce*), plante originaire de l'Europe méridionale, qu'on trouve sur le bord des champs en Suisse, en France, en Allemagne.

Description. — Ces graines sont ovoïdes, subanguleuses et mesurent 6 millimètres de long sur 5 millimètres de large. Des deux extrémités qui sont tronquées, l'une est surmontée d'une petite caroncule grise très caduque. Leur surface extérieure rugueuse et réticulée présente une teinte d'un brun mat ou d'un gris bleuâtre. En coupant transversalement une de ces graines, on observe au-dessous des enveloppes coriaces un albumen blanc huileux qui contient dans sa partie centrale un embryon à cotylédons minces foliacés. Ces graines ont une saveur d'abord douce et huileuse, qui devient rapidement très âcre.

Composition. — Elles renferment de l'huile fixe, de la stéarine, une huile brune, âcre, une matière cristalline, de la résine et une matière colorante.

L'huile fixe, qui y entre dans la proportion de 46 p. 100, est d'un jaune clair ; elle a une odeur désagréable et une saveur très âcre qu'elle doit probablement à l'huile brune dont les propriétés rappellent celles de l'huile de Croton. — La résine est insipide.

Usages. — Ces graines possèdent des propriétés drastiques très marquées. L'action purgative assez lente est précédée d'un effet vomitif. A haute dose elles produisent des effets toxiques très énergiques ; 10 à 12 graines suffisent pour déterminer l'empoisonnement. L'huile s'administre à l'intérieur à la dose de 20 à 25 centigrammes pour les enfants et 1 gramme à 1^{gr}, 50 pour les adultes.

EUPHORBIA PILULIFERA

Cette petite plante qui croît dans les régions équatoriales n'a été introduite dans la thérapeutique que dans ces dernières années. Sa tige rougeâtre plus ou moins couchée, de 30 à 40 centimètres de hauteur, est couverte de poils jaunâtres. Les feuilles d'un beau vert mêlé de rouge sont opposées, oblongues, lancéolées, longues de 5 à 6 centimètres, larges de 3 à 4, finement dentées, velues et rugueuses, courtement pétiolées. Les fleurs petites, d'un blanc teinté de rouge pâle sont disposées en capitules globuleux. Les fruits d'abord rouges, puis verts et brunâtres sur la plante sèche, sont composés de 3 coques comprimées, carénées, couvertes de poils fauves Les graines rougeâtres, aiguës, sont oblongues, tétragones, à surface rugueuse.

Le principe actif de cette plante encore mal déterminé est soluble dans l'eau, l'alcool étendu, insoluble dans l'éther et le chloroforme.

Elle a été vantée dans le traitement de l'asthme et recommandée dans les dyspnées d'origine cardiaque.

La décoction (15 p. 2000 d'eau) s'emploie à la dose de 3 à 4 verres à Bordeaux par jour.

Un grand nombre d'autres Euphorbes doivent à leur latex et à l'huile contenue dans leurs graines, des propriétés qui pourraient être utilisées dans la thérapeutique. Parmi les espèces indigènes utilisées en médecine, il faut citer : l'*E. sylvatica* L. dont la racine est purgative et vomitive : l'*E. cyparissias* L. (*Petit cyprès, Rhubarbe des pauvres*), l'*E. Helioscopia* L. ou *Réveille-matin;* l'*E. Esula* L., dont les racines passent pour hydragogues. Parmi les espèces américaines figurent; l'*E. Ipecacuanha* L., qui croît dans le centre et le sud des Etats-Unis et dont la racine, de dangereuse application, est employée comme un succédané de l'ipecacuanha; l'*E. corollata* L. dont la racine est employée aussi en Amérique comme vomitive; l'*E. hypericifolia* L., utilisée fréquemment en Colombie comme un médicament évacuant.

Au groupe des *Euphorbiées* se rattachent les *Pedilanthus*, plantes de l'Amérique équinoxiale, insulaire et continentale, qui sont d'un usage assez fréquent dans la thérapeutique américaine. Les principales espèces sont le *P. tithymaloïdes* Bois. (*Euphorbia myrtifolia* Lamk.), qui est utilisé comme dépuratif dans les maladies syphilitiques et comme excitant et emménagogue ; sa racine est employée comme vomitive sous le nom d'Ipeca de Saint-Domingue ; le *P. Pavonis* Boiss., espèce originaire du Mexique, qui partage les mêmes propriétés que l'espèce précédente.

ÉCORCE DE CASCARILLE

Origine. — L'origine de cette écorce a été l'objet de nombreuses discussions, résultant de ce qu'un certain nombre d'espèces du genre *Croton*, originaires des Indes occidentales fournissent des écorces aromatiques qui ont entre elles la plus grande ressemblance. Il est probable que la Cascarille qui venait autrefois dans le commerce était fournie par le *Croton Cascarilla* Bennett, mais les recherches de Daniell ont

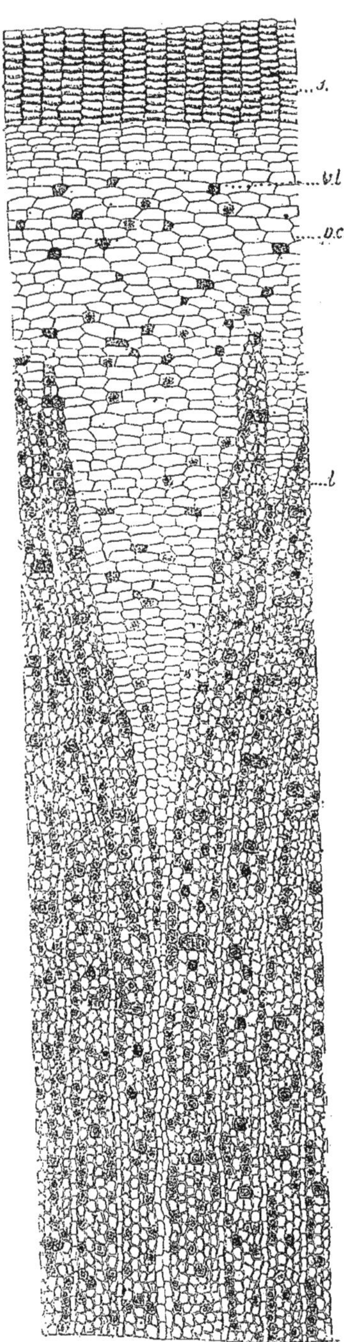

Fig. 264. — Ecorce de Cascarille.

établi nettement que cette espèce ne produit plus la Cascarille actuelle, qui est fournie par le *Croton Elutheria* Bennett, petit arbre des îles Bahama, qu'on rencontre aussi dans plusieurs îles des Antilles, notamment à Cuba et dans l'extrême sud des Etats-Unis.

Historique. — Importée en Europe pendant la première moitié du xviie siècle, l'écorce de Cascarille a été introduite dans la pharmacopée anglaise en 1746.

Description. — Cette écorce se présente en morceaux irréguliers, tubuleux ou

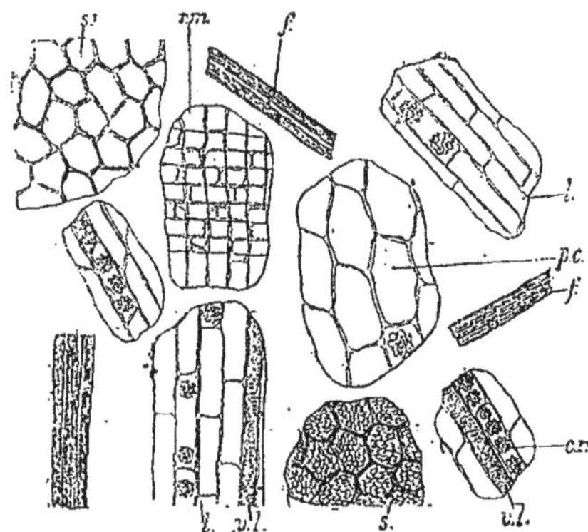

Fig. 265. — Poudre de Cascarille.

pc, parenchyme cortical. — *s*, suber. — *rm*, rayons médullaires. — *f*, fibres. — *vl*, vaisseaux laticifères. — *cr*, cristaux.

pliés en gouttière, longs de 3 à 5 centimètres, dont la grosseur varie depuis celle d'une plume à écrire jusqu'à celle du doigt. La surface extérieure des jeunes écorces est souvent recouverte d'un lichen (*Verrucaria albissima* Ach.) qui forme des plaques blanches à sa surface. Les vieilles écorces sont plus rugueuses, fendillées longitudinalement et marquées de fissures transversales : elles sont recouvertes d'un suber blanc grisâtre qui se détache facilement et découvre un tissu brun ou couleur chocolat. La surface interne est unie, ou finement striée. La cassure est courte, granuleuse vers l'extérieur, résineuse à l'intérieur. Cette écorce possède une odeur aromatique particulière, qui a quelque analogie avec celle de l'écorce de Winter, et une saveur amère et nauséeuse. Elle exhale en brûlant une odeur aromatique et musquée.

Structure anatomique (fig. 264). — Suber assez épais (*s*), formé d'un grand nombre de rangées de cellules tabulaires aplaties. Parenchyme cortical (*p c*) à cellules polygonales allongées dans la direction tangentielle et munies de parois minces ; la plupart de ces cellules renferment des grains d'amidon et une huile essentielle de couleur jaunâtre ; d'autres contiennent une matière colorante brune, ou des cristaux étoilés d'oxalate de chaux. Çà et là apparaissent les vaisseaux laticifères caractérisés par la couleur brune de leur contenu. Liber très développé, pénétrant en processus cunéiformes dans le parenchyme cortical, et formé de cellules plus petites à parois faiblement épaissies ; beaucoup de ces cellules contiennent des cristaux étoilés qui, dans leur ensemble, sont disposés en files radiales. Dans l'épaisseur de ce liber qui est sillonné par des rayons médullaires étroits et formés d'une seule rangée de cellules, on observe des vaisseaux laticifères (*v l*) et des fibres libériennes (*f l*) à parois fort épaisses, généralement isolées, quelquefois réunies 2 à 2.

Composition chimique. — L'Ecorce de Cascarille renferme : de 1 à 3 p. 100 d'une huile volatile physiologiquement inerte, qui est un mélange de 2 essences, l'une oxygénée, l'autre plus volatile, un hydrocarbure — deux résines dont l'une est acide et l'autre neutre : — un principe amer cristallisé (*cascarilline*) soluble dans l'éther et l'alcool, peu soluble dans l'eau et le chloroforme.

Usages. — Cette écorce s'emploie comme tonique, ordinairement sous forme d'infusion ou de teinture.

Falsifications. — MM. Fluckiger et Hanbury ont signalé la présence sur le marché de Londres d'une fausse écorce de Cascarille, qui se présente en fragments plus volumineux que l'écorce de Cascarille vraie. Couverte d'un lichen qui n'a pas la blancheur argentée du *Verrucaria*, cette écorce a un suber qui reste adhérent au parenchyme cortical, une surface interne colorée en brun rosé et nettement striée dans le sens longitudinal ; elle possède une saveur astringente sans amertume, ni arome ; sa teinture ne devient pas laiteuse au contact de l'eau ; sa structure se distingue de celle de la Cascarille par l'existence de nombreux groupes arrondis de cellules sclérenchymateuses dans le parenchyme cortical — M. Holmes pense que cette fausse Cascarille est produite par le *Croton lucidus* L.

ÉCORCE DE MALAMBO

Écorce de Palo Matias.

Origine. — **L'Ecorce de Malambo** est fournie par le *Croton Malambo* Karst., qui croît dans le Vénézuela, la Nouvelle-Grenade et les Antilles.

Description. — Cette écorce se présente en fragments assez irréguliers, aplatis, de longueur variable, et mesurant environ 1 centimètre d'épaisseur. La surface extérieure est constituée par un périderme assez épais, feuilleté, blanc, marqué de taches rousses et de tubercules peu saillants. Ce périderme se détache assez facilement et découvre une surface gris jaunâtre, marquée de sillons longitudinaux peu profonds et irréguliers. La face interne est d'une teinte gris sale, et striée longitudinalement. Sa cassure est grossièrement fibreuse ; son odeur rappelle celle de l'acore vrai ; sa saveur est âcre, amère et très aromatique.

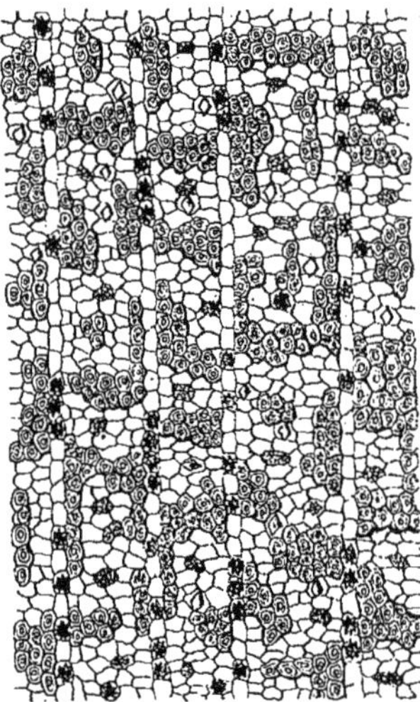

Fig. 266. — Ecorce de Malambo.

Structure microscopique (fig. 266). — Le suber est assez épais et formé d'un très grand nombre de couches de cellules tabulaires, régulièrement superposées en longues files radiales. Le parenchyme cortical peu développé, formé de cellules allongées dans la direction tangentielle, présente des groupes irréguliers et assez volumineux de cellules sclérenchymateuses à parois épaisses et canaliculées, et des amas de fibres ; ce parenchyme riche en amidon contient beaucoup de cellules cristalligènes dans lesquelles on observe de gros cristaux étoilés d'oxalate de chaux, et des vaisseaux laticifères remplis de matière brune. Le liber est très développé ; il est formé de cellules plus petites ; il contient aussi de l'amidon et des cristaux, qui sont tantôt étoilés, tantôt prismatiques ; les vaisseaux laticifères s'y montrent plus abondants que dans le parenchyme cortical ; enfin on observe dans toute l'épaisseur de ce liber une très grande quantité de fibres libériennes, à parois très épaisses, rarement isolées, mais plus souvent réunies en groupes assez volumineux, qui dans leur ensemble n'ont pas de disposition régulière. Le liber de cette écorce est sillonné par des rayons médullaires assez rapprochés dans les couches internes et composés d'une seule rangée de cellules : en pénétrant dans le parenchyme cortical ces rayons s'élargissent brusquement. Les cristaux étoilés d'oxalate de chaux sont généralement localisés dans les cellules des rayons médullaires, tandis que les gros cristaux prismatiques s'observent plus spécialement dans les cellules du liber, à proximité des groupes fibro-libériens.

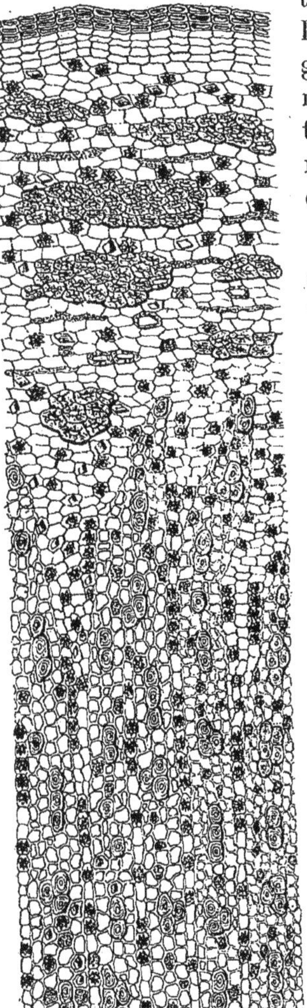

Fig. 267.
Ecorce de Copalchi.

Usages. — Cette écorce est employée comme stimulante, digestive, fébrifuge et reconstituante.

ECORCE DE COPALCHI

Copalchi. — Cascarille de la Trinité ou de Cuba.

Origine. — **L'Ecorce de Copalchi** est fournie par le *Croton niveus* Jacq. — (C. *Pseudo-quina* Schlecht), qui croît spontanément au Mexique, à la Nouvelle-Grenade et au Vénézuela.

Description. — Cette écorce se trouve dans le commerce en morceaux généralement enroulés, droits, cylindriques mesurant 30 à 60 centimètres de longueur sur 3 à 4 millimètres d'épaisseur. La surface extérieure présente une couche subéreuse assez adhérente, d'un jaune fauve, recouverte de plaques larges d'un blanc crétacé, marquée de fissures transversales et de rides longitudinales peu profondes. En grattant le suber on découvre le parenchyme cortical, d'une teinte brun chocolat : la face interne de l'écorce présente une couleur rouge brun pâle et des stries longitudinales assez fines. Sa cassure est grossièrement fibreuse dans presque toute son épaisseur, sauf dans une mince couche interne où elle est compacte et assez unie. Quand on la pulvérise, l'écorce exhale une odeur de térébenthine ou de résine commune; sa saveur est amère, piquante et térébinthacée.

Structure microscopique (fig. 267). — Le suber est formé de plusieurs rangées de cellules tabulaires aplaties, qui dans les couches les plus extérieures ont des parois épaisses ; le parenchyme cortical, de cellules un peu allongées dans la direction tangentielle et contenant de l'amidon ; une multitude de ces cellules renferme des cristaux d'oxalate de chaux étoilés ou prismatiques : çà et là apparaissent des vaisseaux laticifères, tantôt coupés transversalement, et ayant une forme arrondie, tantôt coupés plus ou moins obliquement et se présentant comme des cellules allongées ; le latex brun et desséché qui remplit ces cavités permet facilement de les distinguer. Le liber assez développé renferme aussi de l'amidon, des vaisseaux laticifères et des cristaux qui n'affectent que la forme étoilée ; il contient aussi un très grand nombre de fibres libériennes à parois très épaisses, mais qui sont réunies en groupes peu volumineux et toujours aussi irréguliers dans leur forme que dans leur direction. Les rayons médullaires sont, dans la partie interne de l'écorce, constitués par une seule rangée de cellules : ils s'élargissent brusquement en se rapprochant du parenchyme cortical ; ils sont riches en cristaux étoilés.

Composition chimique. — J. Eliot Howard a signalé dans cette écorce une matière amère soluble dans l'éther, qui au contact du chlore et de l'ammoniaque, prend une teinte vert foncé. Mœnch n'a pu y constater la présence d'un alcaloïde ; il en a seulement retiré une huile essentielle constituée par un hydrocarbure, un acide organique et un principe amer cristallisable, la *Copalchine*, soluble dans l'alcool et le chloroforme.

Usages. — Cette écorce est employée au Mexique comme tonique et aromatique dans les fièvres intermittentes.

SEMENCES DE CROTON

Petits pignons d'Inde. — Graines des Moluques. — Graines de Tilly.

Origine. — Les **Semences de Croton** sont fournies par le *Croton Tiglium* L. (*Tiglium officinale* Klotz) (fig. 268) de l'Inde et des régions voisines de l'Asie et de l'Océanie tropicales ; il croît à Java, à Bornéo, aux Philippines ; sa culture a été introduite aux îles Marcareignes et dans l'Amérique tropicale.

Historique. — Décrites pour la première fois en 1578 par Christoval Acosta, les semences de Croton furent introduites dans la médecine au XVIIe siècle puis, après abandon complet, préconisées ainsi que l'huile qu'on en retire par les médecins anglais de l'Inde, vers 1820.

Description. — Ces graines, ovales, oblongues, mesurent 15 millimètres de long et 7 à 9 millimètres de large ; leur forme rappelle beaucoup celle des graines de Ricin ; la face dorsale est convexe ; la face ventrale, légèrement aplatie, présente comme l'autre un angle assez marqué. Leur sommet porte la trace d'une callosité qui s'observe rarement dans les graines du commerce. Du hile part une ligne peu saillante, le raphé qui, longeant l'angle de la face ventrale, aboutit à la chalaze placée à l'autre extrémité. La surface extérieure est constituée par une enveloppe mince, de couleur brun cannelle clair, déchiquetée, qui recouvre plus ou moins complètement un testa noir doublé d'une couche interne, mince et délicate. Au-dessous de ces téguments existe un albumen huileux facilement séparable en deux parties, entre lesquelles se trouvent deux cotylédons foliacés, larges, cordiformes à leur base, marqués de trois nervures longitudinales et reliés entre eux par une radicule assez épaisse. Les graines sont inodores et possèdent une saveur, qui d'abord simplement oléagineuse, devient bientôt désagréable, âcre et très persistante.

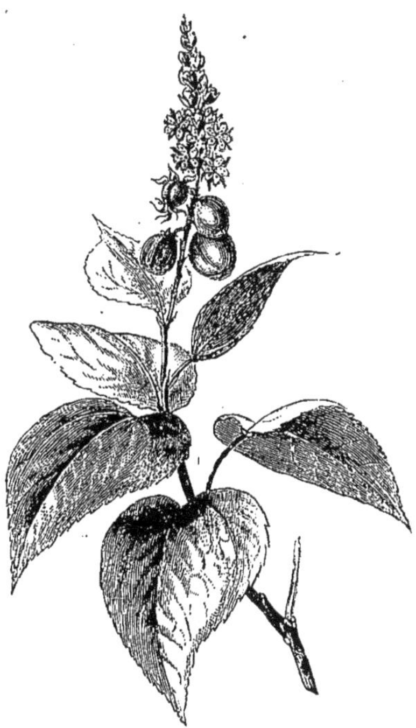

Fig. 268. — *Croton tiglium.*

Structure anatomique. — Les Semences de Croton sont recouvertes par une triple enveloppe : l'enveloppe externe est formée par la superposition de deux rangées de cellules sphériques ou ovoïdes. La première assise est pourvue de membranes épaisses, accolées intimement l'une à l'autre sans méats. Toutes ces cellules sont remplies d'une matière colorante jaune : les cellules de la deuxième rangée sont plus petites, vides, incolores, lâchement unies entre elles et aux couches avoisinantes ; la seconde enveloppe, de nature scléreuse est formée de cellules sclérenchymateuses allongées radialement, plus larges, mais aussi plus courtes et moins effilées que celles qui existent dans les semences de Ricin et de Pignons d'Inde. — La troisième tunique est représentée par la pellicule argentée, sans structure bien nette et qui est parcourue dans toute sa longueur par de nombreuses trachées sans trace de cristaux. — Les grains d'aleurone de l'albumen, sont aussi gros et aussi nets que ceux du Ricin, au nombre de 8 à 10 dans chaque cellule ; mais sur une coupe mince on aperçoit de plus, de distance en distance, des cristaux tout différents des globoïdes. En traitant les coupes d'albumen par une solution de potasse caustique, les grains d'aleurone et la matière grasse disparaissent et mettent à nu les cellules ovales qui constituent l'albumen. Dans ce parenchyme vide, des cellules sphériques assez rapprochées sont entièrement remplies par des cristaux d'oxalate de chaux disposés en rosette.

Composition chimique. — L'élément le plus important des graines de Croton est l'huile grasse, qui y existe dans la proportion de 50 à 60 p. 100, et qu'on en retire soit par l'expression, soit par le traitement des graines au moyen de l'éther.

Cette huile est un liquide épais, visqueux, de couleur brune, ou jaune ambré légèrement fluorescente, qui s'épaissit à l'air. Sa densité est de 0,94. Son odeur est rance et sa saveur est extrêmement âcre : elle se dissout dans 23 p. 100 d'alcool à 85° ; mais, en vieillissant, elle devient plus soluble.

D'après Gauthier et Froliez, elle contient des acides acétique, butyrique, valérianique, angélique et un acide particulier l'*acide tiglinique*, qui forme à peu près le tiers de la masse des acides volatils.

Schlippe a prétendu avoir isolé le principe vésicant des graines de Croton, sous forme d'un liquide huileux brun foncé, auquel il a donné le nom de *Crotonol ;* mais l'existence de ce principe n'a pu être constatée par M. Fluckiger.

D'après Kobert et Hirschaydt (1887), l'huile de Croton devrait ses propriétés vésicantes et purgatives à l'*acide crotonoléique* qui s'y trouve à l'état libre et à l'état de glycéride. Le glycéride, selon lui, ne serait pas toxique, tandis que l'acide libre jouirait seul de propriétés purgatives et vésicantes.

Outre l'huile fixe, les graines de Croton renferment encore : une matière brune, soluble dans l'eau et l'alcool, une matière gélatineuse qui paraît analogue à une substance albuminoïde retirée du gluten, la gliadine, une résine d'un brun clair, de consistance molle, d'une saveur âcre et d'odeur désagréable.

Usages. — Les graines de Croton ne sont jamais employées en nature : elles servent à préparer l'huile de Croton, qui est considérée comme un des révulsifs les plus puissants et constitue un purgatif des plus énergiques ; elle provoque même une irritation gastro-intestinale interne, si elle est donnée à dose un peu élevée ; elle s'administre généralement par gouttes, soit en pilules, soit sous forme de capsules gélatineuses dans lesquelles elle se trouve mélangée avec de l'huile de ricin.

Les graines du *C. oblongifolium* Roxb. et celles du *C. polyandrum* Roxb. partagent les propriétés du *C. Tiglium* L. et sont employées comme évacuantes par les indigènes de l'Inde.

SEMENCES DE RICIN

Origine. — Le **Ricin** (fig. 269) est une plante originaire des Indes Orientales dont la culture a été propagée dans presque toutes les régions tropicales et dans un grand nombre de pays tempérés. Dans les endroits les plus favorables à son développement, dans les îles de la région méditerranéenne, il devient ligneux et forme un petit arbre de 3 à 5 mètres de hauteur ; mais en France, en Allemagne et en Angleterre il reste à l'état de plante annuelle, dont la hauteur ne dépasse pas $1^{m},50$ et dont les graines arrivent rarement à maturité.

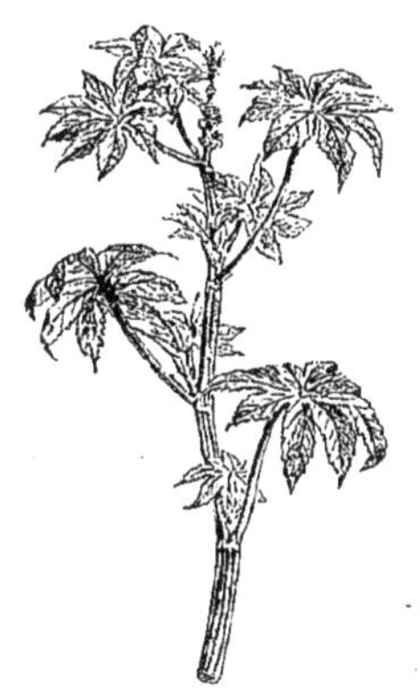

Fig. 269.
Ricinus communis.

Le genre *Ricinus* présente un très grand nombre de formes dont plusieurs ont été décrites comme des espèces distinctes. MM. Muller et Baillon après examen sérieux n'en ont conservé qu'une seule, le *Ricinus communis* L. avec la synonymie suivante : *R. africanus* Mill. — *R. armatus* And. — *R. digitatus* Nor. — *R. Europæus* Nees. — *R. purpurascens* Bertol. — *R. rugosus* Mill. Il est très connu sous le nom vulgaire de *Palma Christi* et célèbre par son huile purgative qui est désignée sous les noms d'*huile de Castor, d'Amérique, de Paume-Dieu, de Cerva.*

Historique. — Le Ricin est connu depuis la plus haute antiquité. Hérodote dit déjà qu'il fournit une huile très employée par les Egyptiens. Dioscoride l'a parfaitement décrit et constaté les propriétés purgatives de ses graines. Quoique mentionnée dans les écrits de Conrad Gesner, de Belon, de Valerius Cordus et de Pomet, qui insistaient sur ses vertus médicamenteuses, l'huile de ricin, longtemps abandonnée, ne pénétra chez les apothicaires d'une manière un peu générale que vers 1776 ; ce fut Odier, médecin de Genève, qui, dans un voyage fait à cette époque en Angleterre, l'y vit employer sous le nom de *Castor'oil*, qu'elle porte à la Jamaïque, et il en préconisa l'usage dans sa patrie. Ses bons effets firent lever l'espèce d'anathème lancé contre ce médicament par les médecins de cette époque.

Description. — Le fruit du Ricin est sec, déhiscent, capsulaire, tricoque, parfois lisse, le plus souvent épineux, à coque bivalve et monosperme. Les graines ne varient pas moins dans leurs dimensions que dans leur coloration et l'aspect des mouchetures qui existent sur leur testa (fig. 270 à 272).

Telles qu'on les rencontre dans le commerce, ces graines sont ovoïdes, arrondies ou légèrement comprimées sur leur face dorsale, aplaties ou fortement anguleuses sur leur face ventrale ; elles mesurent

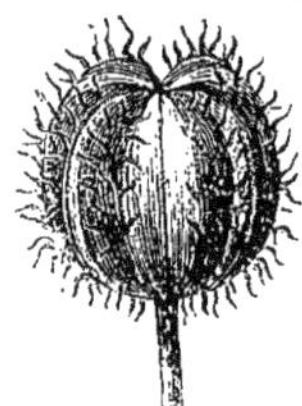

Fig. 270.
Fruit du ricin.

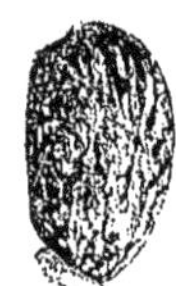

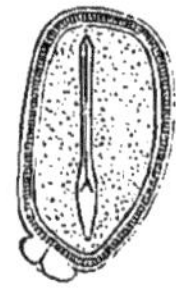

Fig. 271, 272.
Graine du ricin.
Entière et coupée longitudinalement.

6 à 12 millimètres de long et 8 millimètres environ d'épaisseur. Elles portent à leur extrémité supérieure une caroncule charnue, grisâtre, qui recouvre l'impression peu apparente du hile. — De ce hile part un raphé, qui longe l'angle mousse de la face ventrale et se termine en un point du tégument indiqué par une petite protubérance. La surface extérieure des graines est constituée par une enveloppe lisse, brillante, d'une couleur grise mouchetée et bigarrée de taches brunâtres ; au-dessous de cette enveloppe qui se détache facilement par macération dans l'eau, existe un tégument noir en dehors, gris en dedans, dur et crustacé. Une troisième enveloppe, appelée endoplèvre, mince, blanche, d'apparence micacée recouvre un endosperme huileux blanc, au milieu duquel se trouve l'embryon. La radicule supère porte deux cotylédons foliacés minces dont la nervure médiane assez épaisse émet deux ou trois paires de nervures latérales. Quand elle est récente, l'amande du ricin possède une saveur douce, huileuse, accompagnée d'une âcreté très peu sensible.

Pendant longtemps on a classé les Ricins du commerce en *Ricins indigènes* de France et en *Ricins d'Amérique*. Les premiers recueillis en Europe et particulièrement en France sont petits, de 9 à 13 millimètres de longueur, et ont une teinte pâle ; — les *Ricins d'Amérique* beaucoup plus gros atteignent 15 millimètres de long sur 10 de large et ont des couleurs plus tranchées.

L'irrégularité des saisons a fait depuis longtemps abandonner les cultures de Ricin dans le midi de la France et même en Italie. Les graines importées de l'Inde et plus rarement de Syrie servent presque uniquement aujourd'hui à préparer l'huile médicinale. — Il s'ensuit qu'actuellement les huiles importées directement de l'Inde et vendues sous cachet, et celles qui sont fabriquées en Italie ou dans le midi de la France proviennent toutes de l'expression des mêmes graines.

Les **graines de Ricin de l'Inde** sont petites, luisantes, mesurent environ 12 millimètres de long sur 7 millimètres de large ; elles sont parsemées de taches irrégulières, très rapprochées, d'un brun foncé, ressortant nettement sur un fond blanc.

Les **graines de Ricin de Syrie** ont la même grosseur, mais sont couvertes de marbrures à contours moins bien définis, de couleur brun pâle, atténuée par une teinte grisâtre générale, qui s'aperçoit nettement en examinant dans leur ensemble une poignée de ces graines. — Dans ces deux Ricins, le raphé est peu visible et la caroncule très nette.

Structure microscopique. — Le spermoderme du Ricin est formé de trois enveloppes bien distinctes :

Une tunique extérieure, d'une seule rangée de cellules tabulaires pentagonales ou hexagonales, ponctuées, déformées et aplaties par la dessiccation. Des groupes irréguliers de ces cellules sont gorgés d'une matière résineuse, brune, soluble dans la potasse et correspondant aux marbrures extérieures de la graine.

Une tunique moyenne, de nature sclérenchymateuse, formée d'une rangée de cellules cylindriques, ou effilées en pointe, allongées perpendiculairement à la surface de la graine, munies de parois fort épaisses entourant un lumen fusiforme. La paroi extérieure de cette enveloppe paraît uniformément grisâtre ou noirâtre, quand la tunique externe a été enlevée.

La troisième enveloppe est représentée par la pellicule argentée qui recouvre l'albumen; elle est formée de cellules vides, desséchées, déformées par la compression et l'accolement des membranes. Les trachées se ramifient sur les 4 cinquièmes de la longueur de cette membrane qui ne contient ni cristaux, ni concrétions.

L'albumen, très développé, est constitué par un tissu de cellules polyédriques qui sont gorgés de grains d'*Aleurone*. Pour bien observer ces grains, il est nécessaire de les examiner dans des réactifs différents, qui rendent plus apparents les détails de leur organisation. Si on place une couche mince de l'albumen du Ricin dans la glycérine épaisse, les grains d'aleurone se présentent dans chaque cellule en assez grand nombre et sous forme de corps ovoïdes, grisâtres, très réfringents (*a* fig. 273), dans lesquels on ne distingue que deux parties : l'une formant la masse principale du grain d'aleurone correspond au *cristalloïde* enveloppé dans une matière albuminoïde amorphe qui le voile et le rend tout à fait invisible ; l'autre située à l'une des extrémités du grain est le *globoïde*. Si on chauffe les préparations, le cristalloïde devient apparent et on peut facilement distinguer les trois parties constituantes du grain (fig. *b*), le globoïde, le cristalloïde enveloppés par du protoplasma amorphe. — En plaçant la préparation dans de la glycérine étendue d'eau, le résultat est tout différent. Au milieu du protoplasma granuleux qui remplit la cellule et qui est maintenant visible, on voit des espaces vides arrondies ou ovoïdes (fig. *c*) dans l'intérieur desquels on distingue nettement le cristalloïde et le globoïde isolés. L'eau ayant dissous la couche albuminoïde amorphe qui forme le revêtement de chaque grain, les autres parties constituantes de celui-ci, le cristalloïde et le globoïde, se trouvent mis à nu et rendus très apparents. Enfin si on traite la coupe de l'albumen d'abord par une solution alcoolique d'iode, puis par l'acide sulfurique, le protoplasma granuleux des cellules coloré par l'iode présente de grandes cavités vides ; les grains d'aleurone qui remplissaient ces cavités ont été détruits entièrement par l'acide sulfurique (fig. *d*).

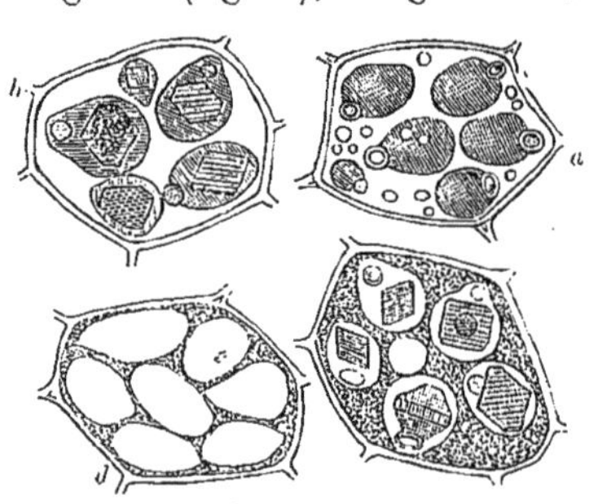

Fig. 273.
Cellules de l'albumen du Ricin contenant de l'aleurone (Sachs).

Au centre de l'albumen se trouvent les deux cotylédons plats et foliacés. Dans toutes leurs parties, on peut aussi constater la présence de l'aleurone.

En examinant de minces tranches de l'albumen dans la glycérine concentrée, on ne peut distinguer les gouttes d'huile malgré leur abondance ; celles-ci ne deviennent visibles qu'au contact d'une notable proportion d'eau ; ce qui fait supposer que l'huile existe dans l'amande sous la forme de composé avec les matières albuminoïdes.

Composition chimique. — Les graines de Ricin ont été analysées en 1865 par M. Fleury, et en 1880 par M. Maillot qui en a retiré les principes suivants :

ENVELOPPES :	
Eau	10.490
Matières minérales	3.052
Matières solubles dans l'alcool et l'éther	10.376
Matières protéiques, gommeuses, etc.	15.250
Acide gallique	0.550
Cellulose	59.575
	99.293

AMANDES	
Eau	4.347
Huile	52.220
Matières minérales	2.400
Acide malique	1.050
Glucose ou sucres	2.182
Matières solubles dans l'alcool et l'éther	4.202
Matières albuminoïdes	26.625
Cellulose	5.711
	98.737

L'huile fixe qui constitue le principe le plus intéressant de ces graines y existe dans la proportion de 50 p. 100. Obtenue par la simple pression des graines décortiquées et bien nettoyées, cette huile est incolore ou jaune pâle, visqueuse et possède une odeur et une saveur amère et mordicante. Sa densité est de 0,96 à 1,50 : elle se concrète vers 15° et laisse déposer sous l'action du froid un précipité granuleux ; elle est soluble en toutes proportions dans l'alcool absolu et dans l'acide acétique. Elle est composée en grande partie d'un corps gras particulier appelé *ricinoléine* dont l'acide a été appelé *acide ricinolique ;* le reste est formé d'une petite quantité de palmitine, de stéarine et de cholestérine. Par la saponification elle donne de la glycérine, des *acides ricinolique, ricinique* et *palmitique*. Saponifiée et additionnée d'un excès d'alcali, puis chauffée dans une cornue, l'huile de ricin se boursoufle, dégage de l'hydrogène, de l'*alcool caprylique* et laisse un résidu de *sébate de potasse,* d'où M. Bouis a retiré l'*acide sébacique.* A la distillation sèche, elle donne un mélange liquide d'*acroléine*, d'acide gras, d'*œnanthol* et d'acide *œnanthylique*.

Sous le nom de *ricine* on a désigné deux produits différents : l'un découvert en 1860 par Petit et qui n'est pas un principe défini, l'autre découvert en 1866 par Tuson, dans les graines de ricin. Ce dernier se présente en prismes rectangulaires ou en tables incolores, d'une saveur amère rappelant celle des amandes : il est soluble dans l'eau et dans l'alcool, peu soluble dans l'éther et la benzine ; il peut se sublimer sans altération.

Stillmarck (1890) a découvert récemment dans les graines de ricin une matière albuminoïde qu'il range dans les ferments non figurés et qu'il désigne sous le nom de *Ricine*. C'est à cette substance qu'il faudrait, selon lui, rapporter les phénomènes d'intoxication produits par ces graines, mais non leur propriété purgative.

Quant à l'action purgative, il faut, selon Meyer (1891), la rapporter à l'*acide ricinolique*. Pour le démontrer il a préparé de l'acide ricinolique chimiquement pur qu'il a transformé en glycéride ainsi qu'en acide *ricinélaïdique* ; ces diverses préparations ont agi comme purgatives.

Usages. — Les Graines de Ricin possèdent des propriétés éméto-cathartiques bien prononcées. Cinq ou six d'entre elles écrasées et émulsionnées avec du lait constituent un médicament insipide, facile à prendre et provoquant des selles nombreuses. A doses plus élevées, elles produiraient une superpurgation et des accidents convulsifs. Ces graines écrasées peuvent déterminer sur la peau une révulsion assez intense ; elles sont rarement utilisées en nature et on préfère leur substituer l'emploi de l'huile de ricin.

SEMENCES DE CURCAS

Gros Pignons d'Inde. — Pignons des Barbades. — Graines de Médicinier.

Origine. — Les **Graines de Curcas** sont produites par le *Curcas purgans* Endl. (*Jatropha Curcas* L.) qui croît dans l'Amérique du Sud, l'Inde et sur la côte occidentale d'Afrique.

Description. — Ces semences (fig. 274), dont la forme rappelle celle des graines de ricin, mesurent 18 millimètres de long sur 11 millimètres de large. Leur face dorsale arrondie est très faiblement anguleuse en son milieu, la face ventrale présente un angle plus marqué. Leur surface extérieure, est d'un noir mat, finement rugueuse, parsemée de taches blanches qui, à la loupe, apparaissent comme autant de fentes, de craquelures microscopiques, qui ne sont pas dues, comme nous le verrons plus loin, à la dessiccation ni à un déchirement des tissus. Les téguments dans leur ensemble sont épais, très durs, se brisent difficilement et présentent une cassure résineuse. Quant à la dimension des graines et à l'aspect extérieur de leurs enveloppes, ils sont très variables ; beaucoup de graines ne dépassent pas le volume des ricins d'Amérique ; la plupart possèdent extérieurement une teinte jaune ocreuse uniforme, due à la disparition de la première couche noirâtre des téguments ; quelques semences sont enveloppées dans la pellicule grisâtre ou endocarpe du fruit. Ces graines sont anatropes : elles portent toujours une caroncule peu apparente sur la graine sèche, mais qui se gonfle et devient très nette après un court séjour dans l'eau. Cette caroncule est conique, bilobée au sommet, rougeâtre, traversée en son milieu par le canal micropylaire. Du sommet des graines part un raphé qui longe la partie saillante de la face interne pour aboutir à la chalaze.

Au-dessous du testa existe une membrane mince comme dans les graines de croton et de ricin. L'albumen et l'embryon qui existent au-dessous de ces téguments présentent d'ailleurs dans leur disposition et leur forme les caractères qui s'observent dans ces dernières graines. La saveur des semences de Curcas, d'abord douce et huileuse, devient rapidement âcre.

Structure microscopique. — La section transversale de ces semences présente de dehors en dedans :

1° Une enveloppe extérieure formée de cellules allongées, prismatiques, munies de parois épaisses, un peu renflées vers l'intérieur et gorgées de matière pigmentaire. La file unique de ces cellules est interrompue en certains points. Vue de face, cette enveloppe est formée d'un tissu de cellules polygonales, à membranes incolores, épaisses, intimement soudées l'une à l'autre, remplies d'une matière brune. Ce tissu présente des espaces vides plus ou moins larges, ovales ou sphériques qui sont nettement limités par une rangée de cellules plus allongées que les voisines, le plus souvent tétragonales; ces vides représentent les taches blanches qui sont si abondamment réparties à la surface du pignon d'Inde et ressemblent à des déchirures; ils ne doivent être vraisemblablement attribués qu'à des chambres stomatiques.

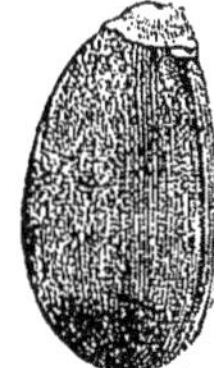
Fig. 274. Pignon d'Inde.

2° Un parenchyme formé de 9 à 10 rangées de cellules sphériques ou ovales, vides, intimement unies et ponctuées et qui est traversé par le raphé. Dans l'épaisseur de ce parenchyme on observe de nombreux vaisseaux laticifères qui le sillonnent en tous sens, et sont remplis de matière brune ; la présence de ces éléments dans une graine constitue une particularité assez intéressante.

3° Une enveloppe scléreuse formée de cellules, fort allongées dans la direction radiale, renflées à leur sommet, atténuées en pointe à leur base et munies de parois fort épaisses, régulièrement stratifiées.

4° L'endoplèvre constitué par une couche de cellules déformées par la compression et la dessiccation; cette membrane est sillonnée sur les 4/5 de sa longueur par des taches qui se ramifient: elle possède un nombre considérable de cristaux octaédriques d'oxalate de chaux et de nombreuses granulations cristallines de phosphate de chaux et de magnésie.

5° L'albumen qui présente la même structure que dans les graines de croton et de ricin, et qui est comme dans celles-ci gorgé d'aleurone. Au centre de cet albumen on observe deux cotylédons foliacés et plats.

Composition chimique. — Ces graines fournissent par expression 25 à 30 p. 100 d'une huile fixe, incolore ou d'un jaune pâle, qui laisse déposer à 9° de la stéarine et se solidifie complètement à 0. Elle est plus fluide que l'huile de ricin dont elle se distingue encore par sa faible solubilité dans l'alcool absolu, et par sa solubilité dans l'éther, l'essence et l'huile de pétrole. — Chauffée avec de la potasse, elle donne aussi de l'alcool caprylique et de l'acide sébacique. — Si le pignon d'Inde contient moins d'huile que le ricin, il est plus riche que ce dernier en résines qui doivent contribuer à augmenter son action physiologique et celle de son huile.

Usages. — Ces graines possèdent des propriétés purgatives très énergiques. Trois d'entre elles écrasées et émulsionnées dans du lait suffisent pour amener d'abondantes évacuations. Elles sont principalement employées pour préparer l'*huile de curcas* ou huile de *médicinier*, qui est exportée en grande quantité des Antilles et des îles du Cap Vert. Cette huile a des propriétés purgatives et drastiques, analogues à celles de l'huile de croton, quoique moins énergiques. A la dose de 10 à 12 gouttes, elle produit le même effet que 30 grammes d'huile de ricin. Peu employée dans la thérapeutique européenne, elle est surtout utilisée pour la préparation des savons durs.

Parmi les autres espèces du genre *Jatropha* qui intéressent la médecine, nous mentionnerons :

Le *J. multifida* L. ou *médicinier d'Espagne*, *Noisette purgative* dont les graines contiennent aussi une huile fortement purgative.

Le *J. gossypifolia* L. ou **Médicinier sauvage** dont les graines également purgatives sont fréquemment employées dans l'Amérique et l'Afrique tropicales :

Le *J. glandulifera*, espèce indienne dont l'huile est utilisée en embrocations contre le rhumatisme chronique et dont le suc laiteux est vanté pour détruire l'opacité de la cornée.

Parmi les autres Euphorbiacées qui peuvent fournir une huile douée de propriétés purgatives, il faut citer : l'*Anda Gomezii* A. S. H. (*Anda brasiliensis* Radde — *Johannesia princeps* Vellozo), grand arbre qui croît au Brésil, dans les environs de Rio-de-Janeiro où il est connu sous le nom d'*Andassu* ou d'*Anda-acu*. L'écorce contient un suc laiteux qui est vénéneux et qui sert à enivrer le poisson. Le fruit est gros comme le poing, formé d'un brou mince noirâtre et d'un noyau volumineux, jaunâtre, épais et ligneux, arrondi par le bas, terminé en pointe au sommet; il offre quatre angles assez marqués, dont deux plus obtus sont percés de trous, répondant à un commencement de dédoublement de la cloison qui sépare les deux loges. Chacune de celles-ci contient une semence à épisperme dur, brunâtre, dépouillée d'un tissu spongieux dont il reste quelques vestiges. Cette semence a presque la forme et la grosseur d'une châtaigne, c'est-à-dire qu'elle est arrondie, plus large que haute, un peu terminée en pointe par le haut et plus bombée du côté externe que de l'interne. L'amande est blanche, et souvent usitée comme purgative au Brésil sous forme d'électuaire ou d'émulsion. Une amande suffit pour purger un adulte. Par expression on retire de ces semences environ 14 p. 100 d'une huile d'un jaune pâle, transparente, d'une faible saveur, qui est utilisée au Brésil comme purgative à la dose de 50 gouttes et est aussi appliquée comme topique sur les brûlures.

Une autre graine non moins intéressante est celle qui est fournie par le *Fontainea Pancheri* Heckel (*Baloghia Pancheri* Baill., — *Codiæum Pancheri* Mull.), grand arbre spécial à la Nouvelle-Calédonie et localisé dans une partie très restreinte de cette île. Le fruit de cet arbre est une noix monosperme par avortement, quelquefois di- ou trisperme, très obtusément hexa- ou pentagonale; l'épicarpe est fin, uni, orangé ; le mésocarpe est charnu, gorgé d'un suc résineux de même couleur; l'endocarpe est osseux, coriace, épais, dur et garni de côtes longitudinales saillantes. Ce fruit renferme une et plus rarement deux ou trois graines, ayant deux enveloppes membraneuses, un albumen charnu, blanc jaunâtre et fortement oléagineux, qui est la partie principale de la plante. Ces graines, qui se distinguent de celles de *Croton* et de *Curcas* par l'absence d'épisperme corné, caronculé, ne peuvent être ingérées sans provoquer des évacuations abondantes, accompagnées le plus souvent de vomissements ; elles donnent par expression la moitié de leur poids d'une huile très limpide, d'un jaune d'or, qui possède des propriétés drastiques fort énergiques, analogues à celles de l'huile de croton, mais peut-être plus actives encore, car trois à cinq gouttes déterminent une superpurgation violente. Ses propriétés éruptives ne sont pas moins énergiques.

Dans le groupe des Euphorbiacées purgatives et oléagineuses figure encore le **Bankoulier** (*Aleurites triloba* Forst., *Croton moluccanum* L., *A. ambinux* Person), grand arbre très répandu dans les pays tropicaux. Naturalisé aux Antilles et à la Réunion, cet arbre croît spontanément et à profusion dans les Moluques et dans les îles de l'Océanie (Sandwich, Luçon, Tahiti, Nouvelle-Calédonie). Son fruit, désigné sous les noms de *Noix de Bankoul, Noix des Moluques*, est un gros drupe charnu, arrondi, paraissant formé de deux drupes accolés l'un à l'autre. Il est de couleur olive quand il est mûr. Les deux loges renferment chacune une graine ovoïde de la grosseur d'une petite noix, aiguë au sommet, arrondie à sa base, à tégument noirâtre, osseux et très dur. Elle est arrondie sur le côté externe, aplatie et sillonnée sur le côté interne. L'embryon est entouré d'un albumen charnu. — L'amande ingérée ne produit aucun vomissement : elle contient environ 50 p. 100. d'une huile purgative qui se rapproche par son action douce de celle du ricin, mais si elle a sur sa congénère la supériorité que donne l'absence d'odeur et de saveur et une fluidité plus grande qui la rend plus maniable, elle lui est inférieure par l'inconstance de ses effets. Elle ne renferme aucun principe résineux semblable à celui qu'on trouve dans les huiles de *Croton*, de *Curcas* et de *Fontainea*, et c'est à l'absence d'un pareil produit qu'il faut attribuer son action innocente comme agent émétique : elle est aussi moins drastique que les semences qui l'ont fournie. Elle peut s'administrer à la dose de 60 grammes.

Un certain nombre d'autres Euphorbiacées contiennent aussi une notable proportion de corps gras qui, quoique dépourvus d'action physiologique, n'en sont pas moins précieux pour leurs applications industrielles ou économiques. Telles sont l'*Elæococca Vernicia* Spreng, dont les graines fournissent une huile qui est utilisée au Japon pour l'éclairage et pour la confection de vernis ; le *Stillingia sebifera* Mich. (*Croton sebiferum* L.) ou *Arbre à suif de la Chine;* ses graines, outre l'huile fixe qu'elles contiennent, sont couvertes d'une matière sébacée très blanche, dont l'emploi tend à se généraliser en France et en Angleterre, surtout depuis que le développement de l'industrie de la margarine a entraîné la rareté croissante des suifs d'origine animale.

L'Arbre à suif, qui est d'origine chinoise, croît dans le nord-ouest de l'Inde et a été introduit dans la Caroline du Sud. Le fruit, qui se récolte en juillet dans le sud de la Chine et en octobre dans le nord, est concassé puis traité par l'eau bouillante. On recueille avec des cuillers, après refroidissement, la matière grasse qui s'est liquéfiée et qui surnage ; le suif refondu et versé dans des formes en bambou est directement expédié en Europe. Ce suif se présente en masses verdâtres, cristallines, douées d'une odeur particulière, à réaction acide. Il fond à 44°,3 et se solidifie à 40°,3 ; il se dissout dans 100 p. d'alcool à 98°.

MANIOC

Moussache. — Cassave. — Tapioca. — Arrow-root du Brésil.

Origine. — De toutes les Euphorbiacées alibiles, les plus précieuses sont deux espèces du genre Manihot que l'on cultive aujourd'hui dans toute la région intertropicale de l'Afrique et de l'Amérique, à cause de l'abondante quantité de fécule qu'on retire de leur racine et que l'on désigne sous le nom de Manioc. L'une de ces espèces est le *Manihot utilissima* Pohl. (*M. edule A.* Rich. — *Jatropha Manihot* L. — *Janipha Manihot* K.) ordinairement appelé **Manioc amer** (*Juca amara, Mandiocca-Mandybâ*) ; l'autre est le **Manioc doux** (*Manihot dulcis* H. Bn. — M. *Aipi* Pohl. — *Jatropha dulcis* Rott.), désigné dans les pays tropicaux sous les noms de *Camagnac*, *Aipi*, *Juca dulce*.

Les racines du **Manioc doux** ne contiennent aucun principe dangereux : elles peuvent être mangées cuites sous la cendre ou dans l'eau comme les pommes de terre ; les animaux peuvent même les absorber crues sans inconvénient ; il n'en est pas de même de celles du **Manioc amer**. Ces racines, qui peuvent atteindre 1 mètre de long sur 20 à 30 centimètres de diamètre, ramifiées comme celles du Dahlia, contiennent, outre leur fécule, un suc laiteux très abondant, chargé de principes assez dangereux pour qu'une petite quantité ingérée provoque des vomissements, des convulsions, des sueurs froides. A ces principes aujourd'hui bien déterminés et connus sous le nom de *Manihotine*, *Acide manihotique*, *Manihotoxine* se mêle une certaine quantité d'acide cyanhydrique. Leur volatilité et la facilité avec laquelle ils se détruisent par la fermentation expliquent comment les peuples grossiers de l'Amérique ont pu retirer de cette racine l'aliment abondant et salutaire qui nous parvient sous le nom de Tapioca.

Préparation. — Les tubercules mondés de leur écorce et lavés sont râpés sur une planche de bois hérissée de petites pointes. Abandonnée à elle-même pendant vingt-quatre heures, la pulpe subit un commencement de fermentation, puis elle est introduite dans des sacs longs, cylindriques, en jonc d'arounier, appelés *couleuvres*, qu'on suspend aux arbres ou à une perche posée horizontalement sur deux fourches de bois. Après avoir agité ces sacs pendant quelque temps, on suspend à leur extrémité inférieure un poids considérable ou un vaisseau très lourd, qui les étire, et en exprime le suc qu'il reçoit en même temps. Les sacs bien exprimés au moyen de la presse sont placés auprès du feu ou exposés dans des cheminées, pour achever la dessiccation de leur contenu, que l'on pulvérise ensuite. La poudre ainsi obtenue est appelée *farine de manioc*. Pour débarrasser complètement cette farine de principes dangereux, on l'expose, après un tamisage grossier, sur une plaque de fonte à une température de 100 degrés, en la remuant continuellement.

Suivant les préparations qu'elle a subies, la farine de manioc porte des noms différents. Le **Couac** ou **Couaque** de nos colonies s'obtient avec la racine de manioc râpée, exprimée et séchée sur des claies exposées à la chaleur. Après un criblage destiné à la diviser en petites parties de grosseur égale, on la chauffe dans des chaudières de fer jusqu'à ce qu'elle ait subi un commencement de torréfaction ; elle se présente alors sous forme de petits grains durs ressemblant à la semoule.

La **Cassave** est la farine plus soigneusement tamisée et étendue sous forme de gâteau sur une plaque de fer chauffée. Elle se présente sous forme d'un biscuit solide.

Le **Tapioca** s'obtient en chauffant la fécule de manioc lavée et encore humide sur des plaques de fer où on l'agite continuellement.

Description. — La fécule de Manioc nous arrive de l'Amérique du Sud et des Antilles sous deux formes bien distinctes :

1° Tantôt la fécule a été simplement lavée et séchée, sans avoir subi l'action d'une température élevée ; elle se présente sous forme d'une poudre fine, mate, d'un blanc sale, dans laquelle les grains, la plupart séparés les uns des autres ont une forme indiquant qu'ils ont été primitivement groupés, au nombre de 2 à 4. Ces grains sont en effet arrondis d'un côté, et présentent sur l'autre soit une surface plane, tronquant carrément le grain, soit une surface polyédrique à 3 ou 4 faces. Examinés de côté, ils apparaissent souvent avec une forme de timbale ou de cône tronqué peu élevé. Vus de face, ils présentent une forme globuleuse avec un hile bien apparent qui se prolonge souvent vers le côté aplati. On n'y distingue pas toujours des couches concentriques. Le diamètre des granules d'amidon varie entre $0^{mm},0080$ et $0^{mm},0220$. Sous cette forme la fécule de Manioc porte le nom de *Moussache* ou d'*amidon de Cassave*.

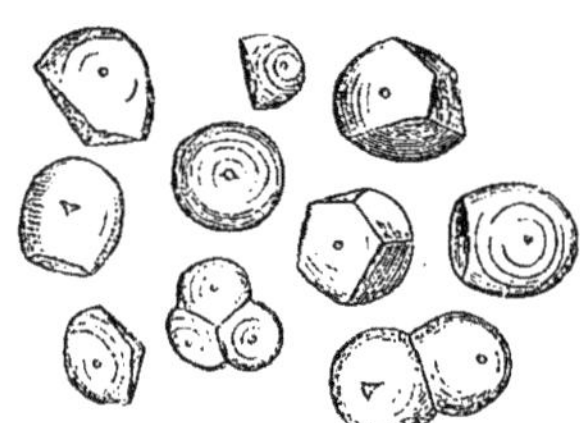

Fig. 275. — Fécule de manioc.

2° Le plus souvent elle nous arrive sous la forme de Tapioca. Chauffée alors sur des plaques chaudes et remuée continuellement, la farine de Manioc encore humide s'est agglomérée en masses blanches très dures, élastiques, formée de grains irréguliers. Le Tapioca est incomplètement soluble dans l'eau avec laquelle il forme un empois visqueux demi-transparent, de saveur fade. Examiné au microscope, il présente un nombre assez considérable de grains déformés par l'élévation de température à laquelle la fécule a été soumise ; mais à côté de ces granules on en trouve beaucoup d'autres qui ont conservé leur forme et leurs dimensions primitives. (fig. 275 *bis*).

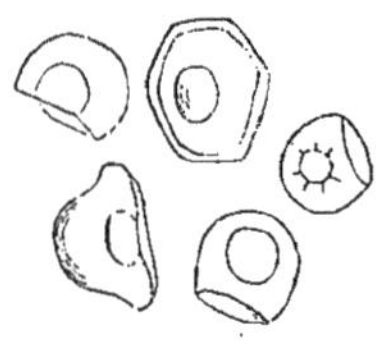

Fig. 275 *bis*. Amidon de Manioc après torréfaction.

Usages. — Le Manioc est un des principaux aliments des populations indigènes de l'Amérique et des Antilles. Il est devenu l'objet d'un commerce très important dans toutes les parties de l'Europe où on le consomme communément en potages.

MERCURIALES

Origine. — Le genre *Mercurialis* est représenté dans notre pays par deux espèces : la **Mercuriale annuelle** (*Mercurialis annua* L.), vulgairement connue sous les noms de *Foirolle, Lensette, Ortie morte* ou *bâtarde,* et la **Mercuriale vivace** (*M. perennis* L.) appelée encore

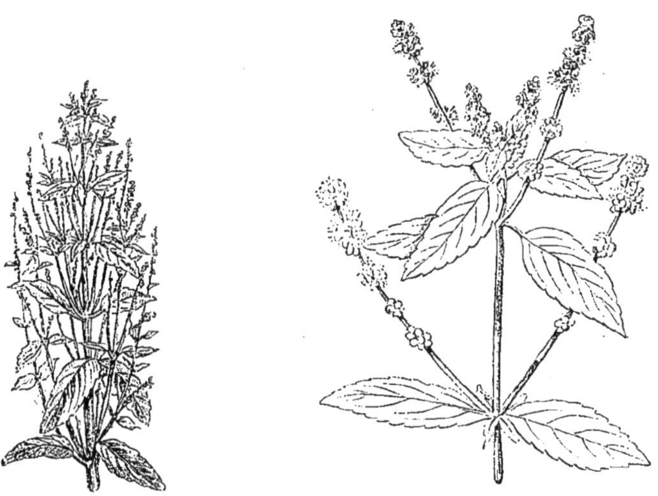

Fig. 276, 277. — *Mercurialis annua.*

Pied femelle. Pied mâle.

Mercuriale des bois, M. des chiens, Cynocrambe. La première de ces deux espèces est seule utilisée en pharmacie : elle est recueillie entière au moment de la floraison.

Description. — C'est une plante de 20 à 30 centimètres de hauteur dont la tige herbacée lisse est épaissie aux nœuds et rameuse vers le haut. Les feuilles sont opposées, d'un vert pâle, simples, pétiolées, entières, lancéolées, dentées sur les bords, un peu ciliées. Les fleurs sont petites, dioïques et vertes, en cymes ou glomérules axillaires : les fleurs mâles sont disposées sur un axe commun, grêle, allongé, nu à sa base : le calice valvaire et trimère entoure un nombre indéfini d'étamines à insertion centrale, à filets libres ; les fleurs femelles sont solitaires ou géminées, presque sessiles à l'aisselle des feuilles. Un calice très simple, une capsule didyme hérissée de petites pointes vertes à deux styles divergents et papilleux composent ces petites fleurs très caractéristiques. La plante a une odeur spéciale et peu agréable et une saveur âpre, amère et salée.

Composition chimique. — Elle renferme de la matière grasse, de la gomme, de l'amidon, un principe à saveur très amère, une matière colorante bleue et de la *méthylamine*, que Schmidt et Faak ont démontré être la mercurialine signalée par Richard ; elle se trouve associée à une petite quantité de triméthylamine.

Usages. — La mercuriale annuelle fraîche est un purgatif populaire employé pour supprimer la sécrétion lactée ; elle sert à préparer le *miel de mercuriale*.

La **Mercuriale vivace** se distingue par sa tige simple, ses feuilles d'un vert foncé qui bleuissent par la dessiccation, et ses fleurs femelles longuement pédonculées. Elle est bien plus irritante que la première ; son suc provoque des vomissements et une superpurgation.

Un certain nombre de plantes de la série des Jatrophées sont employées entières ou fournissent un suc médicinal : les plus intéressantes sont :

L'*Acalypha Indica* L. dont le suc est utilisé aux Indes dans la médecine des enfants comme un émétique sûr et prompt ; les feuilles sont employées en décoction comme vermifuges ; l'*A. fruticosa* Forsk., dont les feuilles sont employées par les Hindous comme laxatives.

CAOUTCHOUC DU BRÉSIL

Origine. — Parmi les plantes qui concourent le plus abondamment à la production du caoutchouc, nous citerons un certain nombre d'espèces du genre *Hevea* qui sont exploitées dans ce but à la Guyane et dans les provinces septentrionales du Brésil. Tous les caoutchoucs d'Euphorbiacées provenant de ces pays étaient autrefois rapportés à l' *H. Guianensis* Aubl. ou Siphonie élastique ; mais on sait aujourd'hui que la même substance s'extrait au Para, d'autres espèces du même genre, telles que les *H. lutea* Muell., *Brasiliensis* Muell., *ternata* Muell., *rigidifolia* Muell., *pauciflora* Muell., *Benthamiana* Muell. et *Spruceana* Muell.

Le **Caoutchouc du Brésil** est la sorte la plus anciennement connue des Européens, celle qui arrive le plus abondamment sur les marchés de l'Europe et de l'Amérique du Nord. La production du Brésil en 1882 a atteint 11 millions de kilogrammes : c'est-à-dire environ la moitié de la production totale annuelle de caoutchouc dans tous les lieux où l'on récolte cette substance.

La faveur dont jouit universellement le Caoutchouc du Brésil ne tient pas à la supériorité du latex des *Hevea* sur celui du *Castilloa*, mais à la manière dont se fait la récolte, et aux procédés employés pour conserver intactes toutes les propriétés du produit et le mettre à l'abri d'actions secondaires, qui se manifestent si facilement dans les autres produits commerciaux.

La région qui produit la plus grande quantité et la qualité la plus estimée de Caoutchouc est la vallée de l'Amazone. On a confondu dans le commerce, sous le nom de Caoutchouc du Para, non seulement les produits du bas Amazone et de la province de Para en particulier, mais encore tous les produits similaires provenant du même genre botanique et récoltés à peu près de la même façon.

Récolte. — D'après M. Morellet[1] la récolte du Caoutchouc s'opère de la façon suivante. — On pratique une entaille horizontale dans le tronc à peu de distance de la base, puis on en fait une autre verticale plus longue que la première et qui vient la rejoindre. Lorsque ces deux entailles sont creusées, on en pratique d'autres à droite et à gauche de la verticale, parallèles entre elles et obliquant vers le bas, de façon à amener le latex qui s'échappe par toutes ces coupures dans l'entaille horizontale pratiquée en premier lieu, d'où on le recueille dans des écuelles en terre ou en bois. On comprime même quelquefois le tronc avec des cordages faits de lianes dans le but d'activer l'écoulement du latex.

Ce suc, d'abord blanc et opaque comme de la crème, s'épaissit peu à peu. On y trempe des moules d'argile qui se recouvrent d'une couche mince, que l'on fait sécher à la fumée d'un feu alimenté de bois vert ou de fruits de palmier : quand cette première couche est desséchée, on recommence à tremper l'objet dans le latex ; on le fait sécher comme la première fois et l'on continue à opérer ainsi jusqu'à ce que le nombre des couches ainsi superposées ait atteint l'épaisseur voulue ; puis on brise le moule d'argile qu'on retire en fragments par une ouverture ménagée à cet effet. Suivant la forme du moule primitif, on obtient des figures variées. C'est là l'ancienne méthode.

Les choses se passent encore ainsi à cette seule différence que le moule, au lieu d'être en argile, est en bois et affecte généralement, la forme des battoirs employés par les blanchisseuses, auxquels on laisse un manche assez long pour faciliter le travail de l'ouvrier, quand il

[1] Morellet. *Le Caoutchouc*. Thèse École de Pharm. de Paris, 1884.

faut exposer les couches de caoutchouc à l'action de la fumée. Le moule en bois est retiré en pratiquant une fente dans le pain de caoutchouc sur un des côtés. Obtenu par ce procédé, le caoutchouc ne peut renfermer qu'une très faible proportion d'eau et de corps étrangers.

Le Caoutchouc du Para n'est pas toujours récolté avec le même soin; il en résulte trois qualités distinctes, qui sont triées quand le produit arrive sur les marchés du Brésil, d'où on les expédie en Europe ou aux Etats-Unis. Les trois qualités résultant de ce triage sont connues sous les noms de **Caoutchouc Para fin — Caoutchouc Para demi-fin** et **Caoutchouc Para en têtes de nègre**.

Le **Caoutchouc Para fin** présente, quand on le coupe, une matière qui varie du gris clair au jaune brun; elle est formée exclusivement, de la superposition des couches de latex régulièrement fumées, offrant l'odeur affaiblie du goudron de bois. Sur la coupe on ne voit jamais de matières terreuses, mais seulement une pâte qui ne renferme que des traces d'humidité. Quand il est nouvellement recolté, on peut séparer assez facilement les unes des autres les différentes couches qui le constituent, sous forme de feuilles d'une extrême ténuité.

Le **Caoutchouc Para demi-fin** présente à peu près la même apparence extérieure, mais quand on le coupe, on y voit une structure quelque peu différente; au lieu de le trouver uniquement formé de couches très peu épaisses et régulièrement fumées, on y aperçoit des parties plus ou moins allongées qui n'ont plus la même couleur ni la même consistance : ces parties d'un jaune clair sont le résultat de l'interposition dans l'épaisseur des pains de fragments de latex préalablement et spontanément coagulés. Ces pains offrent à la coupe une odeur de méthylamine très prononcée.

Le **Caoutchouc en têtes de nègre** est formé de tous les déchets de la fabrication des pains de Caoutchouc fin et demi-fin. Ces déchets proviennent soit des rognures des pains, quand on les retire des moules, ou des bavures qu'on a enlevées au moyen d'un couteau, soit du résidu coagulé du latex restant dans les vases qui ont servi à le contenir. L'odeur de Caoutchouc varie nécessairement selon la nature et la proportion des déchets qui ont servi à le préparer.

Les Caoutchoucs du Para sont encore divisés dans le commerce en deux sortes.

1° Les **Caoutchoucs Para du haut du fleuve de l'Amazone** ou du **Manaos,** qui sont fournis par l'*Hevea discolor* Muel., l'*H. membranacea* Muel., l'*H. rigidifolia* Muel., l'*H. nitida* Muel., l'*H. Benthamiana* Muel. et l'*H. lutea* Muel.

2° Les **Caoutchoucs Para du bas du fleuve** ou du **Delta** ou **Caoutchoucs Para proprement dits**, fournis surtout par l'*H. Bra-*

siliensis Muel. et l'*H. Spruceana* Muel. Ils se distinguent des premiers par la dimension moindre des pains, par une pâte moins grise et plus jaune, plus régulièrement fumée, ce qui n'est pas sans en augmenter la qualité. On sait en effet qu'un des rôles de la fumée dans la préparation du Caoutchouc est d'introduire dans la masse des éléments antiseptiques (phénol, créosote), qui empêchent les fermentations auxquelles donneraient naissance les éléments azotés contenus en grande quantité dans le latex, fermentations qui entraîneraient une altération plus ou moins profonde du Caoutchouc.

C'est à tort que l'on a rapporté aux *Hevea* les produits qui arrivent dans le commerce sous les noms de Caoutchoucs de Pernambuco, de Maranham, de Bahia. L'analyse et souvent même l'examen superficiel de ces produits révèlent la présence de l'alun : or, il est bien démontré aujourd'hui que les latex des *Hevea* ne sont jamais coagulés au moyen de solutions concentrées d'alun. Ce mode de traitement est spécialement réservé au suc laiteux des *Apocynées* et notamment des *Hancornia*, dont il existe de nombreuses variétés dans les contrées les plus chaudes du Brésil.

L'*H. Guianensis* Aub. qui croît à la Guyane française fournit aussi une petite proportion du Caoutchouc qui est importé en Europe. Le Caoutchouc qui arrive de Cayenne présente tous les caractères qui distinguent les produits du bas du fleuve de l'Amazone.

KAMALA

Origine. — Le **Kamala** est une substance fournie par le *Mallotus Philippinensis* Muell. (*Echinus Philippinensis* H. Bn., *Rottlera tinctoria* Roxb.), petit arbre qui habite l'Asie tropicale, depuis le sud de la Chine jusqu'à l'Inde occidentale et se retrouve aussi en Abyssinie dans toute la Malaisie, l'archipel indien et jusqu'en Australie.

Historique. — Mentionnée par quelques médecins arabes dès le xe siècle, cette substance est employée depuis longtemps dans l'Inde aussi bien comme matière tinctoriale que comme agent médicamenteux. Son introduction dans la thérapeutique européenne ne remonte guère au delà de 1855, époque à laquelle Mackinnon, médecin de l'hôpital du Bengale, constata ses propriétés ténifuges.

Production. — Les fruits du *Rottlera tinctoria* Roxb. sont recouverts de poils étoilés et de petites glandes rouges qui sont très nombreuses et faciles à enlever. Pendant tout le mois de mars, un grand nombre de femmes et d'enfants sont employés dans les forêts de la présidence de Madras et de plusieurs autres parties de l'Inde, à la récolte de cette poudre qui est expédiée dans la plaine. Ils ramassent les fruits, les déposent dans un panier et les y roulent en les frottant entre les mains de façon à en détacher la poussière rougeâtre qui traverse le fond du panier et tombe sur des toiles étendues au-dessous.

Description. — Cette poudre qui constitue le *Kamala* est assez fine, mobile, formée de granules cramoisis dont la couleur brillante est un peu ternie par la présence de poils gris, de débris verdâtres de feuilles, et d'autres substances étrangères. Elle est presque insipide et inodore, cependant sa solution alcoolique exhale, quand on la mélange avec de l'eau, une odeur de melon. Elle rappelle le lypocode par la manière dont elle s'enflamme et dont elle surnage l'eau qui l'attaque à peine, même à la température de l'ébullition. L'éther, l'alcool, le chloroforme, la benzine, la mouillent rapidement et lui enlèvent une résine d'un beau rouge.

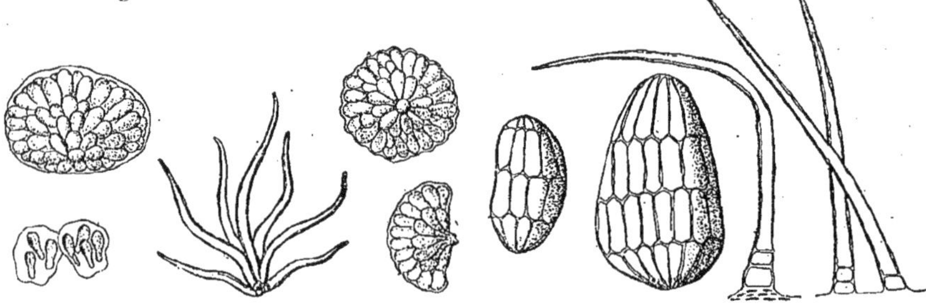

Fig. 278.
Kamala du *Mallotus Philippinensis*.

Fig. 279.
Kamala d'Aden.

Structure microscopique. — Chaque grain rouge de kamala est une glande sphérique, irrégulière de 0,07 à 0,02 millimètres, à surface cireuse, aplatie ou déprimée sur une de ses faces, et offrant une structure toute spéciale. Dans l'intérieur d'une membrane jaunâtre assez mince et transparente, on observe de nombreuses cellules en forme de massue, remplies d'une matière résineuse rouge (fig. 278). Toutes ces cellules divergent, dans tous les sens, d'une cellule centrale qui occupe à peu près le milieu de la face inférieure de la glande. L'aspect de ces glandes change naturellement avec les mouvements que l'on imprime à la vis micrométrique du microscope et suivant le sens dans lequel on les examine. Vues en dessus, les cellules claviformes sont disposées en plusieurs rosaces concentriques ; vues de champ elles paraissent disposées en éventail ; en examinant la face inférieure et aplatie des glandes on observe dans leur partie centrale un cercle représentant la trace du pédicelle qui les attachait à la surface du fruit.

Les glandes de Kamala sont toujours mélangées de poils isolés ou supportés par des débris épidermiques. Ces poils sont étoilés, à parois assez épaisses et terminés en pointe obtuse à leur extrémité supérieure.

Composition chimique. — Perkin (1893) a retiré du Kamala six composés distincts : la rottlérine, l'isorottlérine, deux résines, une cire et une matière jaune cristalline. La rottlérine est le principe actif de cette drogue.

Usages. — Le Kamala s'emploie comme ténifuge à la dose de 2 grammes pour les enfants et de 6 à 12 grammes pour les adultes, soit en poudre, soit en teinture alcoolique. Il agit d'une façon assez efficace contre le bothriocéphale, aussi est-il fréquemment employé en Suisse où cet helminthe absorbe. Le Kamala est utilisé aussi dans l'Inde pour teindre la soie en jaune.

M. Flückiger a décrit une autre espèce de Kamala qui a été introduit en Angleterre par la voie d'Aden, et qui se distingue à la simple vue par sa couleur pourpre foncé. Cette drogue, d'origine indéterminée, très soigneusement recueillie, est composée de glandes ovoïdes (fig. 279), cylindriques ou subconiques, mesurant 1,7 à 3 centièmes de millimètre en longueur. Les cellules résineuses de forme oblongue au lieu d'être disposées en rosace autour d'un centre commun sont superposées par étages sur 3 ou 4 rangs. Les poils qui accompagnent ces glandes sont assez longs, simples et formés chacun d'une seule cellule allongée. Ce Kamala soumis à la température de 93 à 100° devient tout fait à noir, tandis que celui du Rottlera ne change pas de coloration.

EXCŒCARIA

Les *Excœcaria* qui ont donné leur nom à la série des *Excœcariées* ont des fleurs unisexuées, généralement monoïques, et très simples. Leur périanthe presque toujours trimère et qui peut disparaître complètement, n'entoure que 2 à 3 étamines centrales, à anthères extrorses ou un gynécée dont l'ovaire bi ou triloculaire est surmonté d'un style à 2 branches stigmatifères. Le plus célèbre des *Excœcaria* est l'*E. Agallocha* L. (*E. ovalis* Endl. — *Commia Cochinchinensis* Lour). qui est très commun sur les plages maritimes des pays tropicaux de l'ancien monde et aux îles Moluques. Cet arbre qui donne le *faux bois d'aigle* ou *Calambac* est désigné sous le nom de *Bois aveuglant* ; il contient un suc tellement âcre que s'il en tombe une goutte dans les yeux, on risque de perdre la vue ; sa fumée même, quand on le brûle, n'est pas exempte de danger. Ce suc a été vanté comme dépuratif, antigoutteux et antisyphilitique ; il renferme une sorte de caoutchouc qu'on pourrait exploiter.

Le suc des *E. Laurocerasus* L. (*Sapium Laurocerasus* Desf.), *E. biglandulosa* Müll. (*Stillingia biglandulosa* H. Bn.) possède les mêmes propriétés physiologiques.

L. *E. sylvatica* (*Sapium sylvaticum* L.) est un arbuste de la Floride, de la Virginie, dont la racine amère, piquante, à odeur huileuse, est utilisée aux États-Unis dans le traitement des affections cutanées et scrofuleuses.

On classe dans cette série le *Mancenillier* (*Hippomane Mancinella* L. *Mancinella venenata* Tuss.) qui est très commun aux Antilles et dans le nord de l'Amérique du Sud. Les noms de *Figuier vénéneux, Noyer vénéneux, Arbre de poison, Arbre de mort* qu'on lui a attribués pourraient peut-être justifier les fables dont cet arbre a été l'objet. Suivant les récits de quelques voyageurs il possède des propriétés si vénéneuses que la pluie qui a coulé sur ses feuilles produit sur la peau l'effet d'un vésicatoire et que l'homme qui s'endort à son ombre ne se réveille plus. Mais Joseph Jacquin, qui a longtemps séjourné à la Martinique, a eu plus d'une fois l'occasion de constater tout ce que cette tradition a d'exagéré. Après être resté pendant plusieurs heures, sans vêtement, sous un *Mancenillier* et avoir reçu la pluie qui avait coulé sur son feuillage, il n'a éprouvé aucun accident. Cependant MM. Cazeau et Reboul, médecins à bord de l'*Iphigénie*, ont pu pendant leur séjour aux Antilles faire de nombreuses observations personnelles, qui leur ont démontré que si l'abri du mancenillier est inoffensif en temps ordinaire, y rester en temps de pluie, même sans contact avec l'arbre, c'est s'exposer non pas à un empoisonnement, mais à des accidents dont la gravité paraît varier selon l'époque de l'année, la montée de la sève et l'état de réplétion des vaisseaux laticifères (*Arch. de méd. nav.*, août 1893).

On n'éprouve les effets funestes de cet arbre qu'en mettant son latex âcre en contact avec la peau ou le tube digestif. — Ce suc, d'odeur aromatique, qui devient bientôt fétide, provoque dans la gorge une sensation d'âcreté, de constriction ; ingéré il agit comme poison âcre, irritant ; déposé sur la peau il y produit rapidement un érysipèle ; c'est lui qui communique au fruit ses propriétés éminemment toxiques. — Les feuilles contusées et appliquées sur la peau y provoquent une vive inflammation.

Le suc de l'*Hura crepitans* L. ou *sablier élastique* n'est pas moins vénéneux, s'il faut en croire le rapport de M. Boussingault. Les graines orbiculaires et plates de cette plante ont une saveur d'abord douce et agréable qui devient bientôt âcre et chaude ; elles sont purgatives et émétiques. On en retire une huile qui est employée comme purgative aux Antilles et dans l'Amérique tropicale. L'écorce de l'arbre fournit un extrait, qui est employé au Brésil contre la lèpre.

Ce groupe se trouve encore représenté dans la flore des Antilles par l'*Omphalea triandra* L. (*O. nucifera* Sw.) dont les fruits désignés sous le nom de *Noisettes de Saint-Domingue* sont comestibles, particularité assez remarquable dans une famille qui se distingue par la toxicité de ses fruits. Cette innocuité existe encore, mais à un moindre degré, dans les fruits de l'*O. diandra* L. (*O. cordata* Sw.) dont l'embyron est légèrement purgatif.

Si les *Euphorbiacées à loges uniovulées* se distinguent par la quantité considérable de leurs espèces, aussi utiles à la médecine qu'à l'industrie, il n'en est pas de même du groupe des *Euphorbiacées à loges biovulées,* dans lequel on ne rencontre qu'un nombre fort restreint d'espèces médicinales. Au premier rang figurent les *Phyllanthus.*

Les espèces les plus intéressantes de ce groupe sont : le *Phyllanthus Niruri* L. (*herbe au chagrin, petit tamarin blanc de la Réunion*) qu'on trouve dans tous les pays tropicaux, en Cochinchine, dans l'Inde, au Brésil. Cette plante est communément employée dans l'Inde comme désobstruante et diurétique, dans l'hydropisie et l'ictère. Ossow (1892) a retiré de cette plante un principe amer, la *Phyllantine* $C^{30}H^{37}O^{8}$, qui cristallise en aiguilles incolores, douées d'une grande toxicité.

Le *P. urinaria* L. (*Urinaire de Malabar*) qui partage les mêmes propriétés ;

Le *P. reticulatus* Poir., plante grimpante qu'on trouve au Bengale, dans les forêts où elle atteint le sommet des arbres les plus élevés ; son écorce est employée comme altérante ;

Le *P. simplex* Retz. dont les divers organes sont employés comme antiblennorrhagiques ;

Le *P. brasiliensis* Poir. (*P. Conani* Sw.) très commun dans les provinces septentrionales du Brésil, où l'on utilise son écorce comme diurétique ; son suc est vénéneux à haute dose ;

Le *P. Emblica* L. (*Emblica officinalis* Gœrtn.), espèce indienne, dont le fruit désigné sous le nom de *Myrobalan emblic* était autrefois employé contre les diarrhées.

A côté de quelques espèces, dont les fruits sont comestibles telles que le *P. Cicca* (*Cicca dysticha* L.), l'*Antidesma Dallachyanum* H. Bn, le *Baccaurea sapida* Muell. on rencontre dans le groupe des Phyllanthées un certain nombre de plantes éminemment toxiques : l'*Hyœnanche globosa* Lamb. (*Toxicodendron capense* Thunb.), dont les graines sont recueillies par les Indigènes du Cap pour détruire les bêtes féroces ; le *Securinega Leucopyrus* (*Phyllanthus virosus* W.) dont le fruit et les feuilles servent à empoisonner le poisson.

BUXACÉES

Les Buxacées ont été pendant longtemps rangées dans la famille des Euphorbiacées, dont elles ne diffèrent que par l'absence de latex, les styles périphériques laissant à nu le sommet de l'ovaire, les placentaires distincts dans leur portion supérieure au lieu de former un axe commun central, et leurs ovules à raphé externe et à micropyle interne.

BUIS

Malgré la réputation dont il jouissait jadis dans certaines parties de l'Europe comme médicament fébrifuge, *le* **Buis** (*Buxus sempervirens* L.) (fig. 280) n'est plus guère utilisé aujourd'hui comme médicament. C'est une plante suspecte qui peut même être dangereuse ; aussi convient-il de connaître les particularités qui distinguent son écorce, qu'on substitue parfois à l'écorce de Grenadier et ses feuilles, que l'on a à plusieurs reprises rencontrées dans le Séné ou qu'on substitue à l'Uva Ursi.

Écorce. — L'**Écorce de Buis** se présente en fragments irréguliers ; les uns très petits sont enroulés sous forme de tuyaux, et les autres, provenant de branches plus grosses, aplatis ou légèrement cintrés; ces fragments ne dépassent guère 4 à 5 centimètres de longueur et leur épaisseur moyenne est d'environ un demi-millimètre. La plupart des morceaux sont privés de leur couche subéreuse et présentent alors une surface extérieure lisse et une couleur grise. Le suber quand il existe est d'un gris un peu plus pâle que les couches sous-jacentes, rugueux, marqué de quelques crevasses longitudinales; il est peu adhérent au parenchyme cortical. La surface interne est d'un gris jaunâtre et très lisse. Sa cassure est très nette ; son odeur est nulle ; mais sa saveur est très amère. Quand on la mâche, cette écorce ne croque pas sous la dent, comme celle de l'écorce de grenadier ; elle ne porte jamais de bois sur sa face interne, tandis qu'on en trouve très fréquemment dans l'écorce du *Punica Granatum*.

Examinée au microscope, elle se distingue nettement de celle du Grenadier par la disposition irrégulière des cristaux étoilés, qui ne sont pas rangés en séries parallèles et alternantes ; par la présence de grosses fibres libériennes en général isolées, qui dans leur ensemble sont disposées en files radiales.

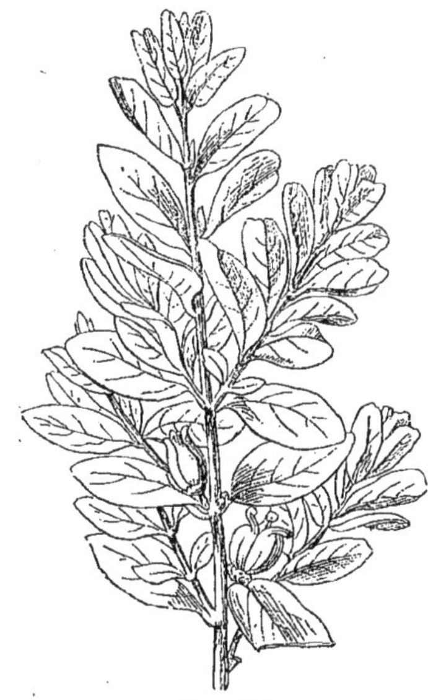

Fig. 280.
Buxus sempervirens.

FEUILLES. — Les **feuilles de Buis** sont entières, elliptiques, coriaces, glabres sans stipules.

Au point de vue anatomique elles sont caractérisées par la disposition de leurs stomates entourés par 4 ou 5 cellules polygonales ; par l'existence de poils tecteurs unicellulaires coniques très courts et lisses. Le mésophylle est hétérogène, asymétrique, formé dans sa partie supérieure de trois rangées de cellules en palissade. — Le système libéro-ligneux est recouvert en haut par un massif fibreux et en bas par un liber mou et un péricycle fibreux. — Les cristaux répandus dans le mésophylle et le parenchyme fondamental sont toujours étoilés (fig. 281-282).

Les particularités qui distinguent la feuille de *Buis* de celle du *Séné* sont les suivantes : dans cette dernière les stomates sont bordés par deux cellules allongées, parallèles à l'ostiole ; les poils tecteurs sont plus longs, tuberculeux, enchâssés dans l'épiderme ; le mésophylle est homogène, asymétrique ; les cristaux répartis dans le parenchyme fondamental et le mésophylle sont tantôt étoilés, tantôt prismatiques. Cette dernière forme est presque constante dans les cellules qui bordent les fibres péricycliques.

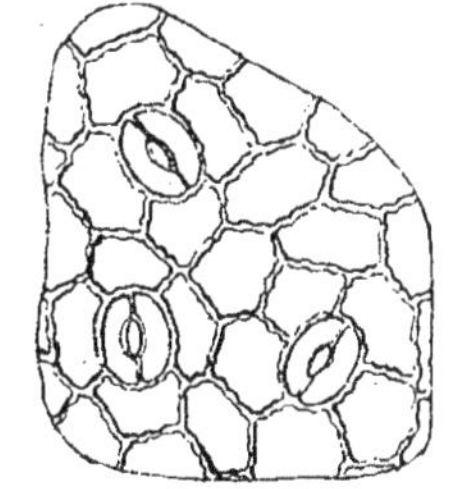

Fig. 281.
Feuille de buis.
Epiderme inférieur.

La feuille d'Uva Ursi se distingue par ses stomates très larges, la longueur de ses poils tecteurs unicellulaires, l'existence de poils glanduleux pluricellulaires, et l'absence de cristaux étoilés.

Composition chimique. — Alessandri (1882) a retiré des feuilles et de l'écorce de buis trois substances : la *Buxine*, la *Buxéine* et la *Parabuxine*.

La Buxine est un alcaloïde blanc cristallisant en écailles, légèrement

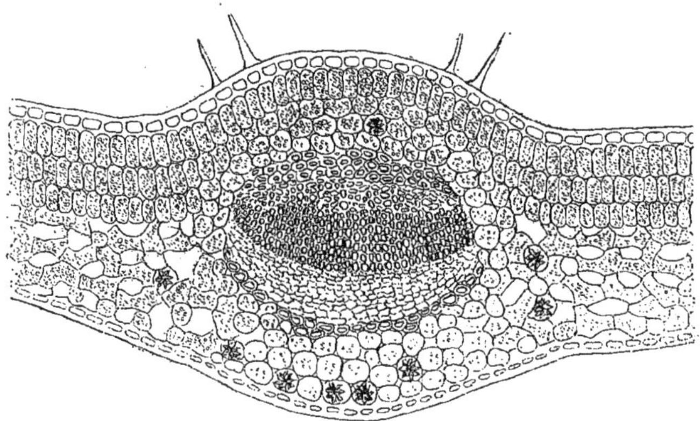

Fig. 282. — Feuille de buis.
Nervure médiane.

solubles dans l'eau. Au contact de l'acide nitrique, elle prend une couleur pourpre rougeâtre, qui passe au rouge amarante, puis disparaît.

La *Buxéine* est blanc jaunâtre et prend avec l'acide nitrique une couleur jaune verdâtre qui passe au rouge brique.

Le *Parabuxine* est une résine rouge pourpre qui prend avec l'acide nitrique une couleur jaune verdâtre persistante.

Usages.—Les feuilles de Buis sont purgatives à la dose de 4 à 6 grammes. Leur saveur amère les fait utiliser pour remplacer frauduleusement le houblon dans la fabrication de la bière.

L'écorce employée jadis comme fébrifuge, sudorifique, antirhumatismale est purgative et émétique à dose un peu élevée.

Le bois est utilisé à cause de son grain très fin pour la gravure sur bois.

SANTALACÉES

Le seul genre qui nous intéresse dans cette famille est celui des *Santalum*, arbres élevés, à feuilles opposées, entières, à petites fleurs établies sur le type quaternaire, a fruits charnus, couronnés par le limbe du calice.

BOIS DE SANTAL

Origine. — Sous le nom de **Santal citrin** on désigne ordinairement un bois odorant produit par le *Santalum album* L. (*S. myrtifolium* Roxb. — *Syrium myrtifolium* L.), petit arbre originaire de l'Inde, qu'on rencontre aussi à Timor, à Java, à Sumba et dans beaucoup d'autres îles de l'Archipel, et qui a été introduit dans le sud de la Chine, au Caire et dans l'Amérique du Sud.

C'est surtout dans le Mysore et le Coïmbalore, au nord et au nord-ouest des montagnes de Neilghéries qu'on cultive le Santal. Les plantations du Mysore qui sont les plus nombreuses appartiennent au gouvernement et ne sont exploitées que par ses employés ; dans le Coïmbalore, par suite d'un aménagement systématique des forêts du gouvernement, cette culture s'est notablement développée et constitue ainsi pour la province de Madras une source de revenus considérables. L'arbre peut se propager à l'aide de graines qui se sèment spontanément ou qui sont semées par les oiseaux : mais par suite de l'accroissement de la consommation on en fait aujourd'hui des plantations régulières. On place les graines au nombre de 2 ou 3 dans des trous avec des graines de *Capsicum* qui poussent très rapidement. Les piments en se développant non seulement protègent les jeunes pieds de Santal. mais ils concourent probablement aussi au développement de ces plantes qui sont parasites. Quand l'arbre a atteint l'âge de vingt ou trente ans, on l'abat, on coupe ses branches qui n'ont pas de valeur et on abandonne le tronc sur le sol pendant quelques mois aux fourmis blanches, qui rongent la plus grande partie de l'aubier inodore. On nettoie le tronc et on le débite en bûches plus ou moins longues qui sont classées d'après leur qualité dans les dépôts des forêts. Dans beaucoup de localités pour répondre aux demandes toujours croissantes on ne coupe plus l'arbre, on préfère l'arracher, ce qui donne le moyen d'utiliser la racine qui contient aussi de l'huile essentielle. La province de Mysore seule exporte chaque année par Mangalore au moins 700 kilogrammes de bois de Santal.

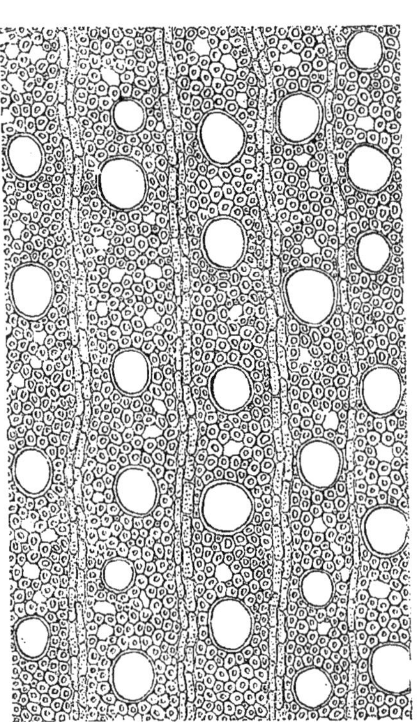

Fig. 283. — Bois de Santal. Coupe transversale.

Description. — Le bois de Santal existe dans le commerce en bûches cylindriques mesurant 15 à 16 centimètres de diamètre et 1m,50 de longueur ; ces bûches très lourdes ont été privées de leur écorce ainsi que de leur aubier au moyen de la hache, aussi leur surface extérieure n'est-elle pas très lisse. Il a une teinte plus ou moins fauve ou brun pâle. Coupé transversalement, il présente de nombreuses séries radiales très rapprochées, correspondant aux rayons médullaires, qui sont coupées de distance en distance par des lignes transversales plus pâles. A la loupe on y découvre des pores nombreux disposés en files radiales ; ils représentent les vaisseaux. Toutes les surfaces de ce bois ont une apparence huileuse due à sa richesse en essence ; son odeur qui est très aromatique s'exalte par le frottement ; il a une forte saveur aromatique ; il est susceptible d'un beau poli et brûle en répandant une odeur parfumée. Le bois de Santal le plus estimé est celui qui a poussé dans des terrains rocheux, secs et pauvres ; celui qui croît dans les terrains meubles se développe vite, mais est pour ainsi dire dénué d'odeur : aussi dans certaines régions, cette particularité, connue des indigènes les a-t-elle conduits à pratiquer une forte entaille dans les jeunes troncs pour arrêter leur développement trop rapide et favoriser la formation des parties odorantes du bois.

Structure microscopique. — Le bois de Santal est formé de fibres à parois épaisses, allongées et nettement terminées en biseau. De distance en distance et assez inégalement espacées, existent des cellules cubiques, ayant sensiblement le diamètre des fibres et contenant une matière oléo-résineuse jaune. Ce tissu ligneux est sillonné de rayons médullaires, formés d'une ou de deux rangées de cellules ponctuées, qui contiennent aussi de l'oléo-résine ; il présente de nombreux vaisseaux ponctués, assez larges, généralement isolés, (fig. 283) et qui contiennent d'autant plus d'oléo-résine qu'ils sont plus intérieurs. Celle-ci apparaît sous forme de gouttelettes brunes très réfringentes, qui remplissent soit complètement l'orifice du vaisseau, soit incomplètement et offrent alors la forme d'un croissant ou d'un anneau plus ou moins étroit, dont le bord extérieur coïncide avec la circonférence de l'orifice vasculaire.

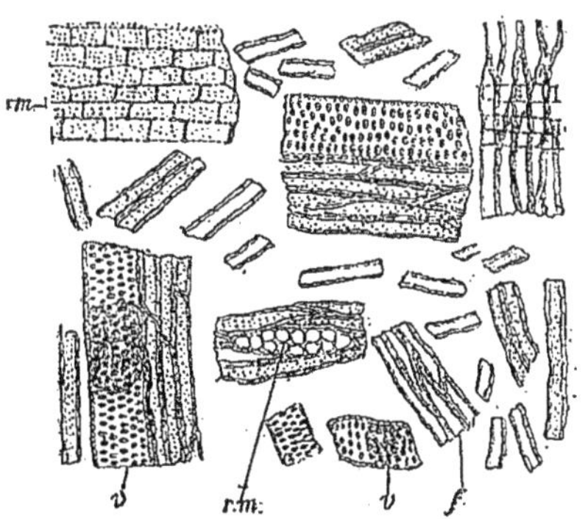

Fig. 284. — Poudre de bois de Santal.
rm, rayons médullaires. — v, vaisseaux vus de champ et de face. — f, fibres ligneuses.

Composition chimique. — Le principe le plus important du bois de Santal est l'huile essentielle, qui y existe dans la proportion de 1 à 4 p. 100. Cette essence est liquide, jaune clair, épaisse, d'une densité de 0,980, soluble dans l'alcool : elle bout à 288°. — Soumise à un froid de — 10°, elle se trouble par la présence d'une foule de petits cristaux que la chaleur fait disparaître ; elle dévie à gauche la lumière polarisée. Son arome varie beaucoup avec la qualité et l'origine du bois qui l'a produite.

Cette essence dont le prix est très élevé, est l'objet de nombreuses et fréquentes falsifications. D'après Mesnard (1892) l'acide sulfurique pur, employé à la dose d'*une goutte* pour 2 ou 3 gouttes d'essence de santal, permet de reconnaître si celle-ci est pure ou si elle a été mélangée avec une autre essence (cèdre, cubèbe, copahu, térébenthine). Dans le premier cas, le réactif donne un liquide visqueux, qui devient pâteux et se transforme très rapidement en une masse solide adhérant fortement au verre. Cette masse se reconnaît facilement à sa couleur bleu clair et à l'aspect poussiéreux qu'elle prend en vieillissant. Dans le second cas, la masse résineuse ne se solidifie pas entièrement et conserve toujours une teinte foncée avec un éclat brillant très particulier.

Il existe actuellement dans le commerce trois espèces de bois de Santal : le **Santal de Bombay,** le **Santal de Zanzibar** et le **Santal d'Australie,** dont les dénominations indiquent nettement la provenance.

La première espèce correspond en tous points à l'espèce qui vient de Mysore et qui a été décrite par Guibourt sous le nom de Santal citrin de Malabar ;

La deuxième s'en distingue par son aspect extérieur ; il est noirâtre, rugueux et très noueux ; sa texture est moins dure : intérieurement, il est jaune plutôt que fauve ; scié transversalement, il ne présente pas de zones concentriques bien apparentes ; son odeur est faible, peu aromatique.

Quant au Santal d'Australie, il est fourni par le *Santalum spicatum* D. C., il se présente en bûches de volume très variable, à texture peu compacte ; sa couleur est blanc jaunâtre ; son odeur est plutôt celle du Cèdre que celle du Santal : sa saveur est résineuse.

Divers pays tropicaux de l'ancien monde produisent aussi plusieurs espèces de *Santalum* dont les bois aromatiques sont principalement consommés par la Chine : tels sont le *S. Yasi* Seem., qui croît aux îles Fidji ; les *S. Freycinetianum* Gaudich. et *S. pyrularium* Gray, qui croissent dans les îles Sandwich ; le *S. Austro-Caledonicum* Vieill., qu'on rencontre dans la Nouvelle-Calédonie.

Quant au **Santal de Cochinchine,** il est fourni par l'*Epicharis Loureiri* Pierre (*Santalum album*, Lour. nec L.), arbre de la famille des Méliacées, qui croît dans la province de Bien-hoa, dans la Cochinchine française.

Usages. — Le bois de Santal a pris, depuis une trentaine d'années, une très grande importance commerciale. Tenu en très grande estime par les Hindous qui l'employaient surtout comme parfum dans les cérémonies religieuses, ce bois n'était guère employé comme médicament. C'est Henderson de Glasgow qui appela en 1868, l'attention des médecins sur la valeur de son huile essentielle dans la blennorrhagie. Ces observations, confirmées par MM. Panas et Gubler, ont vulgarisé l'emploi de cette essence, bien moins désagréable que le Copahu et le Cubèbe, dans la cystite, le catarrhe chronique de la vessie et la bronchite chronique.

LORANTHACÉES

Les plantes parasites de cette famille ne fournissent guère à notre matière médicale que le **Gui** (*Viscum album* L.) vénéré des anciens Gaulois lorsqu'il était implanté sur le chêne.

FEUILLES DE GUI

Cette espèce croît sur les Pommiers, le Peuplier, rarement sur le Chêne. Ses feuilles sont opposées, sessiles, lancéolées, obovales, obtuses,

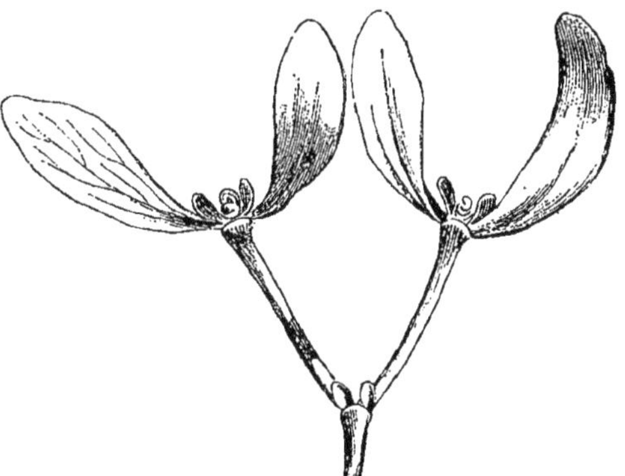

Fig. 285. — Feuille de gui.

longues de 5 à 6 centimètres, larges de 15 millimètres. Leur limbe est entier, épais, coriace, et présente cinq nervures assez apparentes, qui le sillonnent régulièrement dans toute sa longueur. Les fleurs obscures donnent naissance à des baies de la grosseur d'une groseille, blanches, renfermant une seule graine renversée, adhérente à la pulpe épaisse et visqueuse du péricarpe.

L'épiderme (fig. 286), glabre et recouvert d'une cuticule très épaisse, est formé de larges cellules polygonales et garni sur ses deux faces de très gros stomates, entourés par deux cellules symétriques disposées en croissant. Le mésophylle (fig. 287) est homogène, riche en cristaux étoilés d'oxalate de chaux. Le système libéro-ligneux est représenté par cinq faisceaux ovales, constitués par un cordon ligneux, recouvert en bas par un liber mou et un péricycle fibreux, et en haut par un amas de fibres à parois très épaisses; un endoderme très apparent entoure chacun de ces faisceaux.

Le Gui est inodore, sa saveur est âcre et amère, son odeur est désa-

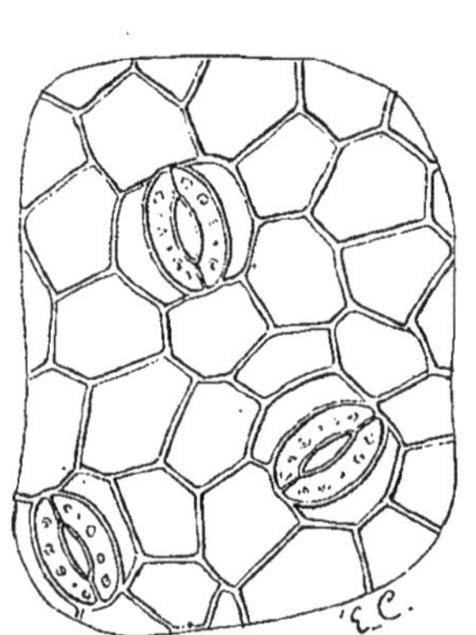

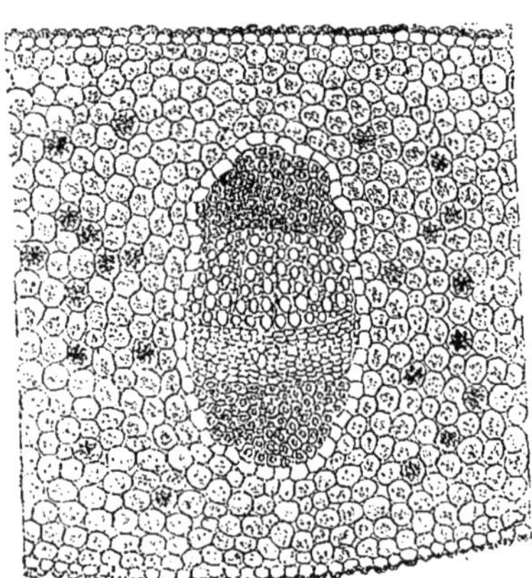

Fig. 286, 287. — Feuille de *Viscum album*.
Epiderme supérieur. Section transversale du limbe.

gréable quand il est desséché. On utilise ses feuilles et ses fruits, mais surtout l'écorce qui est plus riche en principes actifs.

D'après Henry, les fruits du Gui renferment de la glu, de la cire, de la gomme, une matière visqueuse insoluble, de la chorophylle, des sels alcalins et de l'oxyde de fer.

Personne (1884) a constaté que la glu purifiée est un éther ou un mélange d'éthers formés par un alcool particulier, qui semble être un homologue de l'alcool benzylique.

Reinsch a retiré de l'écorce du Gui une substance jaunâtre visqueuse, molle, élastique qu'il a appelée *viscine*.

Cette plante a joui d'une réputation considérable en médecine : on l'employait contre les affections convulsives, l'épilepsie, l'hystérie, l'asthme et les fièvres intermittentes ; elle est à peu près tombée dans l'oubli aujourd'hui ; on ne s'en sert plus que pour la préparation de la glu.

Le *V. Ethiopicum* Thunb. est considéré comme un excellent succédané par les naturels du Cap de Bonne-Espérance.

Plusieurs espèces de *Loranthus* sont aussi utilisées en médecine : telles sont le *L. citrocolus* Mart. dont les feuilles sont employées au Brésil pour la guérison des tumeurs œdémateuses ; les *L. globosus* Roxb. et *L. longiflorus* Don. réservés pour le même usage aux Indes ; le *L. Americanus* Jacq., employé aux Antilles contre la morsure des serpents venimeux.

THYMÉLÉACÉES

Arbrisseaux, rarement herbes annuelles, à feuilles alternes ou opposées, simples, entières, coriaces et luisantes, penninerviées et non stipulées. Fleurs axillaires ou terminales, solitaires ou réunies en épis ou en grappes. Calice coloré et pétaloïde, tubuleux ou infundibuliforme, ou urcéolé, à quatre ou cinq divisions à préfloraison imbriquée. Etamines en même nombre que les lobes calicinaux, ou en nombre double et alors bisériées, insérées sur les lobes ou sur la gorge du périanthe, qui présente des écailles en nombre égal, double ou triple des pièces du calice. Ovaire libre uni ou biloculaire; chaque loge contenant un seul ovule descendant. Ce fruit est charnu, indéhiscent, drupacé ou baccien, plus rarement capsulaire et loculicide. Graines pendantes, exalbuminées, ou inclinées, dans un albumen peu abondant.

Caractères anatomiques. — Les Thyméléacées sont caractérisées par l'abondance et la ténacité des fibres qui existent dans leur partie libérienne. Ces fibres affectent parfois deux formes différentes, comme nous le verrons dans les écorces du genre *Daphne*. — Les faisceaux sont bicollatéraux. Les organes de ces plantes sont dépourvus de cristaux, de canaux sécréteurs et de glandes internes.

Les Thyméléacées habitent généralement les régions extratropicales chaudes de l'hémisphère austral, surtout l'Afrique et l'Australie; elles sont moins abondantes entre les tropiques et dans les parties tempérées de l'hémisphère Nord. On en rencontre peu en Amérique.

Outre une matière extrative amère, ces plantes renferment dans leur écorce et leur fruit une matière sébacée, verte, très âcre et corrosive qui communique à plusieurs d'entre elles des propriétés vésicantes. Le liber de quelques-unes, riche en fibres fines et résistantes, est utilisé dans l'industrie pour la préparation du papier ou la fabrication de cordages.

ÉCORCE DE GAROU

Écorce de Sain bois, de Trintanelle.

Origine. — **L'écorce de Garou** des pharmacies françaises est fournie par le *Daphne Gnidium* L., espèce méditerranéenne, qui abonde dans le sud de la France et sur les bords de l'Océan, en Espagne, en Portugal, au Maroc, en Grèce, aux Canaries et à Madère.

Description. — Elle se présente sous deux formes dans le commerce : tantôt en boules de la grosseur du poing, pesant de 80 à 90 grammes en moyenne, tantôt et plus souvent en petits paquets de 9 à 11 centimètres de long sur 5 à 6 centimètres de large, et du poids de 20 à 25 grammes. Ces paquets sont formés de morceaux d'écorce longs de 50 à 70 centimètres, de largeur variable, repliés plusieurs fois sur eux-mêmes et disposés de telle sorte que les écorces plus étroites renfermées à l'intérieur sont complètement recouvertes par les écorces plus larges ayant leur face intérieure tournée en dehors. La face extérieure de cette écorce a un épiderme gris brunâtre quand il est récent, mais qui se ternit par la dessiccation et prend avec le temps un aspect grisâtre ; cet épiderme qui s'enlève facilement est demi-transparent, crispé et ridé transversalement, et présente de distance en distance des petites taches tuberculeuses correspondant aux points d'insertions des feuilles. La face interne est lisse et luisante et varie aussi dans sa coloration. Dans l'écorce récente elle est d'un jaune verdâtre, et prend avec le temps une couleur jaune paille et, quand la dessiccation a été négligée, une teinte noirâtre. Les couches internes présentent des fibres longitudinales très tenaces, que l'on pourrait filer comme le chanvre, si elles n'étaient pas couvertes du côté de l'épiderme d'une soie très fine, blanche et lustrée qui en s'introduisant sous la peau y cause des démangeaisons douloureuses. L'écorce a une odeur désagréable et nauséabonde ; quand on la manie pendant quelque temps, elle cause des picotements insupportables dans le nez et l'arrière-gorge. Sa saveur est âcre et corrosive. On la récolte à l'automne et au printemps.

Structure microscopique. — L'épiderme est formé d'une assise de cellules cubiques dont la paroi externe convexe et recouverte par une cuticule assez épaisse donne naissance à des poils tecteurs unicellulaires, coniques, à parois épaisses et mamelonnées. A l'assise épidermique succède (fig. 288) une couche de suber de 3 à 4 rangées de cellules à parois minces et colorées, disposées en files radiales. Le parenchyme cortical a des cellules allongées tangentiellement, qui, dans les couches les plus rapprochées du suber, sont munies de parois fort épaisses et d'aspect collenchymateux et qui, dans la couche interne, présentent des parois minces, et sont moins intimement unies entre elles. Cette dernière zone est encore caractérisée par la présence de paquets de fibres arrondies, d'aspect nacré, dont les parois fort épaissies entourent un lumen punctiforme. Ces fibres à bords ondulés ou rectilignes atteignent parfois une grande longueur ; leurs extrémités sont terminées en pointe tantôt mousse, tantôt aiguë. Dans les rameaux jeunes, elles sont pressées les unes contre les autres et disposées sur plusieurs rangs, formant autour du tissu libéro-ligneux une enveloppe à peu près continue; mais sur des branches plus âgées, elles ont un arrangement différent; leur nombre n'augmentant pas proportionnellement à l'accroissement de la tige, l'anneau qu'elles formaient autour des faisceaux libéro-ligneux se trouve brisé en plusieurs points et elles sont groupées en faisceaux plus au moins nombreux, séparés par du tissu cellulaire. Le liber a des cellules à parois assez épaisses, qui dans les couches les plus internes sont disposées en files radiales; il est caractérisé par la présence de fibres isolées ou réunies en groupes peu volumineux; ces dernières fibres se distinguent des précédentes par leur section irrégulière et leurs parois moins épaisses entourant un lumen plus ou moins large et ondulé. Des rayons médullaires étroits, d'une seule rangée de cellules, sillonnent le liber de cette écorce.

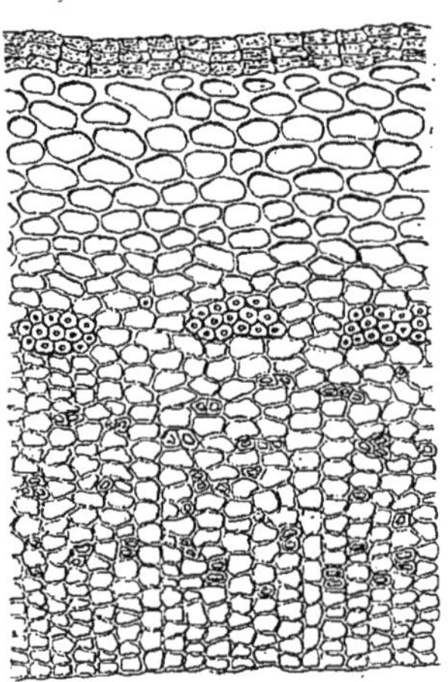

Fig. 288.
Ecorce de *Daphne Gnidium.*

Composition chimique. — L'écorce de Garou renferme une matière colorante jaune, une matière grasse verte, une résine âcre et un glucoside, la *Daphnine,* qui paraît être inerte.

La résine qui constitue le principe actif est sèche, cassante, insoluble dans l'eau, soluble dans l'alcool et l'éther ; elle y existe dans la proportion de 7 à 9 p. 100.

La *Daphnine* est un glucoside incolore, amer, soluble dans l'eau, moins soluble dans l'alcool, insoluble dans l'éther ; sous l'influence des acides ou des ferments elle se dédouble en glucose et en *Daphnétine.*

Cette écorce jouit de propriétés vésicantes très énergiques; elle sert à préparer des pommades et du papier épispastiques.

Les fruits de *Daphne Gnidium* utilisés autrefois commes purgatifs, sous le nom de *Grana Gnidia*, ont une saveur âcre qui a été utilisée pour remonter le piquant du poivre frelaté par l'addition de poudres féculentes.

ÉCORCE DE BOIS GENTIL

Origine. — **L'Ecorce de Bois gentil**, ou **Faux garou** est fournie par le *D. Mezereum* L. (fig. 289) qui croît dans les bois montueux de presque toute l'Europe et jusque dans les régions arctiques ; c'est l'espèce officinale inscrite dans la pharmacopée allemande.

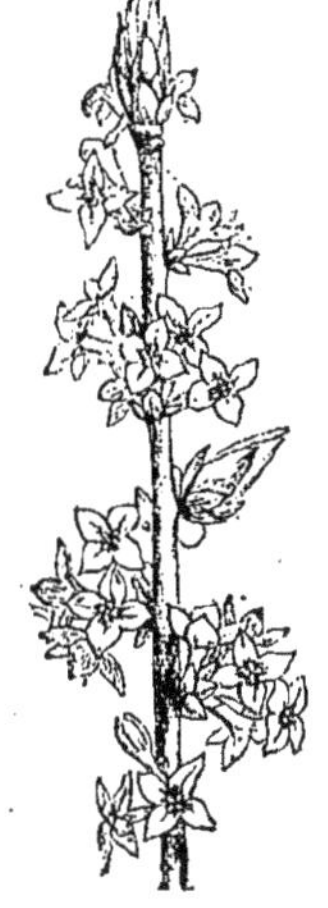

Fig. 289. *Daphne Mezereum*. Rameau.

Description. — Cette écorce se présente en petits paquets de 10 à 12 centimètres de long sur 2 à 3 centimètres de large, pesant de 5 à 6 grammes et formés de 2 à 3 écorces enroulées les unes sur les autres à la façon des écorces de Garou. La longueur des fragments varie entre 30 et 40 centimètres ; la largeur ne dépasse guère 1 à 2 centimètres. Le suber est grisâtre, marqué de ponctuations, qui sont beaucoup plus espacées que dans l'écorce de Garou ; il ne se détache pas aussi facilement que dans cette dernière. La face interne est blanche et satinée. L'analogie qui existe dans les caractères extérieurs de ces écorces se retrouve dans leurs caractères organoleptiques; aussi la comparaison de ces caractères ne permet-elle pas de distinguer facilement ces deux espèces commerciales qu'on substitue couramment l'une à l'autre. Comme elles ont une action vésicante sensiblement égale, la question perd un peu de son importance; on peut toutefois trouver dans la comparaison de leur structure anatomique quelques éléments de détermination.

Structure microscopique (fig. 290). — L'épiderme, garni aussi de poils tecteurs, recouvre un suber qui par son grand développement devient caractéristique de cette écorce. Ce suber est formé de quinze à vingt rangées de cellules brunes superposées, disposées en files radiales au-dessus de quelques rangées de cellules quadrilatérales, régulières, remplies de protoplasma, qui, par segmentation tangentielle, sont appelées à fournir de nouvelles couches subéreuses. Le parenchyme cortical prend dans sa couche externe un aspect collenchymateux ; il est formé de cellules allongées tangentiellement ; en s'éloignant de la périphérie ces cellules perdent un peu de leur régularité et ont des parois plus minces. Dans la partie interne on observe des éléments prosenchymateux à parois très épaisses, analogues dans leur forme et dans leur disposition à ceux qui existent dans l'écorce du *D. Gnidium*. Le liber, en général plus développé, est caractérisé par la présence d'une plus forte proportion de fibres à parois moins épaisses, qui sont généralement réunies en groupes volumineux et irréguliers, alternant avec des éléments parenchymateux. Des rayons médullaires formés d'une seule rangée de cellules sillonnent le liber de cette écorce. La multiplication et l'agglomération des fibres libériennes, le développement de la zone subéreuse constituent donc deux caractères qui distinguent nettement l'écorce du *D. Mezereum* de l'écorce du *D. Gnidium*.

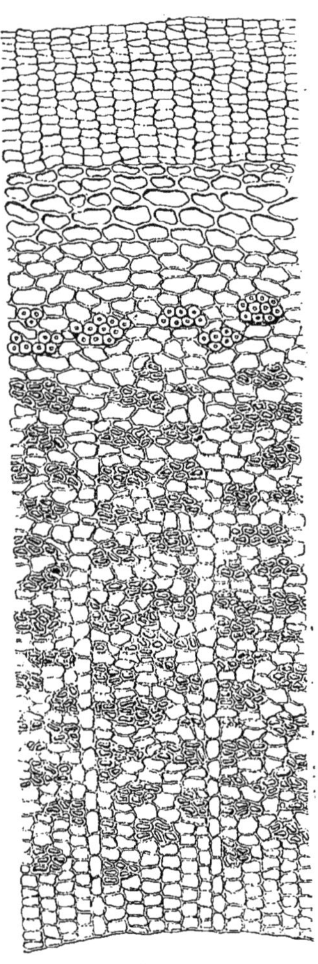

Fig. 290.
Écorce de *Daphne Mezereum*.

Composition chimique. — Les éléments retirés de l'écorce de Garou se retrouvent dans l'écorce du Bois gentil ; la résine toutefois y existe en moins grande proportion.

Usages. — Cette écorce est parfois employée en Angleterre comme altérante et sudorifique, dans les maladies rhumatismales et scrofuleuses. Sur le continent, elle est plus généralement employée comme vésicante.

ÉCORCE DE LAURÉOLE

Origine. — L'**Ecorce de Lauréole** (*Laurier épurge*), est fournie par le *D. Laureola* L., espèce qui croît communément en Europe, et qui se retrouve en Algérie, aux Açores, en Asie Mineure.

Description. — Cette écorce se distingue des deux précédentes par ses dimensions qui sont toujours beaucoup moindres. La couleur de son épiderme, qui peut varier dans les mêmes limites que celle du Garou et du Bois gentil, offre assez généralement cependant une teinte gris cendré bien accusée. La surface est marquée de rides longitudinales sensiblement parallèles; mais, tandis que dans les deux précédentes espèces, les cicatrices foliaires sont également espacées, elles présentent dans le *D. Laureola* la disposition suivante :

Outre les cicatrices très régulièrement placées les unes par rapport aux autres et plus distantes entre elles que dans les espèces précédentes, on observe de place en place et à des distances à peu près égales, équivalant à la longueur des pousses annuelles, des agglomérations de cicatrices très rapprochées qui correspondent aux rosettes de feuilles dont la disposition persistante donne à cette espèce un aspect particulier.

Structure anatomique. — Dans son ensemble, cette écorce présente la même structure anatomique que celle des deux autres écorces; elle diffère de celle du D. *Gnidium* par l'absence de poils tecteurs sur son épiderme et du D. *Mezereum* par un suber bien moins épais.

Usages. — Elle est surtout employée en Angleterre où elle est considérée comme efficace au même titre que l'écorce du D. *Mezereum* L.

Les *D. altaïca* Pall., *D. Cneorum* L. *D. pontica* L., *D. alpina L.* possèdent les mêmes propriétés.

Le *Dirca palustris* L. est employé comme purgatif aux Etats-Unis. En Sardaigne on utilise pour le même usage les feuilles du *Passerina Tartonraira* Schrad., dont l'écorce est un succédané du garou.

Le *Wirckstrœmia canescens* (*Passerina Gampi*), est un arbrisseau très répandu dans les forêts montagneuses du centre et du sud du Japon. Son écorce sert à préparer un papier très doux au toucher et brillant comme du papier de soie, étonnamment souple et résistant. L'usage de ce papier a été introduit en pharmacie par le Dr Hoffmann (1893) sous le nom d'*Usujo*, pour remplacer les cachets, les perles et les capsules gélatineuses.

Parmi les espèces textiles il faut citer les *Lagetta lintearia* Lam. ou *bois dentelle* des Antilles et le *L. funifera* Mart. du Brésil, qui sont utilisés pour faire des cordages et des nattes.

L'Écorce du *Wirckstrœmia Forsteri* (*Oovao*, *Aavao*) est un des médicaments les plus populaires des Tahitiens; elle est employée comme purgative, vomitive, antiblennorrhagique et antisyphilitique. C'est dans ce pays le remède par excellence de tous les empoisonnements.

LAURACÉES

Arbres ou arbrisseaux aromatiques. Feuilles alternes ou opposées, simples, entières, penninervées, coriaces et persistantes, ponctuées de glandes à essence et à mucilage, souvent pellucides. Fleurs hermaphrodites ou unisexuées, petites, pourvues d'un double périanthe périgyne, rotacé ou infundibuliforme, généralement divisé en six, plus rarement en quatre lobes. Etamines périgynes, en même nombre que les lobes du périanthe, ou en nombre multiple, constituant normalement quatre verticilles, formés d'étamines stériles ou d'étamines fertiles et parfois accompagnées à la base de deux glandes latérales dont les anthères extrorses ou introrses s'ouvrent au moyen de deux ou quatre valvules se soulevant de la base vers le sommet. Ovaire uniloculaire renfermant un seul ovule pendant et anatrope. Le fruit est en général bacciforme, tantôt nu, tantôt plus ou moins recouvert par le réceptacle accru. Graine descendante, dépourvue d'albumen, renfermant un gros embryon, à cotylédons très développés épais et charnus.

Caractères anatomiques. — Les Laurinées présentent dans tous leurs organes des glandes oléifères et mucilagineuses unicellulaires, qui ne diffèrent entre elles que par leur grosseur et la nature de leur contenu reconnaissable au moyen de la solution alcoolique d'orcanette qui colore les glandes oléifères sans teindre les glandes mucilagineuses. Parfois les deux principes (mucilage et essence) se rencontrent dans la même glande. La plupart des écorces de Lauracées sont caractérisées par l'existence de cellules scléreuses qui sont tantôt homogènes et forment un anneau scléreux continu (*Cinnamomum Zeylanicum*) d'origine péricyclique[1], tantôt hétérogènes et disposées en groupes plus ou moins volumineux et interrompus (*C. Cassia*). Les cellules scléreuses envahissent parfois l'écorce dans toute son épaisseur (*Nectandra*), comme elles peuvent quelquefois manquer complètement (*Agatophyllum*). Les cristaux font généralement défaut dans cette famille ou quand ils existent, ils sont petits et aiguillés.

Les feuilles de Laurinées sont généralement recouvertes par une cuticule épaisse ; elles ont sur leur face inférieure des poils tecteurs unicellulaires, coniques ; leurs stomates sont entourés par quatre ou cinq cellules n'ayant rien de régulier dans leur direction. Le système libéro-ligneux est réduit à un seul arc ligneux recouvert inférieurement par un liber mou et un péricycle fibreux ; une zone fibreuse recouvre supérieurement ce cordon ligneux et rejoint le péricycle inférieur.

Les fruits de Laurinées ont un péricarpe riche en huile fixe et en huile essentielle ;

[1] E. Perrot. *Sur l'anneau scléreux des Cannelles*. J. Ph. et Ch. 1890, t. XXII, p. 426.

l'endocarpe est constitué par une couche de cellules scléreuses dont les parois latérales et internes sont considérablement renforcées. (Voir note A, p. 394.)

Les Laurinées croissent surtout dans la région intertropicale où elles forment d'épaisses forêts sur les montagnes fraîches : elles sont peu abondantes dans l'Amérique septentrionale, les îles Canaries et l'Europe méridionale ; on n'en rencontre pas dans l'Asie boréale.

Elles ont toutes une odeur pénétrante due à l'huile volatile qui est sécrétée dans tous leurs organes et qui possède suivant les espèces des propriétés stimulantes ou sédatives. Outre les espèces médicinales, cette famille compte un certain nombre de plantes employées comme épices pour régulariser les fonctions digestives ; tel, le Laurier le condiment indispensable de toutes les cuisinières ; d'autres, comme l'Avocatier sont utilisées comme aliments ; plusieurs enfin, telles que le Licari, le Bébeeru, le bois d'Anis doivent au tissu fin, solide et aromatique de leur bois la faveur dont elles jouissent dans le commerce de l'ébénisterie.

Au premier rang des nombreux végétaux utiles que cette famille fournit à la matière médicale figurent les espèces du genre *Cinnamomum*, dont les unes appelées Cannelles renferment une essence d'odeur suave, parfois appréciée au poids de l'or comme pour la Cannelle de l'Annam, et dont une autre connue sous le nom de Camphrier fournit le camphre ordinaire, une des substances médicamenteuses le plus universellement employées.

CANNELLE DE CEYLAN

ORIGINE. — La **Cannelle de Ceylan** est fournie par le *Cinnamomum Zeylanicum* Breyn (*Laurus Cinnamomum* L. — *Persea Cinnamomum* Spreng.), qui est originaire de Ceylan où il est répandu dans les forêts jusqu'à une altitude de 900 mètres. C'est un petit arbre toujours vert, à tige dressée, dont les jeunes pousses sont lisses et quadrangulaires. Les feuilles (fig. 291) sont opposées, pétiolées, sans stipules ; leur limbe ovale oblong, qui mesure 10 à 15 centimètres de longueur et 5 à 7 centimètres de largeur, est entier, arrondi à la base, brièvement acuminé au sommet, coriace, d'un vert luisant sur la face supérieure, d'un blanc glauque sur la face inférieure, qui présente de 3 à 5 nervures principales proéminentes, reliées par de fines nervures secondaires presque transversales. Des trois nervures principales, la médiane, atteint seule le sommet de la feuille tandis que les autres s'effacent avant d'y arriver et se perdent au milieu des nervures secondaires.

Les fleurs sont terminales et groupées en grappes ramifiées de cymes bipares; elles sont régulières, hermaphrodites et constituées par un réceptacle creusé en forme de cupule qui porte sur ses bords un périanthe et un androcée périgynes, et dans son fond un ovaire libre. Le périanthe est formé de 6 divisions oblongues pubescentes, blanches

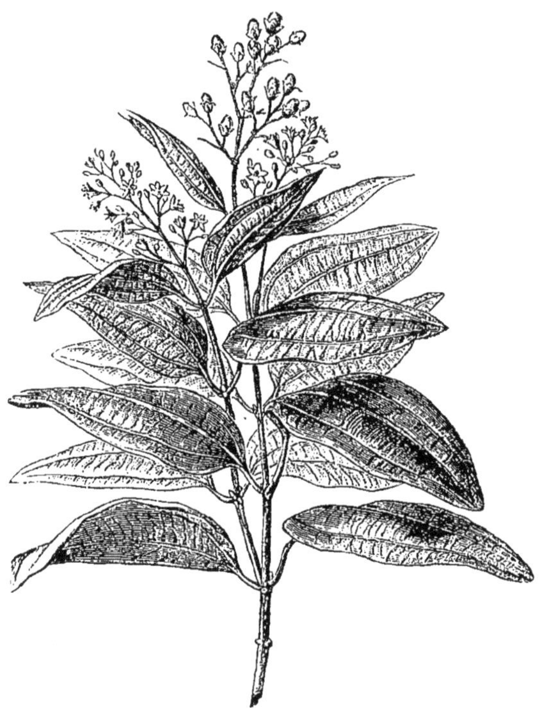

Fig. 291. — *Cinnamomum Zeylanicum.*

ou jaunâtres, disposées sur 2 rangs; l'androcée est représenté par 12 étamines formant 4 verticilles trimères. Les deux verticilles extérieurs ont des étamines à anthères introrses; le troisième verticille des étamines à anthères extrorses, portant à la base de leur filet deux glandes stipitées, le quatrième verticille 3 étamines stériles. Le gynécée a un seul carpelle, formant un ovaire uniloculaire et uniovulé. Le fruit est une baie accompagnée à sa base par le réceptacle et le périanthe persistants.

Le *C. Zeylanicum* présente de nombreuses variations dans sa taille ainsi que dans les contours, les dimensions et la consistance de ses feuilles; plusieurs de ses formes extrêmes qui diffèrent notablement les unes des autres ont reçu des noms spécifiques particuliers. Beddome, conservateur des forêts à Madras, qui a pu voir de près ces diverses variétés, pense que les différences qu'elles présentent ne doivent être attribuées qu'à des influences locales et il est disposé à les considérer comme de simples formes du *C. Zeylanicum* Breyn.

Production. — Bien que l'écorce de toutes ces formes possède, à un degré plus ou moins élevé, l'odeur de la cannelle, la meilleure Cannelle de Ceylan est fournie par une forme cultivée et choisie, remarquable par la grandeur et l'irrégularité de ses feuilles. La forme du feuillage ne constituant pas toujours un caractère d'une valeur absolue, les décortiqueurs, avant de commencer leur opération, ont l'habitude de goûter et de mâcher l'écorce. Cette variété si estimée est cultivée dans une région située sur la côte ouest de l'île, entre Negumbo, Colombo et Matura, qui ne mesure guère plus de 12 à 15 milles de large ; elle y croît à une altitude de 150 mètres au-dessus du niveau de la mer ; les plantations y sont aménagées comme les taillis de chêne en Europe. On taille les pieds pour les empêcher de devenir des arbres ; on les recèpe afin qu'ils donnent des rejets, au nombre de 4 ou 6 qu'on laisse croître en rameaux et qu'on exploite au bout de deux ans, quand leur épiderme commence à devenir grisâtre. Ils mesurent alors 1m,80 à 3 mètres de hauteur et 3 à 5 centimètres de diamètre. On ne les coupe pas tous à la fois, mais seulement à mesure qu'ils arrivent à l'état de maturité désirée.

On choisit pour faire la récolte les mois de mai et juin, ou de novembre et décembre, moments où l'écorce se sépare facilement du bois : la récolte la plus importante est celle qui se fait au moment de la circulation de la sève, c'est-à-dire au printemps. On coupe les branches avec une serpe en forme de faucille appellée *Cally ;* on enlève les feuilles, on nettoie légèrement les rameaux avec un couteau ; les petits fragments ainsi détachés sont vendus sous le nom de *raclures de cannelle.* On entaille ensuite l'écorce circulairement à des distances de 30 centimètres, et après l'avoir fendue longitudinalement, on l'enlève avec un autre couteau appelé *mama.* Les écorces ainsi détachées sont enroulées les unes dans les autres et réunies en faisceaux, qu'on abandonne pendant vingt-quatre heures à une sorte de fermentation, ce qui permet de détacher facilement la partie subéreuse. Pour pratiquer cette opération, on dispose chaque écorce sur une baguette de bois et on en racle avec soin la couche externe au moyen d'un couteau. Quelques heures après, on emboîte les petites écorces dans les plus grandes, de façon à former des baguettes de 75 à 80 centimètres de longueur. La cannelle ainsi préparée est exposée pendant vingt-quatre heures à l'ombre et desséchée sur des claies d'osier. Après leur dessiccation complète, ces baguettes sont réunies en faisceaux de 25 à 30 livres.

On estime à 600 000 kilogrammes la quantité de cannelle exportée annuellement de Ceylan. La culture du cannellier a diminué depuis une vingtaine d'années dans cette île, où elle est en partie remplacée par la culture plus avantageuse du café et du quinquina.

Description. — La Cannelle de Ceylan se présente dans le commerce en cylindres ou baguettes, dont la longueur peut atteindre 1 mètre sur 1 cent. 1/2 de diamètre. Ces cylindres sont formés d'un certain nombre d'écorces enroulées les unes dans les autres, ayant chacune 1/4 de millimètre d'épaisseur. La surface extérieure de chacune d'elles est d'un fauve pâle et présente un certain nombre d'empreintes arrondies, correspondant aux points d'insertion des feuilles et des bourgeons axillaires; on y observe en outre des veines blanchâtres qui partent de ces empreintes ou les contournent et s'étendent dans le sens de la longueur en s'anastomosant parfois entre elles. La face interne est de couleur plus foncée, presque brune et lisse. La cassure de cette écorce est esquilleuse et présente un certain nombre de fibres courtes, blanches, saillantes. L'odeur est franche; la saveur un peu sucrée, chaude, très aromatique et très fine.

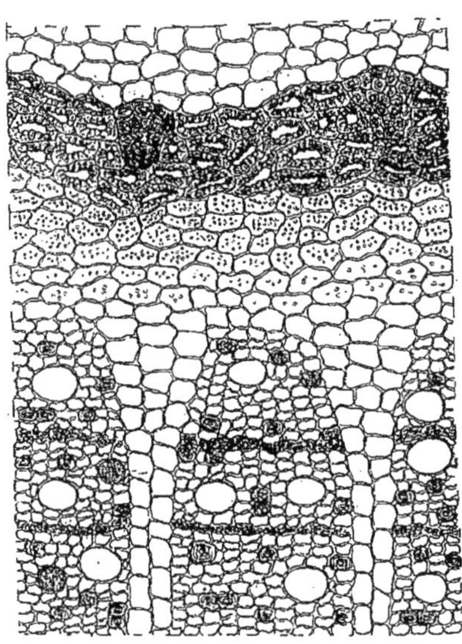

Fig. 292. — Cannelle de Ceylan.

Structure microscopique. — Examinée au microscope, la Cannelle de Ceylan présente de dehors en dedans (fig. 292) :

Deux ou trois rangées de cellules polygonales, allongées tangentiellement, représentant les couches les plus externes du parenchyme cortical : une zone scléreuse, continue, formée par 4 à 5 rangées de cellules pierreuses, à parois très épaisses et canaliculées. Sur la partie extérieure de cet anneau, on observe de distance en distance, un certain nombre de paquets de fibres, à parois très épaisses, représentant les fibres péricycliques. La couche libérienne a d'abord une structure lâche; elle forme un tissu de plus en plus serré, à mesure qu'on s'éloigne de la périphérie; dans sa partie interne elle a une structure régulière ; elle est sillonnée transversalement par un certain nombre de vaisseaux grillagés, sous forme de bandes brunes d'un tissu très dense ; elle montre, en outre, des glandes mucilagineuses et oléifères, et des fibres généralement isolées ; elle est divisée en faisceaux cunéiformes par des rayons médullaires qui, d'abord assez étroits, s'élargissent brusquement en se rapprochant de la périphérie. Quelques-unes des cellules du liber contiennent de fins cristaux aiguillés ; les autres renferment de l'amidon en grains assez petits.

COMPOSITION CHIMIQUE. — La Cannelle de Ceylan renferme de l'huile essentielle, du sucre, de la mannite, de l'amidon, du mucilage, de l'a-

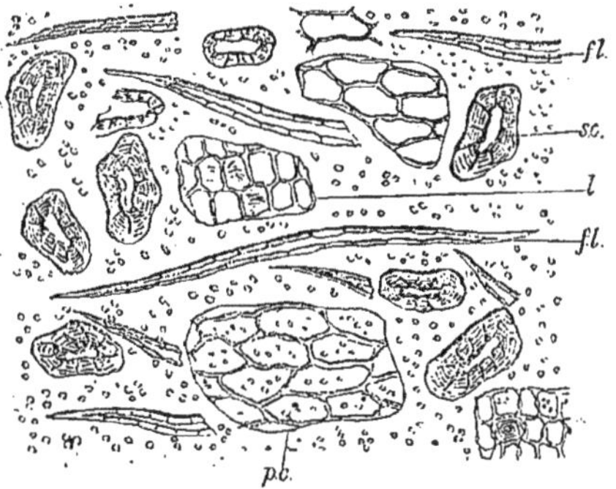

Fig. 293. — Poudre de Cannelle de Ceylan.
fl., fibres libériennes. — *sc.*, cellules scléreuses. — *pc.*, parenchyme cortical. — *l.*, liber. — *a*, amidon.

cide tannique. De tous ces principes, le plus intéressant est l'essence, qui y existe dans la proportion de 0,50 à 1 p. 100, et qui se prépare ordinairement à Colombo et dans toutes les localités où on cultive le *C. Zeylanicum* Breyn. Cette essence a une couleur jaune d'or qui se fonce et devient rougeâtre au bout de quelque temps ; elle est légèrement épaisse et sa densité varie entre 1,006 et 1,044. Elle est sans action sur la lumière polarisée, et sur le papier de tournesol ; elle se dissout dans l'alcool ordinaire. — Au contact de l'iode elle produit une élévation de température considérable. Elle a une odeur très fine et très agréable, une saveur douce et chaude. Elle est composée principalement de l'aldéhyde de l'acide cinnamique, mélangé avec une faible proportion de terpène. Exposée à l'air elle en absorbe peu à peu l'oxygène et donne une résine et de l'acide cinnamique.

Les feuilles du *C. Zeylanicum* Breyn. donnent par la distillation une essence différente de celle de l'écorce ; cette essence est brune, de réaction acide et formée pour la presque totalité d'eugénol pur avec un peu de terpène et d'aldéhyde cinnamique. Son odeur se rapproche de celle de l'essence de girofles.

Usages. — L'écorce de Cannelle doit à son huile essentielle l'action stimulante qu'elle exerce sur les fonctions digestives et l'appareil circulatoire. Elle entre dans une foule de préparations officinales, et s'administre sous forme de poudre, de teinture, d'alcoolat.

CANNELLE DE CHINE

Origine. — L'origine de la meilleure **Cannelle de Chine**, qu'on attribuait sans preuve suffisante au *Cinnamomum Cassia* Bl., est aujourd'hui bien nettement déterminée. Dans ses *Notes médicales du voyage d'exploration du Mékong* (1870), le Dr Thorel affirmait bien que l'expédition française du lieutenant Garnier avait trouvé cette espèce botanique dans le Laos et dans les forêts traversées par l'un des affluents de gauche du Mékong, mais aucun botaniste compétent n'ayant rapporté des échantillons qui pussent permettre de déterminer la véritable origine de cette écorce, il restait quelque incertitude sur ce point. Sur la sollicitation de Sir Joseph D. Hooker, ancien directeur du jardin botanique de Kew, auquel la matière médicale est redevable de la solution de plusieurs questions de ce genre, le ministre des colonies confia, en 1882, à M. Ford, directeur de l'administration forestière de Hong-Kong, la mission de parcourir les contrées traversées par le fleuve Si-Kiang, de visiter les lieux de culture des Cannelliers et de recueillir sur place les renseignements les plus précis sur l'origine de ces arbres et la récolte de leurs produits. M. Ford choisit son temps de façon à trouver la majeure partie des Cannelliers en fleurs, à assister à la récolte et à la préparation de la Cannelle. Il put ainsi constater que l'arbre qui fournit exclusivement la meilleure Cannelle de Chine est bien le *Cinnamonum Cassia* Blume (*C. aromaticum* Nees) que les Chinois appellent *Ynk-quai-she*. Dans toutes les cultures qu'il visita M. Ford ne rencontra pas d'autres formes ou variétés de cette espèce, ou d'autres arbres à Cannelle. D'après ce qu'il vit et au dire des principaux producteurs, c'est cette espèce seule qui produit non seulement l'écorce de Cannelle de Chine, mais encore la drogue connue sous les noms de fleurs de Cannelle (*Flores Cassiæ, Cassias buds* des Anglais).

Le *Cinnamonum Cassia* Bl. est un arbre de taille moyenne. A l'âge de cinquante ans, il peut atteindre 13 à 14 mètres de hauteur sur 1 mètre de circonférence. La raideur de son feuillage nuit beaucoup à l'élégance de son port. Les jeunes branches sont inégalement tétragones et couvertes d'un léger duvet jaune; il en est de même des pétioles et des pédoncules. Les feuilles sont coriaces, opposées. Dans les branches fortes et fructifères, elles atteignent une longueur de 10 à 15 centimètres; rarement elles arrivent à 25 centimètres sur une largeur qui ne dépasse pas 6 centimètres; elles sont oblongues, ovales, légèrement atténuées à la base. Leur pétiole atteint 2 millimètres d'épaisseur sur 15 millimètres de longueur. La face supérieure de la feuille offre un aspect assez agréable surtout à la loupe; sa nervation d'un rouge cuivré ressort sur le fond vert brun luisant du parenchyme placé entre les trois nervures principales et forme un joli contraste. La face inférieure, vert bleuâtre, est couverte d'un duvet très léger. Les nervures latérales qui se dirigent vers le sommet de la feuille y sont assez proéminentes; dans les jeunes feuilles ces nervures partent de la base de la feuille; dans les feuilles plus âgées, de 2 à 10 millimètres plus haut. Les fleurs forment une panicule d'une longueur de 15 centimètres et plus; elles sont latérales ou terminales; les pédicelles ont tout au plus 1 centimètre de longueur et 3 à 5 fleurs. Le périgone est jaune verdâtre, et formé par un tube de 2 millimètres de long, surmonté de 5 lobes de même grandeur; les étamines et le pistil sont plus courts; les staminodes qui les accompagnent sont cordiformes, moitié moins grands; les glandes blanchâtres placées à la base des étamines sont bien plus courtes encore.

Culture. — Les plantations des Cannelliers sont localisées autour de trois villes qui constituent les trois grands marchés ou entrepôts de la Cannelle de Chine. Ce sont : 1° Taiwu dans la province de Kouang-si; 2° Lukpo et 3° Loting dans la province de Kang-toung. M. Ford n'a pu connaître exactement leur importance, car en Chine surtout les voyageurs paient souvent de leur vie les demandes indiscrètes qu'ils adressent aux indigènes; il put cependant apprendre que les plantations qui avoisinent Loting, quoique ne remontant pas à plus de vingt-cinq ans, sont de beaucoup les plus vastes et qu'elles occupent un espace de 25.000 hectares. De temps à autre on rencontre dans le voisinage du fleuve Si-Kiang quelques plantations isolées d'un rendement très faible; leur produit est amené directement par bateau à Canton. On cultive encore un peu la Cannelle près de la petite ville de To-shing à 25 milles de Loting, mais cette culture est très limitée et paraît diminuer d'année en année.

La graine arrive à maturité au mois de janvier; on la récolte au fur et à mesure qu'elle mûrit et on la sème de février en avril sur des planches peu élevées. Au bout de trois semaines, les jeunes plants qui ont levé sont sarclés, arrosés jusqu'au moment de leur transplantation qui a lieu aux mois de mars, avril et mai de l'année suivante. — On choisit pour ces plantations des terrains d'une pente de 30 à 50° avec des altitudes de 100 à 300 mètres. Ces terres parfois infestées de graminées et de fougères que l'on incinère, sont labourées et étagées en terrasses d'environ 1 mètre de hauteur sur une largeur de 50 cent. C'est sur ces talus qu'on plante les jeunes Cannelliers d'environ un an à dix-huit mois avec une portion de leur racine d'une longueur de 30 centimètres. On commence à leur enlever l'écorce au bout de la sixième année. Ce travail se fait de mars en mai. Les tiges qui ont alors 26 millimètres d'épaisseur sont coupées au ras de terre et empilées dans des maisons ou des remises. On les dépouille de leurs branches et de leurs feuilles et on fait sur leur écorce des entailles circulaires à environ 40 centimètres de distance, après quoi on les fend longitudinalement sur les deux côtés opposés. L'écorce est détachée ensuite avec un couteau en corne et la couche subéreuse enlevée avec un rabot spécial. Quand les écorces sont bien desséchées, on en fait des paquets de 46 centimètres de diamètre qui sont expédiés aux négociants des villes.

En 1882 on évaluait le rendement du cercle de Loting à 50.000 pèculs; celui de Taïwu à 32.000 (le pècul vaut 60,47 kil.).

Les planteurs de Cannellier, outre l'écorce, vendent les branches, les feuilles et les fruits non mûrs. Les branches constituent un article important du commerce intérieur de la Chine. A Canton on utilise les feuilles pour la préparation de l'essence de Cannelle.

On laisse généralement dans les cultures, à des distances de 15 à 30 mètres, un seul Cannellier pendant une dizaine d'années pour fournir constamment une récolte suffisante de graines pour les nouvelles plantations.

D'après M. Ford, le Cannellier n'existe nulle part à l'état sauvage en Chine. Les Chinois eux-mêmes ne l'ont vu que cultivé; aussi n'est-il pas absolument certain que la plante rencontrée par MM. Garnier et Thorel dans le district de Mékong soit bien le *C. Cassia* Blume.

Description. — La Cannelle de Chine se présente en morceaux aussi gros, mais beaucoup moins longs que ceux de la Cannelle, de Ceylan, formés d'une seule écorce enroulée mesurant un millimètre d'épaisseur. La surface extérieure a une teinte fauve beaucoup plus foncée et sur la plupart des morceaux on observe des traces d'un périderme grisâtre. Outre les impressions largement elliptiques laissées sur cette face par les feuilles et les bourgeons, on remarque des taches brunâtres verruqueuses : mais on n'y voit pas les stries longitudinales blanches qu'on observe sur la cannelle de Ceylan. La face interne est brunâtre, lisse ; la cassure est nette ou très peu fibreuse. Cette écorce a une odeur beaucoup moins fine et moins agréable que celle de la sorte précédente; sa saveur est moins douce, moins aromatique, un peu mucilagineuse et acerbe.

Structure microscopique. — Elle présente de dehors en dedans (fig. 294):

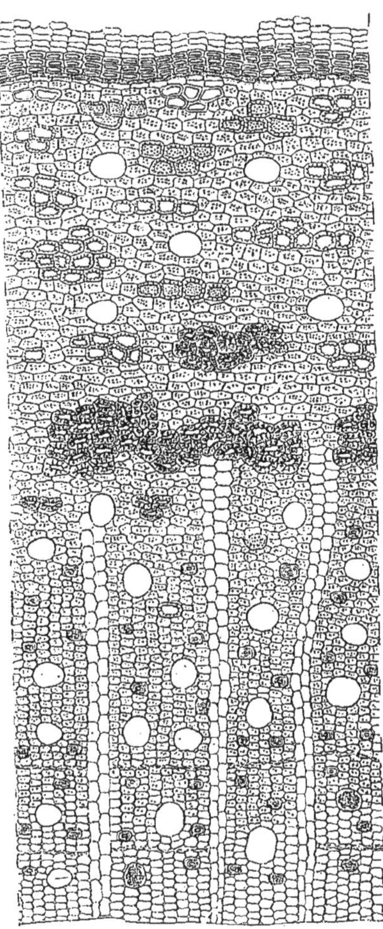

Fig. 294. — Cannelle de Chine.

Un suber assez épais formé de cellules tabulaires qui dans les couches internes ont des parois épaisses et colorées en brun;

Un parenchyme cortical assez développé et caractérisé par l'existence d'un très grand nombre de cellules scléreuses affectant deux formes différentes : les unes parfois isolées, plus souvent réunies en groupes peu volumineux, ont des parois moyennement et irrégulièrement épaissies, ponctuées autour d'un lumen assez large; les autres, munies de parois très épaisses et canaliculées, ressemblent à celles qui existent dans la Cannelle de Ceylan; elles n'y sont pas comme dans cette dernière réunies en un anneau scléreux continu; elles constituent des groupes plus ou moins volumineux, allongés tangentiellement, distincts, mais peu éloignés les uns des autres : quelques-uns d'entre eux portent sur leur face extérieure des faisceaux de fibres péricycliques.

Un liber très épais, assez dense, constitué par des cellules assez régulièrement disposées en files radiales et silonné par des rayons médullaires étroits. Cette partie de l'écorce contient de nombreuses glandes mucilagineuses et oléifères, des fibres en général isolées, et quelques cellules scléreuses, groupées ou isolées. Il a comme le parenchyme cortical une grande quantité d'amidon en grains plus volumineux que ceux de la Cannelle de Ceylan.

La forme variable des éléments scléreux, leur disposition irrégulière dans le parenchyme cortical, l'absence d'un anneau scléreux continu, la grosseur des grains d'amidon constituent un ensemble de caractères qui distinguent nettement la Cannelle de Chine de l'espèce de Ceylan.

Composition chimique. — Cette écorce renferme les mêmes principes que l'espèce précédente. L'huile essentielle y existe en proportion plus considérable, mais elle a une odeur beaucoup moins fine qui rappelle celle de la punaise; sa valeur commerciale est bien moins grande.

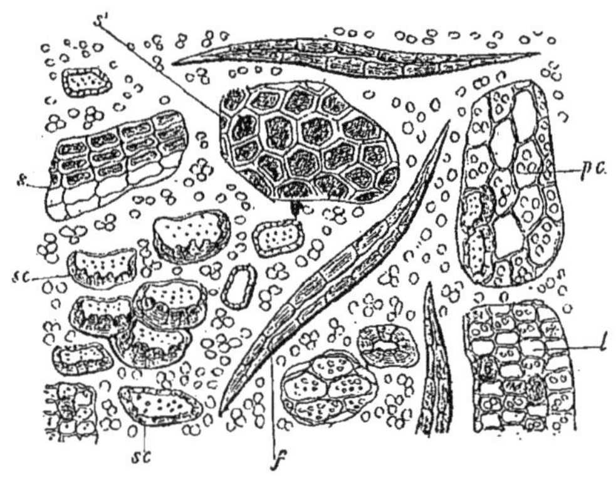

Fig. 295. — Poudre de Cannelle de Chine.

s, suber vu en travers. — *s'*, vu de face. — *sc'*, cellules scléreuses. — *pc*, parenchyme cortical. *l*, liber. — *f*, fibres libériennes. — *cr*, cristaux. — *a*, amidon.

Cette essence est jaunâtre ou brunâtre, selon qu'elle est plus ou moins ancienne. Ses réactions avec l'iode et l'acide sulfurique, de même que sa composition élémentaire, sont identiques à celles de la Cannelle de Ceylan.

Usage. — Elle se substitue communément à la sorte de Ceylan et s'emploie aux mêmes usages.

Le commerce de cette drogue est centralisé à Canton et se trouve entre les mains d'une association de riches Chinois. Ces négociants, de mai 1879 jusqu'en avril 1882, n'avaient pas en magasin moins de 166.000 caisses représentant 83.000 piculs de Cannelle.

De 1872 à 1881, l'Angleterre a reçu annuellement de Canton une quantité moyenne de 55.000 piculs de Cannelle de Chine.

AUTRES PRODUITS DES CANNELLIERS

Indépendamment de ces deux espèces principales, il existe dans le commerce plusieurs variétés de Cannelles dont quelques-unes se rapprochent des sortes les plus estimées aussi bien par l'ensemble de leurs caractères organoleptiques que par leur structure anatomique, tandis que d'autres présentent une saveur mucilagineuse ainsi que des caractères extérieurs et une structure tout à fait différents. Au nombre des premières il faut citer la *Cannelle de Malabar* qui est fournie par plusieurs variétés de *Cinnamomum*, telles que les *C. Cassia* Blume, *C. Zeylanicum* Breyn., *C. obtusifolium* Nees, *C. pauciflorum* Nees, dont la culture a été propagée dans l'ouest de l'Asie, et la *Cannelle de Java* qui est fournie par le *C. Zeylanicum* Breyn., largement cultivé dans cette île. Parmi les secondes nous citerons les *Cannelles de l'Inde*, de *Cochinchine*, de *Padang*, et la *Cannelle mate*.

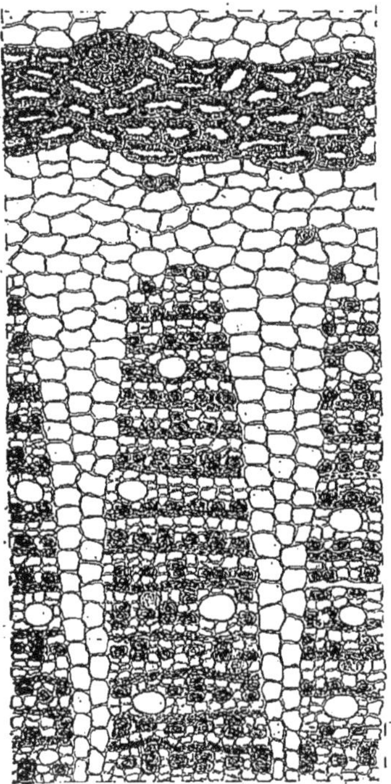

Fig. 296. — Cannelle de Java.

La **Cannelle de Malabar**, qui est surtout employée en Autriche et en Allemagne, présente dans sa structure anatomique des différences qu'explique suffisamment la diversité de son origine. C'est ainsi que la description anatomique qui en a été donnée par M. Vogl[1] ne s'accorde pas avec les observations qui ont été faites par M. Schimper[2].

La **Cannelle de Java**, qui entre communément dans le commerce et y jouit d'une certaine réputation, se rapproche beaucoup par ses caractères extérieurs de la Cannelle de Ceylan. Comme celle-ci, elle se présente en fins tuyaux qui sont emboîtés les uns dans les autres et qui ont été mondés de leur couche subéreuse : elle est caractérisée par la présence des stries blanches qu'on observe sur sa face extérieure. Seulement son épaisseur est en général double de celle des écorces de Ceylan. Si on examine au microscope sa section transversale, on observe une zone scléreuse continue avec des faisceaux de fibres péricycliques (fig. 296) ; les cellules scléreuses n'y affectent qu'une seule forme : elles sont très grosses et ont des parois fort épaisses et canaliculées ; dans les couches les plus internes du parenchyme cortical on observe quelques fibres libériennes. Le liber est assez développé, sillonné par des rayons médullaires très

[1] Vogl. *Les aliments*, p. 266.

[2] Schimper. *Anleitung zür mikroskopischen Untersuchung der Nahrungs*, p. 107.

apparents : il est caractérisé par la présence d'un nombre assez considérable de fibres isolées ou réunies par groupes de 2 ou 3 : les vaisseaux grillagés y sont très apparents et disposés en stries parallèles assez rapprochées. Ce liber contient des glandes oléifères et des cellules mucilagineuses.

La **Cannelle de Cayenne,** qui est fournie par le *C. Zeylanicum* Breyn., dont la culture a été propagée dans notre colonie, constitue aussi une bonne sorte commerciale mais, comme la précédente, moins aromatique et moins fine que la Cannelle de Ceylan. Au point de vue anatomique elle ne se distingue guère de cette dernière que par l'irrégularité et l'épaisseur de la zone scléreuse et l'existence dans les couches internes du parenchyme cortical de groupes assez volumineux de sclérites. Ces éléments offrent tous des parois fort épaisses, canaliculées et un lumen très rétréci.

Cannelles de l'Inde. — Il existe dans le commerce deux variétés principales de *Cannelle de l'Inde* qui diffèrent surtout par leur grosseur et sont pour ce motif désignées sous les noms de *petite* et *grosse Cannelle de l'Inde*.

Les *petites Cannelles de l'Inde* ont à peu près la couleur et l'épaisseur de la Cannelle de Chine ; elles se présentent en morceaux irréguliers de 20 centimètres de longueur, imparfaitement roulés. La face extérieure est ridée longitudinalement et recouverte par place d'un épiderme gris noirâtre ; elle est marquée de stries transversales qui sont aussi apparentes que les raies longitudinales. Leur odeur est très faible et leur saveur est presque nulle. Quand on les mâche, elles se délayent et forment un mucilage avec la salive. Leur cassure n'est pas nette, comme celle de la Cannelle de Chine ; elle est plutôt esquilleuse. Leur face interne a une couleur brune foncée. Au point de vue anatomique cette variété se rapproche bien plus de la Cannelle de Chine que de la Cannelle de Ceylan.

Les *grosses Cannelles de l'Inde* se présentent en morceaux qui ont environ 1,5 ou 2 millimètres d'épaisseur et 18 à 20 centimètres de longueur. Les écorces sont simples et disposées en morceaux tantôt aplatis, tantôt cylindriques, tantôt enroulés plusieurs fois sur eux-mêmes, Quelquefois l'enroulement se fait dans un seul sens, d'autres fois les bords de l'écorce s'enroulent chacun en sens contraire. Déployée transversalement ces écorces mesurent parfois 102 millimètres de largeur, ce qui indique qu'elles proviennent de branches ayant au moins 3 centimètres de diamètre. Leur face extérieure qui est très bien mondée est généralement dépourvue de toute trace apparente de périderme : tantôt elle est d'un rouge brun plus vif que la Cannelle de Chine, tantôt elle est d'un brun noirâtre : elle est marquée de stries longitudinales brunes dues à la dessiccation, mais elle ne laisse voir aucune ligne blanche analogue à celles qui existent sur la face extérieure de la Cannelle de Ceylan. On aperçoit sur la face extérieure de ces grosses Cannelles des taches irrégulières, striées transversalement, qui indiquent la trace des ramifications qui ont été enlevées lors de leur récolte. La face interne est d'un brun noirâtre. La cassure est nette, l'odeur peu aromatique, la saveur extrêmement mucilagineuse. Ces écorces se distinguent spécialement par leur forte densité et leur sonorité.

Examinées au microscope elles présentent tous les caractères anatomiques de la Cannelle de Chine. On y observe les deux variétés de cellules scléreuses. Les sclérites les plus gros et les plus épais sont en général disposés en groupes volumineux qui sont plutôt allongés dans la direction radiale, les autres sont disposés en amas plus irréguliers et plus épais que dans la Cannelle de Chine. Les glandes mucilagineuses y sont extrêmement abondantes et beaucoup plus nombreuses que les glandes oléifères. Les fibres libériennes, au lieu d'être isolées, sont en général réunies par groupes de 7 à 8, qui sont allongés tangentiellement.

Cannelle de Cochinchine. — Notre colonie de Cochinchine produit une assez grande quantité de Cannelle justement estimée à cause de sa richesse en huile volatile, qui est d'une grande suavité. On peut observer au musée de l'Exposition permanente des colonies françaises, parmi les produits originaires de la Cochinchine, une très belle collection de ces écorces.

En général les Cannelles de Cochinchine se présentent en fragments aplatis ou enroulés dont la grosseur varie depuis 1 jusqu'à 3 millimètres et la longueur depuis 15 jusqu'à 25 centimètres. Ces écorces sont toujours pourvues de leurs couches les plus extérieures : elles ont une saveur chaude très aromatique toute différente de la saveur mucilagineuse qui caractérise les grosses Cannelles de l'Inde; elles ne croquent pas sous la dent comme les grosses Cannelles qui existent dans le commerce sous le nom de *Cannelles mates;* leur cassure est très nette.

Examinées au microscope (fig. 297) ces écorces se rapprochent considérablement de la Cannelle de Chine par l'existence et la structure de leur couche subéreuse, par la grosseur de leurs grains d'amidon, par la disposition et la rareté des fibres libériennes qui sont presque toujours isolées; elles s'en distinguent par la position relative des éléments scléreux. Dans la Cannelle de Chine les cellules scléreuses les moins épaisses sont réparties dans les couches corticales les plus extérieures, tandis que dans la Cannelle de Cochinchine elles paraissent localisées dans la partie interne du parenchyme cortical. Les cellules scléreuses épaisses sont en général disposées en groupes très volumineux, qui sont étendus tantôt dans la direction tangentielle, tantôt dans la direction radiale. Sur ces groupes scléreux sont fixés, comme dans les espèces précédemment décrites, des faisceaux de fibres péricycliques.

L'ensemble de cette structure démontre que si les Cannelles de Cochinchine ne sont pas fournies par le *C. Cassia* Bl., elles doivent être rapportées à une espèce très voisine.

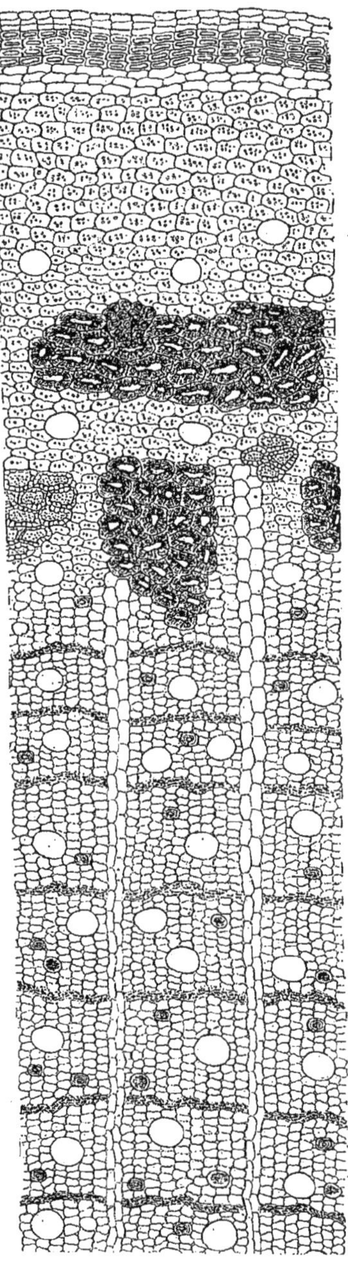

Fig. 297.
Cannelle de Cochinchine.

Cannelle mate. — Sous le nom de *Cannelle mate* on désigne dans le commerce de la droguerie de grosses écorces très irrégulières généralement aplaties, très rarement cintrées, de forme et de grosseur très variables. Ces écorces ont une teinte qui varie du jaune fauve au brun foncé ; elles ont une saveur peu aromatique et croquent en général assez fort sous la dent. Ce sont des écorces de qualité tout à fait inférieure. Autrefois elles étaient assez uniformes dans leur aspect ; aujourd'hui elles sont très variables dans leurs caractères extérieurs.

En examinant plusieurs échantillons de Cannelle mate, nous avons pu constater que la plupart d'entre elles offrent la plus grande ressemblance avec les Cannelles de qualité tout à fait inférieure qu'on récolte dans nos colonies de la Guyane et de la Martinique et dont la valeur commerciale est à peu près nulle. La plupart de ces écorces sont mondées de leur couche subéreuse ; elles sont marquées sur la face extérieure de sillons longitudinaux assez profonds et présentent sur leur face interne une apparence fibreuse. Cette double particularité leur donne quelque ressemblance extérieure avec les quinquinas inférieurs vendus sous le nom de *Quinquinas de Maracaïbo*. Ce qui les caractérise spécialement au point de vue anatomique, c'est l'abondance des cellules sclérenchymateuses, qui se retrouvent en groupes très volumineux jusque dans les couches les plus internes de l'écorce.

FLEURS DE CANNELLIER

Sous ce nom on désigne dans le commerce les fleurs desséchées d'une espèce de Cannellier qui, d'après quelques auteurs, ne serait autre que le *Cinnamomum Cassia* Blume, et, selon d'autres, le *C. Loureirii* Nees.

Elles se rapprochent un peu par leur forme des clous de girofles. Ce sont de petits corps en forme de massue durs, presque ligneux, pédonculés, mesurant de 6 à 10 millimètres de longueur et 5 millimètres de diamètre dans leur partie la plus large. Chaque fleur se compose d'un tube calicinal qui se rétrécit à sa partie inférieure en prenant une forme anguleuse, s'élargit en forme de coupe à sa partie supérieure et se divise en 6 sépales qui sont peu profondément échancrés et réfléchis en dedans. Entre les bords et la concavité du tube calicinal, qui offre une teinte gris brun ou brun noir, on aperçoit un petit corps arrondi ou légèrement aplati, d'une couleur brun jaune clair : c'est l'ovaire uniloculaire bien développé et marqué à son sommet d'une cicatrice représentant le style.

Les fleurs de Cannellier ont une odeur et une saveur de Cannelle prononcée, qui les fait rechercher dans plusieurs pays comme condiment et aussi pour la préparation de certaines liqueurs.

CAMPHRE

Origine. — Le **Camphre** est fourni par le *Cinnamomum Camphora*, Nees. (*Laurus camphora* L., *Camphora officinarum* C. Bauh.), qui est répandu dans toute la Chine centrale et les îles du Japon (fig. 298). Il abonde surtout dans les provinces chinoises de Chekiang, de Jokien et de Kiangsi et dans l'île Formose. Il a été introduit par la culture dans tous les pays chauds et tempérés du globe et même dans la région méditerranéenne, en Italie, où il croît jusque sur les bords du lac Majeur.

C'est un arbre de grandes dimensions, qui atteint les proportions et le port du tilleul; son écorce est rude au toucher et remplie d'un suc abondant. Les feuilles sont alternes, persistantes ; le limbe ovale, atténué aux deux extrémités ou presque obtus à la base, acuminé au sommet, est entier, légèrement coriace, rigide sur les bords, d'un vert pâle et luisant sur la face supérieure, blanchâtre sur la face inférieure où l'on distingue très nettement une nervure principale, d'où se détachent des nervures secondaires peu nombreuses. Les fleurs petites, d'un blanc

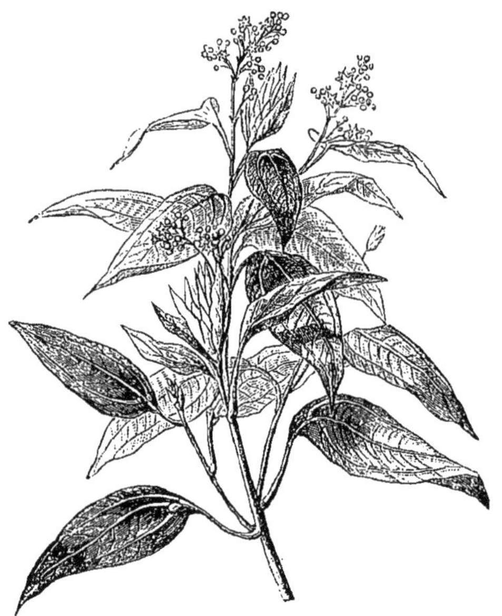

Fig. 298. — *Cinnamomum Camphora.*

jaunâtre, sont groupées en cymes pauciflores échelonnées sur un axe commun assez grêle. Le fruit est une baie ovoïde, lisse, d'une teinte pourpre ou violacée.

Le camphre est sécrété dans des glandes unicellulaires, qui ne diffèrent guère des cellules voisines que par la nature de leur contenu et leur dimension un peu plus considérable. Dans le bois, ces éléments sont souvent prosenchymateux et le camphre sécrété peut s'accumuler dans des cavités résultant de la destruction des parois des glandes qui le renfermaient. Bien qu'il se trouve dans tous les organes de la plante, c'est principalement du bois de la racine et de la tige qu'on le retire.

Production. — Le Camphrier constitue dans l'île Formose d'immenses forêts, situées sur les chaînes de collines les plus basses de l'île. Beaucoup de ces forêts n'ont pas été touchées et, si on a établi que le camphre du sud de Formose commence à s'épuiser, cela ne s'applique qu'aux districts purement chinois. L'exploitation du Camphrier est dans ces régions une opération pénible, rendue très difficile par la nature montagneuse du terrain, par le manque total de ressources et de communications, et par l'état de barbarie dans lequel sont encore les indigènes. Personne en dehors de ceux-ci ne connaît l'intérieur de l'île et ne s'est aventuré au delà de six à sept jours de marche de la côte, encore moins que d'autres les Chinois, qui sont considérés comme l'ennemi héréditaire.

Outre les Chinois il existe dans l'île de Formose quelques Européens exploitant le camphre : le plus important de ces établissements, d'origine allemande, est installé au nord de l'île dans les environs de Tamsui. Ses magasins et son approvisionnement sont à trois jours de marche de la côte, mais l'exploitation se fait plus avant dans le pays au milieu de forêts montagneuses et inextricables. Outre les difficultés provenant de la recherche des Camphriers dans ces régions, les récolteurs ont à lutter contre l'hostilité des indigènes qui, cachés derrière les arbres, leur livrent sans cesse une guerre d'embuscade et les reçoivent à coups de flèche. — D'après M. Warren[1], consul à Formose, l'extraction du camphre s'opère ainsi :

Quand la troupe d'ouvriers est arrivée dans un endroit favorable, elle s'y installe pendant plusieurs mois, jusqu'à ce qu'elle ait épuisé les arbres du voisinage, et elle y construit un ou plusieurs appareils distillatoires. On racle le tronc de l'arbre jusqu'à la hauteur la plus considérable que l'on puisse atteindre et les raclures sont mises à bouillir avec de l'eau dans un vase en fer recouvert avec une jarre en terre renversée. Le camphre se sublime dans la jarre ; on enlève celle-ci de temps en temps pour en gratter l'intérieur, puis on la remet en place. La racine de l'arbre et le tronc, depuis la grosseur de 8 pieds, sont les parties qui contiennent la plus forte proportion de camphre. — 10 pots en fer munis de leurs jarres constituent un service et chaque service peut produire environ 30 kilogrammes de camphre en dix jours.

D'après des renseignements plus récents recueillis par M. Roques[2], le bois, coupé en morceaux de la longueur de l'avant-bras et divisé en éclats, est jeté dans une chaudière en fer pleine d'eau et recouverte d'un chapiteau muni d'un trou à sa partie supérieure : à ce trou est fixée une tige de bambou recourbée formant tuyau et aboutissant dans une caisse en bois ou en fer, qui est refroidie par de l'eau. L'eau portée à l'ébullition entraîne l'essence du végétal, c'est-à-dire un mélange de

[1] Pharmaceutical Journal. Juin 1891.

[2] Journal de Pharmacie et de Chimie. Juin 1893. [5] XXVII, page 594.

camphre et de produits incristallisables. Les vapeurs arrivent par le tube en bambou dans la caisse réfrigérante sur la face supérieure de laquelle le camphre se dépose, tandis que l'eau et l'huile de camphre également condensées s'écoulent de l'appareil par une ouverture pratiquée à la partie inférieure. L'huile de camphre n'est pas exportée de Formose ; elle est abandonnée aux ouvriers qui s'en servent pour s'éclairer.

Les arbres mis en exploitation sont généralement âgés d'une cinquantaine d'années et chacun d'eux peut fournir 60 kilogrammes de camphre brut.

Quand le camphre est destiné à être expédié en Europe, on l'emballe dans des caisses rectangulaires recouvertes intérieurement de papier de plomb, qui sont dirigées sur Hong-Kong, où se trouve l'entrepôt. S'il est destiné à la consommation de l'Inde et à l'incinération des cadavres, on le place dans de grands baquets et on le recouvre d'eau qu'on renouvelle à mesure qu'elle s'évapore : une fois vendue, la marchandise est égouttée pendant douze heures, puis emballée tout humide et expédiée aux Indes. L'exportation du camphre de Formose se fait par Tamsui.

Le mode d'exploitation adopté au Japon est moins barbare que celui qu'on emploie à Formose. Les forêts de Camphriers y sont contrôlées comme en Europe par des inspecteurs : nul n'a le droit d'abattre un arbre au-dessous d'un certain âge et encore doit-on en replanter un à la place : les coupes y sont donc méthodiques et sévèrement réglementées.

Le camphre brut de Formose est d'un brun clair, en petits grains toujours humides. Le camphre du Japon lui est bien supérieur ; il est plus clair en couleur, parfois rosé ; il est aussi en grains plus volumineux. Il arrive dans des doubles fûts non doublés de métal, et il est toujours plus sec.

Purification. — A son arrivée en Europe le camphre est purifié par la sublimation ou raffiné[1]. Dans ce but, on le mélange avec un peu de charbon à de la limaille de fer ou de la chaux vive et on l'introduit dans des matras à fond plat qu'on recouvre complètement de sable. On chauffe jusqu'à ce que le camphre entre doucement en ébullition ; on continue pendant quelque temps, puis on découvre les matras dans leur partie supérieure. On refroidit ainsi graduellement jusqu'à ce que le camphre s'y condense et donne de larges pains de 2 kil. 500 environ, concaves sur une face, convexes sur l'autre, percés d'un trou en leur milieu.

[1] Perret. *Raffinage du camphre brut.* Journal de Pharmacie et de Chimie, 1888, t. VII, 124.

Description. — Le camphre purifié est en masses solides, blanches, translucides, à structure grenue et cristalline, parcouru intérieurement de nombreuses fentes. Il offre une certaine élasticité et quand on le triture dans un mortier, il adhère au pilon et ne peut être pulvérisé que si on l'humecte avec un peu d'alcool, d'éther, de chloroforme, d'huile fixe où d'essence. Il possède une odeur forte et pénétrante qui reste aux doigts et se répand au loin. Mis dans la bouche, il y laisse une saveur fraîche un peu âcre, analogue à celle que donne l'eau de menthe poivrée, sans amertume marquée : il s'aplatit sous la dent et ne se dissout que peu à peu dans la salive. Placé sur l'eau, il surnage et éprouve d'abord un mouvement giratoire qui cesse lorsque le morceau s'est imbibé du liquide; alors il s'enfonce à fleur d'eau. Placé dans un vase sec ouvert, il se volatilise peu à peu sans laisser aucune trace : dans un vase fermé, il se sublime en petits prismes hexagonaux lustrés offrant peu de dureté. Il brûle et produit une flamme blanche et une fumée épaisse, piquante et très odorante. Il fond à 175° et bout à 204°, sans se décomposer; il n'exerce aucune action sur le papier de tournesol. Il est très peu soluble dans l'eau, qui n'en dissout que 1 p. 1300 : très soluble dans l'alcool, l'éther, les huiles fixes et essentielles. En solution concentrée il dévie à droite la lumière polarisée.

Composition chimique. — Le camphre du Japon est un aldéhyde, dont l'alcool est un camphre particulier que nous aurons plus loin l'occasion d'étudier sous le nom de camphre de Bornéo. Il a pour formule $C^{20}H^{16}O^{2}$. Distillé à plusieurs reprises avec du chlorure de zinc ou de l'acide phosphorique, il donne un hydrocarbure appelé *cymène*. Soumis à des agents oxydants énergiques il se transforme en *acide camphorique* puis en *acide camphrétique*. — Sous l'action du brome il donne du *bromure de camphre*, qui se présente en cristaux aiguillés, prismatiques, pouvant atteindre plusieurs centimètres de longueur et possédant une odeur térébinthacée et camphrée et une saveur un peu amère.

Usages. — Le camphre est un médicament des plus populaires; il s'emploie à l'intérieur comme hyposthénisant, à l'extérieur comme analgésique, antiseptique et résolutif.

Outre le camphre ordinaire et le camphre de Bornéo, qui est produit par le *Dryobalanops Camphora* Coleb., les Chinois emploient une troisième variété de camphre qui possède une valeur intermédiaire entre les deux premiers : c'est le *camphre de Ngai* qui est fourni par le *Blumea balsamifera* DC., grande plante herbacée de la famille des Composées, communément répandue dans l'Asie tropicale et orientale.

FEUILLES DE MALABATHRUM

La médecine européenne utilisait autrefois les feuilles de **Malabathrum** qu'on emploie encore dans l'Inde et qui se récoltent spécialement à Mysore sur des *Cinnamomum* qui croissent à l'état sauvage. L'origine de ces feuilles est attribuée, avec quelque doute, au *C. iners* Reinw. et au *C. Malabathrum* Batka.

Ces feuilles sont oblongues-lancéolées ou linéaires-lancéolées, atténuées en pointe à leurs deux extrémités, plus droites que les feuilles du *C. Cassia* Nees, et à plus forte raison que celles du *C. Zeylanicum* Breyn. : elles sont généralement plus minces : elles ont trois nervures principales qui vont de la base au sommet, une médiane et deux latérales. Ces deux dernières sont plus rapprochées du bord de la feuille que de la nervure médiane, ce qui les distingue des feuilles du *C. Cassia* Nees, dont les deux moitiés latérales sont partagées en parties sensiblement égales. Les feuilles ont une longueur qui varie de 8 à 25 centimètres et une largeur qui s'étend de 2,7 à 5,8 centimètres; leur limbe coriace est lisse et luisant sur la face supérieure, glabre sur la face inférieure; les nervures et le pétiole, au lieu d'être pubescents comme dans le *C. Cassia* Nees, sont lisses et luisants : elles sont complètement inodores et possèdent une certaine saveur de Cannelle.

ÉCORCE DE CULILAWAN

Origine. — Cette écorce est fournie par le *Cinnamomum Culilawan* Bl. (*Laurus Culilawan* L.), qui croît dans les îles Moluques.

Description. — Elle est en morceaux assez grands, légèrement cintrés ou tout à fait plats, d'une épaisseur de 2 à 7 millimètres. Elle est parfois recouverte d'un suber blanchâtre, qui se détache facilement ou qu'on enlève préalablement sur une assez grande étendue. La face interne est lisse, d'un jaune rougeâtre, striée longitudinalement. La cassure est subéreuse à l'extérieur, fibreuse dans les couches internes et présente des marbrures blanches. Elle a une odeur qui rappelle à la fois la cannelle, le sassafras et le girofle ; une saveur aromatique et mucilagineuse.

Structure microscopique. — Examinée au microscope, cette écorce présente de dehors en dedans (fig. 299) :

Un suber composé de 7 à 10 rangées de cellules tabulaires, aplaties,

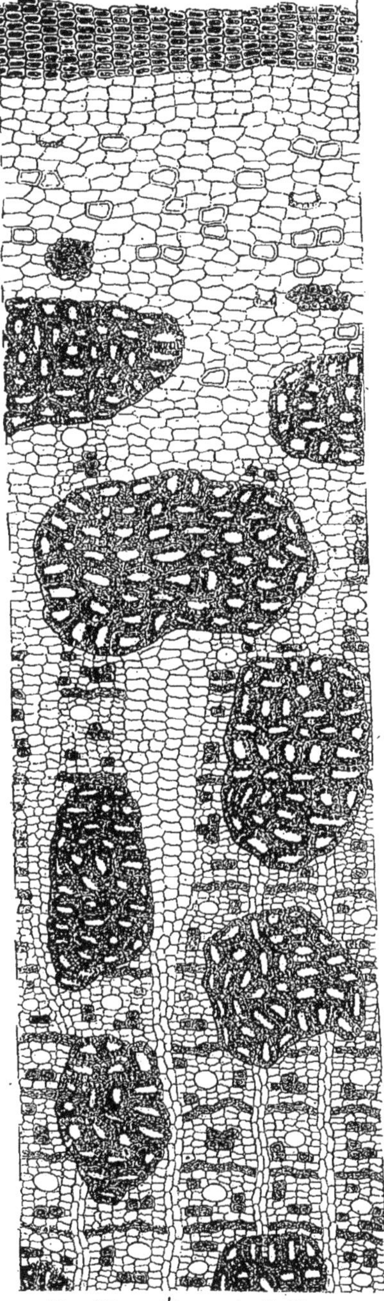

Fig. 299. — Écorce de Culilawan.

régulièrement superposées, à parois épaisses et colorées en brun ;

Un parenchyme cortical à cellules polyédriques allongées tangentiellement, renfermant quelques faisceaux fibro-libériens primaires, formés de fibres à parois très épaisses et des cellules scléreuses affectant deux formes distinctes : les unes ont des parois peu épaisses et un lumen assez large, sont isolées ou réunies deux à deux ; les autres, réunies en groupes très volumineux, ont des parois fort épaisses et canaliculées ;

Un liber assez dense, formé de cellules plus petites, assez régulièrement superposées en files radiales ; ce liber présente aussi de nombreux vaisseaux grillagés disposés dans leur ensemble en files parallèles brunes, des fibres libériennes à parois épaisses, tantôt isolées, tantôt réunies au nombre de 2 ou 3, des glandes mucilagineuses et oléifères. Il est en outre caractérisé par la présence d'une très grande quantité de groupes scléreux très volumineux, à grosses cellules ayant des parois très épaisses et canaliculées ; il est sillonné par des rayons médullaires qui, d'abord assez étroits, s'élargissent brusquement en se rapprochant de la périphérie.

Usages. — Cette écorce était jadis employée comme astringente et mucilagineuse.

AVOCATIER

Au groupe des Cinnamomées se rattache l'**Avocatier commun** (*Persea gratissima* Gœrtn., *Laurus Persea* L.), qui est originaire de l'Amérique du Sud et cultivé dans tous les pays chauds. C'est un arbre de la taille d'un abricotier, qui produit une baie de la grosseur d'une poire, d'abord verte, puis violacée et brunâtre; elle renferme une grosse graine globuleuse à cotylédons charnus. Cette baie, connue sous le nom de *Poire d'avocat*, est très appréciée comme aliment dans toutes les Antilles. Sa pulpe, verdâtre à la surface, blanchâtre près du noyau, a une saveur agréable, une consistance butyreuse : assaisonnée de diverses façons, elle se mange comme le beurre avec d'autres aliments, sous le nom de *beurre végétal.* Les feuilles et les bourgeons renferment une certaine quantité de tannin, qui les fait utiliser comme astringents et antidysentériques.

NOIX DE RAVENSARA

Avec la **Noix de Ravensara** nous entrons dans le groupe des Cryptocaryées, qui ne compte que peu d'espèces utilisées dans la matière médicale.

Cette noix est fournie par le *Ravensara aromatica* Sonner. (*Agatophyllum aromaticum* W.) qui est très communément répandu à Madagascar. C'est un fruit globuleux ou ovoïde, mesurant 2 centimètres de diamètre et 2-5 centimètres de hauteur, entouré étroitement par le réceptacle épaissi et devenu ligneux. Pendant que ce fruit se développe, six fausses cloisons nées de la paroi interne du réceptacle se dirigent vers son centre, où elles se rejoignent et divisent le péricarpe, les téguments séminaux et l'embryon en six lobes bien distincts dans presque toute leur hauteur, sauf dans la partie supérieure de la graine, qui correspond à la tigelle, à la radicule et au point d'attache des cotylédons et qui reste seule entière. La surface extérieure de cette graine est d'un brun noirâtre et offre un aspect luisant, légèrement chagriné; son odeur est assez aromatique et rappelle celle du girofle : sa saveur est aromatique et légèrement amère. L'écorce et les feuilles exhalent la même odeur quand on les contuse.

La Noix de Ravensara est communément employée à Madagascar comme condiment et comme médicament stimulant et digestif. Les feuilles fournissent une essence très odorante, qui a les propriétés de celle du giroflier, mais qui est plus consistante; l'écorce est aussi utilisée aux Antilles comme stimulante. Elle a une apparence extérieure qui rappelle celle de la Cannelle giroflée; elle se présente en tuyaux emboîtés les uns dans les autres; sa surface extérieure est fongueuse et sa cassure nette. Elle se distingue de la Cannelle giroflée par l'absence d'anneau scléreux et la structure du liber constitué par un tissu très dense, très riche en vaisseaux grillagés, à côté desquels on observe de nombreuses fibres réunies en groupes de 3 à 4.

Dans le groupe des Cryptocaryées figurent les *Mespilodaphne* représentés dans la matière médicale du Brésil par le *M. preciosa* Nees *Cryptocarya preciosa* Mart.), qui fournit l'Ecorce de **Casca preciosa** utilisée dans le traitement des affections rhumatismales et syphilitiques et qui sert en outre à préparer une essence remplaçant au Brésil l'essence de Cannelle.

Le groupe des Ocotéées intéresse plus particulièrement la pharmacie par le nombre, la qualité et l'importance des espèces qui sont utilisées dans l'art de guérir. Parmi elles figurent les *Nectandra*, *Sassafras*, *Dicypellium* et *Ocotea*.

ÉCORCE DE BEBERU

Bibiru.

Origine. — Cette Écorce est fournie par le *Nectandra Rodiœi* Schomb., grand arbre qui croît en abondance sur les terrains rocheux de la Guyane anglaise et sur les côtes élevées, que bordent les rivières d'Esequibo, Cuyuni, Demerara et Berbice.

Description. — Elle se présente en fragments plats mesurant parfois de 7 à 10 centimètres de longueur et de 6 à 20 millimètres d'épaisseur. La surface extérieure est souvent recouverte d'un suber gris brun, et striée longitudinalement : ce suber assez mince se détache facilement et met à nu le parenchyme cortical, qui présente des impressions digitées semblables à celles qu'on observe sur la surface extérieure du Quinquina Calisaya plat, mais généralement plus longues ; la surface interne d'un brun Cannelle, est marquée de stries longitudinales bien apparentes. Cette écorce est dense et très dure ; elle a une cassure grossièrement grenue, un peu foliacée dans les couches extérieures, fibreuse dans les couches internes : elle n'est pas aromatique comme la plupart des écorces de Laurinées, mais elle possède une amertume bien prononcée.

Structure microscopique. — Le suber (*s*) (fig. 300) est formé de 7 à 8 rangées de cellules tabulaires. Le parenchyme cortical (*pc*) est réduit dans ses couches extérieures à quelques rangées de cellules polyédriques allongées tangentiellement ; le reste de son épaisseur est envahi par des amas considérables de grosses cellules scléreuses à parois fort épaisses et canaliculées, dont la cavité très étroite est remplie d'une matière brune ; ces groupes scléreux sont très rapprochés les uns des autres. Le liber qui est très épais (*l*), ne se distingue de la couche précédente que par l'interposition entre les groupes scléreux de faisceaux assez volumineux de fibres libériennes à parois fort épaisses. Dans leur ensemble ces faisceaux sont assez régulièrement disposés en séries parallèles qui alternent avec les groupes scléreux. Ces éléments sont très rapprochés les uns des autres, souvent contigus ou séparés par une ou rarement par deux rangées de cellules parmi lesquelles on ne distingue ni glandes mucilagineuses ni glandes oléifères. Le liber est sillonné par des rayons médullaires composés d'une seule rangée de cellules.

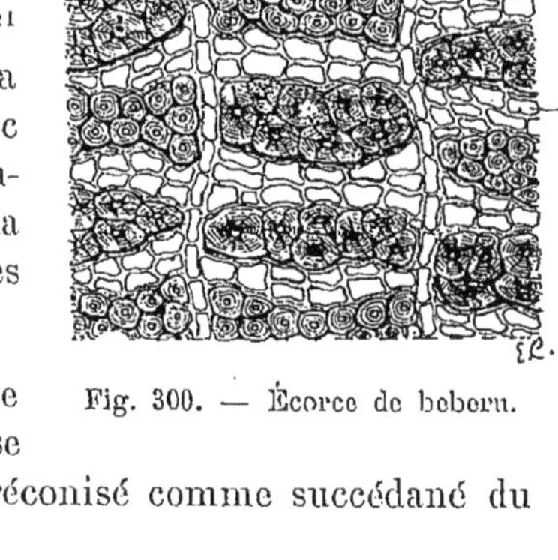

Fig. 300. — Écorce de beberu.

Composition chimique. — Cette écorce renferme du tannin, une résine et un alcaloïde : la Beberine ou *bibirine* $C^{18}A^{21}AzO^{3}$ qui a été identifié par Walz avec la *Buxine* du buis et par M. Flückiger avec la *Pelosine* du *Cissampelos Pareira* L. Maclagan en a retiré un autre alcaloïde, la *Nectandrine* $C^{20}H^{23}AzO^{4}$ et deux autres bases encore imparfaitement étudiées.

Usages. — Elle est employée comme tonique et fébrifuge ; mais on utilise plus souvent son alcaloïde qui a été préconisé comme succédané du sulfate de quinine.

FÈVES PICHURIM

Sous le nom de **Fèves Pichurim** on désigne les cotylédons isolés de graines de Laurinées appartenant au genre *Nectandra :* on en distingue deux espèces :

1° La *fève Pichurim vraie* ou *grosse fève Pichurim* qui est rapportée au *N. Puchury major* Nees. Ses cotylédons sont elliptiques, oblongs, convexes sur leur face dorsale, plans ou creusés en gouttière sur la face ventrale ; ils mesurent 3 à 4 centimètres de longueur et 15 à 20 millimètres de largeur. Leur couleur est d'un brun noirâtre à la surface. La face plane présente à une faible distance de son bord la radicule ou son empreinte. Ces graines possèdent une odeur et une saveur qui rappellent celles de la muscade et du sassafras. Fréquemment elles sont recouvertes d'une efflorescence cristalline blanche produite par l'huile essentielle qu'elles contiennent. Leur tissu est constitué par de longues cellules polyédriques contenant de l'amidon et une matière grasse ; on y distingue des glandes oléifères arrondies.

2° La *fève Pichurim bâtarde* ou *petite fève Pichurim*, attribuée au *N. Puchury minor* Nees ; elle diffère de la précédente par ses cotylédons plus petits, plus convexes, moins allongés, à contour presque arrondi. La surface convexe porte souvent des débris d'un épisperme rugueux, gris rougeâtre : elle ne présente pas d'efflorescence cristalline : elle est moins aromatique que la *grande fève Pichurim*.

Vantées autrefois comme médicaments aromatiques, les fèves Pichurim sont aujourd'hui complètement inusitées.

CANNELLE GIROFLÉE

Origine. — C'est l'écorce du *Dicypellium caryophyllatum* Nees, qui croît au Brésil.

Description. — Elle se présente en général en gros cylindres mesurant 8 ou 9 décimètres de longueur et 2 ou 3 centimètres de diamètre, formés de nombreuses écorces emboîtées et serrées les unes contre les autres. Chacune de ces écorces a une épaisseur qui varie de $0^{mm},5$ à 1 millimètre. La surface extérieure est d'un brun chocolat ou presque noire : elle est plus ou moins fongueuse ; la face interne est d'un brun rougeâtre, finement striée dans le sens longitudinal. La cassure est nette. Cette écorce possède une odeur prononcée de girofle et une saveur chaude et aromatique.

Structure microscopique. — Elle montre au microscope, quand elle est munie de toutes ses couches : un suber (*s*), formé de plusieurs rangées de cellules rectangulaires dont les parois interne et latérales sont notablement épaissies (fig. 301) ;

Un parenchyme cortical (*pc*) peu développé, formé de cellules polygonales, irrégulières, à parois minces, et dans l'épaisseur duquel on observe des glandes mucilagineuses et oléifères ;

Une zone scléreuse continue assez épaisse (*sc*), formée de 4 à 5 rangées de cellules pierreuses à parois fort épaissies et canaliculées ; sur la face extérieure de cet anneau scléreux on observe quelques faisceaux de fibres péricycliques ;

Le liber (*l*) très développé et formé d'un tissu assez dense de cellules régulièrement superposées : ce liber est sillonné transversalement par de nombreuses bandes d'un tissu brun très serré, disposées dans leur ensemble en lignes parallèles et représentant les vaisseaux grillagés (*v.g*); il présente un très grand nombre de glandes et quelques faisceaux assez volumineux de fibres libériennes (*f.l*) à parois fort épaisses ; il est sillonné par des rayons médullaires qui, assez étroits dans les couches internes de l'écorce, s'élargissent brusquement en se rapprochant de la périphérie et divisent ainsi le parenchyme libérien en faisceaux cunéiformes bien apparents. D'ordinaire toutes ces couches n'existent pas dans la Cannelle giroflée du commerce, dont la surface extérieure est formée par l'anneau scléreux, rarement recouvert par 2 ou 3 rangées de cellules appartenant au parenchyme cortical.

Cette écorce contient de l'huile essentielle, de la résine, de la gomme et du tannin.

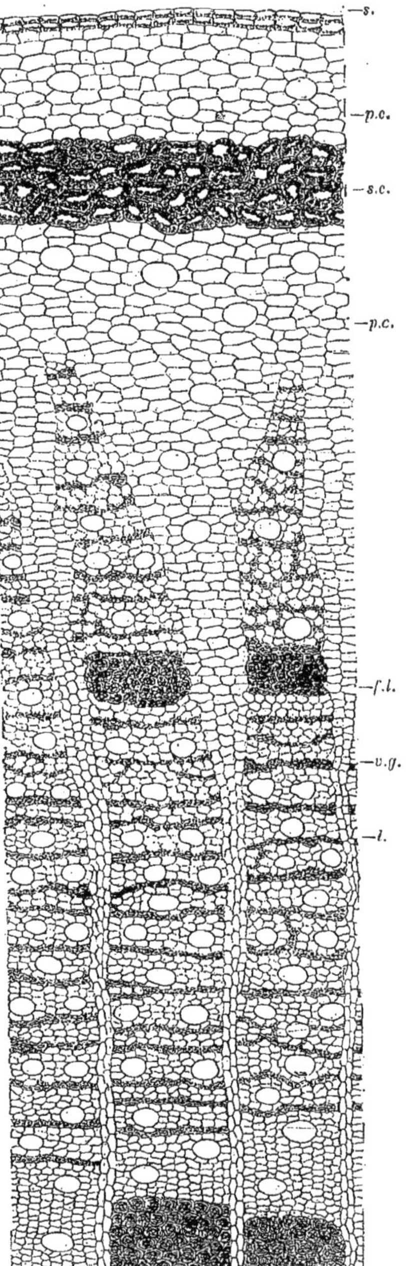

Fig. 301. — Cannelle giroflée. Structure anatomique.

SASSAFRAS

Origine. — Le **Sassafras** (*Sassafras officinale* Nees — *Laurus Sassafras* L., *Persea Sassafras* Spreng) est un bel arbre de l'Amérique du Nord, où il croît depuis le Canada jusqu'à la Floride et le Missouri. Dans les provinces de la Virginie et de la Caroline il peut atteindre une hauteur de 30 mètres. — Ses feuilles non persistantes, alternes, courtement pé-

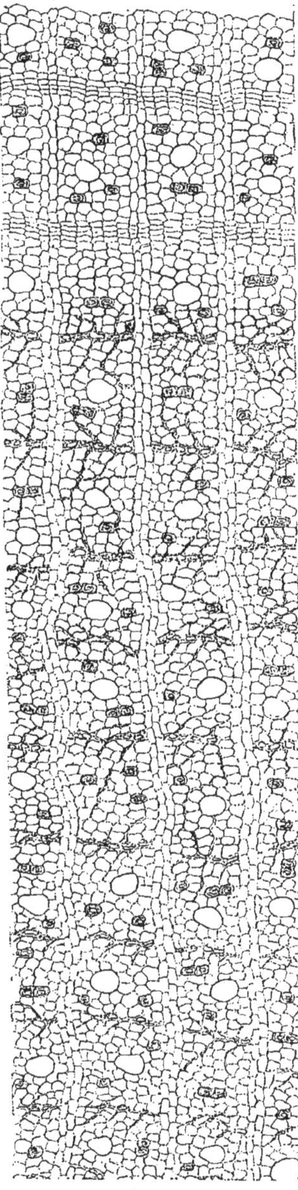

Fig. 302. — Écorce de sassafras. Structure anatomique.

tiolées, dépourvues de stipules, affectent des formes variables : les unes sont entières, obovales ; d'autres sont plus ou moins profondément partagées en trois lobes et trinerviées ; d'autres sont réduites à deux lobes ; elles ont une teinte vert clair, sont lisses en dessus, finement laineuses en dessous, surtout sur les nervures. Les fleurs petites, jaunes, chargées de duvet, sont longuement pédicellées et disposées en grappes. Le fruit est une baie de la grosseur d'un pois. Le Sassafras fournit à la pharmacie sa racine dont on utilise tantôt l'écorce seule (*Ecorce de sassafras*), tantôt le bois plus ou moins dépouillé de son écorce (*Bois de sassafras*). On utilise aussi la racine entière, bois et écorce réunis :

Description. — *Écorce.* L'écorce séparée du bois se présente en fragments très irréguliers, plats ou légèrement cintrés, ne mesurant guère plus de 10 centimètres de longueur, 7 à 8 centimètres de largeur et 1 à 5 millimètres d'épaisseur. Quelques fragments sont recouverts d'un suber gris blanchâtre, mais dans la plupart des morceaux cette couche n'existe pas et la surface extérieure raboteuse est d'une couleur de rouille caractéristique. La zone extérieure de l'écorce est parfois très développée, de couleur foncée et a une apparence spongieuse due à la formation de plusieurs couches subéreuses secondaires : parfois elle est beaucoup plus mince, plus dense et d'une teinte plus claire. Sa face interne est finement striée et marquée de petits points brillants. Cette écorce a une cassure courte et assez nette ; son odeur, forte et agréable, rappelle celle du fenouil et de l'anis; sa saveur est astringente aromatique, un peu amère.

Examinée au microscope, l'écorce de Sassafras présente (fig. 302) dans ses couches extérieures un tissu lâche formé de cellules polygonales irrégulières, dans lequel on constate l'existence de glandes oléifères unicellulaires et de fibres mécaniques généralement isolées; ce tissu est entrecoupé par des bandes de suber formées de cellules tabulaires aplaties. A mesure qu'on s'éloigne de la périphérie, le parenchyme devient plus dense et plus régulier; il est sillonné transversalement par de nombreuses bandes d'un tissu très serré et brun, représentant les vaisseaux grillagés, et qui envoie des prolongements en

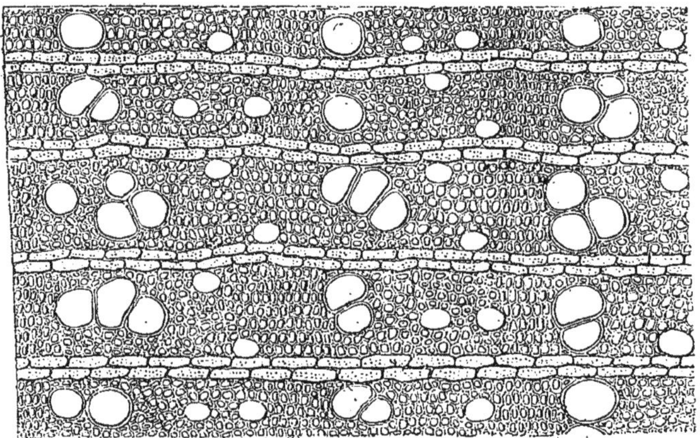

Fig. 303. — Bois de sassafras.
Structure anatomique.

différents sens. L'écorce est sillonnée dans toute son épaisseur par des rayons médullaires composés de deux rangées de cellules.

Bois. La racine de Sassafras ou bois de Sassafras est importé en grands morceaux ramifiés, souvent attachés à la partie inférieure de la tige, et mesurant de 15 à 30 centimètres de diamètre. Elle est recouverte d'une écorce spongieuse, terne et rugueuse; elle est d'un brun grisâtre ou rougeâtre et sa structure est grossièrement fibreuse : ses couches concentriques de un demi-centimètre à 1 centimètre d'épaisseur sont finement striées par de nombreux rayons médullaires assez rapprochés. Une multitude de pores très visibles à la loupe se présentent surtout dans la partie interne de la zone annuelle. Le bois de Sassafras se laisse facilement couper et est le plus souvent débité sous forme de copeaux produits par le rabot : il est facilement reconnaissable à son odeur qui est semblable à celle de l'écorce, toutefois moins prononcée.

Examinée au microscope (fig. 303), la section transversale du bois de sassafras est constituée par un tissu fibreux sillonné par des rayons médullaires, composés de deux rangées de cellules ponctuées contenant de l'amidon et divisé en zones concentriques très apparentes. Chaque zone présente dans sa partie interne de larges vaisseaux parfois isolés, plus souvent réunis par 2 ou par 3, et dans sa partie moyenne un certain nombre de glandes oléifères ; la partie externe se distingue par la disposition régulière des éléments qui la constituent et qui tracent nettement la limite des couches annuelles.

La moelle de Sassafras est inscrite dans la Pharmacopée des États-Unis à côté de l'écorce de sassafras. Cette moelle, qui se récolte en automne, est en fragments cylindriques spongieux d'une saveur mucilagineuse et d'une faible odeur de Sassafras. Au contact de l'eau, elle forme un mucilage limpide qui, quoique assez visqueux, ne peut remplacer la gomme arabique pour tenir en suspension les matières insolubles. Ce mucilage ne précipite pas par l'alcool comme celui de la gomme.

Composition chimique. — L'écorce et le bois de Sassafras renferment une huile volatile, incolore quand elle est récemment rectifiée, mais qui jaunit sous l'influence de la lumière et de l'air et peut prendre une teinte rougeâtre. Sa réaction est neutre au papier de tournesol ; son odeur douce et aromatique rappelle celle de l'essence de fenouil. Elle se dissout dans 4 à 5 parties d'alcool à 85° ; au contact de l'acide sulfurique, elle s'échauffe et donne une solution trouble d'un rouge noir qui par addition d'alcool prend une couleur rouge cerise foncé.

Elle est formée par le mélange d'un hydrocarbure, le *Safrène* $C^{10}H^{16}$ et d'une essence oxygénée, le *Safrol* $C^{10}H^{10}O^{2}$. Cette essence qui constitue les 9/10 de l'huile volatile de Sassafras, est analogue au camphre et se dépose souvent sous l'influence du froid en lames cristallines. — M. Brühl a reconnu récemment l'identité du Safrol avec le *Shikimol*, qui a été retiré par Eykmann de l'essence des feuilles et des fruits de l'*Illicium religiosum* Sieb. et Luc. Or, M. Eykmann en oxydant le shikimol, a obtenu de l'acide pipéronylique et M. Polak a constaté le même résultat avec le safrol. En traitant le safrol par le permanganate de potasse en solution très étendue, M. Brühl a obtenu l'*aldéhyde pipéronylique* ou le *pipéronal*, dont le mélange avec la vanilline possède au plus haut degré l'odeur de l'héliotrope et sert à préparer l'*héliotropine*, un de ces parfums chimiques, qui ont été accueillis avec tant de faveur dans ces dernières années et qui ont donné rapidement une importance réelle à la fabrication industrielle du *pipéronal*.

La plus grande partie du bois, de l'écorce et de l'essence de sassafras qui arrivent en Europe est expédiée de Baltimore, où on les apporte de l'intérieur des États-Unis dans un rayon de 300 milles.

Usages. — Le bois de Sassafras est employé en Europe comme sudorifique. Aux États-Unis on utilise principalement la moelle et l'écorce comme émollientes, mucilagineuses et antidysentériques. L'huile essentielle y est fréquemment utilisée pour aromatiser les boissons gazeuses et les savons de toilette.

L'odeur caractéristique du sassafras se retrouve dans un certain nombre de plantes de la famille des Laurinées et notamment dans le *Mespilodaphne Sassafras* Meissn., qui croît au Brésil, où son écorce est employée comme succédané du Sassafras ; l'*Ocotea opifera*, Aubl., qui croît sur les bords de l'Orénoque et fournit, par des incisions pratiquées à sa tige, un liquide aromatique désigné sous le nom d'*huile de Sassafras*, qui ressemble à celui que les nègres du Rio-Negro retirent du *Nectandra Cymbarum* Nees.

Le genre *Ocotea* est représenté dans la matière médicale par plusieurs espèces parmi lesquelles nous citerons : l'*Ocotea Guianensis*, Aubl. (*Oreodaphne Guianensis* Nees), originaire de la Guyane, où son écorce est employée comme résolutive ; l'*O. opifera* Aubl. (*Oreodaphne opifera* Nees) ; c'est le *Canella de Cheiro* du Rio-Negro dont le fruit renferme une essence très aromatique à odeur de millepertuis et de Portugal, utilisée en frictions dans le traitement des douleurs rhumatismales ; l'*O. Californica*, dont les feuilles, extrêmement aromatiques, sont employées dans la Californie en inhalations, pour combattre la migraine. Stillmann a retiré de ces feuilles une huile essentielle, renfermant du *terpinol* et un autre principe qu'il a appelé *umbellol*.

LAURIER D'APOLLON

Le **Laurier d'Apollon** (*Laurus nobilis* L.) (fig. 304) croît spontanément dans l'Asie Mineure, la Syrie, la Grèce, l'Italie et le sud de la France ; il est cultivé dans presque toute l'Europe moyenne et occidentale. Il fournit à la matière médicale ses feuilles et ses baies desséchées.

Feuilles. — Elles sont coriaces, oblongues, lancéolées, longues de 8 à 10 centimètres et larges de 4 à 5 centimètres, plus ou moins ondulées sur les bords, aiguës ou obtuses au sommet, courtement pétiolées. Le limbe est glabre, vert et brillant en dessus, plus pâle en dessous. De

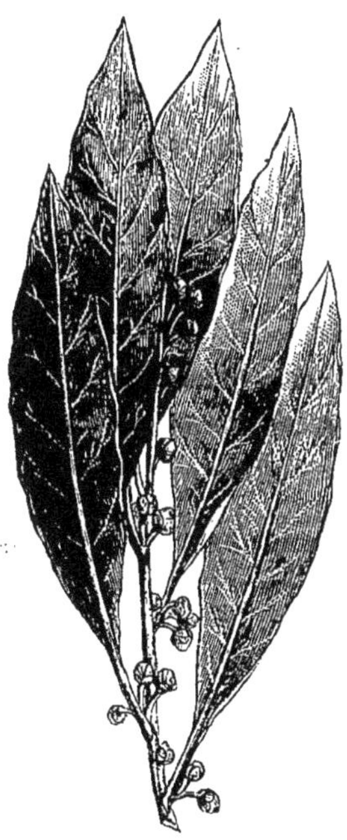

Fig. 304. — *Laurus nobilis*.

sa nervure médiane qui est saillante, se détachent de fortes nervures secondaires, obliques, garnies de poils à leur aisselle, et qui donnent naissance à des nervures tertiaires se divisant en un fin réseau. Vues par transparence, ces feuilles montrent de nombreuses ponctuations. Froissées entre les mains elles exhalent une odeur toute particulière, assez agréable ; elles ont une saveur aromatique, mêlée d'amertume et d'âcreté.

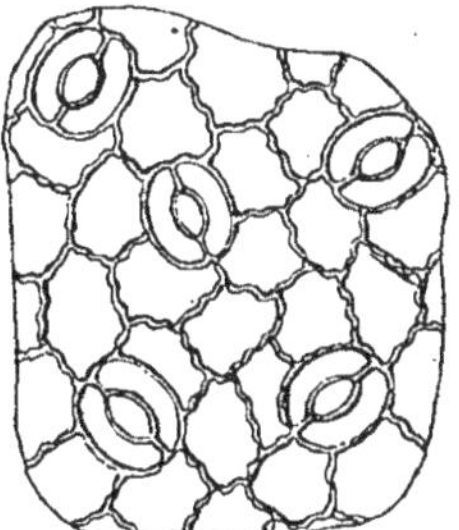

Fig. 305. — Feuille de Laurier.
Épiderme inférieur.

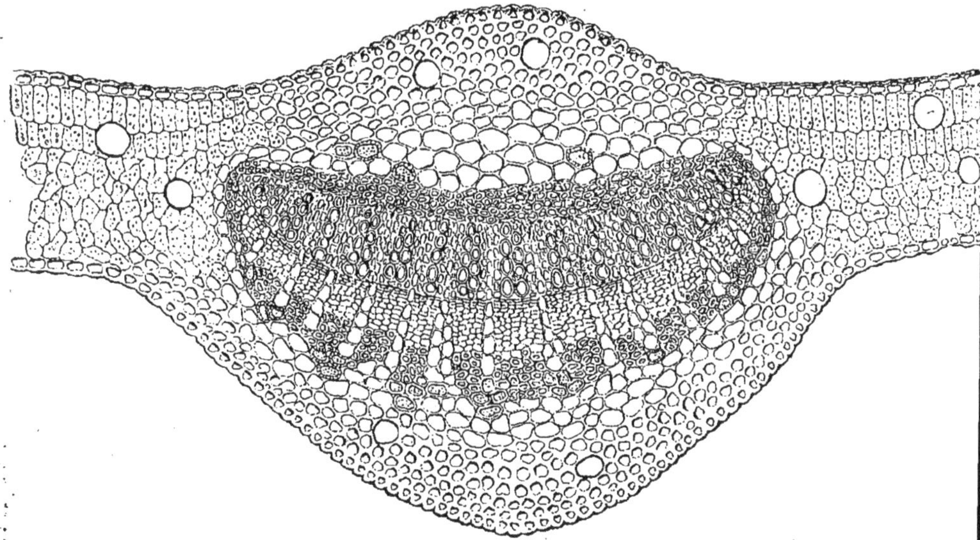

Fig. 306. — Feuille de Laurier.
Nervure médiane.

STRUCTURE MICROSCOPIQUE. — L'épiderme est formé de cellules polygonales à parois faiblement ondulées et pourvues de renflements très marqués ; il est garni sur la face inférieure (fig. 305) seule de stomates entourés par 4 à 5 cellules n'ayant rien de régulier dans leur direction. Le mésophylle hétérogène asymétrique (fig. 306) est formé dans sa partie supérieure de deux rangées de cellules en palissade et, dans sa partie inférieure, de cellules rameuses. Il renferme un certain nombre de grosses glandes ovales, localisées surtout dans l'assise supérieure et sécrétant du mucilage et de l'huile essentielle. La nervure médiane est biconvexe : sous l'épiderme, qui est recouvert par une cuticule assez épaisse, on observe un massif collenchymateux développé, dans lequel apparaissent des glandes mucilagineuses et oléifères. Le tissu fondamental présente quelques cellules scléreuses parfois isolées, parfois groupées, à parois épaisses et ponctuées. Le système libéro-ligneux est représenté par un cordon ligneux aplati, formé de vaisseaux, de trachées et de fibres disposées en files radiales. Ce cordon est recouvert par un liber mou et un péricycle fibreux assez épais ; un massif de fibres à parois lignifiées s'étend à la partie supérieure et rejoint les extrémités de l'arc péricyclique inférieur.

Usages. — Les feuilles de Laurier sont employées surtout comme assaisonnement et épice ; parfois comme sudorifiques et anticatarrhales, en infusion. Leur huile essentielle est utilisée contre les dermatoses squameuses.

BAIES DE LAURIER

Description. — Les baies de Laurier (fig. 307) sont ovoïdes, de la dimension d'une petite cerise : leur surface extérieure est noirâtre et légèrement chagrinée; elles sont composées d'un péricarpe succulent très mince qui se détache très facilement de la graine. Celle-ci est très volumineuse, formée d'un épisperme sec, mince et cassant et d'une amande qui se sépare en deux lobes cotylédonaires d'un jaune brun, d'apparence grasse, de saveur amère et aromatique.

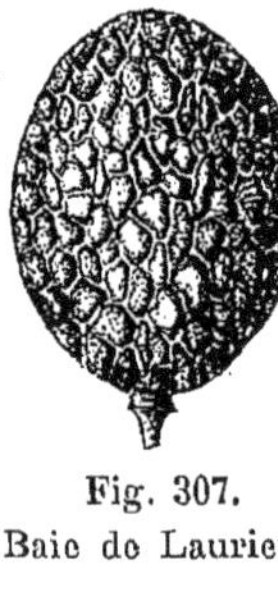

Fig. 307. Baie de Laurier.

Caractères anatomiques. — L'épicarpe (fig. 308) est formé d'une rangée de cellules tabulaires ; et le mésocarpe d'un parenchyme de larges cellules polygonales parmi lesquelles on distingue très nettement un grand nombre de grosses glandes oléifères unicellulaires ; l'endocarpe consiste en une couche de cellules scléreuses, allongées radialement, dont la paroi interne est très mince, tandis que les parois latérales et interne sont considérablement épaissies, disposition qui leur donne la forme d'un U. Vues de face, ces cellules ont un contour très sinueux, et présentent un lumen étoilé très apparent; sous cet endocarpe existe l'enveloppe de la graine formée de cellules aplaties, allongées tangentiellement et munies de parois notablement épaissies. L'amande

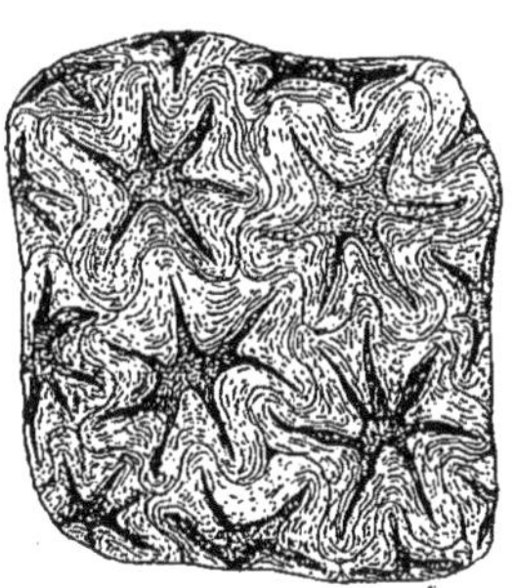

Fig. 309. — Baie de Laurier. Couche scléreuse vue de face.

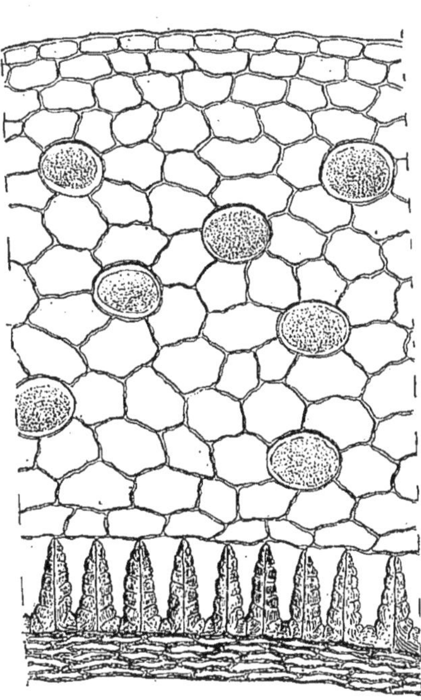

Fig. 308. — Baie de Laurier. Structure du péricarpe.

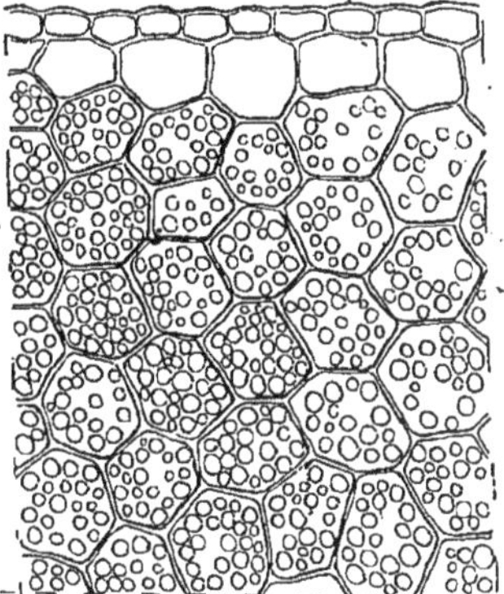

Fig. 310. — Baie de Laurier. Structure de la graine.

est un tissu de cellules polygonales renfermant de l'amidon et une grande quantité de matière grasse qui constitue l'*huile de Laurier* (fig. 309 et 310).

Composition chimique. — Les baies de Laurier desséchées, réduites en poudre et exposées à l'action de la vapeur d'eau bouillante, donnent une huile verte, de consistance butyreuse, d'une odeur agréable, qui est un mélange de *laurine*, de *laurostéarine* et d'huile volatile. La *laurine* cristallise en prismes incolores, insipides, insolubles dans l'eau, solubles dans l'alcool et l'éther; elle se volatilise sans se décomposer. La *laurostéarine* est une matière grasse, qui cristallise en aiguilles soyeuses, incolores, très solubles dans l'éther et l'alcool chauds. Elle fond à 45° et donne par la saponification de la glycérine et de l'*acide laurique*. L'huile volatile est assez épaisse, d'un jaune verdâtre ; elle contient une certaine quantité d'acide *eugénique*.

Usages. — L'huile grasse, retirée des baies de Laurier, sert à l'extérieur en frictions stimulantes.

Les incisions pratiquées au tronc du *Laurus gigantea*, laissent exsuder le *baume Caparapî*, dont l'odeur est aromatique et la couleur semblable à celle du Tolu : il est seulement plus fluide que ce dernier ; il possède des propriétés stimulantes qui en font un remède utile contre les bronchites, les laryngites et les affections des organes génitaux.

FRUITS DU DAPHNIDIUM CUBEBA

Le *Daphnidium Cubeba* Nees (*Laurus Cubeba* Lour. — *Litsæa Cubeba* Pers.) est une espèce originaire de l'Asie tropicale et subtropicale, qui ne nous intéresse guère que par l'usage que l'on fait depuis quelque temps de ses fruits pour falsifier le poivre Cubèbe, avec lequel ils offrent d'ailleurs une grande ressemblance extérieure.

Ces fruits sont à peu près sphériques et atteignent la grosseur d'un pois ; leur surface extérieure rugueuse ou légèrement chagrinée est d'un rouge brun sombre; ils ont une odeur agréable assez marquée et une saveur aromatique et amère; ils se détachent aisément d'un calice persistant qui est accompagné d'un court pédoncule. Le péricarpe est mou, huileux ; le testa est très dur et semblable à une coque. L'embryon est très chargé d'huile.

Examinés au microscope, ces fruits présentent la plus grande analogie avec les baies de Laurier. Leur mésocarpe renferme une grande quantité de glandes oléifères, mais ne contient pas de cellules scléreuses. Le testa est formé d'une seule rangée de cellules scléreuses dont les parois interne et latérales sont considérablement renforcées. Vues de face, ces cellules ont un lumen étoilé et un contour très sinueux. — Ces particularités anatomiques suffisent pour permettre de constater la substitution frauduleuse de ces fruits à ceux du *Cubeba officinalis* Miq.

Composition chimique. — L'étude chimique de ces fruits a été faite par Oldham Braithwaile et Farr (1886) qui en ont retiré une huile volatile, dont l'odeur agréable rappelle celle de la verveine et du citron, une huile grasse formée d'acides oléique, laurique et caprique, trois résines amères et deux alcaloïdes imparfaitement étudiés.

Le *Tetranthera laurifolia* Jacq. (*Sebifera glutinosa* Lour., *Litsæa sebifera* Pers.) est une plante d'origine asiatique, qui croît sur les montagnes de l'Inde, de la Cochinchine, des îles de la Sonde. Ses feuilles et ses rameaux renferment une matière mucilagineuse qui les fait employer comme émollientes dans la diarrhée et la dysenterie. — Le fruit renferme une matière cireuse qu'on utilise en Chine pour la préparation des bougies. Il a parfois servi à falsifier le poivre Cubèbe. — Dans l'Inde on utilise aussi, comme astringente, contre la diarrhée et la dysenterie, l'écorce du *T. monopetala* Roxb.

Le *Lindera Benzoin* L. (*Evosmus Benzoin* Nutt., *Benzoin odoriferum* Nees), est une plante de l'Amérique du Nord où l'on utilise ses feuilles comme stimulantes, digestives et antipériodiques. Le *L. triloba* Bl., qui croît au Japon y remplace le Sassafras, dont il partage les propriétés stimulantes et sudorifiques. Les feuilles du *Lindera fericia* Bl., qui est très communément répandu au Japon, fournissent l'*essence de kuromoji*. Cette essence, qui s'importe en très grande quantité, est un liquide jaune foncé plus léger que l'eau, doué d'une odeur aromatique très fine. Elle contient deux terpines et deux corps oxygénés, un terpinol inactif et un carvol lévogyre.

Le groupe des Cassythées ne contient qu'un seul genre, dont une espèce, le *Cassytha filiformis* L., est une plante herbacée employée en Cochinchine comme dépurative et antisyphilitique.

Des recherches entreprises par M. Perrot [1] il résulte que l'huile essentielle des Lauracées peut se rencontrer sous des aspects bien différents :

1° Dans des *cellules* ou *glandes spéciales arrondies* ou *ovoïdes* localisées dans le liber, l'écorce ou la moelle ;

2° Dans des cellules qui apparaissent complètement remplies par le produit sécrété, mais qui ne diffèrent en rien par leur forme et leur paroi des cellules voisines : elles se rencontrent surtout dans le tissu cortical ou libérien secondaire ;

3° Dans quelques cellules des rayons médullaires du parenchyme ligneux ;

4° Dans certaines cellules larges arrondies, semblables aux cellules à mucilage, et qui après l'action du réactif (*teinture acétique d'orcanette*) ne paraissent pas remplies d'essence. — Ce genre de cellules s'observe surtout dans l'écorce de la tige et dans le parenchyme en palissade de la feuille ;

5° Enfin, outre ces cellules particulières, on peut remarquer fréquemment épars au milieu des leucites et des grains d'amidon, des globules d'essence, isolés ou groupés dans une même cellule du parenchyme cortical, libérien ou médullaire.

[1] E. Perrot. *Contributions à l'étude histologique des Lauracées*. Thèse E. Ph. Paris, 1891.

MONIMIACÉES

Arbres ou arbrisseaux à feuilles opposées, dépourvues de stipules, généralement ponctuées de glandes pellucides, à fleurs apétales ordinairement unisexuées, plus rarement polygames, ou hermaphrodites. Réceptale floral nettement concave et accrescent. Folioles du périanthe périgynes, en nombre indéfini comme les étamines qui s'ouvrent généralement par des panneaux. Carpelles aussi nombreux, uniloculaires et uniovulés ; ovule tantôt descendant, tantôt ascendant. Fruit composé de drupes ou de nucules, qui sont enchâssés dans le réceptacle persistant et accru ou assis sur lui. Graine pendante dans les drupes et dressée dans les nucules. Embryon droit ou convoluté entouré par un albumen généralement assez copieux.

Caractères anatomiques. — Les feuilles généralement coriaces sont garnies de poils tecteurs simples unicellaires ou disposés en rosette et de stomates entourés par 4 ou 5 cellules n'affectant pas de direction déterminée. Elles contiennent de nombreuses glandes oléifères unicellulaires semblables à celles qu'on observe dans les Laurinées. — Ces glandes existent en assez grand nombre dans l'enveloppe herbacée et la moelle de la tige. — Cristaux nuls.

Les Monimiacées sont des végétaux exotiques, dont la plupart vivent au delà de l'Équateur : rarement employées en Europe elles possèdent des propriétés toniques et stimulantes qu'elles doivent à l'huile volatile qui est répandue dans toutes leurs parties.

FEUILLES DE BOLDO

Origine. — Les feuilles de Boldo sont fournies par le *Peumus Boldus* Mol. (*P. fragans* Pers. — *Ruizia fragans* R. et P. — *Boldoa fragrans* Gay), petit arbre aromatique qui croît au Chili, près de Valparaiso, de Santiago, de la Conception, où il peut atteindre la hauteur de 7 à 8 mètres.

Description. — Ces feuilles (fig. 311) sont coriaces, elliptiques, ou ovales elliptiques, à sommet obtus, entières ; elles présentent sur leurs faces supérieure et inférieure des poils étoilés qui les rendent assez rudes au toucher ; elles sont souvent repliées sur leurs bords et plus ou moins brisées ; leurs dimensions sont assez variables : les plus larges atteignent 6 centimètres de longueur sur 5 centimètres de largeur : en moyenne elles n'ont guère plus de 4 centimètres de long sur 3 de large ; elles ont une odeur aromatique très accentuée, qui s'exalte quand on les froisse entre les doigts et qui rappelle celle de certaines Labiées, avec un parfum de coriandre (fig. 311).

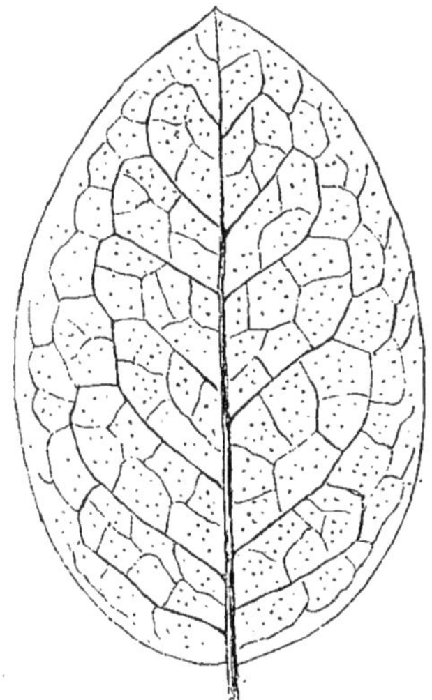

Fig. 311. — Feuille de Boldo.

Caractères anatomiques (fig. 312 à 314). — L'épiderme recouvert par une cuticule assez épaisse est formé de cellules polygonales à parois droites : il porte sur ses deux faces des poils tecteurs simples ou étoilés. Les premiers sont arqués ou couchés sur la feuille ; les autres sont disposés en rosette : ils sont enchâssés profondément dans l'épiderme ; leur point d'insertion est représenté par une cicatrice entourée par une ou deux rangées de cellules disposées en rosace. L'épiderme inférieur est seul garni de stomates qui sont très nombreux, très rapprochés et partiellement recouverts par l'épiderme.

Sous l'épiderme supérieur on observe un hypoderme formé d'une rangée de cellules polygonales à parois assez épaisses. Le mésophylle hétérogène asymétrique, riche en chlorophylle, est formé dans sa partie supérieure de deux rangées de cellules disposées en palissade et dans sa partie inférieure, qui est plus épaisse, de cellules rameuses laissant entre elles des méats plus ou moins larges. Dans toute l'épaisseur de ce mésophylle on observe de grosses glandes oléifères unicellulaires, plus nombreuses dans le parenchyme rameux et inférieur que dans l'assise en palissade.

La nervure médiane est un peu concave supérieurement et présente sur sa face inférieure un relief marqué. L'épiderme garni de poils recouvre en haut et en bas un tissu fondamental constitué par des cellules arrondies ou polygonales, à parois assez épaisses, et en général vides de chlorophylle. Ce tissu est très riche en glandes oléifères. Le système libéro-ligneux concave-convexe est représenté par un large cordon ligneux arqué, composé de fibres, de vaisseaux et de trachées disposés en files radiales. Ce cordon est recouvert inférieurement par le liber et un péricycle fibreux continu ou disposé en îlots ; il est recouvert en haut par un massif fibreux développé,

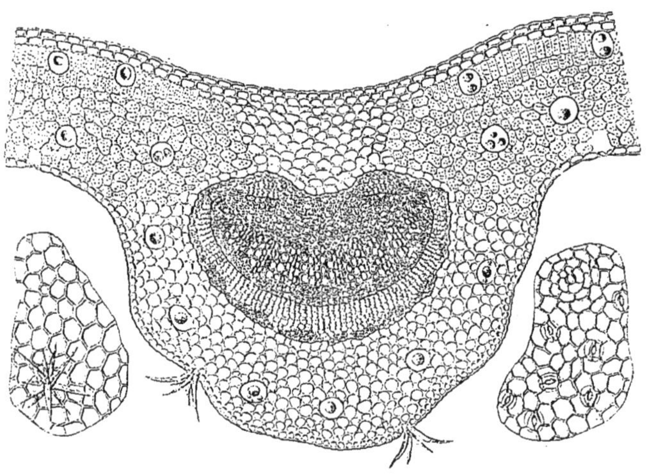

Fig. 312, 313, 314. — Feuille de Boldo.

Épiderme supérieur. Structure anatomique. Nervure médiane. Épiderme inférieur.

dans l'épaisseur duquel on observe de petits faisceaux libéro-ligneux latéraux qui sont opposés au faisceau ligneux principal.

Composition chimique. — D'après MM. Verne et Bourgoin (1872) les feuilles de Boldo renferment du sucre, de l'acide citrique, de la gomme, 2 p. 100 d'huile essentielle et un alcaloïde, la *boldine*, de saveur amère, très peu soluble dans l'eau, soluble dans l'alcool, le chloroforme, la benzine.

Outre ces principes, M. Chapotaut a retiré du Boldo un glucoside, la *boldoglucine* $C^{30}H^{32}O^{8}$ qui est sirupeux, jaunâtre, doux, d'une odeur et d'une saveur aromatiques.

Usages. — Les feuilles de Boldo sont employées au Chili comme digestives, diaphorétiques et carminatives.

Les expériences entreprises en France avec le Boldo n'ont pas justifié la réputation dont il jouit en Amérique comme spécifique des maladies du foie, mais permettent de le classer parmi les médicaments excitants : on l'utilise parfois sous forme de vin ou de teinture dans l'anémie et la dyspepsie.

Dans la République Argentine on emploie de préférence l'écorce du Boldo contre la blennorrhagie et le catarrhe chronique de la vessie.

Parmi les autres plantes utiles de cette famille on peut citer : l'*Ætherosperma moschata* Labill., plante très aromatique qui croît en Australie. Son écorce, qui a une saveur chaude piquante et une odeur poivrée rappelant celle du camphre et de l'écorce de Winter, est réputée dans son pays d'origine comme un tonique précieux et un puissant antiscorbutique ;

L'*Æ. Sassafras* Cunn. (*Doryphora Sassafras* Endl.), originaire aussi d'Australie, où l'on utilise son écorce comme stimulante, sudorifique et carminative ;

L'*Æ. sempervirens* H. Bn. (*Laurelia sempervirens* Tuln.) qui croît au Chili, où l'on emploie son fruit et son écorce comme aromatique et stimulant pour les mêmes usages que la muscade ;

Le *Calycanthus floridus* L., plante de la Caroline, dont l'écorce figure dans la thérapeutique américaine, sous le nom d'*all-spice*, comme tonique, apéritive et digestive et comme succédané de la Cannelle.

MYRISTICÉES

Arbres à feuilles alternes, courtement pétiolées, coriaces, simples, entières et ponctuées. Fleurs dioïques. Calice coriace, tubuleux ou urcéolé, à trois divisions valvaires. Fleurs mâles, à 3-12 étamines monadelphes, à anthères extrorses. Fleurs femelles, à ovaire uniloculaire, renfermant un seul ovule dressé, anatrope, à stigmate lobé. Fruit drupacé à deux valves indivises ou bifides. Graine dressée, entourée par un arille charnu, lacinié. Albumen très volumineux, sébacé et profondément ruminé, renfermant à sa base un très petit embryon dressé.

Les Myristicées sont caractérisées anatomiquement par l'existence de grosses glandes oléifères unicellulaires dans presque tous les organes. Dans les feuilles, ces glandes sont dispersées dans l'épaisseur du limbe et dans le tissu qui entoure le système libéro-ligneux des nervures : le bois en est dépourvu, mais l'écorce de la tige et de la racine en renferment une notable proportion. Les feuilles sont glabres, dépourvues de poils tecteurs et de poils glanduleux ; les stomates sont entourés par 4 ou 5 cellules n'ayant rien de régulier dans leur forme ni dans leur direction ; le système libéro-ligneux est représenté par deux cordons ligneux, l'un inférieur arqué, l'autre supérieur transversal, qui sont entourés par un liber mou et un péricycle scléreux. Les cristaux sont nuls. Outre les glandes oléifères, M. Thouvenin a constaté dans la tige et dans la feuille de plusieurs Myristica (*M. fragrans*, *M. fatua*) la présence de files de cellules à tannin fusionnées entre elles par suite de la résorption des cloisons transverses et formant ainsi un symplaste sécréteur analogue au réseau dans lequel se trouve renfermé le latex chez les chicoracées, avec cette différence que les anastomoses transversales qu'on peut observer entre deux files de cellules fusionnées sont assez rares. Les tannifères s'observent dans le parenchyme cortical ; ils sont disposés suivant des lignes concentriques assez régulières dans le liber ; ils n'existent pas dans le bois, mais se retrouvent à la périphérie de la moelle ; quoique séparés par le bois, les deux systèmes tannifères de l'écorce et de la moelle n'en sont pas moins en communication l'un avec l'autre, par l'intermédiaire des rayons médullaires. Dans les pétioles et les nervures ce système occupe la même position que dans la tige ; le parenchyme du limbe en est dépourvu.

Ces plantes sont localisées dans la région tropicale ; elles habitent l'Amérique et surtout les îles Moluques et Madagascar.

Cette famille est représentée dans la matière médicale par la Noix muscade.

NOIX MUSCADE

Origine. — C'est la graine du *Myristica fragrans* Houttuyn (*M. moschata*, Thunb. — *M. aromatica*, Lam. — *M. officinalis* L.) qui croît à l'état sauvage dans la péninsule occidentale de la Nouvelle-Guinée, et qui a été introduite sur la côte occidentale de Sumatra, à Malacca, au Bengale, à Singapore et au Brésil. Cette plante a été aussi transportée à l'Ile-de-France et à Bourbon.

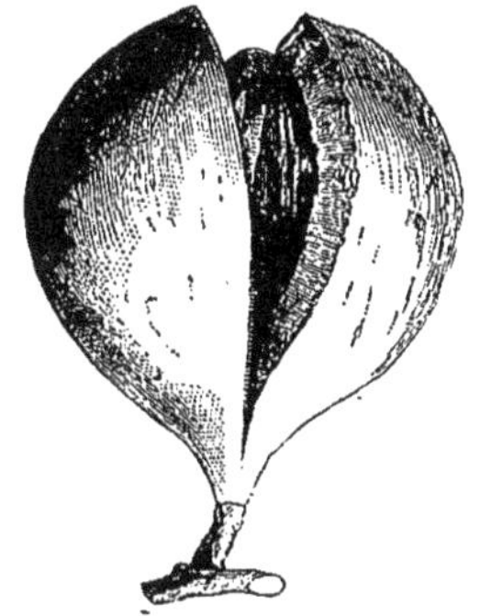
Fig. 315. Fruit du Muscadier.

Récolte. — Les principaux centres de production de la Muscade sont Bancoolen et les îles Banda dont presque toute la surface est plantée de Muscadiers, qui y croissent sans culture. Bien que les arbres produisent à peu près toute l'année, la récolte principale s'effectue dans les derniers mois : celle des mois d'avril, mai et juin est moins importante. Quand le fruit commence à s'ouvrir, on le détache avec un crochet fixé à un long bâton, on rejette le péricarpe et on recueille soigneusement l'arille. Les graines sont ensuite exposées à une chaleur douce, dans des constructions en brique bien ventilées. Les Muscades sont remuées tous les deux ou trois jours pendant deux mois environ. Au bout de ce temps, on brise avec un marteau de bois la coque qui entoure les amandes ; on assortit celles-ci et on les roule dans de la chaux tamisée : les plus petites et les plus noires sont réservées pour la préparation du beurre de muscades. — Des îles

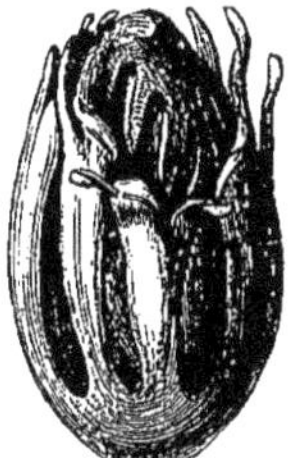
Fig. 316. — Muscade avec son arille.

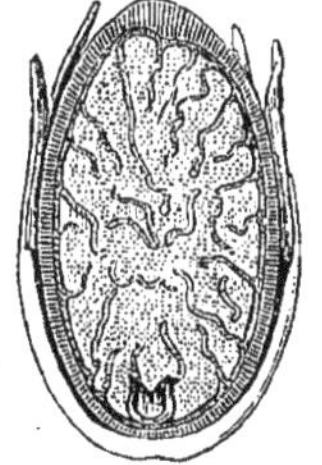
Fig. 317. — Muscade. Coupe longitudinale.

Banda, les Muscades sont expédiées à Batavia et à Java d'où elles partent pour l'Amérique du Nord et l'Europe.

Description. — Le fruit du Muscadier (fig. 315) est un drupe pendant, globuleux ou pyriforme, mesurant environ 5 centimètres de diamètre; il est marqué d'un sillon longitudinal, au niveau duquel le péricarpe se fend en deux valves à l'époque de la maturité et découvre une graine enveloppée d'un arille charnu, lacinié, désigné sous le nom de *Macis*. Sous cet arille se trouve la graine entourée par un testa ligneux, coloré en brun foncé, luisant, ovale, présentant des dépressions correspondantes aux lobes du macis, et marqué sur une de ses faces, qui est plus pâle et aplatie, d'une ligne représentant le raphé. La coque est rejetée comme inutile.

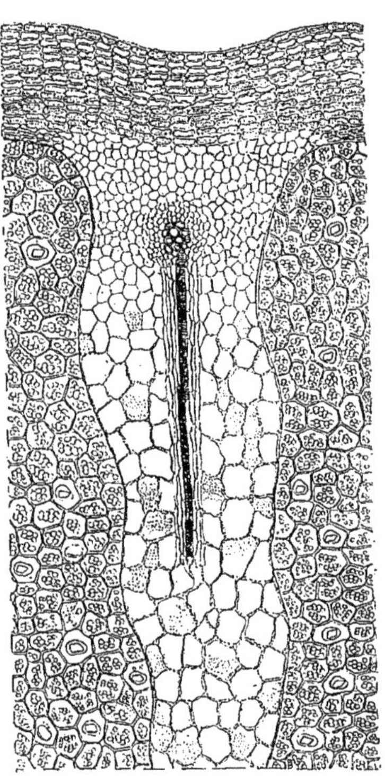

Fig. 318. — Noix muscade. Section transversale.

L'amande, qui constitue la Muscade du commerce, est ovoïde ou arrondie, grosse comme une petite noix, ridée et sillonnée en tous sens, marquée sur sa face la plus plate d'une rainure étroite : elle présente une teinte gris rougeâtre sur les parties saillantes et une teinte bleu grisâtre dans les sillons. Si on la coupe transversalement, on voit que son tégument interne pénètre profondément jusqu'au centre de sa masse gris brunâtre sous forme de lignes brunes plus ou moins larges et sinueuses. Au milieu des espaces irréguliers circonscrits par ces processus, on voit souvent des lignes courbes plus claires, presque blanchâtres, enfermant certaines parties du tissu. Cette disposition contribue à donner à cette amande l'aspect ruminé et marbré qui la caractérise. A la base de cet albumen et dans le voisinage du hile se trouve un embryon formé d'une radicule très courte surmontée d'une petite gemmule et qui porte deux cotylédons évasés, plissés sur leurs bords et opposés entre eux de manière à former une sorte de coupe à bords très fortement ondulés. La Muscade a une saveur aromatique et légèrement amère et une odeur très agréable.

Structure microscopique (fig. 318). — Le tégument qui recouvre la graine de muscade est constitué par une couche assez épaisse de cellules tabulaires, aplaties, assez régulièrement superposées, dont les unes sont incolores, et les autres remplies d'un pigment brun. En pénétrant dans l'albumen, ce tissu se différencie et se condense ; il est alors formé d'un parenchyme de petites cellules polyédriques, au milieu duquel on observe des faisceaux fibro-vasculaires; en s'enfonçant plus profondément, il subit une nouvelle différenciation ; il est alors formé dans tout le reste de son étendue par de larges cellules polyédriques irrégulières, à parois faiblement épaissies, dont les unes sont remplies d'huile volatile et les autres contiennent une matière brune.

L'albumen est un parenchyme de cellules polyédriques renfermant des granules d'amidon répartis dans une gangue de matière grasse, et très souvent groupés au nombre de 4 à 6 ; dans un très grand nombre de ces cellules on observe un gros corps cristalloïde arrondi ou rhomboédrique ; çà et là on rencontre des cristaux de graisse prismatiques ou tabulaires : dans quelques cellules disséminées les granules d'amidon sont dispersés dans une masse oléo-résineuse d'un brun rouge foncé.

Composition chimique. — La muscade renferme environ 25 p. 100 de matière grasse, 2 à 3 p. 100 d'huile volatile, de l'acide myristique et de l'amidon.

La matière grasse est désignée sous le nom de *beurre de muscade*.

L'huile volatile est incolore, d'une odeur très vive et d'une consistance visqueuse ; elle est formée d'après Gladstone, d'un hydrocarbure appelé *myristicène* et d'un composé oxygéné, le *myristicol*.

Altérations. — Malgré la précaution que l'on prend en Asie de la tremper dans l'eau de chaux pour en arrêter la germination, la muscade est sujette à être piquée par les vers. Les commerçants peu scrupuleux déguisent les trous d'insectes avec une pâte composée de poudre et d'huile de muscade. Les muscades piquées sont insipides et presque inodores ; parfois elles ont une odeur de moisi quand elles ont été mal conservées et tombent plus ou moins lentement au fond de l'eau.

Les muscades épuisées par l'alcool et par la distillation ou mélangées avec des graines étrangères analogues se reconnaissent à leur cassure, leur odeur et leur saveur. Traitées par le sulfure de carbone, elles ne fournissent que des quantités insignifiantes de matière grasse.

Usages. — La muscade est employée comme stomachique dans l'atonie du tube digestif.

MACIS

Sous ce nom on désigne l'arille qui entoure les graines du muscadier. Il se confond au niveau de la base du testa avec le micropyle, le hile et la portion contiguë du raphé dont il n'est qu'une expansion. Il se présente comme un corps membraneux irrégulier, formé généralement de quatre divisions principales réunies à leur base et divisées vers le haut en nombreuses lanières plus ou moins larges. A l'état frais il est charnu et a une belle teinte cramoisie, mais en se desséchant,

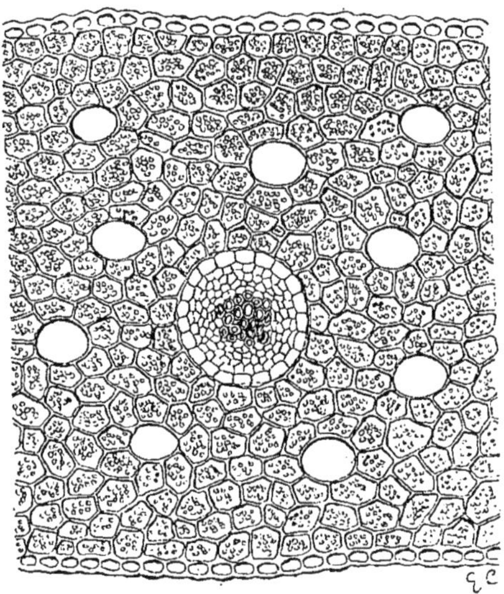

Fig. 319. — Macis.
Structure anatomique.

il prend une coloration brun orange; il présente un aspect lustré graisseux, une cassure nette translucide; sous la pression de l'ongle, il laisse exsuder de l'huile. Il forme une masse large de 3 à 4 centimètres; les lanières ne mesurent guère plus de 1 à 2 millimètres d'épaisseur; il se gonfle considérablement au contact de l'eau. Son odeur et sa saveur rappellent celles de la muscade.

Structure microscopique. — Le **macis** (fig. 319) est une masse parenchymateuse, formée de cellules polyédriques contenant une matière albuminoïde, sous forme de granules à contour très irrégulier et souvent dentelé (fig. 320) : cette matière, qui a reçu de Tchirsch le nom d'*Amylodextrine*, se colore par la teinture d'iode en rouge vineux ou en brun rouge, se gonfle au contact de la solution de potasse et ne se colore pas par la solution de cochenille. Le parenchyme du macis renferme un très grand nombre de grosses glandes oléifères arrondies et quelques faisceaux fibro-vasculaires ; il est recouvert sur ses deux faces par une couche de cellules tabulaires, protégées par une cuticule fort épaisse ; vues de face, ces cellules épidermiques sont fort allongées dans une direction parallèle à celle des lanières du macis.

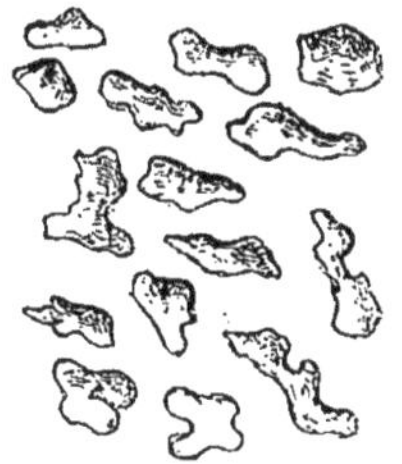

Fig. 320. — Amylo-dextrine du macis.

COMPOSITION CHIMIQUE. — Le macis renferme, d'après M. Flückiger : 8,2 p. 100 d'huile essentielle et 24,5 p. 100 d'un baume assez épais, mélange de résine et d'essence à demi résinifiée, 1,4 p. 100 de sucre incristallisable et à peu près autant de mucilage. L'huile essentielle, qui arrive d'ordinaire toute préparée des Indes orientales, est un liquide incolore ou plus souvent d'un jaune rougeâtre dont l'odeur et la saveur rappellent celles du macis ; elle est constituée pour plus de la moitié par un hydrocarbure appelé *macine* qui bout à 160°, et qui est mélangée avec une essence oxygénée, qui bout à une température plus élevée.

DOSAGES. — Le macis est surtout employé comme condiment. C'est un stimulant qui entre dans la préparation de quelques liqueurs digestives.

BEURRE DE MUSCADE

Le **beurre de muscade** est préparé par l'expression des graines du Muscadier. On utilise pour cette préparation surtout les morceaux de semences qui ne peuvent pas être versés dans le commerce ; on les soumet à l'eau chaude, puis à la presse et on peut en retirer 28 p. 100 de corps gras. Ce beurre arrive particulièrement de Singapore en pains rectangulaires de 25 centimètres de long sur 5 à 6 de large, enveloppés de feuilles de palmier.

Il est de couleur jaune brun marbré de rouge, onctueux au toucher, de consistance friable. Sa densité est de 0,995 ; il fond à la température de 41 à 51° ; il possède une odeur très aromatique de muscades, une saveur également aromatique et grasse en même temps.

Le beurre de muscades se dissout dans 4 parties d'alcool bouillant : il est moins soluble dans l'alcool froid; l'éther, le chloroforme, la benzine le dissolvent incomplètement. Il renferme environ 6 p. 100

d'huile volatile, et une matière colorante. La matière grasse est un mélange d'oléine, de butyrine et de myristine.

Il est employé comme antirhumatismal et entre dans la préparation du *baume nerval*.

Le *M. fragrans* Thunb., dont la culture a été transportée dans la Guyane, y donne des semences moins estimées que les muscades des Moluques, et qui sont désignées dans le commerce sous le nom de **Muscades de Cayenne ;** elles sont toujours recouvertes de leur testa, qui est d'un brun noirâtre, lustré et comme verni ; l'amande, plus petite que celle des Moluques, est grise, dépourvue d'enduit pulvérulent dans les sillons. Son odeur et sa saveur sont peu développées.

Sous les noms de **Muscade longue des Moluques, muscade sauvage** ou **muscade mâle,** on désigne la graine du *M. fatua* Houtt., qui se distingue facilement par sa forme beaucoup plus allongée ; elle peut atteindre 4 centimètres de long sur 2 à 2 centimètres 1/2 de large ; elle est toujours recouverte de son testa brun sur lequel on distingue assez nettement quatre impressions longitudinales presque régulières correspondant aux lanières du macis. L'amande elliptique est unie à sa surface, d'une teinte gris rougâtre uniforme ; sa saveur et son odeur sont moins prononcées que celles de la muscade officinale.

Le *M. Bicuhyba* Schott. (*M. officinalis* Mart.) est une espèce brésilienne qui donne un beurre désigné sous le nom de *beurre de Bicuiba,* caractérisé par sa saveur forte et acide ; la graine est utilisée comme astringente.

Le *M. Otoba* H. B. (*M. Cumara,* Pœpp.) fournit les *muscades de Santa Fé*. C'est une espèce qui croît dans la Colombie et le Pérou et qui fournit une matière grasse employée contre les maladies du cuir chevelu, et qui est composée d'*oléine*, de *myristine* et d'*otobite*.

Le *M. sebifera* Sw. (*Virola sebifera* Aubl.) qui croît à la Guyane et au Brésil, donne une graine d'un gris noirâtre qui renferme une matière grasse utilisée pour la fabrication des bougies. L'écorce de l'arbre est employée comme astringente.

Au Gabon on utilise, pour le traitement des maladies de la peau, l'huile extraite des graines du *M. Kombo* H. Bn.

PIPÉRITÉES

Végétaux herbacés ou frutescents, sarmenteux, à tige grêle, noueuse ; à feuilles alternes, opposées ou verticillées, souvent embrassantes à leur base et munies de stipules concrescentes. Fleurs hermaphrodites et nues, quelquefois unisexuées par avortement (*Piper*), disposées en chatons grêles cylindriques, ordinairement opposés aux feuilles, quelquefois groupées en ombelle ou en grappes. Deux à six étamines à disposition variable, selon les genres : anthères ayant en général quatre sacs polliniques, à déhiscence introrse. Ovaire sessile, uniloculaire, uniovulé ; style partagé en trois, quatre, ou un plus grand nombre de petites languettes inégales, réfléchies, stigmatifères. Fruit en général bacciforme, aromatique. Graine contenant un petit embryon droit, à radicule supère, entouré d'un albumen charnu et d'un périsperme amylacé très développé.

Caractères anatomiques. — La tige et les feuilles des Pipéritées sont garnies de poils tecteurs qui sont généralement pluricellulaires, coniques, unisériées ; à côté de ces poils, on trouve dans quelques espèces (Matico) des poils unicellulaires coniques très courts et de longs poils pluricellulaires, plurisériés.

Les faisceaux libéro-ligneux, toujours assez nombreux et isolés, sont dans le pétiole disposés en un cercle régulier et dans la tige en deux ou plusieurs cercles concentriques. Ce caractère très constant est dû à ce que chaque faisceau foliaire descend au moins l'espace d'un ou de plusieurs entre-nœuds en restant à la périphérie du cylindre central, puis s'incurve dans la moelle, y descend encore l'espace d'un entre-nœud avant de se réunir au faisceau d'une feuille inférieure, alors que celui-ci à son tour entre dans la moelle.

Absents dans les *Piper*, les *Cubeba* et les *Chavica*, les cristaux d'oxalate de chaux abondent dans les *Saururus*, où ils affectent la forme étoilée.

L'*appareil sécréteur* est représenté dans les Pipéritées par des glandes oléifères unicellulaires qu'on rencontre dans tous leurs organes. Dans les feuilles ces glandes sont localisées dans la partie supérieure du limbe, en dessous de l'hypoderme et dans la partie libérienne des faisceaux libéro-ligneux.

L'aire géographique des Pipéritées s'étend entre le 32e degré de latitude nord et le 42e degré de latitude sud. Elles manquent complètement en Europe. Très abondantes dans les contrées chaudes de l'Amérique, dans l'archipel indien et les îles de la Sonde, elles sont moins nombreuses dans l'Asie tropicale. L'Afrique n'en renferme qu'un petit nombre d'espèces, qui sont localisées dans l'Afrique australe. Ces plantes sont rares sur les hauteurs et préfèrent le bord des cours d'eau, les vallées étroites, humides, obscures et chaudes.

Outre l'huile volatile, les Pipéritées renferment une résine âcre et un principe immédiat cristallin qui varie selon les espèces. Quelques-unes sont utilisées comme condiment; plus nombreuses sont les espèces employées dans l'art de guérir.

POIVRE NOIR

Poivre commun.

Origine. — Le **Poivre noir** est le fruit du *Piper nigrum* L. (fig. 321), plante originaire des Indes orientales où elle croît spontanément et qui

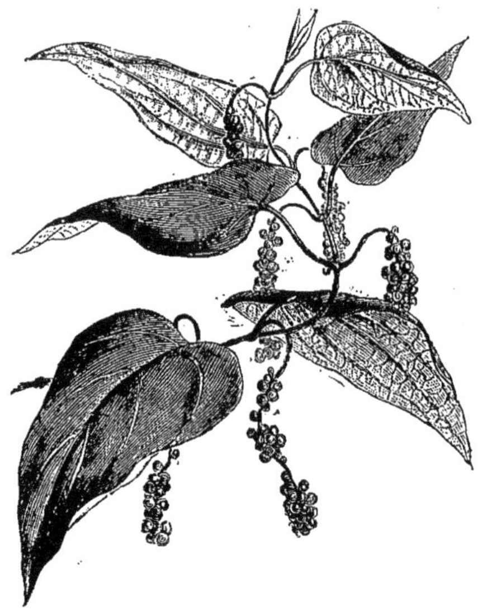

Fig. 321. — *Piper nigrum* L.

est aujourd'hui cultivée dans les contrées les plus chaudes du globe et surtout à Java, Bornéo, Sumatra, Binlang, Malacca, Ceylan, Singapore et Siam. Il existe aussi des plantations de poivriers en Cochinchine, à l'île de France, à Bourbon.

Culture. — D'après MM. Baus et Holbé, pharmaciens de marine, la culture du poivrier se fait en Cochinchine de la manière suivante :

Le poivrier est planté par boutures au mois de novembre ; ces boutures, placées d'abord en pépinières, sont surveillées attentivement jusqu'à ce que leurs racines soient bien formées. Au bout de deux ou trois mois pendant lesquels elles ont été maintenues dans un milieu humide et placées sous des paillottes pour les préserver de l'ardeur du soleil, les boutures sont transplantées et disposées deux à deux dans les trous creusés à $1^{m},50$ ou 2 mètres l'un de l'autre, à côté d'un tuteur autour duquel elles peuvent grimper. Pendant leur croissance, les poivriers ne demandent pas grand soin ; on élague la région inférieure de la tige, on arrose et on laboure la terre de temps en temps. Dans certaines contrées, au lieu de maintenir les poivriers par des tuteurs, on les fait grimper autour d'arbres élevés qui entretiennent dans les plantations une fraîcheur continuelle. C'est ainsi que les poivriers grimpent sur les caféiers à Java et à Sumatra ; dans l'Inde, on utilise comme supports les *Artocarpus*, les *Erythrina*, les *Areca* et les *Diospyros*. — Quand le poivrier croît dans un sol riche, il peut produire des fruits la première année, mais en général ce n'est guère qu'au bout de trois ans que l'arbuste peut fournir une récolte convenable en quantité et en qualité. Cette récolte se fait en juin et juillet dans la plupart des pays de production et en septembre seulement en Cochinchine : on est averti du moment favorable par la couleur de la baie qui du vert passe au rouge et au brun. C'est à ce moment qu'il faut la récolter : pour cela on cueille sur chaque poivrier les grappes les plus mûres ; on les égrène et on fait sécher les baies en les étendant sur des nattes et en les exposant au soleil. A Singapore, les Chinois emploient un système de séchoir grossier, composé d'une dalle sur laquelle le poivre est étendu et qui est chauffée en dessous par un feu doux. La récolte terminée, les fruits du poivre sont soumis à un triage qui donne aux diverses sortes une valeur commerciale différente. Selon le degré de maturité des fruits, ceux-ci donnent des produits plus ou moins durs, et plus ou moins lourds. On embarque et on expédie alors immédiatement le poivre avant la saison pluvieuse, dont l'humidité est une cause d'altération et de dépréciation.

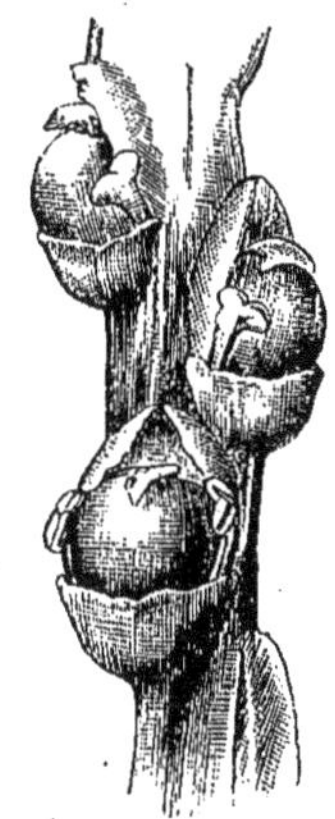

Fig. 322. — Inflorescence du poivrier.

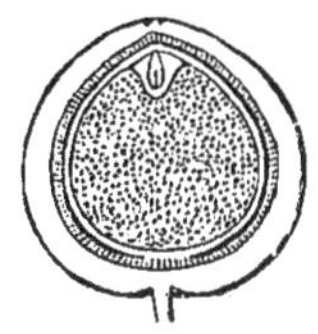

Fig. 323. Coupe longitudinale du poivre.

On distingue, d'après cela, dans le grand commerce trois catégories de poivre : le *poivre dur* ou poivre lourd, qui a le grain rond, plein, très dur et d'un brun foncé à l'extérieur ; le *poivre demi-dur* dont le grain plus petit, moins lourd, ridé et d'un brun gris se casse entre les doigts ; enfin le *poivre léger*, aux grains cassants et légers, d'un noir gris. En outre, selon les pays de production et les ports d'exportation, on distingue de nombreuses espèces de poivre, comprenant chacune plusieurs variétés de qualité différente. Les sortes les plus communes en France sont les poivres Alepy, Malabar, Penang, Tellichery, Sumatra, Saïgon, Singapore, Java. L'espèce la plus estimée est le poivre de Malabar, reconnaissable à ses gros grains, pleins, lourds et d'un brun noir.

Description (fig. 323). — Le poivre est une baie monosperme, globuleuse, de 5 millimètres de diamètre, fortement ridée à sa surface qui offre une couleur gris noirâtre ou brunâtre. Il porte à sa partie inférieure le reste extrêmement court d'un petit pédicelle et à son sommet la trace du style et des stigmates. Le péricarpe est mince, brun et intimement soudé avec la graine, qui, enveloppée d'un tegmen tendre, d'un rouge brun, se compose presque entièrement d'un périsperme gris verdâtre et corné à la périphérie, blanc et féculent au centre. L'embryon et l'albumen sont très peu développés ; à la place qu'ils devraient occuper sous le sommet de la graine on ne trouve en général qu'une petite cavité. Le poivre possède une saveur piquante et une odeur toute particulière.

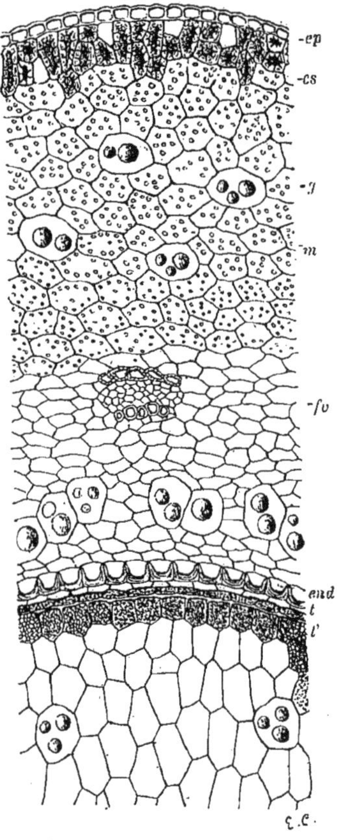

Fig. 324. — Poivre noir. Structure anatomique.

Structure microscopique. — La section transversale du poivre noir présente de dehors en dedans (fig. 324) :

L'*épicarpe* (*ep*) formé d'une couche de petites cellules tabulaires, à parois épaisses, jaunâtres, remplies d'une matière résineuse brune : vues de face, ces cellules affectent une forme polygonale : immédiatement au-dessous de l'épicarpe on observe des cellules scléreuses (*sc*) généralement allongées dans la direction radiale, à parois épaisses et canaliculées, dont la cavité est remplie d'une matière résineuse brune. Ces cellules sont généralement réunies en groupes assez volumineux, fortement serrées les unes contre les autres, et forment en dessous de l'épicarpe une zone presque continue, disposée sur une ou deux rangées. Vues de face, ces cellules présentent les mêmes formes que sur une section transversale ;

Le *mésocarpe* (*m*), parenchyme assez volumineux sillonné par des faisceaux fibro-vasculaires : il comprend deux zones bien définies : une zone extérieure aux faisceaux, composée de cellules polygonales, munies de parois minces incolores, et contenant de petits grains d'amidon ; dans l'épaisseur de cette zone on observe quelques glandes oléifères unicellulaires ovales (*g*), plus larges que les cellules voisines ; la zone intérieure aux faisceaux, beaucoup moins large, est bien

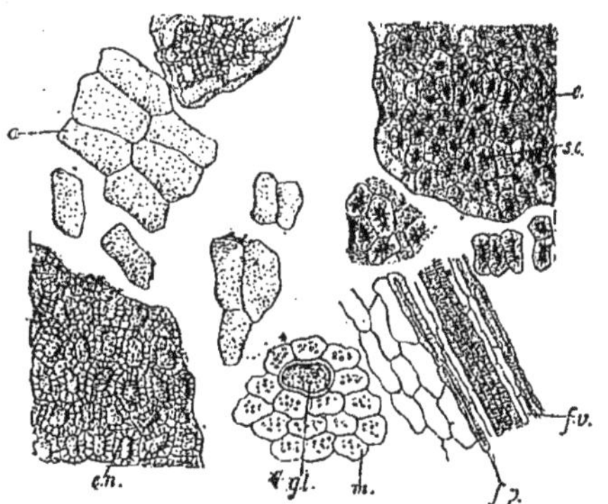

Fig. 325. — Poudre de Poivre.

e, épicarpe. — *sc*, cellules scléreuses. — *m*, mésocarpe. — *gl*, glandes. — *en*, endocarpe. — *a*, périsperme. *fp*, fibres péricycliques. — *fv*, faisceaux fibro-vasculaires.

plus riche en glandes oléifères qui sont très rapprochées et disséminées dans un parenchyme de petites cellules vides d'amidon. Les faisceaux fibro-vasculaires (*fv*), qui établissent la démarcation entre ces deux zones du mésocarpe, sont formés de quelques trachées recouvertes par un liber mou et quelques fibres péricycliques, à parois notablement épaissies et canaliculées ;

L'*endocarpe* (*end*), formé d'une rangée de cellules très régulières, dont la paroi externe reste mince, tandis que les parois latérales et interne sont notablement épaissies et donnent à ces cellules la forme d'un U. Vues de face, ces cellules offrent un aspect tout différent ; elles ont la forme de cellules polygonales, simulant dans leur ensemble une sorte de carrelage assez régulièrement polyédrique ; elles ont une teinte jaune, des parois également épaisses, canaliculées et un lumen bien plus large que les cellules scléreuses placées sous l'épicarpe.

4° La *graine* recouverte par deux téguments formés chacun d'une rangée de cellules tangentielles fortement aplaties ; le tégument extérieur (*t*) est peu apparent et incolore ; le tégument interne (*t'*) est coloré en brun ; vues de face, les cellules qui le constituent sont polygonales et allongées parallèlement à l'axe du fruit; le périsperme (*pc*) est constitué par un parenchyme de cellules irrégulières, polygonales, dont les parois sont minces, sauf dans la rangée la plus extérieure où les parois sont épaissies sur leurs faces externe et latérales. Les cellules du périsperme sont remplies de grains d'amidon très petits, polyédriques, atteignant au maximum $0^{mm},006$; parmi elles on en observe un grand nombre contenant de l'oléorésine colorée.

Cette structure se reproduit dans son ensemble dans les diverses sortes commerciales de poivre, sauf de légères variations peu importantes qui, vu leur inconstance, ne peuvent être rapportées qu'à l'âge que possédait, au moment de sa récolte, le fruit examiné. D'après M. Bonnet, on rencontre souvent dans la couche moyenne du mésocarpe du poivre Alepy des cellules scléreuses isolées ou groupées au nombre de 2 à 10. Les cellules de l'endocarpe présentent aussi parfois dans cette variété des dentelures sur leurs bords internes. — Dans certains échantillons de poivre Saïgon, les cellules scléreuses placées sous l'épicarpe forment une couche continue de deux ou trois assises de cellules.

Quand les sections de poivre ont séjourné pendant quelque temps dans la glycérine, on observe dans quelques cellules de l'albumen de petits cristaux aiguillés de *pipérine*.

Composition chimique. — Le Poivre noir contient une huile essentielle, une résine, de la pipérine, de l'amidon, de l'albumine, de la gomme, des sels et une matière extractive.

L'huile essentielle est verdâtre, d'une odeur caractéristique de poivre; sa densité est 0,873. Elle ne se dissout dans l'alcool à 0,83 qu'autant qu'on y ajoute de l'éther. Le poivre renferme 1,6 à 2,2 p. 100 de cette essence.

C'est à la résine qu'il renferme que le poivre doit son âcreté.

Le principe le plus intéressant du poivre est la pipérine ou le pipérin, qui a été découverte par Œrstedt ; il se présente sous forme de cristaux incolores, inodores, assez volumineux, fusibles à 100°, il est insoluble dans l'eau froide, peu soluble dans l'eau bouillante, davantage dans l'éther et surtout dans l'alcool bouillant. Sa solution alcoolique a une saveur piquante. Il se combine aux acides pour former des sels. Traitée par la potasse alcoolique, la pipérine se dédouble en *pipéridine* et en *acide pipérique*. Oxydé par le permanganate de potasse, ce dernier se transforme en pipéronal, qui forme des prismes incolores de plusieurs centimètres de longueur, dont l'odeur rappelle à la fois celle de l'héliotrope et de la coumarine. Ce produit a acquis une importance industrielle assez considérable depuis qu'on l'emploie à la préparation de l'héliotropine.

Usages. — Pris à doses modérées, le poivre noir stimule l'estomac et facilite la digestion. A doses plus élevées, il devient irritant. C'est un condiment des plus précieux, dont l'emploi est presque indispensable dans les pays chauds pour régulariser les fonctions digestives. Il est peu employé en pharmacie : il entre dans la préparation des pilules asiatiques et de la thériaque.

Falsifications. — Le poivre en grains est rarement falsifié : on a cependant signalé à diverses reprises la présence dans le commerce de poivres artificiels préparés avec une pâte qui avait pour base la farine de glands ou de tourteaux de navette.

Le poivre en poudre est au contraire fréquemment falsifié. Les produits les plus divers ont été employés pour allonger le poivre : ceux qui ont été le plus largement utilisés dans ce but en ces derniers temps sont les grignons d'olives et la farine de sarrasin.

POIVRE BLANC

Dans les pays de production, une partie du poivre noir est transformée en poivre blanc, dont le goût est moins brûlant. Pour cela, on fait tremper les fruits mûrs du poivre pendant quinze jours dans de l'eau de mer ou de l'eau de chaux, qui ramollit les couches les plus extérieures du péricarpe. Ensuite on les sèche au soleil, puis on les décortique en les frottant entre les mains ; de cette façon on enlève l'épicarpe et la partie externe du mésocarpe jusqu'aux faisceaux libéro-ligneux. Ainsi préparé le poivre blanc se compose de grains globuleux, un peu aplatis au sommet, d'un blanc gris, à la surface desquels on observe très distinctement les faisceaux fibro-vasculaires disposés en forme de méridiens.

Examiné au microscope, le poivre blanc présente exactement la même structure anatomique et les mêmes éléments que ceux du poivre noir, sauf ceux qui constituent la portion externe du mésocarpe et les cellules scléreuses sous-épidermiques. L'absence de ces dernières cellules, qui renferment dans leur cavité une certaine quantité de résine, contribue à rendre le poivre blanc beaucoup moins âcre que le poivre noir.

POIVRE LONG

Origine. — Le **Poivre long** est fourni surtout par le *Piper officinarum* C. D. C. (*Chavica officinarum* Miq.) qui est originaire de l'Archipel Indien et notamment de Java, de Sumatra, de Célèbes et de Timor. On désigne aussi sous le même nom les fruits du *Piper longum* L.

Chavica Roxburghii Miq., arbuste indigène de Malabar, de Ceylan, du Bengale oriental et des îles Philippines.

Culture et récolte. — Le *Piper officinarum* C. D. C. se cultive à Java et au Bengale dans les plantations de canne à sucre. Des poivriers placés à une distance de 5 pieds fournissent pendant trois années une proportion de fruits constamment croissante, mais au bout de ce temps ils dépérissent et produisent de moins en moins. On les arrache de terre, et on fait sécher leurs racines qui sont très appréciées des Indous et utilisées comme médicaments sous le nom de *piplimul*. Les fruits sont recueillis au mois de janvier, un peu avant l'époque de leur maturité ; ils sont exposés au soleil jusqu'à dessiccation complète et livrés ensuite au commerce.

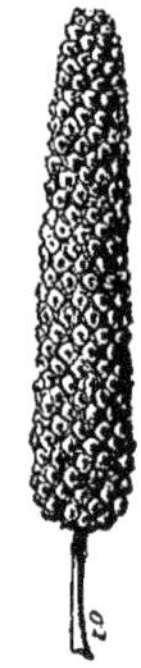

Description. — Le poivre long se présente (fig. 326) en chatons allongés, mesurant 4 à 6 centimètres de longueur et 6 à 7 millimètres de largeur, un peu arrondis à leurs extrémités, bosselés à leur surface et ayant à leur base un court pédoncule (fig. 326). Ces chatons sont formés d'un axe central libéro-ligneux assez volumineux, très résistant, autour duquel sont agglomérées de nombreuses petites baies fortement serrées les unes contre les autres et dont tous les péricarpes sont concrescents. Une section transversale de ces chatons montre (fig. 327) 8 à 10 petites baies coupées dans le sens de leur longueur et rayonnant autour de l'axe central. Entre les bractées qui les séparent, on observe un péricarpe d'un brun clair entourant la graine, dont l'enveloppe brune recouvre une amande d'un blanc grisâtre. La petite extrémité de cette amande est occupée par un embryon de petite taille.

Fig. 326. Poivre long.

Le poivre long est en général dans le commerce d'une teinte blanc grisâtre, et semble avoir été recouvert d'une poussière terreuse : par le lavage, les chatons perdent cette teinte et reprennent leur coloration naturelle qui est d'un brun rougeâtre foncé. Il possède une saveur âcre et brûlante, moins aromatique que celle du poivre noir , et une odeur aussi moins prononcée.

Structure microscopique. — Au-dessous de l'épicarpe qui est formé d'une rangée de cellules tabulaires, on observe 2 ou 3 couches de petites cellules tangentielles à parois faiblement épaissies, contenant de la gomme ; le mésocarpe est formé de cellules polyédriques, plus larges, irrégulières, à parois minces ; il renferme des glandes oléifères ovales et des cellules scléreuses qui sont généralement isolées ou réunies par petits groupes de 2 à 3 ; il est sillonné par des faisceaux libéro-ligneux arrondis. Comme dans le poivre noir, la partie externe du mésocarpe contient un très grand nombre de glandes oléifères très rapprochées et qui, par suite de leur pression réciproque affectent une forme polygonale. Ces glandes constituent une couche oléo-résineuse à peu près continue qui n'est séparée de la graine que par une rangée de cellules

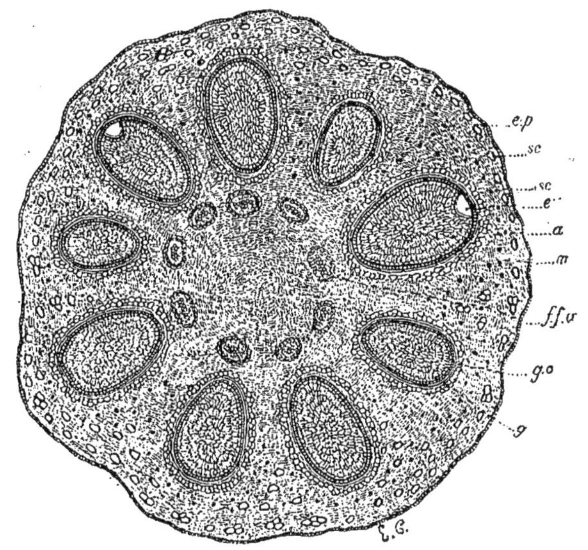

Fig. 327. — Poivre long.

Structure anatomique.

ep, épicarpe. — *go*, glandes oléo-résineuses. — *m*, mésocarpe. — *ff.v*, faisceaux fibro-vasculaires. *sc*, cellules scléreuses.

plus petites, tangentielles, à parois inégalement épaissies, représentant l'endocarpe. La graine est recouverte par deux téguments formés chacun d'une rangée de cellules rectangulaires, à contenu coloré en brun, à parois peu épaisses et également brunes. Le périsperme est un tissu de cellules polyédriques contenant de l'amidon : il ne renferme pas de cellules oléo-résineuses et se distingue en cela de celui du poivre noir. Au centre de la section transversale du poivre long on observe les faisceaux appartenant à l'axe principal et qui envoient des ramifications aux divers fruits.

Composition chimique. — Le poivre long renferme du *pipérin*, de la *chavicine*, une matière grasse concrète, d'une âcreté brûlante, une petite quantité d'huile volatile, de la gomme colorée, de l'amidon, de la bassorine, des sels minéraux ; il donne 2,650 p. 100 d'extrait alcoolique, 16,825 p. 100 d'extrait aqueux, et 7^{gr},154 de cendres (Blyth.).

Commerce. — Le trafic de cette drogue, quoique moins important que celui des autres poivres, est cependant encore assez considérable. Il a pour centres principaux Singapore et Rio qui le reçoivent directement de Java. L'Arabie et la côte orientale d'Afrique font également le commerce de ce fruit.

Usages. — Peu employé en médecine, il est surtout utilisé comme épice.

Le fruit du *C. Roxburghii* Miq. ressemble, dans ses traits généraux, à celui du *C. officinarum* Miq.; il est seulement plus petit et d'une qualité inférieure; il est aussi plus étroit et plus recouvert de poussière que le poivre long ordinaire; il est souvent filiforme et porté sur un pédoncule qui est presque aussi long que l'épi. Son odeur est aromatique, mais sa saveur a une âcreté peu marquée. Il est rarement importé.

Outre les poivres noirs et blancs du commerce et le poivre long qui est d'un usage assez restreint chez nous, on utilise dans d'autres contrées les fruits d'autres poivriers, dont l'emploi reste localisé dans leur pays de production. Tels sont :

Le Poivre Siriboa (*P. Siriboa* L.), espèce de la Nouvelle-Zélande, dont le chaton remplace le bétel comme sialagogue. Infusé dans l'eau, ce fruit donne une boisson excitante fort agréable appelée *shiaka* aux îles Palaos et à Amboine.

Le poivre Amalago (*P. plantagineum* Lam.) dont le fruit est employé au Mexique et dans les Indes orientales pour préparer une boisson stimulante et aphrodisiaque.

Le poivre Nhandi (*P. dilatatum* Rich.) dont le fruit est utilisé de la même façon par les habitants de Cayenne.

Le poivre Anicilo (*P. anisatum* Kunth et Humb.) et le poivre en ombelles (*P. umbellatum* L.) dont les fruits sont employés en médecine au Brésil.

Les fruits du *P. trifolium* L., qui sont pris en infusion en guise de thé par les Espagnols et les Portugais qui habitent la Guyane ; ceux du *P. inebrians*, qui à Tahiti et dans les îles de l'Océan Pacifique, servent à préparer un suc enivrant.

POIVRE CUBÈBE

Poivre à queue.

Origine. — *Le* **Poivre Cubèbe** est fourni par le *Piper Cubeba* L. (*Cubeba officinalis* Miq.), arbuste indigène de Java, du sud de Bornéo et de Sumatra (fig. 328).

Culture. — Le Cubèbe, qui forme des lianes semblables à celles du poivre noir, est cultivé à Java dans les environs de Benjæmas. Chaque plant est disposé au pied d'arbres divers, très feuillés, dans lesquels il s'enroule et grimpe jusqu'à une hauteur de 5 à 6 mètres. Souvent on utilise pour cette culture les plantations de café.

Les régions Est et Nord-Ouest de l'île de Java en produisent une

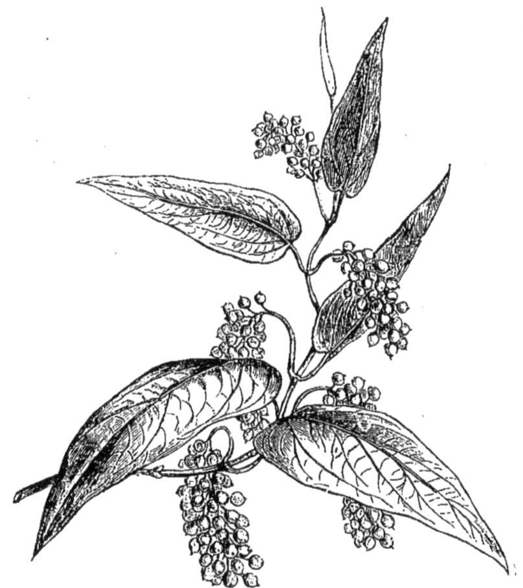

Fig. 328. — *Piper Cubeba.*

certaine quantité. A Sumatra, dans le district de Lampon, il est l'objet d'une culture très répandue. La récolte du fruit se fait un peu avant sa maturité complète et sa dessiccation s'opère comme celle des poivres ordinaires.

Description. — Les fruits de Cubèbe sont globuleux, souvent déprimés à leur base qui porte un rétrécissement caractéristique, simulant un pédoncule, qui est en réalité un prolongement du péricarpe. De là leur nom vulgaire de *poivre à queue*. Ces fruits sont un peu pointus au sommet, marqués de rides saillantes dues à la contraction qui s'est opérée dans le péricarpe par la dessiccation. Ces rides sont anastomosées et paraissent former un réseau de mailles à contours polygonaux assez réguliers. Généralement quatre ou cinq de ces rides viennent se réunir au sommet du fruit, au niveau de la petite pointe terminant celui-ci et contribuent ainsi à former cette proéminence. A la base du fruit quelques-unes de ces lignes saillantes se terminent à la naissance du faux pédoncule sur lequel elles se prolongent parfois et qui atteint souvent 5 à 7 millimètres. Ces fruits ont une teinte brun grisâtre ou noirâtre et sont fréquemment recouverts d'une poussière gris cendré. — Le péricarpe recouvre une seule graine, sphérique, un peu comprimée, à surface lisse et rougeâtre, marquée à sa base, c'est-à-dire à son point d'attache, au fruit d'une cicatrice circulaire noirâtre. Le périsperme est ferme, blanchâtre, huileux ; il contient un petit embryon situé au-dessous du sommet. Dans un très grand nombre de fruits la graine est incomplètement développée et ridée et le péricarpe presque vide. Le poivre Cubèbe a une saveur forte, persistante, camphrée, piquante, à la fois amère et aromatique ; son odeur est légèrement aromatique et n'est pas désagréable.

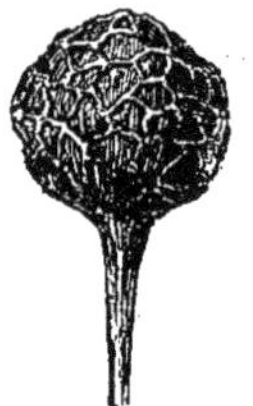
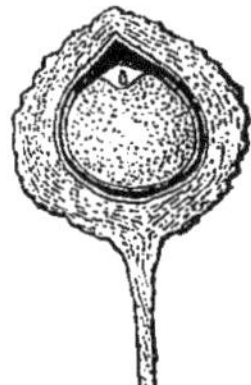

Fig. 329, 330. — Poivre cubèbe. Fruit entier et coupé longitudinalement.

Structure microscopique. — L'*épicarpe* (*e*) est formé d'une rangée de petites cellules rectangulaires, à parois faiblement épaissies et colorées en brun (fig. 331) : vues de face, ces cellules affectent une forme polygonale (fig. 332). Immédiatement au-dessous de l'épicarpe on observe une ou deux rangées de cellules pierreuses à parois fort épaisses et canaliculées (*sc*). Ces cellules, fortement serrées les unes contre les autres, forment par leur réunion une couche scléreuse à peu près continue. Le *mésocarpe* est assez nettement divisé en deux couches de structure différente : la couche extérieure (*me*) a des cellules irrégulières, polygonales, allongées tangentiellement et contenant des gouttelettes d'huile fixe, de l'amidon et des petits cristaux de cubébine; elle présente un très grand nombre de glandes oléifères unicellulaires (*go*), ovales, contenant de l'oléo-résine et des groupes cristallins de cubébine; la limite de cette couche est indiquée par la présence de faisceaux libéro-ligneux disposés en îlots espacés. La région interne du mésocarpe (*mi*) a 7 à 8 rangées de cellules nettement différenciées par leur direction tangentielle, l'absence d'amidon et l'épaisseur de leurs parois. L'*endocarpe* est formé de 2 à 3 rangées de cellules scléreuses, assez grosses, polygonales, à parois fort épaisses, canaliculées et incolores (*c'*). — En dessous de cette couche scléreuse et continue, qui constitue le noyau, on observe les téguments de la graine représentés par deux rangées de cellules rectangulaires, aplaties : l'une externe, incolore (*t*) ; l'autre interne, colorée en brun (*t'*). Vues de face, ces cellules sont polygonales et allongées parallèlement au grand axe du fruit; celles de la couche colorée sont plus grandes et généralement fusiformes.

Le périsperme (*a*) est un tissu de cellules polygonales irrégulières, à parois minces, remplies de grains d'amidon et affectant une forme polyédrique : quelques-unes de ces cellules, de forme arrondie, renferment de l'oléo-résine.

Composition chimique. — La composition élémentaire des cubèbes varie suivant leur âge. Quand les fruits sont vieux, ils contiennent un camphre qu'on ne trouve pas dans les fruits fraîchement récoltés.

D'après Schmidt, le poivre cubèbe renferme :

Huile éthérée, *substance colorante*, *substance gommeuse*, *substance extractive*, *albumine*, *amidon*, *huile grasse*, *cubébine*, *résine acide*, *résine indifférente*, *phosphate*, *malate* et *oxalate de chaux*, *cellulose*.

L'*huile volatile*, qui donne au cubèbe son odeur spéciale, y existe dans une proportion variable entre 6 et 14 p. 100. — Cette essence est visqueuse, incolore ou jaune verdâtre : elle distille entre 240 et 250 degrés et dévie à gauche le plan de polarisation. Elle est soluble dans 27 parties d'alcool à 90° et dans 18 parties d'alcool absolu. Elle est composée de deux hydrocarbures isomères, de densité différente. — Quand elle est ancienne, elle laisse déposer des cristaux d'un stéaroptène, appelé *Camphre de cubèbe*, qui résulte de l'oxydation des hydrocarbures.

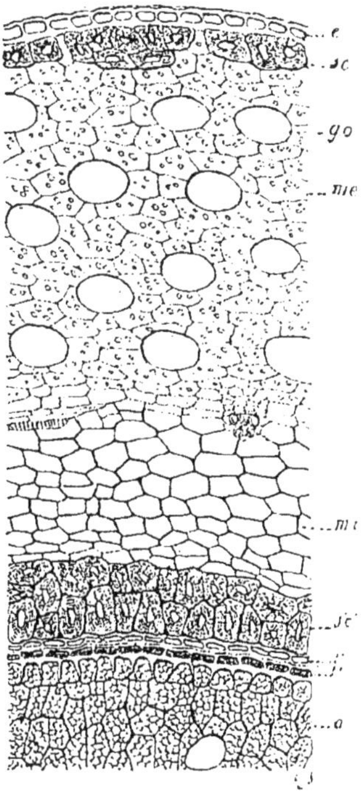

Fig. 331. — Poivre cubèbe. Structure anatomique.

La *Cubébine*, découverte en 1839 par Soubeiran et Capitaine, est inodore, insipide, neutre; elle cristallise en petites aiguilles blanches, peu solubles dans l'eau chaude, solubles dans l'alcool et dans 30 parties d'éther; elle fond à 120 degrés, se colore en rouge brique d'abord, puis en rouge cramoisi par l'acide sulfurique ;

La *résine acide*, appelée aussi *acide cubébique*, est jaune et se colore à l'air; elle se ramollit facilement entre les doigts ; elle est insoluble dans l'eau, soluble dans l'alcool, l'éther et les alcalis ; elle fond à 60 degrés.

Des recherches de Bernatzik confirmées par Schmidt, il résulte que le cubèbe doit son action physiologique à l'*acide cubébique*, à l'exclusion de la *cubébine* et de l'*huile volatile* qui n'exercent aucune action sur la muqueuse uréthrale.

Usages. — Le Cubèbe est principalement employé dans le traitement de la blennorrhagie ; il entre dans la préparation de l'électuaire de copahu composé.

L'extrait oléo-résineux de Cubèbe a été employé pur ou sous forme d'oléo-saccharure dans le traitement du croup.

Commerce. — *Variétés commerciales.* Le trafic du poivre Cubèbe est

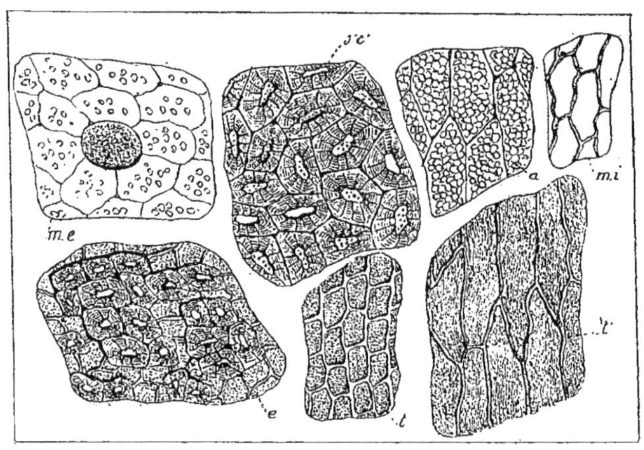

Fig. 332. — Poudre de poivre cubèbe.

e, épicarpe. — *me*, mésocarpe, partie extérieure. — *sc*, cellules scléreuses. — *mi*, mésocarpe, partie interne. — *t*, *t'*, téguments de la graine. — *a*, albumen.

entre les mains des Chinois, qui achètent par petites quantités les fruits aussitôt qu'ils sont récoltés, les réunissent en lots plus importants qu'ils vendent en bloc et qu'ils expédient de Singapore et de Batavia. Java en a exporté, en 1886, 48.000 kilogrammes et, en 1887, 51.000 kilogrammes.

Comme pour les poivres blancs et noirs, le commerce distingue différentes sortes de poivre Cubèbe.

Les *Cubèbes vrais* sont classés en deux groupes suivant qu'ils proviennent d'arbrisseaux cultivés ou qu'ils ont été récoltés sur des plants spontanés.

En présence des résultats peu satisfaisants fournis par la culture du Cubébier, plante dioïque qui se féconde assez difficilement, les indigènes de Java détruisirent toutes leurs plantations en 1870 et ne livrèrent plus au commerce que les Cubèbes sauvages. Séduits par des offres plus avantageuses et le prix relativement élevé qu'a atteint cette drogue depuis une dizaine d'années, ils reconstituèrent leurs plantations, qui actuellement encore sont insuffisantes pour répondre à la consommation, de sorte que le marché est encore approvisionné aujourd'hui par une forte proportion de Cubèbes sauvages. Quand ils ont été récoltés à maturité complète, ces derniers ont des dimensions, une saveur et une odeur plus fortes que les Cubèbes cultivés ; ils en présentent tous les caractères extérieurs et à première vue il est impossible de les distinguer les uns des autres, — mais la cherté de la drogue amena les exportateurs à livrer au commerce des Cubèbes sauvages récoltés avant maturité et de qualité très inférieure. Dans ces conditions, ils sont petits, formés par une masse noire, contenant un périsperme peu développé, en dessous duquel on ne peut distinguer ni l'albumen ni l'embryon. Le péricarpe est très fortement plissé. Ces fruits s'écrasent sous une très légère pression ; ils sont souvent mélangés à des portions de pseudo-pédoncules.

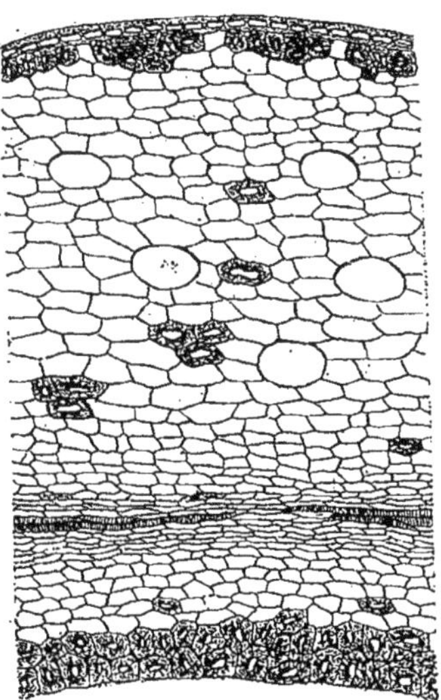

Fig. 333. — *Spurious cubebes.*

Au nombre des espèces sauvages, figure une sorte commerciale désignée en Angleterre et en Amérique sous le nom de *Spurious Cubebes* et qui est originaire de l'est de Java. Cette drogue, recherchée en Allemagne, considérée comme un véritable Cubèbe par les droguistes allemands, autrichiens et russes, est peu employée en France et absolument proscrite en Amérique. — Chaque fruit se présente comme celui du Cubèbe cultivé vrai, mais il est un peu plus gros et mesure 7 à 8 millièmes de millimètre : il a une forme sphérique, une couleur d'un brun rougeâtre ; il porte un prolongement long de $0^{mm},008$ à $0^{mm},010$. La saveur en est aromatique, un peu camphrée et amère. Son odeur est moins forte que celle des Cubèbes vrais. — Anatomiquement elle se distingue du Cubèbe par la présence de cellules scléreuses isolées ou groupées dans toute l'épaisseur du mésocarpe (fig. 333).

FAUX CUBÈBES

Sous le nom de *Faux Cubèbes* nous désignerons plusieurs espèces parfaitement déterminées du genre *Cubeba*, telles que les *C. canina*

Miq., *C. crassipes* Miq., *C. Clusii* Miq. et deux autres fruits d'origine inconnue qui depuis quelques années ont fait leur apparition sur le marché.

Cubeba canina Miq. — Espèce originaire de Java qu'on rencontre fréquemment dans les forêts de Parang, à Penang, dans les îles de Sumatra, de Bornéo et de la Sonde. Rarement rugueuses, les baies de cette espèce sont plus petites que celles du Cubèbe officinal ; elles sont brillantes et colorées en rouge, quand elles sont mûres et fraîches, et deviennent noires après dessiccation. La plupart du temps elles sont globuleuses ou ovoïdes, à sommets anguleux terminés par un rostre brièvement obtus. Le faux pédicelle est presque aussi long que la baie ; la saveur de ces fruits est légèrement anisée.

Cubeba crassipes Miq. — Cette espèce signalée dans les montagnes de l'île de Sumatra fournit des baies plus volumineuses que celles du Cubèbe ordinaire, profondément ridées, munies d'un prolongement aplati et gros, une fois et demie plus long que le fruit. Leur odeur agréable est différente de celle du Cubèbe : leur saveur est très amère.

Cette espèce possède des particularités anatomiques qui la distinguent nettement du Cubèbe officinal. Les cellules scléreuses sous-épidermiques sont souvent isolées ou réunies en groupes peu volumineux ; le mésocarpe présente dans sa partie interne de grosses glandes oléifères, l'endocarpe n'est pas scléreux, mais constitué par une simple couche de cellules tangentielles. La graine est recouverte par deux téguments formés chacun d'une rangée de cellules rectangulaires. Vus de face, ces téguments montrent : l'extérieur, des cellules polygonales à parois faiblement épaissies et légèrement colorées : l'interne, des cellules plus larges, souvent fusiformes, dont les parois plus épaisses sont ponctuées et colorées en brun. Le périsperme ne présente aucune particularité à signaler.

Cubeba Clusii, Miq. — D'après M. Brunotte, la baie du *C. Clusii* est ovoïde, mesure de 3 à 5 millimètres de long sur 2 à 3 millimètres de large : elle est fixée sur l'axe fructifère par un faux pédoncule une fois et demie aussi long que le fruit. A l'état sec, elle est colorée en gris cendré. Sa surface est rugueuse mais ne présente pas de rides anastomosées. Elle contient sous un péricarpe brun de 1/2 millimètre d'épaisseur une graine à périsperme blanc jaunâtre, farineux au centre et d'apparence cornée à la périphérie. Un petit embryon entouré d'un albumen rudimentaire est logé comme dans les autres fruits de Pipéritées dans une petite cavité triangulaire au sommet de ces fruits. La saveur et l'odeur de ce poivre ne rappellent en rien celles des

Cubèbes, elles se rapprochent plutôt de celles des poivres noirs. Au point de vue anatomique, le fruit du *C. Clusii* Miq. se distingue par la rareté ou l'absence à peu près complète d'éléments sclérifiés dans le péricarpe. Stenhouse y a constaté la présence de la pipérine et l'absence de la cubébine.

Cubèbe Java sauvage. — Sous ce nom figurait à l'Exposition universelle de 1889, dans la section hollandaise, une espèce de faux cubèbe, qui a fait son apparition sur le marché au moment où les Cubèbes ont atteint un prix très élevé. Les baies de cette sorte commerciale sont réunies en grappes de 6 à 10 centimètres de long sur un pédoncule épais, résistant et fibreux, qui, après la chute des fruits, a la forme d'un long cordon, garni de proéminences noires, dures, de 1 à 3 millimètres de diamètre, sur lesquelles les baies étaient insérées (fig. 334). Celles-ci ont une teinte brun noirâtre ; elles sont plus grosses que les vrais Cubèbes, à peu près sphériques, ou légèrement aplaties aux pôles. Au sommet elles présentent une petite pointe peu apparente ; leur partie inférieure est dépourvue de la portion allongée qu'on observe dans les autres espèces ; les rides qu'on observe sur leur surface extérieure sont peu prononcées et ne forment pas le réseau polygonal qui est si apparent sur le vrai Cubèbe. Cette drogue est rarement expédiée seule ; mais on la trouve communément mélangée aux autres sortes et notamment à celle qui est connue sous le nom de *Spurious cubebes*. Sa faible saveur amère rappelle un peu celle de la térébenthine ; son odeur est peu accusée. L'absence de pédicelle permet facilement de constater sa pré-

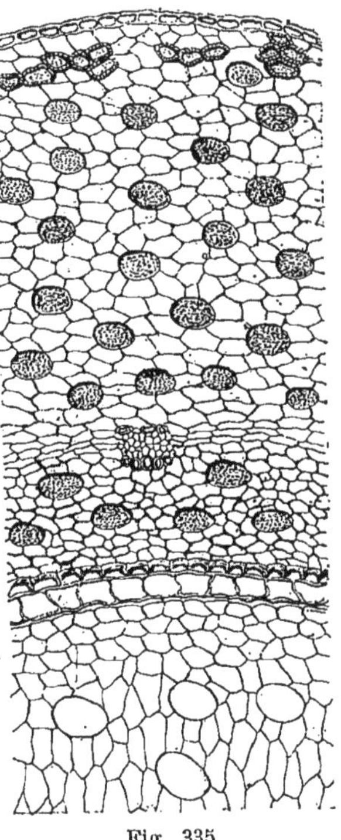

Fig. 335.
Cubèbe de Java sauvage.
(Structure anatomique.)

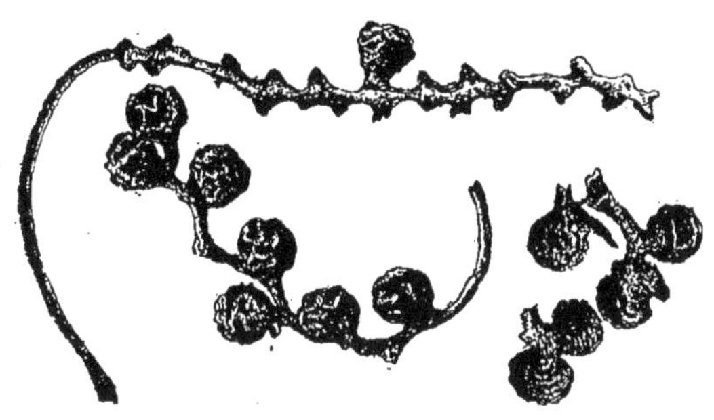

Fig. 334.
Cubèbe de Java sauvage.

sence dans les diverses espèces de Cubèbes. La coupe longitudinale présente la structure des fruits de Pipéritées. Sous un péricarpe mince et brun apparaît un périsperme volumineux d'apparence cornée et coloré en brun foncé. Au point de vue anatomique (fig. 335), elle se distingue par la présence dans son mésocarpe d'un très grand nombre de glandes remplies d'une matière résineuse brune : la partie interne du mésocarpe ne diffère guère de la partie extérieure que par les dimensions plus petites de ses éléments ; elle contient aussi de l'amidon et des glandes oléo-résineuses; elle n'est pas limitée intérieurement par les rangées de cellules scléreuses qui constituent l'endocarpe du Cubèbe officinal. L'enveloppe de la graine est double, formée de deux couches de cellules rectangulaires colorées en brun; celles qui forment l'enveloppe interne sont plus grandes que les autres. Le périsperme présente la même structure que dans les autres fruits.

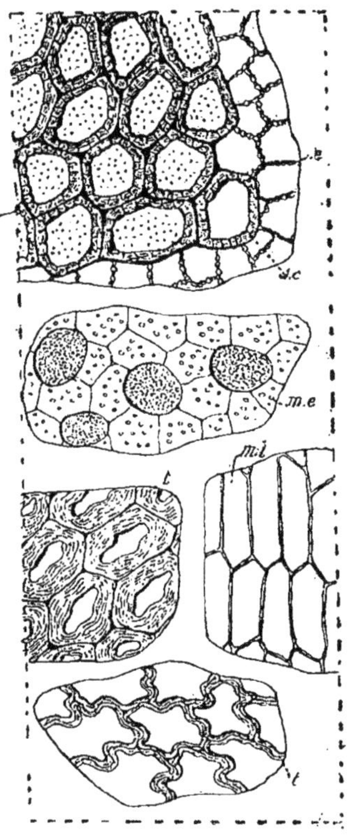

Fig. 336. — Poudre de cubèbe de Java sauvage.

e, épicarpe. — *sc*, cellules scléreuses. — *me*, partie extérieure du mésocarpe. — *mi*, partie intérieure du mésocarpe. — T, T' téguments de la graine.

Faux Cubèbe de Java. — Cette drogue, également exposée en 1889 parmi les produits de Java, diffère notablement des Cubèbes commerciaux. Les baies sont longuement prolongées en faux pédicelle pyriforme, et à leur base par un assez long pédoncule, couronnées au sommet par une petite pointe mousse (fig. 337); elles mesurent 6 à 8 millimètres de longueur sur 8 à 9 millimètres de largeur dans la partie renflée ; le pédoncule atteint parfois 1 à 2 centimètres de long. Plongées pendant quelques heures dans l'eau, ces baies se gonflent considérablement. Leur surface extérieure est d'un gris cendré quoique ridée et rugueuse, et ne présente pas d'arêtes saillantes comme le Cubèbe officinal. Dans leur ensemble ces fruits présentent tous les caractères de ceux des Pipéritées, et M. Brunotte, qui en a étudié les caractères anatomiques, pense qu'ils se rapprochent beaucoup de l'espèce décrite sous le nom de *Piper crassipes* par Korthals.

Le péricarpe est divisé en deux zones (fig. 338), qui ne sont guère différenciées que par la forme assez régulière des cellules de la couche

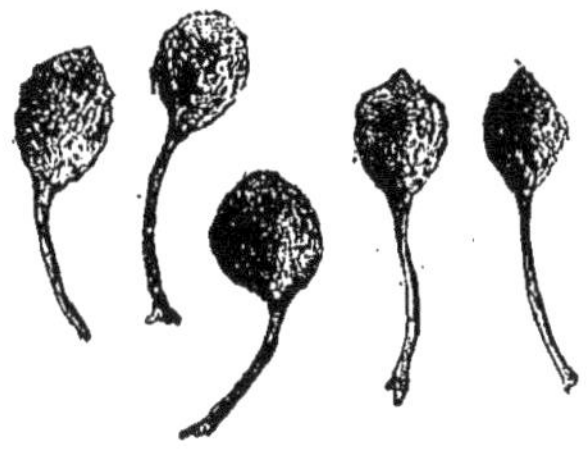

Fig. 337. — Faux cubèbe de Java.

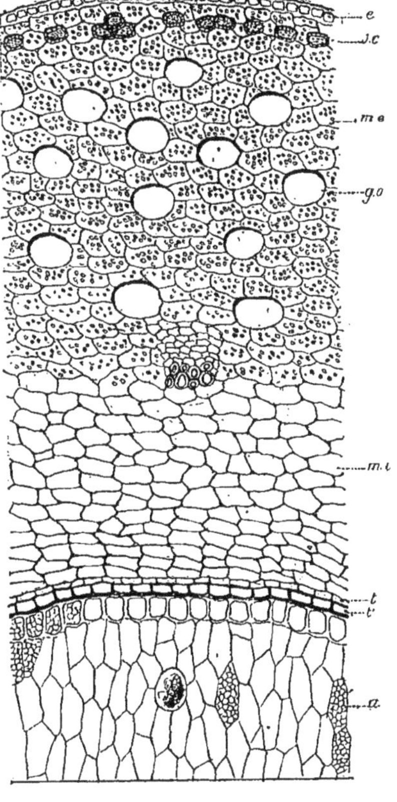

Fig. 338. — Faux cubèbe de Java.

interne et par l'accumulation des glandes oléo-résineuses dans la région externe. L'endocarpe n'est pas constitué par des cellules scléreuses comme dans le Cubèbe officinal. Les éléments sclérenchymateux qu'on observe dans ce fruit sont assez rares d'ailleurs et représentés par quelques cellules, placées non plus immédiatement sous l'épicarpe, mais à une faible distance de cette enveloppe ; ces cellules scléreuses au lieu d'être groupées comme dans les autres Cubèbes, sont généralement isolées ; leurs parois sont moins épaisses et leur lumen est plus large. Les téguments de la graine constitués par deux couches de cellules sont fortement colorés en brun. Ces téguments sont superposés, et entièrement soudés ; mais souvent ils sont séparés l'un de l'autre par quelques rangées de cellules incolores, fortement aplaties.

On falsifie aussi parfois le Cubèbe avec les fruits du *Daphnidium Cubeba*, les baies du *Laurus Cubeba*, et du *Tetranthera laurifolia*. Ces dernières se reconnaîtront facilement à l'aspect tout particulier que présentent les cellules scléreuses de leur endocarpe et à l'abondance de l'huile fixe contenue dans l'albumen. Vues en sections transversales ces cellules scléreuses ont une paroi externe assez mince et des parois latérales et interne considérablement renforcées, disposition qui leur donne la forme d'un U. Vues de face, elles présentent un contour très sinueux, et un lumen étoilé à branches assez longues et très apparentes.

La forme de ces cellules rappelle exactement celle qui caractérise les cellules scléreuses des baies de laurier (fig. 339).

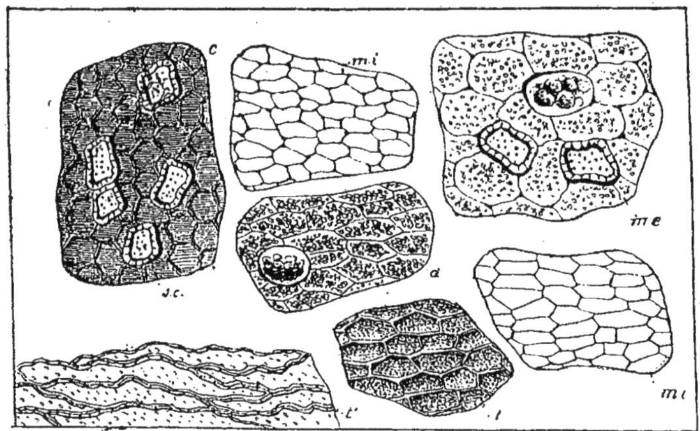

Fig. 339. — Poudre de faux cubèbe de Java.

e, épicarpe. — *sc*, cellules scléreuses. — *me*, partie extérieure du mésocarpe. — *mi*, partie interne du mésocarpe. — *a*, albumen. — *t*, *t'* téguments de la graine.

FEUILLES DE MATICO

Origine. — Les **feuilles de Matico** sont produites par le *Piper angustifolium* R. et P. (*P. elongatum* Vahl, *Steffensia elongata* K., — *Artanthe elongata* Miq.), arbuste qui croît dans les forêts humides de l'Amérique du Sud, au Pérou, en Bolivie, dans l'Équateur, la Colombie, le Vénézuéla et le Brésil.

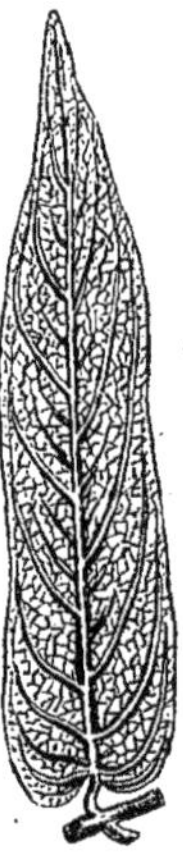

Fig. 340. Feuille de Matico.

Description. — Ces feuilles qui arrivent en paquets, fortement comprimées et mélangées de débris de tiges et parfois d'inflorescences, sont épaisses, courtement pétiolées, lancéolées, acuminées au sommet, cordées et inégales à la base, finement crénelées sur les bords, longues de 12 à 15 centimètres, et larges de 4 centimètres (fig. 340). La face supérieure verdâtre est sillonnée par une multitude de petites nervures déprimées, anastomosées en un réseau à mailles fines carrées qui lui donnent une apparence marquetée : sur la face inférieure qui est plus pâle, et d'aspect feutré, ces carrés forment des séries correspondantes de dépressions qui sont couvertes de poils et l'on peut y suivre très distinctement la direction des nervures secondaires qui sont très proéminentes. Ces nervures se détachent au nombre de 6 à 7 de chaque côté de la nervure médiane sous un angle aigu et, parvenues près du bord de la feuille, elles le suivent presque parallèlement en se dirigeant vers le sommet. Les débris de tiges sont arrondis et noueux ; les épis de fleurs et de fruits, pouvant atteindre 10 à 12 centimètres de longueur, sont grêles et cylindriques ou légèrement recourbés. Les feuilles de matico ont une odeur aromatique qui rappelle à la fois celle de la menthe, du camphre et du cubèbe ; leur saveur assez agréable est aromatique, faiblement térébinthacée et un peu amère.

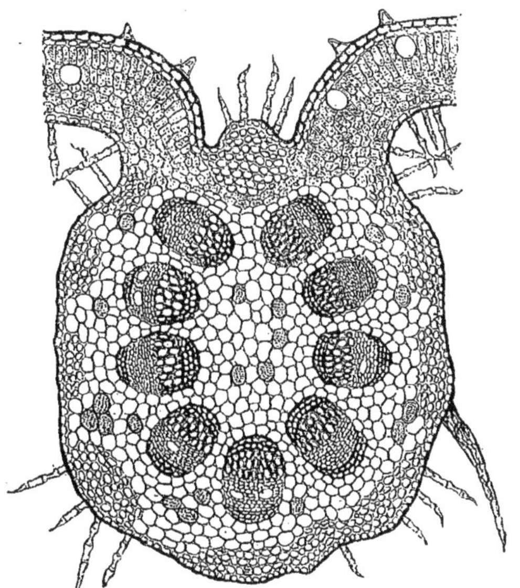

Fig. 341. — Feuille de Matico.
Section transversale de la nervure médiane.

Structure anatomique (fig. 341). — Épiderme formé d'une rangée de cellules polygonales, pourvu sur la face inférieure de stomates et garni sur ses deux faces de poils tecteurs coniques pluricellulés, qui reposent sur une saillie épidermique pluricellulaire. Sous l'épiderme supérieur on observe un hypoderme formé d'une ou de deux rangées de cellules rectangulaires, allongées parallèlement à la surface du limbe. Mésophylle hétérogène, asymétrique, formé dans sa partie supérieure de deux ou trois rangées de cellules disposées en palissade et dans sa partie inférieure de cellules un peu rameuses, arrondies ou allongées en différents sens. Ce mésophylle dépourvu de cellules cristalligènes renferme un certain nombre de grosses glandes oléifères unicellulaires, qui sont localisées spécialement dans l'assise supérieure, un peu en dessous de l'épiderme. La nervure médiane qui est très proéminente sur la face inférieure est recouverte par un épiderme velu, en dessous duquel on observe des massifs collenchymateux assez régulièrement espacés. Elle est formée par un parenchyme très développé et par des cellules irrégulières, arrondies ou polygonales sur une coupe transversale, rectangulaires sur une coupe longitudinale. Quelques-unes seulement de ces cellules contiennent de la chlorophylle, mais presque toutes renferment de petits cristaux aiguillés ou prismatiques. Dans l'épaisseur de ce parenchyme, on observe un nombre assez considérable de cellules sclérenchymateuses arrondies ou carrées, munies de parois épaisses et ponctuées, et des glandes oléifères ovales ou arrondies assez grosses. Le système libéroligneux est représenté par plusieurs faisceaux fibro-vasculaires bien distincts et assez régulièrement disposés dans leur ensemble en face des massifs collenchymateux. Chacun de ces faisceaux a une forme arrondie et se trouve composé d'un cordon ligneux recouvert extérieurement par un liber mou, contenant des glandes oléifères et par un péricycle cellulosique, et intérieurement par un arc péricyclique offrant la même consistance que le péricycle externe.

Composition chimique. — Les feuilles de Matico renferment une huile essentielle, un acide cristallisable, appelé *acide artanthique*, du tannin et de la résine.

L'huile volatile distille entre 180 et 200° ; pendant l'hiver elle laisse déposer des cristaux longs de 1 centimètre d'un camphre particulier, qui, d'après Trugle, serait un composé éthylique du camphre ordinaire.

Hodges a retiré du Matico un principe amer, appelé *maticine*, qui est d'un jaune brun, d'odeur désagréable, de saveur amère, soluble dans l'eau et l'alcool.

Usages. — Le Matico est employé comme hémostatique et antiblennorrhagique. On l'a utilisé aussi contre les phlegmasies du poumon et des bronches.

Substitutions. — Sous le nom de *Matico* on a introduit dans le commerce les feuilles du *Piper aduncum* L. (*Artanthe adunca* Miq.) Ces feuilles, qui arrivent de l'isthme de Panama, sont moins comprimées, plus fibreuses que celles de l'*A. elongata*, elles sont aussi plus larges, plus longuement acuminées, entières sur les bords ; leur limbe n'est pas rugueux, mais au contraire relativement lisse et à peine pubescent.

On a parfois substitué au Matico les feuilles de la *Sauge sclarée*, qui s'en distingent nettement par la forme quadrangulaire des tiges, le limbe plus largement ovale, doublement crénelé sur les bords. La présence de glandes externes pluricellulaires, l'absence de glandes internes, la disposition toute particulière des stomates dans les Labiées sont des caractères d'une valeur absolue, qui permettront toujours de reconnaître cette substitution, quel que soit l'état de division sous lequel les feuilles se présentent.

Les feuilles du *P. lancifolium* H. B. K. sont utilisées à la Nouvelle-Grenade comme succédané du Matico.

RACINE DE KAWA-KAWA

Origine. — Sous les noms de **Kawa-Kawa**, **Awa**, **Awa-irai**, on désigne dans les îles Hawaï et les Marquises, les racines du *Piper methysticum* Forst (*Macropiper latifolium* Miq. — *M. methysticum* Hook. et Arn.).

Description. — Ces racines, dont le poids à l'état frais peut varier de 2 à 20 livres, se présentent dans le commerce en fragments très irréguliers et d'un volume très variable; quelques-uns, provenant des ramifications de la souche principale, sont cylindriques, d'autres sont tuberculeux, renflés, plus ou moins tortueux ou repliés sur eux-mêmes. La surface extérieure est d'un brun grisâtre ou d'un gris noirâtre; elle est constituée par un suber, qui se détache assez facilement des couches sous-jacentes d'une teinte blanc jaunâtre. — La section transversale (fig. 342) montre une écorce qui se distingue nettement du cylindre ligneux; celui-ci offre une structure radiée très nette et entoure une moelle plus ou moins large. La racine a une odeur agréable qui rappelle celle du lilas ou de la reine des prés; sa saveur est âcre : elle provoque une salivation assez abondante et laisse dans la bouche une sensation astringente accompagnée d'une âcreté marquée.

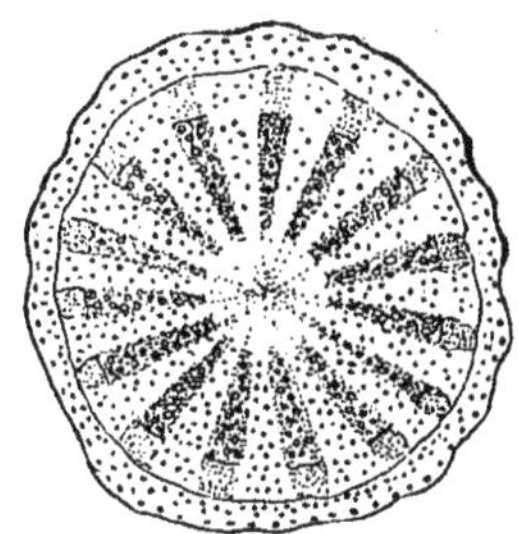

Fig. 342. — Racine de kawa. Section transversale.

Structure microscopique (fig. 343). — Le suber est épais, coloré en brun : il recouvre un parenchyme cortical formé de cellules polyédriques, au milieu desquelles on observe un certain nombre de glandes oléifères unicellulaires et des cellules à parois épaissies et ponctuées. Un endoderme apparent sépare l'écorce du cylindre central. Celui-ci est divisé en faisceaux ligneux étroits qui sont très nettement séparés les uns des autres par de larges rayons médullaires contenant aussi des glandes oléifères. Chacun de ces faisceaux est formé de fibres à parois épaisses et de vaisseaux en général isolés, et peu larges, il est recouvert par un liber mou et un péricycle faiblement lignifié. — A la base des faisceaux ligneux et dans l'intervalle de ceux-ci, à la périphérie de la moelle on observe des massifs de bois primaire. La moelle plus ou moins large est formée de cellules arrondies et renferme aussi des cellules à parois épaisses et ponctuées.

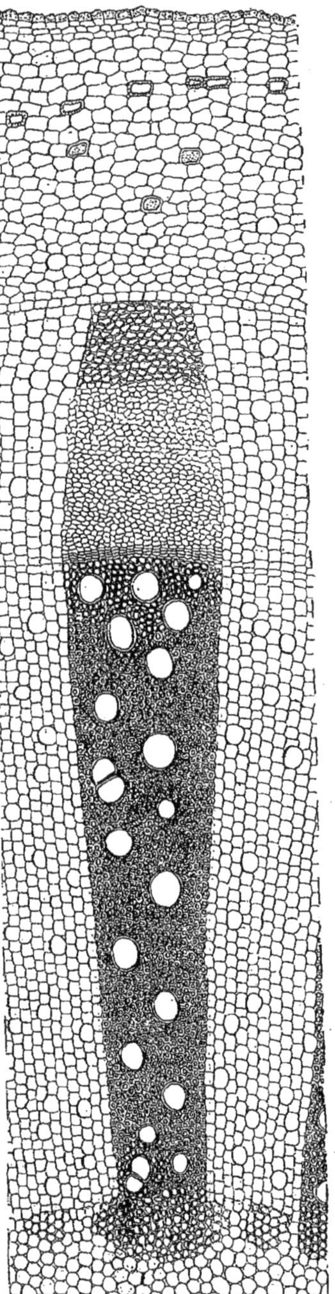

Fig. 343. — Racine de kawa. Structure anatomique.

COMPOSITION CHIMIQUE. — De ces racines, Gobley (1860) et Cuzent (1860) ont isolé deux principes cristallisés, la *Methysticine* et la *Kawaïne* qui ont été étudiés par Volting et Kopp sous les noms de *Kawaïne* et de *Jangonine*.

La méthysticine cristallise en longues aiguilles blanches, inodores, insipides, insolubles dans l'eau, peu solubles dans l'alcool froid et l'éther. La kawaïne est une résine jaune, verdâtre, âcre et d'odeur aromatique.

D'après Leving qui a isolé ces deux principes et les a trouvés inertes, le principe actif de cette racine serait constitué par deux résines dont la plus active est huileuse, jaune verdâtre, aromatique, et produit dans la bouche un engourdissement particulier.

USAGES. — La racine de kawa est employée par les habitants des îles Sandwich, de Noukahiva, de Tahiti pour préparer une boisson enivrante obtenue en mâchant la racine sèche, qu'on délaie ensuite dans l'eau. Cette boisson prise à dose modérée possède des propriétés toniques et digestives ; absorbée à haute dose, elle produit une ivresse particulière.

Employée depuis très longtemps par les indigènes de l'Océanie contre la blennorrhagie, cette racine a été introduite depuis quelques années dans la thérapeutique pour combattre les accidents vénériens. Elle possède l'avantage de ne pas troubler les fonctions digestives, d'être bue sans dégoût et de stimuler l'appétit. La forme la plus généralement employée est l'extrait hydro-alcoolique.

FEUILLES DE BÉTEL

Origine. — Les feuilles de **Bétel** proviennent du *Piper Betle* L. (*P. Melamiri* L., *Chavica Betle* Miq. — *C. auriculata* Miq. — *Artanthe hexagina* Miq.) qui croît dans l'Inde, à Java, à Bornéo, aux Philippines et qui est cultivé dans toute l'Asie et l'Amérique tropicales.

Description. — Les feuilles de Bétel sont cordées, ovales, acuminées au sommet, légèrement asymétriques à la base, longues de 6 à 7 centimètres et larges d'environ 5 centimètres ; elles présentent 5 à 7 nervures très apparentes, reliées entre elles par de fines anastomoses formées par les nervures secondaires ; leur limbe est d'un vert foncé en dessus, plus pâle en dessous ; elles présentent de nombreuses ponctuations transparentes, qui sont dues à la présence de glandes oléifères. Ces feuilles sont faiblement aromatiques ; elles provoquent une salivation assez abondante.

Composition. — Les feuilles de Bétel donnent par distillation une huile essentielle brune, dont l'odeur rappelle celle du thé et dont la saveur est brûlante. Les feuilles séchées donnent environ 1/2 p. 100 de cette essence.

Usages. — Cette feuille sert à préparer un masticatoire connu sous le nom de *Bétel*, dont l'usage est très répandu chez tous les peuples de l'extrême Orient. Ce masticatoire est constitué par une feuille de bétel dans laquelle on renferme gros comme une noisette de chaux vive en pâte mélangée avec le quart ou le cinquième de son poids de noix d'Arec ou de cachou, et aromatisée avec du cardamome, du camphre ou de la muscade. Le tout forme une boulette qu'on mâche pendant plusieurs heures et qu'on renouvelle quand elle est épuisée. On attribue à cette préparation des vertus enivrantes et la propriété de combattre l'action déprimante exercée sur l'intestin par les températures excessives. L'usage de cette drogue, qui constitue pour certaines peuplades de l'Indo-Chine un véritable besoin, communique à ceux qui en sont les esclaves un aspect repoussant. L'essence de bétel est employée à Java dans les catarrhes de toute nature, dans les inflammations de la gorge, du larynx et des bronches.

ARISTOLOCHIÉES

Plantes herbacées ou frutescentes et volubiles, à rhizome rampant ou tubéreux, à bois odorant, à tige simple ou rameuse souvent épaissie aux nœuds. Feuilles alternes, simples, souvent cordiformes, penninerviées. Calice régulier ou irrégulier, très polymorphe. Étamines au nombre de 6 ou de 12, insérées sur l'ovaire, tantôt libres et distinctes, tantôt soudées intérieurement avec le style et le stigmate en forme de mamelon placé au sommet de l'ovaire. Ovaire infère, pluriloculaire et pluriovulé ; ovules anatropes. Fruit capsulaire ou baie à 3 ou 6 loges, contenant chacune un grand nombre de graines, ordinairement aplaties, renfermant un petit embryon placé dans un albumen charnu ou subcorné.

Caractères anatomiques. — La plupart des Aristolochiées présentent dans l'organisation de leur tige et de leur racine des particularités qui les distinguent nettement. La couche subéreuse prend souvent un développement considérable, sans former une zone cohérente et continue et en se disposant plutôt par saillies irrégulières, presque distinctes, qui donnent à son contour extérieur un aspect très sinueux. M. Hérail[1] a expliqué le mode de formation de ce suber. Le bois est disposé, autour d'une moelle généralement aplatie, en faisceaux cunéiformes plus ou moins ondulés, ne présentant pas de couches annuelles visibles. Ces faisceaux, nettement séparés les uns des autres par de larges rayons médullaires sont divisés radialement en deux ou trois parties par des rayons secondaires qui pénètrent plus ou moins profondément dans leur épaisseur. En face de chaque faisceau ligneux ou de ses divisions on observe un petit faisceau libérien disposé en forme d'arc à convexité extérieure. Un péricycle plus ou moins sclérifié recouvre extérieurement chaque îlot libérien. Cette structure constante dans les Guacos, les Serpentaires, ne se reproduit pas dans d'autres Aristolochiées médicinales telles que l'*Asarum* et les *Aristoloches tuberculeuses*.

Les Aristolochiées sont dépourvues de canaux sécréteurs ; les cristaux sont rares ; quand ils existent, ils se présentent sous forme de mâcles.

Les feuilles présentent des poils tecteurs, unisériés, coniques ; elles sont dépourvues de poils glanduleux : les stomates sont entourés par 4 ou 5 cellules disposées en croissant ; l'épiderme présente souvent des cellules remplies d'oléo-résine.

[1] Hérail. Recherches sur l'anatomie comparée de la tige des dicotylédones. Thèse de doctorat ès sciences, 1886, p. 48.

Les Aristolochiées sont surtout abondantes dans l'Amérique tropicale : assez rares dans les régions tempérées de l'hémisphère nord et dans l'Asie tropicale, elles se rencontrent plus fréquemment dans la région méditerranéenne.

Presque toutes renferment dans leurs racines et leurs tiges une huile volatile, une résine amère et un principe âcre auxquels on a attribué depuis longtemps et dans la plupart des pays la propriété de stimuler les fonctions de la peau et l'activité des organes glanduleux.

ARISTOLOCHES

Les Aristoloches sont des plantes herbacées ou frutescentes parfois dressées (*A. Clematitis* L.) ou étalées sur le sol, plus souvent sarmenteuses ou volubiles, atteignant le sommet des plus grands arbres, à feuilles alternes, entières ou lobées, parfois assez grandes et d'aspect ornemental ; leurs fleurs sont axillaires, solitaires ou réunies en grappes courtes ou en cymes.

Les espèces utilisées en médecine à diverses époques et dans tous les pays du monde sont tellement nombreuses qu'il s'est introduit dans leur détermination une confusion assez grande, qui s'explique quand on songe que ces plantes ont été recherchées comme médicaments plutôt par des peuples sauvages et ignorants que par des hommes éclairés ou des médecins possédant des connaissances botaniques approfondies. Les cinquante et quelques espèces qui ont été préconisées sous les noms les plus divers peuvent être réduites à une trentaine d'espèces authentiques, ainsi que l'ont démontré les recherches faites sur ce point par MM. Duchartre, Baillon et L. Planchon.

Dans une thèse qu'il a soutenue à Montpellier (1891), M. L. Planchon a divisé les Aristoloches médicinales en trois grands groupes :

1° Les *fibreuses* dont le type est l'*A. Serpentaria* L. et qui sont caractérisées par un rhizome plus ou moins court, portant des racines ordinairement nombreuses, soit en touffes, soit écartées ;

2° Les *ligneuses* dont le type est l'*A. cymbifera*. Ces plantes sont ordinairement des lianes volubiles ou sarmenteuses, très souvent subéreuses, à structure rayonnée très nette, à racine souvent pivotante, mais toujours fortement ligneuse ;

3° Les *tuberculeuses* dont le type est l'*A. longa* L. et dans lesquelles le pivot s'est renflé fortement et a constitué un tubercule arrondi ou allongé, gorgé de fécule et dans lequel les faisceaux ligneux sont séparés les uns des autres par un épais parenchyme.

Parmi les *fibreuses* les unes ont un petit rhizome court, horizontal, vertical ou oblique, d'où partent des racines très serrées, plus ou moins fines, en touffe. Telles sont les *A. serpentaria* L., *A. reticulata* Nutt. et *A. Pistolochia* L.; les autres ont un rhizome allongé et des fibres radicales seulement aux nœuds, écartées par conséquent et peu développées par rapport au rhizome lui-même (*A. clematitis* L.).

Les *ligneuses* qui constituent la section la plus nombreuse comprennent les Guacos et Milhomens avec toute la série complexe des formes voisines, déterminées ou non.

Les *tuberculeuses* peuvent être divisées en rondes (*A. rotunda* L., *A. pallida*), en longues (*A. longa*) et en filipenduliformes (*A. tenera* L. et *A. Filipendula* Duch.).

SERPENTAIRE DE VIRGINIE

Origine. — Sous le nom de **Serpentaires de Virginie,** il faut réunir la Serpentaire vraie (*Aristolochia Serpentaria* L.) et ses variétés, et l'*A. reticulata* Nutt. ou fausse serpentaire. Les premières croissent dans les bois ombragés des États-Unis, depuis le Missouri et l'Indiana jusqu'à la Floride et la Virginie, surtout dans les Alleghanis et sur les montagnes du Cumberland; la seconde croît principalement dans la Louisiane et l'Arkansas.

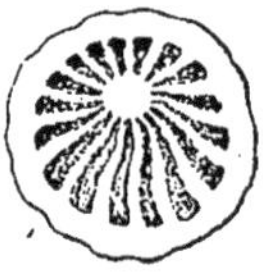

Fig. 344. Rhizome de Serpentaire. Section transversale.

Description. — La Serpentaire vraie est constituée par un rhizome court, contourné, mesurant en moyenne 2 à 3 centimètres de longueur et 3 millimètres d'épaisseur, portant sur sa face supérieure les traces d'anciennes tiges assez courtes et sur sa face inférieure un très grand nombre de racines. Ces dernières sont généralement très grêles, cylindriques, fragiles, parfois emmêlées et enroulées autour de la souche, en forme de peloton, parfois séparées les unes des autres. Elles présentent fréquemment dans leur moitié inférieure un chevelu fin assez abondant. Chaque souche avec ses racines forme un petit paquet allongé et effilé souvent fixé à une portion de tige herbacée, qui parfois porte des feuilles, des fleurs ou des fruits. Dans son ensemble cette drogue a une couleur brun foncé : elle possède une saveur caractéristique, un peu amère et piquante, qui rappelle à la fois celles du camphre, de la térébenthine et de la valériane, et une odeur valérianique qui n'est pas désagréable.

Structure microscopique. — Rhizome. — L'épiderme est peu différencié et consiste en une rangée de cellules à parois minces et colorées (*e*) (fig. 345), en dessous de laquelle on observe fréquemment une assise de cellules subérifiées ; le parenchyme cortical (*pc*) est formé de cellules polygonales ou arrondies, à parois lisses et minces, contenant de l'amidon ; quelques-unes de ces cellules, un peu plus larges, contiennent des

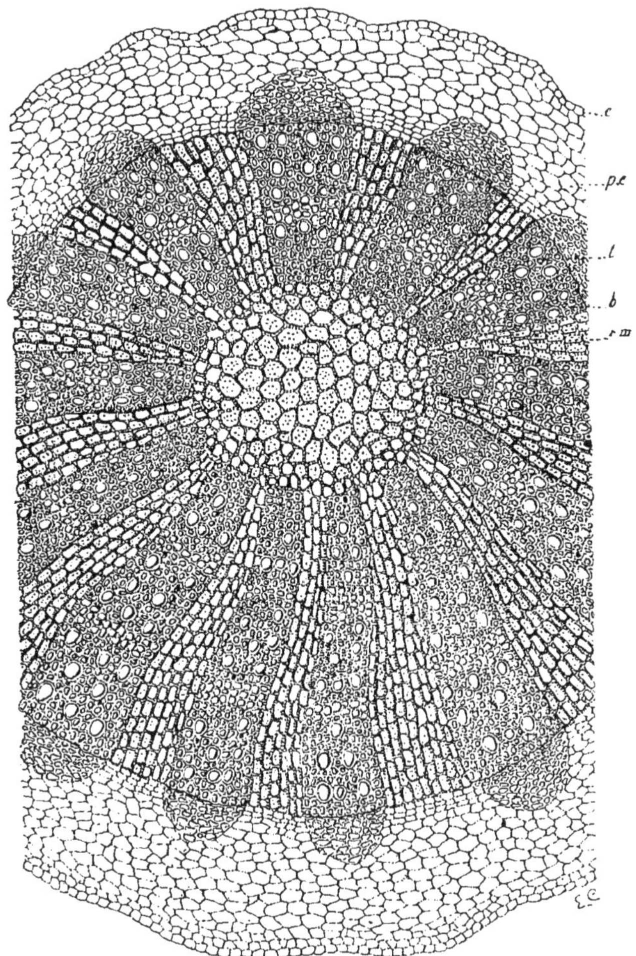

Fig. 345. — Rhizome de Serpentaire.
Structure anatomique.

gouttelettes d'huile essentielle. L'endoderme est peu distinct. Le cylindre central est une moelle excentrique formée de cellules polygonales à parois épaisses et ponctuées, autour de laquelle sont disposés de nombreux faisceaux libéro-ligneux plus ou moins incurvés (*b*). Ces faisceaux sont nettement séparés les uns des autres par des rayons médullaires (*rm.*) qui s'élargissent sensiblement à mesure qu'ils se rapprochent de la périphérie, et qui sont formés par plusieurs rangées de cellules rectangulaires à parois épaisses et ponctuées; ils sont composés de fibres plus ou moins lignifiées, au milieu desquelles sont dispersés des vaisseaux généralement isolés, à section bien moins large que dans les Aristoloches. Chaque faisceau est recouvert par un liber arrondi (*l*) dans sa partie extérieure, limité par un péricycle mou ou très rarement pourvu d'éléments lignifiés. Les cellules de la moelle et

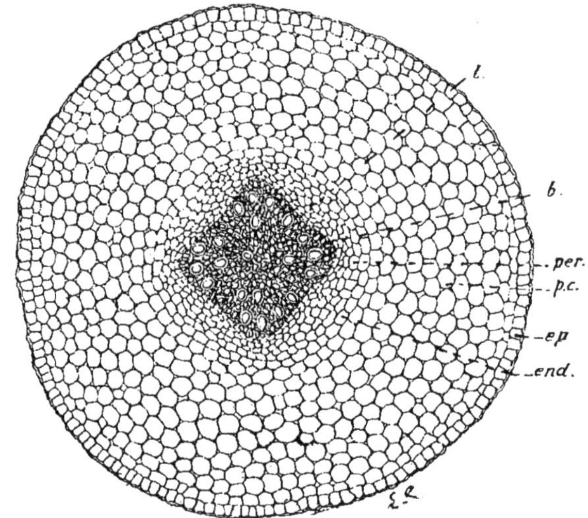

Fig. 346. — Racine de Serpentaire.

des rayons médullaires contiennent de l'amidon ; on n'y observe pas de cristaux.

RACINES. — Les racines grêles de la Serpentaire de Virginie présentent de dehors en dedans : une assise de cellules épidermiques allongées radialement, à parois minces et brunes (*ep*) (fig. 346) ; — un parenchyme cortical développé et formé de cellules arrondies, gorgées d'amidon (*pc*) ; un endoderme bien apparent, à cellules aplaties, vides d'amidon (*end*) ; un axe (*b*) ligneux formé par la réunion des faisceaux ligneux qui se sont rapprochés et soudés en une masse généralement anguleuse ou quadrangulaire, constitué par des fibres épaissies et des vaisseaux rayés et ponctués. Cette masse est recouverte par un liber et un péricycle mous.

Sous le nom d'*A. Serpentaria angustifolia*, Guibourt a décrit une variété de serpentaire qui arrive fréquemment dans le commerce et ne diffère de la précédente que par ses rhizomes moins ramassés, plus longs, et par ses radicules plus droites, plus longues, moins pourvues de fibrilles et beaucoup moins emmêlées. Cette drogue qui possède une odeur moins fine et plus térébinthacée que l'espèce précédente ne présente aucune particularité anatomique qui l'en distingue.

De renseignements fournis à MM. Flückiger et Hanbury il résulterait que la plus grande partie de la Serpentaire qui arrive en Europe depuis longtemps déjà est fournie par l'*A. reticulata* Nutt., décrite par Guibourt sous les noms de *Fausse serpentaire de Virginie* (*A. Pseudo-Serpentaria*). Elle diffère des deux précédentes par son rhizome relativement volumineux, allongé horizontalement, d'un brun assez foncé,

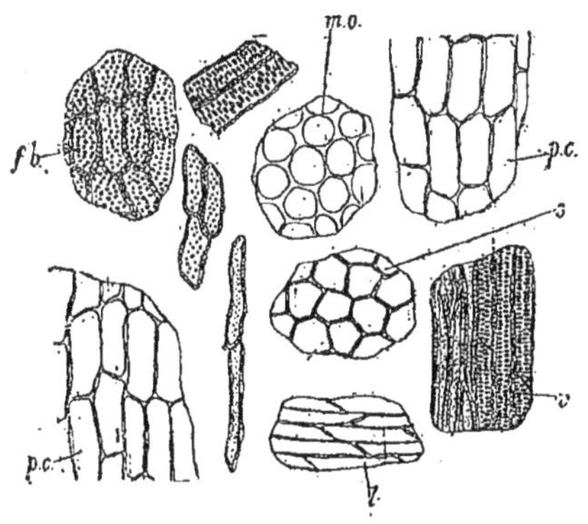

Fig. 347. — Poudre de Serpentaire.
s, suber. — *pc*, parenchyme cortical. — *l*, liber. — *v*, vaisseaux. — *fb*, fibres ligneuses. — *mo*, moelle.

et ses radicules plus grosses, plus longues, parfois un peu sinueuses, parallèles ou un peu repliées sur elles-mêmes, rarement emmêlées, et à peu près complètement dépourvues de chevelu. — Au point de vue anatomique elle a les caractères des précédentes.

Composition chimique. — Cette drogue contient 0,50 p. 100 d'huile essentielle, et à peu près autant de résine, du tannin et un principe amer.

Donnée à petites doses la Serpentaire de Virginie excite l'appétit; à dose élevée, elle provoque des nausées et des vomissements. On l'a préconisée contre les fièvres intermittentes et dans la dyspepsie. La seule préparation mentionnée dans le Codex français est la poudre, qu'on emploie comme diaphorétique, à la dose de 50 centigrammes à 2 grammes.

Substitutions. — Nous avons dit plus haut que la substitution de l'*A. reticulata* Nutt. à l'*A. serpentaria* est devenue à peu près générale aussi bien en Europe qu'en Amérique. Cette substitution est aussi inoffensive que celle de l'*A. hastata* Nutt., qui est une des variétés de serpentaire vraie décrites par Guibourt.

On a rencontré parfois dans la Serpentaire les rhizomes des *Asarum europæum* L. et *A. Canadense* L. qui sont plus gros, quadrangulaires, contournés, noueux, pourvus de radicules blanchâtres ; leurs propriétés physiologiques sont d'ailleurs analogues. — Assez souvent aussi on y a trouvé les rhizomes de l'*Hydrastis Canadensis* L. sur lesquels on n'observe jamais traces d'anciennes tiges et qui présentent quand on les brise une teinte jaune caractéristique; les rhizomes du *Vincetoxicum officinale* Mœnch, dont on a aussi signalé la présence dans la serpentaire, ne sont pas moins faciles à reconnaître, à leur grosseur, à leur couleur, et aux dimensions de leurs racines. La confusion avec le *Spigelia marylandica* L. pourrait avoir des conséquences plus graves ; il existe entre les deux drogues plus de rapports qu'entre la Serpentaire et celles que nous venons de mentionner ; les racines adventives, fines et brunes, emmêlées se ressemblent, elles partent dans les deux cas d'un rhizome dont la partie supérieure porte la base des tiges : mais celles-ci sont plus rares et bien plus grosses dans la Spigélie que dans la serpentaire. Le rhizome est plus gros, plus long ; sur sa tranche une zone blanche entoure une moelle centrale assez volumineuse. Enfin l'odeur de la serpentaire fait défaut et la saveur amère de la Spigélie n'est ni aromatique ni camphrée.

D'après Maisch, le *Cypripedium pubescens* Wild. est une des substances les plus fréquemment employées pour falsifier la serpentaire aux États-Unis. Son rhizome est bien plus fort et présente à la place des bases de tiges des cicatrices larges et profondes. Les racines (fig. 224) sont plus grosses, fortement sinueuses, un peu ridées en long, non chevelues, et de couleur brun jaunâtre. Leur structure est toute différente de celle de la serpentaire.

ARISTOLOCHE CLÉMATITE

Origine. — Le rhizome d'**Aristoloche clématite** est fourni par l'*A. Clematitis* L. qui est abondamment répandue en France.

Description. — Cette drogue se présente sous forme de rhizomes tortueux, mesurant 15 à 20 centimètres de longueur, et 3 à 10 millimètres de diamètre, assez souvent sinueux. La surface extérieure a une teinte jaune brunâtre, qui devient peu à peu noirâtre par la dessiccation. Les tiges qui partent de sa face supérieure sont sillonnées longitudinalement, jaunâtres dans la partie souterraine, verdâtres dans la partie aérienne, avec de petits bourgeons qu'on rencontre aussi sur les rhizomes ; d'assez nombreuses racines, jaunâtres, longues, fines, ramifiées et un peu chevelues partent de la partie inférieure du rhizome et surtout des nœuds qui sont très inégalement espacés.

Sur une section transversale on distingue une écorce mince, brunâtre, entourant un cylindre ligneux très développé et formé de quelques volumineux secteurs de bois, cunéiformes, disposés en éventail et séparés par de fins rayons médullaires blanchâtres.

L'odeur de ce rhizome est très prononcée ; sa saveur est amère et désagréable.

Structure microscopique. — Suber assez épais. — Parenchyme cortical peu développé dans l'épaisseur duquel on observe de nombreux massifs fibreux formés de fibres à parois épaisses et lignifiées. — Bois représenté par de nombreux faisceaux ligneux, cunéiformes qui pénètrent jusqu'au cœur de la racine sans se rejoindre : ils sont composés d'un très grand nombre de vaisseaux et de fibres épaisses. Ils sont séparés les uns des autres par des rayons médullaires primaires très larges et divisés par des rayons médullaires secondaires et tertiaires. Chacun de ces faisceaux est recouvert extérieurement par un liber mou disposé en arc à convexité supérieure, et par un arc péricyclique dont les éléments sont très faiblement épaissis. Cette structure est tout à fait normale.

Composition. — Cette racine renferme, d'après Chevallier et Walz, une essence, de l'aristolochine et de l'acide aristolochique.

Usages. — C'est une plante toxique dont il faut se méfier, car elle agit sur le système nerveux comme stupéfiante. En Angleterre elle est employée contre la goutte et le rhumatisme. Ses feuilles constituent en France un remède populaire utilisé pour le pansement des plaies de mauvaise nature.

ARISTOLOCHE LONGUE

Origine. — L'**Aristoloche longue** est fournie par l'*Aristolochia longa* L., plante assez répandue dans les vignes, les haies, les plaines de la France méridionale, de l'Italie, de l'Espagne, et qu'on retrouve à Madère et aux Canaries.

Description. — Cette drogue se présente en tubercules allongés, mesurant en moyenne 20 centimètres de longueur, et 4 centimètres de diamètre, mais quelquefois bien plus petits. Ces tubercules sont lourds, napiformes, pivotants, généralement cylindriques, quelquefois un peu aplatis, très rarement pourvus de racines dont on ne voit que les traces. La surface extérieure est lisse, finement ridée ou légèrement mamelonnée, d'une teinte homogène terreuse ou brun clair. La cassure est nette et présente, en dessous de la zone brune extérieure qui est très mince, une région corticale de 1/2 millimètre à 1 millimètre d'épaisseur, entourant une portion ligneuse assez développée. Ces deux zones sont blanches ou légèrement jaunes. Examinée à la loupe, cette section transversale laisse voir des faisceaux ligneux assez rares qui

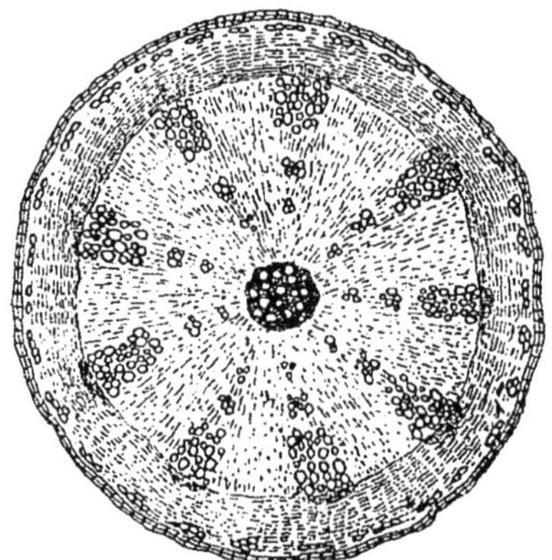

Fig. 348. — Aristoloche longue.
Section transversale.

s'appuient par leur base contre l'écorce et pénètrent profondément vers le centre du tubercule : ces faisceaux se distinguent à leur teinte plus foncée, brun clair. Le tissu blanc qui entoure ces faisceaux laisse voir quelques ponctuations brunes représentant des cellules oléo-résineuses. L'odeur de cette drogue est à peu près nulle ; sa saveur, d'abord un peu douceâtre, devient bientôt âcre et désagréable.

Structure microscopique. — Suber très peu développé et formé de cellules tabulaires colorées en brun. Parenchyme cortical formé de cellules polygonales, remplies d'amidon, au milieu desquelles on observe des cellules scléreuses à parois très épaisses et canaliculées, réunies en îlots peu volumineux, qui sont placés immédiatement en dessous du suber. Le liber très peu développé ne se distingue que par les dimensions plus faibles de ses éléments ; il est disposé en arcs à convexité supérieure et ne renferme aucun élément fibreux ou sclérifié. Le bois séparé de l'écorce par un cambium peu apparent est constitué par un tissu assez lâche, dans lequel on distingue des faisceaux ligneux légèrement cunéiformes ou linéaires, qui sont composés de vaisseaux autour desquels le parenchyme ne s'est pas lignifié. Les rayons médullaires ne se distinguent qu'avec peine du parenchyme ligneux. Les cellules qui forment ce parenchyme et celui de l'écorce contiennent une forte proportion d'amidon. Quelques-unes d'entre elles, parfois visibles à l'œil nu, contiennent de l'oléo-résine. Au centre du cylindre ligneux existe le bois primaire représenté par des vaisseaux entourés de fibres à parois épaisses et lignifiées.

Composition. — Cette racine contient de l'*ulmine*, d'après M. Lassaigne. C'est tout ce que l'on sait de sa composition chimique.

Usages. — L'aristoloche longue est employée comme emménagogue et antigoutteuse, on l'a vantée contre l'asthme humide, le catarrhe chronique; c'est un stimulant assez énergique.

ARISTOLOCHE RONDE

L'*A. rotunda* L., qui fournit cette drogue, est une espèce assez commune dans l'Europe méridionale et le nord de l'Afrique, où elle croît dans les champs et les prairies.

Description. — Elle se présente en tubercules irrégulièrement arrondis, mesurant en général 3 à 5 centimètres de diamètre, mais pouvant atteindre des dimensions très considérables. Sa surface extérieure est très mamelonnée, d'une teinte homogène, gris ou brun chocolat. La section transversale offre une teinte jaune plus ou moins foncée, et présente à quelque distance de la périphérie une ligne circulaire qui sépare le bois de l'écorce. Les faisceaux ligneux plus nombreux et plus serrés que dans l'*A. longa* n'atteignent jamais le centre du tubercule et ne présentent pas de pores visibles; ils ont parfois une teinte grise assez foncée, d'autres fois sont peu apparents. Sur toute la section transversale on observe un fin piqueté rougeâtre représentant les cellules oléo-résineuses. En général ces tubercules sont lourds et très durs; ils contiennent une très forte proportion d'amidon. Ils ont une odeur prononcée et une saveur amère désagréable.

Structure microscopique. — Cette structure rappelle exactement celle de l'*A. longa* L. Les faisceaux ligneux sont généralement plus petits, courts et assez irréguliers, noyés dans un parenchyme qui n'a pas subi de différenciation ligneuse.

Usages. — Cette drogue faisait autrefois partie d'un grand nombre de médicaments tels que l'*orviétan*, le *baume Opodeldoch*, la *thériaque céleste*. On la considérait comme un alexipharmaque certain. En Europe elle est encore employée quelquefois comme excitante, emménagogue et détersive.

GUACOS

Sous les noms de *Guaco* ou *Huaco* on distingue dans l'Amérique tropicale un certain nombre de plantes très diverses, auxquelles on attribue la propriété plus ou moins contestable de guérir la morsure des serpents venimeux.

Il en existe deux groupes principaux :

1° Les *Guacos del rastrojo* ou guacos des chaumes, ainsi nommés parce que les plantes en question rampent autour des chaumes abandonnés. Ce sont des plantes de la famille des Composées appartenant au genre *Mikania*, voisin du genre *Eupatorium* avec lequel il était autrefois confondu ;

2° Les *Guacos del monte* qui sont des Aristoloches ordinairement grimpantes et volubiles.

Les *Mikania* sont fort différents des Aristoloches. Guibourt a démontré que les propriétés merveilleuses qui leur étaient attribuées par Mutis n'étaient aucunement justifiées par leur composition chimique. Quant aux Aristoloches qui sont expédiées des diverses Républiques de l'Amérique du Sud sous le nom de *Guaco*, l'expérience a démontré que sans accomplir les cures miraculeuses qu'on leur attribue, ce sont des plantes douées d'une activité incontestable et qui ne méritent peut-être pas la défaveur ou l'abandon dans lesquels elles sont tombées en Europe.

Martius attribue aux *A. cymbifera* Mart., *macroura* Gomez, *brasiliensis* Mart., *antihysterica* Mart., des propriétés antiseptiques, diurétiques, diaphorétiques. Toutes ces espèces qui méritent assurément le nom de Guaco ne le portent pas dans leur pays d'origine ; plusieurs d'entre elles y sont désignées sous le nom de *Milhomens*.

Actuellement les Guacos des pharmacies d'Europe sont exclusivement composés de *Mikania*.

Quant aux Aristoloches ligneuses qui constituent la majeure partie des Guacos américains qu'on trouve dans les droguiers, elles présentent une grande homogénéité de structure et d'aspect qui rend leur distinction assez difficile. La plupart sont des lianes, dont le diamètre et la forme varient peu et dont les caractères passent si insensiblement de l'un à l'autre qu'il est souvent tout à fait impossible de trouver un trait qui les distingue nettement. Néanmoins les plus connues et les plus estimées peuvent être groupées autour de deux types assez marqués, qui sont l'*A. cymbifera* L. et l'*A. maxima* Mart.

ARISTOLOCHIA CYMBIFERA

Origine. — L'*A. cymbifera* Mart. et Zuc. (*Howardia brasiliensis* Klotzsch) croît au Brésil dans la province de Saint-Paul et près de Rio Janeiro, où il est désigné sous le nom de *Milhomens*, au Paraguay où on le désigne sous le nom d'*Ycipo-perè* et dans la République Argentine où on l'appelle *Ycipo-Milhombre*.

Description. — C'est un mélange de tiges et de racines dans lequel les premières semblent dominer. Celles-ci sont ordinairement coupées en morceaux d'une longueur variable (en général de 12 à 15 centimètres), parfois réunis en paquets assez réguliers et liés par un fragment d'écorce. Le diamètre également variable est sensiblement égal dans un même morceau : quelquefois elles sont cylindriques, mais peuvent être assez fortement aplaties ; elles sont fort peu rameuses et peu ou pas noueuses, très légères. Leur surface extérieure est constituée par un suber parfois très épais, dont la couleur terreuse est rarement foncée, quelquefois grisâtre, souvent fauve ou gris brun ou brun clair. Ce suber se sépare longitudinalement en longues crêtes plus ou moins parallèles, parfois très hautes, d'autres fois un peu vagues, entre lesquelles on aperçoit souvent la région corticale noire ; il est mou, assez souple sous le doigt, quelquefois friable. Sur la section transversale, ce suber se présente en couches concentriques qui sont assez visibles quand il est épais. Le parenchyme cortical, qui généralement est assez adhérent au suber, est quelquefois dénudé par places, ridé longitudinalement ou uni, de couleur foncée presque noire, d'épaisseur variable. L'adhérence de l'écorce au bois est faible et même nulle. Le bois est à peu près cylindrique ; il présente la structure typique des Aristoloches, c'est-à-dire la disposition en éventail. Les secteurs longitudinaux d'aspect cunéiforme sont souvent, lorsque la tige est brisée ou quand l'écorce a disparu, séparés les uns des autres, plus ou moins tordus, sillonnés sur leur région dorsale par la trace longitudinale des rayons médullaires de deuxième et de troisième ordre. La couleur générale du bois sur la section transversale fraîche est jaune, brune, fauve ou même parfois jaune assez vif.

La surface de section est criblée de pores visibles à l'œil nu. Les rayons médullaires sont fins, étroits, souvent blanchâtres, d'autres fois plus foncés que le bois, de grandeur inégale. Quelques-uns se rejoignent au centre, mais pas toujours et en tout cas ne forment jamais de moelle. Si l'on brise certains échantillons, il s'en échappe une poussière blanche d'amidon. L'odeur, assez insignifiante ou nulle, se développe dès qu'on gratte ou qu'on brise l'écorce. C'est une odeur d'Aristoloche toute particulière, un peu rutacée, mais en même temps aromatique. La saveur est très âcre à la gorge, aromatique et piquante.

Les racines sont parfois assez semblables aux tiges. La diminution

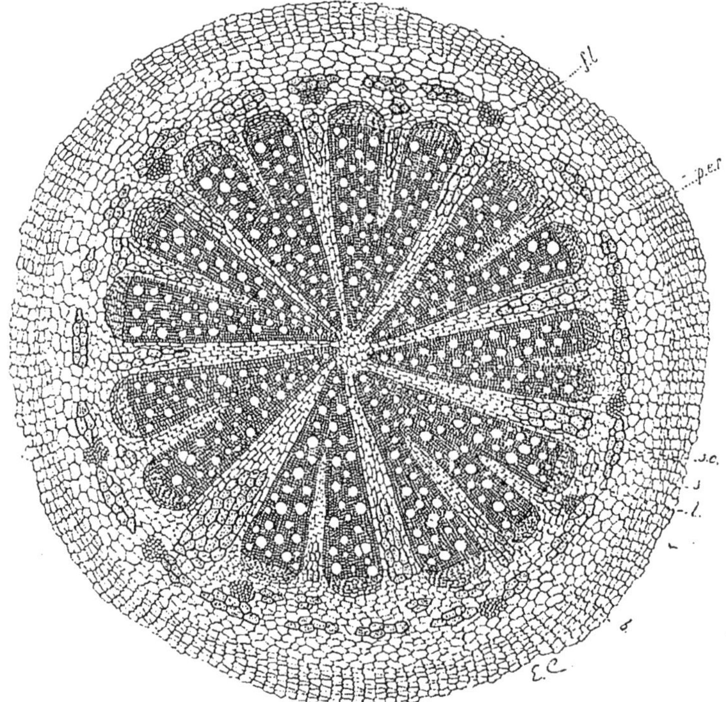

Fig. 349. — Racine d'*Aristolochia cymbifera*. Structure anatomique.

plus rapide du diamètre, l'épaisseur un peu plus grande de l'écorce, la disposition plus uniforme du suber, la présence de quelques fissures transversales assez profondes, à travers le suber et l'écorce, permettent toutefois de les distinguer des tiges; elles partent souvent plusieurs à la fois d'une souche qui donne aussi naissance à plusieurs tiges.

Structure microscopique. — Le suber (fig. 349) épais est constitué par plusieurs zones successives de cellules qui sont en général allongées radialement (*s*); — le parenchyme cortical (*pc*) a des cellules à parois minces quelquefois colorées en brun. Ces cellules sont parfois vides, parfois elles contiennent de l'amidon, quelques-unes sont remplies plus ou moins complètement d'une substance oléo-résineuse jaune. Dans la partie moyenne de ce parenchyme, on observe des cellules scléreuses (*sc*) à parois épaisses et canaliculées qui dans leur ensemble affectent une disposition assez variable, groupées en très petit nombre, tantôt réunies en une zone continue et assez épaisse formée de petits massifs scléreux alternant avec des paquets de fibres polygonales à parois plus ou moins épaissies. Quelques massifs scléreux se montrent souvent dans la partie interne du parenchyme cortical, s'allongent radialement et pénètrent dans les rayons médullaires. — Le liber (*l*) forme en face de chaque faisceau ligneux un arc à concavité interne, qui est limité extérieurement par un péricycle rarement fibreux (*per*). — Le bois est remarquablement homogène ; il est constitué par de gros faisceaux disposés en éventail (*b*), plus ou moins ondulés, formés de fibres à parois épaisses et de gros vaisseaux irrégulièrement distribués; ces faisceaux sont séparés par des rayons médullaires secondaires plus ou moins longs. Les rayons médullaires primaires sont larges et peuvent contenir les mêmes éléments que l'écorce, c'est-à-dire des sclérites, de l'amidon ou de l'oléo-résine. — La structure des tiges présente dans son ensemble la même disposition que celle des racines.

Parmi les Aristoloches ligneuses et alexitères qui se rapprochent le plus de l'*A. cymbifera* Mart., par leur structure : il faut citer :

L'*A. Brasiliensis* Mart. et Zucc. (*A. ringens* Linck. et Orto; *Howardia galeata* Klotzsch.

L'*A. macroura* Gomez (*A. caudata* Booth. — *A. lobata* Lindl. — *Howardia macroura* Vil.) C'est le *Jarrhina* des Brésiliens, qui croît dans les provinces de Rio-Janeiro, Corrientes, etc.

L'*A. antihysterica* Mart., espèce originaire de la province de Rio-Grande-do-Sul.

L'*A. fragrantissima* Ruiz ou *Guaco des Péruviens, Bejuco de la Estrella*, qui croît dans les Andes Péruviennes et au Mexique.

ARISTOLOCHIA MAXIMA

La sorte décrite sous ce nom par Guibourt présente un grand intérêt par la netteté de ses caractères ; il semble aussi que ce soit une des plus employées, car on la retrouve dans un grand nombre d'échantillons qui figurent sous diverses dénominations dans les diverses collections recueillies par l'École de Pharmacie de Paris, et provenant de l'Amérique centrale. Tous ces échantillons sont identiques et doivent être très vraisemblablement rapportés à la même plante.

Description. — Ils sont formés par un mélange de feuilles, de racines et de tiges. Celles-ci présentent une longueur maxima de 25 centimètres et un diamètre qui varie de 3 millimètres à 2 cent. 1/2; les plus jeunes sont seules ramifiées. Les plus âgées sont recouvertes d'un suber peu épais, ne dépassant pas 2 millimètres d'épaisseur, fendillé çà et là irrégulièrement, mais n'offrant jamais les crevasses profondes ni l'épaisseur qu'on observe dans les espèces qui se rattachent au groupe de l'*A. cymbifera* Mart. Ce suber est fauve, spongieux, fin, doux et velouté au toucher, luisant par places ou comme vernissé. L'adhérence de l'écorce au bois varie suivant les échantillons. Quand on coupe transversalement ces tiges on observe, en dessous du suber qui est généralement peu épais, une très fine ligne blanchâtre ou grisâtre, qui représente toute l'écorce. Le centre est occupé par une moelle blanc grisâtre, volumineuse dans les jeunes tiges. Le bois est formé de fins rayons très réguliers, nets, alternativement blancs et brun verdâtre. Dans les tiges jeunes et moyennes ces rayons vont presque tous du centre à la périphérie; dans les grosses, ils sont quelquefois bifurqués ou incomplets, mais rarement et sans régularité. L'aspect est donc bien différent de celui des *Milhomens*.

Les racines, au lieu d'être cylindriques, constituent des sortes de pivots dont le diamètre atteint 4 centimètres, puis diminue rapidement; elles sont divisées en fragments mesurant 20 à 25 centimètres de longueur et portent quelques radicules sur leurs faces latérales. Le suber est uniforme, mince, fauve, un peu ocracé, dépourvu généralement de stries et de crevasses; il s'enlève par plaques minces et irrégulières; rarement il est fendillé longitudinalement. La zone corticale est gris jaunâtre, très mince, parfois très adhérente au bois, et parfois s'en détachant par fragments; le bois est formé de segments ligneux bruns verdâtres et de rayons médullaires d'un blanc crème, qui, dans le sens longitudinal, sont plus souvent sinueux que parallèles. La section transversale offre un aspect spécial : elle se distingue par l'épaisseur extrêmement faible de l'écorce et l'absence de moelle; le corps ligneux en occupe presque toute la surface; il est constitué par des faisceaux légèrement sinueux, d'un brun verdâtre ou marron clair; quelques-uns aboutissent au centre et s'y réunissent; d'autres s'arrêtent à distance variable de l'axe, mais assez régulièrement; les pores sont très fins et à peine apparents.

La surface de cette section est douce au toucher et comme talqueuse : elle présente la structure des Aristoloches renversée : au lieu d'avoir des rayons médullaires incomplets qui n'atteignent pas le centre du bois comme dans les *Milhomens*, ce sont les rayons ligneux minces qui s'enfoncent en coin dans les larges rayons médullaires dont ils provoquent la bifurcation : il y a aussi des rayons ligneux de deuxième et de troisième ordre.

L'odeur de ces guacos est à peu près nulle et ne se perçoit que sur les fragments les plus gros, et encore quand on les gratte ou qu'on les coupe; dans ce cas, elle est toujours faible et rappelle celle de la térébenthine. La saveur n'est pas aussi âcre que dans les espèces du groupe *cymbifera*.

Structure microscopique. — Par opposition aux espèces de ce dernier groupe la structure est aussi homogène que l'aspect extérieur.

Tige. — L'épiderme est formé d'une assise de cellules à paroi externe épaissie : il porte quelques poils multicellulaires coniques. Le parenchyme cortical est formé de 4 à 5 rangées de cellules dont quelques-unes contiennent un cristal d'oxalate de chaux. — Une zone fibreuse, de 4 à 5 rangées de fibres polyédriques, à parois épaisses, interrompue en face des rayons médullaires, sépare le parenchyme cortical du liber qui est peu apparent, formé de cellules comprimées et écrasées. Le bois est formé de faisceaux non dichotomisés, symétriquement rangés autour d'une moelle volumineuse. Ces faisceaux sont constitués par des vaisseaux et des fibres à parois épaisses, plus ou moins lignifiées en certains points qui, dans leur ensemble, forment des zones concentriques assez apparentes sur les tiges âgées. Les rayons médullaires inégaux sont plus étroits que les faisceaux ligneux.

Racine. — La structure de la racine diffère de celle de la tige par la rareté des éléments fibreux de l'écorce, qui y sont réduits à quelques groupes de 4 à 5 éléments assez espacés et par la multiplication des cellules oléo-résineuses. Les rayons médullaires sont plus volumineux que les faisceaux ligneux.

D'après M. L. Planchon, la plupart des Guacos envoyés par la République du Salvador à l'Exposition de 1889 présentent exactement les caractères anatomiques que nous venons de décrire et doivent être rapportés au groupe de l'*A. maxima*.

CABARET D'EUROPE

Oreille d'homme, Nard sauvage, Rondelette, Panacée des fièvres quartes.

Origine. — Le **Cabaret d'Europe** (*Asarum Europæum* L.) est une plante qui croît dans les lieux ombragés des Alpes, du Jura et du midi de la France. Elle fournit à la matière médicale ses feuilles et ses rhizomes.

Feuilles. Description. — Les feuilles d'Asarum sont réniformes, obtuses, assez fermes, longues d'environ 4 centimètres de long sur 5 à 6 centimètres de large ; elles sont entières, vertes, lisses et portées sur de longs pétioles qui sont réunis deux à deux près de la racine ; leurs nervures sont très peu apparentes. Ces feuilles acquièrent par la dessiccation une odeur assez prononcée ; elles ont une saveur légèrement poivrée.

Structure microscopique. — L'épiderme (fig. 350) est formé d'une rangée de cellules sinueuses à parois épaisses, ponctuées ; il est recouvert par une cuticule assez épaisse, et présente sur ses deux faces des cellules oléo-résineuses, des poils tecteurs et des stomates. Les cellules oléo-résineuses sont polygonales ou arrondies, plus petites que les cellules voisines ; elles renferment une substance qui brunit sous l'action de la potasse. Les poils tecteurs sont unisériés, composés de 5 à 6 cellules dont la hauteur d'abord plus petite que la largeur augmente de la base vers le sommet ; leurs parois un peu épaissies sont parsemées de tubercules arrondis. Les stomates sont entourés par 4 ou 5 cellules dont une est généralement plus petite que les autres — Le mésophylle est hétérogène, asymétrique, dépourvu de cellules cristalligènes. La nervure médiane est bi-convexe ; l'épiderme qui la recouvre est strié et garni de poils tecteurs ; le système libéro-ligneux est représenté par un cordon ligneux arqué qui est recouvert inférieurement par un liber et un péricycle mous.

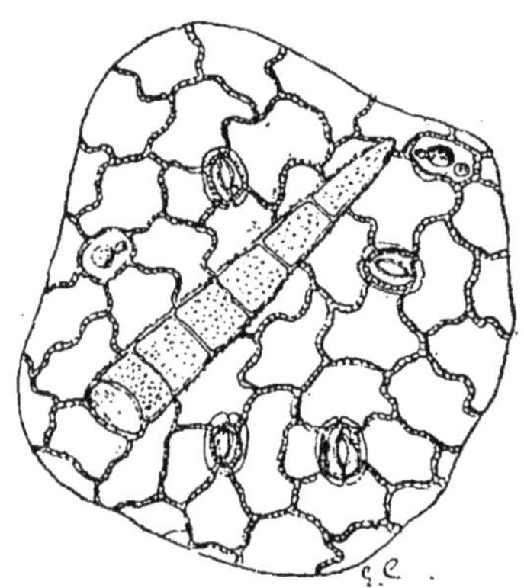

Fig. 350. — Feuille de Cabaret. Épiderme inférieur.

Rhizome. Description. — Le Rhizome de Cabaret se présente en fragments de 5 à 10 centimètres de long, sur 1 à 2 millimètres d'épaisseur, légèrement tortueux, quadrangulaires, portant de distance en distance des nodosités d'où partent des radicules blanchâtres très déliées, qu'on enlève parfois au moment de la récolte. — Sur leur face supérieure on observe aussi la trace de petites tiges aériennes. Leur couleur est d'un gris brun. La cassure transversale du rhizome est assez nette et laisse voir distinctement une écorce assez épaisse, séparée du cylindre ligneux par une ligne bien apparente, sur laquelle s'appuient des faisceaux ligneux coniques, assez régulièrement disposés (fig. 351).

Ce rhizome a une saveur aromatique poivrée et une odeur également analogue à celle du poivre, qui s'exhale quand on froisse les radicules entre les doigts.

STRUCTURE MICROSCOPIQUE (fig. 352). — Le rhizome est entouré par une rangée de cellules épidermiques, brunes, qui dans les parties anguleuses ont produit un suber plus ou moins épais ; au-dessous de l'épiderme existent 3 ou 4 rangées de cellules collenchymateuses, à parois épaisses, et qui sont vides d'amidon : — dans le reste de son épaisseur l'écorce est constituée par des cellules arrondies ou polygonales gorgées d'amidon ; l'endoderme assez apparent a une rangée de cellules. Le bois est formé par un parenchyme qui présente la même structure que le parenchyme cortical ; il est caractérisé par la présence de

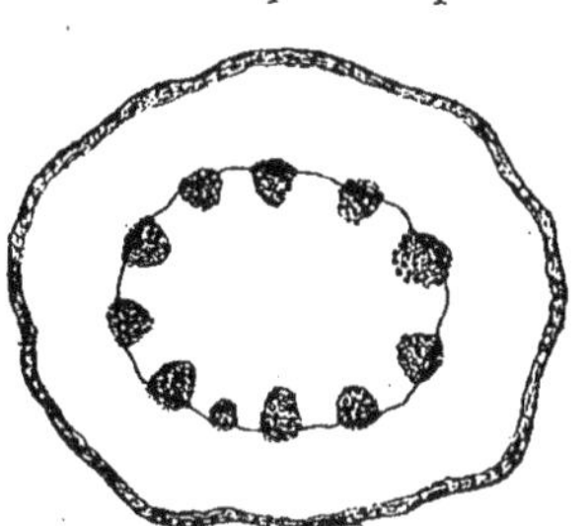

Fig. 351. — Rhizome de Cabaret. Section transversale.

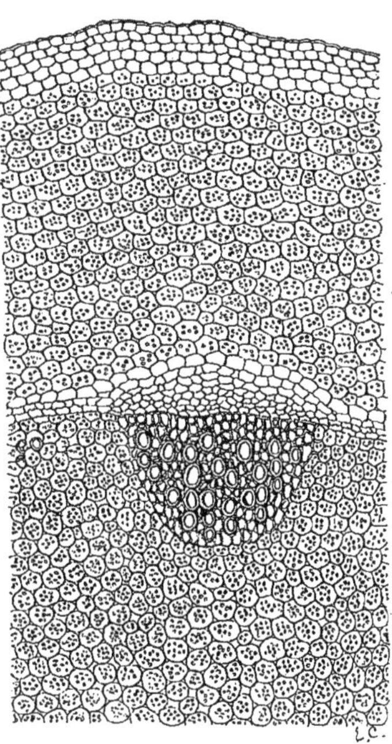

Fig. 352. — Rhizome de Cabaret. Structure anatomique.

faisceaux ligneux coniques, courts, composés de vaisseaux qui sont entourés par quelques fibres à parois peu épaisses. Chacun de ces faisceaux est recouvert par un liber mou disposé en arc et limité extérieurement par un péricycle qui reste mou.

Les radicules présentent une structure toute différente : l'écorce très épaisse est limitée extérieurement par une rangée de cellules épidermiques à parois colorées, et intérieurement par un endoderme très apparent. Le bois peu développé est formé par la réunion de 4 à 5 faisceaux ligneux, qui se confondent en laissant sur leur contour extérieur une dépression dans laquelle on observe autant de massifs libériens qui alternent avec les faisceaux ligneux. Ce système libéro-ligneux est limité extérieurement par un péricycle mou, qui s'appuie sur l'endoderme.

Composition chimique. — Ce rhizome renferme une huile volatile solide, l'*asarine* ou *asarone*, une matière grasse âcre, une matière jaune nauséeuse.

L'asarine est en cristaux dont l'odeur et la saveur rappellent celles du camphre. Elle passe à la distillation en présence de l'eau et fond à 40 degrés. Elle est insoluble dans l'eau, soluble dans l'alcool, l'éther et les huiles essentielles. — Outre l'asarine, le rhizome d'asarum contient encore une huile essentielle jaune, âcre, plus légère que l'eau.

Usages. — Ce rhizome est un de nos meilleurs éméto-cathartiques ; il s'emploie à la dose de 60 centigrammes à 2 grammes comme vomitif. — Les feuilles sont utilisées comme sternutatoires.

L'*Asarum Canadense* L. est une espèce de l'Amérique septentrionale, qui se distingue de l'espèce précédente par la forme de ses feuilles, par ses fleurs plus grandes et tomenteuses ; elle possède les mêmes propriétés physiologiques. Son goût un peu différent tient le milieu entre celui du Gingembre et celui de la Serpentaire de Virginie.

POLYGONÉES

Plantes herbacées, sous-frutescentes, quelquefois arborescentes, à feuilles alternes, à pétiole dilaté à la base et amplexicaule, à stipules intrapétiolaires, soudés en *ochrea*. Fleurs hermaphrodites ou unisexuées, rarement solitaires, plus souvent réunies en grappes, en épis, ou en panicules, tantôt nues, tantôt pourvues d'un involucre tubuleux ou cyathiforme. Calice de 4 à 6 sépales libres ou soudés par leur base. Etamines au nombre de 4 à 9, sous-périgynes, libres, disposées sur deux rangs. Ovaire uniloculaire à un seul ovule orthotrope dressé, portant 2 ou 3 styles et autant de stigmates. Akène triangulaire quelquefois recouvert par le calice persistant. Graine renfermant un embryon cylindrique en partie roulé sur un albumen farineux ; radicule supère.

Caractères anatomiques. — *Feuilles*. — Stomates entourés par 3 ou 4 cellules irrégulières dans leur forme et leur direction. Poils tecteurs unicellulaires, coniques. Poils glanduleux, sessiles, quadricellulaires, et divisés par des cloisons verticales. Cristaux d'oxalate de chaux très abondants et étoilés. Système libéro-ligneux représenté par de nombreux cordons fibro-vasculaires disposés dans leur ensemble en forme d'ellipse.

Racines. — Les racines de Polygonées présentent dans leur ensemble la structure des racines de dicotylédones et ne sont guère caractérisées que par l'existence d'une multitude de cristaux d'oxalate de chaux. Les rhizomes de quelques espèces et notamment des *Rheum* sont caractérisés par l'existence fréquente de faisceaux anormaux, dont le développement a été étudié par M. Dutailly et qui contribuent à donner aux Rhubarbes officinales leur aspect tout à fait caractéristique.

Les Polygonées sont abondamment répandues dans les régions tempérées de l'hémisphère nord ; elles sont plus rares sous les tropiques et ne s'y rencontrent que sur les stations élevées.

A côté des Rhubarbes qui occupent le premier rang parmi les espèces officinales de cette famille, nous rencontrons quelques espèces comestibles qui doivent leurs propriétés à l'amidon contenu dans leurs graines (Sarrasin) ou à un principe acide (Oseille). Quelques-unes sont utilisées dans l'industrie comme plantes tinctoriales.

RHUBARBES

De toutes les drogues employées par la matière médicale, il n'en est peut-être pas une dont l'histoire soit aussi intéressante que celle de la Rhubarbe. Cette substance, qui a joué un si grand rôle dans les rapports commerciaux établis entre l'Europe et l'Asie, et qui est utilisée en médecine depuis les temps les plus reculés, ne se distingue pas moins par l'incertitude qui a longtemps entouré son origine que par les phénomènes qui s'observent dans son développement morphologique. Décrite par tous les observateurs qui se sont succédé depuis Dioscoride jusqu'à nos jours, la Rhubarbe possède des caractères distinctifs variables selon sa provenance, qui avaient échappé à l'observation même de Guibourt et qui n'ont été réellement mis en lumière que depuis une trentaine d'années ; malgré les savantes recherches entreprises dans ces derniers temps pour expliquer les particularités qui distinguent les espèces commerciales, quelques-unes d'entre elles nous paraissent encore un peu obscures.

Les documents renfermés dans les ouvrages chinois, les renseignements recueillis dans le livre de Marco-Polo nous avaient bien appris que la Rhubarbe croît dans les diverses parties de l'ouest et du sud-ouest de la Chine, dans les provinces de Kansuh, de Shansi et du Thibet. De là elle arrivait en Europe par deux routes : la première, qui traverse les steppes de l'Asie centrale, en passant par Yarkand, Kashgar, le Turkestan et la mer Caspienne jusqu'en Russie ; la seconde, qui passe par l'Indus, et le golfe Persique, jusqu'à la mer Rouge ou Alexandrie, ou encore à travers la Perse jusqu'à la Syrie et l'Asie Mineure. C'est à ces routes diverses que la Rhubarbe chinoise emprunta ses dénominations de *Rhubarbe de Russie*, *de Turquie*, *de Perse*.

Depuis 1728 jusque vers le milieu de ce siècle, tout le commerce de la Rhubarbe consommée en Europe fut monopolisé par la Russie qui établit à Kiachta un entrepôt, où la vérification de cette drogue était placée sous le contrôle d'agents spéciaux. La Rhubarbe à son arrivée dans cet entrepôt y était l'objet d'un examen très sévère de la part des vérificateurs qui, dans le but de s'assurer de ses qualités, la foraient assez profondément. Cette drogue qui avait une très belle apparence arrivait dans le commerce sous le nom de *Rhubarbe de Moscovie*. Depuis une trentaine d'années, ce contrôle est aboli et une grande quantité de la Rhubarbe est expédiée directement des ports chinois en Europe, où elle arrive sous le nom de *Rhubarbe de Chine*.

Malgré les encouragements et les prix offerts par le gouvernement russe, sous le règne de Catherine II et de Pierre le Grand, malgré toutes les ruses employées par les commissaires de ce gouvernement

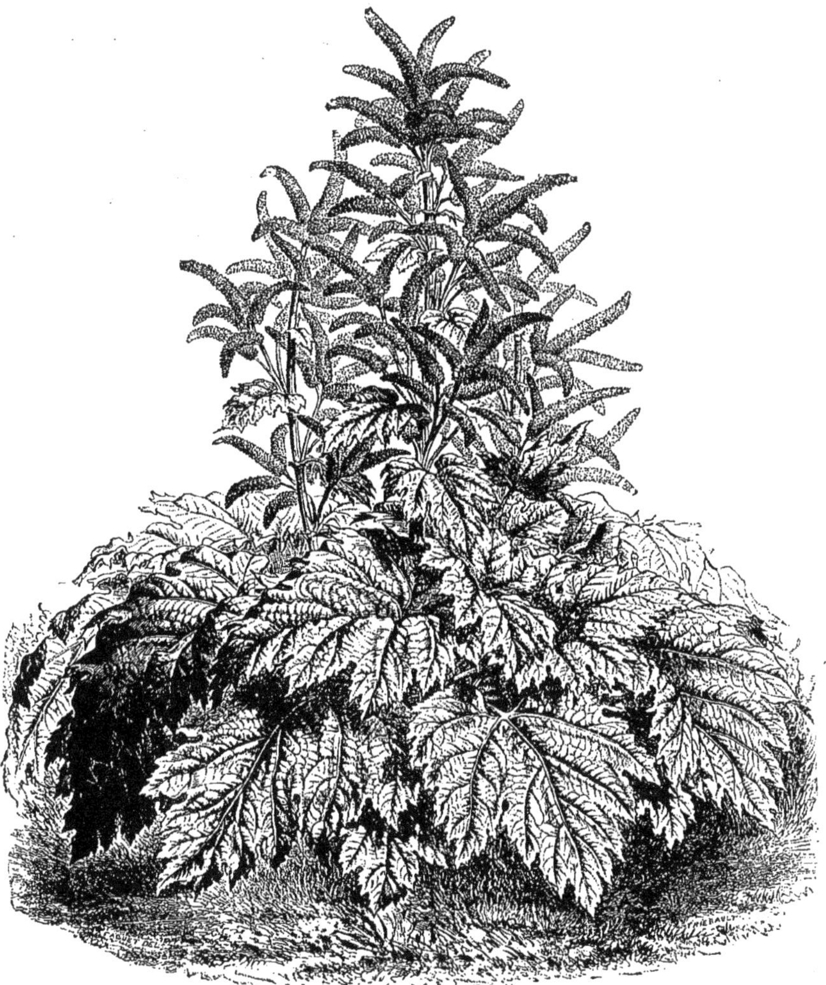

Fig. 353. — *Rheum officinale.*

pour dérober aux marchands buchares le secret de l'origine de la Rhubarbe, malgré les recherches entreprises par les voyageurs et les botanistes pour éclairer nos connaissances sur ce point, l'origine botanique de la Rhubarbe chinoise ne nous est à peu près connue que depuis 1870. D'après des renseignements qui nous ont été envoyés par Mgr Chauveau, vicaire apostolique au Thibet, la Rhubarbe se récolte dans des régions désertes, qu'on est habitué à considérer comme de vastes plateaux de sable, mais qui sont en réalité des citadelles inaccessibles formées d'étages superposés de roches à pic, dont les Européens n'ont que bien rarement et difficilement franchi les contreforts escarpés. C'est de là que M. Dabry, consul de France au Thibet, s'est procuré vers 1868 quelques pieds de la véritable Rhubarbe officinale. On ne sait comment il parvint à obtenir ces plantes ravies sans doute en secret par quelque Chinois industrieux au sol sacré des lamaseries, dont de terribles imprécations, accompagnées souvent de coups de fusil, écartent le commun des mortels. Ces plantes furent expédiées par M. Dabry à la Société d'acclimatation de Paris où elles arrivèrent dans un fort mauvais état. Elles furent remises par M. L. Soubeiran à un habile horticulteur M. Neumann, qui put en sauver quelques bourgeons restés intacts dans la masse putréfiée, et dont l'un, cultivé dans le Jardin botanique de la Faculté de médecine, produisit une plante qui a été décrite par M. H. Baillon sous le nom de *Rheum officinale* H. Bn. Cette plante, qui constitue une espèce toute différente des *Rheum* connus jusqu'alors se rapproche entièrement par ses caractères de l'espèce décrite dans le *Punt-saü* ou *Herbier chinois* comme plante mère de la vraie Rhubarbe du Thibet, qui entre autres caractères se distingue par la forme de ses feuilles semblables à celles du *Ricin*. Elle est aujourd'hui bien acclimatée en France; elle y est cultivée dans beaucoup de jardins comme plante ornementale. Les recherches anatomiques faites sur sa tige souterraine, l'identité que celle-ci présente dans sa structure avec celle des Rhubarbes chinoises nous laissent penser que nous possédons au moins l'une des espèces types de la Rhubarbe du Thibet. — Une autre forme à laquelle on rapporte aussi la Rhubarbe officinale est la variété *Tanguticum* du *Rheum palmatum* L.

Les produits désignés dans le commerce sous le nom de **Rhubarbes** présentent un ensemble de caractères communs qui les distinguent nettement des autres drogues. Ils se présentent en morceaux cylindriques, coniques, ou plan-convexes qui atteignent parfois des dimensions considérables et un poids qui peut varier de 30 à 600 grammes. Ils ont en général été mondés très proprement au couteau et débarrassés de leur couche subéreuse. Leur surface extérieure présente des stries fines (Rhubarbes de France (fig. 354), d'Autriche, d'Himalaya), ou de longues lignes parallèles assez larges (Rhubarbes d'Angleterre, fig. 355) ou des losanges disposés en réseau régulier (Rhubarbes de Chine, fig. 356) dont la teinte jaune ou jaune rougeâtre, contribue à leur donner leur couleur spéciale. A l'intérieur ils sont formés d'un tissu très caractéristique, marbré de blanc et de jaune plus ou moins rougeâtre, qui se colore en jaune au contact de l'eau ou de la salive et qui croque plus ou

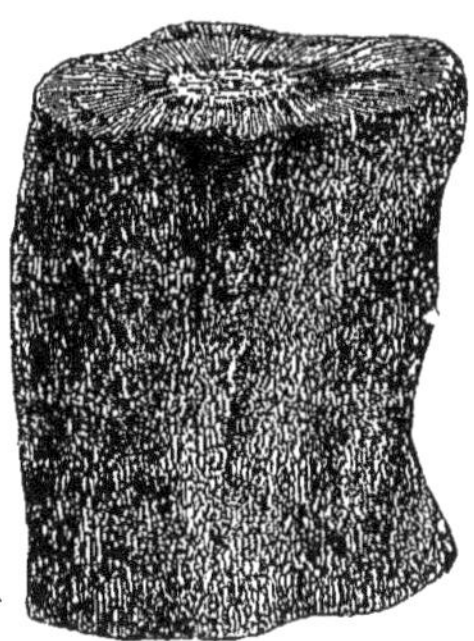

Fig. 354. — Rhubarbe de France. Fig. 355. — Rhubarbe d'Angleterre.
Aspect extérieur.

moins sous la dent. Leur odeur est toute particulière, leur saveur est à la fois astringente et amère.

Coupées transversalement, les rhubarbes présentent à une faible dis-

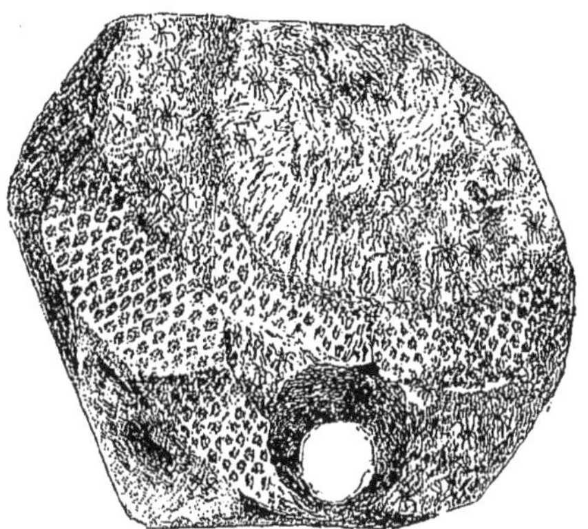

Fig. 356. — Rhubarbe de Moscovie.
Aspect extérieur.

tance de la périphérie une ligne foncée de cambium plus ou moins ondulée qui sépare la partie ligneuse de l'écorce. Celle-ci offre une structure radiée très apparente qui est due à la présence des rayons médullaires jaunes rougeâtres qui sont assez régulièrement parallèles entre eux. La zone ligneuse, qui est très développée, offre une structure spongieuse ; elle est formée à son centre d'une moelle plus ou moins large et plus ou moins distincte et dans le reste de son épaisseur d'un tissu blanc sillonné par des lignes jaunes ou rayons médullaires. Ces rayons sont tantôt disposés radialement et s'enfoncent plus ou moins profondément dans la drogue selon que celle-ci provient d'une racine ou d'un rhizome (Rhubarbes de France, d'Autriche, fig. 357); tantôt ils sont entre-croisés en différents sens, extrêmement intriqués, difficiles à suivre dans leur direction (Rhubarbes de Chine). Les Rhubarbes de Chine sont en outre caractérisées par la présence de taches étoilées plus ou moins nombreuses et rapprochées (fig. 358), qui, sur la section transversale, sont disposées assez régulièrement en un ou plusieurs cercles. Ces taches se montrent aussi parfois en très grand nombre sur la face plane des rhubarbes et dans leur ensemble elles y sont disposées en lignes horizontales, assez régulièrement superposées. Quelquefois la zone ligneuse présente l'aspect d'un tissu homogène pulvérulent, sur lequel les étoiles entourées d'une auréole blanchâtre se détachent assez facilement, mais où il est impossible d'apercevoir des rayons médullaires entre-croisés et distincts (Rhubarbe anglaise, fig. 359).

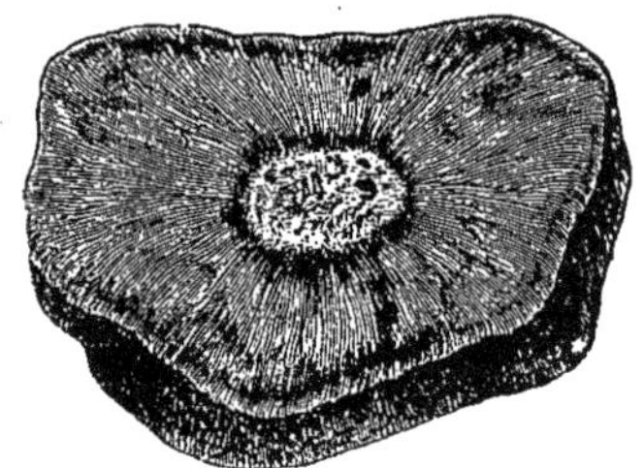

Fig. 357. — Rhubarbe de France. Section transversale.

L'examen et la comparaison de ces caractères permettent de distinguer dans les Rhubarbes du commerce trois types bien différents qu'on peut ainsi caractériser :

1° Surface extérieure marquée d'un réseau jaune à mailles blanches, face plane et section transversale garnies de systèmes étoilés. Rayons médullaires très apparents dans l'écorce et extrêmement intriqués dans toute l'épaisseur de la zone ligneuse . . *Rh. de Chine.*

2° Surface extérieure marquée de grandes et larges lignes jaunes disposées parallèlement. Des étoiles sur la face plane et sur la section transversale. Zone ligneuse pulvérulente . . . . *Rh. d'Angleterre.*

3° Surface extérieure marquée de très petites lignes jaunes. Pas de systèmes étoilés. Zone ligneuse sillonnée par des rayons médullaires bien apparents, non entre-croisés, et suivant une direction radiale . . . . *Rh. de France et d'Autriche.*

Nous nous occuperons maintenant de la nature de ces diverses drogues et nous décrirons les particularités qu'elles présentent dans leurs diverses zones.

En examinant un pied du *Rheum officinale* vivant, vers le mois de janvier ou février, on observe qu'il est constitué par une série de gros rhizomes coniques que M. Baillon a comparés fort heureusement à de gros obus à demi enfoncés dans le sol. Chacun de ces rhizomes donne naissance vers sa base à quelques épaisses racines adventives, tandis que sa partie supérieure et aérienne est recouverte d'écailles noirâtres, imbriquées les unes sur les autres et représentant la base des feuilles. En examinant comparativement la structure de la partie aérienne et

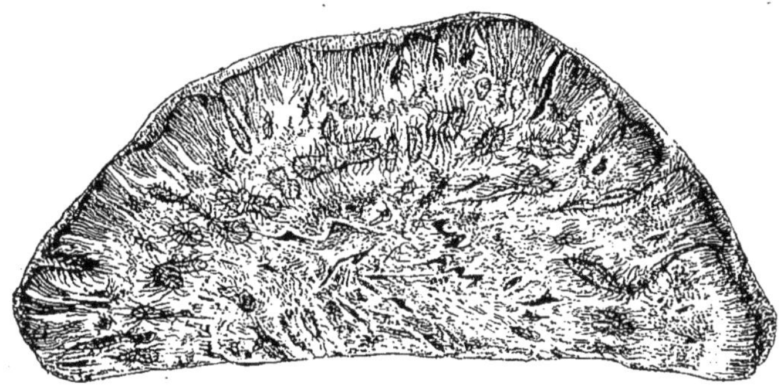

Fig. 358. — Rhubarbe de Chine.
Section transversale.

des racines adventives, on peut constater que la première seule présente sur sa section transversale les systèmes étoilés et les stries jaunes irrégulièrement entrelacées qu'on observe dans la zone ligneuse

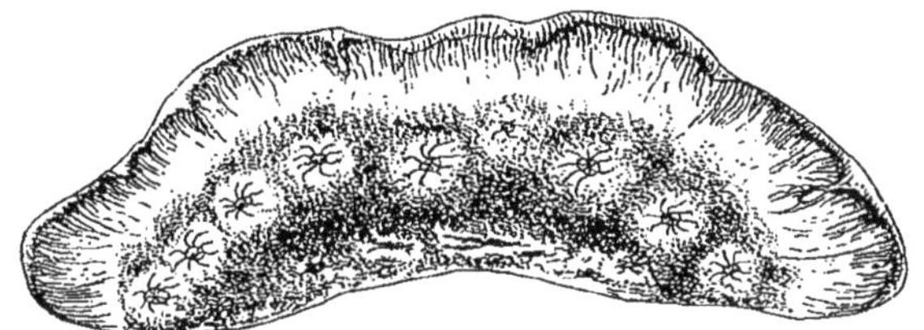

Fig. 359. — Rhubarbe anglaise.
Section transversale.

des Rhubarbes de Chine officinales, tandis que les racines présentent constamment la disposition radiée de notre Rhapontic. On peut en conclure que la Rhubarbe de Chine est essentiellement constituée par la partie inférieure de la tige ou le rhizome d'un *Rheum*. — Ces systèmes étoilés n'ayant jamais été observés dans la racine des Rhubarbes, il en résulte que, comme l'espèce chinoise, celle d'Angleterre est constituée par la base d'une tige. Quant à nos Rhubarbes de France, elles sont constituées aussi bien par des rhizomes que par des racines, dont la distinction, des plus faciles d'ailleurs, repose sur la présence et l'absence d'une moelle, ainsi que sur la longueur des rayons médullaires.

Structure anatomique. — Examinée au microscope, la partie inférieure de la tige du *R. officinale* présente les particularités suivantes de dehors en dedans.

La zone corticale réduite à de très faibles dimensions est constituée par un tissu de cellules irrégulières, polygonales, contenant de l'ami-

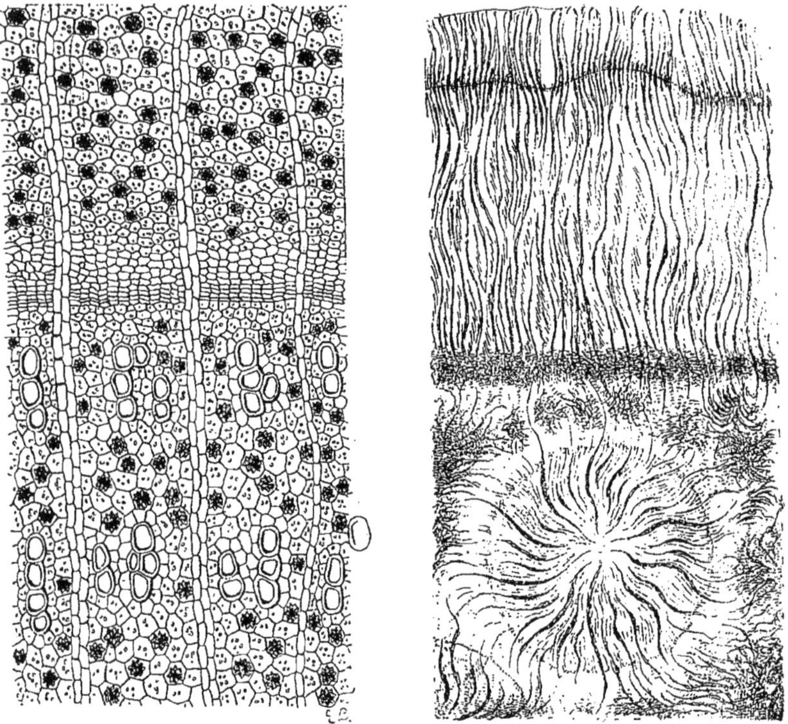

Fig. 360, 361. — Rhubarbe de Chine.
Section transversale de la zone ligneuse. Une étoile notablement grossie.

don ou de gros cristaux étoilés d'oxalate de chaux. Ces cellules deviennent de plus en plus petites, à mesure qu'elles s'éloignent de la périphérie ; elles prennent aussi une forme plus régulière pour constituer le liber qui est très peu développé et privé de fibres.

Le cambium représenté par une ligne noirâtre plus ou moins ondulée est formé de 3 à 4 rangées de petites cellules rectangulaires (fig. 360).

La zone ligneuse qui est très développée est un tissu de cellules polygonales, irrégulières, renfermant de l'amidon et des macles d'oxalate de chaux. Dans sa partie extérieure, qui est occupée par les faisceaux fibro-vasculaires, cette zone est sillonnée par des rayons médullaires qui affectent un parallélisme assez régulier et qui sont composés de 2 à 3 rangées de cellules rectangulaires remplies d'une matière colorante jaune. Ces rayons traversent le cambium, le liber et vont se perdre dans le parenchyme cortical. Les faisceaux fibro-vasculaires sont constitués par un certain nombre de vaisseaux rayés,

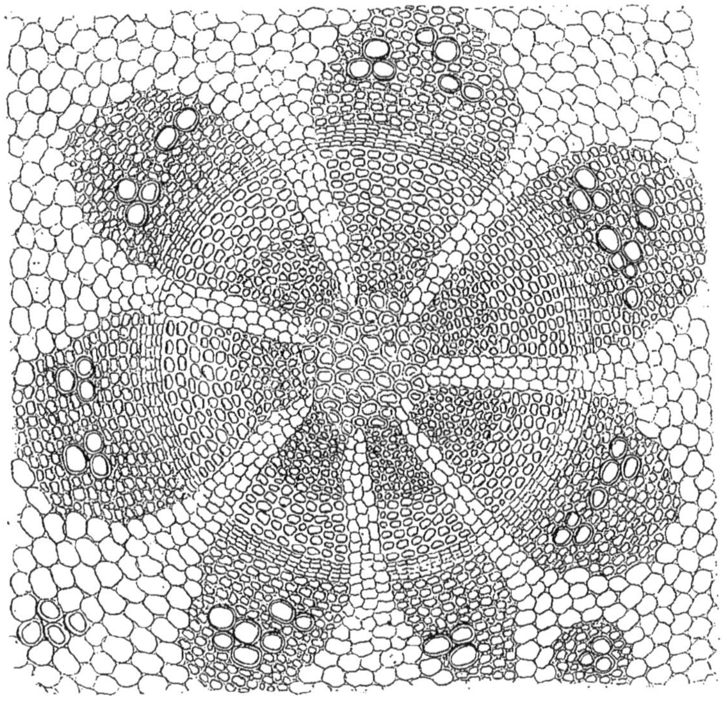

Fig. 362. — Rhubarbe de Chine.
Structure microscopique d'un système étoilé.

plus ou moins larges, qui sont entourés par des cellules à parois très faiblement épaissies : ils s'enfoncent peu profondément dans la tige et dans leur ensemble ils forment un cercle peu épais, concentrique au cambium. En dessous de ce cercle, les rayons médullaires commencent à perdre leur direction régulière, ils s'entre-croisent les uns avec les autres et entourent des espaces plus ou moins larges et irréguliers du tissu blanc qui constitue la zone ligneuse. C'est alors qu'on voit apparaître les systèmes étoilés qui sont plus ou moins développés et qui, dans leur ensemble, sont disposés en un cercle assez régulier. Quelquefois ces systèmes se multiplient et forment plusieurs cercles concentriques. Chacun d'eux examiné à la loupe est formé d'un nombre variable de branches jaunâtres qui partent d'un centre commun et qui, à une certaine distance, sont coupées par une ligne circulaire ou elliptique assez apparente. Les branches de ces étoiles se rejoignent tantôt avec celles des étoiles voisines, tantôt avec les stries jaunes qui sillonnent irrégulièrement la zone ligneuse.

Examiné au microscope, chacun de ces systèmes étoilés présente une structure toute particulière (fig. 362). Il est formé à son centre d'éléments épaissis et étroits qui rappellent les fibres libériennes, et qui sont entourés par deux couches concentriques de liber : une interne de liber épaissi et une externe de liber mou. Une zone de cambium bien apparente entoure ces deux couches et les sépare d'un massif ligneux formé de vaisseaux rayés qui sont entourés par des cellules fibreuses munies de parois épaissies. Ce système est divisé en plusieurs faisceaux cunéiformes, par des rayons médullaires qui se détachent du voisinage de son centre et vont, en s'élargissant, se confondre avec les rayons médullaires des étoiles voisines. Ces faisceaux dits *concentriques* se distinguent nettement des faisceaux fibro-vasculaires normaux par la disposition interne de leur liber par rapport au bois. M. Dutailly qui a étudié leur structure et leur développement explique ainsi leur nature : indépendamment du faisceau fibro-vasculaire normal, la tige des *Rheum* présente à chaque nœud un diaphragme formé de faisceaux irrégulièrement entre-croisés dans la moelle. Les divers diaphragmes séparés les uns des autres dans la tige aérienne annuelle, se rapprochent subitement quand on passe à la tige vivace surbaissée ou rhizome : les entre-nœuds ayant complètement disparu, les diaphragmes en arrivent presque à se toucher et s'empilent les uns au-dessus des autres. Les étoiles des Rhubarbes ne sont, d'après lui, que des faisceaux diaphragmatiques qui ne correspondent en aucune façon à des racines extérieures, ni aux bourgeons axillaires : ils ne se rattachent pas davantage aux faisceaux foliaires. Ils se constituent comme si le cylindre libéro-ligneux était repoussé par places dans l'intérieur de la moelle. La zone extérieure ou libérienne refoulant devant elle la zone interne ou ligneuse se coifferait de cette zone et deviendrait l'axe de ces sortes de diverticulums qui constituent les faisceaux des étoiles. On conçoit dans ces conditions que la disposition du bois et du liber soit juste l'opposé de celle des faisceaux ordinaires.

Vus sur une section longitudinale ou sur la section transversale, les faisceaux étoilés de la Rhubarbe chinoise présentent la même disposition anatomique.

La section transversale des *Rhubarbes de France* ou *Rhapontics* présente une structure toute différente. Ces drogues sont, comme nous l'avons dit plus haut, formées par des fragments de racines ou de rhizomes. Les premières se distingueront au premier coup d'œil des seconds par l'absence de moelle et la longueur des rayons médullaires qui pénètrent jusqu'au centre du cylindre ligneux où l'on observe des vaisseaux rayés représentant le bois primaire. La moelle qui existe au centre des rhizomes est assez développée, et se distingue aisément à son aspect spongieux et pulvérulent.

L'écorce présente dans les Rhubarbes de France la même structure que dans les Rhubarbes de Chine ; elle y est seulement plus développée; les faisceaux ligneux présentent la même disposition ; les rayons médullaires sont formés d'une seule rangée de cellules ; le tissu compris entre ces rayons se distingue dans les rhubarbes françaises par sa richesse en amidon et la rareté relative des cristaux d'oxalate de chaux qui sont excessivement nombreux dans les espèces chinoises.

La Rhubarbe d'Angleterre constituée par la partie inférieure d'une tige présente sur sa section transversale une structure qui se rapproche passablement de la Rhubarbe chinoise. Les étoiles y présentent la même disposition : seulement, comme elles y sont très rares, leurs ramifications peu nombreuses ne peuvent donner à la moelle, qui est très développée, l'apparence si irrégulièrement striée qu'on observe dans les tiges du *R. officinale ;* aussi cette moelle offre-t-elle plutôt l'aspect homogène et pulvérulent que présente la moelle d'un rhizome de Rhubarbe de France. Les rayons médullaires en général très larges sont formés de 5 à 6 rangées de cellules ; le tissu compris entre ces rayons est aussi très riche en amidon et relativement pauvre en cristaux d'oxalate de chaux.

Si l'on compare maintenant la section tangentielle de ces trois types de Rhubarbe, on y découvrira des caractères anatomiques qui ne sont pas moins frappants que ceux qu'on distingue sur la coupe transversale.

Les parties jaunes dans les Rhubarbes, comme nous l'avons exposé plus haut, représentent les rayons médullaires ; ceux-ci sont très étroits dans les Rhubarbes de France, et formés d'une seule rangée de cellules ; dans les Rhubarbes de Chine ils sont un peu plus larges ; dans la Rhubarbe d'Angleterre ils sont très développés et formés de 5 à 6 rangées de cellules.

C'est la projection de ces rayons médullaires qui contribue à donner aux diverses Rhubarbes l'aspect extérieur qui les caractérise : aussi, si l'on observe une section tangentielle des trois types décrits, on y remarquera les particularités suivantes :

Les petites stries jaunes des Rhapontics seront représentées par des files de 8 à 10 cellules superposées (fig. 363), se distinguant nettement des cellules amylifères et des cellules cristalligènes qui constituent le tissu blanc.

Les longues lignes parallèles de la Rhubarbe anglaise seront représentées par des groupes très volumineux de cellules superposées sur 50 ou 60 rangs, et juxtaposées sur 5 à 6 rangs (fig. 364).

Les réseaux à mailles losangiques des Rhubarbes chinoises examinés à la loupe sont formés de petites stries jaunâtres assez rapprochées et groupées dans leur ensemble de façon à représenter un losange. Vues au microscope, ces petites stries sont formées chacune d'un groupe de cellules disposées au nombre de 7 à 8 dans le sens de la hauteur et de 1 à 3 dans le sens de la largeur. Ces petits groupes sont entourés de cellules polygonales contenant de l'amidon ou de l'oxalate de chaux. Les lignes blanches qui constituent les mailles du réseau sont formées d'un tissu de cellules plus allongées (fig. 365).

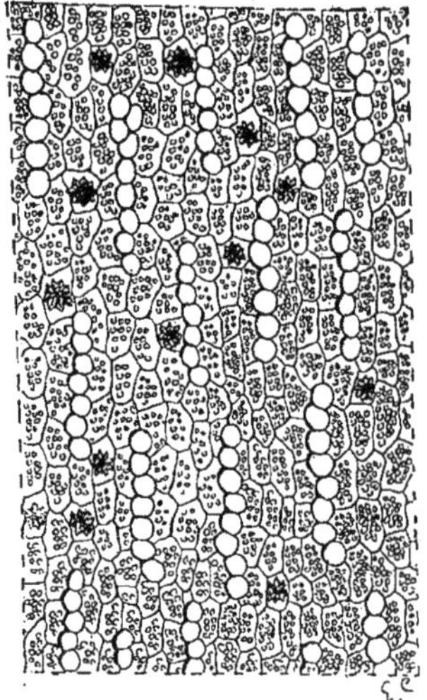

Fig. 363. — Rhubarbe de France. Coupe tangentielle.

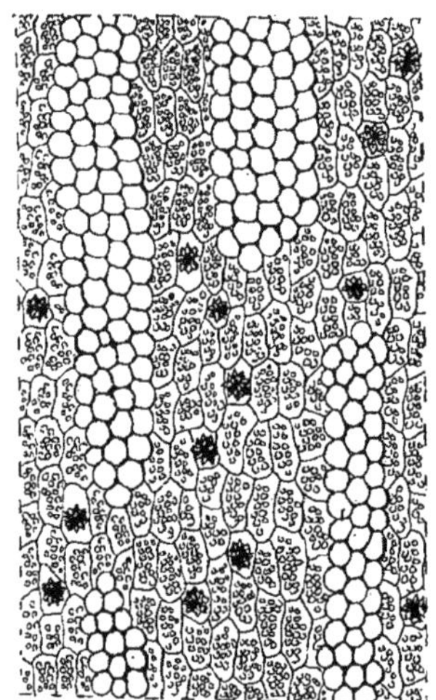

Fig. 364. — Rhubarbe d'Angleterre.

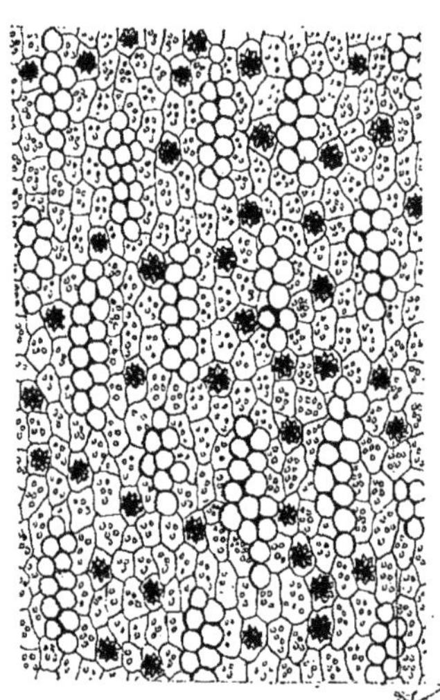

Fig. 365. — Rhubarbe chinoise.

Coupe tangentielle.

La connaissance de ces particularités n'est pas aussi inutile qu'on pourrait le supposer ; car elle peut seule permettre de distinguer l'un de l'autre les trois types de Rhubarbes qui se rencontrent souvent dans le commerce, à demi contusées, ou sous un aspect qui rend leur détermination très difficile.

Espèces commerciales. — Les Rhubarbes qui arrivent dans les maisons de droguerie sont assez nombreuses et peuvent être ainsi classées d'après leur pays d'origine :

Rhubarbes de Chine, de Canton, de Moscovie	*Rh. officinale, Rh. palmatum*, var. *Tanguticum*, etc.
Rhubarbe de l'Himalaya. .	*Rh. Emodi.*
Rhubarbe d'Angleterre	*Rh. rhaponticum.*
Rhubarbe de France	*Rh. undulatum, Rh. rhaponticum*, etc.
Rhubarbe d'Autriche	*Rh. rhaponticum* et *Rh. Emodi.*

RHUBARBES DE CHINE

Ces Rhubarbes sont récoltées dans plusieurs districts étendus sur une aire très vaste qui comprend les provinces de Shansi, de Kansuh, de Tsing-haï, de Tangut et les régions montagneuses de Szechuen. Elles sont très probablement fournies au moins en partie par le *R. officinale* H. Bn., qui croît dans les pâturages des hauts plateaux et par le *Rh. palmatum*, var. *Tanguticum*. On en distingue trois variétés connues sous les noms de **Rhubarbe de Moscovie, Rhubarbe de Perse ou de Turquie, et Rhubarbe de Canton,** qui empruntent leur dénomination à la route qu'elles ont suivie pour arriver en Europe.

1° **Rhubarbe de Moscovie**. Cette espèce, encore appelée *Rhubarbe de la Couronne, Rhubarbe russe*, constituait autrefois la meilleure de toutes les sortes commerciales. Le gouvernement russe, qui monopolisa pendant plus de cent ans le commerce de la Rhubarbe en Europe, avait établi à Kiatcha le principal entrepôt de cette drogue, et y avait placé des commissaires chargés de vérifier soigneusement la Rhubarbe qui y était apportée par les marchands buchares. Dans ce but, on élargissait le trou par lequel passait la corde qui avait servi à suspendre la drogue pendant sa dessiccation et on pouvait ainsi s'assurer de son état intérieur. Cette espèce commerciale ne se rencontre plus guère en Europe depuis 1863, époque à laquelle a cessé le monopole, mais elle se trouve dans tous les droguiers (fig. 356).

Elle est en morceaux cylindriques, plus rarement plan convexes, irréguliers, anguleux, mondés profondément et laissant voir sur leur face convexe un réseau losangique très apparent. Sur quelques morceaux, qui ont été entamés plus profondément, on peut même découvrir la zone étoilée. Tous les échantillons sont percés d'un trou très large, de couleur nette, ne contenant aucun débris de la corde qui a servi à les suspendre. La teinte générale est d'un jaune orangé foncé ou d'un jaune clair. Cette rhubarbe est assez légère et recouverte d'une poussière fine d'un beau jaune; sa cassure est compacte; elle possède une odeur très prononcée, une saveur amère et astringente.

2° **Rhubarbe de Perse** (*Rhubarbe de Turquie, Rh. d'Alexandrie*). Elle arrivait par l'Indus ou le golfe Persique jusqu'à la mer Rouge et Alexandrie, ou à travers la Perse jusqu'à la Syrie et l'Asie Mineure : elle se présente en gros morceaux plan-convexes, mondés moins profondément. La surface extérieure plutôt arrondie qu'anguleuse laisse voir tous les caractères distinctifs de la Rhubarbe chinoise ; le trou qui les traverse renferme encore des débris de corde ; elle est assez dense, a une texture très serrée et une couleur terne particulière. Cette drogue de très belle apparence est aussi rare actuellement que la précédente.

3° **Rhubarbe de Chine** (*Rh. de Canton, Rh. du Nord* et du *Sud de la Chine*). C'est aujourd'hui la sorte la plus communément répandue

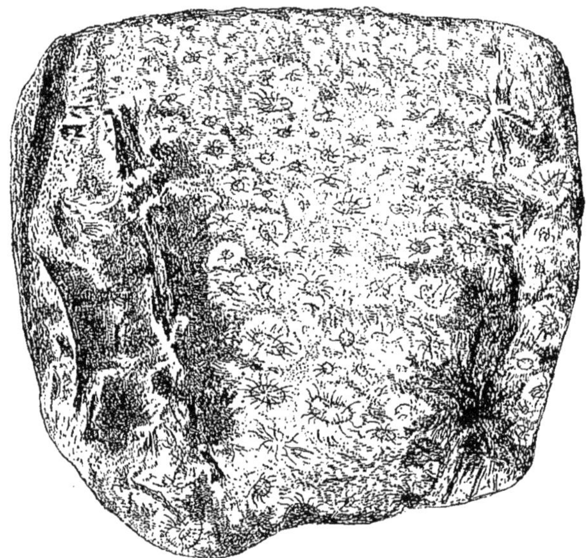

Fig. 366. — Face plane d'une Rhubarbe de Chine.

sur les marchés européens. Elle est achetée en grande partie à Hankow, sur le Yangzee supérieur, transportée à Shanghaï, d'où on l'expédie en Europe. On en exporte aussi de Canton, qui, avant 1842, était le seul port de l'empire chinois ouvert aux Européens.

Cette drogue est en morceaux qui varient beaucoup dans leurs formes et dans leurs dimensions. Les uns sont cylindriques (*Rhu-*

barbes rondes), les autres sont plan-convexes ou anguleux (*Rhubarbes plates*), selon que la souche a été divisée longitudinalement en deux ou quatre tronçons. Ces morceaux sont généralement assortis dans les caisses d'emballage. La surface extérieure est en général un peu ridée, elle a été mondée moins profondément que celle des deux sortes précédentes, aussi porte-t-elle souvent des plaques plus ou

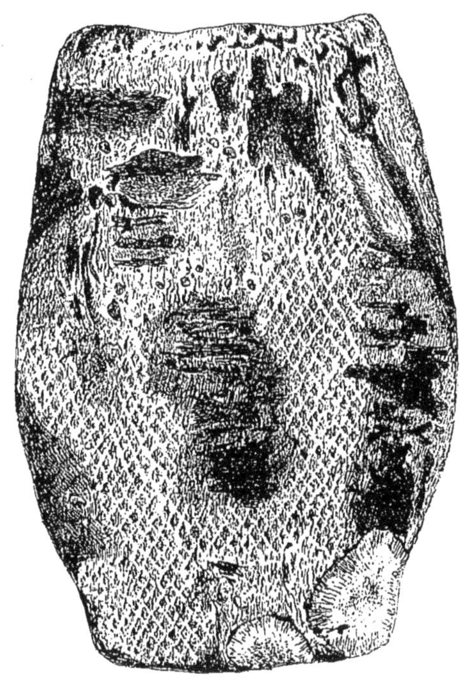

Fig. 367. — Face convexe d'une Rhubarbe de Chine.

moins larges et noirâtres de la couche subéreuse; elle présente en outre quelques cicatrices arrondies ou ovales, provenant de la section transversale des racines adventives ou des faisceaux qui se détachent du cylindre ligneux pour se rendre dans les feuilles. Cette surface est caractérisée par la présence d'un réseau losangique qui est souvent moins apparent que sur les belles espèces de Moscovie, mais qu'on finit toujours par découvrir sur certains points de la drogue. La face plane est remarquable par la présence d'une multitude de petites étoiles qui sont assez régulièrement réparties en lignes parallèles et qui se détachent très nettement sur un fond plus pâle que celui de la surface convexe. A quelque distance de la périphérie, la face plane de ces rhubarbes présente deux longues lignes brunes plus ou moins larges, déprimées et ondulées, représentant la section longitudinale des faisceaux ligneux normaux placés en dessous de la couche génératrice. La section transversale présente la disposition caractéristique des rhubarbes chinoises, c'est-à-dire des systèmes étoilés distribués assez régulièrement en un ou plusieurs cercles concentriques au milieu d'une moelle sillonnée en tous sens par les rayons médullaires qui se détachent des diverses étoiles et s'entre-croisent les uns avec les autres. La plupart des échantillons de cette rhubarbe sont percés d'un trou plus ou moins large et irrégulier dans lequel on voit souvent des débris de corde.

Quelques-uns d'entre eux, de forme plus ou moins irrégulière, ne présentent ni sur la face extérieure, ni sur leur section transversale, les caractères qui distinguent la bonne rhubarbe chinoise. Ces morceaux d'apparence fibreuse ou spongieuse proviennent, selon toute apparence, des parties qui établissent le passage de la racine à la tige et nous avons dit plus haut que ces deux organes présentaient une structure toute différente dans le *R. officinale* H. Bn.

RHUBARBE DE L'HIMALAYA

La **Rhubarbe de l'Himalaya** est fournie par les *Rheum Emodi* Wall. et *Rh. Webbianum* Wall., qui arrivaient dans l'Inde à travers les provinces de Khalsee, Almora et Boutan. Cette drogue, qui a fait son apparition sur le marché anglais en 1840 et qui a été décrite avec soin par M. Pereira, est de qualité tout à fait inférieure. Les habitants de l'Himalaya la font dessécher en la suspendant aux cornes de leurs bœufs. Elle est presque toujours percée d'un trou dans lequel subsiste la corde qui servait à la suspendre. La plupart des morceaux sont cylindriques et coupés obliquement à leurs extrémités ; ils sont encore pourvus de leur écorce. Leur couleur est d'un brun foncé avec une légère teinte jaune ; leur odeur est nulle, et leur texture assez grossière. On n'observe jamais à leur surface les systèmes étoilés qui distinguent la rhubarbe de Chine.

RHUBARBES DE FRANCE

Les **Rhubarbes de France**, encore connues sous le nom de *Rhapontics*, sont fournies par les rhizomes et les racines de plusieurs espèces de *Rheum*, qui sont originaires de Chine ou de Sibérie, mais dont la culture a été introduite depuis longtemps en France et notamment dans le département du Morbihan.

Elles se présentent en morceaux cylindriques, plus ou moins gros, parfois beaucoup moins réguliers et de la dimension du poing.

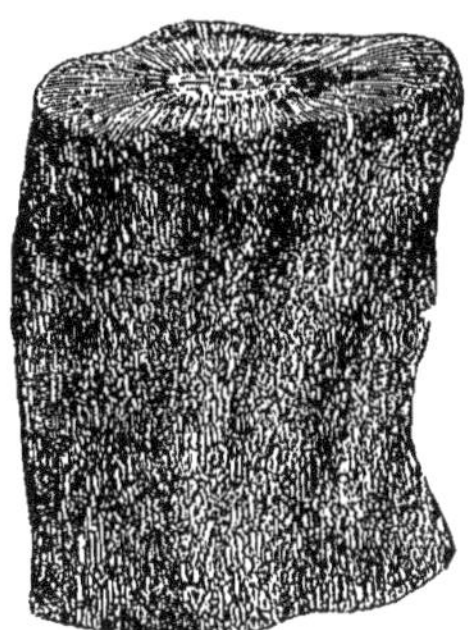

Fig. 368. — Rhubarbe de France. Aspect extérieur.

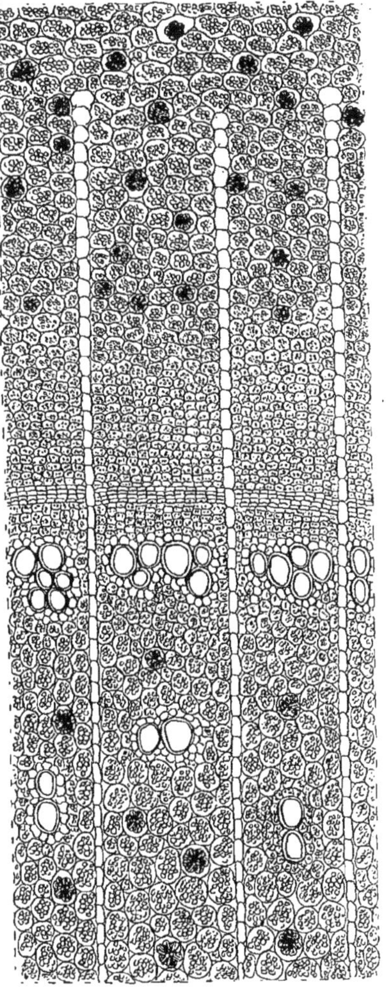

Fig. 369. — Rhubarbe de France. Structure anatomique.

Ces morceaux ont tantôt une couleur jaunâtre, qui rappelle celle de la Rhubarbe de Chine, plus souvent une couleur gris rougeâtre. La surface extérieure et latérale est le plus généralement marquée de petites stries fines se détachant sur un fond blanc : exceptionnellement on a constaté sur quelques morceaux de cette sorte commerciale des lignes jaunâtres assez longues. On y observe parfois des cicatrices arrondies, laissées par la section des racines adventives. La section transversale présente un aspect radié tout distinct de celui qui caractérise les espèces chinoises : dans les fragments plus petits provenant des racines, la structure radiée s'étend du centre à la périphérie ; dans les fragments plus volumineux, provenant des rhizomes, la partie centrale est occupée par une moelle assez large qui, souvent, est remplacée par une lacune.

Examinée au microscope (fig. 369), cette rhubarbe présente tous les caractères anatomiques que nous avons décrits plus haut : structure radiée, rayons médullaires composés d'une seule rangée de cellules et sillonnant un tissu blanc, qui renferme une très grande quantité d'amidon et une proportion relativement minime de cristaux d'oxalate de chaux.

RHUBARBES D'AUTRICHE

Sous les noms de **Rhubarbes d'Autriche**, de **Moravie**, de **Hongrie**, on désigne les produits fournis par le *R. Rhaponticum* L. dont la culture a été introduite dans les environs d'Austerlitz et d'Auspitz en Moravie, à Ilmitz, Kremnitz et Frauenkirchen en Hongrie. Une certaine quantité de ces rhubarbes est encore produite en Silésie par le *Rh. Emodi* Wall.

Ces rhubarbes qui ont été décrites par M. le professeur Schroff, de Vienne, offrent dans leurs caractères extérieurs et leur structure anatomique la plus grande analogie avec notre rhapontic. Elles se présentent en morceaux parfaitement mondés, lisses, non percés, assez lourds, pesant de 2 à 4 onces, en partie oblongs, coniques à leur extrémité inférieure, longs de 4 à 5 pouces et larges de 2 à 3 pouces au sommet. Le fond de leur couleur est blanc avec des points d'un rouge brunâtre qui leur donnent une couleur jaune brun. L'odeur de ces rhubarbes est moins prononcée que celle des rhubarbes chinoises; leur saveur est amère et mucilagineuse.

RHUBARBE ANGLAISE

Cette rhubarbe, qui depuis plusieurs années a pris une assez grande importance commerciale, provient d'une espèce de *Rheum* qui est cultivée depuis fort longtemps déjà à Bodicott, dans les environs de Banbury. D'après MM. Rufus Usher et fils, qui se livrent spécialement à cette culture, la rhubarbe anglaise serait fournie par le *R. Rhaponticum* L. Cette origine est d'autant plus surprenante que cette drogue diffère complètement par sa structure et par ses caractères extérieurs des produits obtenus aussi bien en France qu'en Autriche par le *R. Rhaponticum* L. Il faudrait admettre que les procédés de culture pratiqués à Banbury ont pu à un moment donné modifier profondément le développement d'une espèce particulière de Rhapontic, qui, une fois obtenue, a dû être propagée par rejetons, servant de base à ces cultures qui occupent aujourd'hui un espace très considérable.

La Rhubarbe anglaise, bien improprement appelée par certains droguistes *Rhubarbe du Japon*, dans le but probable de masquer sa véritable origine, se présente en morceaux qui rappellent par leur forme l'apparence des rhubarbes chinoises. La plupart d'entre eux sont plan convexes, d'un poids assez considérable, qui varie de 200 à 600 grammes ; ils sont recouverts d'une poussière jaune qui masque un peu leurs caractères extérieurs. En enlevant cette poussière, on observe que leur surface est caractérisée par la présence de grandes lignes jau-

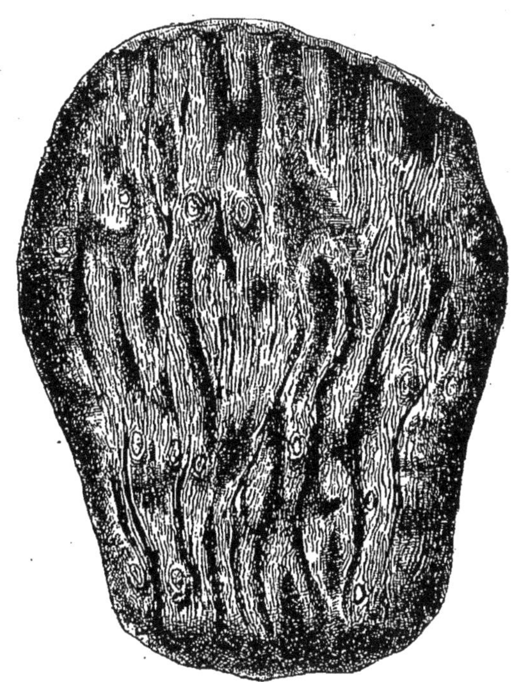

Fig. 370. — Rhubarbe d'Angleterre. Face convexe.

nâtres (fig. 355) qui, dans leur ensemble, affectent un certain parallélisme. Ces lignes contournent en certains points de petites éminences correspondant aux points d'émergence des faisceaux qui se rendent aux feuilles insérées à la base de la tige. Ces lignes parallèles ont généralement une teinte brun rougeâtre plus foncée que celle des réseaux jaunes des rhubarbes chinoises. La face plane de la rhubarbe anglaise a une apparence spongieuse et une teinte rose œillet tout à fait caractéristique. En examinant avec soin cette surface, on y découvre quelques petites étoiles dont la forme et la disposition sont identiques à celles du *R. officinale* H. Bn. La section transversale présente une structure qui se rapproche de celle des rhubarbes chinoises (fig. 359). A une très faible distance de la périphérie s'observe une ligne ondulée noirâtre, représentant le cambium qui recouvre un anneau ligneux épais, blanc, sillonné de stries assez larges et parallèles, d'une couleur brun jaunâtre. Cet anneau ligneux entoure une moelle très développée dans laquelle on observe quelques étoiles assez espacées; cette moelle se distingue de celle des rhubarbes chinoises par son aspect homogène, pulvérulent et l'absence à peu près complète de stries. La rhubarbe anglaise a une consistance très molle, surtout dans sa moelle centrale qui se laisse pénétrer profondément par l'ongle. Son odeur est beaucoup moins prononcée que celle de la rhubarbe de Chine ; sa saveur est astringente, acidule et mucilagineuse ; elle ne croque pas sous la dent et se réduit souvent en pâte sous le pilon.

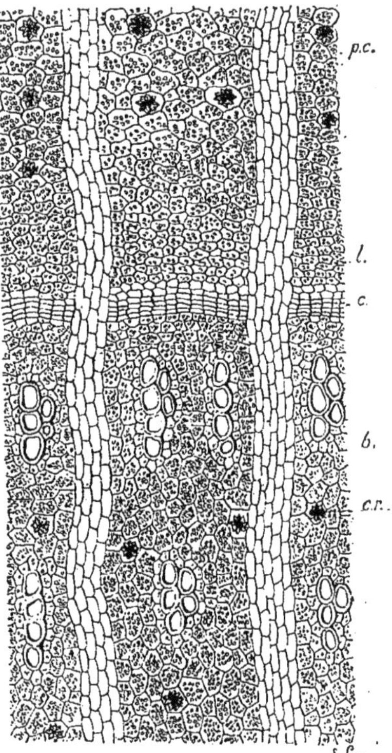

Fig. 371. — Rhubarbe d'Angleterre. Structure anatomique.

Anatomiquement, elle diffère de la rhubarbe de Chine par l'apparence homogène du tissu médullaire, par sa richesse en amidon, par la largeur et la disposition des rayons médullaires qui contribuent à donner à la surface extérieure de cette rhubarbe son aspect tout à fait caractéristique.

Cette drogue est communément substituée à la Rhubarbe de Chine : cette substitution, très facile à constater dans de gros morceaux dont il suffit d'examiner la surface extérieure et la face latérale, est rendue bien plus difficile quand la drogue est concassée ou divisée en petits cubes, comme cela se rencontre dans un grand nombre de pharmacies de Suisse. Dans ce cas, si l'on veut constater la substitution, il faut, autant que possible, rechercher dans la masse des morceaux ceux qui proviennent des couches extérieures de la rhubarbe et de la portion ligneuse, en faire une coupe longitudinale ou tangentielle et étudier la disposition des rayons médullaires qui doivent présenter l'aspect reproduit sur la figure 364.

Composition chimique. — En raison de son importance thérapeutique, la rhubarbe a été analysée par un très grand nombre de chimistes. Les résultats obtenus offrent entre eux une discordance qui s'explique par l'origine et la nature variable des drogues qui ont été examinées ; les modes analytiques qui ont été employés, n'ayant pas été les mêmes, ont dû entraîner aussi quelques différences dans les résultats obtenus.

Les chimistes, dans les expériences qu'ils ont entreprises, se sont surtout attachés à obtenir un ou plusieurs principes propres à la rhubarbe et renfermant la matière active dans un grand état de concentration. Chacun d'eux ayant voulu désigner par un nom particulier la substance représentant le principe actif de la rhubarbe, il en est résulté une très grande confusion dans l'histoire chimique de cette drogue, car les mêmes principes ont reçu des noms très différents. Telles sont les substances appelées *rhabarbarine* par Pfaff; *caphopicrite* par Desvaux ; *rhabarbarin* par Caventou ; *amer de rhubarbe* par Peretti ; *rhéumine* par Herberger ; *acide rhabarbarique* par Brandes, et *rhéine* par Geiger.

Schlossberger et Dœpping (1844) reconnurent dans les substances ainsi désignées l'existence d'un corps bien défini, la *Chrysophane* ou acide *chrysophanique*, qui forme en grande partie le contenu jaune des rayons médullaires de la rhubarbe ; il cristallise en aiguilles ou plaques jaunes, solubles dans l'éther, l'alcool et la benzine, et prend au contact des alcalis une belle teinte rouge. En traitant les solutions alcooliques d'extrait de rhubarbe par de l'éther, ces chimistes ont obtenu avec la chrysophane trois principes résineux qu'ils ont appelés *Aporétine*, *Phéorétine* et *Erythrorétine;* ils ont ensuite retiré de la partie insoluble, des acides gallique et tannique, une matière extractive, du sucre, de l'amidon et de la pectine.

W. de la Rue et Müller (1857), outre la chrysophane, ont retiré de la rhubarbe une substance définie, l'*Emodine*, qui cristallise en prismes orangés, pouvant atteindre 5 centimètres de longueur.

Kubly (1867) a repris l'étude chimique de la rhubarbe et en a retiré : 1° de l'*acide rhéotannique* ($C^{26} H^{26} O^{14}$), poudre jaune soluble dans l'eau et l'alcool, insoluble dans l'éther ; 2° de l'*acide rhéumique* ($C^{20} H^{16} O^{9}$), poudre brun rougeâtre très peu soluble dans l'eau froide ; 3° une substance incolore, neutre, peu soluble dans l'eau chaude dont elle se sépare sous forme de cristaux ; 4° la *phéorétine* de Schlossberger et Dœpping, poudre brune soluble dans l'alcool et l'acide acétique, insoluble dans l'éther, le chloroforme et l'eau ; 5° de la *chrysophane ;* 6° une matière pectique.

Usages. — A la dose de 20 à 40 centigrammes la rhubarbe est employée comme un tonique amer, capable de régulariser les selles et d'activer les fonctions digestives ; à doses plus élevées, de 40 centigrammes à 1 ou 2 grammes, c'est un purgatif doux, qui ne produit ni colique, ni irritation gastro-intestinale. Elle entre dans un grand nombre de préparations pharmaceutiques.

Falsifications. — La falsification la plus commune qu'on fait subir à la rhubarbe officinale ou chinoise consiste à lui substituer les racines de rhubarbes indigènes ou d'Europe. La fraude s'exerce surtout pour les rhubarbes rondes, avec les rhubarbes d'Autriche et de France et pour les rhubarbes plates avec la rhubarbe d'Angleterre. Quand les morceaux sont entiers et assez gros, la fraude peut se découvrir par l'examen de la surface extérieure ou de la face plane qui présentent des particularités toutes différentes, que nous avons signalées plus haut. Pour bien observer ces caractères, il est bon de frotter la sur-

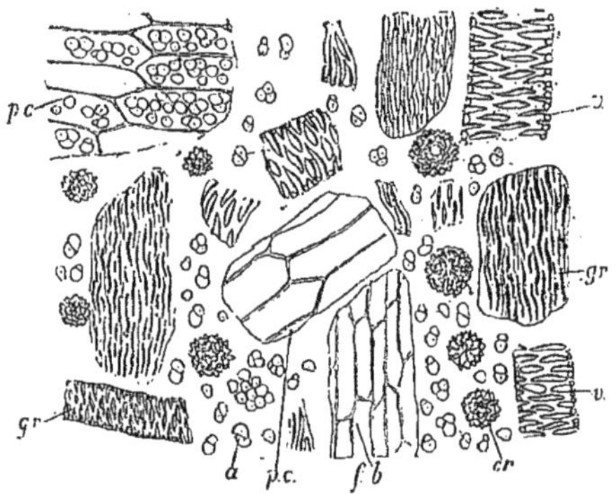

Fig. 372. — Poudre de Rhubarbe de Chine.

pc, parenchyme cortical. — *v*, vaisseaux. — *fb*, fibres ligneuses. — *cr*, cristaux. — *a*, amidon. — *gr*, tissu très serré formé de cellules très allongées et aplaties.

face extérieure des rhubarbes avec un linge ou avec une brosse pour en détacher la poussière dont on la recouvre souvent dans le but de dissimuler les caractères extérieurs. L'examen de la coloration interne devra aussi être pris en considération. La rhubarbe d'Angleterre présente en effet une coloration rose œillet tout à fait caractéristique. L'examen microscopique d'une section tangentielle des menus fragments fournira aussi de précieuses indications. La proportion d'amidon et d'oxalate de chaux qui varient notablement dans les diverses rhubarbes ne pourra fournir une indication bien précise. Quand la rhubarbe est complètement pulvérisée, la falsification devient très difficile à constater. Dans le cas seul où le rhapontic aurait été entièrement substitué à la rhubarbe de Chine, on s'en apercevrait à l'absence d'un tissu très dense tout particulier (*gr*) qui existe dans la rhubarbe chinoise (fig. 372) ; il provient vraisemblablement des diaphragmes qui existent dans son rhizome et qui font défaut dans les racines de Rhapontic.

RACINE DE PATIENCE

La **racine de Patience** est produite par le *Rumex obtusifolius* L. qui croît en Europe, dans l'Asie septentrionale, dans l'Himalaya et dans la partie orientale de l'Amérique du Nord.

Description. — Cette racine se présente en morceaux gros comme le doigt, atteignant 5 à 6 centimètres de longueur, cylindriques ou fendus longitudinalement, plus souvent coupés en petits tronçons de 1 à 2 centimètres de hauteur. La surface extérieure est d'un gris noirâtre, ridée par la dessiccation et marquée de stries annulaires très apparentes. La section transversale montre une structure radiée et une teinte brun rougeâtre plus foncée dans les couches extérieures. L'écorce dont l'épaisseur atteint le cinquième du rayon total est plus foncée que le bois dont elle est séparée par une ligne brune très apparente (fig. 373) : outre les stries radiales qui le sillonnent jusqu'à une certaine profondeur, le bois présente deux ou trois stries concentriques correspondant aux faisceaux fibro-vasculaires. A sa partie centrale il a une teinte un peu plus pâle. Cette racine a une odeur bien prononcée et une saveur âpre et amère.

Structure microscopique. — Examinée au microscope, elle présente de dehors en dedans (fig. 374) : un suber formé de cellules tabulaires, colorées en brun ; un parenchyme cortical caractérisé par la présence de cellules scléreuses à parois épaisses et canaliculées, tantôt isolées, tantôt réunies en groupes de 2 à 3 ; un liber assez dense formé de cellules plus petites assez régulièrement superposées : ce liber est dépourvu d'éléments lignifiés ; il contient de l'amidon et des cristaux d'oxalate de chaux comme le parenchyme cortical ; un cambium bien apparent, une zone ligneuse constituée par un parenchyme dans lequel on observe de nombreux faisceaux fibro-vasculaires, plus ou moins larges, séparés les uns des autres, disposés dans leur ensemble en files radiales et en séries parallèles qui constituent les stries radiales et les stries concentriques qu'on observe à l'œil nu sur la section transversale des tronçons. Des rayons médullaires assez larges pénètrent profondément dans le parenchyme ligneux qu'ils divisent en faisceaux cunéiformes : dans les tronçons fournis par les racines, ces rayons pénètrent jusqu'au centre du cylindre ligneux qui est occupé par les faisceaux du bois primaire ; ceux qui proviennent des rhizomes, les rayons s'arrêtent à la périphérie de la moelle qui est parfois assez développée.

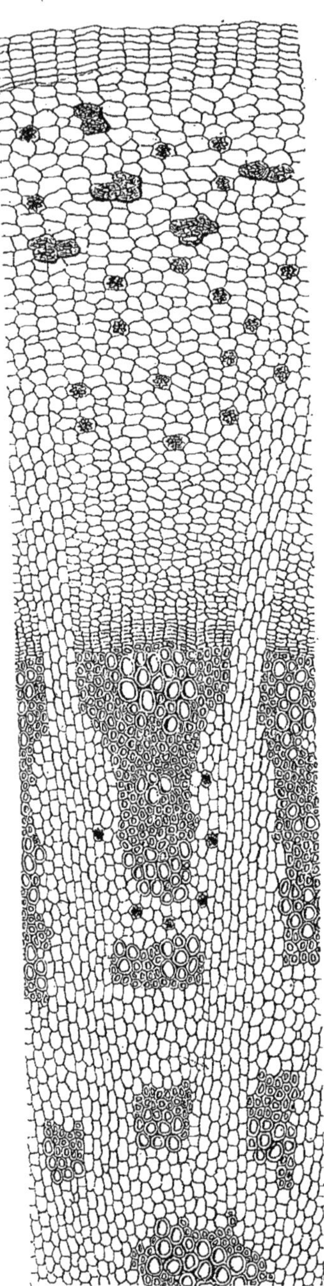

Fig. 374. — Racine de Patience.
Structure anatomique.

Les rhizomes de Patience peuvent dans certaines conditions présenter des faisceaux diaphragmatiques analogues à

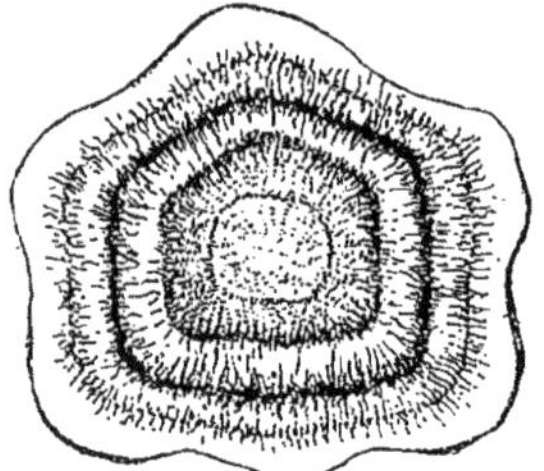

Fig. 373. — Racine de Patience.
Section transversale.

ceux qui existent dans les tiges de Rhubarbe : bien que M. Dutailly l'ait constatée dans un rhizome de patience, cette particularité est toutefois assez rare.

Composition chimique. — Cette racine

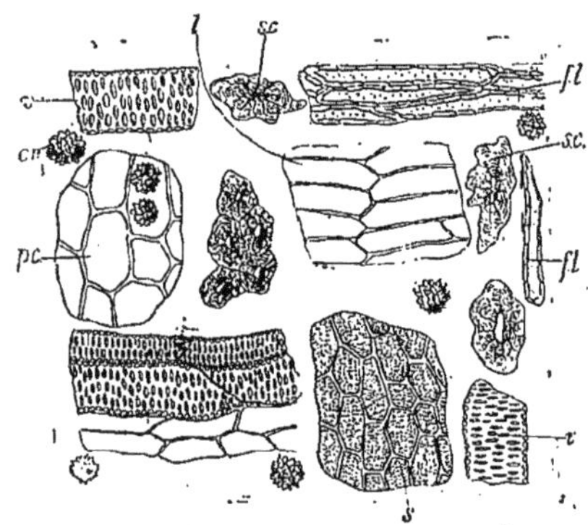

Fig. 375. — Poudre de racine de Patience.
s, suber. — *pc*, parenchyme cortical. — *l*, liber. — *fl*, fibres ligneuses. — *v*, vaisseaux. — *sc*, cellules scléreuses. — *cr*, cristaux.

renferme de l'amidon, de l'oxalate de chaux, de l'acide chrysophanique, que l'on avait pris pour une substance spéciale, à laquelle on avait donné le nom de *Rumicine* ou de *Lapathine*.

Usages. — Elle est employée comme

tonique, dépurative, antiscorbutique et légèrement purgative ; elle est aujourd'hui peu usitée.

Le *R. obtusifolius* L. n'est pas la seule espèce de ce genre qui fournisse la Patience du commerce : on récolte aussi souvent celles du *R. Patientia* L. ou *Grande patience*, du *R. crispus* L., du *R. nemorosus* Meyer et du *R. alpinus* L., qui était jadis désigné sous le nom de *Rhubarbe des moines*.

OSEILLE

L'**Oseille** (*Rumex Acetosa* L.) est une plante communément répandue dans les prés de l'Europe : elle s'emploie ordinairement fraîche à l'état de feuilles ou plus souvent de plante fleurie.

Le *R. Acetosa* L. a des tiges dressées, simples, hautes de 30 à 60 centimètres. Les feuilles légèrement épaisses et fermes sont obovales-oblongues, profondément sagittées, attachées à la tige par une gaine membraneuse ou ochrea de couleur brune, à bord lacinié. Les fleurs sont hermaphrodites ou plus souvent unisexuées polygames ; elles sont petites et rougeâtres et sont disposées dans leur ensemble en une panicule lâche au sommet de la tige.

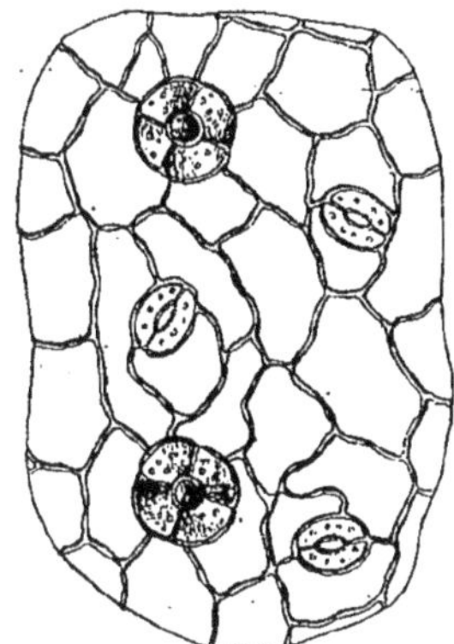

Fig. 376. — Feuille d'oseille Epiderme inférieur.

Toute la plante possède une saveur fraîche et acidule qui est due à la présence d'une quantité considérable de suroxalate de potasse.

L'épiderme glabre est formé de cellules polygonales à parois ondulées ; il présente sur ses deux faces des stomates entourés par trois cellules de dimensions inégales (fig. 376); il est garni aussi de poils glanduleux, sessiles, formés d'une glande quadricellulaire à divisions verticales, et logés dans des dépressions épidermiques. Le mésophylle est hétérogène, asymétrique, riche en cristaux étoilés d'oxalate de chaux. Le système libéro-ligneux est représenté par un très grand nombre de faisceaux fibro-vasculaires arrondis, très nettement séparés les uns des autres et disposés dans leur ensemble en une ellipse allongée. Chacun de ces faisceaux est constitué par un cordon ligneux recouvert extérieurement par un liber mou et un péricycle faiblement épaissi : un arc de péricycle offrant la même consistance recouvre également chaque cordon ligneux du côté interne.

Cette feuille s'emploie journellement comme aliment et entre dans la préparation du bouillon aux herbes. Pendant longtemps elle a été utilisée dans l'industrie pour l'extraction du sel d'oseille.

On peut employer aux mêmes usages le *R. Acetosella* L. qui est plus petit dans toutes ses dimensions et le *R. scutatus* L. qui croît communément dans les éboulis de montagnes. Ses tiges couchées portent des feuilles très glauques, suborbiculaires, hastées à la base, aussi larges que longues.

Le *R. Acetosa* L. produit des racines longues qu'on emploie souvent à l'état frais et qui se rencontrent aussi desséchées dans les droguiers.

Ces racines pivotantes portent à leur sommet plusieurs ramifications représentant la base de tiges aériennes. Le corps principal, qui mesure 20 centimètres de longueur et 15 à 20 millimètres de largeur, est recouvert d'un suber rougeâtre brun, strié longitudinalement, qui à l'état frais se détache facilement des couches sous-jacentes. La zone corticale, assez épaisse, présente une teinte blanchâtre dans la drogue fraîche ; elle est marquée de stries radiales qui sont très apparentes dans la région libérienne : la zone ligneuse a une teinte blanche un peu roussâtre, une apparence fibreuse et des stries radiales bien nettes qui pénètrent jusqu'au centre de la racine, sauf dans la partie supérieure de celle-ci. Par la dessiccation cette racine prend une teinte brun rougeâtre, qui est plus foncée dans la région corticale que dans la couche ligneuse. Elle a une odeur peu marquée et une saveur astringente, qui rappelle celle de la Patience.

RHIZOME DE BISTORTE

Ce rhizome est fourni par le *Polygonum Bistorta* L. qui croît communément dans les prairies humides de l'Europe et dans les régions tempérées de l'hémisphère boréal.

Description. — Il se présente en fragments aplatis, tortueux, mesurant 3 à 8 centimètres de longueur, 1 1/2 centimètre de largeur et 5 à 8 millimètres d'épaisseur (fig. 377). La surface extérieure est brun rougeâtre ou noirâtre, marquée de rides transversales assez profondes et de fines stries longitudinales. Elle présente sur sa face supérieure, qui est creuse, la trace d'écailles foliacées et de petits bourgeons, et sur sa face inférieure de petites cicatrices arrondies laissées par la section des racines. La section transversale offre une teinte rouge cannelle et présente à une faible distance de la périphérie un certain nombre de ponctuations blanchâtres représentant les faisceaux fibro-vasculaires. Ces éléments assez rapprochés les uns des autres sont dans leur ensemble disposés en une ligne ellipsoïdale pointillée (fig. 378). Ce rhizome est inodore et possède une saveur astringente.

STRUCTURE MICROSCOPIQUE (fig. 379). — Suber (*s*) constitué par plusieurs rangées de cellules tabulaires, aplaties, remplies de matière colorante brune. Parenchyme cortical (*pc*) formé par un tissu de cellules polyédriques contenant de l'amidon et des cristaux étoilés d'oxalate de chaux (*cr*) ou une matière colorante brune. Le cylindre central (*b*) est représenté par de nombreux faisceaux fibro-vasculaires ovoïdes, constitués inférieurement par des vaisseaux entourés de fibres à parois épaissies et extérieurement par un liber mou qui est limité par quelques fibres péricycliques. Ces faisceaux sont séparés les uns des autres par des rayons assez larges se détachant de la moelle (*m*) qui s'est développée et présente la même structure que le parenchyme cortical.

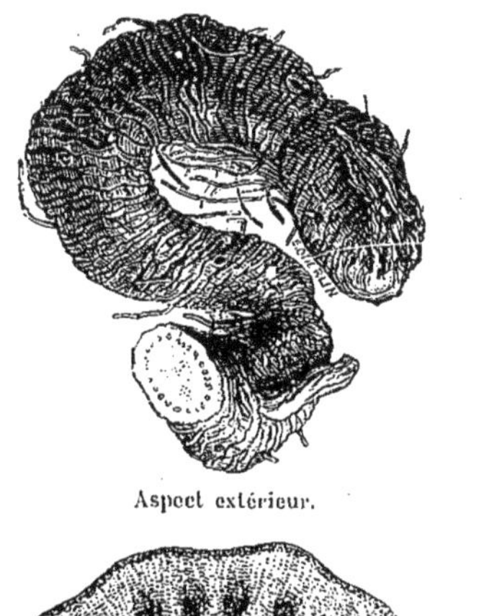

Aspect extérieur.

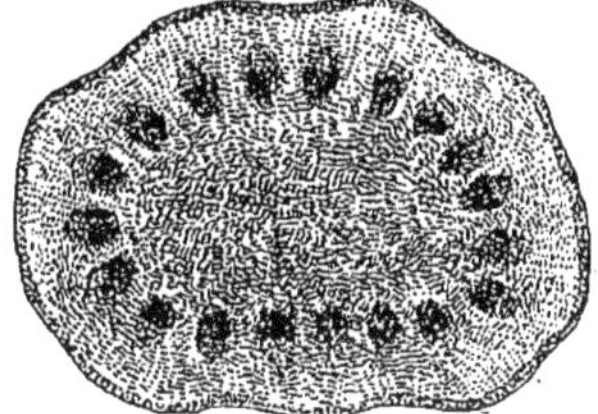

Section transversale.

Fig. 377, 378. — Rhizome de Bistorte.

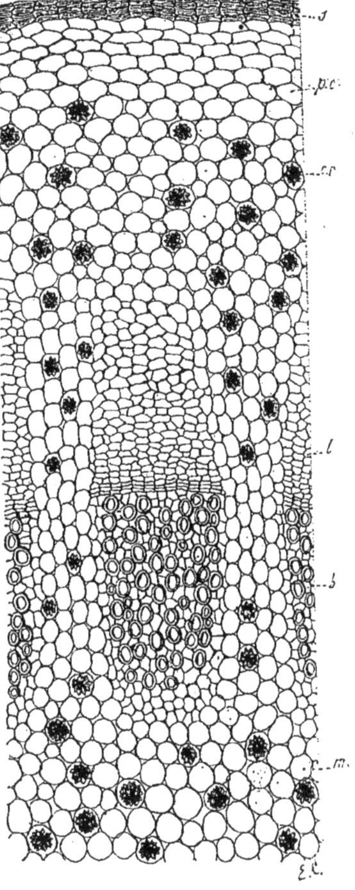

Fig. 379. — Rhizome de Bistorte. Structure anatomique.

Composition chimique. — Ce rhizome contient une assez grande proportion de tannin et d'acide gallique.

Usages. — Il est employé comme astringent.

SARRASIN

Origine. — Le **Sarrasin** ou **Blé noir** est le *fruit* du *Polygonum Fagopyrum* L.

Description. — Il est d'une couleur brune et affecte la forme d'une pyramide triangulaire à crêtes assez vives : il porte à sa base les restes du calice. Quand il est destiné aux usages alimentaires, on le prive de son enveloppe extérieure, qui est assez épaisse.

Structure microscopique. — Coupé transversalement, ce fruit présente de dehors en dedans (fig. 380) :

Un épicarpe (*e*) composé d'une rangée de cellules prismatiques rectangulaires, à parois moyennement épaisses. Vues de face, ces cellules sont allongées parallèlement au grand axe du fruit, irrégulièrement polygonales et environ quatre fois aussi longues que larges : — un hypoderme fibreux (*h*), constitué par quatre ou cinq couches de cellules fibreuses polygonales à parois très épaisses et radiées, à lumen assez étroit ; vues de face, ces cellules sont fusiformes et s'entre-croisent en différents sens ; leurs parois sont lisses ou plus ou moins flexueuses : — un mésocarpe (*p*) peu développé dans les parties planes du fruit, mais qui occupe une grande surface dans les parties anguleuses où il est traversé par des faisceaux fibro-vasculaires ; ce mésocarpe est formé de cellules polygonales, irrégulières et colorées en brun ; — un endocarpe (*ep*) formé de cellules aplaties ; vues de face, ces cellules sont allongées dans le même sens que les cellules de l'épicarpe, mais ont des dimensions plus considérables.

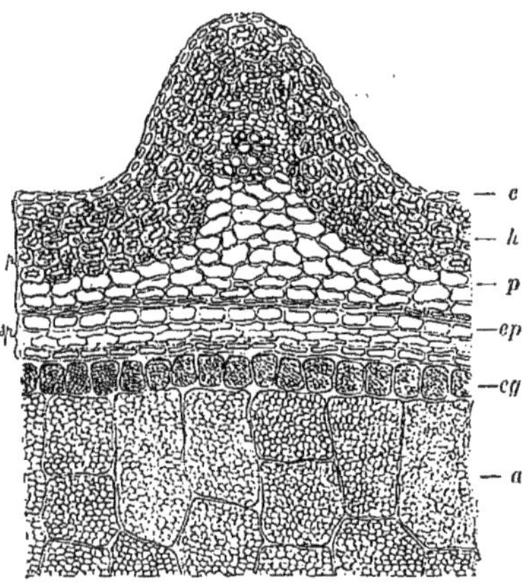

Fig. 380. — Fruit du Sarrasin.

La graine est recouverte par trois téguments très distincts (fig. 381) : — un premier (*t*) formé d'une rangée de grandes cellules tabulaires, à parois peu épaisses ; vues de face, ces cellules sont nettement caractérisées par leurs parois sinueuses — une deuxième enveloppe peu développée et constituée par deux ou trois rangées de cellules transversales, aplaties, assez régulières dans leur forme et leur direction, et laissant entre elles d'étroits méats (*ct*) ; — une troisième formée d'une rangée de cellules affaissées, plus longues que larges ; (*t'*) — une assise protéique formée d'une rangée de cellules cubiques, à parois épaisses, remplies d'une matière granuleuse azotée (*cg*). — L'albumen (*a*) est constitué par un tissu de cellules polygonales qui dans les couches centrales de la graine sont fortement anguleuses. Ces cellules sont remplies de petits grains d'amidon très serrés, polyédriques, qui sont

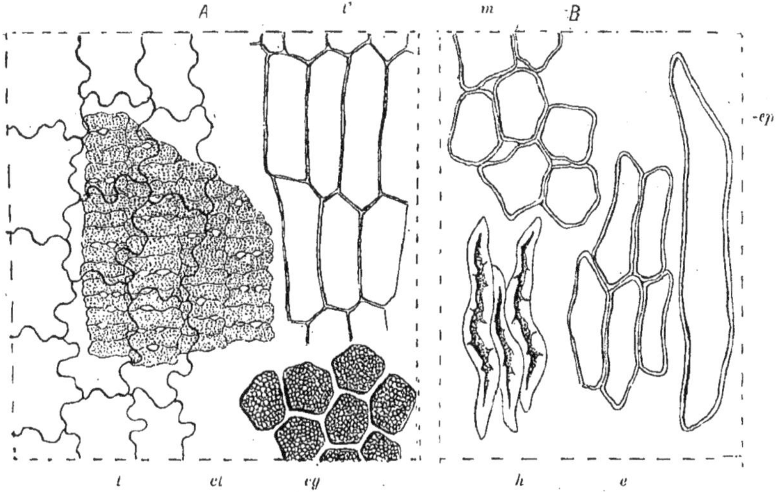

Fig. 381. — Poudre de sarrasin.

A, Téguments de la graine. — B, téguments du fruit.

e, épiderme. — *h*, fibres de l'hypoderme. — *p*, mésocarpe. — *ep*, endocarpe. — *t*, *ct*, *t'*, téguments de la graine. — *cg*, assise protéique.

sous forme de grains simples et de grains composés. Les grains simples présentent des angles nombreux généralement émoussés, parfois assez aigus ou des contours arrondis ; leur diamètre varie entre $0^{mm},0132$ et $0^{mm},0220$. Ils ont un hile le plus souvent arrondi ; les grains composés sont très variables dans leurs formes.

Usages. — Sous le nom de *Blé noir* le fruit du Sarrasin joue un grand rôle dans l'alimentation des classes pauvres. La ressemblance que son amidon possède avec celui du poivre le fait utiliser fréquemment pour la falsification de cette épice.

Le genre *Polygonum* renferme encore un certain nombre d'espèces utiles parmi lesquelles nous mentionnerons :

Les *P. emarginatum* Wall. et *P. tartaricum* L., dont les fruits sont aussi employés comme alimentaires ;

Le *P. aviculare* L., qui figure dans la matière médicale du Mexique et de la République Argentine ;

Le *P. tinctorium* Lour. qui fournit une matière colorante bleue qu'on a essayé de substituer à celle de l'indigo.

Les *Coccoloba* sont des Polygonées exotiques qui peuvent acquérir de très grandes dimensions. Le *C. uvifera* L. ou *raisinier d'Amérique* donne des fruits acidules qui sont employés aux Antilles comme rafraîchissants et antidysentériques. Son bois, très dur et presque incorruptible, donne par décoction dans l'eau un extrait rouge brun et astringent qui constitue un des Kinos du commerce. Le *C. pubescens* L. fournit un bois très dur qui est rangé parmi les *bois de fer*. On utilise aussi comme astringents les feuilles, le bois et l'écorce des *C. diversifolia* Jacq. L. et *C. punctata* L.

Le *Ruprechtia salicifolia* C.-A. Meyer, est un arbre de la République Argentine dont l'écorce rougeâtre broyée est employée comme tonique et fébrifuge.

PHYTOLACCÉES

Plantes herbacées ou sous-arbrisseaux, généralement glabres, présentant la plus grande analogie avec les Chénopodées. Calice formé de 4 à 5 sépales fréquemment colorés sur leur face interne; corolle ordinairement nulle. Etamines subhypogynes ou hypogynes plus nombreuses ou en même nombre que les sépales avec lesquels elles alternent. Ovaire à plusieurs carpelles verticillés, très rarement réduits à un seul, sub-excentrique. Un seul ovule ascendant dans le carpelle, styles crochus. Fruit charnu ou sec. Graine dressée, à testa membraneux ou crustacé; embryon annulaire ou arqué, périphérique, dans un albumen farineux, parfois réduit à de très faibles dimensions.

Caractères anatomiques. — Au point de vue anatomique, les Phytolaccées sont caractérisées : 1° par l'existence de *faisceaux médullaires* qui forment la partie centrale de l'appareil conducteur et sont disposés en cercle autour d'un massif de tissu conjonctif : ces faisceaux, qui seront en continuité avec les éléments du premier cercle ligneux complet de la tige, ont leur liber tourné vers le centre et leur bois vers la périphérie : ils seront réunis par un cambium qui produit des éléments secondaires ; 2° par la formation anormale de *faisceaux libéro-ligneux tertiaires* concentriques produits par les méristèmes, qui se développent successivement dans une assise de péricycle. Les cristaux affectent généralement la forme de raphides.

Les Phytolaccées habitent principalement les régions intertropicales de l'ancien et du nouveau continent ; elles sont bien plus rares en Asie qu'en Afrique.

Cette famille ne renferme qu'un petit nombre d'espèces officinales qui doivent leurs propriétés à des substances âcres, vésicantes et drastiques. Les plus intéressantes d'entre elles sont :

Le *Phytolacca decandra* L. (*Raisin d'Amérique, du Canada, Epinard doux, Méchoacan du Canada*), plante vivace qui croît dans le nord de l'Amérique et qui se cultive dans la plupart des régions tempérées ; elle se distingue par la grandeur de ses feuilles et les grappes rouges de ses fruits souvent mélangés sur la même branche avec des fruits verts et des fleurs. La racine et les fruits de cette plante sont inscrits dans la pharmacopée des États-Unis. La racine renferme de l'amidon, du sucre, un glucoside, du tannin, de la gomme. Preston (1884) en a retiré un alcaloïde qu'il a désigné sous le nom de *Phytolaccine*. Les fruits succulents ont une saveur douceâtre, nauséeuse, légèrement âcre ; ils donnent par expression un suc rouge pourpre qui a été utilisé dans certaines régions pour la coloration artificielle des vins et qui contient une certaine quantité de sucre, et un acide particulier isolé par M. Terreil, qui lui a donné le nom d'*acide phytolaccique*. La racine a été préconisée comme vomitive à la dose de 1 à 2 grammes, mais la persistance de son action vomitive qui est accompagnée d'effets purgatifs l'ont fait abandonner comme succédané de l'ipéca : à faible dose (5 à 30 centigrammes) elle est employée comme altérante.

Le *P. acinosa* est employé depuis longtemps dans la médecine populaire japonaise contre les œdèmes. La racine est administrée sous forme d'infusion ou réduite en poudre à la dose de 6 à 17 grammes par jour. Sous son influence les effets diurétiques ne se manifestent pas tout d'un coup : il arrive même que pendant quatre ou cinq jours la quantité des urines est diminuée, mais ensuite elle commence à augmenter et devient quatre ou cinq fois plus considérable qu'avant l'administration du médicament. A la suite de l'examen chimique de la plante, Nagaï, de Tokio, y a signalé l'existence d'une résine amorphe très soluble dans l'alcool. Le professeur Tabalaski de Tokio (1891) a démontré que cette résine produit des effets analogues à ceux de la picrotoxine et il a proposé de la nommer *phytolaccatoxine*. Cette plante se distingue donc nettement par ses effets diurétiques du *P. decandra* de l'Amérique du Nord.

CHÉNOPODÉES

Plantes herbacées, rarement ligneuses, à feuilles alternes ou rarement opposées, sans stipules. Fleurs régulières, souvent dimorphes, parfois diclines, solitaires ou diversement agglomérées en cymes, en grappes ou en épis. Calice gamosépale persistant comptant 3, 4 ou 5 lobes plus ou moins profonds. Etamines 1 à 5, sub-périgynes, ou hypogynes. Ovaire libre uniloculaire, à un seul ovule tantôt sesssile au fond de la loge, tantôt fixé latéralement ou pendant à un court funicule. Style rarement simple, à 2, 3 ou 4 divisions terminées chacune par un stigmate. Akène ou baie. Graine dressée, renfermant sous son tégument crustacé un embryon cylindrique, grêle, tantôt arqué ou annulaire entourant l'albumen, tantôt enroulé en spirale Albumen farineux, parfois nul.

CARACTÈRES ANATOMIQUES. — La tige des Chénopodées est caractérisée par l'existence de formations libéro-ligneuses concentriques, dont le nombre varie avec l'âge du végétal et qui proviennent toutes de l'activité du péricycle. Le cloisonnement extérieur de cette assise produit du parenchyme secondaire, le cloisonnement intérieur donne successivement du parenchyme secondaire, des faisceaux libéro-ligneux secondaires, séparés par du parenchyme, du nouveau parenchyme et de nouveaux faisceaux. Le développement de ces formations a été étudié et décrit par MM. Morot[1] et Hérail[2].

Les feuilles de Chénopodées, parfois glabres (*Beta*), sont souvent garnies de poils tecteurs et de poils glanduleux. Les poils tecteurs sont tantôt formés de plusieurs cellules superposées, à peu près aussi longues que larges, tantôt d'un pédicelle considérablement élargi à sa base et portant à son sommet une grosse cellule en forme de massue. Cette dernière allongée parallèlement au limbe et plus ou moins recourbée est fixée à son support à une très faible distance de son extrémité amincie. Les poils glanduleux sont formés tantôt d'une grosse glande sessile, en forme d'outre qui se serait affaissée sur le limbe de façon que son point d'insertion paraît tout à fait excentrique : tantôt ils sont constitués par une grosse glande en forme de gobelet, qui est supportée par un pédicelle long et grêle, recourbé et formé de plusieurs cellules superposées. Les stomates sont entourés par 4 cellules qui n'ont rien de régulier dans leur forme ni dans leur direction. Les cristaux sont tantôt pulvérulents,

[1] L. Morot. *Recherches sur le péricycle chez les Phanérogames* (Ann. sc. nat. Bot., 6e série, t. XX, 1885).

[2] Hérail. *Recherches sur l'anatomie comparée de la tige des Dicotylédones*. Th. Doct. ès sciences, p. 1886.

tantôt agglomérés sous forme de mâcles. Le système libéro-ligneux est formé en général de plusieurs faisceaux qui ont une tendance à se concentrer et à se réunir en un faisceau unique.

La plupart des Chénopodées habitent les rivages de l'océan et des lacs salés : elles sont communes dans la région méditerranéenne et la Russie d'Asie. Plusieurs d'entre elles recherchent le voisinage des habitations et croissent dans les décombres, le long des chemins, ou dans des endroits imprégnés de matières azotées ; elles sont assez rares entre les tropiques.

A côté d'espèces aromatiques qui peuvent agir sur le système nerveux, cette famille en renferme d'autres qui sont riches en mucilage, en fécule ou en sucre et qui, à ces divers titres, se recommandent comme plantes alimentaires : quelques-unes enfin sont utilisées dans l'industrie pour la préparation de la soude.

THÉ DU MEXIQUE

Origine. — Le **Thé du Mexique** ou **Ambroisie du Mexique** est le *Chenopodium ambrosioïdes* L., plante herbacée originaire du Mexique, qui habite toutes les régions chaudes et tempérées du nouveau monde et qui est devenue subspontanée dans la région méditerranéenne.

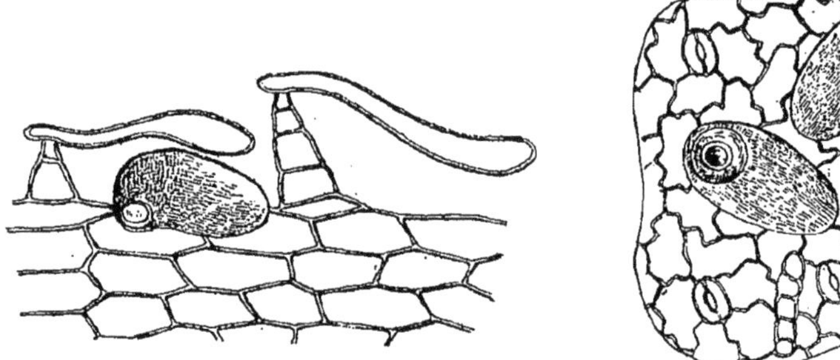

Fig. 382, 383. — Feuilles de *Chenopodium ambrosioïdes*.
Poils tecteurs et poil glanduleux. Épiderme inférieur de la feuille.

Description. — La tige de cette plante, qui atteint 40 à 60 centimètres de hauteur, est ramifiée et cannelée; elle est chargée de feuilles alternes, courtement pétiolées, oblongues, atténuées à la base, aiguës au sommet, d'une couleur vert clair. Le limbe qui mesure 4 à 5 centimètres de longueur sur 1,5 à 2 centimètres de largeur, présente des dents profondes, inégales, qui manquent souvent sur les feuilles plus étroites placées au sommet de la tige ; il est chargé de poils qui sont surtout apparents sur les nervures et présente une très grande quantité de glandes externes, brillantes, de couleur jaune. De l'aisselle des feuilles partent des rameaux plus longs qu'elles, qui portent des fleurs polygames très petites, groupées en glomérules dont le centre est occupé par une fleur mâle ou hermaphrodite et la périphérie par des fleurs femelles. Ces fleurs très petites sont sessiles et formées : d'un calice à 4 ou 5 divisions ovales-obtuses ; de 5 étamines et d'un ovaire uniloculaire et uni-ovulé. Les fruits sont de petits akènes qui restent enveloppés par le calice et qui contiennent une semence lisse d'un brun noirâtre, à embryon horizontal. Cette plante a une odeur très forte et agréable, un peu camphrée, et une saveur âcre et aromatique. Elle donne à la distillation une huile essentielle qui rappelle un peu celle de la menthe poivrée.

Caractères anatomiques. — La plante est très nettement caractérisée par la forme des poils tecteurs et des poils glanduleux qui la recouvrent (fig. 382-383). Les poils tecteurs affectent deux formes différentes; les uns sont constitués par une longue cellule en forme de massue qui repose près de son extrémité amincie sur un pédicelle conique, pluricellulaire, plus ou moins long. Les autres plus courts et moins apparents sont constitués par une série de 5 à 6 cellules à peu près aussi longues que larges; ces derniers sont généralement répartis sur le parenchyme du limbe, tandis que les poils en massue s'observent sur les nervures. Quant aux poils glanduleux, ils ont la forme d'une outre ovale unicellulaire, sessile, qui se trouve repliée à la surface du limbe, aussi le point d'attache de ces glandes paraît-il excentrique et refoulé à l'une de leurs extrémités. Les stomates sont entourés par 4 cellules n'offrant rien de régulier dans leur direction.

Usages. — Les feuilles de cette plante sont employées en infusion théiforme comme toniques et stomachiques; les sommités fleuries sont utilisées au Brésil comme vermifuges.

ANSÉRINE VERMIFUGE

C'est le *Chenopodium anthelminticum* L. (*Ambrina anthelmintica* Spach), plante originaire d'Amérique qui n'est qu'une variété de l'espèce précédente, dont elle se distingue par ses inflorescences feuillées et ses fleurs d'un jaune verdâtre. Toute la plante, particulièrement les sommités, possède une odeur très forte plus prononcée que celle de l'espèce précédente et que bien des personnes trouvent repoussante.

Les fruits, qui sont inscrits dans la Pharmacopée des États-Unis, sont de petits akènes verdâtres ou brunâtres, globuleux, déprimés, et enveloppés par le calice persistant. Sous cette enveloppe se trouve une membrane mince constituant le péricarpe. En frottant entre les doigts ces deux enveloppes friables, on découvre la graine très fine, noire, lenticulaire, luisante, à bords obtus, qui renferme sous son épisperme crustacé un embryon presque annulaire. Ces fruits ont une saveur aromatique âcre et une odeur camphrée ou térébinthacée. Ils donnent par la distillation en présence de l'eau une huile essentielle jaunâtre ou brun jaunâtre, d'une odeur et d'une saveur désagréables. Ils contiennent en outre du tannin, une huile fixe insipide et une substance amère non cristallisable. Ils sont employés comme anthelmintiques. L'huile essentielle est employée pour le même usage à la dose de 5 à 15 gouttes sous forme d'oléo-saccharure.

BOTRYS

Le **Botrys** (*Ch. Botrys* L.) est une plante de la région méditerranéenne, qui s'emploie quelquefois en guise de *Thé du Mexique*. Ses feuilles sont plus longuement pétiolées, subpinnatiséquées, à lobes obtus, pubescentes, glanduleuses et comme gluantes sur les deux faces, oblongues-obtuses dans les parties moyenne et inférieure de la tige, lancéolées spatulées et presque entières à sa partie supérieure. Les grappes de fleurs sont bien moins feuillées ou presque nues et les fleurs sont pubescentes. Cette plante à l'état frais a une couleur d'un vert glauque un peu jaunâtre. Elle possède une odeur aromatique qui est assez agréable mais qui se perd rapidement par la dessiccation. L'huile essentielle est renfermée dans de petites glandes bicellulaires, courtement pédicellées. Les poils tecteurs qui recouvrent les feuilles sont unisériés, constitués par des cellules qui à la base sont plus larges que hautes et diminuent brusquement de largeur de façon à former un poil conique à base très large. Ces feuilles s'emploient comme anticatarrhales.

VULVAIRE

La **Vulvaire** (*C. Vulvaria* L.) se distingue parmi les autres *Chenopodium* à son odeur fétide qui rappelle celle du poisson pourri et à la poussière qui recouvre ses feuilles. Elle est très commune en Europe, croît dans les décombres et sur le bord des chemins. Ses tiges effilées rameuses portent des feuilles assez longuement pétiolées, entières, ovales rhomboïdales. A la partie supérieure se trouvent de petites grappes axillaires tout à fait nues, formées de petits glomérules de fleurs vertes (fig. 384).

Cette plante contient de la triméthylamine, du sous-carbonate d'ammoniaque, de l'azotate de potasse, une résine odorante, de l'albumine.

Elle est employée comme antihystérique.

Le *C. Bonus Henricus* L. (*Blitum Bonus Henricus* Moq.) est une espèce vivace à feuilles sagittées qui croît le long des murailles près des endroits habités. Les feuilles comestibles étaient autrefois employées comme émollientes, en cataplasmes maturatifs (fig. 385).

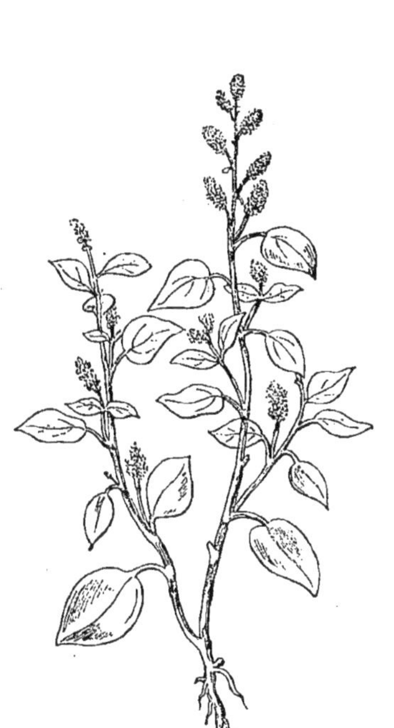

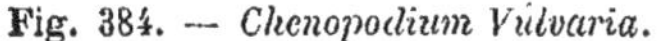

Fig. 384. — *Chenopodium Vulvaria.*

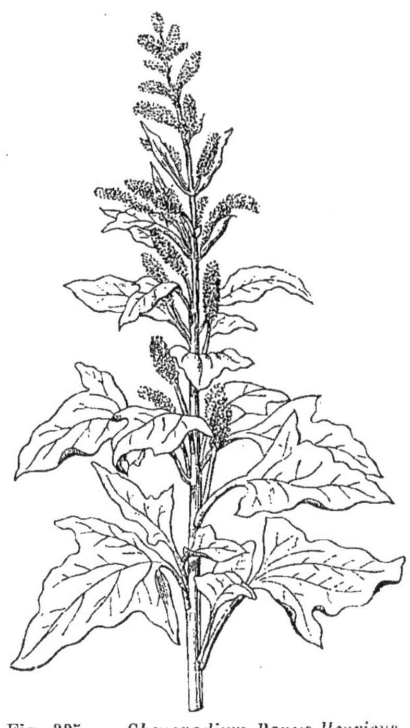

Fig. 385. — *Chenopodium Bonus Henricus.*

Le *C. Quinoa* W. est une espèce du Chili qui croît en abondance dans nos champs incultes. Les graines qui, sont très riches en matière féculente, sont employées au Pérou et au Chili comme émétiques et antipériodiques.

CAMPHRÉE DE MONTPELLIER

C'est le *Camphorosma Monspeliaca* L., petite plante de la région méditerranéenne, basse, rameuse, touffue, d'une teinte vert gris ou blanchâtre. Les sommités fleuries qu'on emploie quelquefois en pharmacie se présentent sous la forme d'épis courts, de 1 à 3 centimètres, compacts, formés de bractées linéaires lancéolées, velues et blanchâtres ; à l'aisselle de ces bractées se trouvent de toutes petites fleurs hermaphrodites formées d'un calice à quatre divisions dont deux opposées sont plus grandes que les autres, de quatre étamines et d'un ovaire uniloculaire comprimé, surmonté de deux à trois styles. Ces sommités exhalent, quand on les frotte entre les mains, une odeur très légèrement camphrée ; leur saveur est âcre, faiblement amère. Elles étaient autrefois préconisées comme diurétiques et sudorifiques.

SOUDE COMMUNE

La **Soude commune** (*Salsola Soda* L.) est une plante abondante dans les lieux maritimes des climats tempérés et principalement en France, en Espagne, sur les côtes de la Méditerranée.

Elle se distingue des autres Chénopodées par ses tiges couvertes de feuilles charnues, d'un vert glauque et pâle, demi-cylindriques, à demi amplexicaules à la base, presque aiguës au sommet et terminées par une soie fine non vulnérante. Les fleurs sont hermaphrodites, solitaires ou géminées à l'aisselle des feuilles, et accompagnées de deux bractéoles latérales.

La **Soude épineuse** (*S. Kali* L., *S. Tragus* D. C.) croît également sur les bords de la Méditerranée et de la Manche et se retrouve le long des cours d'eau jusque dans les montagnes. Ses feuilles charnues comme celles de la soude commune sont subulées et terminées par une pointe épineuse.

Ces feuilles sont très riches en sels de soude, notamment en citrate, oxalate et acétate. Ces sels par la combustion se transforment en grande partie en carbonate, mélangé de sulfate et d'autres sels. C'est surtout à Narbonne, à Aigues-Mortes et à Alicante qu'on les traitait pour la fabrication de la soude, mais cette exploitation a bien perdu de son importance depuis que l'on a adopté le procédé imaginé par Leblanc.

Le *S. Tragus* D. C. jouissait autrefois d'une grande réputation contre la gravelle.

BETTE ET BETTERAVE

La **Bette** ou **Poirée** (*Beta vulgaris* L., *B. Cicla* L.) est une plante potagère dont les feuilles inférieures sont pétiolées et les autres sessiles sur les axes aériens. Les premières sont membraneuses, très grandes, ovales, obtuses, parfois cordées à la base ; elles portent de larges côtes charnues qui sillonnent un parenchyme plus ou moins bosselé, ondulé et crispé sur les bords. Leur couleur est variable, elles sont tantôt d'un vert blanchâtre, tantôt jaunâtres, quelquefois d'un rouge foncé. Leur saveur est fraîche et saline. Ces feuilles sont employées comme rafraîchissantes, font partie du *bouillon aux herbes* et sont fréquemment utilisées pour panser les vésicatoires.

La **Betterave** (*B. vulgaris* L.) est devenue dans toute l'Europe l'objet d'une culture immense et d'une énorme exploitation, depuis que Marcgraff a montré qu'on pouvait retirer de son pivot un sucre identique au sucre de canne.

La plante porte une grosse tubérosité plus ou moins enfoncée en terre. Deux parties de nature différente sont confondues dans cette masse tubériforme. L'une appartient au système de la tige : c'est la portion supérieure, généralement hors de terre ; elle est riche en produits azotés et en matières salines cristallisées ; l'autre, qui est généralement en terre, représente le pivot de la racine. C'est la portion où domine surtout le sucre. Aussi a-t-on avantage, dans les cultures faites en vue de l'extraction de ce produit, à répandre les variétés presque entièrement souterraines où la partie caulinaire est peu développée et qui contiennent par conséquent en plus grande abondance le principe qu'on y recherche. La portion de sucre y est en moyenne de 10 p. 100.

Parmi les plantes que l'homme emprunte encore à cette famille pour son alimentation, il faut citer :

L'**Arroche des Jardins** (*Atriplex hortensis* L.) et l'**Epinard** (*Spinacia oleracea* L.) qui à leurs propriétés alimentaires joignent des vertus émollientes. Les feuilles d'épinard sont nettement caractérisées par la présence sur leur épiderme de poils glanduleux, dont le pied pluricellulaire et unisérié supporte une très grosse glande hémisphérique en forme de gobelet.

AMARANTHACÉES

Ces plantes présentent avec les Chénopodées une affinité tellement étroite qu'il est difficile d'établir entre les deux familles des caractères nettement tranchés. A part leur port qui est tout à fait différent, les Chénopodées ne se distinguent guère des Amaranthacées que par leurs styles séparés et par leurs sépales scarieux, libres, souvent colorés et leur fruit souvent pyxidaire.

Cette affinité se poursuit dans les caractères anatomiques. Des observations de M. Petit il résulte que le pétiole présente dans ces deux familles une assez grande analogie. Dans l'une comme dans l'autre le collenchyme existe et le sclérenchyme fait défaut. Les cristaux se présentent tantôt sous forme de mâcles, tantôt à l'état pulvérulent, mais le premier cas est plus commun dans les Chénopodées, le second parait plus fréquent dans les Amaranthacées. Les faisceaux libéro-ligneux sont dépourvus d'anastomoses et restent distincts. — La tige des Amaranthacées présente des formations libéro-ligneuses superposées qui ont la même origine que celles que nous avons signalées dans les Chénopodées.

Les Amaranthacées assez rares dans la zone tempérée, un peu plus abondantes dans les régions subtropicales habitent surtout entre les tropiques de l'Ancien et du Nouveau Continent.

Cette famille se trouve représentée dans la matière médicale par le *Celosia cristata* L., dont les fleurs astringentes sont préconisées en Asie contre les diarrhées et la métrorrhagie ; le *C. nitida* Vahl, dont les sommités fleuries et les graines sont employées aux Antilles comme diurétiques et antidysentériques ; les *Gomphrena officinalis* Mart. et *G. macrocephala* St-Hil., dont les racines toniques et stimulantes sont considérées au Brésil comme une véritable panacée, sous le nom de *Paratudo*.

A côté de ces espèces officinales, il faut citer un certain nombre d'autres Amaranthacées qui doivent à leur richesse en principes mucilagineux et sucrés les qualités qui les font rechercher comme alimentaires. Ainsi l'*Amarante blite* (*Amarantus Blitum* L.) remplace l'épinard dans le midi de la France et de l'Italie; — l'*A. viridis* L. au Brésil, et l'*A. spinosus* L. à la Jamaïque sont réservées aux mêmes usages. Dans l'Himalaya on utilise aussi comme alimentaires les graines des *A. frumentaceus* Roxb. et *A. Anardana* Hamilt.

NYCTAGINÉES

Herbes, arbustes, arbres à tige noueuse, à feuilles opposées, parfois alternes. Fleurs à calice gamosépale coloré, souvent tubuleux, renflé à sa partie inférieure qui persiste après la chute de la partie supérieure. Étamines au nombre de 5 à 10, hypogynes. Ovaire simple, uniloculaire et uniovulé. Ovule campylotrope dressé. Akène inclus dans la base persistante du calice. Graine à embryon homotrope, recourbé sur lui-même, embrassant un albumen farineux central.

CARACTÈRES ANATOMIQUES. — Les Nyctaginées se rapprochent des Chénopodées, des Amaranthacées et des Phytolaccées par l'existence dans leur tige de formations libéro-ligneuses concentriques, dont la formation est due aussi à l'activité du péricambium. Ces formations se retrouvent dans les racines de ces plantes (*Mirabilis*). — Les faisceaux libéro-ligneux de la nervure médiane des feuilles sont nettement isolés et disposés dans leur ensemble en forme d'ellipse. Les poils qui recouvrent ces feuilles sont pluricellulaires, coniques : beaucoup d'entre eux supportent une glande unicellulaire ovale. Les cristaux affectent généralement la forme de raphides.

Les Nyctaginées habitent principalement la région intertropicale de l'ancien et du nouveau continent. Leurs racines sont douées de propriétés purgatives ou émétiques.

Les espèces les plus intéressantes de ce groupe sont :

Le *Mirabilis Jalapa* L. ou **Nyctage faux Jalap** qui est cultivé en Europe sous le nom de *Belle de nuit*. C'est une espèce indigène de l'Amérique tropicale, dont la racine a été confondue longtemps avec celle du vrai Jalap. Quand elle est desséchée, cette racine est dure, d'un gris livide, recouverte extérieurement par un suber très rugueux et noirâtre. La section transversale présente un très grand nombre de couches concentriques très rapprochées, légèrement proéminentes, et dont la teinte foncée se détache nettement sur le fond plus pâle du reste du tissu. Son odeur est faible et nauséeuse ; sa saveur est douceâtre accompagnée d'un arrière-goût assez âcre.

Examinée au microscope cette racine se distingue très nettement de celle du Jalap par l'absence de glandes résineuses, et la disposition toute spéciale du tissu qui constitue ses couches concentriques.

Elle est employée dans l'hydropysie comme les *M. dichotoma* L. et *M. longiflora* L.

Le *Boerhavia hirsuta* L., dont le suc est employé au Brésil contre l'ictère et le *B. procumbens* Roxb., qui est utilisé dans l'Inde comme fébrifuge, et comme altérant dans les rhumatismes ; la teinture des fruits s'emploie dans le même cas.

Le *Petiveria alliacea* L. (**Guinée, Pipi**), qui croît dans les différentes parties de l'Amérique tropicale. Toutes les parties de cette plante possèdent une âcreté très marquée qui est due à la présence d'une huile volatile ; elle est employée comme antispasmodique et emménagogue. Aux Antilles, elle est communément utilisée comme diurétique.

Le *P. tetrandra* L., qui croît au Brésil et qui possède les mêmes propriétés physiologiques que l'espèce précédente.

PLANTAGINÉES

Plantes herbacées, rarement sous-frutescentes, à feuilles le plus souvent alternes, parfois réunies en rosette à la base de la tige, entières, ou légèrement incisées. Fleurs réunies en épis cylindriques, allongés ou ramassés en capitule. Calice à quatre divisions profondes et persistantes : corolle ordinairement gamopétale, tubuleuse, à quatre divisions. Quatre étamines insérées sur le tube de la corolle; anthère biloculaire soutenue par un filet très long. Ovaire à deux loges plus ou moins incomplètes, contenant chacune un ou plusieurs ovules amphitropes. Fruit pyxidaire ; graines albuminées renfermant un embryon droit ou arqué, à radicule infère.

Ces plantes croissent sous toutes les latitudes. Le seul genre qui intéresse la pharmacie est le genre *Plantago*.

Caractères anatomiques. — *Feuilles.* — Les stomates localisés sur les deux faces présentent très communément la disposition caractéristique des Labiées : c'est-à-dire qu'ils sont disposés perpendiculairement à la cloison qui sépare deux cellules voisines ; mais cette forme dominante est quelquefois troublée par le déplacement latéral d'une des cloisons cellulaires et le stomate paraît placé dans l'entre-croisement de trois cellules voisines. Cette analogie avec les Labiées est complétée par l'absence de cristaux et de glandes internes, ainsi que par l'absence de fibres lignifiées dans les cordons libéro-ligneux. La distinction repose sur la forme et la disposition des poils glanduleux qui, au lieu d'être sessiles et disposés en rosette, sont pédicellés et ovoïdes ou allongés. Les poils tecteurs sont aussi très longs et généralement unicellulés.

Graines. — Les graines des *Plantago* présentent dans leur structure une grande analogie ; leur spermoderme est constitué par trois tuniques superposées, bien nettement différenciées ; la plus intérieure de ces tuniques renferme un mucilage qui se gonfle au contact de l'eau. Cette disposition se retrouve dans la semence de Chia, qui est fournie par une plante labiée, le *Salvia hispanica* L.

FEUILLES DE PLANTAIN

Origine. — Les feuilles de **Plantain** des pharmacies sont fournies par le *Plantago major* L., plante très répandue dans l'Europe moyenne, où elle croît dans les lieux cultivés et sur le bord des chemins.

Description. — Ces feuilles sont réunies en rosette à la partie inférieure de la tige ; elles mesurent 6 à 8 centimètres de longueur sur 4 à 5 centimètres de large ; leur limbe est épais, coriace, glabre, largement ovale, entier ou faiblement sinué-denté sur le bord ; il se rétrécit brusquement à sa partie inférieure et se termine en un pétiole assez long et dilaté ; il présente une nervure médiane qui est bordée de chaque côté de 2 ou 3 nervures longitudinales, recourbées en arc qui se dirigent vers le sommet de la feuille. L'odeur de ces feuilles est nulle ; leur saveur est âpre et amère.

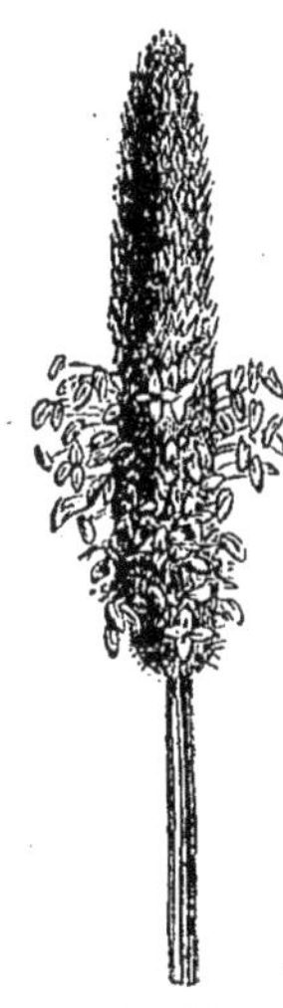

Fig. 386. *Plantago media.* Fleur.

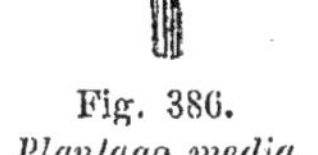

Fig. 387. *Plantago media.* Fruit.

Structure anatomique (fig. 388). — Épiderme recouvert par une cuticule moyennement épaisse, formé de larges cellules ondulées, garni sur ses deux faces de poils glanduleux bicellulaires, ovales, et de stomates offrant en général la disposition qui caractérise les Labiées. — Le mésophylle est bifacial et présente de chaque côté plusieurs rangées de cellules disposées en palissade, 2 à 3 fois plus longues que larges ; il ne contient ni cristaux ni glandes internes. La nervure médiane est fortement convexe du côté inférieur ; elle présente dans son axe un système libéro-ligneux représenté par un cordon ligneux arqué, recouvert inférieurement par un liber et un péricycle peu épaissis, et supérieurement par une couche de petites cellules épaissies qui se rejoignent avec le péricycle inférieur et constituent une gaine cellulosique, qui entoure le système libéro-ligneux et lui donne une forme arrondie. De chaque côté de ce cordon principal, on observe un certain nombre de cordons plus petits, représentant les nervures secondaires et qui dans leur ensemble sont disposés en arc.

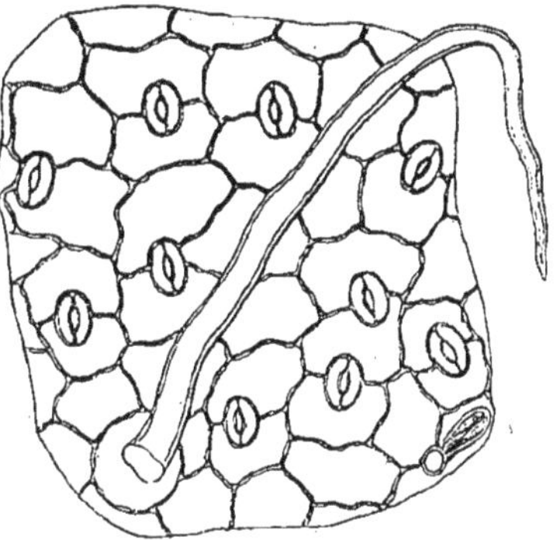

Fig. 388. — *Plantago lanceolata.* Épiderme inférieur.

Composition chimique. — Rosenbaum n'a pu isoler aucun alcaloïde de cette plante ; il y a constaté la présence des acides citrique et oxalique et d'un sucre, qui semble révéler l'existence d'un glucoside.

Usages. — Cette plante sert communément à préparer une eau distillée qu'on emploie dans les ophtalmies légères.

On substitue communément et sans inconvénient à ces feuilles celles du *P. media* L. (fig. 386) et du *P. lanceolata* L. Les premières sont peu épaisses, légèrement velues sur les deux faces et relevées en un pétiole très court et large. Les secondes sont beaucoup moins larges, lancéolées, acuminées, munies de fines dentelures sur les bords et atténuées en un pétiole grêle et long. — Ces deux feuilles présentent dans leur structure la même disposition que celles du *P. major* L.; le mésophylle y est encore bifacial, mais très peu héliophile; les seules différences semblent consister dans la forme des poils glanduleux qui sont très allongés, coniques, multicellulés dans le *P. lanceolata* L. et dans la présence sur ce dernier de longs poils tecteurs unicellulaires à parois très épaisses qui sont supportés par une large cellule ovale (fig. 388).

SEMENCES DE PSYLLIUM

Origine. — Le *Plantago Psyllium* L. ou **pucière, herbe aux puces**, est une plante annuelle du sud de l'Europe et du nord de l'Afrique, qui fournit à la matière médicale des graines mucilagineuses.

Description. — Ces graines (fig. 389) sont toutes petites, d'un brun noirâtre, lisses et luisantes, oblongues, convexes sur leur face dorsale,

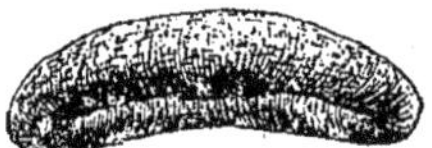

Fig. 389.
Semence de Psyllium.
Aspect extérieur.

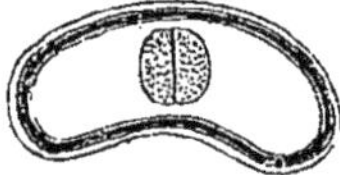

Fig. 390.
Coupe transversale.

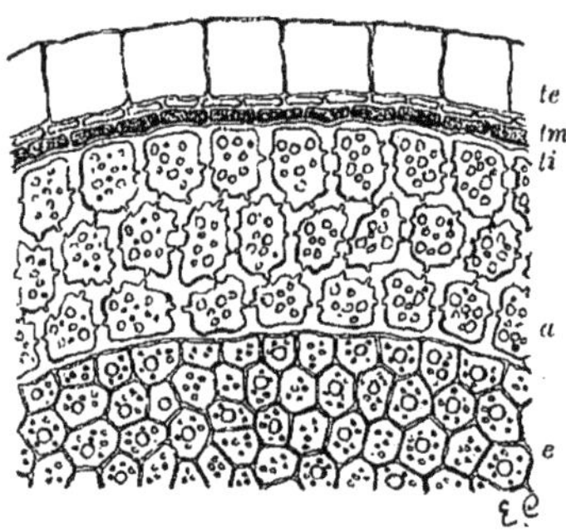

Fig. 391. — Graine de Psyllium.
Structure anatomique.

qui présente une ligne longitudinale un peu plus claire, et creusées en nacelle sur leur face interne ou du côté de leur point d'attache (fig. 389). Sur la coupe longitudinale, on observe au-dessous des téguments un albumen dans lequel s'étend longitudinalement l'embryon qui est très rapproché de la face dorsale. Sur une section transversale (fig. 390), on distingue très nettement les deux cotylédons qui adhèrent l'un à l'autre et sont perpendiculaires à la cavité de la graine. Ces semences ont une saveur mucilagineuse.

Structure microscopique. — Le spermoderme a trois tuniques qui ne comprenent chacune qu'un seul rang de cellules (fig. 391).

La tunique externe (*te*) est formée de cellules cubiques ou tabulaires, relativement très grandes; observées dans l'alcool, ces cellules sont aplaties, rectangulaires, mais après macération dans l'eau, leur membrane externe s'épaissit et se gélifie, comme dans les graines de lin et de coing, au point d'envahir presque toute la cavité cellulaire. La tunique moyenne (*tm*) est formée de cellules tabulaires très aplaties, qui ne se distinguent bien qu'après séjour assez prolongé de la graine dans l'alcool additionné de potasse. La tunique interne (*ti*) est constituée par des cellules rectangulaires un peu plus grandes, dont les parois minces sont colorées en brun assez foncé. L'albumen (*a*), qui est assez développé, est un tissu de cellules très irrégulières, assez grandes, à parois fort épaisses, poreuses et canaliculées ; elles contiennent une matière granuleuse. L'embryon (*e*) est formé de cellules polygonales plus petites à parois plus minces; il contient une matière granuleuse azotée et des globules de matière grasse.

Usages. — Ces graines sont employées comme émollientes et adoucissantes contre la constipation. Dans le Midi on utilise leur mucilage pour gommer et blanchir les mousselines.

GRAINES D'ISPAGHULA

Origine. — Les semences d'**Ispaghula** sont fournies par le *P. Ispaghula* Roxb. (*P. decumbens* Forskal) qu'on rencontre communément dans les îles Canaries, en Égypte, en Arabie, dans le Beluchistan et dans le nord ouest de l'Inde.

Description. — Elles présentent la forme carénée et à peu près les dimensions de la graine de Psyllium; elles mesurent environ 2 millimètres de long et à peine 1 millimètre de large; leur teinte est gris rose clair. Leur face convexe montre une tache brune allongée correspondant à l'embryon, qui est presque en contact direct avec les téguments. La face concave est également brune et en partie recouverte par une membrane blanche très mince. Elles n'ont pas d'odeur; leur saveur est mucilagineuse.

Examinée au microscope, la section transversale de cette graine présente la même structure que celle du Psyllium; elle n'en diffère que par la teinte de son tégument interne.

Usages. — Cette graine, qu'on trouve dans tous les bazars de l'Inde et de la Perse, jouit dans ces pays d'une grande faveur à cause de ses vertus émollientes ; on l'emploie communément contre la diarrhée chronique.

On utilise aussi comme émollientes les graines du *P. Cynops* L., qui croît dans l'Italie, l'Espagne et le sud de la France, et celles du *P. arenaria* Waldst et Kit., qui croît en Suisse, en Allemagne et en Hongrie. Les premières sont plus grosses, plus ovales, plus claires et moins brillantes que celles du Psyllium ; les secondes sont au contraire plus petites et plus noires.

LABIÉES

Plantes herbacées ou arbustes à tige souvent quadrangulaire, à feuilles simples opposées, sans stipules. Fleurs réunies aux aisselles des feuilles en cymes contractées ou glomérules. Calice gamosépale à cinq dents inégales ; corolle gamopétale, irrégulière, le plus souvent bilabiée. Quatre étamines didynames, quelquefois réduites à deux. Ovaire libre, composé de deux carpelles, dédoublés chacun par une fausse cloison en deux logettes renfermant chacune un ovule ascendant. *Style gynobasique.* Fruit tétrakène. La graine contient un embryon dressé recouvert par un albumen charnu très mince, qui souvent fait complètement défaut.

Caractères anatomiques. — Les feuilles de Labiées présentent les particularités suivantes : poils tecteurs rarement unicellulaires, presque toujours unisériés, simples, coniques (*Mentha*), cylindriques (*Betonica*), flabelliformes (*Salvia*), coudés (*Origanum*) ou rameux (*Lavandula*, *Rosmarinus*), ordinairement garnis de perles cuticulaires : poils capités, glanduleux ou non, sessiles ou à pied unisérié. La tête est uni- ou bicellulaire, parfois quadricellulaire, plus souvent octocellulaire. Les poils multicellulés sont toujours divisés par des cloisons verticales et accompagnent presque constamment des poils uni- ou bicellulaires. Les premiers sont généralement sessiles et logés dans des dépressions épidermiques. Le produit de leur sécrétion, généralement coloré en jaune, se loge sous la cuticule distendue, tantôt en une seule masse liquide ou parfois mêlée de cristaux, tantôt sous forme de gouttelettes très nombreuses. Les stomates sont presque constamment disposés perpendiculairement à la cloison qui sépare deux cellules voisines : cette forme commence toutefois à se troubler dans les Ajugoïdées (*Teucrium*). Dans la plupart des espèces médicinales le bois est représenté par un faisceau arqué, recouvert par un liber mou et un péricycle cellulosique dépourvu de fibres mécaniques. Ces feuilles sont dépourvues de cristaux, de laticifères et de glandes internes.

Les Labiées sont répandues sur presque toute la surface du globe, sauf dans les pays très froids ; elles abondent surtout entre 40 et 50° de latitude Nord et vont en diminuant de là vers le nord et le sud. Ce sont des plantes éminemment aromatiques, renfermant, outre leur huile essentielle, un principe amer et un principe astringent, dont les proportions variables contribuent à modifier leurs propriétés physiologiques. Outre leur emploi médical, quelques-unes d'entre elles ont acquis une grande importance commerciale par la richesse et la suavité de leur huile essentielle, qui est utilisée dans la parfumerie. Les genres qu'on utilise en pharmacie sont caractérisés de la manière suivante :

I. COROLLE A QUATRE DENTS PRESQUE ÉGALES, NON BILABIÉES, ODEUR DE MENTHE . . . . **Menthes.**

II. COROLLE MANIFESTEMENT BILABIÉE.

A. Lèvre supérieure quadrilobée, l'inférieure à un seul lobe . . . . **Basilic.**

B. Lèvre supérieure entière ou bifide.

1° Étamines 2.

a. *Feuilles larges, planes sur les bords*. . . . . . **Sauges.**

b. *Feuilles étroites, linéaires, à bords enroulés*. **Romarin.**

2° Étamines didynames.

a. *Étamines déclinées*, limbe de la corolle obliquement bilabié . . . . **Lavandes.**

b. *Étamines droites, écartées*.

Fleurs à l'aisselle de bractées, serrées sur plusieurs rangs. . . . . **Origans.**

Fleurs en épis ou capitules, tiges ligneuses. . . **Thyms.**

Fleurs en épi unilatéral, feuilles étroites. . . . **Hysope.**

Fleurs en cimes axillaires. Feuilles larges à odeur de citron. . . . . **Mélisse.**

c. *Étamines arquées, convergentes au sommet*.

Fleurs en glomérules serrés, calice à 5 dents presque égales . . . . **Sarriettes.**

Fleurs en glomérules lâches unilatéraux, calice bilabié. . . . . **Calament.**

d. *Étamines parallèles sous la lèvre supérieure*.

Fleurs en longues grappes, corolle à tube ventru. **Mélisse de Moldavie.**

Fleurs à l'aisselle de grandes bractées blanchâtres, ridées . . . . **Marrube.**

Fleurs en épi compact, interrompu à la base **Bétoine.**

Fleurs en verticilles écartés, tiges radicantes, feuilles radicales-réniformes, amères. . . . . **Lierre terrestre.**

Fleurs en verticilles serrés, feuilles cordiformes, odeur forte rappelant un peu la valériane . . **Cataire.**

III. COROLLE PARAISSANT N'AVOIR QUE LA LÈVRE INFÉRIEURE.

A. Lèvre supérieure fendue en 2 parties déjetées latéralement . . . . **Germandrées.**

B. Lèvre supérieure, très courte, émarginée . . . . **Bugle.**

MENTHES

Les Menthes (*Mentha*) sont des herbes généralement vivaces, d'odeur *sui generis*, dont les tiges couchées ou dressées portent des feuilles opposées, et des fleurs disposées à l'aisselle des feuilles en cymes contractées, courtement pédicellées, ou bien réunies au sommet des branches en épis, simples ou rameux, cylindriques ou subglobuleux. Le calice campanulé ou tubuleux, égal ou à peine bilabié, présente 10 nervures et 5 divisions aiguës. La corolle tubuleuse, à limbe plus ou moins campanulé, presque égal, est quadrifide, à division supérieure plus large, presque entière ou émarginée. Les étamines au nombre de 4 sont égales, dressées, distantes, à filaments nus et glabres.

Ce genre renferme un grand nombre d'espèces intéressantes au point de vue médical ; celles qu'on rencontre ordinairement dans les drogueries sont : la *Menthe poivrée*, la *Menthe crépue* et la *Menthe pouliot* ainsi caractérisées :

Calice régulier, tige rougeâtre, feuilles planes et simplement dentées sur les bords	**Menthe poivrée.**
Calice régulier, feuilles fortement crispées sur les bords .	**Menthe crépue.**
Calice bilabié ; fleurs disposées en verticilles épais sur une grande longueur de la tige	**Menthe pouliot.**

La matière médicale utilise les feuilles et les sommités fleuries de ces plantes.

MENTHE POIVRÉE

Origine. — La **Menthe poivrée** (*Mentha piperita* Sm. nec. L. — *M. officinalis* Hull. — *M. hircina* Hull.) ou *Menthe anglaise* est une plante originaire des régions tempérées des deux mondes, qui est cultivée dans nos jardins et surtout en Angleterre. On ne la rencontre peut-être nulle part à l'état sauvage (fig. 392).

Description. — La tige droite, quadrangulaire, rameuse, verte ou rougeâtre, haute de 60 centimètres à 1^{m},20, porte des feuilles vertes, pétiolées, ovales-lancéolées, dentées, mesurant 5 à 8 centimètres de long sur 3 centimètres de large. Les fleurs disposées en faux verticilles de glomérules, forment à l'extrémité de la tige et des rameaux des épis courts, obtus, interrompus à la base. La corolle d'un pourpre violacé pâle est deux fois aussi longue que le calice, glabre en dedans et au dehors ; les étamines sont plus courtes que la corolle. Cette plante a une odeur très fine et très pénétrante et une saveur piquante, âcre et aromatique, qui laisse dans la bouche une impression de fraîcheur agréable.

Caractères anatomiques. — Les feuilles de Menthe poivrée présentent sur leurs deux faces des stomates, des poils tecteurs et des glandes. Les stomates ont la disposition constante dans les feuilles de Labiées; les poils tecteurs sont coniques, formés de 4 à 5 cellules superposées, lisses ; les glandes sont tantôt unicellulaires, ovales, supportées par un court pédicelle, tantôt octocellulaires et sessiles (fig. 393).

Le *M. piperita* se distingue de la plupart des autres Menthes par la présence dans ses grosses glandes de cristaux de Menthol colorés en jaune, qu'on peut retrouver dans les feuilles desséchées même depuis longtemps et qui peuvent, en l'absence d'autres caractères, servir à la différencier d'un grand nombre de ses congénères.

Composition. — Ces feuilles renferment un principe amer, une

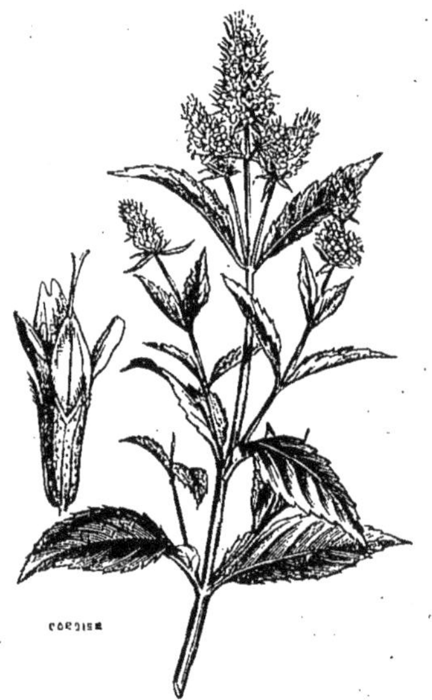

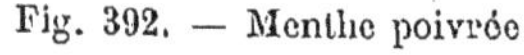

Fig. 392. — Menthe poivrée.

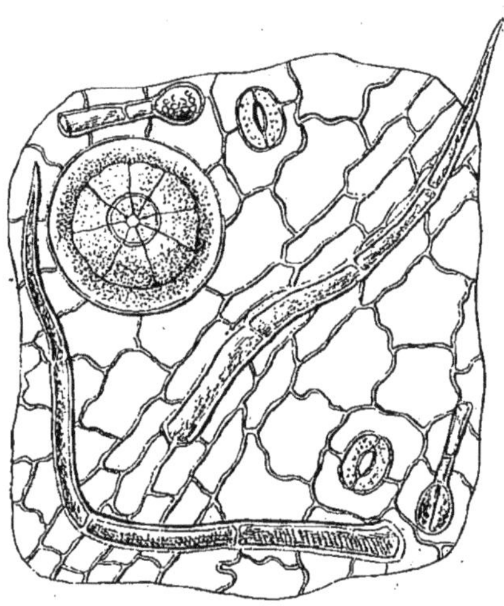

Fig. 393. — Feuille de Menthe poivrée. Épiderme inférieur.

matière résineuse, du tannin, mais leur principe actif est surtout l'huile essentielle.

L'essence de menthe est liquide, d'une couleur jaune verdâtre plus ou moins prononcée, claire, transparente, d'une consistance légèrement huileuse; elle prend en vieillissant une couleur de plus en plus foncée, en même temps, surtout sous l'influence de la lumière, elle tend à se résinifier. Sa densité varie entre 0,89 et 0,92. Elle bout vers 190° ; elle a une réaction acide et dévie à gauche la lumière polarisée. Elle se dissout en toutes proportions dans l'alcool absolu et dans 3 parties d'alcool à 84° ; elle ne produit pas de réaction vive au contact de l'iode ; au contact de l'acide nitrique elle se colore d'abord en jaune;

puis en brun, finalement prend une teinte violet bleuâtre, qui est d'un rouge cuivre à la lumière réfléchie.

Refroidie à 5 ou 8° au-dessous de zéro, elle abandonne des cristaux hexagonaux de *menthol* ou *camphre de menthe* $C^{10} H^{19} OH$, dont la proportion varie suivant l'origine des essences. La partie liquide de l'essence est formée, d'après M. Fluckiger, de terpènes isomériques et polymériques ne contenant pas de menthène.

L'essence de menthe que l'on trouve dans le commerce vient principalement d'Angleterre, de France et d'Amérique.

L'essence anglaise dite *Mitcham* est supérieure à toutes les autres et jouit d'une réputation à peu près universelle, en raison de sa suavité et de la fraîcheur qu'elle laisse dans la bouche.

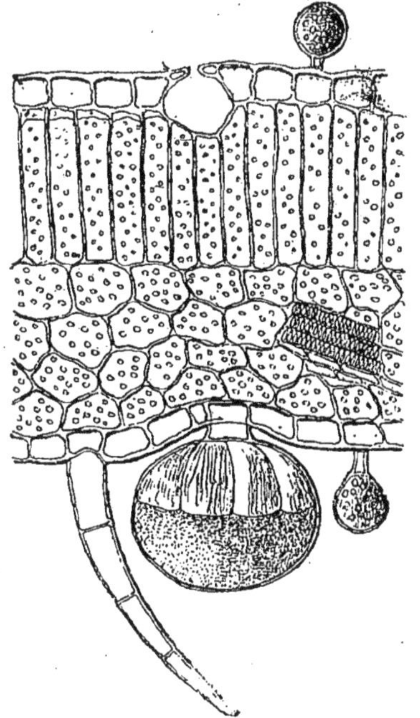

Fig. 394. — Feuille de Menthe poivrée. Section transversale du limbe.

Culture. — Le principal centre de culture de la menthe en Angleterre est le petit bourg de Mitcham, dans le comté de Surrey, à quelques lieues au sud de Londres. On s'y livre également, mais sur une moins vaste échelle, à Wisbech dans le Cambridgeshire, à Market Deeping dans le Lincolnshire et à Nitchin dans le Hertfordshire. — Cette culture exige des soins minutieux, et un terrain spécial, léger et humide en même temps. On utilise pour la production de l'essence deux sortes de menthe poivrée, la *noire* et la *blanche* qui ne présentent entre elles qu'une très faible différence. La première est de beaucoup la plus répandue à cause de son rendement plus considérable, bien qu'elle fournisse une essence moins délicate. Elle se distingue spécialement par sa tige rougeâtre, ses feuilles pourprées, allongées et profondément dentelées. Sa fleur ne s'épanouit pas et a une couleur rouge brun. La menthe blanche dont le rendement est plus faible donne un produit de beaucoup supérieur. Les tiges sont vertes ainsi que les feuilles qui sont à peine dentelées. Les fleurs sont blanches et s'épanouissent entièrement.

La menthe poivrée est une plante vivace; mais quand elle atteint l'âge de trois à quatre ans, elle perd beaucoup de son arome et on est obligé de la remplacer. La reproduction se fait par repiquage, dans une terre, préalablement fumée, labourée profondément et nivelée au rouleau. Cette opération se fait ordinairement en mars : pendant les trois ou quatre mois que dure la période de croissance, les plantes sont sarclées plusieurs fois pour les débarrasser des mauvaises herbes. Cette précaution est rigoureusement nécessaire, car si l'on n'entretenait pas dans les plantations une propreté absolue, elles seraient rapidement envahies et étouffées. La destruction des mauvaises herbes est d'autant plus nécessaire que si elles étaient coupées et distillées avec la menthe, elles communiqueraient à l'essence une odeur âcre particulièrement désagréable, dont on ne pourrait pas la débarrasser même à l'aide de plusieurs rectifications successives. C'est ainsi qu'en Amérique l'*Erigeron canadense* L. et en Angleterre l'*Erechtes hieracifolia* Raf. et le *Mentha arvensis* L. sont particulièrement redoutés des cultivateurs. Au mois de juillet, quand les jeunes plants ont atteint leur entier développement et que ceux des années précédentes sont en pleine floraison, on peut commencer la récolte; avec de petites faucilles on coupe les pieds de menthe à une certaine hauteur du sol, afin de conserver des boutures pour les repiquages, et on les laisse pendant cinq ou six jours sur le terrain : au bout de ce temps on les enlève et on les porte à la distillerie. Là, d'immenses alambics pouvant contenir jusqu'à 1000 kilogrammes de plante fonctionnent nuit et jour, les uns à feu nu, les autres à la vapeur. Chaque opération dure de quatre à cinq heures pour les appareils à feu nu et de trois à quatre heures pour les appareils à vapeur. Le rendement qui est environ de 2 à 3 kilogrammes d'essence pour 1.000 kilogrammes de plante varie d'ailleurs notablement selon les années. Chaque alambic est muni d'un appareil condensateur ordinaire qui se déverse dans une petite cage en fer fermée par un cadenas, et contenant le vase dans lequel l'essence se dépose. L'essence ainsi obtenue est ensuite rectifiée à l'aide d'appareils très perfectionnés et on a alors un produit incolore, doué d'une odeur fine et délicate toute particulière. Cependant cet arome se modifie un peu avec le temps et n'atteint son maximum de finesse et de suavité qu'au bout de six mois environ. C'est alors qu'il faut employer l'essence de menthe; il faut éviter de la conserver longtemps; après dix-huit mois ou deux ans, elle commence à s'altérer et à perdre ses qualités premières.

La quantité d'essence produite à Mitcham étant limitée et inférieure aux besoins de la production, il se vend sur les différents marchés d'Europe des essences dites de Mitcham, mais qui proviennent d'Amérique et du Japon. Cette fraude est d'ailleurs facile à déceler pour toute personne habituée à manier ce produit, car l'odeur en est bien différente.

La culture de la menthe en Amérique s'étend dans le sud du Michigan, dans l'ouest du New-York et dans l'Ohio.

L'essence américaine dite *Hotchiss* est de qualité bien inférieure à l'essence de Mitcham; son goût et son odeur désagréables sont probablement dus à ce qu'elle est préparée avec des menthes sauvages, dont l'arome est moins délicat que celui de la menthe cultivée.

En France, cette culture est localisée à Grasse et dans la région avoisinante. On y a importé les espèces cultivées en Angleterre et on les soigne de la même façon : mais soit différence de climat, soit constitution du sol, on ne peut arriver, en prenant les mêmes précautions, à obtenir les mêmes produits qu'en Angleterre. De plus, la menthe s'abâtardit beaucoup plus rapidement et on est obligé de la repiquer tous les ans, ce qui occasionne un surcroît de dépenses : enfin le rendement est aussi un peu moins considérable : 1,50 à 2 au lieu de 2 à 3 p. 1000. En France, au lieu de laisser la plante quelques jours sur le sol après l'avoir coupée, on la distille aussitôt à l'état frais. La culture de la menthe poivrée a été aussi essayée en 1868 dans les environs de Sens, mais ne semble pas s'y être développée.

Usages. — La menthe poivrée est employée en infusion comme stomachique et digestive.

La menthe verte ou *menthe des Jardins* (*M. viridis* L., *M. spicata* Cr., *M. sylvestris* var. *glabra* Koch) que l'on considère encore comme une race cultivée, à feuilles glabres, du *M. sylvestris* L. est parfois substituée à la menthe poivrée, dont elle se distingue par ses feuilles sessiles, et sa saveur moins piquante.

La menthe cultivée (*M. sativa* L.) est caractérisée par ses feuilles d'un vert gai, ovales-elliptiques, serrées, plus ou moins velues, pétiolées et des feuilles florales toutes pétiolées.

MENTHE CRÉPUE

Sous ce nom on désigne non une espèce particulière, mais un certain nombre de variétés appartenant à des espèces diverses et qui sont caractérisées par leurs feuilles plissées sur les bords et garnies en outre de dents considérablement développées et allongées. Ces feuilles sont abondamment pourvues de glandes oléifères qui sont surtout localisées sur leur face inférieure.

L'espèce qui fournit le plus souvent la **Menthe crépue** est le *M. aquatica* γ *crispa* Benth., dont les feuilles courtement pétiolées, ovales, cordiformes contiennent aussi des cristaux de menthol. Leur odeur est très forte, balsamique ; leur saveur est chaude et amère. Les autres espèces qu'on rencontre dans les droguiers sous le nom de *Menthe crépue* sont :

Le *M. arvensis α crispa* Benth. (*Mentha crispa* Auctor.)

Le *M. viridis γ crispa* Benth. (*M. crispata* Schrad.)

Le *M. sylvestris γ crispa* Benth. (*M. undulata* Willd.)

L'huile essentielle fournie par les menthes crépues est moins agréable et bien moins estimée que l'essence de menthe poivrée.

MENTHE POULIOT

La **Menthe Pouliot,** *Pouliot commun* (*M. Pulegium* L.) est une plante qui croît dans les lieux incultes du sud de l'Europe.

Sa tige épaisse, rameuse, pubescente, haute de 15 centimètres, est garnie de feuilles longues de 15 à 25 millimètres, elliptiques, obtuses, atténuées à la base en un court pétiole, crénelées sur les bords. Ses fleurs pourpres ou rosées sont disposées en verticilles denses, à l'aisselle de petites bractées et occupent une grande longueur à l'extrémité des tiges ; leur calice est bilabié. Cette plante possède une odeur forte, pénétrante, moins agréable que celle de la menthe verte et de la menthe poivrée ; sa saveur est âcre et amère.

Elle est employée comme carminative et antispasmodique.

BASILICS

Les **Basilics** (*Ocimum*) sont caractérisés par leur calice persistant, à 5 dents, dont la postérieure est grande, ovale, décurrente ; par leur corolle à tube court, bilabiée, dont la lèvre supérieure est quadrifide, tandis que l'inférieure à peine plus longue est plane, entière et abaissée ; les 4 étamines sont penchées ; les graines sont noires et luisantes.

Les deux espèces les plus communes sont :

Le *grand Basilic* (*Ocimum Basilicum* L.) qui est originaire des Indes Orientales et qu'on rencontre fréquemment dans nos jardins ; sa tige est légèrement pubescente, rameuse. Ses feuilles sont ovales lancéolées, longues de 2 centimètres, larges de 12 millimètres, ciliées et dentées sur les bords. Les fleurs sont blanches, purpurines ou panachées, en cimes axillaires, pauciflores. Son odeur est aromatique, forte et agréable.

Le *petit Basilic* (*O. minimum* L.) qui est originaire de Ceylan : ses feuilles sont ovales, aiguës, entières sur leurs bords, un peu épaisses, vertes ou rougeâtres ; elles ne mesurent que 4 millimètres de long sur 2 millimètres de large ; les fleurs sont blanches et possèdent la même odeur que celles de l'espèce précédente. Ces feuilles sont employées en infusion comme stomachiques et stimulantes à la dose de 10 grammes par litre d'eau.

Les *O. gratissimum* L., *O. sanctum* L., *O. incanescens* Mart., *O. album* L. sont aussi utilisés dans les pays tropicaux comme digestifs, fébrifuges et pectoraux.

SAUGES

Les **Sauges** (*Salvia*) présentent comme caractères génériques : un calice campanulé, irrégulier, bilabié ; une corolle tubulée à limbe bilabié, dont la lèvre supérieure est dressée ou recourbée en faucille ; deux étamines composées d'un filet court, portant un long connectif transversal, terminé d'un côté par une loge fertile, de l'autre par une loge avortée.

La matière médicale utilise trois espèces de ce genre, qui sont la *Sauge officinale*, la *Sclarée* et la *Sauge des prés ;* on peut aisément les distinguer aux caractères suivants :

Feuilles sans échancrure à la base, finement crénelées, blanchâtres	**Sauge officinale.**
Feuilles grandes, cordiformes à la base : bractées florales colorées, dépassant les calices	**Sclarée.**
Feuilles plus petites ; bractées florales plus courtes que les calices.	**Sauge des prés.**

SAUGE OFFICINALE

Origine. — La **Sauge officinale** (*Salvia officinalis* L.) est une espèce méditerranéenne, que l'on cultive dans les jardins des régions septentrionales depuis la fin du seizième siècle.

Description. — Cette plante atteint 30 à 80 centimètres de hauteur. Sa tige frutescente se divise dès sa base en rameaux nombreux, dressés, quadrangulaires, velus, qui sont chargés de feuilles opposées, mesurant 4 à 5 centimètres de long sur 2 centimètres de large (fig. 395) ; les inférieures sont pétiolées, oblongues-lancéolées, parfois auriculées à la base ; les supérieures sont sessiles, plus ou moins aiguës-acuminées : toutes sont denticulées sur leurs bords, rugueuses, pubescentes sur leurs deux faces qui ont une teinte vert blanchâtre. Les fleurs sont disposées en verticilles peu garnis, formant dans leur ensemble une sorte d'épi interrompu : la corolle est bleue ou plus rarement rosée ou blanche. Elle présente un grand nombre de variétés, tenant surtout à la forme et à la dimension des feuilles. On utilise ses feuilles et ses sommités fleuries, qui possèdent une odeur balsamique et une saveur aromatique amère, légèrement âcre.

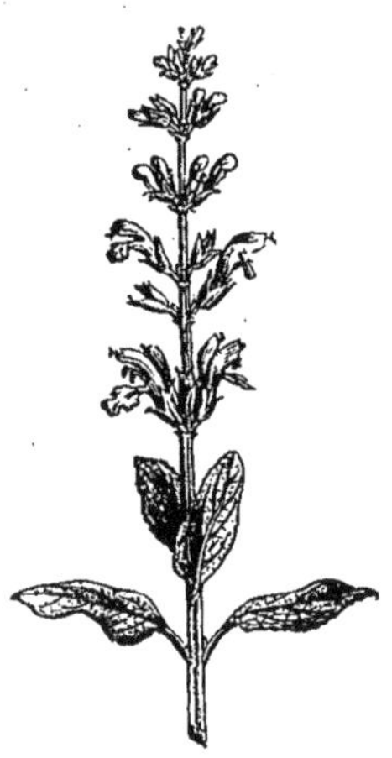
Fig. 395.
Salvia officinalis.

Caractères anatomiques (fig. 396). — Les feuilles de cette espèce portent sur leurs deux faces des stomates, des poils simples et des glandes. Les stomates offrent la disposition commune aux Labiées; les poils sont fins, d'un diamètre presque égal, ordinairement composés de deux cellules allongées et superposées, dont la plus longue, celle du sommet, est souvent terminée en flagellum; leur surface est ordinairement chagrinée. Les glandes sont tantôt petites, unicellulaires, supportées par un pédicelle plus ou moins long, uni ou pluricellulaire; tantôt bien plus grosses, octocellulaires et sessiles.

Composition chimique. — La Sauge officinale desséchée fournit par

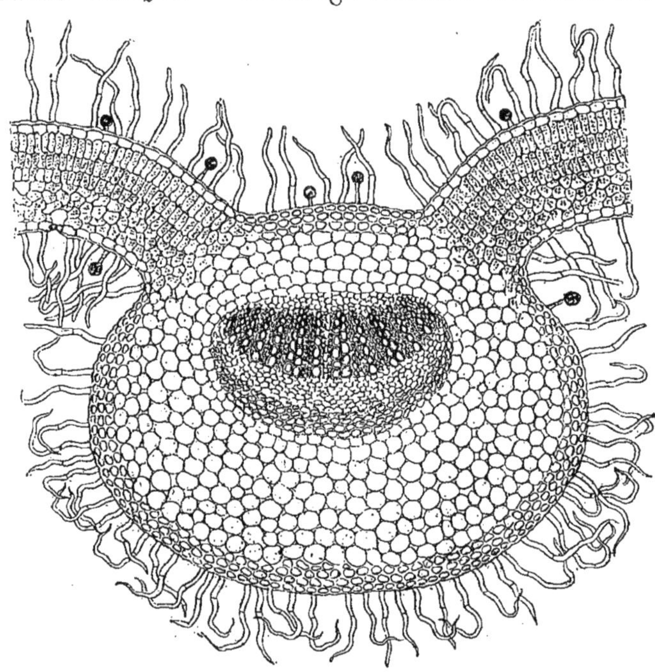
Fig. 396. — Feuille de Sauge officinale.
Nervure médiane examinée au microscope.

la distillation environ 7,5 p. 1000 d'une huile essentielle verdâtre ou jaune brun qui a une saveur chaude et brûlante. Cette essence a une réaction neutre ; elle se dissout en toutes porportions dans l'alcool à 85° ; elle produit avec l'iode une réaction tumultueuse, sans explosion, et sans élévation de température. La réaction est beaucoup plus vive avec l'acide nitrique. Au contact de l'acide sulfurique concentré, il se développe une chaleur très considérable et il se forme une masse semi-visqueuse, d'un rouge brunâtre. Par distillation fractionnée de cette essence on retire deux terpènes, l'un bouillant à 152°, l'autre à 162° ; un liquide oxygéné, appelé *salviol* et un camphre. Sa composition varie suivant son ancienneté. Récemment préparée, elle ne renferme que de faibles quantités de salviol, de camphre et de cédrène. — Le salviol $C^{10}H^{8}O$ est un liquide presque incolore, d'une odeur forte de sauge. — Le camphre $C^{10}H^{16}O$ ressemble, quand il a été purifié, à celui des Laurinées, dont il a l'apparence et la saveur : il est soluble dans l'éther, le chloroforme, l'alcool et le salviol. Par sublimation, on l'obtient en fort beaux cristaux monocliniques, fondant à 174° et bouillant à 205°.

Usages. — La sauge, qui jouissait autrefois d'une très grande réputation, est bien déchue du rang qu'elle occupait dans la thérapeutique : on ne l'emploie plus guère que comme stimulante et tonique.

SAUGE SCLARÉE

C'est le *Salvia Sclarea* L. (*Orvale*, *Toute bonne*, *Herbe aux plaies*) qui croît dans toute l'Europe méridionale et en Orient, dans les terrains rocailleux, et au pied des vieux murs.

Elle atteint 60 à 80 centimètres de hauteur. Ses tiges nombreuses, dressées, fortes et velues, portent de grandes feuilles cordiformes à la base, aiguës au sommet, rugueuses, crénelées sur leurs bords. Les fleurs, d'un bleu foncé ou clair, rarement blanches, sont groupées 6 par 6 à l'aisselle de grosses bractées cordiformes et membraneuses, plus longues que le calice. — Cette plante exhale une odeur forte et agréable qui se rapproche un peu de celle du baume de tolu. Sa saveur est chaude et aromatique, légèrement amère.

SAUGE DES PRÉS

C'est le *S. pratensis* L., qui croît abondamment dans tous nos prés.

Cette plante n'atteint guère que 30 à 50 centimètres de hauteur. Sa tige herbacée quadrangulaire, hérissée de poils rares, porte des feuilles pétiolées, oblongues, un peu cordées à la base, épaisses, chagrinées, d'un vert foncé en dessus, d'un vert plus pâle et pubescentes en dessous, à bord incisés crénelés. Les fleurs bleues, roses ou blanches, sont verticillées au nombre de 5 ou 6 et disposées à l'aisselle de bractées qui ne dépassent pas le calice. Cette plante exhale quand on la froisse une odeur aromatique, moins prononcée et beaucoup moins agréable que celle des deux espèces précédentes.

Les feuilles des *S. Sclarea* L. et *S. pratensis* L. se distinguent de celle du *S. officinalis* L. par leurs poils, qui sont assez longs, coniques, fort élargis à leur base. La Sauge des prés se distingue de la Sauge sclarée par la présence de ponctuations et de crêtes à la surface de l'épiderme qui, vu de face, a un aspect nettement strié.

On a parfois substitué la Sauge des prés au Matico. La disposition toute particulière de ses stomates, la présence de glandes octocellulaires à sa surface, l'absence de glandes internes, la disposition du système libéro-ligneux formé d'un seul cordon arqué permettent de distinguer facilement la première de ces deux feuilles.

SEMENCES DE CHIA

Origine. — Sous les noms de **Chia,** ou **Chia Pinoli,** on désigne dans l'Amérique des semences de plusieurs espèces de *Salvia*, telles que les *S. columbaria* Benth., *S. urticæfolia* L., *S. hispanica* L.

Description. — Les semences de Chia sont très petites et ne mesurent guère plus de 2 millimètres et demi à 3 millimètres de longueur sur 1 millimètre de largeur ; elles sont inodores, mais prennent quand on les broie une odeur et une saveur qui se rapprochent de celles de la graine de lin ; elles sont un peu plus petites que celles du *Plantago Psyllium*. Elles sont cylindrique, un peu aplaties, atténuées en pointe ; à l'une des extrémités une ligne foncée et proéminente constitue le hile. La surface extérieure est lisse, vernissée, d'un gris foncé, marquée de lignes brun foncé disposées en diagonales, qui leur donnent l'apparence de très petites graines de ricin. L'enveloppe interne a une couleur grise uniforme sans marbrure, lisse et comme vernissée. Plongée dans l'eau, ces semences doublent rapidement de volume et s'enveloppent d'un mucilage épais par suite du gonflement de la couche extérieure du testa.

Structure microscopique. — Le spermoderme est constitué par trois tuniques : la tunique externe, formée d'une couche de cellules transparentes à parois minces, assez grandes, de forme cubique allongée ; ces cellules renferment une matière mucilagineuse qui se gonfle au contact de l'eau ; la tunique moyenne a 4 rangées de cellules à parois brunes ; la tunique interne formée d'une rangée de cellules jaunâtres, à parois très épaisses ; cette disposition est analogue, comme on le voit, à celle de la graine du *Plantago*. Les cotylédons renferment une huile fixe et de l'aleurone.

Usages. — C'est surtout à leur mucilage que ces graines doivent leur importance : au Mexique et en Californie, elles sont employées pour préparer une boisson rafraîchissante à l'usage des malades altérés par la fièvre ; elles sont utilisées par les médecins américains en gargarismes et en collyres. Les Mexicains accordent à son huile une assez grande valeur thérapeutique. On les utilise aussi pour l'alimentation.

Les **Monardes** (*Monarda*) par leurs deux étamines fertiles sont rangées dans la même série que les Sauges et le Romarin et se distinguent par leurs fleurs à corolle bilabiée réunies en faux verticilles solitaires ou terminaux ou peu nombreux et distants, vers le sommet des rameaux ; ces fleurs sont accompagnées de grandes bractées colorées en rouge ou en jaune. Quelques espèces de ce genre sont d'un usage fréquent dans l'Amérique du Nord : telles sont les *M. coccinea* Michx et *M. fistulosa* L., qui sont vantés comme fébrifuges et toniques ; le *M. punctata* L., qui sous le nom de *Horse-mint* remplace nos menthes aux États-Unis et se prescrit en infusion dans le rhumatisme, la goutte, le choléra infantile.

ROMARIN

Origine. — C'est le *Rosmarinus officinalis* L., petit arbrisseau toujours vert de la région méditerranéenne, qui croît depuis l'Espagne jusqu'à l'Asie Mineure et se rencontre aussi aux Canaries et à Madère.

Description. — La tige à rameaux tétragones, opposés, pubescents, haute de 1 à 2 mètres, est garnie de feuilles entières, sessiles, linéaires, mesurant 2 centimètres de longueur. Ces feuilles coriaces, à bords fortement réfléchis, sont d'un vert sombre et glabres en dessus, blanches et tomenteuses en dessous, sauf sur la nervure médiane, qui est très proéminente. Les fleurs sont disposées en grappes courtes dans les aisselles des bractées et forment dans leur ensemble une inflorescence spiciforme (fig. 397). Le calice est à 2 lèvres, dont chacune est découpée de deux dents. La corolle est blanche ou d'un bleu pâle avec des taches irrégulières et petites d'une belle teinte violette en dedans des lobes ; elle est tubuleuse inférieurement, et son limbe est partagé en deux lèvres dont la supérieure est courte, bifide, émarginée et dressée, tandis que l'inférieure est trilobée, à lobe médian concave et pendant. Les étamines sont au nombre de 4 ; mais les deux latérales sont réduites à un crochet stérile. Cette plante possède une odeur et une saveur fortement aromatiques.

Structure microscopique. — L'épiderme est formé de cellules polygonales sur la face supérieure et de cellules sinueuses sur la face inférieure. La première de ces surfaces ne présente que quelques poils courts, unicellulaires coniques ; la seconde, pourvue seule de stomates, est garnie de poils pluricellulaires bien nettement caractérisés et cons-

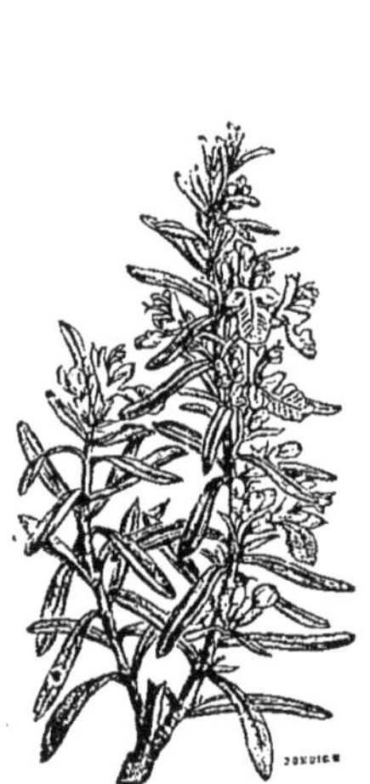

Fig. 397. — Romarin.

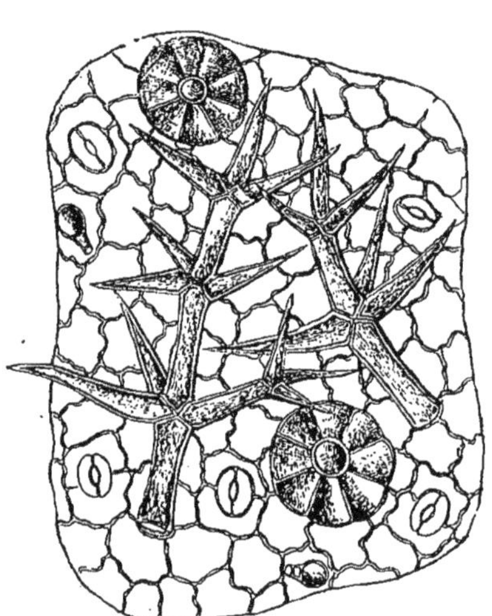

Fig. 398. — Feuille de Romarin. Epiderme inférieur.

titués comme ceux des Lavandes par une file verticale d'articles qui se ramifient de distance en distance (fig. 398). Ce sont ces poils qui donnent à la face inférieure du Romarin son aspect tomenteux. Indépendamment de ces poils tecteurs on trouve sur les deux faces de cette feuille des petits poils capités unicellulaires arrondis, supportés par un pédicelle bicellulaire, et de grosses glandes octocellulaires et quadricellulaires. En dessous de l'épiderme supérieur on observe un hypoderme formé de plusieurs assises de cellules incolores, qui n'est pas continu, mais très apparent surtout au-dessus de la nervure médiane et des faisceaux libéro-ligneux (fig. 399). Le parenchyme vert est disposé en palissade dans sa région supérieure et sous forme de cellules rameuses dans sa partie inférieure. La nervure médiane est fortement convexe sur la face inférieure où elle est chargée de poils tecteurs et glanduleux. Le système libéro-ligneux est représenté par un cordon ligneux arqué, qui est recouvert inférieurement par un liber mou et un péricycle fibreux.

Composition chimique. — Le Romarin donne à la distillation environ 1 p. 100 d'huile volatile incolore ou jaunâtre assez fluide d'une densité de 0,88 à 0,91. Cette essence, qui brunit et s'épaissit au bout d'un certain temps, a une odeur très aromatique, une saveur chaude et camphrée ; elle est lévogyre et bout à 150°. Soumise à des distillations fractionnées, elle fournit un hydrocarbure lévogyre qui bout à 165° ; un camphre qui rappelle beaucoup le camphre du Japon et le

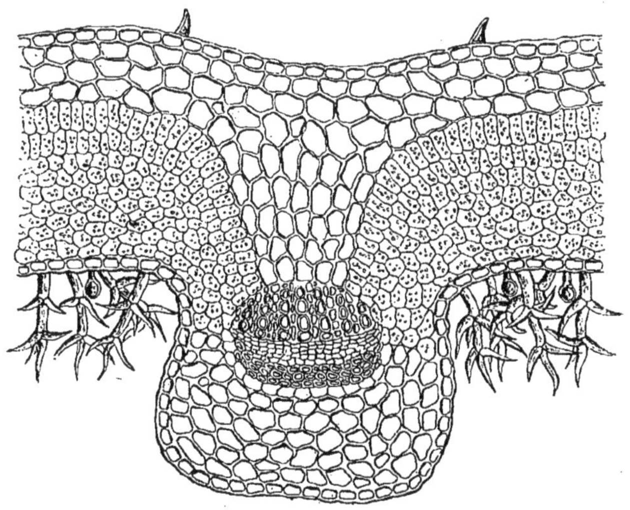

Fig. 399. — Feuille de Romarin.
Structure anatomique de la nervure médiane.

Bornéo. Traitée par l'acide sulfurique concentré, elle donne un mélange de cymène et de terpène.

Cette essence se prépare principalement dans le midi de la France et sur les côtes voisines de l'Italie ; on en prépare aussi une grande quantité dans l'île de Lésine, au sud de Spalato, dans la Dalmatie. La plus grande quantité de l'essence de commerce s'obtient par distillation de la plante entière.

Substitutions. — On substitue parfois au Romarin les feuilles de *Ledum palustre* L. et d'*Andromeda polifolia* L. Les premières se distinguent aisément à la couleur de rouille de leur face inférieure ; les secondes sont blanches à la face inférieure comme celles du Romarin, mais sont plus larges et n'ont pas de tomentum en dessous.

Usages. — Le Romarin est employé comme stimulant, excitant et emménagogue. Il entre dans la préparation de l'alcoolat vulnéraire. Son essence fait partie du baume Opodeldoch.

LAVANDES

Les Lavandes (*Lavandula*) fournissent à la matière médicale les sommités fleuries de trois espèces principales ; la **Lavande vraie**, le **Spic** ou **Aspic** et le **Stœchas**.

Ces plantes sont caractérisées : par leur calice ové-tubuleux, à 5 petites dents presque égales, leur corolle à limbe obliquement bilabié, à lèvre supérieure bilobée, à lèvre inférieure à 3 lobes presque égaux ; 4 étamines recourbées, incluses, dont les deux inférieures sont plus longues.

Les trois variétés officinales se distinguent aux caractères suivants :

A. Fleurs disposées en épis grêles, allongés.
Bractées florales ovales ou rhomboïdales. . . . . **Lavande vraie.**
Bractées florales linéaires subulées. . . . . **Spic.**
B. Fleurs disposées en épis cylindriques, épais, serrés, surmontés par des bractées violacées . . . . **Stœchas.**

LAVANDE VRAIE

Origine. — La **Lavande vraie** ou **femelle** (*Lavandula vera* D. C., *L. officinalis* Chaix, *L. angustifolia* Hayn, *L. spica* var. η L.) croît sur les collines élevées du midi de la France, jusque vers Lyon, de l'Espagne, de l'Italie et en général de la région méditerranéenne ; on la retrouve au nord de l'Afrique.

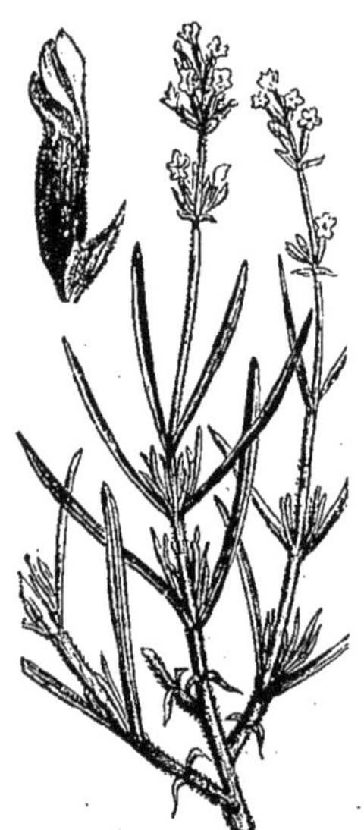
Fig. 400.
Lavandula officinalis.

Description. — Les épis terminaux sont courts, maigres, supportés par un long pédoncule nu ; les fleurs sont disposées en six ou dix groupes assez écartés les uns des autres et consistant en deux cymes d'environ trois fleurs chacune (fig. 400). Ces cymes sont placées à l'aisselle d'une bractée rhomboïdale, acuminée, et chaque fleur est accompagnée de bractées plus petites et étroites. Le calice est tubuleux, sillonné de 13 plis longitudinaux, à bords presque entiers ou découpés de dents très courtes au nombre de 5, dont la postérieure, de beaucoup plus développée, dépasse les autres. La corolle bilabiée offre une couleur bleue ;

elle est deux fois plus grande que le calice et pubescente au dehors. Ces sommités fleuries ont une odeur forte spéciale, une saveur chaude et amère.

Les feuilles de Lavande, qu'on vend quelquefois séparément en pharmacie, sont oblongues-linéaires ou lancéolées, révolutées sur leurs

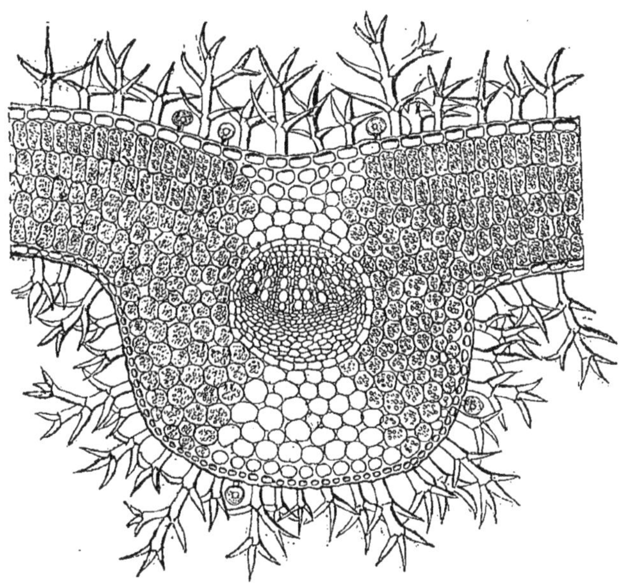

Fig. 401. — Feuille de Lavande.
Nervure médiane.

bords; elles sont recouvertes dans leur jeune âge d'un duvet blanc étoilé (fig. 401).

Composition chimique. — Les fleurs de Lavande fournissent à la distillation une huile volatile dont la proportion varie entre 1 et 3 p. 100

Cette essence est d'un jaune pâle ou un peu verdâtre, très fluide; elle brunit avec l'âge. Sa densité varie entre 0,87 et 0,94. Elle est lévogyre et bout de 185 à 188°; elle contient 25 p. 100 d'un terpène bouillant entre 200 et 210° et un stéaroptène oxygéné qui rappelle le camphre du Japon. Avec l'iode elle fait explosion et produit des vapeurs violettes. Traitée par l'acide nitrique elle se décompose et donne de l'acide oxalique.

Usages. — Les fleurs de Lavande vraie sont employées comme stimulantes, antispasmodiques et toniques.

LAVANDE SPIC

La **Lavande spic** ou **Lavande mâle** (*Lavandula Spica* Chaix; *L. latifolia* Ehrhart) a une aire plus limitée et qui ne s'étend guère au delà de la région méditerranéenne ; elle est plus délicate que la précédente et se cultive peu dans nos jardins.

Elle se distingue de la Lavande vraie par les ramifications plus nombreuses et plus divariquées de sa tige, par ses feuilles plus larges et plus blanches. Ses inflorescences sont moins feuillées et plus longues; ses bractées florales sont linéaires subulées et les calices de ses fleurs sont à peine cotonneux. Son odeur est très prononcée, plus forte et moins agréable que celle de la Lavande vraie. L'essence qu'on en retire est beaucoup moins estimée ; elle est plus spécialement employée dans la peinture sur porcelaine et dans la médecine vétérinaire. D'après M. Bouchardat (1893), cette essence est formée pour la plus grande partie de linalol, de camphre des Laurinées, d'eucalyptol avec un peu de bornéol, de terpinélol, de géraniol, d'une térébenthine, d'un copahuvène et de traces d'autres produits indéterminés; elle renfermerait donc 5 isomères distincts de formule $C^{20}H^{18}O^{2}$.

LAVANDE STŒCHAS

La **Lavande Stœchas** (*Lavandula Stœchas* L., *Stœchas purpurea* T.) est aussi une espèce de la région méditerranéenne qui se retrouve dans les îles occidentales du nord de l'Afrique.

Les inflorescences de cette plante sont disposées en forme d'épi terminal, ovoïde, oblong, mesurant 15 millimètres de longueur et 5 millimètres d'épaisseur; elles sont formées de glomérules pressés entre leurs bractées axillaires rhomboïdales, d'une teinte souvent pourprée ; chaque épi est surmonté de quelques grandes bractées stériles, membraneuses, colorées en bleu violet. La corolle est petite et d'un pourpre noirâtre. Le Stœchas a une odeur forte, très agréable, plus fine que celle des autres Lavandes. Il est employé comme pectoral et entre dans la préparation du *sirop de Stœchas composé*.

ORIGANS

Les **Origans** ne se distinguent guère des *Thymus*, dont ils sont très voisins, que par la forme de leurs inflorescences.

La matière médicale utilise de ce genre les trois espèces suivantes : l'**Origan vulgaire**, la **Marjolaine** et le **Dictamne de Crète**, qui présentent les différences suivantes :

Fleurs en épis cylindriques rapprochés en corymbe ; feuilles vertes. . . . . **Origan vulgaire.**
Fleurs en épis globuleux ; feuilles blanchâtres. . . . . . . **Marjolaine.**
Fleurs en épis lâches ; feuilles couvertes d'un duvet cotonneux. **Dictamne de Crète.**

ORIGAN VULGAIRE

L'**Origan vulgaire** (*Origanum vulgare* L.) est une plante vivace, communément répandue dans les bois secs et montueux de toute l'Europe.

Ses tiges sont droites pubescentes, souvent rougeâtres, hautes de 25 à 40 centimètres, rameuses seulement dans le haut, garnies de feuilles opposées, pétiolées, ovales ; les fleurs sont purpurines, parfois blanches, disposées au sommet des tiges en épis courts, rapprochés en corymbe ; les bractées sont ovales, d'un rouge violet, un peu plus longues que les calices. Cette plante est aromatique ; sa saveur est amère et un peu âpre. Elle est employée comme tonique et excitante.

MARJOLAINE

C'est l'*O. Majorana* L., plante très commune dans tout le sud de l'Europe. Ses tiges, hautes de 25 centimètres, sont grêles, ligneuses, un peu velues et rougeâtres, garnies de petites feuilles ovales obtuses, blanchâtres ; elles portent à leur partie supérieure et à l'aisselle des feuilles des épis très courts, arrondis, réunis trois à trois, et formés de fleurs très petites, rosées ou blanches. Les feuilles sont garnies de poils tecteurs généralement bicellulaires, coudés, de petits poils glanduleux unicellulaires, et de grosses glandes octocellulaires.

Les sommités fleuries, qui sont inscrites au Codex, se récoltent en juillet et en août ; elles ont une odeur forte et agréable et une saveur aromatique ; elles donnent à la distillation environ 0,50 p. 100 d'une essence qui fraîchement préparée est jaunâtre ou verdâtre et devient brunâtre après plusieurs mois. Cette essence qui possède l'odeur pénétrante de la plante a une saveur poivrée piquante légèrement amère ; elle a une réaction acide et bout vers 185°. L'iode exerce sur elle une assez vive réaction, produit une élévation de température et un dégagement de vapeurs d'un jaune rouge. Conservée dans des flacons mal bouchés, elle laisse déposer une matière camphrée, oxygénée, plus lourde que l'eau, incolore, fusible, soluble dans l'eau bouillante et surtout dans l'alcool et l'éther.

D'après Bruylant (1879), cette essence est constituée par un hydrocarbure dextrogyre $C^{16}H^{18}$, le mélange d'un camphre et de bornéol $C^{10}H^{16}O + C^{10}H^{18}O$ et une résine.

Les sommités fleuries de Marjolaine sont employées en infusion (20 gr. p. 100) comme stimulantes et en poudre comme sternutatoires.

DICTAMNE DE CRÈTE

Ce sont les tiges fleuries de l'*O. Dictamnus* L. (*Amaracus Dictamnus* Benth.), espèce orientale et méditerranéenne.

Les tiges hautes de 25 à 30 centimètres, rougeâtres, sont garnies de feuilles ovales-arrondies, pétiolées, toutes couvertes d'un duvet cotonneux épais et blanchâtre. Les feuillles supérieures sont arrondies, sessiles, molles, rougeâtres. Les fleurs forment des glomérules pédonculés, lâches et penchés, qui sont entourés par des bractées rougeâtres, longues de 7 à 9 millimètres. Cette plante possède une odeur aromatique très agréable et une saveur âcre et piquante.

Les feuilles et les bractées du Dictamne de Crète sont couvertes de poils tecteurs et de glandes. Les poils, à membrane mince et lisse, sont très allongés et formés d'une série d'articles superposés donnant naissance à des branches latérales assez espacées et alternes ; les glandes sont de deux espèces : les unes petites unicellulaires, en forme de massue, supportées par un pédicelle pluricellulé, deux fois plus long qu'elles, et les autres beaucoup plus grosses, presque sessiles et octocellulaires ; ces dernières ne s'observent que sur la face inférieure des feuilles, tandis que les premières sont localisées sur les deux faces.

Cette plante, très appréciée des anciens comme vulnéraire, n'est guère employée que pour la préparation du *diascordium* et de l'*électuaire de safran composé*.

THYMS

Les **Thyms** (*Thymus*) ont un calice bilabié, marqué de 10 à 13 nervures, dont la lèvre postérieure est étalée ou dressée et tridentée ; la corolle également bilabiée a une lèvre postérieure bilobée, entière ou émarginée et une lèvre antérieure étalée et trilobée ; les étamines sont didynames et divergentes. Ce sont des plantes en général humbles et frutescentes, à petites feuilles entières. Ce genre fournit à la matière médicale le **Thym** et le **Serpolet** qui se distinguent ainsi :

Feuilles petites presque sessiles, à bords enroulés ovales ou linéaires, non ciliés. . . . . **Thym.**
Feuilles planes, ovales obtuses, ciliées à la base . . . . . **Serpolet.**

THYM COMMUN

ORIGINE. — Le **Thym commun** est donné par les sommités fleuries du *Thymus vulgaris* L. qu'on rencontre dans tous les lieux secs de la région méditerranéenne.

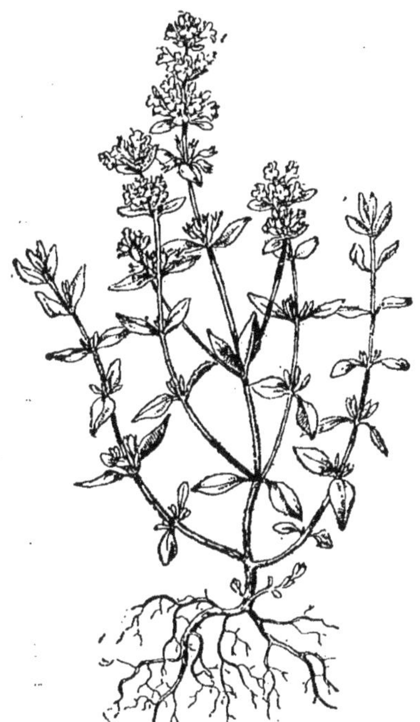

Fig. 402. — *Thymus vulgaris.*

DESCRIPTION. — Cette espèce haute de 10 à 20 centimètres produit des rameaux serrés, ligneux, grêles, dressés et velus, recouverts de petites feuilles courtement pétiolées, ovales-oblongues (fig. 402) ; ces feuilles qui mesurent 1 centimètre de longueur ont une teinte grise sur leur face supérieure et leurs bords réfléchis en dessous. Les fleurs de couleur blanche souvent rosée sont disposées en faux capitules ovoïdes ou globuleux, ou en inflorescences spiciformes au sommet des rameaux. Cette plante exhale quand on la froisse une odeur très vive, elle possède une saveur aromatique très prononcée.

CARACTÈRES ANATOMIQUES. — Épiderme à cellules sinueuses ponctuées, garni sur ses deux faces de stomates, de poils et de glandes (fig. 403). Les stomates offrent la disposition commune aux Labiées. Les poils sont en général très courts, coniques, unicellulaires, et tuberculeux ou un peu plus longs, coudés et formés de 2 à 3 cellules. Les premiers sont bien plus nombreux et leur confluence contribue à donner aux feuilles de Thym leur couleur grise. Les glandes sont tantôt unicellulaires, arrondies et supportées par un pédicelle court, tantôt octocellulaires, sessiles et logées dans des dépressions épidermiques. — Mésophylle hétérogène asymétrique, sans cristaux. — Nervure chargée des mêmes poils que ceux du limbe ; système libéro-ligneux représenté par un cordon ligneux arqué qui est recouvert inférieurement par un liber mou et par un péricycle, dont les cellules ont des parois épaisses et cellulosiques.

CULTURE. — Le thym est cultivé dans tous les jardins comme plante culinaire ou ornementale ; mais dans les environs de Nîmes il est l'objet d'une culture spéciale pour l'extraction de son huile essentielle, dont on fait deux distillations par an, l'une aux mois de mai et juin, quand la plante est en pleine floraison et l'autre au mois d'octobre. La proportion d'essence fournie par la plante fraîche est de 0,6 p. 100 et peut atteindre 1 p. 100 sous l'influence de la culture et du climat. Quand elle est récente, cette essence est d'un brun rougeâtre foncé, mais par redistillation elle devient incolore et un peu moins odorante ; les deux essences portent dans le commerce les noms d'*huile rouge* et d'*huile blanche* de *thym*.

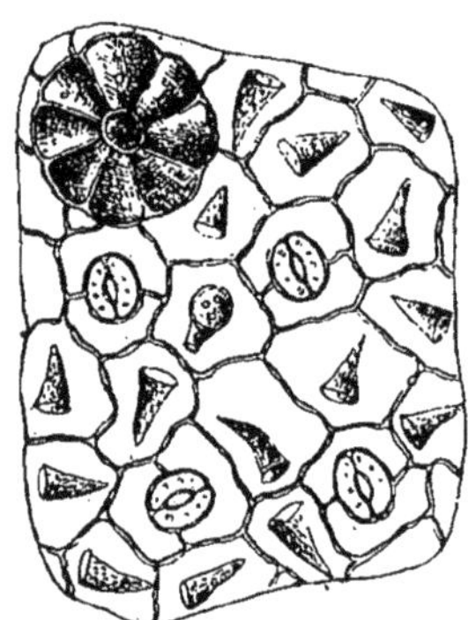

Fig. 403. — Feuille de Thym. Epiderme inférieur.

COMPOSITION CHIMIQUE. — Par distillation fractionnée, on retire de l'essence de thym entre 178 et 180° un mélange de deux hydrocarbures, le *Thymène* et le *Cymène* et à 236° du *thymol*.

Le *Thymène* $C^{10}H^{16}$ est liquide, incolore, d'une odeur douce de thym, sa densité est de 0,868 ; il bout entre 160 et 165° — le Cymène $C^{10}H^{14}$, est huileux, incolore, inaltérable à l'air, d'une odeur agréable de citron ; il est insoluble dans l'eau, soluble dans l'alcool et l'éther.

Le *Thymol* ou *acide thymique* $C^{10}H^{14}O$, qui constitue environ la moitié de l'essence de thym, se présente en gros cristaux hexagonaux, transparents, de saveur poivrée et piquante, d'odeur un peu différente de celle du thym, il fond à 44° et bout à 230°. — Sa solubilité dans l'eau ne dépasse guère 1 p. 1000, il est très soluble dans l'alcool.

Outre l'essence, le Thym renferme encore du tannin et un principe amer.

USAGES. — Le Thym n'est guère employé que comme condiment. Son huile essentielle au contraire est d'un usage aujourd'hui fort répandu dans la médecine. C'est un excitant diffusible qui peut être employé à l'intérieur dans la chloro-anémie accompagnée de défaillance ;

elle possède des propriétés diaphorétiques et diurétiques qu'on utilise dans le rhumatisme articulaire et les névralgies. On l'emploie aussi dans la période catarrhale des affections des bronches, de l'urèthre, du vagin ; comme antizymotique, son action n'est guère inférieure à celle du thymol qui occupe une place importante dans la thérapeutique.

SERPOLET

Origine. — Le **Serpolet** ou **Thym sauvage** (*Thymus Serpyllum* L.) est une espèce très commune en Europe où elle croît dans les lieux secs et stériles.

Description. — C'est une plante vivace dont les rameaux ligneux et

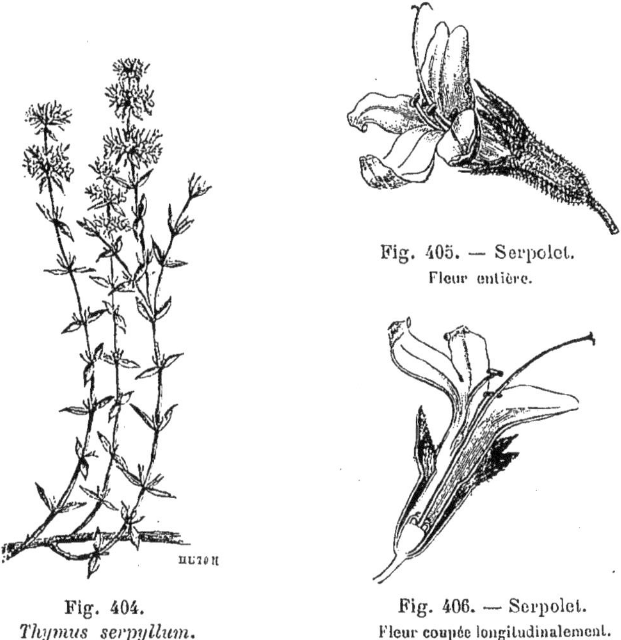

Fig. 404.
Thymus serpyllum.

Fig. 405. — Serpolet.
Fleur entière.

Fig. 406. — Serpolet.
Fleur coupée longitudinalement.

couchés portent des feuilles ovales, obtuses, parfois étroites, atténuées et ciliées à leur base, planes sur les bords. Les fleurs sont disposées en inflorescences spiciformes, assez ramassées, le plus souvent même en sorte de capitule globuleux, leur calice tubuleux est rétréci à la base. Son odeur est agréable, mais moins forte que celle du thym (fig. 404-406).

Caractères anatomiques. — La feuille du serpolet se distingue de celle du thym par la présence à sa base de longs poils coniques composés d'une série de 5 à 6 cellules. Son épiderme est moins velu et ne présente que quelques poils qui sont presque tous très courts et unicellulaires.

Composition chimique. — Cette plante fournit par la distillation environ 0,7 p. 100 d'une essence liquide d'une couleur jaune d'or ou brun rougeâtre, d'une odeur agréable et de saveur aromatique. Cette essence est presque entièrement formée d'un hydrocarbure.

Usages. — Vanté jadis comme stimulant diaphorétique et emménagogue, le serpolet n'est plus guère employé que dans les campagnes.

HYSOPE

Origine. — L'**Hysope** (*Hyssopus officinalis* L.) croît dans la région méditerranéenne et l'Asie moyenne : on la rencontre dans le Tessin, le sud de la Russie et la Sibérie et on la cultive dans beaucoup de jardins.

Description. — Sa tige haute de 30 à 40 centimètres, ligneuse dans sa partie inférieure, porte des feuilles nombreuses, opposées, presque sessiles, oblongues-lancéolées, mesurant 12 millimètres de longueur, sur 3 millimètres de largeur. Ces feuilles sont entières, obtuses, presque glabres, finement ciliées sur les bords. Les fleurs sont disposées en glomérules axillaires à l'aisselle des bractées et rejetées d'un même côté de l'axe, formant ainsi une inflorescence unilatérale. Le calice est tubuleux à 5 dents inégales ; la corolle est bleue, quelquefois rose ou blanche, bilabiée ; la lèvre postérieure est bilabiée, droite et courte ; la lèvre inférieure est à trois lobes dont le médian est lui-même bilobé. Les étamines au nombre de 4 sont didynames, droites, écartées et saillantes. L'odeur de cette plante est aromatique et camphrée ; sa saveur est amère.

Structure microscopique. — Épiderme garni sur ses deux faces de stomates, de poils tecteurs et de poils glanduleux. Les stomates affectent la disposition particulière au type labié, les poils tecteurs sont coniques, très courts et unicellulaires, ou plus longs et formés d'une série de 3 à 4 cellules munies de parois tuberculeuses. Les poils glanduleux sont capités et uni ou bicellulaires, ou sessiles et octo-cellulaires. Mésophylle hétérogène, dépourvu de cristaux. Nervure médiane concave sur la face supérieure, fortement convexe sur la face inférieure. Système libéro-ligneux disposé en forme d'arc et recouvert inférieurement par un liber et un péricycle mous.

USAGES. — Les feuilles et les sommités fleuries d'hysope s'emploient comme stimulantes et pectorales, à la dose de 8 à 15 grammes par litre d'eau.

MÉLISSE.

ORIGINE. — La **Mélisse officinale** ou **Citronnelle** (*Melissa officinalis* L.), *herbe du citron, Thé de France* est une plante d'origine méridionale qu'on cultive fréquemment dans les jardins.

DESCRIPTION. — C'est une herbe vivace dont les rameaux aériens, herbacés, hauts de 30 à 80 centimètres sont garnis de feuilles opposées

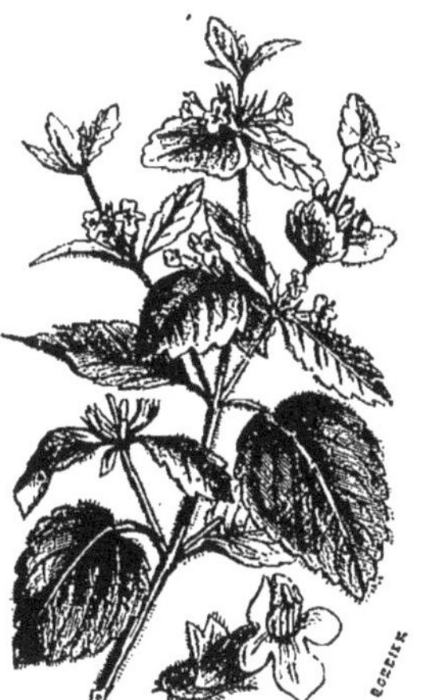

Fig. 407. — Mélisse.

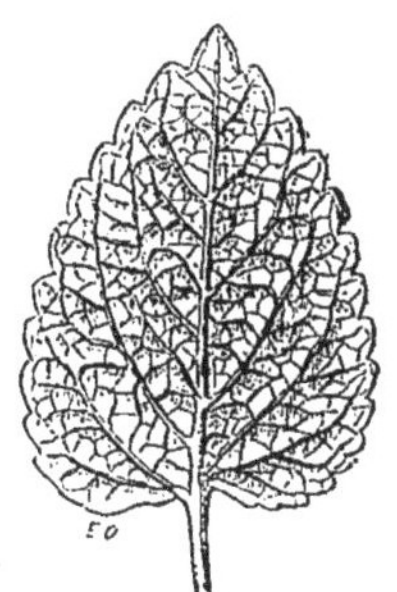

Fig. 408. — Feuille de Mélisse.

pétiolées, ovales, cordiformes, grossièrement dentées en scie, rugueuses, pubescentes (fig. 407-408). Ces feuilles, d'un vert clair sur leur face supérieure, plus pâles en dessous, sont finement ciliées sur leurs bords. Les fleurs, de couleur blanc jaunâtre, sont disposées en cymes axillaires contractées, stipitées et unilatérales. Le calice pubescent est tubuleux, bilabié, à lèvre supérieure tridentée, et à lèvre inférieure bifide; il est parcouru par 5 côtes saillantes. — La corolle d'abord jaune puis blanche ou faiblement rosée a un tube un peu recourbé et un limbe à 2 lèvres inégales, la supérieure est dressée, bifide, l'inférieure est partagée en 3 lobes obtus, dont un médian plus long.

Les feuilles, qui sont surtout employées en pharmacie, possèdent une odeur agréable, analogue à celle du citron; elles doivent être recueillies avant l'épanouissement des fleurs, car plus tard, quand la fructification est avancée, elles ont une odeur moins agréable qui rappelle un peu celle de la punaise. Quand elles ont été desséchées lentement ou exposées à l'humidité, ces feuilles ne tardent pas à noircir. Si on veut leur conserver leur coloration, il faut les faire sécher au soleil ou à l'étuve et les conserver dans un endroit bien sec.

Ces feuilles sont garnies de poils tecteurs unicellulaires, coniques, courts et droits, deux à trois fois plus longs que larges, et légèrement tuberculeux ; elles portent en outre de petites glandes uni ou bicellulaires sphériques soutenues par un pédicelle court et de grosses glandes octocellulaires, sessiles. Indépendamment des poils courts, on observe sur la nervure médiane des poils unisériés, plus longs, coniques, formés de 4 à 5 cellules superposées.

La Mélisse comme la plupart des Labiées renferme une essence, à laquelle elle doit ses propriétés, et une résine amère.

Usages. — Elle est employée comme stomachique, carminative et antispasmodique. Elle entre dans la préparation de l'alcoolat de mélisse composé et de l'alcoolat vulnéraire.

Le *Melissa Calamintha* L. (*Calamintha officinalis* Mœnch) est une espèce de nos bois montagneux qu'on employait très fréquemment comme sudorifique, vulnéraire et emménagogue.

SARRIETTE DES JARDINS

Origine. — C'est le *Satureia hortensis* L., espèce méditerranéenne, souvent cultivée dans les jardins.

Description. — La tige est droite, rougeâtre, rameuse. Les feuilles linéaires-lancéolées, longues de 12 à 15 millimètres, sont entières sur leurs bords, garnies de poils tecteurs courts, uni ou bicellulaires, tuberculeux, de petites glandes sphériques unicellulaires et de grosses glandes octocellulaires. Les fleurs sont disposées en cymes axillaires, pauciflores et stipitées. Le calice présente 10 nervures bien marquées et 5 dents presque égales. La corolle offre une teinte purpurine ; la lèvre supérieure dressée est faiblement échancrée, la lèvre inférieure est à trois lobes dont le médian est obtus et émarginé. Les 4 étamines sont didynames à 2 loges finalement divariquées. Cette plante possède une odeur qui rappelle celle du thym et une saveur aromatique et piquante.

La sarriette renferme une essence de couleur jaune dont l'odeur rappelle celle du thymol et qui d'après Johns contient du *Carvacrol*, du *cymène*, du *térébène* et une petite quantité de phénol.

Elle s'emploie souvent comme condiment ou en infusion comme stomachique et digestive à la dose de 10 grammes par litre d'eau.

Le *S. montana* L. espèce vivace du midi de la France possède les mêmes propriétés.

Le *S. juliana* est employé en Sicile pour combattre les fièvres intermittentes.

A la série des *Thyms et Sarriettes* se rattachent : le Patchouly (*Pogostemon Patchouly* Pellet), originaire de Penang et de la péninsule malaise, auquel les Arabes, les Chinois et les Japonais attribuent des propriétés fébrifuges, mais qui n'est guère employé en Europe que dans la parfumerie :

Le *Collinsonia Canadensis* L. qui croît dans l'Amérique du Nord, depuis le Canada jusqu'à la Floride, où sa racine jouit, sous le nom de *gravel root*, d'une grande réputation dans le traitement de l'hydropisie et des affections calculeuses de la vessie.

Le *Lycopus virginica* Michx, également originaire des États-Unis, où on lui attribue des propriétés analogues à celles de la digitale et des vertus astringentes et narcotiques : le *S. europæus* L. ou *Marrube d'eau*, espèce européenne utilisée en Italie sous le nom d'*Erba china* contre les fièvres intermittentes.

L'*Hedeoma pulegioïdes* Pers., petite espèce annuelle, très odorante, commune au Canada et au Mexique et qui, aux États-Unis, sert aux mêmes usages que nos Menthes, principalement comme stomachique, anticatarrhale. Son huile essentielle est employée en Amérique pour corriger la saveur des médicaments nauséeux.

MÉLISSE DE MOLDAVIE

C'est le *Dracocephalum Moldavicum* L., plante originaire de la Moldavie et de la Sibérie qu'on rencontre fréquemment dans nos jardins.

La tige haute de 65 centimètres, rameuse, finement pubescente ou glabre, porte des feuilles pétiolées, ovales-lancéolées, presque glabres, arrondies à la base, crénelées sur les bords, garnies de glandes brunes, sur leur face inférieure. Les fleurs bleues, purpurines ou blanches sont disposées en verticilles axillaires, dont la réunion forme une grappe longue de 15 à 30 centimètres, entremêlée de bractées dont les dentelures sont terminées par un filet sétacé. Le calice est strié et porte 5 dents mucronées ; le tube de la corolle est renflé à sa partie supérieure ; son limbe est bilabié ; la lèvre supérieure est courbée en capuchon, l'inférieure est ouverte, à 3 lobes dont le médian est très grand et échancré. Les 4 étamines sont didynames et ascendantes.

Cette plante a une odeur pénétrante et agréable qui se rapproche de celle de la mélisse, elle s'emploie comme cordiale et vulnéraire.

MARRUBE BLANC

C'est le *Marrubium vulgare* L., *herbe vierge*, plante vivace, répandue dans toute l'Europe sur le bord des routes, dans les décombres et le voisinage des habitations.

Sa tige atteint 30 à 80 centimètres de hauteur ; elle est dressée, (fig. 409) ramifiée, dure, blanchâtre et velue, elle porte des feuilles

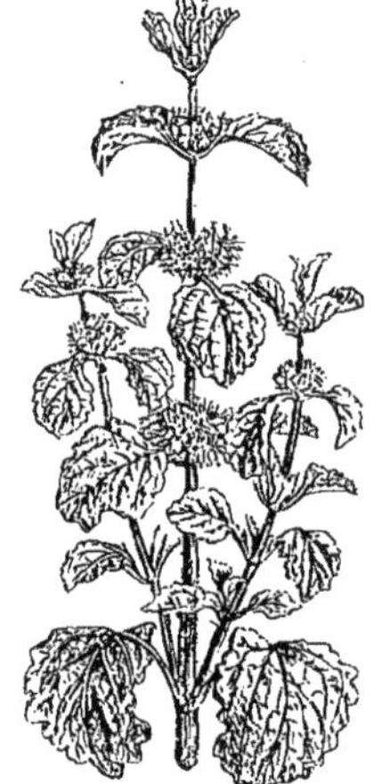

Fig. 409. — Marrube blanc.

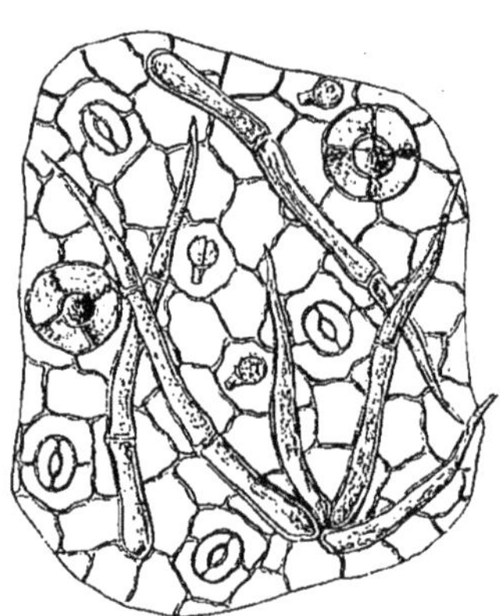

Fig. 410. — Marrube blanc. Epiderme inférieur de la feuille.

opposées simples, entières, pétiolées, gaufrées, suborbiculaires, un peu cordées à la base, crénelées sur les bords et couvertes d'un duvet blanchâtre. Les fleurs blanches sont disposées à l'aisselle de bractées subulées et forment de faux verticilles assez distants les uns des autres. Le calice tubuleux présente 10 nervures et 10 dents aiguës, sous-épineuses ; la corolle est bilabiée, la lèvre supérieure est presque plane, entière ou bifide ; la lèvre inférieure est ouverte, trifide. Les étamines, au nombre de 4, sont renfermées dans le tube de la corolle. Le Marrube blanc a une odeur aromatique, une saveur chaude et amère.

Les poils tecteurs qui recouvrent ses tiges et ses feuilles sont longs, composés de 5 à 8 cellules superposées, à parois minces et lisses ; à côté de ces poils coniques on en trouve d'autres dans lesquels les cellules terminales produisent des prolongements filiformes, coniques, assez nombreux, qui leur donnent une apparence étoilée. Les poils glanduleux sont formés d'une petite glande unicellulaire soutenue par un pédicelle court ou d'une glande plus grosse, quadricellulaire et sessile.

Les sommités fleuries de Marrube blanc renferment de l'huile essentielle, de l'acide gallique et un principe amer cristallisé, la *Marrubine*, qui a été isolé par Kromayer et Harms.

Elles sont employées comme pectorales.

BÉTOINE

La **Bétoine** (*Betonica officinalis* L.) est très répandue en Europe où elle croît dans les prés et les lieux ombragés.

De la souche vivace partent de nombreuses feuilles longuement pétiolées, larges, oblongues, crénelées sur les bords, et rudes au toucher. La tige presque simple porte de distance en distance des feuilles opposées, plus petites que les feuilles radicales et dont les supérieures sont presque sessiles ; elle est terminée par une inflorescence spiciforme, assez dense, cylindrique ou ovale, interrompue à sa base et formée de faux verticilles. Le calice est glabre et lisse en dehors ; la corolle est blanche ou purpurine, deux fois plus longue que le calice, bilabiée, à lèvre supérieure arrondie, dressée, entière. Cette plante possède une odeur faible et peu agréable, une saveur âcre et amère.

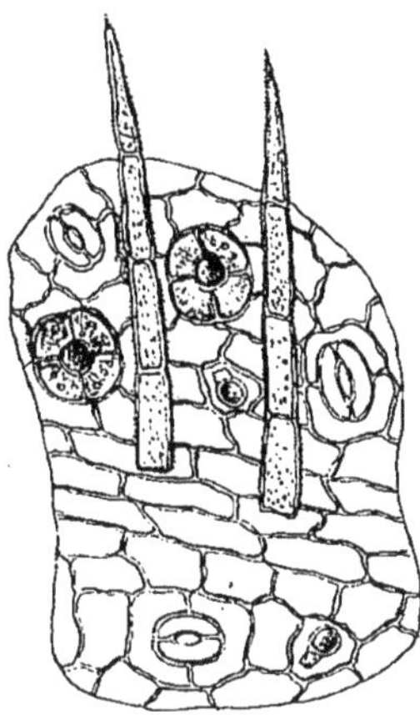

Fig. 411.
Feuille de Bétoine.
Epiderme inférieur.

Les feuilles de Bétoine présentent sur leurs deux faces des stomates, des poils tecteurs et des poils glanduleux. Les stomates offrent la disposition commune aux feuilles des labiées ; les poils tecteurs profondément enchâssés dans l'épiderme sont longs, coniques, formés de 3 à 5 cellules superposées et renflées à leurs extrémités et munies de parois assez épaisses (fig. 411). Les poils glanduleux sont constitués par une glande bicellulaire, supportée par un court pédicelle et par une glande quadricellulaire sessile.

Les feuilles de bétoine pulvérisées sont employées comme sternutatoires.

A la série des *Bétonicées* se rattachent encore : le *Marrube noir* ou *Ballote fétide* (*Ballota nigra* L.), dont les sommités fleuries sont utilisées comme toniques, antipasmodiques, emménagogues : le *Leonotis nepetæfolia* Br., espèce indienne dont les feuilles sont utilisées en décoction dans les régions tropicales pour combattre ou prévenir les accès de fièvre intermittente; l'*Anisomeles Malabarica* Br., autre espèce de l'Inde utilisée contre la dyspepsie, les coliques et comme sudorifique.

ORTIE BLANCHE

La matière médicale utilise les fleurs de l'**Ortie blanche** (*Lamium album L.*) plante très communément répandue en Europe le long des chemins et des haies.

La tige de cette plante, haute de 20 à 30 centimètres, est presque glabre et porte des feuilles opposées, pétiolées, cordiformes, acuminées, dentelées sur leurs bords, d'un vert qui rappelle celui de la grande ortie. Les fleurs sont réunies en faux verticilles axillaires (fig. 412). Le calice présente 5 dents aiguës. La corolle, blanche à l'état frais, et légèrement jaunâtre après dessiccation, est tubuleuse bilabiée. Son tube courbé est resserré un peu au-dessus de la base, puis renflé vers la gorge, munie à l'intérieur d'un anneau de poils disposé obliquement. La lèvre supérieure est très velue, voûtée, doublement carénée sur sa face dorsale ; la lèvre inférieure est à trois lobes, dont deux latéraux très courts et pourvus d'une dent aiguë et un médian très élargi et échancré à l'extrémité; les étamines sont didynames, exsertes. Les anthères sont rapprochées par paires. Les fleurs d'ortie blanche exhalent une odeur douce qui rappelle celle du miel et s'atténue par la dessiccation ; leur saveur est mucilagineuse.

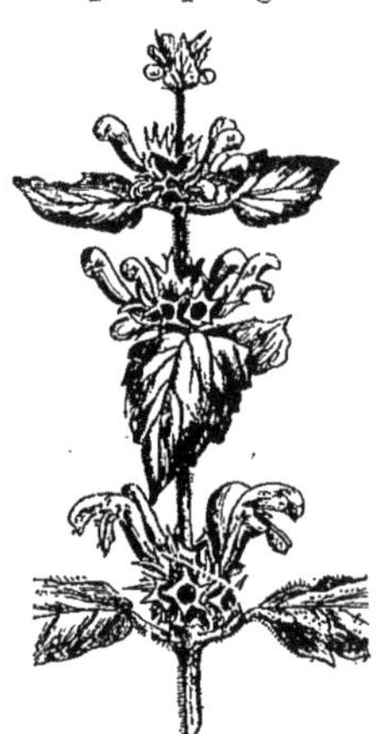

Fig. 412. Ortie blanche.

Ces fleurs renferment des acides gallique et tannique, des matières azotées et du nitrate de potasse ; elles sont employées comme astringentes pour combattre la leucorrhée.

CATAIRE

La **Cataire** ou *Herbe aux chats* (*Nepeta Cataria* L.) est une petite plante commune en Europe et en Asie, où elle croît sur le bord des chemins et le long des haies.

Sa tige dressée, haute de 60 à 80 centimètres, pubescente, est garnie de feuilles pétiolées, ovales, cordiformes, dentées en scie, molles, vertes en dessus et blanchâtres en dessous ; les fleurs blanches ou rosées sont réunies en verticilles serrés et accompagnées de bractées sétacées. Le calice est tubuleux à 5 dents ; la corolle est bilabiée ; les étamines au nombre de 4 sont didynames et rapprochées par paire. Cette plante possède une saveur âcre et amère, et une odeur aromatique un peu forte qui attire les chats.

Les feuilles de Cataire sont garnies de poils tecteurs et de poils glanduleux. Les premiers sont coniques, formés de 3 à 6 cellules superposées, 4 à 5 fois aussi longues que larges, tantôt lisses et tantôt garnis de petits tubercules. Les poils glanduleux affectent deux formes : ils sont formés d'une petite glande uni ou bicellulaire, sphérique, supportée par un pédicelle unicellulaire, ou constitués par une glande sessile plus volumineuse, quadricellulaire, divisée par des cloisons verticales.

Cette plante renferme une huile volatile, du tannin et une matière amère auxquels elle doit des propriétés toniques, excitantes et stomachiques. Elle est employée comme antipasmodique et emménagogue. En Russie, on mâche quelques-unes de ses feuilles pour calmer les névralgies dentaires.

LIERRE TERRESTRE

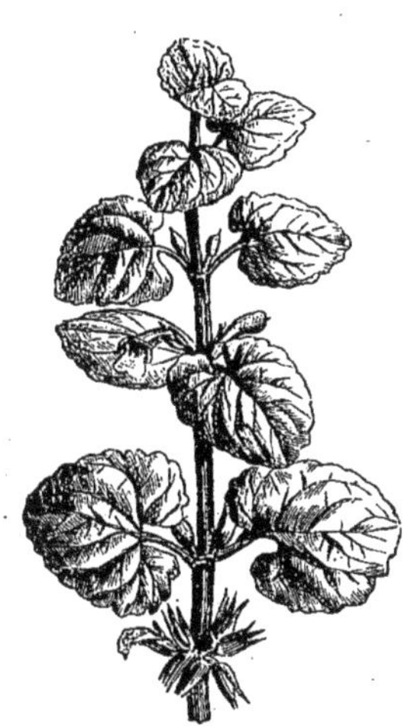
Fig. 413. — Lierre terrestre.

Ce sont les tiges feuillées et fleuries du *Glechoma hederacea* L., *Herbe de Saint-Jean*, *Rondette*, petite plante vivace qui croît communément en Europe le long des haies, dans les fossés humides.

La tige quadrangulaire, simple, radicante à la base, puis dressée à sa partie supérieure, haute de 15 à 30 centimètres, est garnie de feuilles opposées, longuement pétiolées, très distancées, réniformes à la partie supérieure (fig. 413). Ces feuilles sont gaufrées, grossièrement crénelées sur les bords, d'un vert sombre, souvent rougeâtres ou violacées, plus claires en dessous, et pubescentes sur les nervures. Les fleurs, bleues ou purpurines, sont réunies au nombre de 3 à 4 à l'aisselle des feuilles supérieures. Le calice tubuleux, strié, présente 5 dents inégales. — La corolle dont le tube est dilaté au-dessus du calice est bilabiée. —

Les étamines au nombre de 4 sont didynames et ont des anthères à loges divergentes, rapprochées deux à deux en forme de croix. Cette plante possède une odeur forte, aromatique, une saveur balsamique, amère, légèrement âcre.

Les feuilles de lierre terrestre portent des poils tecteurs et des poils glanduleux qui affectent des formes différentes. Les premiers sont tantôt courts, unicellulaires, coniques, tantôt constitués par une série de 5 à 10 cellules à parois lisses ou garnies de petits tubercules. Les poils glanduleux sont formés tantôt d'une petite glande ovale uni ou bicellulaire, supportée par un pédicelle très court, tantôt d'une grosse glande octocellulaire sessile.

Le lierre terrestre est fréquemment employé dans les affections catarrhales des bronches et comme antiscorbutique.

GERMANDRÉES

Les *Germandrées* (*Teucrium*) sont caractérisées par leur corolle en apparence unilabiée, mais réellement complète et seulement déjetée fortement en avant parce qu'elle présente en arrière une fente très profonde par laquelle sortent les 4 étamines didynames. Les espèces inscrites dans notre pharmacopée sont le **Petit Chêne**, le **Scordium** et les **Pouliots de montagne** qu'on peut distinguer aux caractères suivants :

I. Fleurs non disposées en capitules.
- Feuilles courtement pétiolées, crénelées sur le bord, blanchâtres en dessous, odeur aromatique faible. . **Petit Chêne.**
- Feuilles sessiles dentées sur le bord, vertes sur les deux faces : odeur alliacée. . . . . **Scordium.**

II. Fleurs en capitules . . . . **Pouliots de montagne**

PETIT CHÊNE

Ce sont les sommités fleuries du *Teucrium chamœdrys* L. (*Chasse-fièvre*) qu'on rencontre dans l'Europe centrale et méridionale.

La tige haute de 15 à 30 centimètres, rameuse, pubescente, porte des feuilles opposées mesurant 1 centimètre de long, sur 3 à 4 millimètres de large, ovales, cunéiformes, crénelées sur les bords, glabres et souvent luisantes en dessus, d'un vert pâle, blanchâtres et pubescentes en dessous. Les feuilles supérieures sont subsessiles, à peine dentées, bractéiformes, et d'une couleur rougeâtre ; les feuilles inférieures sont courtement pétiolées. Les fleurs roses ou violacées sont disposés de 2 à 8 en grappe feuillée, unilatérale, à l'aisselle des feuilles supérieures (fig. 414). Ces sommités possèdent une faible odeur aromatique et une saveur amère et astringente.

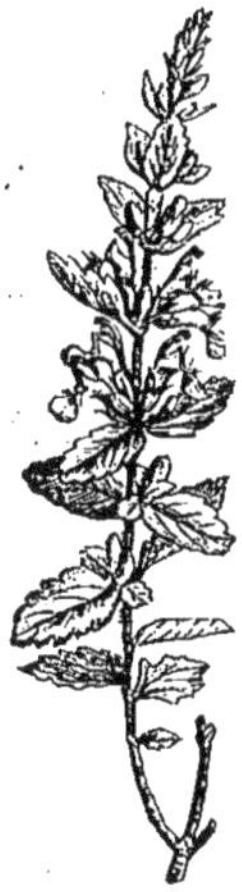

Les poils qui recouvrent la partie intérieure des feuilles sont bicellulaires, tuberculeux, tantôt droits, tantôt coudés. Les glandes sont uni, bi et quadricellulaires.

Cette plante doit à son huile essentielle ses propriétés toniques, stimulantes et digestives.

Fig. 414. Petit Chêne.

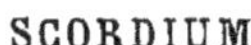

SCORDIUM

Le **Scordium** (*Teucrium Scordium* L.), *Chamaras, Germandrée d'eau* croît dans les prés humides ou marécageux de toute l'Europe.

Ses tiges velues, rameuses portent des feuilles opposées, sessiles, ovales oblongues, mesurant 2 centimètres de long sur 5 millimètres de large. Ces feuilles sont rétrécies à la base, grossièrement dentées sur les bords, vertes sur leurs deux faces qui sont molles et pubescentes. Les fleurs sont rougeâtres, courtement pédonculées, solitaires ou disposées au nombre de 2 à 4 à l'aisselle des feuilles supérieures. Froissée entre les mains, cette plante exhale une odeur pénétrante et alliacée ; sa saveur est amère.

Les poils qui recouvrent les feuilles sont coniques, formés de 3 à 6 cellules très longues, à parois finement tuberculeuses. Les glandes sont tantôt unicellulaires et supportées par un pédicelle pluricellulé tantôt quadricellulaires et sessiles.

Cette plante est employée entière, fleurie ou non, comme stomachique ; elle entre dans la préparation du *diascordium*.

POULIOTS DE MONTAGNE

Sous ce nom sont réunies plusieurs espèces de *Teucrium* appartenant à la section des *Polium*, qui est caractérisée par ses fleurs disposées en capitules terminaux. De ces espèces qui croissent dans les régions méridionales, les unes ont des fleurs blanches (*Teucrium Polium* L. et *T. montanum* L.) ; les autres ont des fleurs jaunes (*T. aureum* L.).

Le *T. polium* L., la plus intéressante de ces espèces, peut atteindre

10 à 15 centimètres de hauteur. Ses rameaux blancs et tomenteux portent des feuilles sessiles, linéaires oblongues, cunéiformes, entières à la base, dentées sur les bords, d'un vert pâle en dessus, blanches en dessous. Les fleurs blanches ou purpurines sont disposées en capitules serrés, ovoïdes ou globuleux, courtement pédonculés, dont l'ensemble forme une sorte de corymbe. Cette plante, qui a une odeur forte et agréable, est employée comme stimulante.

BUGLES

Les **Bugles** (*Ajuga*) sont caractérisés par leur corolle dont la lèvre supérieure est pour ainsi dire nulle et à dents à peine marquées, de sorte que le limbe ouvert est presque réduit aux trois lobes de la lèvre inférieure dont le médian est échancré (fig. 415).

L'espèce inscrite au Codex est la **Bugle officinale** (*Ajuga rep-*

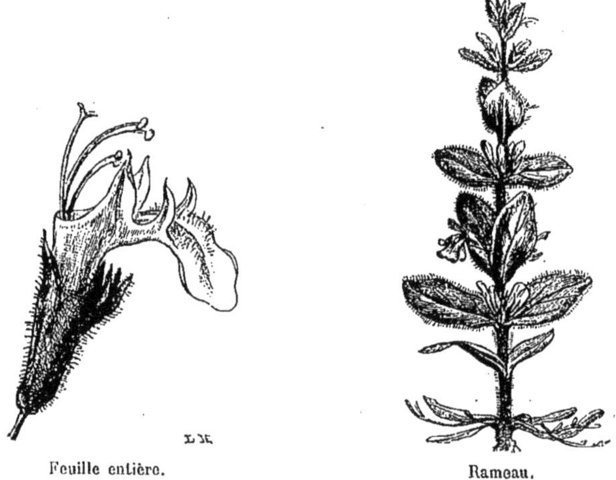

Feuille entière. Rameau.

Fig. 415, 416. — *Ajuga replans.*

tans L.) qu'on trouve dans les prairies humides et les bois de toute l'Europe.

Les feuilles inférieures sont disposées en rosette; la tige est velue sur deux faces, glabre sur les deux autres (fig. 416). De l'aisselle des feuilles radicales partent des stolons qui produisent, de distance en distance, des pieds semblables au premier. Les feuilles caulinaires comme les feuilles inférieures sont oblongues, obovées, arrondies au sommet, légèrement dentées. Les fleurs bleues, disposées à l'aisselle de bractées florales colorées, forment au sommet des tiges une sorte de grappe allongée, interrompue à la base. Cette plante est inodore; sa saveur est amère et astringente.

Les feuilles de l'*A. reptans* présentent sur leurs deux faces des poils tecteurs et des poils glanduleux. Les premiers sont pluricellulaires, coniques, lisses ; les seconds sont formés d'une glande bicellulaire, courtement pédicellée ou d'une glande quadricellulaire sessile et logée dans des dépressions épidermiques.

Vantée autrefois comme astringente et cicatrisante, cette plante est aujourd'hui à peu près inusitée.

ORTHOSIPHON STAMINEUS

Origine. — L'*Orthosiphon stamineus* Benth. (*Koumis-Koutjing, moustaches de chat*) croît dans les Indes Orientales et l'Amérique tropicale, où ses feuilles jouissent d'une grande réputation dans le traitement des maladies des reins et de la vessie.

Description. — Ces feuilles sont petites, ovales, finement crénelées sur les bords et portées par un pétiole arrondi. La face supérieure est d'un vert foncé, glabre et parcourue de nervures secondaires qui, partant de la nervure médiane, se dirigent vers les bords de la feuille pour les suivre ensuite et se réunir au sommet. La face inférieure est d'une couleur plus tendre et les nervures y sont plus apparentes.

A Java on applique à ces feuilles la préparation que les Chinois font subir aux feuilles de thé; dans cet état elles sont plus aromatiques que celles qui sont simplement séchées ; elles ressemblent à une belle sorte de thé Souchong et conservent aussi leurs propriétés organoleptiques et médicinales.

Usages. — Les Européens établis à Batavia et dans les villes voisines emploient ces feuilles en infusion, à la dose de 5 grammes par litre d'eau, dans le traitement des affections des reins et de la vessie. En Hollande, quelques médecins s'en servent pour combattre la diurèse urique ou phosphatique et la cystite.

VERBÉNACÉES

Les Verbénacées se rapprochent beaucoup des Labiées ; elles n'en diffèrent que par la cohérence des parties de l'ovaire, la non-gynobasie du style qui s'insère au sommet des carpelles, leur fruit baccien ou drupacé, et la position des feuilles qui ne sont pas constamment opposées. Cette analogie se poursuit dans les caractères anatomiques.

Caractères anatomiques. — *Feuilles.* — Les poils tecteurs qui recouvrent les feuilles sont unisériés, cylindriques ou coniques, lisses ou perlés (*Vitex*), rarement unisériés ou unicellulés et cystolithiques (*Verbena*, *Lantana*, *Lippia*). — Poils glanduleux, sessiles, composés d'une glande quadricellulaire ou octocellulaire pareille à celles des Labiées ; dans quelques feuilles de Verbénacées, on observe une petite glande unicellulaire à l'extrémité d'un pédicelle formé de plusieurs cellules superposées. Stomates entourés par 3 ou plusieurs cellules disposées irrégulièrement. Cristaux prismatiques, simples ou mâclés, rarement agglomérés, parfois nuls. — Pas de vaisseaux laticifères, ni de glandes internes.

Cette famille se compose de plantes herbacées ou ligneuses qui habitent principalement la région intertropicale. Les espèces ligneuses croissent sous la zone torride, les herbacées poussent dans les climats tempérés. Elles sont rares en Europe, en Asie et dans l'Amérique septentrionale : notre pays n'en renferme guère qu'une espèce très vulgaire, la *Verveine officinale*. Ces plantes doivent leurs vertus excitantes à l'huile essentielle qu'elles contiennent.

VERVEINE OFFICINALE

La **Verveine officinale** (*Verbena officinalis* L.) est une plante vivace, qui croît partout dans notre région, dans les champs, le long des chemins et des fossés. Elle se récolte entière à l'époque de la floraison (fig. 417).

Sa tige quadrangulaire et rude sur les angles, à rameaux divariqués, porte des feuilles également rudes, opposées, pétiolées et oblongues, lancéolées à la base ; les moyennes portées par un pétiole largement ailé sont pinnatifides ou plus souvent tripartites, à segments incisés et inégalement crénelés sur leurs bords ; les supérieures sont simplement dentelées.

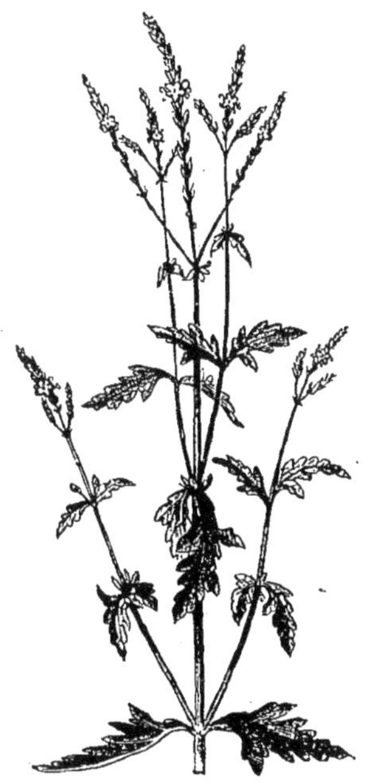

Fig. 417. — *Verbena officinalis*.

Les fleurs très petites, d'un rouge pâle, sont disposées en longs épis filiformes, rameux, terminaux et très grêles à l'aisselle de petites bractées, plus courtes que le calice. La corolle est bilabiée, à cinq divisions ; les étamines, au nombre de quatre, sont tétradynames.

Cette plante a une saveur un peu âpre et amère et une odeur aromatique, qui ne se perçoit guère que par le froissement des feuilles entre les doigts. On l'appelait autrefois *herbe sacrée*, et ses petites tiges servaient, mises en bottes, à balayer les autels.

On lui attribuait jadis des propriétés magiques ; elle n'est plus guère employée que comme vulnéraire.

FEUILLES DE VERVEINE ODORANTE

La **Verveine odorante** ou *Citronnelle* est fournie par le *Verbena triphylla* Lher. (*Lippia citriodora* K.), arbrisseau originaire du Chili, qu'on cultive dans beaucoup de jardins de la région méditerranéenne.

Ses feuilles disposées en verticille, au nombre de trois ou quatre sur des rameaux droits et élancés, sont légèrement coriaces, d'un vert plus foncé à la face supérieure : elles sont lancéolées, aiguës, atténuées à la base, à bords entiers, et mesurent 8 à 10 centimètres de longueur sur 2 centimètres de largeur ; elles sont repliées sur leur nervure médiane, d'où se détachent à angle presque droit de nombreuses nervures secondaires, fines et saillantes à la face inférieure et parallèles entre elles.

Froissées entre les doigts, ces feuilles exhalent une odeur très agréable, qui rappelle celle du citron.

La feuille est caractérisée anatomiquement par des poils cystolithiques, enchâssés assez profondément dans l'épiderme et dont la base est entourée par quelques cellules incrustées de sels calcaires, et la multitude de glandes quadricellulaires sessiles qui s'observent surtout sur la face inférieure (fig. 418). — Les stomates sont entourés par 4 à 5 cellules n'ayant pas de direction déterminée. La nervure renferme un cordon ligneux arqué recouvert inférieurement par un liber mou et un péricycle lignifié. — Cette feuille ne contient pas de cristaux d'oxalate de chaux.

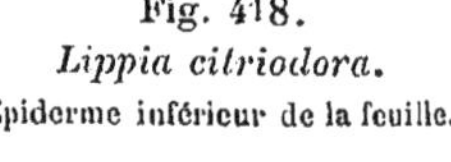

Fig. 418.
Lippia citriodora.
Epiderme inférieur de la feuille.

Les feuilles de *V. triphylla* Lher. sont employées comme stomachiques et antispasmodiques.

Le *V. jamaicensis* L. est employé au Brésil comme stimulant, fébrifuge et vulnéraire.

Aux États-Unis on utilise les racines du *V. urticæfolia* L. comme amères et astringentes.

Dans ces dernières années on a vanté comme pectorales et antiasthmatiques les feuilles du *Lippia mexicana*. Ces feuilles ont été examinées par le docteur Podwissotski, de Dorpat, qui en a retiré du tannin, une matière colorante cristallisable, une essence oxygénée et un camphre qu'il a appelé *lippiol*. Le *L. Pseudo-Thea* Schauer y est employé en guise de thé.

Plusieurs espèces du genre *Lantana* sont également utilisées au Brésil et notamment le *L. Brasiliensis* Link. (*L. spicata* Will.) comme antipyrétique ; ces propriétés fébrifuges seraient dues à un alcaloïde découvert par le docteur Negrita, et appelé *Lantanine*.

Le genre *Clerodendron* qui se distingue par l'odeur suave de ses fleurs compte aussi un certain nombre d'espèces utilisées en médecine. C'est ainsi qu'on emploie à la Réunion les feuilles du *C. heterophyllum* R. Br. comme antisyphilitiques. Dans l'Inde on emploie comme fébrifuge les feuilles du *C. infortunatum* L. et comme altérantes et antisyphilitiques celles du *C. phlomoïdes* L.

Le *Callicarpa lanata* L. est une espèce indienne dont les Cinghalais mâchent l'écorce, quand ils ne peuvent se procurer du bétel.

Les *Gatilliers* ou *Vitex* donnent de petits fruits noirs, ayant quelque ressemblance avec le poivre ; ils sont employés pour assaisonner les viandes. Une espèce indigène de la France méridionale a joui autrefois d'une grande réputation comme antiaphrodisiaque ; cette prétendue propriété lui a fait donner le nom de *Vitex agnus-castus* L. Les *V. Negundo* L. et *V. trifolia* L. sont des espèces indiennes utilisées comme fébrifuges.

GLOBULARIÉES

Herbes vivaces ou sous-arbrisseaux, à feuilles alternes, simples, courtement pétiolées, non stipulées, à limbe entier, spatulé ou obové. Fleurs petites, bleues, réunies en capitules globuleux, terminaux ou axillaires, et accompagnées de bractées. Calice gamosépale, tubuleux, persistant, à cinq divisions souvent inégales et parfois bilabié. Corolle gamopétale, tubuleuse, irrégulière, formée de cinq lanières étroites, inégales, disposées en deux lèvres. Étamines 4 ou 5. Ovaire uniloculaire à un seul ovule pendant et anatrope. Akène recouvert par le calice ; une seule graine renversée à embryon droit, recouvert par un albumen charnu.

Caractères anatomiques. — L'étude anatomique des Globulariées a été tout récemment l'objet d'un mémoire très intéressant de la part de M. Heckel [1]. Ces plantes sont caractérisées par la présence sur les feuilles et la tige de poils glanduleux formés d'un pied court, inclus, d'un manche exserte unicellulaire et d'une tête glanduleuse bicellulaire, qui se recouvre d'une sécrétion calcaire, analogue à celle qui se produit sur les glandes des Plombaginées, des Tamariscinées et des Frankeniacées. Profondément enchâssé dans l'épiderme, le point d'insertion de ces poils est entouré par 5 à 6 cellules assez régulièrement disposées en rosace. L'épiderme est recouvert par une cuticule assez épaisse ; il présente sur ses deux faces des stomates assez larges et profonds, entourés et recouverts en partie par 4 à 6 cellules munies de parois épaisses, faiblement ondulées et ponctuées. — Cet épiderme est souvent très riche en cristaux appartenant au système du prisme rhomboïdal oblique (*Gl. Alypum* L.). Mésophylle généralement homogène, lacuneux, acristalligène. Système libéro-ligneux représenté par un cordon ligneux arqué recouvert en bas par un liber mou et un péricycle fibreux ; un amas de fibres à parois épaisses recouvre également le cordon ligneux sur sa face supérieure.

Les Globulariées habitent les régions chaudes et tempérées de l'Europe moyenne et principalement le bassin de la Méditerranée.

[1] Ed. Heckel. *Étude monographique de la famille des Globulariées* au point de vue botanique, chimique et thérapeutique (1891).

FEUILLES DE GLOBULAIRE TURBITH

Elles sont fournies par le *Globularia Alypum* L., connu chez nous sous les noms de *Séné de Provence*, et sous celui bien peu justifié d'*Herbe terrible;* la plante croît dans les parties méridionales de la France, en Espagne et en Italie.

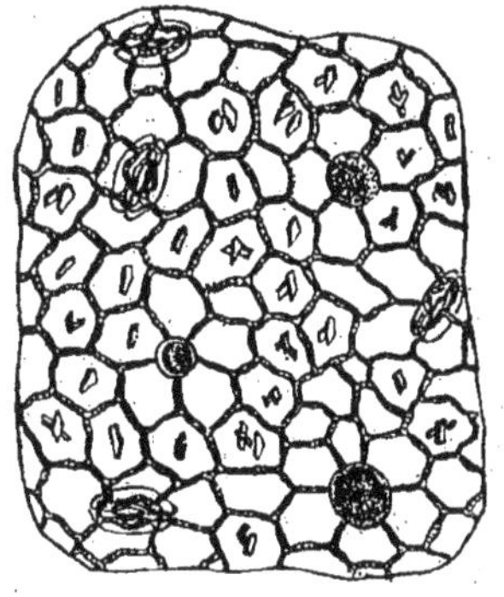

Fig. 419. — *Globularia Alypum*. Epiderme inférieur de la feuille.

Ses feuilles sont alternes, simples, entières ou munies d'une ou de deux dents au sommet, agrégées à la base des rameaux et pétiolées; les supérieures sont plus petites, écartées, spatulées, marcescentes; elles mesurent en moyenne 12 à 13 centimètres de longueur et 2 millimètres de largeur; elles sont faiblement coriaces.

Elles présentent la structure toute particulière des feuilles de Globulariées, et se distinguent des autres espèces par l'abondance des cristaux qu'on observe dans leurs cellules épidermiques.

MM. Heckel et Schlagdenhauffen (1883) ont retiré de ces feuilles un glucoside, la *globularine* $C^{16}H^{20}O^{8}$, une faible quantité d'un principe volatil, de l'acide cinnamique, du cinnamate de potasse et de soude, du tannin, de la mannite, du glucose et une résine particulière, la *globularétine*.

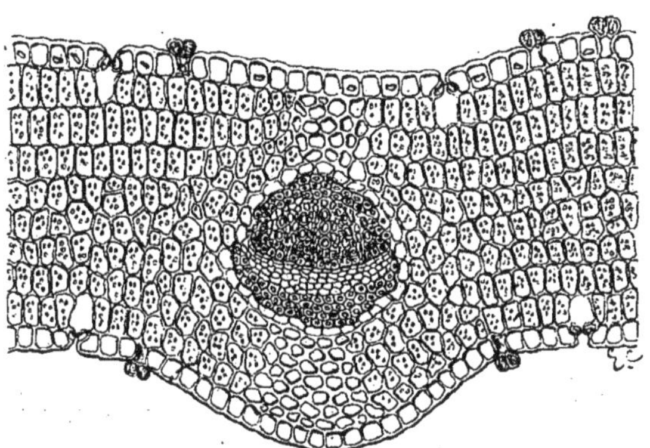

Fig. 420. — *Globularia Alypum*. Nervure médiane de la feuille.

Les feuilles du *Gl. Alypum* L. s'emploient à la dose de 20 à 30 grammes comme purgatives et ont l'avantage de ne déterminer ni nausées, ni irritation stomacale ou intestinale. Elles doivent leur propriété purgative à la *globularétine*. Quant à la globularine, à la dose de 15 à 50 centigrammes, elle agit comme la théine. On a à plusieurs reprises constaté l'introduction frauduleuse de ces feuilles dans le Séné de la Palte.

Le *G. vulgaris* L. ou *marguerite bleue* et le *G. nudicaulis* L. possèdent les mêmes propriétés physiologiques et peuvent sans inconvénient êtr substituées au *G. Alypum* L.

ACANTHACÉES

Herbes ou arbustes volubiles, à feuilles opposées simples, sans stipules. Fleurs disposées en épis ou en grappes et accompagnées de bractées à leur base. Calice régulier ou irrégulier à 4 ou 5 sépales. Corolle gamopétale à 5 divisions, ordinairement irrégulière, anisostémone, à préfloraison imbriquée. Étamines au nombre de 2 ou de 4, didynames. Ovaire à deux loges, à deux ou plusieurs ovules campylotropes assis sur un prolongement du placentaire (*rétinacles*). Capsule à 2 loges, à déhiscence loculicide. Graines portées sur un podosperme filiforme, quelquefois élargi en forme de cupule ou de crochet. Embryon ordinairement courbe, exalbuminé.

CARACTÈRES ANATOMIQUES. — *Feuilles.* — Des poils tecteurs généralement unisériés (*Ruellia*, *Justicia*) renfermant parfois un suc coloré, plus rarement unicellulés (*Thunbergia*, *Justicia*) ; des poils glanduleux capités, sessiles ou unisériés, à tête divisée en 2 à 8 loges par des cloisons verticales ; stomates accompagnés de deux ou plusieurs cellules séparées par des cloisons perpendiculaires à l'ostiole (type Caryophyllé). Cristaux prismatiques carrés simples, souvent très petits, aciculaires, et octaédriques disposés en enveloppe de lettre. Des cystolithes allongés en forme de clou localisés, dans l'épiderme ou dans le mésophylle. Pas de laticifères ni de glandes internes.

La tige des Acanthacées offre une structure normale dans certaines espèces et présente parfois des faisceaux un peu particuliers dans la moelle ; dans quelques-unes on observe des particularités de structure bien singulières provenant d'un fonctionnement irrégulier de l'assise libéro-ligneuse. (Hérail. *Loco citato.*)

Les plantes de cette famille appartiennent presque exclusivement à la zone intertropicale des deux continents. Peu d'entre elles sont employées dans la médecine européenne ; c'est surtout dans l'Inde qu'on utilise les propriétés émollientes qu'elles doivent à la présence d'un mucilage abondant, parfois relevé par un principe amer. Quelques-unes sont employées dans la teinture.

ANDROGRAPHIS PANICULATA

Origine. — L'*Andrographis paniculata* Nees (*Justicia paniculata* Burm.) est une plante herbacée qui croît dans l'Inde, à Ceylan, en Cochinchine, dans l'archipel Indien et jusqu'en Chine.

Description. — La tige dressée, quadrangulaire, noueuse, articulée, mesure 30 à 60 centimètres de hauteur. Les feuilles opposées, courtement pétiolées, lancéolées, entières, sont minces et cassantes; elles ont 1 centimètre de largeur sur 5 à 8 centimètres de longueur. Leur face supérieure est colorée en vert sombre; leur face inférieure est plus pâle et paraît finement granuleuse. Les fleurs très nombreuses et roses sont disposées en cymes bipares très ramifiées, diandres. L'ovaire est à 2 loges pauci-ovulées. Le fruit est une capsule loculicide. Dans les collections, cette plante est souvent entière, parfois privée de fleurs, mais accompagnée de fruits et munie de racines fusiformes, tordues, d'où partent de nombreuses radicules; elle se distingue par la teinte vert sombre et la forme quadrangulaire de ses tiges; elle est inodore et possède une saveur franchement amère, persistante.

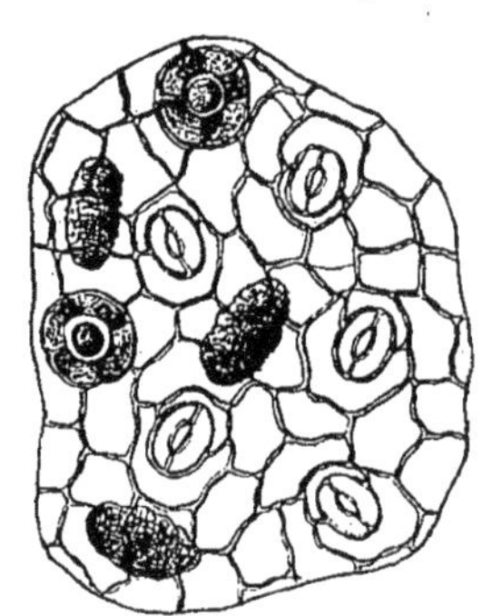

Fig. 421.
Andrographis paniculata
Épiderme supérieur de la feuille.

Caractères anatomiques. — Les feuilles d'*A. paniculata* Nees se distinguent nettement par la disposition de leur appareil stomatique, la présence de poils glanduleux quadricellulaires et l'existence de cystolithes, qui sont localisés en dessous de l'épiderme supérieur (fig. 421). Ces cystolithes, sont moins allongés que ceux qui existent dans la plupart des autres Acanthacées.

Composition. — L'étude chimique de cette drogue est très incomplète; on en a retiré seulement un principe amer qui précipite abondamment par le tannin.

Usages. — Cette plante est inscrite dans la pharmacopée anglo-indienne, comme tonique, amère et stomachique; elle jouit au Bengale d'une grande réputation sous les noms de *Kariyat Creyut*, *Mahalita* (Roi des amers); elle est préconisée dans la débilité générale et dans la convalescence qui suit les fièvres et la dysenterie.

Parmi les espèces utiles de cette famille figurent :

L'*Adhatoda Vasica* Nees. (*J. Adhatoda* L.) ou *noyer des Indes :* c'est un grand arbuste très commun dans l'Inde. Les feuilles sont opposées, courtement pétiolées, lancéolées, aiguës, atténuées aux deux extrémités, lisses sur les deux faces et mesurant 12 à 15 centimètres de longueur sur 3 à 4 centimètres de largeur. Les fleurs irrégulières et hermaphrodites sont disposées en épis axillaires, longuement pédonculés, opposés; elles sont grandes, blanches, couvertes de taches ferrugineuses ; la partie inférieure de leurs deux lèvres est teintée de pourpre. Cette plante jouit dans l'Inde d'une grande réputation, comme expectorante et antispasmodique ; elle est prescrite pour combattre la fièvre hectique. Au Bengale, on fume les feuilles comme celles du Datura pour combattre l'asthme ;

L'*Hygrophila spinosa* T. And. ou *Asteracantha longifolia* Nees, plante herbacée épineuse, qui croît dans les régions marécageuses de l'île de Ceylan. Cette plante a été vantée récemment comme un précieux diurétique ;

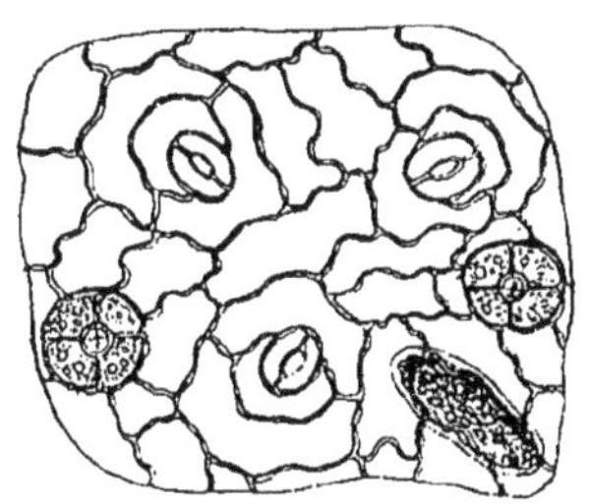

Fig. 422. — *Gendarussa vulgaris.* Epiderme inférieur de la feuille.

Le *Rhinacanthus communis* Nees (*Justicia Nasuta* L.) est un petit arbuste originaire de l'Inde, dont les feuilles et la racine sont employées par les Indiens et les Chinois comme un remède populaire contre l'impétigo et les autres affections cutanées. D'après Liborius (1881) le principe actif de cette plante est spécialement localisé dans l'écorce de la racine ; il est constitué par une substance analogue à l'acide chrysophanique et qui est désignée sous le nom de *rhinacanthine* ;

Le *Gendarussa vulgaris* Nees (*J. Gendarussa* Roxb.) qui est assez commun dans les îles de l'archipel Malais. Ses rameaux sont lisses, d'un pourpre sombre ou vert. Les feuilles opposées, courtement pétiolées, lancéolées, obtuses, sont sillonnées de fortes nervures, de la couleur des rameaux. Les fleurs d'un blanc verdâtre et teintées de pourpre sont disposées en épis terminaux. Quand on froisse les feuilles et les jeunes tiges, elles exhalent une odeur forte qui n'a rien de désagréable. Ces feuilles se reconnaissent aisément à la disposition de leurs stomates et à la présence de longs cystolythes tuberculeux, localisés dans de longues cellules sous-épidermiques (fig. 422). Elles sont prescrites dans l'Inde contre les rhumatismes chroniques ou comme antifébriles. Leur suc est employé comme pectoral contre la toux. L'écorce des jeunes branches est considérée à Java comme un bon émétique.

BIGNONIACÉES

Arbres ou arbustes parfois sarmenteux. Feuilles généralement opposées ou ternées, le plus souvent composées, sans stipules. Fleurs de Scrophularinées. Fruit capsulaire, souvent siliquiforme, à graines ailées, sans albumen.

Caractères anatomiques. — *Feuilles.* — Poils tecteurs simples, coniques, uni ou bicellulés, à cuticule lisse ou perlée, poils glanduleux généralement en forme d'écusson, à tête multicellulée et divisée verticalement. Stomates le plus souvent entourés de 4 à 5 cellules disposées irrégulièrement ou parfois par deux cellules disposées en croissant. Cristaux affectant des formes variables comme dans les Scrofulariées et les Acanthacées, tantôt octaédriques, tantôt prismatiques, tantôt aciculaires. Appareil fibro-vasculaire disposé en général dans les pétioles et les nervures principales des grandes feuilles en un cercle continu formé par la réunion de faisceaux collatéraux. Pas de laticifères ni de glandes internes.

La tige des Bignoniacées peut offrir dans sa structure diverses anomalies qui ont été étudiées par M. Hérail[1]. La plus fréquente consiste *dans la division profonde du bois secondaire par des faisceaux libériens cunéiformes.* Cette anomalie est due à ce que le cambium cesse de former du bois à sa partie interne et exagère sa production de liber en ces mêmes points.

Cette famille, qui se distingue par la beauté de ses fleurs, habite principalement les régions tropicales des deux continents et surtout de l'Amérique. Elle ne renferme pas beaucoup d'espèces médicinales ; les *Bignonia* sont utilisés dans l'industrie de l'ébénisterie, à laquelle ils fournissent des bois très appréciés.

Le Sésame qui se rattache aux Bignoniacées se recommande par les propriétés alimentaires et les usages industriels de l'huile contenue dans ses graines.

Les espèces les plus intéressantes de la famille sont :

Le *Jacaranda procera* Sprengel (*Bignonia Copaia* Aubl., *B. Caroba-*

[1] Hérail. *Loco citato.*

Cordelestris syphilitica Arr.) qui croît au Brésil, dans les provinces de Rio de Janeiro, et de Minas Geraes. Les feuilles sont alternes, simples, entières, ovales-lancéolées, un peu asymétriques à la base, coriaces, glabres. Séchées elles sont brunes, inodores et possèdent une saveur amère et astringente ; elles sont employées comme succédané de la salsepareille dans les affections cutanées et syphilitiques, en infusion de 120 grammes par litre d'eau, et à la dose d'une tasse à thé 3 fois par jour.

Le *J. lancifoliata*, qui a été préconisé récemment comme un antiblennorrhagique bien supérieur au copahu et au poivre cubèbe. On administre la teinture alcoolique des feuilles à la dose de 15 gouttes par jour.

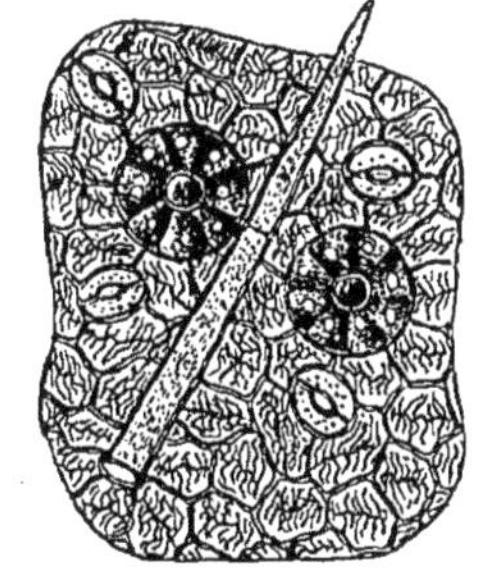
Fig. 423.
Feuille de *Bignonia Copaia*.
Epiderme inférieur.

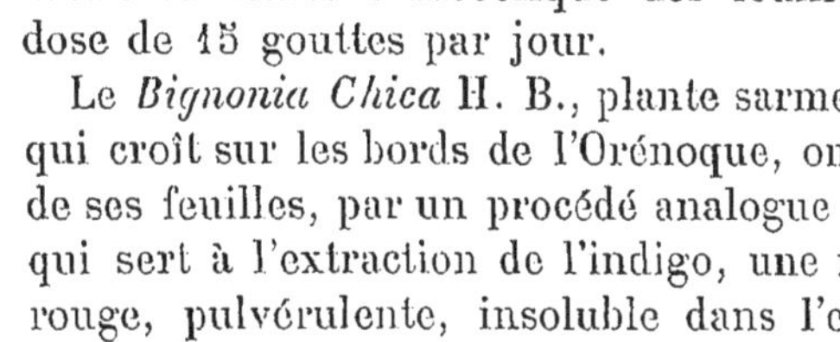

Le *Bignonia Chica* H. B., plante sarmenteuse qui croît sur les bords de l'Orénoque, on retire de ses feuilles, par un procédé analogue à celui qui sert à l'extraction de l'indigo, une matière rouge, pulvérulente, insoluble dans l'eau, un peu soluble dans l'alcool et l'éther, dont les naturels se servent pour se teindre la figure et même tout le corps.

D'autres espèces, telles que le *Catalpa longissima* Linn., le *C. bignonioïdes* Walt. et le *Tecoma Leucoxylon* Mart. fournissent des bois qui sont utilisés pour les constructions navales et l'ébénisterie.

Le *Crescentia Cujete* L. ou Calebassier, plante qui croît dans l'Amérique du Sud, au Brésil et aux Antilles, donne des fruits qui sont employés pour fabriquer des ustensiles de ménage, des calebasses et des gourdes. Ils renferment une pulpe abondante aigrelette qui entoure des graines assez grosses, et qui sert à préparer le *sirop de calebasse*, utilisé comme expectorant.

SESAMUM INDICUM

Origine. — Le *Sesamum indicum* D. C. est une plante annuelle qui croît dans l'Inde, au Japon, à Ceylan, d'où elle a été propagée en Perse, en Afrique, en Égypte, en Turquie, dans les îles de la Grèce, en Italie et en Amérique, aux Antilles, où on la cultive sous des noms différents. Ce végétal est un des plus précieux que l'homme possède, à cause de l'huile qu'on retire en abondance de ses semences ; la proportion peut atteindre jusqu'à 50 p. 100.

La plante présente deux variétés principales correspondant au

S. orientale L. et au *S. oleiferum* Mœnch, qui arrivent à leur plus grand développement au bout de 3 ou 4 mois. Leur capsule contient de nombreuses graines aplaties, mesurant 4 millimètres de long et 2 millimètres d'épaisseur, blanches, jaunes, rougeâtres, brunes ou noires. Pour les recueillir on coupe la plante quand elle est parvenue à maturité, on l'abandonne pendant quelques jours, on l'expose au soleil pendant la journée et on la retire pendant la nuit. Sous cette influence les capsules s'ouvrent et laissent tomber leurs graines.

L'huile qu'on en retire par expression est liquide, d'une couleur jaune plus ou moins foncée, d'une saveur douce et agréable, d'une odeur peu marquée. Sa densité est 0,92, elle se congèle à 5° au-dessous de 0 ; elle n'est pas siccative, est très peu altérable à l'air, aussi a-t-on proposé de la substituer à l'huile d'olives pour les usages pharmaceutiques.

Elle contient 76 p. 100 d'oléine, de la stéarine, de la myristine et de la palmitine. Elle renferme en outre une matière résinoïde qui lui communique la propriété de verdir quand on la traite par le réactif de Behrens (mélange d'acide azotique et d'acide sulfurique).

Chaque année la France importe une quantité d'huile de sésame qui n'est guère inférieure à 83 millions de kilogrammes. La plus grande quantité vient de Formose, des Indes Orientales, et de la côte orientale d'Afrique.

L'huile de Sésame peut aussi être substituée à l'huile d'olives pour l'alimentation ; c'est d'ailleurs la seule espèce utilisée au Japon pour cet usage. En Amérique on l'emploie comme laxative à la dose de 40 à 60 grammes. Dans l'Inde elle est employée communément en onctions.

La plante entière est regardée comme émolliente et laxative. Sa décoction passe en Afrique et en Perse pour être emménagogue.

Les graines sont employées comme émollientes, toniques, diurétiques et galactagogues.

SCROPHULARIACÉES

Cette famille se rapproche beaucoup de celle des Solanées. Elle ne s'en distingue guère que par l'irrégularité des corolles imbriquées, la didynamie de l'androcée. Si l'on met en outre de côté la disposition parfois opposée des feuilles (*Veronica*), l'inflorescence souvent centripète, la forme droite ou peu arquée de l'embryon, on peut considérer les Scrophulariacées comme des Solanées devenues irrégulières par suite de l'avortement d'une étamine et de l'inégalité de développement des parties de la fleur.

Caractères anatomiques. — Les feuilles quelquefois glabres (*Veronica, Beccabunga*) portent généralement des poils tecteurs, unisériés, simples (*V. officinalis*), ornés de saillies cuticulaires (*Digitalis*), rarement ramifiés (*Verbascum*) et des poils glanduleux capités, à pied unisérié. Ces poils sont généralement composés d'une glande uni ou pluricellulée, qui, dans ce dernier cas, est toujours divisée par des cloisons uniquement verticales. Ces poils sont parfois sessiles et disposés en écusson (*Gratiola*). Les stomates sont entourés par trois et plus souvent par quatre cellules dont une est plus petite que les trois autres. Cristaux généralement nuls. Pas de laticifères ni de glandes internes.

Si les Scrophulariacées se rapprochent des Solanées par l'existence de poils tecteurs unisériés et de poils glanduleux capités, par l'absence de laticifères et de glandes internes, elles en diffèrent par la division des poils glanduleux, . absence très fréquente de cristaux qui ne sont jamais pulvérulents quand ils existent, et par la disposition des faisceaux qui sont toujours bicollatéraux dans les Solanées.

Cette famille se compose de végétaux herbacés et d'arbrisseaux qui se rencontrent dans tous les climats, et qui, abondants surtout dans les régions tempérées des deux hémisphères, sont très rares vers les pôles et l'équateur. Leurs propriétés médicales varient notablement avec la nature des principes qui entrent dans leur composition. Elles contiennent en général une substance âcre et amère, parfois unie à des résines ou à des huiles essentielles qui leur communiquent des propriétés purgatives ou excitantes. Parmi les espèces officinales de cette famille il en est une, la Digitale, qui se distingue par l'énergie de ses propriétés et qui demande à être administrée avec beaucoup de prudence.

FEUILLES DE DIGITALE

Digitale pourprée. — Gant de Notre-Dame. — Doigtier

Origine. — La **Digitale** (*Digitalis purpurea* L.) est une plante bisannuelle ou vivace, qui croît dans les terrains siliceux de presque toute l'Europe, sauf dans le Jura et les Alpes ; elle se trouve aussi dans les îles occidentales du Nord de l'Afrique. On n'emploie en médecine que ses feuilles qui doivent être recueillies pendant la deuxième période de végétation de la plante, au moment où elle va fleurir.

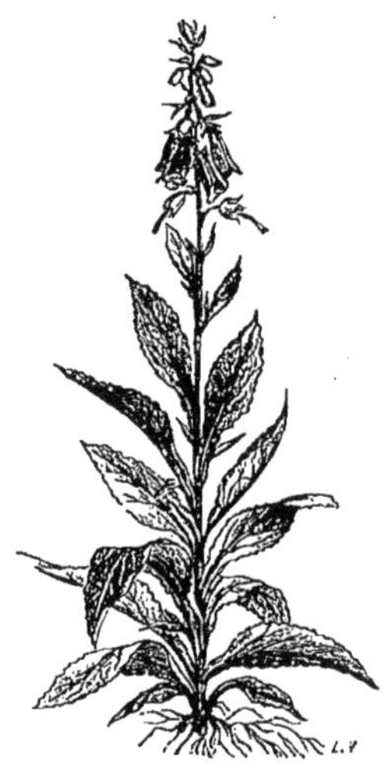

Fig. 424.
Digitale pourprée.

Historique. — Décrite vers le milieu du XVIe siècle, la Digitale n'est entrée dans la thérapeutique que vers 1776.

Description. — Les feuilles inférieures rassemblées en rosette sont ovales, brusquement atténuées à leur base de façon à simuler un pétiole ailé sur les bords ; elles mesurent 20 à 40 centimètres de longueur sur 6 à 10 de largeur (fig. 424) ; les feuilles caulinaires sont alternes, de plus en plus petites, ovales ou ovales-oblongues, subaiguës à leur base, d'abord munies d'un court pétiole ailé, puis sessiles au sommet de la tige. Leur limbe est grossièrement crénelé ou crénelé denté et quelquefois faiblement ondulé ; la face supérieure est verte dans les feuilles adultes, plus pâle dans les petites, bosselée et proéminente entre les nervures qui sont marquées en creux, presque glabre ou recouverte d'une pubescence molle : la face inférieure, beaucoup plus pâle et très pubescente, est parcourue par un réseau de nervures très proéminentes et blanchâtres (fig. 425). Les nervures secondaires se détachent de la nervure médiane sous un angle aigu de moins de 45° et se dirigent vers le bord où elles se recourbent en arc, après avoir donné dans leur trajet, qui est plus ou moins ondulé, un grand nombre de nervures tertiaires qui forment les mailles principales du réseau blanchâtre et divisé qui caractérise cette feuille.

Les feuilles de digitale possèdent une saveur amère très âcre, qui peut les faire reconnaître. Leur odeur, quand elles sont fraîches, est désagréablement herbacée ; sèches, elles ont un parfum assez agréable qui rappelle celui du thé.

Structure microscopique. — L'épiderme lisse et formé de cellules polygonales à parois fortement ondulées, sur la surface supérieure, et de cellules sinueuses sur la face inférieure, est garni de poils tecteurs et de poils glanduleux (fig. 426). Les poils tecteurs sont unisériés, coniques, composés de 3 à 5 cellules, à membranes peu épaisses et garnies de petits tubercules. Les poils glanduleux sont plus courts, formés par un pédicelle unisérié de 1 à 3 cellules et d'une glande unicellulaire ou divisée en 2 loges par une cloison verticale. Les stomates répartis sur la face inférieure seulement sont entourés par 3 ou 4 cellules, qui n'ont pas de direction bien déterminée. — Mésophylle hétérogène, asymétrique, sans cristaux, formé dans sa partie supérieure d'une seule rangée de cellules en palissade et dans sa partie inférieure de 3 à 4 rangées de cellules arrondies ou cylindriques, séparées par des méats plus ou moins larges. Nervure médiane biconvexe garnie aussi de poils tecteurs et de poils capités. Système libéro-ligneux représenté par un ou trois cordons ligneux arqués, concaves supérieurement, convexes inférieurement, et recouverts de ce côté par un liber mou et un péricycle dont les éléments ne sont que très faiblement épaissis.

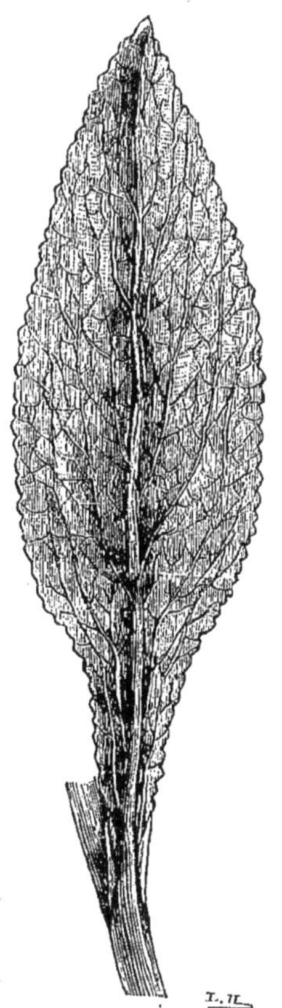
Fig. 425. Feuille de Digitale pourprée.

La figure 427 reproduit les éléments qui constituent la *Poudre de digitale*, un des principaux médicaments inscrits dans la pharmacopée française.

Composition chimique. — L'étude chimique de la digitale a été depuis le commencement de ce siècle l'objet de recherches très intéressantes, qui ont été entreprises dans le but d'isoler son principe actif. Parmi les travaux qui ont le plus contribué à éclairer l'histoire chimique de la digitale, il faut citer ceux de Walz (1846-1858), de Kossmann (1845-1860), d'Homolle et Quévenne (1845-1861), de Nativelle (1872), de Fluckiger et Schmiedeberg (1874), de Houdas (1892).

Les expériences de MM. Schmiedeberg et Fluckiger ont nettement établi que le principe actif désigné sous le nom de digitaline, aussi bien la digitaline allemande que celle d'Homolle et Quevenne, et même celle de Nativelle, n'est pas un produit pur, et que la digitale doit ses propriétés physiologiques à quatre principes importants non azotés qui sont, la *digitonine*, la *digitaline*, la *digitaléine* et la *digitoxine*. Les trois premiers de ces principes sont des glucosides.

La *digitonine*, facilement soluble dans l'eau, a une action analogue à la saponine.

La *digitaline*, la *digitaléine* et la *digitoxine* agissent toutes trois sur le cœur d'une façon analogue à la digitale.

La digitaline légèrement soluble dans l'eau bouillante constitue la

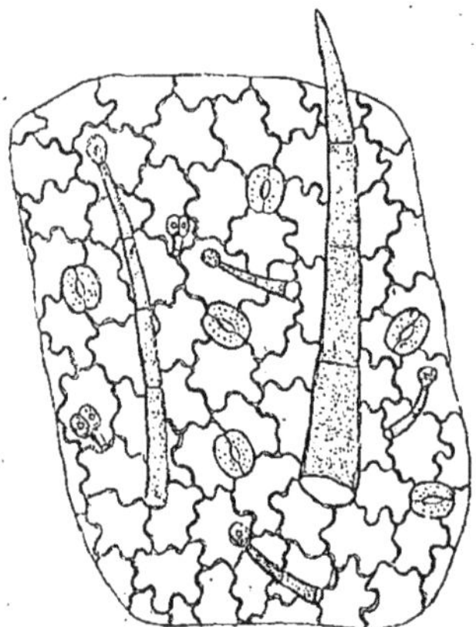

Fig. 426. — Digitale pourprée.
Épiderme inférieur de la feuille.

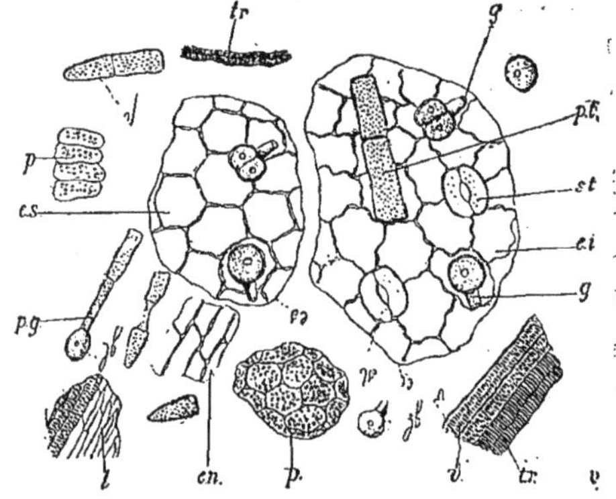

Fig. 427. — Poudre de feuilles de Digitale.
es, épiderme supérieur. — *ei*, épiderme inférieur. — *en*, épiderme neural. — *pt*, poils tecteurs. — *pg*, poil glanduleux. *g*, glandes. — *p*, cellules en palissade. — *tr*, trachées. — *v*, vaisseaux. — *l*, liber.

partie principale de la digitaline d'Homolle et Quévenne ; la digitaléine, soluble dans l'eau, représente avec la digitonine la majeure partie des principes actifs de la digitaline allemande, qui est en plus grande partie soluble dans l'eau.

La digitoxine, insoluble dans l'eau, forme, d'après Schmiedeberg, la presque totalité de la digitaline cristallisée de Nativelle, qui est presque aussi active que la digitoxine elle-même.

De ces trois poisons du cœur, la *digitoxine* présente, d'après Troppe, une activité six à dix fois plus forte que les autres.

Outre ces quatre produits on a retiré des feuilles de digitale et des digitalines du commerce plusieurs produits de dédoublement au nombre desquels il faut citer : la *toxirésine*, dérivée de la *digitoxine*, et la *digitali-résine*, provenant de la digitaline. — Ces produits n'agissent pas sur le cœur, mais produisent des convulsions cloniques et toniques.

Le Codex français mentionne deux sortes de Digitaline : la *Digita-*

line amorphe et la *Digitaline cristallisée :* ce sont les seules que l'on devrait utiliser à l'exclusion de tous les produits exotiques qui sont inconstants aussi bien dans leurs propriétés chimiques que dans leur valeur thérapeutique.

On a cru pendant longtemps que la Digitaline amorphe était un produit brut, souillé de matières étrangères, la Digitaline cristallisée représentant le glucoside à l'état de pureté parfaite et étant par conséquent beaucoup plus active; de là des différences dans la posologie des deux médicaments, différences qui se retrouvent encore dans certains formulaires.

M. Adrian a démontré que, pour plusieurs médicaments et notamment la Digitaline, les formes amorphe et cristallisée ne constituent que deux variétés d'un même produit pouvant passer de l'une à l'autre sous l'action de certains agents (air, lumière, humidité, etc.), présentant exactement les mêmes propriétés chimiques et la même valeur thérapeutique, à la condition toutefois qu'elles aient été préparées avec tous les soins désirables. Autrement dit, on retire de la Digitale, outre la Digitaline cristallisée, un principe incristallisable, mais parfaitement défini, offrant la même composition, entièrement soluble comme elle dans le chloroforme et agissant avec la même énergie, c'est-à-dire la *Digitaline chloroformique amorphe* du Codex français.

La solubilité dans le chloroforme est donc le caractère distinctif de la digitaline pure amorphe ou cristallisée et on ne saurait trop insister sur ce point.

A moins d'indication contraire le pharmacien doit toujours délivrer la Digitaline chloroformique amorphe.

La Digitaline amorphe est une *poudre blanc jaunâtre très peu soluble* dans l'eau, *soluble dans le chloroforme* et l'alcool, insoluble dans l'éther.

La Digitaline cristallisée est une *poudre cristalline blanche* présentant les mêmes caractères de solubilité.

La digitaline et la digitaléine n'exercent pas d'action irritante locale, tandis que la digitoxine, administrée par voie endermique, détermine une inflammation vive avec suppuration consécutive, parfois accompagnée de vomissements et de diarrhées.

Bien que l'action physiologique de ces principes actifs ressemble à celle de la digitale elle-même, il est nettement établi qu'aucun d'eux ne peut remplacer les feuilles de digitale, et lui être substitué.

L'insolubilité dans l'eau de la digitoxine, la difficulté de préparer à l'état de pureté la digitaline et la digitaléine portent la plupart des cliniciens à préférer à ces produits les préparations faites avec la digitale elle-même.

Toutefois il convient de rappeler ici que la digitale sauvage contient beaucoup plus de principes actifs que la digitale cultivée, et que son activité varie avec le lieu de croissance. De toutes les digitales, celle qui paraît la plus active est celle qui croît naturellement dans les Vosges. — Par la dessiccation ces feuilles perdent une partie de leur valeur.

Des diverses préparations de digitale la plus active est à beaucoup près l'infusion, qui doit être faite avec de l'eau bien bouillante ; il faut éviter d'avoir recours à la décoction qui décompose partiellement les principes actifs du médicament.

Les fleurs de Digitale (fig. 428) se rencontrent aussi dans nos droguiers, généralement dépouillées de leur calice.

Les corolles longues de 4 à 5 centimètres sur une longueur de 2 à 25 centimètres sont campanulées, ventrues, à limbe très superficiellement lobé. Elles ont une couleur purpurine, sont glabres à l'extérieur, barbues et blanchâtres, avec des taches pourpres à l'intérieur. Elles portent quatre étamines didynames dont les anthères sont rapprochées par paires. Rarement les fleurs sont blanches et non maculées à l'intérieur du tube. Elles n'ont pas à beaucoup près la même activité physiologique que les feuilles.

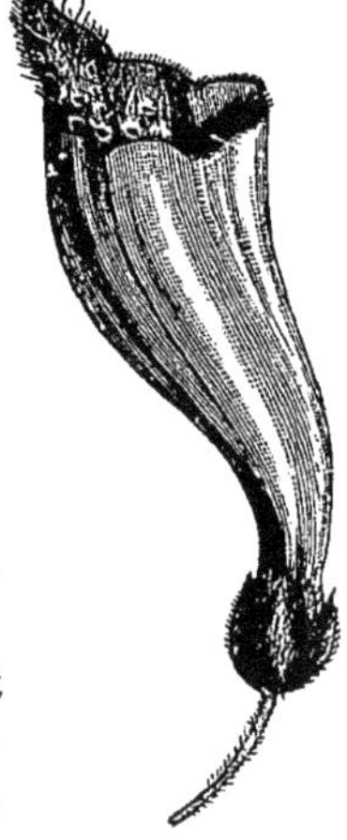

Fig. 428. Fleur de Digitale pourprée.

Usages. — La digitale constitue un des meilleurs médicaments cardiaques et diurétiques. Les propriétés physiologiques de la digitale pourprée se retrouvent, mais à un plus faible degré dans les *D. lutea* L., *D. ferruginea* L., *D. ochroleuca* Jacq., qui sont très peu employées.

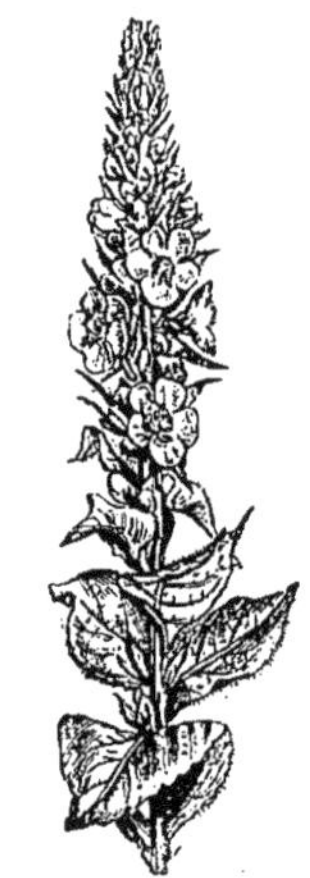

Fig. 429. *Verbascum Thapsus.*

BOUILLON BLANC

Molène.

Origine. — Le **Bouillon blanc** (*Verbascum Thapsus* L., *V. densiflorum* Poll, *V. alatum* Lam.) ou *Herbe de Saint-Fiacre, Bonhomme, Cierge de Notre-Dame*, est très répandu dans toute l'Europe ; on le rencontre dans les taillis et les lieux incultes.

C'est une plante bisannuelle dont la tige simple, cotonneuse, assez élevée, porte des feuilles alternes et rassemblées à sa base en rosettes serrées. Les fleurs jaunes, assez odorantes, sont disposées en épi allongé (fig. 429). — La corolle a un limbe presque rotacé, dont les cinq lobes sont fortement imbriqués dans le bouton. On utilise en pharmacie ses feuilles et ses fleurs.

FEUILLES

Description. — Les feuilles sont ovales ou lancéolées, crénelées sur les bords et recouvertes d'un duvet cotonneux formé de longs poils,

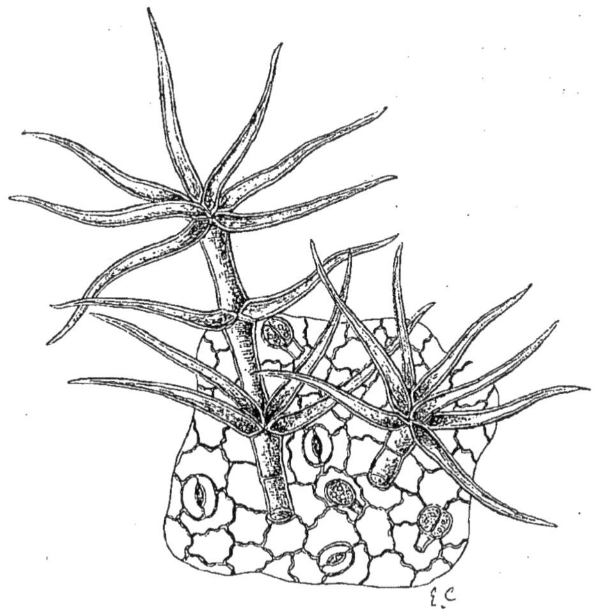

Fig. 430. — Feuille de Bouillon blanc.
Epiderme inférieur.

qui leur donnent un toucher moelleux et caractéristique. A l'état frais elles ont une odeur douce et faiblement narcotique qui disparaît dans les feuilles sèches : leur saveur est mucilagineuse, très faiblement amère.

Structure microscopique. — Epiderme formé de cellules sinueuses et garni sur ses deux faces de stomates, de poils tecteurs et de poils glanduleux. Les stomates sont généralement entourés par 3 cellules qui n'ont rien de régulier dans leur forme ni dans leur direction (fig. 430). Les poils tecteurs sont étoilés, articulés ; quelquefois ils ne portent qu'un seul verticille de rameaux, d'autrefois 2 ou 3 verticilles superposés. Ces rameaux sont coniques, droits ou recourbés et munis de parois assez épaisses. Les poils glanduleux sont courts et formés d'une petite glande uni ou bicellulaire arrondie et supportée par un pédicelle court. Mésophylle hétérogène, asymétrique, sans cristaux ; 2 rangées de cellules en palissade deux fois plus longues que larges constituent sa partie supérieure ; la partie inférieure est formée par 5 à 6 rangées de cellules irrégulières dans leur forme. Nervure médiane biconvexe garnie sur ses deux faces de poils semblables à ceux qui recouvrent le limbe. En dessous de l'épiderme existe un massif collenchymateux, qui recouvre le tissu fondamental dans lequel se trouve placé un cordon libéro-ligneux arqué, convexe inférieurement, concave supérieurement, et dont les extrémités supérieures se recourbent en bas vers le centre. Le bois est formé de bandes vasculaires et ligneuses, séparées par des rayons médullaires ; il est recouvert inférieurement par un liber mou et un péricycle fibreux disposé en îlots bien distincts.

Usages. — Ces feuilles sont employées comme pectorales.

On leur substitue parfois les feuilles du *V. thapsiforme* Schrad. et *V. phlomoïdes* L., qui ont le même aspect et les mêmes propriétés.

FLEURS

Description. — Les fleurs destinées à la pharmacie sont débarrassées de leur calice et réduites à la corolle qui porte les étamines. Cette corolle est d'un beau jaune d'or et presque rotacée ; elle mesure environ 30 millimètres de diamètre ; elle est divisée profondément en 5 lobes légèrement inégaux, obovales, arrondis au sommet ; près de la gorge sont attachées 5 étamines inégales dont les trois supérieures plus longues ont des filets recouverts d'un duvet laineux blanchâtre ; les deux étamines inférieures sont glabres et portent des anthères arrondies.

Ces fleurs sont très altérables et prennent rapidement une couleur noirâtre. Elles doivent être séchées très rapidement à un soleil ardent et renfermées dans des boîtes scellées, placées à l'abri de l'humidité. Leur odeur douce, qui rappelle celle du miel quand elles sont bien conservées, devient désagréable quand elles sont altérées par l'humidité. Leur saveur est douceâtre, mucilagineuse.

Caractères anatomiques. — Les pétales ont un épiderme formé de cellules polygonales renfermant une matière colorante jaune amorphe ; ils sont recouverts inférieurement de poils ramifiés analogues à ceux qui existent sur le limbe de la feuille. — Les poils laineux qui recouvrent les trois étamines supérieures sont légèrement tuberculeux et ont des parois peu épaisses ; ils sont caractérisés par la présence dans leur cavité d'une matière sucrée, qui cristallise en sphéroïdes plus ou moins gros au contact d'un mélange de glycérine et d'alcool (fig. 431).

Composition chimique. — M. Morin, de Rouen, en a retiré : une matière grasse acide, des acides malique et phosphorique, de la gomme, une

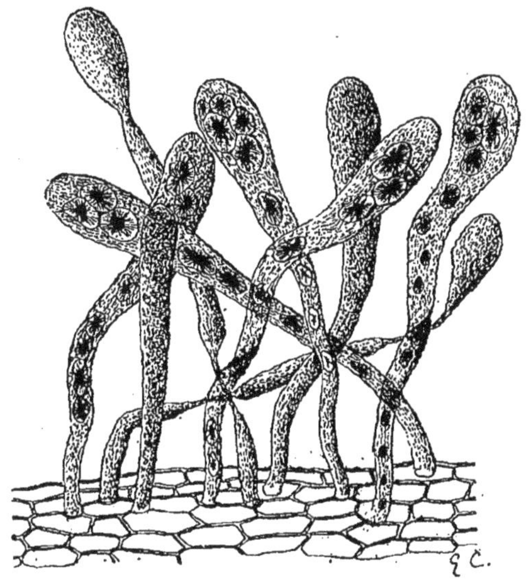

Fig. 431. — Poils laineux des étamines du Bouillon blanc.

matière grasse verte, un principe colorant jaune, des sels de potasse et de chaux.

Usages. — De temps immémorial les paysans irlandais ont considéré cette plante comme un agent thérapeutique infaillible de la phtisie, et ils utilisent de préférence les feuilles vertes et fraîches. En France, on utilise surtout les fleurs comme pectorales.

On substitue parfois aux fleurs du *V. Thapsus* L., celles des *V. thapsiforme* Schrad. et du *V. phlomoïdes* L. Les premières mesurent 3 à 4 centimètres de diamètre et ont des anthères plus longues dans les étamines inférieures ; la corolle des secondes atteint en général 4 centimètres de diamètre.

Les corolles des *V. Lychnitis* L. et du *V. nigrum* L. sont bien plus petites ; leurs 5 étamines sont couvertes d'un duvet, blanchâtre dans la première espèce et violet dans la seconde.

GRATIOLE

Origine. — La Gratiole (*Gratiola officinalis* L.) est une herbe vivace de nos marais, qui se rencontre aussi dans le sud de la Sibérie et de l'Amérique du Nord.

Description. — La tige, qui atteint 30 centimètres de hauteur, est glabre, carrée. Les feuilles opposées, simples, entières, sessiles, lancéolées, embrassantes, mesurent 3 centimètres de longueur et 5 millimètres de largeur. Leur limbe est glabre, denté en scie depuis le milieu jusqu'à la pointe et présente de 3 à 5 nervures longitudinales. Les fleurs, qui apparaissent de juin à septembre, sont blanches ou rosées, solitaires et disposées alternativement à l'aisselle d'une seule des deux feuilles florales qui sont opposées sur la tige. Le calice gamosépale, à 5 divisions, persistant, est accompagné de deux bractées linéaires : la corolle gamopétale, à tube plus long que le calice, est irrégulière, à 2 lèvres peu distinctes et à 4 lobes, dont le supérieur est entier ou légèrement bifide. Les étamines sont au nombre de 5, dont les deux latérales sont seules fertiles ; les deux antérieures plus longues sont stériles; la postérieure est à peine visible. L'ovaire est biloculaire, pluriovulé (fig. 432).

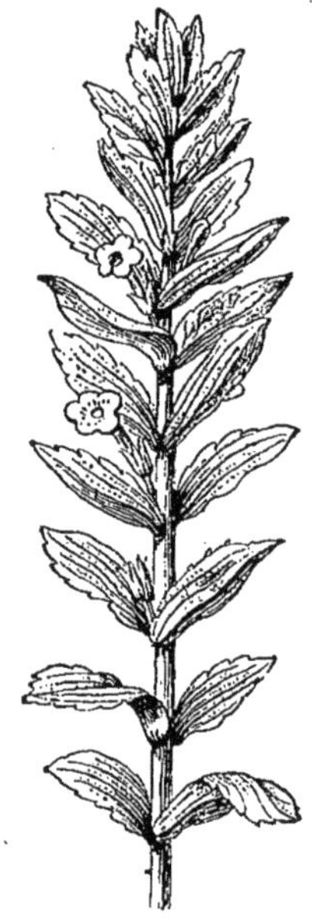

Fig. 432.
Gratiola officinalis.

Cette plante n'a pas d'odeur, mais possède une saveur très amère et une âcreté bien marquée.

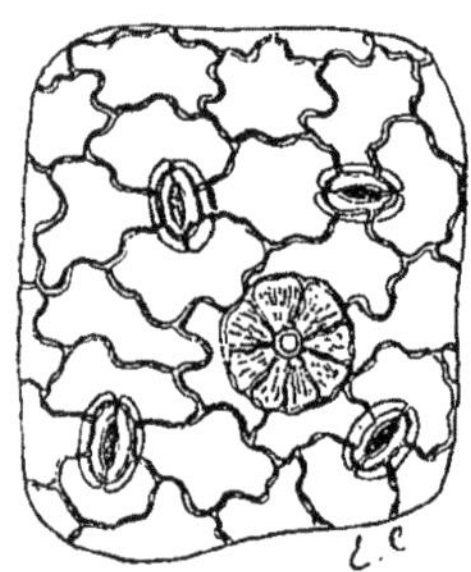

Fig. 433.
Feuille de Gratiole.
Epiderme inférieur.

Caractères anatomiques. — Les feuilles portent des poils capités sessiles, disposés en rosette, et des stomates entourés par 4 cellules irrégulières (fig. 433). Le mésophylle et le tissu fondamental de la nervure offrent une structure lacuneuse comme cela s'observe dans les plantes aquatiques. Le rhizome, utilisé en Allemagne, est caractérisé par son parenchyme cortical, qui présente de très larges lacunes limitées par une seule rangée de cellules arrondies, dépourvues de cristaux. La portion ligneuse qui entoure une moelle très développée et lacuneuse, forme un cercle assez régulier, qui est entouré par un liber et un péricycle mous.

Composition chimique. — La gratiole doit ses propriétés actives à la présence d'un glucoside, la *gratioline :* elle contient en outre du tannin et une huile grasse.

Usages. — Cette plante possède des propriétés éméto-cathartiques et drastiques très prononcées ; à haute dose elle peut être toxique. Elle tire son nom d'*herbe au pauvre homme* de l'usage que l'on en fait dans la classe pauvre comme succédané des purgatifs drastiques.

VÉRONIQUES

Les Véroniques se distinguent des autres Scrophulariacées par leur androcée diandre qui est représenté par les deux étamines latérales seulement et souvent aussi par leur périanthe réduit; car si leur calice et leur corolle rotacée comptent souvent 5 divisions, plus souvent on constate l'absence du sépale postérieur et du pétale antérieur. L'ovaire est biloculaire, pluriovulé ; le fruit est une capsule obcordée ou émarginée à deux valves. Ce sont des plantes herbacées, à fleurs disposées en épis.

Les deux espèces utilisées en pharmacie sont la *Véronique officinale* et le *Beccabunga*.

VÉRONIQUE OFFICINALE

Origine. — C'est le *Veronica officinalis* L. (*Thé d'Europe, Thé des ladres*), plante vivace qui est abondamment répandue dans les bois et les prés de l'Europe méridionale et centrale.

Description. — La tige radicante, presque simple, pubescente, porte des feuilles opposées, ovales, oblongues, obtuses, courtement pétiolées, velues, à bords dentés en scie (fig 434). Les fleurs, d'un bleu pâle ou violacé, sont axillaires, supportées par de courts pédoncules, et disposées en petites grappes spiciformes. Le calice n'a que 4 divisions; la corolle est rotacée. La capsule plus longue que le calice est moins longue que le style. Cette plante possède une odeur faible et agréable, une saveur amère, légèrement astringente.

La présence de cette feuille ayant été à plusieurs reprises signalée dans le Thé, il est intéressant d'en connaître les caractères anatomiques.

Structure anatomique. — Epiderme formé de cellules sinueuses, faiblement striées, à parois bosselées, garni sur ses deux faces de poils tecteurs, de poils capités et de stomates. Les poils tecteurs sont unisériés, coniques, formés de 3 à 6 cellules, à parois assez épaisses, lisses ou très faiblement tuberculeuses (fig. 435). Poils capités formés d'une glande ovale, élargie à son sommet, divisée en deux loges par une cloison verticale et supportée par un pédicelle unicellulaire, plus

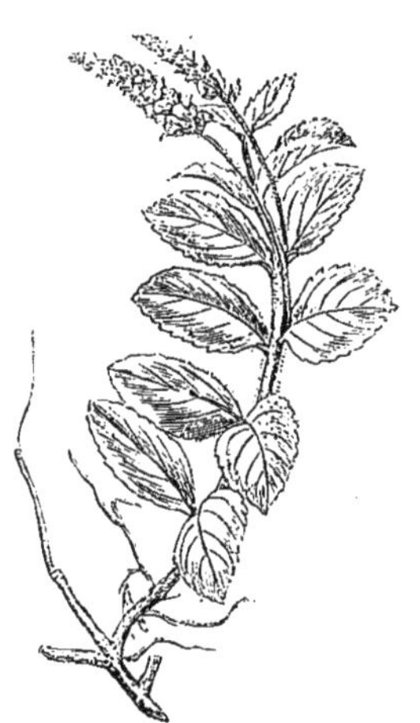

Fig. 434. — *Veronica officinalis.*

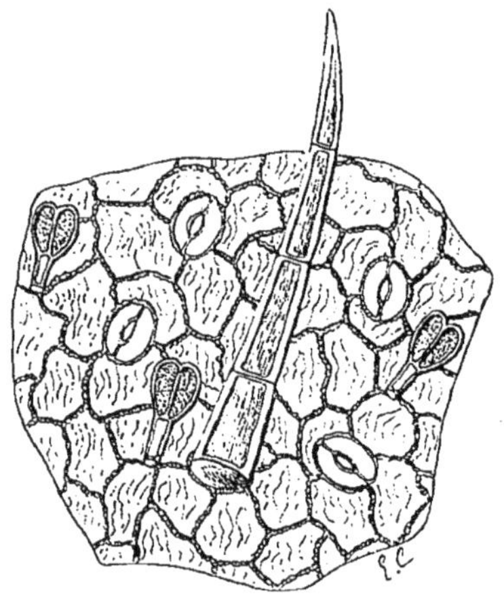

Fig. 435. — Véronique officinale. Epiderme inférieur de la feuille.

court que la glande; stomates le plus souvent entourés par quatre cellules dont l'une est plus petite que les trois autres. Mésophylle hétérogène asymétrique dépourvu de cristaux. La partie supérieure est formée d'une ou de deux rangées de cellules en palissade qui n'affectent pas dans leurs dimensions et leur forme la régularité ordinaire : la partie inférieure est composée de cellules rameuses, laissant entre elles des lacunes. — Nervure médiane concavo-convexe. Le péricycle qui recouvre le cordon libéro-ligneux n'est pas sclérifié.

Composition chimique. — Mayer, de New-York, a constaté dans cette plante l'existence d'un alcaloïde et d'une matière analogue à la saponine.

Usages. — Elle est employée dans les campagnes comme stomachique et digestive.

BECCABUNGA

Origine. — C'est le *Veronica Beccabunga* L. (*Cresson de chien, salade de chouette*), qui croît dans les endroits aquatiques.

Description. — Les tiges arrondies, radicantes à leur base, sont redressées dans leur partie supérieure, tout à fait glabres. Les feuilles opposées, elliptiques, assez épaisses, sont glabres, dentées sur les bords. Les fleurs de couleur bleu pâle sont disposées en grappes lâches. Le calice et la corolle ne comptent que 4 divisions. Cette plante inodore a une saveur amère et piquante.

Usages. — Elle a été jadis employée comme antiscorbutique et diurétique, en guise de Cresson. Il en est de même d'une espèce voisine, le *Veronica anagalloïdes* L., qui croît dans les mêmes conditions.

Parmi les autres espèces indigènes, qui sont parfois utilisées en médecine, il faut citer le *V. Chamædrys* L. ou *Fausse Germandrée*, *Véronique petit Chêne*, le *V. Teucrium* L. ou *Germandrée bâtarde*, le *V. montana* et le *V. prostata* L., qui ont été vantés comme stimulants et digestifs.

LEPTANDRA VIRGINICA

Origine. — Le **Leptandra Virginica** Nutt. (*V. virginica* L., *Poederota virginica* Walp.), est une grande herbe vivace qui habite la partie orientale des Etats-Unis, du Vermont et du Visconsin jusqu'en Géorgie. — Cette plante, qui peut atteindre 2 mètres de hauteur, est caractérisée par ses fleurs d'un bleu pâle ou blanches, disposées en longues grappes terminales composées, courtement pédicellées ; la corolle est assez longue, tubuleuse, imbriquée ; les étamines sont réduites à 2. — Le rhizome de cette plante est inscrit dans la Pharmacopée des Etats-Unis.

Description. — Il se présente en fragments très irréguliers, diversement contournés, mesurant parfois 7 à 8 centimètres de longueur et 3 à 4 millimètres de diamètre (fig. 436). La surface extérieure est d'un gris brunâtre ; elle présente de distance en distance de petits bourrelets circulaires plus ou moins rapprochés ; sa face supérieure porte des cicatrices ou des vestiges plus ou moins longs des tiges aériennes ; la partie inférieure est garnie de racines friables, qui atteignent parfois 4 à 5 centimètres de longueur. La section transversale (fig. 437) a une écorce brune assez épaisse, en dessous de laquelle se trouve une zone ligneuse d'une teinte un peu plus pâle, striée radialement, qui recouvre une moelle centrale brune assez développée. L'odeur de ce rhizome est nulle ; sa saveur est astringente.

Examiné au microscope, il présente un suber noir ou brun foncé ;

un parenchyme cortical séparé du liber par un cercle de péricycle bien apparent et constitué par des fibres mécaniques ; un liber assez épais. — Le bois est formé de cinq gros faisceaux fibro-vasculaires constitués par des fibres épaisses et des vaisseaux rayés ; il est divisé en plusieurs couches concentriques bien apparentes, et séparé par de larges rayons médullaires qui établissent une communication entre le parenchyme cortical et la moelle. Celle-ci est très développée et constituée par des cellules qui, comme celles de l'écorce, sont remplies de corpuscules amylacés.

Composition chimique. — Wayne a retiré de ce rhizome une huile volatile, du tannin, de la gomme, une résine et un principe cristallin particulier, auquel il a donné le nom de *Leptandrine* et que Mayer a considéré comme un glucoside.

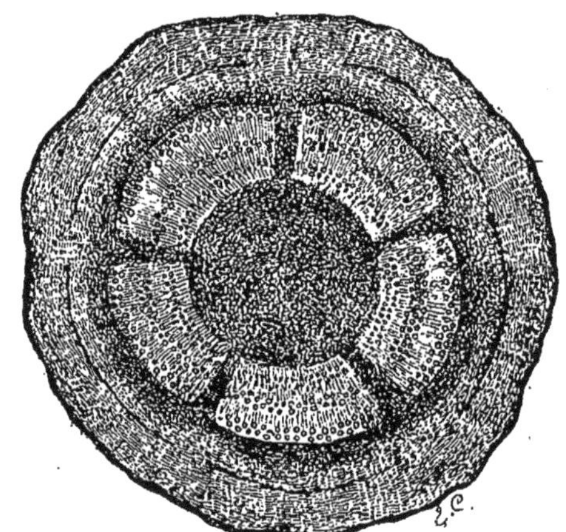

Fig. 436, 437. — *Leptandra Virginica.*
Rhizome. Section transversale du rhizome.

Sous le nom de *Leptandrine* ou *Leptandrin*, il existe dans le commerce un produit qui n'a aucun rapport avec celui de Wayne. Il s'obtient en précipitant par l'eau la teinture alcoolique concentrée du rhizome et en desséchant au bain-marie le produit précipité. On obtient une poudre sèche, résineuse, d'un brun foncé, d'odeur désagréable et de saveur amère. — Pour rendre ce produit plus actif, Lloyd conseille d'évaporer en consistance d'extrait le liquide filtré et de mélanger cet extrait avec la résine pulvérisée.

Usages. — Le rhizome frais est employé aux Etats-Unis comme cathartique et même comme éméto-cathartique; — on l'utilise surtout dans la constipation chronique et quelquefois comme tonique associé à la quinine.

SCROPHULAIRE

Herbe aux écrouelles.

Origine. — La **Scrophulaire noueuse** (*Scrophularia nodosa* L.) croît dans les endroits humides de presque toute l'Europe :

Elle fournit à la matière médicale ses sommités fleuries et son rhizome.

Description. — A. *Sommités fleuries.* — La tige est quadrangulaire, d'un rouge brun, haute de 60 centimètres à $1^{m},20$. Les feuilles sont opposées, pétiolées, glabres, cordiformes, ovales-lancéolées, crénelées sur les bords, d'un vert sombre. Les fleurs d'une couleur pourpre noirâtre sont disposées en une longue panicule ; chacune d'elles est supportée par un court pédoncule et formée d'un calice à 5 divisions arrondies, scarieuses sur les bords, d'une corolle à tube subglobuleux et renflé, à limbe bilabié. Les étamines au nombre de 4 sont didynames, à anthère uniloculaire. — Le fruit est une capsule ovoïde s'ouvrant en 2 valves.

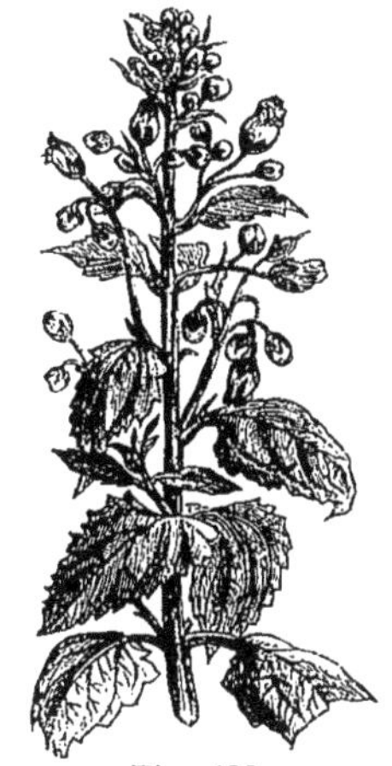

Fig. 438.
Scrophularia nodosa.

Cette plante a une odeur fétide, nauséeuse et une saveur amère.

B. *Rhizome.* — Le rhizome en général court et ramassé, d'un brun grisâtre ou cendré est très irrégulier d'aspect. Il est formé d'une souche principale de longueur variable, mesurant 1 cent. d'épaisseur, recouvert à sa partie supérieure de nombreuses nodosités, qui représentent la trace des tiges des années précédentes et à sa face inférieure de cicatrices laissées par les racines adventives. A l'état frais, il a une odeur nauséeuse qu'il perd par la dessiccation ; sa saveur est amère, désagréable.

C. *Feuilles.* — Les feuilles sont dépourvues de poils tecteurs et portent des poils capités sessiles, quadricellulaires : l'épiderme est formé de cellules sinueuses et présente sur ses 2 faces des stomates entourés par 4 cellules. Le mésophylle hétérogène asymétrique est dépourvu de cristaux. Le système libéro-ligneux est représenté par un faisceau médian principal et deux faisceaux latéraux, recouverts par un liber et un péricycle mous, sans cristaux

Usages. — La Scrophulaire noueuse, comme les espèces voisines *S. aquatica* L. (*herbe aux hémorroïdes*), *S. peregrina* L. et *S. lanceolata* L. jouissait autrefois d'une grande réputation dans le traitement des scrofules. Ce sont des plantes un peu excitantes qu'on pourrait utiliser à haute dose comme vomitives et purgatives, mais dont l'emploi est à peu près abandonné.

RACINE DE FRANCISCEA UNIFLORA

Origine. — La racine de **Manaca** est fournie par le *Franciscea uniflora* Pohl. (*Brunfelsia uniflora* L.), *Jasmin du Paraguay*, arbuste qui croît au Brésil, dans les provinces de Para, Maranhaos, des Amazones.

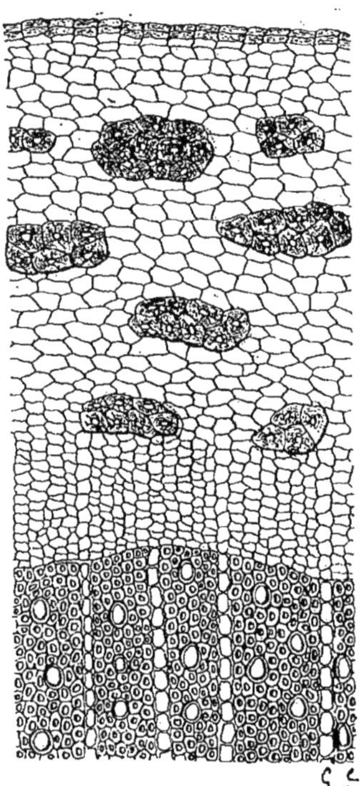

Fig. 439. — Racine de Manaca.

Description. — Elle est en fragments cylindriques assez réguliers, rarement contournés ou flexueux, mesurant 10 centimètres de longueur et 15 millimètres de diamètre, dépourvus de toute ramification latérale. La surface extérieure offre une teinte gris brun ; elle est légèrement rugueuse, et présente en certains points des dépressions peu profondes et des stries transversales. Sur une section transversale on distingue une écorce peu épaisse, d'une teinte blanc grisâtre, qui est nettement séparée du bois par une ligne foncée, légèrement sinueuse représentant le cambium. Cette écorce se sépare facilement du cylindre ligneux. Celui-ci offre un contour blanc jaunâtre ; il est marqué sur la coupe de stries radiales et de stries concentriques qu'on distingue facilement à la loupe ; il est très dense, complètement lignifié et ne montre pas de moelle centrale.

Structure anatomique. — Suber peu épais de 2 rangées de cellules tabulaires brunes. Parenchyme cortical formé de cellules allongées tangentiellement et caractérisé par la présence d'un grand nombre de grosses cellules scléreuses irrégulières, à parois fort épaisses et canaliculées (fig. 439). Liber à cellules plus petites entremêlées de vaisseaux grillagés. — Le bois est un tissu de fibres à parois fort épaisses, sillonné par des rayons médullaires très étroits, formés d'une seule rangée de cellules scléreuses; les vaisseaux y sont relativement rares, étroits, sensiblement égaux et disposés en files radiales. — Le liber et le parenchyme cortical de cette racine sont remplis de gros grains d'amidon.

Composition chimique. — Lemarison, de Dorpat, a retiré de la racine et de la tige de Manaca un alcaloïde, la *Manacine* $C^{15} H^{23} Az^{4} O^{5}$, toxique à doses élevées et qui se présente sous forme d'une poudre jaune, hygroscopique, amère, soluble dans l'eau, l'alcool et le chloroforme. Outre ce principe, cette drogue contient un composé fluorescent qui paraît être identique avec l'*acide gelséminique*.

Usages. — Cette racine est considérée comme purgative et antisyphilitique au Brésil où elle est désignée sous le nom de *Mercure végétal.* Aux Etats-Unis elle est employée comme altérante et réputée fort utile dans les rhumatismes, à la dose de 15 grammes par litre d'eau.

Parmi les plantes de cette famille qui sont encore utilisées dans la matière médicale il faut citer :

L'*Euphrasia officinalis* L., dont l'hydrolat jouissait autrefois d'une grande réputation dans les maladies des yeux;

L'*Antirhinum majus* L., ou *Muflier*, qui était jadis employé comme résolutif et émollient à l'extérieur de même que le *Linaria vulgaris* L.;

Le *Vandellia diffusa* L., ou *Herbe du Paraguay*, qui est fort estimée à la Guyane comme antibilieuse, émétique et fébrifuge ;

Le *Melampyrum arvense* L., qui croît abondamment dans les moissons et dont les graines mélangées à la farine de blé peuvent communiquer à celle-ci une saveur âcre et des propriétés vénéneuses.

SOLANACÉES

Plantes herbacées ou ligneuses, à feuilles alternes, sans stipules, les supérieures *souvent géminées.* Fleurs solitaires ou en cymes, en général régulières, pentamères. Calice persistant et parfois accrescent; anthères à déhiscence tantôt longitudinale, tantôt poricide ; ovaire biloculaire, ou quadriloculaire par formation de deux fausses cloisons. Fruit variable, graine albuminée, à embryon droit ou courbe.

Les Solanées, intéressantes au point de vue pharmaceutique, sont presque toutes comprises dans la division des *Curvembryées*, à embryon plus ou moins courbé. La considération des fruits permet d'établir dans ce groupe les tribus suivantes :

1° **Atropées** ou **Solanées.** Fruit charnu. — Genres : *Solanum*, *Atropa*, *Mandragora*, *Capsicum.*

2° **Hyoscyamées.** Capsule à déhiscence transversale (Pixide). G. *Hyoscyamus.*

4° **Nicotianées.** Capsule à déhiscence septicide. G. *Nicotiana.*

3° **Daturées.** Capsule à deux loges, divisées chacune par une fausse cloison incomplète. G. *Datura.*

Caractères anatomiques. — Absence de canaux sécréteurs; existence d'un liber interne; présence sur les feuilles de poils tecteurs et de poils glanduleux. Poils tecteurs généralement longs, pluricellulaires unisériés; poils glanduleux affectant communément sur la même plante des formes et des dimensions variables, la glande qui les termine étant quelquefois ovale et unicellulaire, plus souvent ovoïde, ou en forme de cône tronqué, divisée n plusieurs compartiments soit uniquement par des cloisons transversales, soit à la fois par des cloisons verticales et horizontales. C'est dans ces glandes qu'est contenu le principe oléo-résineux qui communique aux plantes de cette famille l'odeur particulière qui les fait souvent désigner sous le nom de *plantes vireuses.*

Les Solanées sont riches en cristaux d'oxalate de chaux, qui sont tantôt pulvérulents (*Belladone*, *Tabac*), tantôt prismatiques (*Jusquiame*), tantôt étoilés (*Datura*). Ces diverses formes de cristaux peuvent se rencontrer simultanément dans la même plante.

Les Solanées sont des plantes vénéneuses ou suspectes : elles contiennent en général des alcaloïdes, qui les font employer en thérapeutique. Certains organes deviennent alimentaires dans quelques espèces par l'accumulation de principes amylacés ou azotés dans ces parties du végétal; tels la Pomme de terre ou certains fruits comme l'Aubergine et les Tomates.

TIGES DE DOUCE-AMÈRE

Origine. — Elles sont données par le *Solanum Dulcamara* L., **Douce-Amère** ou *Morelle grimpante,* plante vivace des endroits ombragés, vieux murs, haies, bords des ruisseaux de presque toute l'Europe, de l'Asie Mineure, du nord de l'Afrique; elle tend à se naturaliser dans l'Amérique du Nord. Elle se fait remarquer par ses

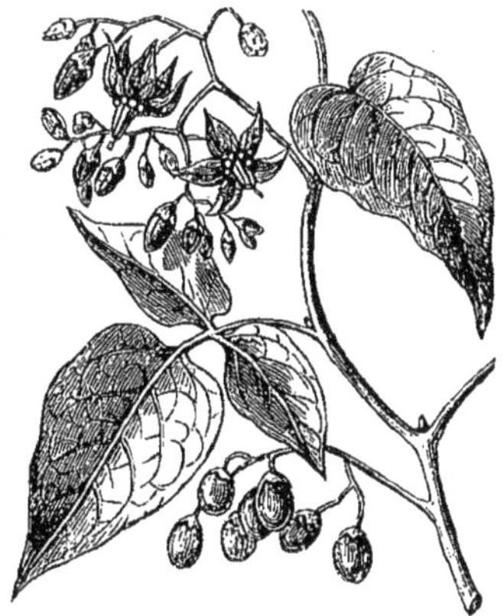

Fig. 440. — *Solanum dulcamara.*

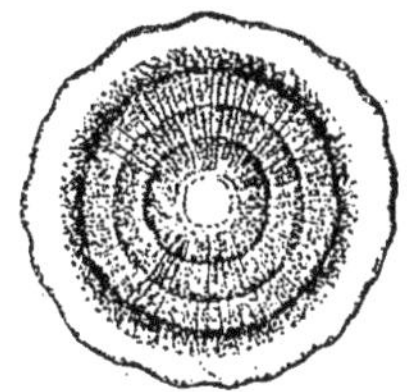

Fig. 441.
Tige de Douce-Amère.
Section transversale.

corolles violettes et ses grosses anthères jaunes, ses baies ovoïdes ou oblongues, rouges à maturité (fig. 440).

Description. — Les tiges seules servent en médecine : celles qui sont destinées à cet usage doivent être âgées d'une année au moins et recueillies à la fin de l'année ou au printemps. Elles sont généralement cylindriques, parfois anguleuses, marquées de stries longitudinales peu profondes, recouvertes d'un suber mince et luisant qui s'exfolie très facilement ; leur surface externe présente alors une teinte vert brunâtre ; elles sont souvent creuses ou munies d'une moelle blanchâtre. Le bois, généralement plus développé que la zone corticale, présente, dans les tiges âgées, une structure radiée et des stries concentriques correspondant aux couches ligneuses annuelles (fig. 441).

A l'état frais les tiges de douce-amère ont une odeur désagréable qui disparaît en grande partie par la dessiccation; leur saveur est particulière, d'abord amère puis douceâtre.

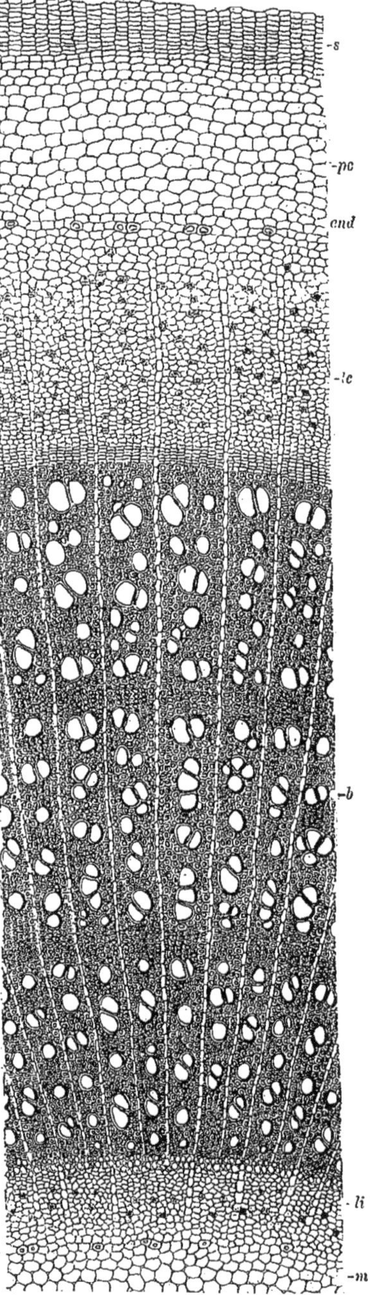

Fig. 442. — Tige de Douce-Amère. Structure anatomique.

Structure microscopique. — L'épiderme quand il existe est formé d'une couche de cellules transparentes dont quelques-unes portent des poils courts ; mais le plus souvent il a disparu et la tige présente de dehors en dedans (fig. 442) :

Le suber, épais (*s*), formé de 8 à 10 rangées de cellules tabulaires ; l'enveloppe herbacée constituée par des cellules tangentielles, renfermant de l'amidon et de la chlorophylle ; le parenchyme cortical (*pc*), composé de cellules allongées dans la même direction, polygonales ; l'endoderme (*end*), formé d'une seule couche de cellules plissées sur leurs parois latérales ; le péricycle, représenté par des fibres isolées ou groupées deux à deux, munies de parois épaisses ; le liber externe assez épais (*lc*), dense, riche en cellules cristalligènes contenant des cristaux pulvérulents ; un cambium bien apparent ; la zone ligneuse (*b*) très développée, avec un grand nombre de vaisseaux de dimension variable, isolés ou groupés, assez régulièrement disposés en files radiales dans un tissu fibreux, qui forme deux ou trois couches bien apparentes ; chacune de ces couches est constituée dans la partie interne de fibres à parois épaisses et dans sa partie extérieure de fibres à parois moins fortes. La couche ligneuse et le liber extérieur sont sillonnés par un grand nombre de rayons médullaires d'une seule rangée de cellules rectangulaires ; un liber interne (*li*), riche aussi en cellules cristalligènes, limité sur son bord externe par des trachées et sur son bord interne par des fibres identiques à celles du péricycle ; une moelle (*m*) formée de cellules arrondies.

Composition chimique. — Les tiges et

les feuilles de la Douce-amère contiennent un alcaloïde, la *Solanine*, et une matière amorphe, amère dont l'arrière-goût est douceâtre, la *dulcamarine* ou *picroglycion*.

Substitutions. — La Douce-amère est souvent mélangée de tiges de *Houblon* et de *Lonicera Periclymenum* L., qui croissent dans les mêmes parages. La première se distingue à sa forme quadrangulaire ; toutes les deux aux traces de leurs feuilles opposées et non alternes.

MORELLE NOIRE

Origine. — La **Morelle noire** (*Solanum nigrum* L.) croît partout en Europe, dans les terrains cultivés, ou abandonnés, sur le bord des fossés ; on la rencontre aussi dans l'Inde et au Brésil.

Description. — La tige de cette plante annuelle (fig. 443) mesure 2 à

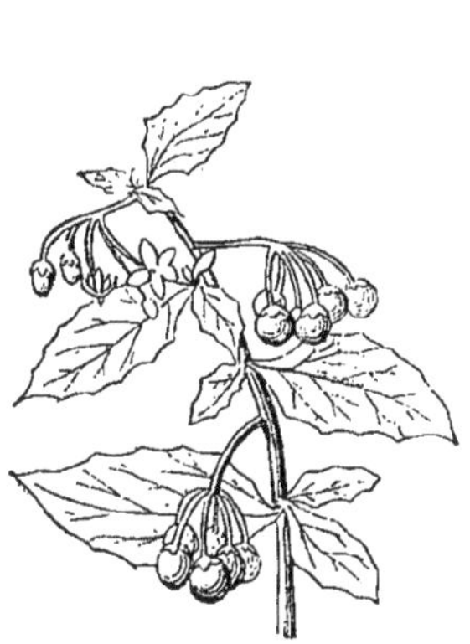

Fig. 443. — Morelle noire.

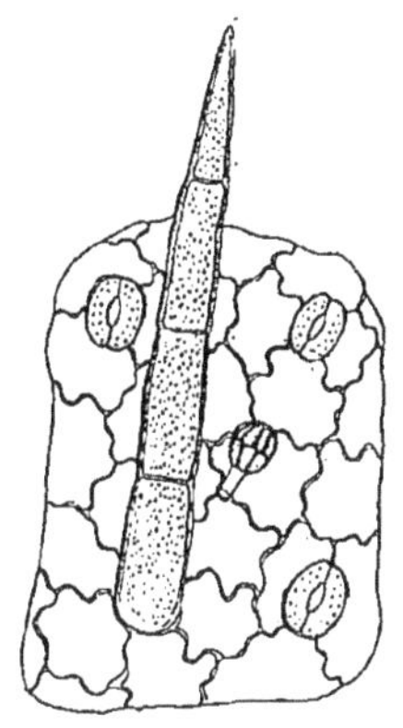

Fig. 444. — Morelle noire. Epiderme inférieur de la feuille.

3 décimètres de hauteur ; elle est rameuse, anguleuse, et porte des feuilles alternes dans la partie inférieure, géminées vers le haut. Ces feuilles d'un vert sombre sont pétiolées, ovales-aigües, un peu trapézoïdales, tantôt entières sur le bord, tantôt munies de dents inégales, larges à la base, obtuses au sommet ; les fleurs sont disposées en petites ombelles courtement pédonculées ; la corolle est rotacée, blanche ; le fruit est une baie globuleuse, verte, puis noire, grosse comme un pois.

La Morelle fraîche a une odeur vireuse qui s'atténue beaucoup par la dessiccation ; sa saveur est amère et désagréable.

Pour l'usage pharmaceutique on récolte les feuilles et les tiges au moment de la floraison.

Caractères anatomiques. — La feuille de Morelle présente les particularités suivantes : poils tecteurs, coniques, formés d'une rangée de 3 à 5 cellules plus longues que larges, dont les parois épaissies présentent extérieurement des tubercules arrondis ; poils glanduleux rares sur la lame, plus confluents sur les nervures, toujours représentés par une glande pluricellulaire en forme de cône tronqué, qui est supportée par un pédicelle court, unicellulaire ; pas de cellules cristalligènes dans le mésophylle (fig. 444).

Composition chimique. — Les feuilles et surtout les graines de Morelle noire contiennent de la *Solanine*.

Usages. — Cette plante entre dans la préparation du baume tranquille ; elle est fréquemment employée sous forme de décoction en lotions et injections vaginales. Quoique considérée pendant longtemps comme une plante dangereuse, elle est employée comme aliment. Les créoles de l'Ile-de-France, de la Jamaïque et de Saint-Domingue, mangent communément ces feuilles sous le nom de *brèdes*, à la manière des épinards. Cet usage s'est même répandu dans quelques départements français.

MORELLE TUBÉREUSE OU POMME DE TERRE

Origine. — La **Pomme de terre**[1] (*Solanum tuberosum* L.) est originaire des parties méridionales de l'Amérique du Nord. Son introduction en Angleterre remonte au XVIe siècle ; mais ce n'est que plus tard et bien difficilement que sa culture s'est propagée de là dans les autres États de l'Europe, où elle constitue aujourd'hui la principale nourriture de la classe pauvre ; on la rencontre sous presque tous les climats.

Description. — L'intérêt de cette plante, à belles fleurs blanches, ou d'un blanc rosé, est surtout dans ses gros tubercules oblongs ou arrondis, contenant une grande quantité de fécule ; ils portent à leur surface de petites dépressions en nombre variable, au fond desquelles se

[1] Cette plante si précieuse à tant de titres est sujette à des maladies qui sévissent souvent, avec intensité et anéantissent les récoltes. L'une de ces maladies étudiée par Martius est due à la présence d'un cryptogame, le *Fusoporium Solani*, qui envahit le tissu cellulaire de la pomme de terre. Les tubercules ne présentent d'abord à l'intérieur que quelques taches foncées, l'épiderme se plisse par places, puis prend au bout de quelque temps une teinte noire générale : le tubercule durcit ensuite au point de ne pouvoir plus se ramollir dans l'eau bouillante.

Une autre de ces maladies étudiée en France par Montagne, puis par M. Morren, de Liège, coïncide également avec la présence d'un champignon microscopique : le *Botrytis infestans*, qui se développe dans les stomates des feuilles, puis se propage dans les vaisseaux des tiges et envahit enfin les tubercules.

trouve un bourgeon. Les observations de Knight, de Dupetit-Thouars, de Dunal, de Dutrochet, et de Turpin ont démontré que ces productions n'ont aucun rapport avec les racines et sont uniquement des réservoirs de fécule accumulée à l'extrémité de rameaux ou de bourgeons souterrains.

On possède actuellement un grand nombre de variétés de pommes de terre; on les a classées en plusieurs races suivant la couleur extérieure de ces tubercules; il y en a de blanches, qui sont les moins recherchées, de jaunes, de rouges, de violettes et de noires; moins elles sont colorées, plus elles sont farineuses et douces; les violettes et les noires sont âcres, plus sucrées et moins féculentes; les rouges de grosseur moyenne sont en général celles qu'on préfère pour la nourriture de l'homme. On les distingue encore par leur forme ronde, ovale ou allongée, ainsi que par leur précocité.

Composition. — Vauquelin a retiré de la pomme de terre : de l'eau, de l'amidon, du parenchyme, de l'albumine, de l'asparagine, une résine amère, une matière animalisée, du citrate de chaux; ses tiges contiennent de la solanine.

Usages. — La pomme de terre n'est pas seulement employée comme aliment, elle sert encore à la préparation de la fécule qui a une multitude d'usages. Ses feuilles sont employées en cataplasmes émollients.

Fécule de pommes de terre. — Pour extraire cette fécule, il suffit de râper les pommes de terre dans des vases pleins d'eau, puis de jeter la masse sur des tamis qui retiennent les impuretés, et les débris de cellules. On laissse déposer la fécule, on la lave, puis on la fait sécher.

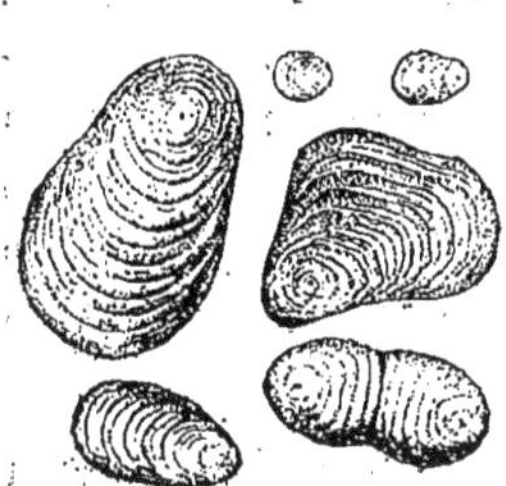
Fig. 445.
Fécule de Pommes de terre.

Cette fécule constitue une poudre moins fine et d'un blanc moins pur que celle de l'amidon du blé. Vue au microscope, elle paraît composée de grains d'un volume très variable Les uns sont très petits et arrondis. les autres plus nombreux sont larges, ovales, ellipsoïdaux, conchoïdes (fig. 445), quelques-uns sont visibles à l'œil nu. Presque tous présentent un hile très petit, apparent, excentrique, qui est généralement placé vers l'extrémité amincie du grain, et des couches concentriques qui sont très visibles. Ces grains sont généralement isolés, cependant on en observe quelques-uns assez volumineux, qui sont séparés par une ligne fine en deux parties dont chacune présente un hile distinct. Les dimensions moyennes des grains de fécule de pomme de terre oscillent entre $\frac{0^{mm},0529}{0^{mm},0422}$ et $\frac{0^{mm},0259}{0^{mm},0351}$.

La fécule de pomme de terre est tout à fait insoluble dans l'eau froide et s'y conserve pendant assez longtemps sans altération ; sous l'influence de la trituration ou de la porphyrisation, elle devient en partie soluble ; les couches concentriques se désagrègent et le hile s'élargit considérablement quand la fécule est cuite dans l'eau chaude. Elle y forme alors une matière gélatiniforme, translucide, sorte d'empois beaucoup moins consistant que celui qui est obtenu avec l'amidon du blé. L'acide chlorhydrique, à 1,06 de densité, la dissout rapidement et presque complètement.

Usages. — La fécule de pomme terre est employée comme aliment. La médecine s'en sert sous forme de cataplasmes ; l'industrie l'utilise pour la préparation de la dextrine, et pour fabriquer de l'alcool et des liqueurs fermentées dont on fait grand usage dans le nord de l'Europe.

Parmi les espèces utiles du genre *Solanum*, il faut citer le *S. esculentum* Dun. qui fournit l'*Aubergine*, le *S. Lycopersicum* L. qui donne *la Tomate*, si recherchée pour son fruit charnu ; le *S. pseudo-quina* A. S. H. dont l'écorce est employée au Brésil comme amère et fébrifuge, le *S. paniculatum* L. utilisé dans le même pays contre les affections syphilitiques.

PIMENTS DES JARDINS

Origine botanique. — Les plantes qui produisent les **Piments des jardins** paraissent être d'origine américaine et appartiennent au genre *Capsicum*, caractérisé par la structure de son fruit bacciforme, bi ou triloculaire, dans lequel les cloisons sont peu élevées, de telle sorte qu'il existe à la partie supérieure une communication libre entre les loges ; ce genre, comprend plus de soixante espèces qui croissent naturellement dans l'Inde et l'Amérique tropicale, mais qui sont cultivées dans toutes les régions du globe.

Les deux espèces dont les fruits sont le plus communément répandus dans le commerce de la droguerie sont le *C. annuum* L. (*C. longum* D. C.), originaire de l'Amérique du Sud, cultivé dans tous les jardins potagers d'Europe, et le *C. fastigiatum* B. (*C. frutescens* L.), cultivé abondamment dans l'Inde, à Java et dans l'Amérique intertropicale.

Description. — Le fruit du *C. annuum* L., appelé vulgairement *Poivre de Guinée*, *Corail des Jardins*, varie beaucoup dans sa taille et dans sa forme ; il est cylindrique, globuleux, obtus ; sa longueur oscille entre 5 et 7 centimètres, mais il peut atteindre 1 décimètre de long sur 4 centimètres de large à la base ; sa couleur est jaune, rouge ou blanche dans les formes cultivées. Le péricarpe est lisse, ferme, coriace, de consistance sèche ; il présente deux loges renfermant un grand nombre de graines jaunâtres, réniformes ou irrégulièrement arrondies, de 5 millimètres de longueur, comprimées, chagrinées à la surface. Ces graines sont insérées sur la mince cloison de séparation. Le péricarpe est souvent accompagné d'un calice cupuliforme, divisé en 5 dents, supporté par un pédoncule grêle et droit, plus ou moins long. Ce fruit a une odeur faible. Sa saveur comme celle des graines est âcre, piquante et caustique.

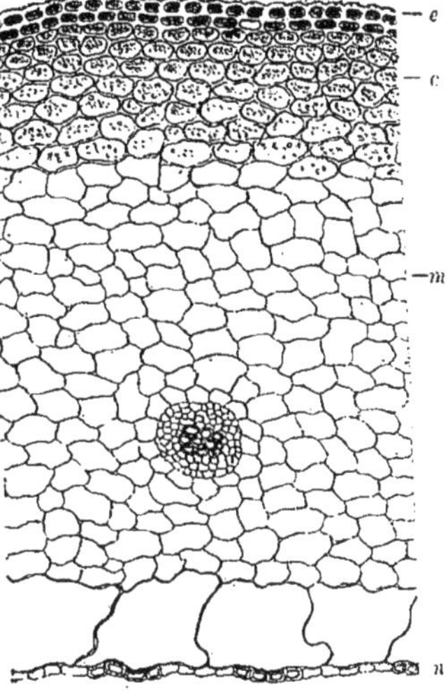

Fig. 446. — Piment des jardins. Structure du fruit.

Le fruit du *C. fastigiatum* ou *Piment de Cayenne,* encore appelé *piment enragé* à cause de son extrême âcreté, est plus petit que le précédent ; il mesure 2 à 3 centimètres de longueur et 4 millimètres de diamètre ; il est atténué en une pointe conique et un peu contracté vers la base, quelquefois séparé du calice. Le péricarpe brillant, coloré en rouge orange est un peu aplati, ridé par la dessiccation, assez cassant. Les graines sont un peu moins larges que celles *C. annuum*.

Structure microscopique. — Ces deux espèces offrent les mêmes par-

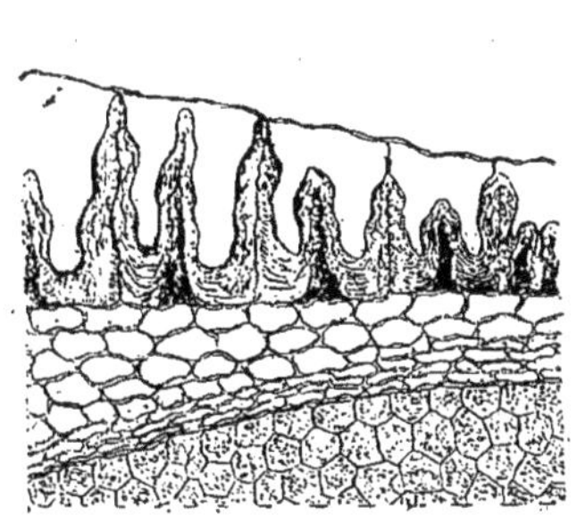

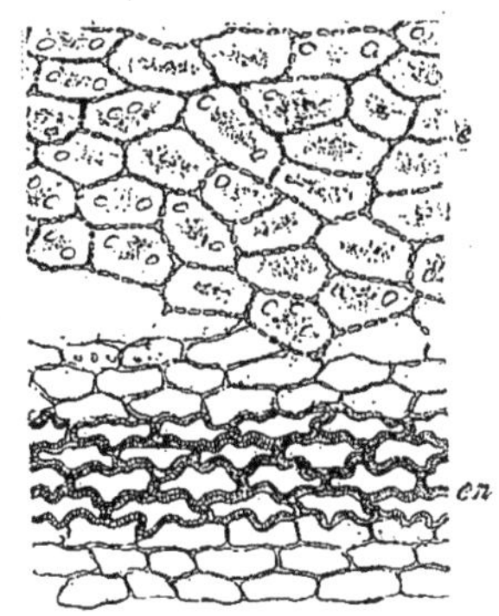

Fig. 447, 448. — Piment des jardins.
Structure de la graine. Eléments du fruit vus de face.

ticularités anatomiques ; elles présentent de dehors en dedans (fig. 446) :

L'épicarpe (*e*) formé d'une rangée de cellules quadrilatérales, au-dessous duquel on observe une couche collenchymateuse (*c*), comprenant 3 à 4 rangées de cellules tangentielles, munies de parois épaisses.

Le mésocarpe (*m*), très développé et formé de cellules polygonales irrégulières à parois minces ; outre l'amidon, ces cellules contiennent une matière granuleuse rose qu'on observe également dans l'épicarpe

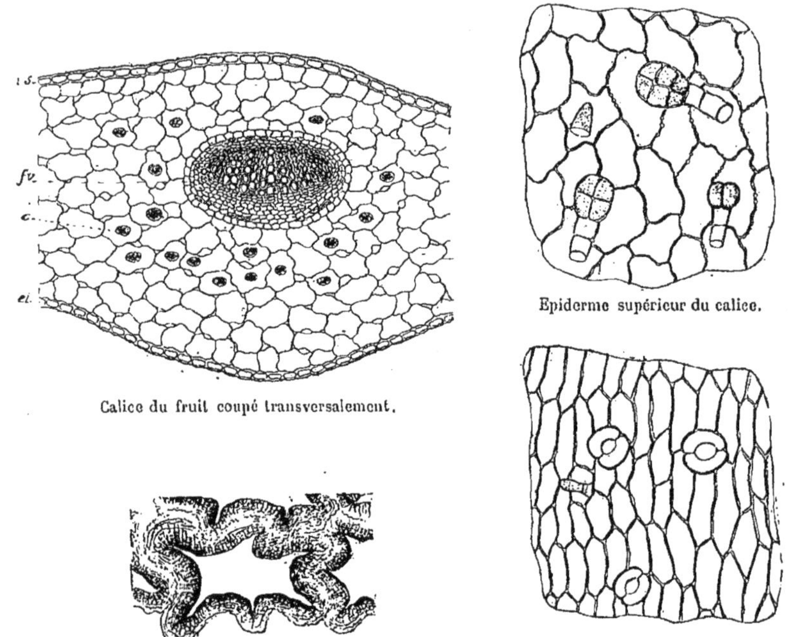

Calice du fruit coupé transversalement.

Epiderme supérieur du calice.

Cellules scléreuses de la graine.

Epiderme inférieur du calice.

Fig. 449, 450, 451, 452. — Piment des jardins.

et le collenchyme. Cette portion du fruit contient des faisceaux fibro-vasculaires.

L'endocarpe (*en*), constitué par une rangée de cellules à parois épaisses, qui sur une section transversale ont une forme polygonale un peu allongée. Il est séparé du mésocarpe par une rangée de cavités assez larges, bombées extérieurement, limitées par une lame de cellulose qui s'élargit du côté intérieur en une sorte de support conique formé de plusieurs petites cellules à contenu coloré qui interrompent la continuité de la couche scléreuse. Vu de face (fig. 448), l'endocarpe paraît composé de cellules scléreuses, à contour très sinueux, incolores, réunies en îlots séparés les uns des autres par des cellules à parois peu épaisses, rectilignes, à contenu rosé.

Le calice (fig. 449), qui accompagne généralement le péricarpe des fruits de *Capsicum* est formé par un parenchyme de cellules rameuses, irrégulières (*t f*), recouvert sur ses deux faces par un épiderme garni de poils glanduleux pluricellulaires ; la face supérieure de cet épiderme (fig. 450) est formée de cellules polygonales assez larges à parois ondulées et ponctuées, la face inférieure (fig. 451) de cellules plus petites, polygonales, à parois droites ; les stomates sont entourés par 4 à 5 cellules n'ayant pas de direction déterminée.

La graine de *Capsicum* (fig. 447) est recouverte par un spermoderme formé extérieurement d'une couche de cellules scléreuses dont la paroi externe reste mince tandis que les parois externes et surtout la paroi interne sont considérablement renforcées. Vues de face (fig. 452), ces cellules ont des parois très épaisses, sinueuses, et un lumen très irrégulier dans sa forme. Au-dessous de cette couche existe un tissu de cellules tangentielles, irrégulières. L'amande est constituée par un albumen et un embryon formés de cellules polygonales, remplies d'une matière granuleuse azotée.

La connaissance de ces particularités anatomiques est rendue nécessaire par l'importance que le *Capsicum* a prise comme élément ajouté frauduleusement au poivre.

Composition chimique. — Les fruits de *Capsicum* doivent leur âcreté à la présence d'un liquide oléo-résineux et d'une substance cristalline, la *capsicine*.

Commerce. — Le piment est expédié surtout de Zanzibar, de la côte occidentale d'Afrique et de Natal.

Usages. — Le piment des jardins est très fréquemment employé dans les pays chauds comme condiment et pour régulariser les fonctions digestives. Cette substance et son extrait ont été vantés comme un remède merveilleux contre les hémorroïdes.

ALKÉKENGE

Coqueret.

Origine. — Le **Coqueret** ou **Alkékenge** (*Physalis Alkekengi* L.) est une petite plante vivace, à tige aérienne herbacée, à petites fleurs blanches, qui croît spontanément et en abondance dans certains vignobles du midi et de l'ouest de la France, et dans les terrains calcaires de toute l'Europe.

Description. — Le fruit sec qui est utilisé en médecine est une baie de la grosseur et de la forme d'une cerise ; il est ridé, d'un rouge minium et contient sous un péricarpe assez lâche deux loges portant sur des placentas axiles de nombreuses semences, petites, ovoïdes-aplaties, de couleur blanchâtre. Il est supporté par un pédoncule épaissi et coloré à son sommet ; il arrive dans le commerce plus ou moins complètement enveloppé par son calice, réticulé, veiné, qui forme autour de lui une grosse ampoule vésiculeuse rouge, plus rarement blanchâtre (fig. 453). Ce fruit a une saveur à la fois douceâtre et amère ; à l'état frais, il est légèrement acidulé et abondamment gorgé de suc.

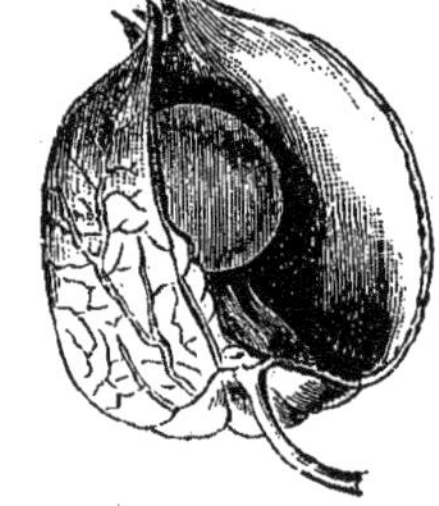
Fig. 453.
Baie d'Alkékenge.

Composition chimique. — Les baies contiennent de l'acide citrique ; le calice renferme une matière amère, la *physaline*.

Usages. — Ce fruit est laxatif et diurétique ; il entre dans la préparation du sirop de chicorée composé.

Le *Physalis Peruviana* L. est une espèce herbacée annuelle vivace en Provence, où elle est très répandue. Ses fruits mûrs sont des baies de la grosseur d'une cerise, de couleur jaune pâle, de saveur aigrelette et sucrée. Ils servent à préparer des confitures très appréciées dans le midi de la France.

WITHANIA SOMNIFERA

Origine. — Le *Withania somnifera* Dun., connu vulgairement sous le nom de **Coqueret somnifère,** est une plante d'origine asiatique, qui croît en abondance dans le sud de l'Europe, sur toute l'étendue de la région méditerranéenne.

Description. — C'est une plante ligneuse, dont les feuilles alternes, entières, ovales, de grandeur variable atteignent rarement plus de 3 centimètres de longueur ; les fleurs sont blanches, verdâtres, petites, axillaires, subsessiles, terminales. Le fruit est une baie de la grosseur d'un pois, rouge, lisse, recouverte par un calice membraneux qui s'ouvre au sommet. La racine a un méditullium ligneux blanc, recouvert par une écorce renfermant une forte proportion de matière colorante rouge. La plante entière est couverte de poils blancs, aigus, rameux, et exhale une odeur piquante et urineuse. Les feuilles et les fruits ont une saveur un peu amère et nauséeuse.

Les racines et les feuilles passent pour être de puissants narcotiques. La racine, connue dans les bazars de l'Inde sous le nom d'*Amu-*

lang kalung, est un remède populaire contre les rhumatismes. Les feuilles sont utilisées comme fébrifuges et le fruit comme diurétique.

Le *W. coagulans* Dun. (*Puneeria coagulans* Stocks) est une petite plante buissonnante, abondamment répandue dans le nord-ouest de l'Inde et l'Afghanistan ; son fruit est employé communément dans l'Inde pour coaguler le lait et utilisé comme altérant et diurétique.

BELLADONE

ORIGINE. — La **Belladone** (*Atropa Belladona* L.) croît spontanément dans le centre et le sud de l'Europe, l'Asie moyenne et occidentale ; elle se plaît dans les clairières des bois, et au milieu des décom-

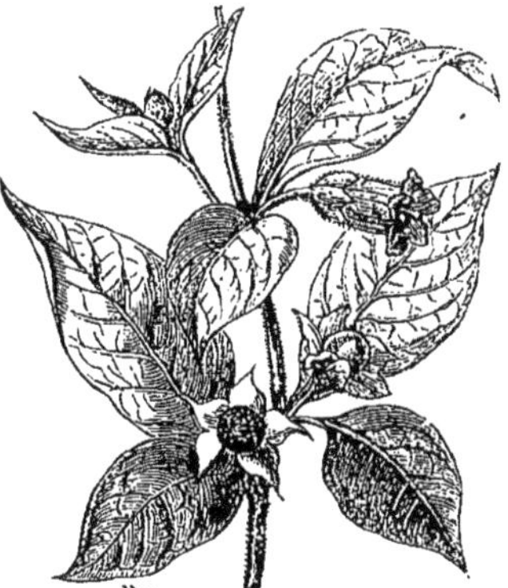

Fig. 454. — *Atropa Belladona.*

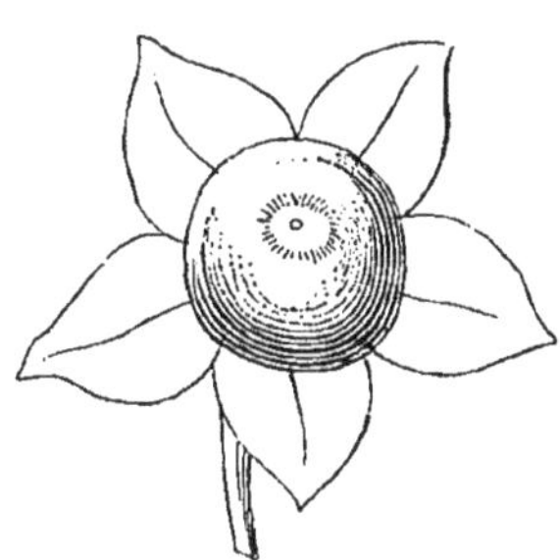

Fig. 455. — Fruit de Belladone.

bres; on la cultive en grand dans les champs pour l'usage médical. Cette plante (fig. 454), qui peut atteindre 1 mètre de hauteur, a une tige herbacée, trichotome, pubescente, d'une couleur rougeâtre; ses feuilles sont alternes, les supérieures géminées ; les fleurs sont solitaires, disposées à l'aisselle des feuilles, supportées par un long pédoncule; elles se composent d'un calice divisé en 5 lobes aigus, foliacés, persistants, à préfloraison quinconciale et d'une corolle gamopétale, violacée, en forme de clochette allongée, à limbe découpé en 5 dents obtuses peu profondes et égales; les étamines au nombre de 5 sont inégales, insérées au fond du tube de la corolle, terminées par des anthères biloculaires; la baie supportée à la base par le calice est globuleuse, un peu aplatie (fig. 455), marquée d'un sillon peu profond, indiquant la position de la cloison qui la sépare en deux loges; à maturité, elle atteint la grosseur d'une cerise et en présente la consistance et la couleur; elle est posée sur le calice vert, persistant.

La matière médicale utilise les feuilles, la racine et les graines de cette plante. On récolte les feuilles au mois de juin, les baies dans le mois d'août, les racines de mai en juin. La racine recueillie en mars est moitié moins énergique ; celle de l'automne est d'une activité intermédiaire.

A. FEUILLES

Description. — Ces feuilles qui doivent être recueillies avant la floraison sont ovales, entières sur les bords, courtement acuminées

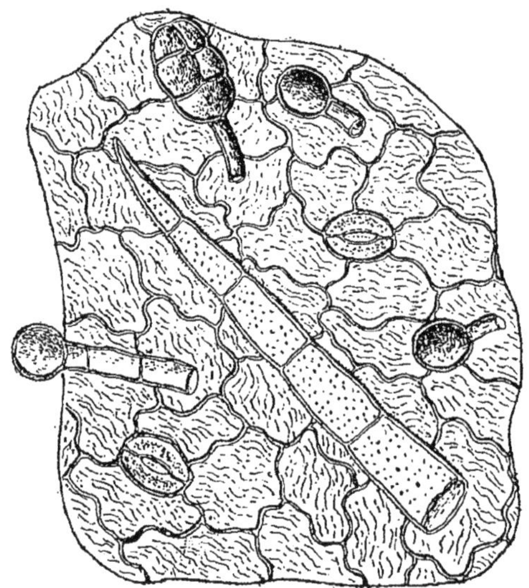

Fig. 456. — Feuille de Belladone.
Epiderme inférieur.

au sommet ; elles mesurent 10 à 15 centimètres de longueur et 50 centimètres de largeur. A l'état frais, elles exhalent, quand on les froisse, une odeur âcre désagréable, qui s'atténue considérablement ou disparaît par la dessiccation. A l'état sec, elles sont minces et friables, d'une teinte vert brunâtre sur leur face supérieure et d'une teinte grisâtre sur leur face inférieure. Leur saveur est amère et désagréable.

Caractères anatomiques. — L'épiderme (fig. 456) est formé de cellules sinueuses, recouvertes par une cuticule striée ; il porte sur les deux faces des stomates qui sont entourés par 4 à 5 cellules sans direction particulière. La face supérieure est glabre ; la face inférieure est presque constamment pourvue de poils tecteurs et de poils glanduleux. Les premiers sont pluricellulaires, coniques, formés de 3 à 5 cellules allongées, à parois peu épaisses et tuberculeuses ; les poils glanduleux plus courts sont pourvus d'une glande unicellulaire arrondie, ou d'une glande pluricellulaire ovoïde supportée par un pédicelle uni ou tricellulaire.

Le parenchyme compris entre les deux faces du limbe est formé de cellules rameuses parmi lesquelles on observe de grosses cellules cristalligènes, arrondies, contenant des cristaux d'oxalate de chaux pulvérulents.

La nervure médiane est recouverte d'un épiderme sur lequel les

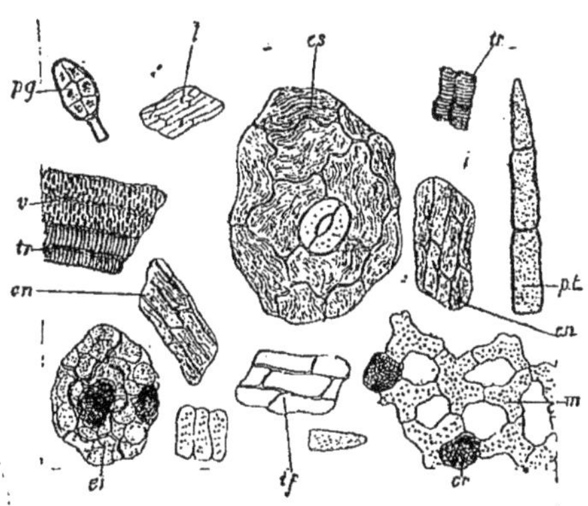

Fig. 457. — Poudre de feuilles de Belladone.

cr, cristaux pulvérulents. — *es*, épiderme supérieur. — *ei*, épiderme inférieur. — *en*, épiderme neural. — *tr*, trachées. — *v*, vaisseaux. — *l*, liber. — *pt*, poils tecteurs. — *pg*, poils glanduleux. — *m*, mésophylle.

divers poils sont plus confluents ; en dessous de cet épiderme on observe une couche de collenchyme qui est séparée du système libéroligneux par une couche peu épaisse de cellules polygonales irrégulières représentant le tissu fondamental. Le système libéro-ligneux est représenté par un cordon ligneux arqué qui est recouvert en haut par la couche de liber interne et en bas par le liber externe. Cette double couche de liber est à son tour recouverte par une couche moyennement épaisse de péricycle dont les éléments ont des parois faiblement épaissies. Dans le tissu fondamental on observe quelques cellules cristalligènes remplies de cristaux pulvérulents. Dans la poudre de feuilles de belladone (fig. 457), il est facile de constater la présence de tous ces éléments.

Composition chimique. — Les feuilles de belladone contiennent de l'*Atropine* dans la proportion de 0,44 à 0,40 p. 100 de feuilles sèches, et une faible proportion d'asparagine.

L'Atropine est un alcaloïde incolore, cristallisé en prismes soyeux très fins ; sa saveur est âcre et amère ; elle fond à 90° et se volatilise à 140° en se décomposant en partie ; elle se dissout dans 200 parties d'eau froide, dans 54 parties d'eau bouillante et dans 2 parties 1/2 d'alcool froid. Au contact de l'air, la solution aqueuse d'atropine se colore et exhale une odeur nauséabonde, sans que pour cela l'alcaloïde ait perdu ses propriétés vénéneuses.

Usages. — Les feuilles fraîches de belladone entrent dans la préparation du baume tranquille ; elles servent à la préparation de l'extrait de belladone et à la confection de cigarettes et de poudres anti-asthmatiques.

B. RACINE

Récolte. — Cette racine doit être recueillie à l'époque de la floraison de la plante ou aussitôt après ; on la fend dans le sens de la longueur et on la coupe en tronçons pour la faire sécher.

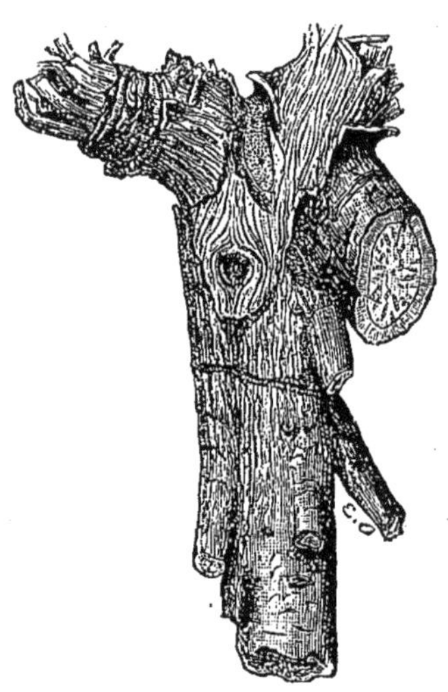

Fig. 458. — Racine de Belladone.

Description (fig. 458). — La racine sèche de belladone est en morceaux assez gros divisés en ramifications latérales, plus souvent en branches simples ; les morceaux varient de 1 à 2 centimètres d'épaisseur. La couche corticale a une épaisseur égale tantôt au tiers, tantôt au cinquième du rayon ; elle est rugueuse, d'un gris sale à l'extérieur, marbrée de brun sur la coupe transversale ; la région ligneuse est d'un blanc jaunâtre. Cette racine se brise facilement ; sa cassure est courte et produit, quand elle se fait sur des racines bien sèches, une poussière blanche due à la présence de l'amidon et de cristaux pulvérulents d'oxalate de chaux. Elle exhale une odeur terreuse qui rappelle un peu celle de la racine de réglisse. Examinée à la loupe, la section transversale de cette drogue varie d'aspect selon qu'on examine la racine principale ou les branches latérales.

Dans la première (fig. 459) on distingue très nettement une moelle centrale entourée par une couche ligneuse striée radialement, tandis que, dans les secondes (fig. 460), la portion centrale se trouve occupée par les faisceaux primaires, autour desquels sont disposés sans grande régularité les faisceaux qui constituent le bois secondaire.

STRUCTURE MICROSCOPIQUE. — a. *Racine principale.* — La coupe transversale présente de dehors en dedans (fig. 461) :

Un suber assez épais (*s*) formé de plusieurs rangées de cellules tabulaires, à parois minces et jaunâtres ; un parenchyme cortical (*pc*) lacuneux, à cellules tangentielles, irrégulières, contenant de l'amidon ; quelques-unes de ces cellules renferment des cristaux pulvérulents (*cr*); un liber assez épais (*l*) dont les éléments munis de parois minces sont plus petits et assez régulièrement disposés en files radiales ; une mince couche de cambium ; la portion ligneuse (*b*) disposée en couches

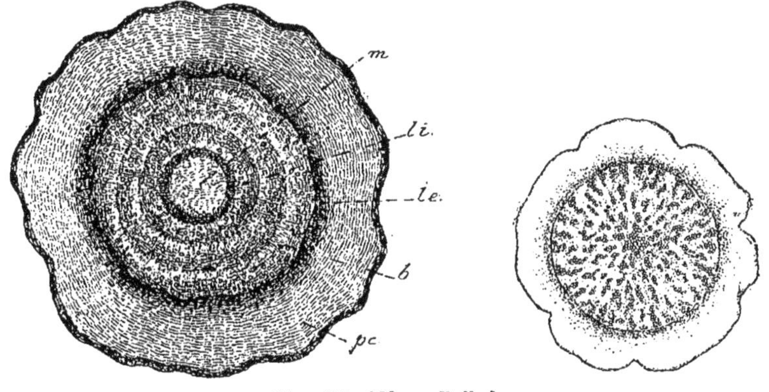

Fig. 459, 460. — Belladone.
Rhizome, coupe transversale. Section transversale d'une racine.

concentriques et alternantes d'un tissu fibreux, dont les éléments présentent une dureté et une résistance différente, selon l'épaississement de leurs parois. Cette zone ligneuse est sillonnée régulièrement par des rayons médullaires qui vont se perdre dans le parenchyme cortical ; elle présente un grand nombre de vaisseaux rayés plus ou moins larges, isolés ou groupés ; un liber interne entoure régulièrement la moelle qui est constituée par des cellules arrondies, dont quelques-unes sont cristalligènes.

b. *Branches latérales.* — La région corticale plus épaisse que dans la racine principale présente la même structure ; toutefois les lacunes ont disparu et les rayons médullaires sont plus larges. La zone ligneuse (*b*) est constituée par un parenchyme dont les éléments sont nettement différenciés, selon qu'ils sont plus ou moins éloignés de l'axe des branches : dans ce parenchyme on observe un très grand nombre de faisceaux fibro-vasculaires aussi irréguliers dans leur forme que dans leurs dimensions (fig. 462). Ces faisceaux, qui dans leur ensemble sont disposés en files radiales, sont d'autant plus gros qu'ils sont plus rapprochés du cambium ; ils sont composés de vais-

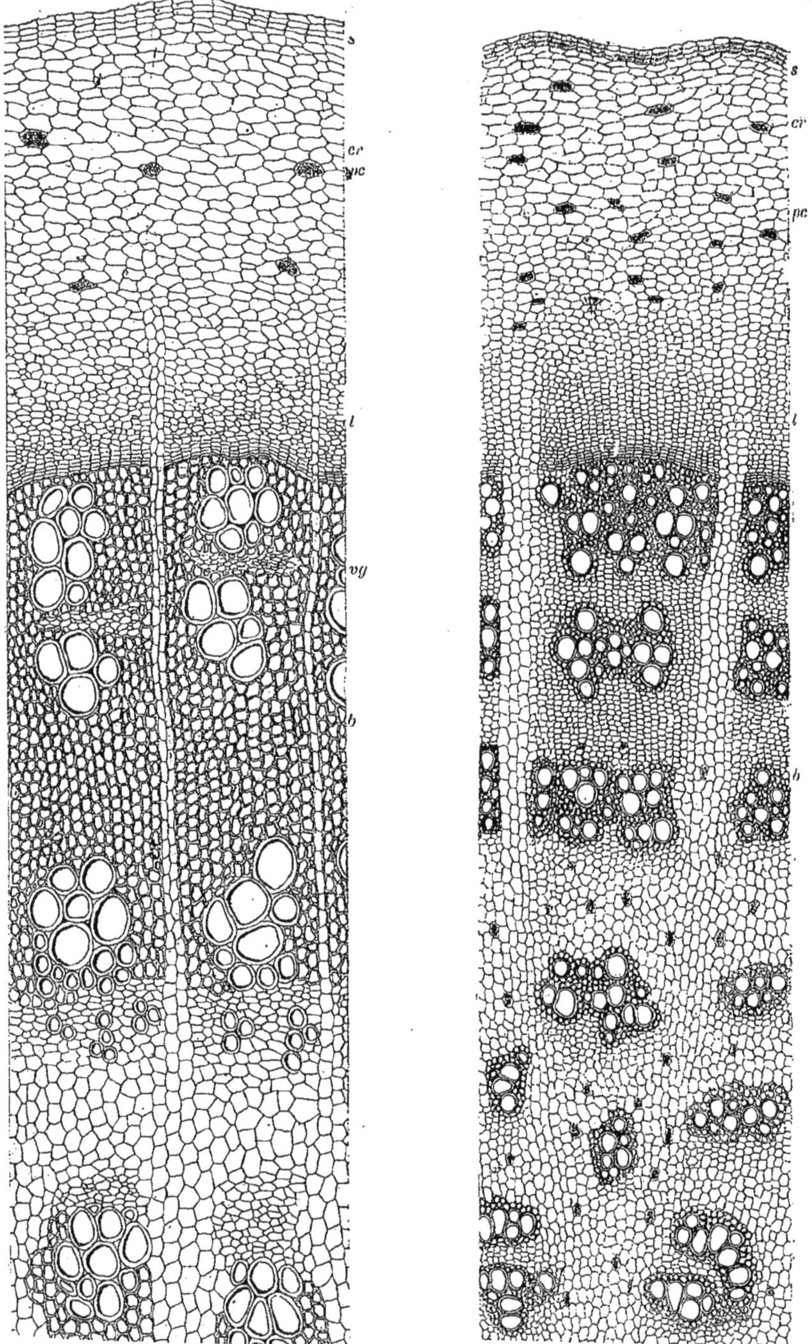

Fig. 461-462. — Racine de Belladone.

Branche principale. Branche latérale.

seaux rayés entourés par une couche irrégulière de fibres courtes, à parois épaisses, mais peu résistantes. Le parenchyme qui sépare les faisceaux les plus rapprochés du cambium est composé d'éléments plus petits, plus serrés, assez régulièrement superposés en files radiales. Cette régularité, disparaît à mesure qu'on se rapproche de l'axe qui est occupé par des éléments fibro-vasculaires représentant les faisceaux ligneux primaires. A mesure qu'on s'éloigne de ce point, les cellules du parenchyme irrégulières se différencient en certains points, prennent une forme allongée et constituent de larges rayons médullaires qui deviennent très apparents dans les couches les plus extérieures du

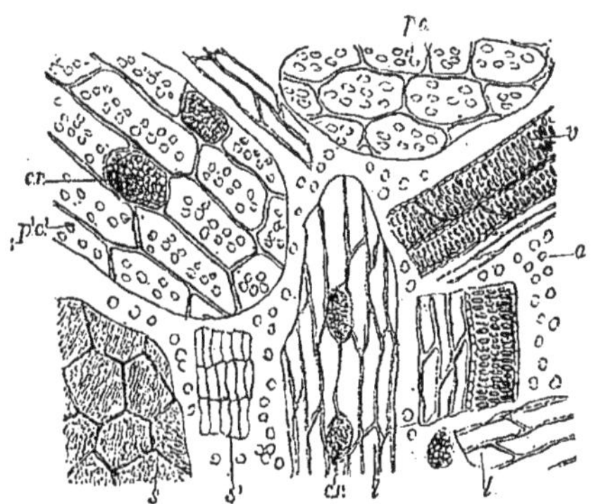

Fig. 463. — Poudre de racine de Belladone.

s, suber vu de face. — *s'*, suber vu en travers. — *pc*, parenchyme cortical en travers. — *p'c'*, parenchyme cortical vu en long. — *cr*, cristaux pulvérulents. — *v*, vaisseaux. — *a*, amidon.

bois, traversent le liber et vont se confondre avec le parenchyme cortical.

La figure 463, qui représente les éléments de la poudre de racine de belladone permettra de constater l'identité de cette poudre éminemment active et de la distinguer de toutes celles avec lesquelles elle pourrait être confondue, ou qu'on pourrait lui substituer accidentellement ou dans un but de spéculation frauduleuse.

M. Beauvisage (1890) a remarqué que la racine de belladone présente dans la répartition de ses tissus secondaires une disposition anormale pareille à celle qui a été observée dans les tiges de *Strychnos* et qui consiste dans la présence de nombreux faisceaux de tissu cribreux enclavés dans la profondeur du bois secondaire (*vg*, fig. 461).

Composition chimique. — La racine de belladone contient de l'*atropine* en plus forte proportion que les feuilles. Des recherches de M. Lefort (1872) il paraît résulter que cet alcaloïde est particulièrement localisé dans l'écorce des racines et que les grosses racines âgées de sept à huit ans, dans lesquelles l'écorce est relativement mince, en contiennent une proportion moindre que les jeunes racines de la grosseur du doigt. Cette racine renferme encore de l'*hyoscyamine* et une substance nommée *belladonine* par Hubschmann.

Usages. — La racine de belladone sert surtout à préparer l'*atropine*.

Substitutions. — A cette racine on a parfois substitué, par mégarde probablement, les racines de *bardane* et d'*aunée*. L'absence d'amidon, la présence d'inuline et d'organes sécréteurs dans ces deux racines permettent de constater facilement cette substitution.

MANDRAGORE

Origine. — La **Mandragore officinale** (*Mandragora officinarum* L.), encore connue sous le nom de *Mandragore femelle*, est très commune sur les rivages de la Calabre, de la Sicile, de l'Espagne et de l'Afrique ; la partie utilisée en médecine est la racine.

Description. — Cette racine rappelle un peu celle de la Belladone ; elle s'en distingue cependant par des dimensions plus fortes, une couleur plus brune, une densité plus grande et par quelques particularités caractéristiques de sa structure.

Structure anatomique. — Son écorce montre deux lignes foncées, suivant parallèlement les bords, l'une entre l'écorce moyenne et la zone libérienne, l'autre entre le bois et l'écorce (zone cambiale). La portion centrale qui représente le bois est formée d'un parenchyme rempli de fécule, au milieu duquel sont répandus çà et là, mais très dispersés, de minces faisceaux fibro-vasculaires. Elle possède une odeur désagréable.

Composition chimique. — Crouzel (1885) a retiré de la racine de Mandragore un alcaloïde, auquel il propose de donner le nom de *Mandragorine* et qui jouit de la propriété de dilater la pupille. Les expériences chimiques et physiologiques entreprises par Richardson lui ont permis de signaler dans cette plante l'existence d'un alcaloïde analogue à l'atropine.

Usages. — Jadis fort employée, cette racine est aujourd'hui à peu près abandonnée.

JUSQUIAME

Origine botanique. — La **Jusquiame officinale** (*Hyoscyamus niger* L.) est une plante répandue dans l'Europe tempérée et froide. On la trouve aussi dans l'Amérique du Nord et le Brésil. En Angleterre et en France, on la rencontre à l'état sauvage dans le voisinage des habitations et on la cultive en grand pour les usages de la médecine, qui utilise ses feuilles et ses semences.

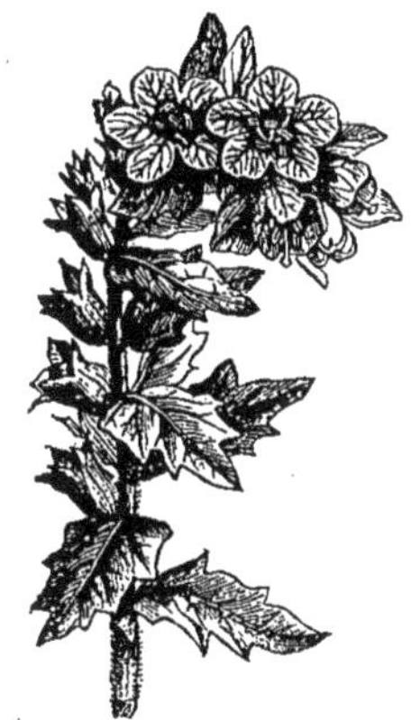

Fig. 464. — Jusquiame.

A. FEUILLES

Description. — La tige de cette plante (fig. 464) qui mesure environ 50 centimètres de hauteur, est cylindrique, épaisse, dure, couverte de poils serrés, doux et visqueux. Les feuilles (fig. 465-466) sont généralement alternes, éparses, parfois opposées; leur forme est ovalaire, aiguë, à bords sinueux et découpés; leur surface est couverte de poils analogues à ceux de la tige; leur couleur est d'un vert pâle qui par la dessiccation

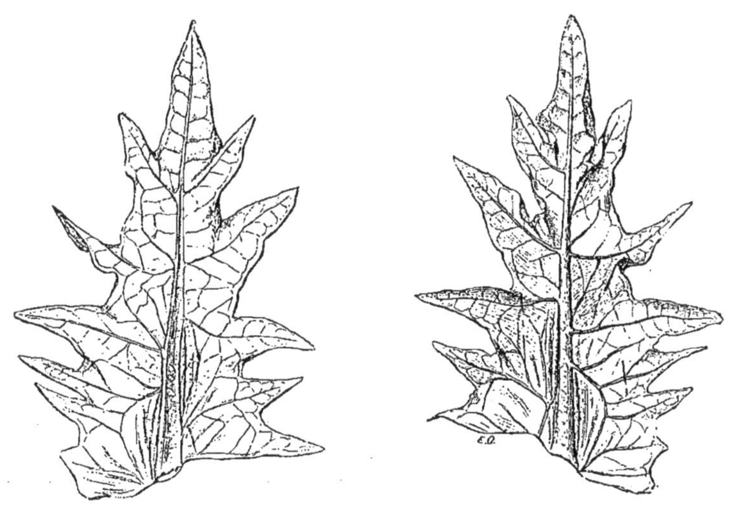

Fig. 465, 466. — Feuilles de Jusquiame.
Face inférieure. Face supérieure.

passe au vert grisâtre; elles diffèrent suivant la hauteur à laquelle elles naissent; les plus inférieures sont pétiolées, les supérieures sont sessiles, amplexicaules, plus profondément découpées sur leurs bords et d'une consistance moins ferme. Les fleurs qui se retrouvent généralement dans la drogue du commerce, sont disposées en cymes scorpioïdes. Le calice est campanulé à 5 dents courtes et aiguës. La corolle est infundibuliforme, à 5 lobes obtus et inégaux, jaunâtres, striée de lignes rougeâtres ou violacée et marquée d'une tache pourpre foncé au fond du tube. Le fruit enfermé dans le calice accrescent à 5 pointes marquées est une capsule dure et résistante à deux loges, qui s'ouvre par une déhiscence transversale, en boîte à savonnette.

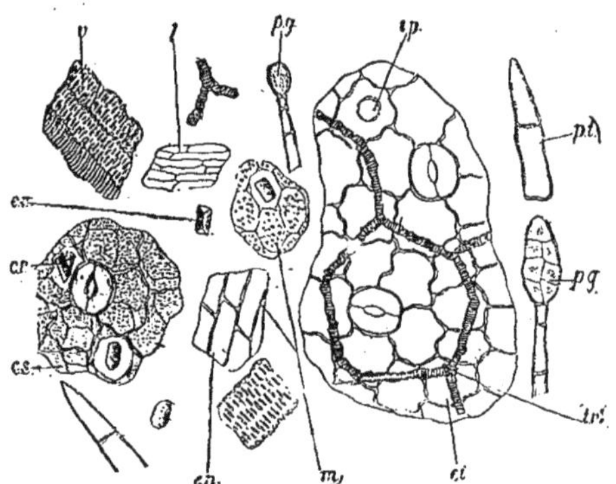

Fig. 467. — Poudre de feuilles de Jusquiame.
cr, cristaux prismatiques. — *es*, épiderme supérieur. — *ei*, épiderme inférieur. — *en*, épiderme neural. *pt*, poils tecteurs. — *pg*, poils glanduleux. — *l*, liber. — *tr*, trachées. — *v*, vaisseaux.

Les feuilles de Jusquiame ont une odeur vireuse désagréable et une saveur fade, amère et âcre.

Des expériences entreprises par Gerrard (1892) il résulterait qu'on ne doit employer pour les usages pharmaceutiques que les feuilles bien conservées, d'une couleur brillante, tandis qu'on doit rejeter les feuilles de couleur foncée, trop variables dans leur teneur en alcaloïdes.

Caractères anatomiques (fig. 468). — Stomates disposés irrégulièrement. Poils tecteurs pluricellulaires, coniques, à parois peu épaisses et lisses. Poils glanduleux longs, toujours formés par une seule série de cellules allongées suivant la longueur du poil, et supportant une glande généralement en massue. Cette glande est unicellulaire ou pluricellulaire. Dans ce dernier cas, elle est formée de deux ou cinq cellules parallèles séparées par des cloisons perpendiculaires au poil, ou bien de deux ou quatre rangs de cellules dirigées parallèlement au poil. Cordon ligneux recouvert par un liber interne et un liber externe, qui sont entourés par un péricycle mou. Cristaux généralement prismatiques.

Composition chimique. — Les feuilles de la Jusquiame contiennent deux alcaloïdes : l'*hyoscyamine* et l'*hyoscine*, une huile fixe, un principe odorant et une résine âcre.

Usages. — Cette plante est employée comme narcotique ; elle entre dans la préparation du baume tranquille.

Substitutions. — Dans les parties méridionales de l'Europe on emploie

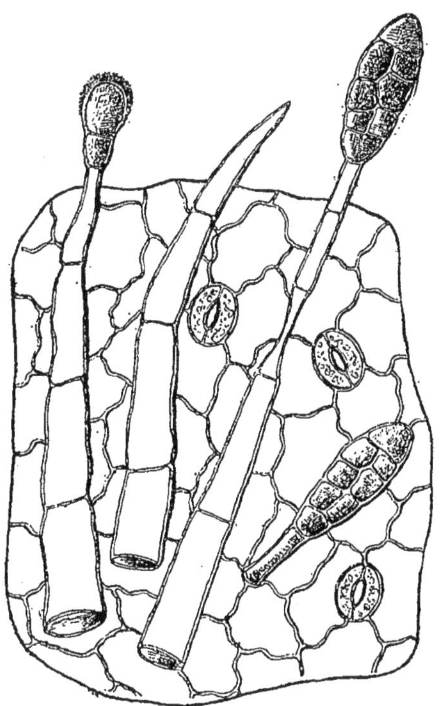

Fig. 468. — Feuille de Jusquiame. Epiderme inférieur.

souvent à la place des feuilles de l'*H. niger* L. celles de l'*H. albus* L. Elles sont *pétiolées*, ovales, arrondies ou cordiformes à la base, très pubescentes, sinueuses ou découpées sur les bords en lobes plus larges. Les cristaux qui dominent dans cette dernière espèce au lieu d'être simples, comme dans la première, sont agglomérés.

B. GRAINES

Description. — Ces graines (fig. 469-470) sont comprimées, réniformes, de 1 millimètre de longueur. Leur surface extérieure qui offre une couleur gris brunâtre ou gris cendré est finement réticulée. Un spermoderme peu épais entoure l'albumen dans lequel se trouve un embryon recourbé en forme de 9, dont la radicule cylindrique est placée à l'extrémité inférieure et dont les cotylédons parallèles sont très allongés. Elles ont une saveur huileuse, désagréable, amère et âcre.

Structure microscopique (fig. 471). — Le spermoderme de cette graine est constitué par 3 tuniques bien distinctes : une tunique externe (*te*) de nature scléreuse, formée de cellules assez grosses, dont la paroi extérieure est très mince, tandis que les parois latérales et interne sont considérablement épaissies. Cette disposition particulière donne au lumen de ces cellules vues transversalement la forme d'un U. Vues de face, elles ont une forme polygonale, des parois épaisses et rectilignes ; la deuxième enveloppe (*tm*) est formée d'un tissu de cellules irrégulières, allongées tangentiellement ; l'enveloppe interne (*ti*) d'une rangée de cellules polygonales à parois colorées et minces. L'albumen (*a*) est un tissu de cellules polygonales irrégulières contenant de l'aleurone, en granules ovoïdes, arrondis, ou polyédriques et des gouttelettes d'huile fixe. L'embryon (*e*) présente la même structure : toutefois les cellules y sont plus régulièrement disposées et plus petites.

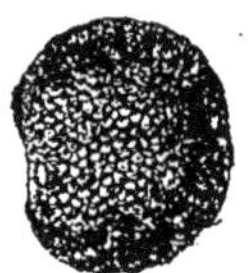

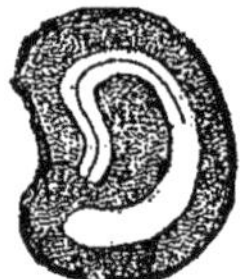

Fig. 469, 470. — Semence de Jusquiame. Entière. Coupe longitudinale.

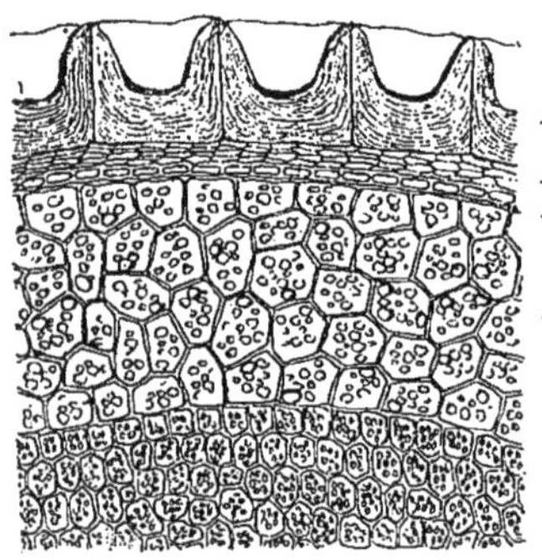

Fig. 471. Semence de Jusquiame. Structure anatomique.

La même disposition anatomique se retrouve dans les graines de Belladone et de Stramonium. L'enveloppe scléreuse seule offre dans la forme de ses éléments des différences assez profondes.

Composition. — Cette graine contient aussi de l'*hyoscyamine* et de l'*hyoscine*.

Usages. — Elle sert principalement à préparer l'hyoscyamine.

Au genre *Hyoscyamus*, se rattache l'*H. insanus* Stoks, plante du Beloutchistan, extrêmement toxique et employée souvent dans un but criminel.

SCOPOLIA

Origine. — Le genre *Scopolia* qui appartient à la série des Hyoscyamées, renferme plusieurs espèces intéressantes qui, dans ces dernières années, ont été l'objet d'expériences physiologiques. Les deux espèces principales sont le *S. Japonica* Maxim. et le *S. Carniolica*.

Description. — *Scopolia Japonica* Maxim. Cette plante, encore connue sous le nom de *Belladone du Japon*, croît en Chine et au Japon. Le rhizome qui est la partie employée est cylindrique, comprimée, rarement rameux ; il est noueux et caractérisé par la présence sur sa face supérieure de cicatrices arrondies, assez profondes, indiquant la place occupée par les tiges feuillées. Il mesure 10 à 15 centimètres de longueur et 12 à 13 millimètres d'épaisseur. Son écorce qui présente une teinte brune, est étroitement appliquée sur le bois d'une teinte jaune pâle. Son odeur est légèrement narcotique et sa saveur est faiblement amère.

Composition chimique. — L'étude chimique de ce rhizome a été faite par Langgaard (1878) qui en a retiré 2 alcaloïdes : la *rotoïne* et la *scopoléine*. Elle a été reprise par Eykmann (1884) qui y a trouvé un alcaloïde jouissant de la propriété de dilater la pupille, auquel il a conservé le nom de *scopoléine* et un autre principe, la *scopolétine* qui communique une fluorescence particulière aux infusions aqueuses de ce rhizome.

D'une série d'expériences entreprises sur cette substance, Schmidt (1887) croit devoir conclure qu'elle ne renferme pas de nouveaux alcaloïdes, mais de l'atropine, de l'hyoscyamine et de l'hyoscine, dont les proportions varient suivant les conditions de végétation et l'époque de la récolte.

Usages. — Ce rhizome est employé comme succédané de la belladone dans la thérapeutique des affections oculaires.

Scopolia Carniolica. — Cette espèce est originaire de la Hongrie. Elle a été l'objet de recherches approfondies faites par les divers professeurs de l'École de pharmacie de Londres. (*Pharmaceutical Journal*, 1889.)

Au point de vue anatomique, elle présente une grande analogie de structure avec la belladone dont elle possède d'ailleurs les propriétés mydriatiques.

Une autre espèce du même genre est le *S. lurida* Dun. (*Anisodus luridus* Link et Otto.) qui croît dans l'Inde, le Népaul et sur l'Himalaya. La composition chimique de cette substance se rapproche beaucoup de celle des espèces précédentes.

STRAMONIUM.

Datura. — Pomme épineuse.

Origine. — Le **Stramonium** (*Datura Stramonium* L.), appelé aussi *Stramoine*, *Pomme épineuse*, croît communément en France, mais on le rencontre également dans presque toutes les parties du monde ; il se plaît dans les décombres, les lieux arides et incultes.

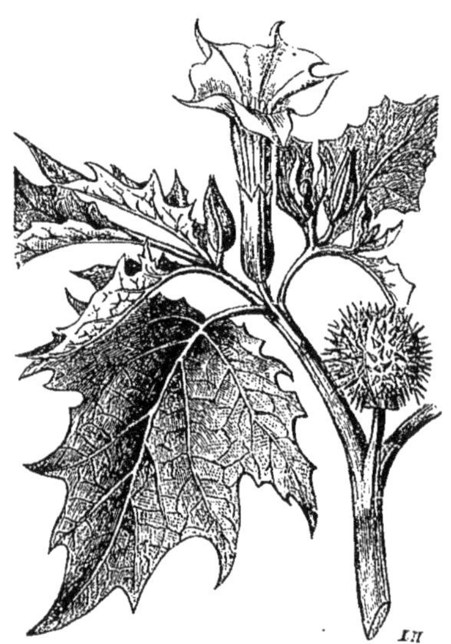

Fig. 472. — *Datura Stramonium*.

Description (fig. 472). — Cette plante qui peut atteindre 1 mètre de hauteur, a une tige ronde, herbacée, verte, très rameuse dont les feuilles sont pétiolées, larges, anguleuses, aiguës. A une faible distance du sol, elle émet des rameaux étalés, bifurqués, à l'angle desquels se développent les fleurs qui sont remplacées par des fruits. Ces fleurs sont grandes, solitaires, terminales, extra-axillaires. La corolle est d'une couleur blanche, violacée, très grande, infundibuliforme, à 5 lobes acuminés, à préfloraison tordue. Le calice gamosépale, à préfloraison valvaire se termine par 5 petites dents aiguës ; il est en partie caduc ; après la fécondation, son extrémité supérieure se détache, tandis que la partie inférieure persiste et forme une courte collerette rabattue qui supporte le fruit. Celui-ci est une capsule verte, recouverte de grosses épines mousses (fig. 475). A l'époque de la maturité il s'ouvre en quatre valves et découvre les quatre loges qui portent sur leur placenta des graines, nombreuses, noires, réniformes.

La pharmacie utilise les feuilles et les graines de cette plante.

1. FEUILLES

Description. — Les feuilles de *Datura Stramonium* ont un limbe ovale, arrondi, ou même cordiforme à la base, aigu au sommet, sinué sur le bord et marqué de larges dentelures aiguës. La nervation est pennée ; les nervures secondaires, se détachant de la nervure médiane sous un angle aigu, se dirigent dans les dentelures du bord ; elles

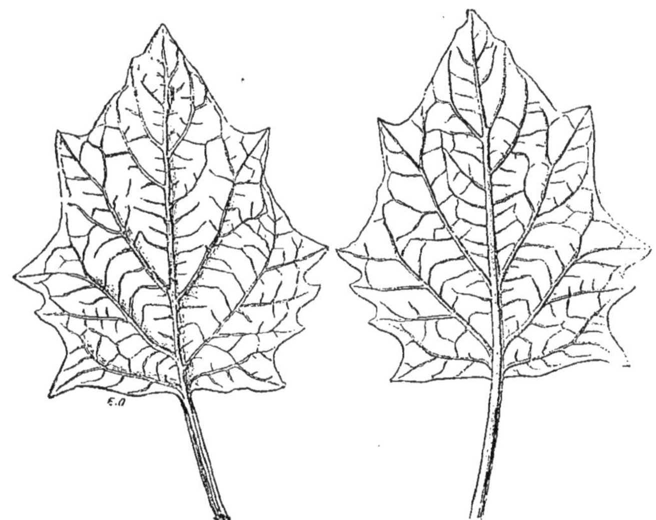

Fig. 473, 474. — Feuilles de *Datura stramonium*.
Epiderme inférieur. Epiderme supérieur.

sont alternes, concaves en dessus, pâles et saillantes en dessous. Les deux faces de la feuille qui sont glabres dans les feuilles âgées sont couvertes de poils dans les feuilles jeunes. A l'état frais ces feuilles exhalent une odeur nauséeuse qui s'atténue légèrement par la dessiccation ; leur saveur est amère, âcre et désagréable.

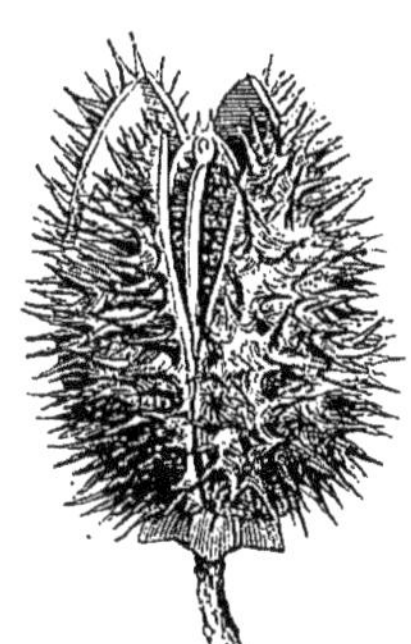

Fig. 475. — Fruit du *Datura stramonium*.

Le Datura du commerce est souvent mélangé de fleurs et de fruits qui sont tout à fait caractéristiques.

Structure anatomique. — Epiderme recouvert par une cuticule lisse (fig. 477) ; des poils tecteurs pluricellulaires, coniques constitués par 3 ou 5 cellules fort allongées et tuberculeuses ; des poils glanduleux courts, pluricellulaires, composés d'une glande en forme de cône tronqué, formée de deux rangées superposées et parallèles de cellules, et supportée par un pédicelle, court, unicellulaire. — Les cristaux assez nombreux dans cette feuille sont agglomérés et étoilés.

Composition chimique. — On a retiré des feuilles de Datura un principe, qui a été désigné sous le nom de *Daturine*. Les travaux de Schmidt et Ladenburg ont démontré que ce produit mal défini est un mélange d'atropine et d'hyoscyamine.

Usages. — Les feuilles de Datura sont employées comme narco-

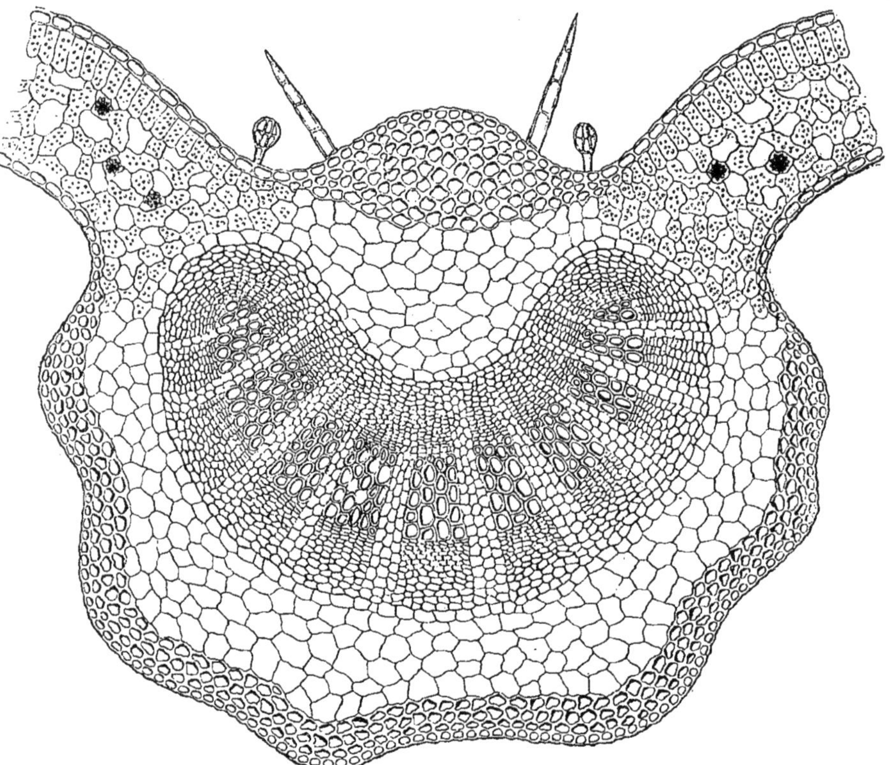

Fig. 476. — Feuille de *Datura Stramonium*.
Structure de la nervure médiane.

tiques ; elles entrent dans la préparation du baume tranquille et servent à la confection de cigarettes anti-asthmatiques.

Substitutions. — On leur a substitué parfois les feuilles de *Solanum nigrum* L., qui sont beaucoup plus petites et dont les nervures sont peu saillantes, et celles du *Chenopodium hybridum* L. dont les feuilles également plus petites, sont cordées à la base. La différence de structure des poils tecteurs et des poils glanduleux qui existent à leur surface permet de distinguer facilement ces feuilles les unes des autres.

B. GRAINES

DESCRIPTION. — Les semences de *Stramonium* sont réniformes, aplaties sur une des faces, longues de 4 millimètres, noirâtres à la surface, creusées de fines ponctuations et marquées d'un réseau peu saillant. Sur le bord droit, se trouve un hile de couleur claire et de chaque côté de cette cicatrice, sur chacune des faces, une callosité lisse. Le spermoderme recouvre un albumen blanc huileux dans lequel se trouve un embryon, placé parallèlement aux deux faces, recourbé, et suivant dans ses courbures celles des bords réniformes de la graine. La radicule est cylindrique, les cotylédons ont les deux tiers à peu près de la longueur totale de l'embryon. Ces graines ont une saveur huileuse, âcre et nauséeuse.

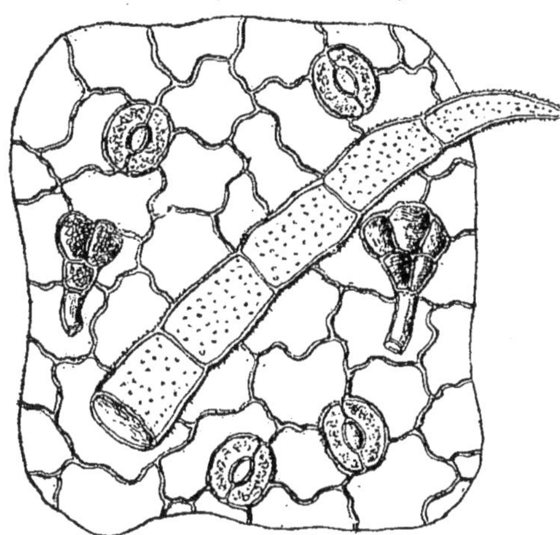

Fig. 477. — Feuille de *Datura stramonium*. Epiderme inférieur.

STRUCTURE ANATOMIQUE. — Dans son ensemble, la graine de Stramo-

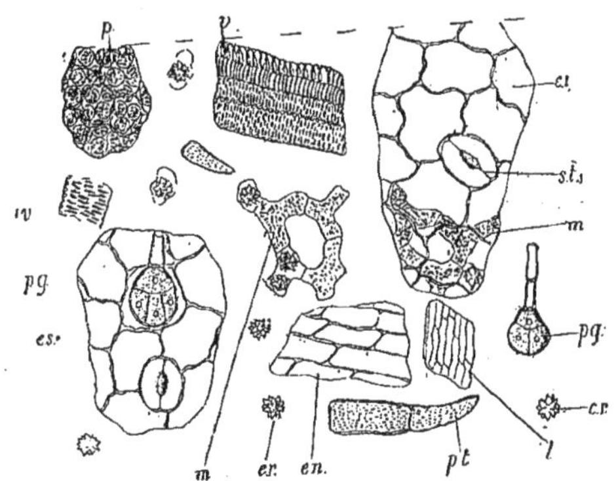

Fig. 478. — Poudre de feuilles de *Datura stramonium*.

cr, cristaux étoilés. — *es*, épiderme supérieur. — *ei*, épiderme inférieur. — *en*, épiderme neural. — *l*, liber. *m*, mésophylle. — *v*, vaisseaux. — *pt*, poils tecteurs. — *pg*, poils glanduleux. — *p*, cellules en palissade.

nium présente une structure identique à celle de la graine de jusquiame. La seule différence qu'on observe réside dans la forme des éléments qui constituent l'enveloppe scléreuse ; dans la graine de

Datura, ils sont cubiques et présentent des parois également épaisses, marquées sur leurs faces latérales de sinuosités ou dentelures très profondes, qui s'engrènent les unes dans les autres.

Composition chimique. — Le principe actif de ces graines est constitué par un mélange d'*atropine* et d'*hyoscyamine*, qui y existe en plus forte proportion que dans les feuilles. — Elles contiennent en outre de l'acide malique et 25 p. 100 d'huile fixe.

Usages. — Ces graines sont employées sous forme de teinture et d'extrait comme sédatives et narcotiques.

Au genre Datura, se rattachent les espèces suivantes : le *Datura alba* L., et le *D. fastuosa* L., remarquables par les dimensions de leurs fleurs; elles figurent dans la Pharmacopée de l'Inde, comme plantes sédatives; le *D. Metel* L., espèce indienne dont les graines sont employées comme narcotiques; le *D. Tatula* L., employé au Pérou contre les maladies de peau et contre l'asthme.

TABAC

Origine botanique. — Le **Tabac** (*Nicotiana Tabacum* L.), la plus importante et la mieux connue des espèces de ce genre est une plante originaire d'Amérique ; sa culture est soumise à une réglementation spéciale.

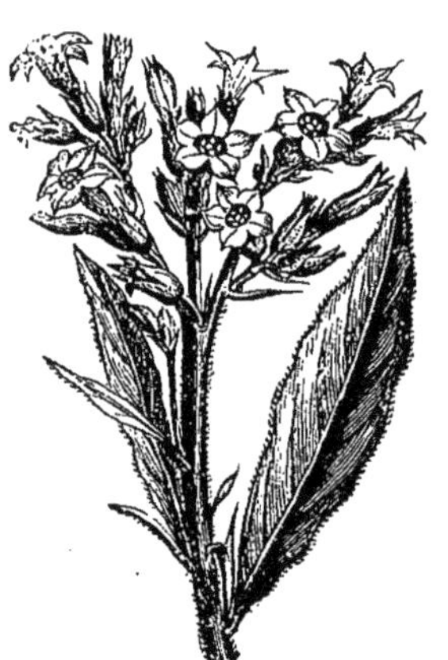
Fig. 479. — *Nicotiana tabacum.*

Description. — C'est une grande et belle plante annuelle qui peut atteindre 2 mètres de hauteur ; elle est glutineuse et couverte dans toutes ses parties d'un duvet court et visqueux. Les tiges sont droites, rondes, épaisses, rameuses à leur partie supérieure. Les feuilles sont grandes, alternes, sessiles, et semi-amplexicaules ; les supérieures sont lancéolées, les inférieures, ovales. Les fleurs hermaphrodites, accompagnées d'une bractée linéaire, sont disposées en une grande grappe, composée de cymes alternes. Le calice est visqueux, tubuleux, gamosépale, persistant, à 5 dents souvent inégales. La corolle est trois fois plus longue que le calice, infundibuliforme, pubescente extérieurement, à tube très long, verdâtre, à limbe rose, divisé en 5 lobes larges et aigus. — Le fruit est une capsule bivalve, biloculaire, à déhiscence septicide. La cloison qui sépare les deux loges porte sur chaque face un placenta fongueux, chagriné, sur lequel se trouvent les graines très petites, très nombreuses, réniformes et albuminées.

Les feuilles seules sont utilisées en médecine. Elles perdent par la dessiccation leur couleur verte primitive et prennent une teinte jaune brunâtre. Elles sont planes, elliptiques ou lancéolées, acuminées au

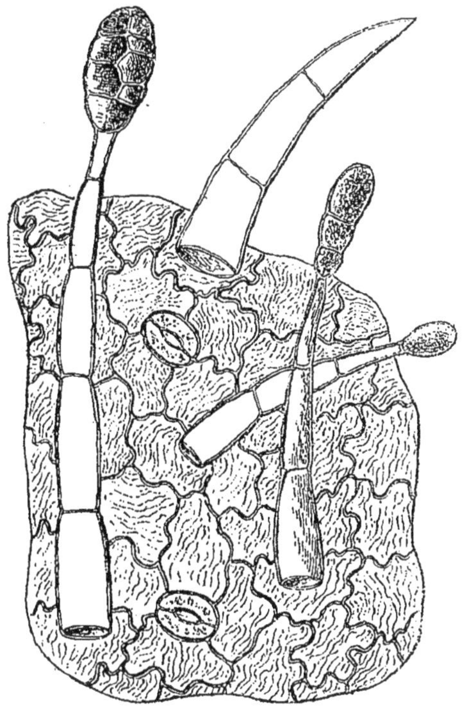

Fig. 480. — *Nicotiana tabacum.*
Epiderme inférieur de la feuille.

sommet ; les grandes feuilles radicales sont atténuées en pétiole. Leurs dimensions sont variables, elles ont en moyenne 20 centimètres de longueur et 6 à 7 centimètres de largeur, mais peuvent devenir beaucoup plus grandes sous l'influence de la culture. Les bords de la feuille sont entiers ; les nervures sont fortement marquées ; les nervures secondaires se détachent sous un angle aigu variant entre 40 et 75° et se dirigent vers le bord où elles se recourbent en arc vers le sommet de la feuille ; ces nervures sont recouvertes de poils. L'odeur des feuilles de tabac est nauséeuse ; leur saveur est amère et âcre.

Caractères anatomiques. — Cuticule striée (fig. 480). Poils tecteurs et poils glanduleux. Les poils tecteurs sont unisériés, assez larges à leur

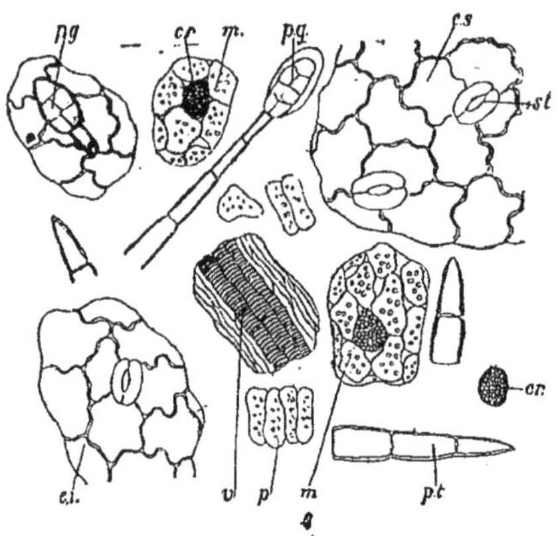

Fig. 481. — Poudre de feuille de tabac.
cr, cristaux pulvérulents. — ei, épiderme inférieur. — es, épiderme supérieur. — st, stomates. — pt, poils tecteurs. — pg, poils glanduleux. — p, cellules en palissade. — m, mésophylle.

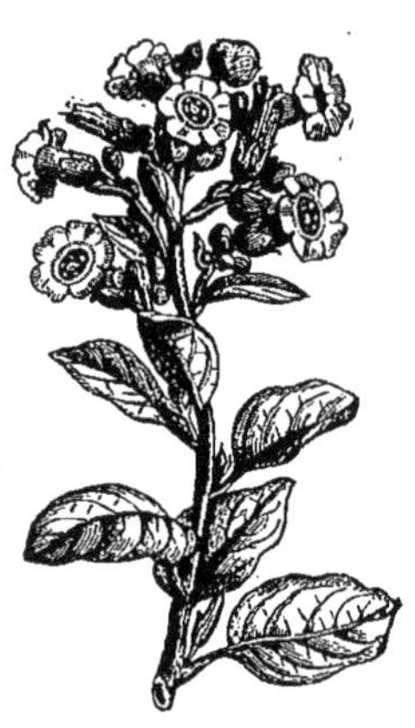

Fig. 482.
Nicotiana rustica.

base, munis de parois minces et striées ; les poils glanduleux sont en général assez longs, formés de 3 à 5 cellules, à parois minces, et sont terminés par des glandes ovoïdes, tantôt unicellulaires, tantôt pluricellulaires. Les glandes pluricellulaires sont divisées par des cloisons uniquement transversales, ou par des cloisons verticales et horizontales. — Le nombre des cellules qui constituent les glandes pluricellulaires en modifie singulièrement la forme. — Les cristaux qui se rencontrent dans ces feuilles sont pulvérulents.

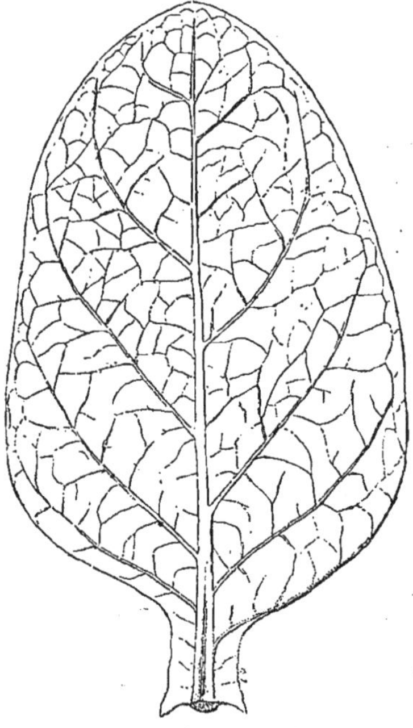

Fig. 483. — Feuille de *Nicotiana rustica.*

Composition chimique. — On a retiré des feuilles de tabac plusieurs principes bien définis qui sont : la *nicotine*, alcaloïde liquide, l'*acide nicotianique*, produit d'oxydation de la nicotine, la *nicotianine* ou camphre de tabac, un sucre réducteur, et un acide se rapprochant de l'acide cafétannique et désigné sous le nom d'acide *tabaco-tannique*.

Usages. — Le tabac est peu usité en médecine ; on l'a employé en lavements pour favoriser la réduction des hernies et pour combattre les obstructions alvines. Quand les feuilles sont sèches et préparées par la fermentation, comme dans nos manufactures de tabac, elles acquièrent des propriétés irritantes qu'elles n'avaient pas auparavant.

Substitutions. — On substitue parfois au *Nicotiana Tabacum* L., les feuilles du *Tabac femelle* (*Nicotiana rustica* L.), espèce d'origine américaine comme sa congénère, et qui se distingue facilement par ses fleurs d'un jaune verdâtre, ses feuilles ovales pétiolées, presque charnues, d'une teinte vert clair, et ses capsules arrondies. Cette espèce produit le Tabac des Indes orientales et le Tabac turc. Parmi les espèces du même genre, il faut citer le *N. persica* Lindl. qui fournit le tabac de Shiraz, les *N. quadrivalvis* Pursh., *N. multivalvis* Lindl. et *N. repanda* Willd. La dernière espèce est l'objet d'une culture spéciale à la Havane, où elle est employée à la confection des cigares les plus estimés.

PICHI OU PITCHI

Origine. — Le **Pitchi** (*Fabiana imbricata* R. et P.) est une plante du Chili, du Pérou et de la République Argentine.

Description. — Cet arbuste, qui croît sur les collines sèches et élevées, ressemble par son port à certaines bruyères, ou à une plante de la famille des Conifères (fig. 485-486). Sa tige dressée et très rameuse porte des feuilles très petites, ovales, sessiles, épaisses et charnues, imbriquées et squamiformes, d'une couleur vert bleuâtre ; les fleurs situées à l'extrémité de rameaux solitaires, sont composées d'un calice très petit, gamosépale, brièvement campanulé, épais et glanduleux, d'une corolle blanche infundibuliforme, à limbe petit, révoluté, dont le tube se rétrécit au niveau de la gorge. Le fruit est une capsule oblongue, ovoïde, crustacée, d'un brun clair ; les graines sont arrondies, presque anguleuses.

La drogue commerciale se compose de tiges, de branches et de ramuscules feuillés. Les branches les plus grosses mesurent de 1 à 2 centimètres de diamètre ; elles sont recouvertes par une écorce tantôt lisse, d'un gris cendré, tantôt un peu ridée longitudinalement ou marquée de protubérances tuberculeuses. Cette écorce est peu épaisse, relativement au bois, qui est strié radialement et d'une teinte blanc jaunâtre.

Structure microscopique (fig. 488). — Suber assez épais. — Parenchyme cortical formé de cellules polygonales irrégulières, présentant dans ses couches internes des groupes sclérenchymateux, formés de cellules à parois épaisses et radiées, et des paquets assez volumineux

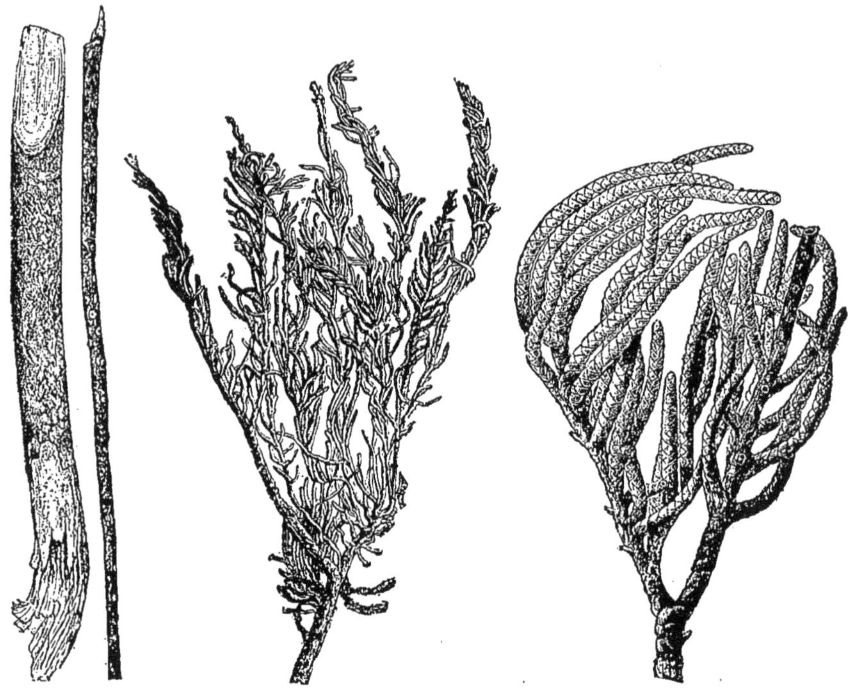

Fig. 484, 485, 486. — *Fabiana imbricata.*

Rameaux. Branche. Ramuscule.

de fibres à parois fort épaisses et nacrées. — Liber large, riche en éléments fibreux agglomérés. — Portion ligneuse très développée et constituée par des fibres à parois épaisses et résistantes, sillonnée par des rayons médullaires à une seule rangée de cellules, et présentant des vaisseaux généralement isolés, un liber interne et une moelle centrale.

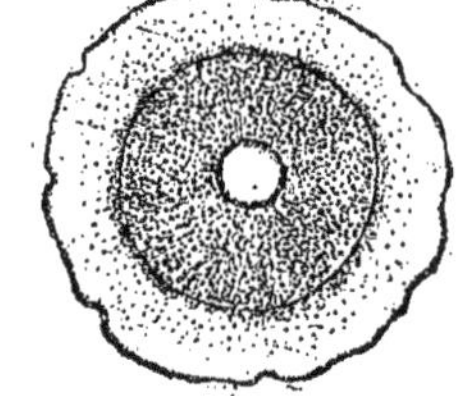

Fig. 487.
Rameau de Pichi.
Section transversale.

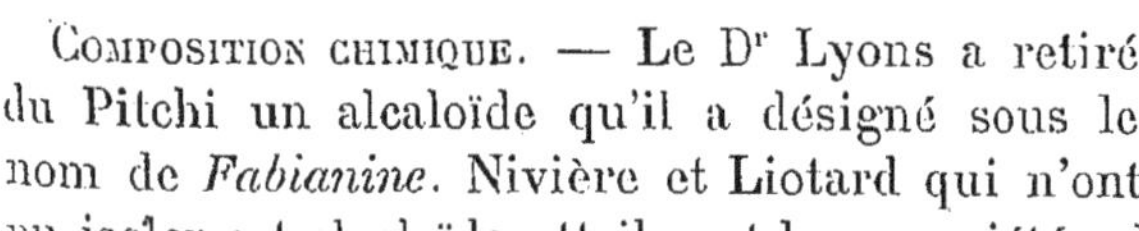

Composition chimique. — Le Dr Lyons a retiré du Pitchi un alcaloïde qu'il a désigné sous le nom de *Fabianine*. Nivière et Liotard qui n'ont pu isoler cet alcaloïde attribuent les propriétés physiologiques de cette plante à un glucoside fluorescent, analogue à l'esculine.

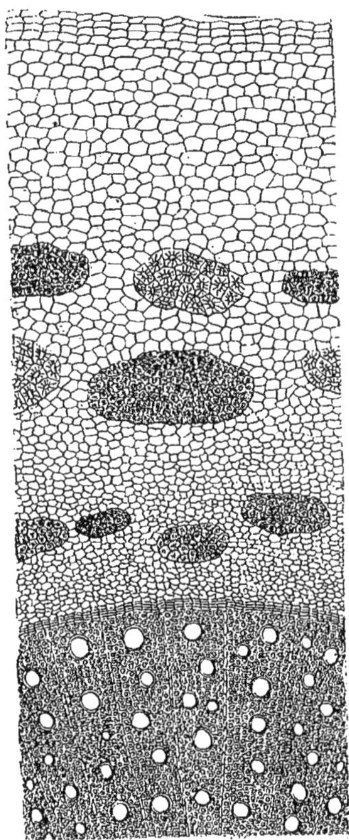

Fig. 488. — Rameau de Pichi. Structure anatomique.

Usages. — Cette plante est employée en décoction (10 gr. pour 1000 d'eau) et sous forme d'extrait fluide comme un diurétique puissant dans les inflammations catarrhales des voies urinaires.

DUBOISIA MYOPOROÏDES

Origine. — Cette plante, qui établit le passage entre la famille des Scrofulariées et celle des Solanées, est originaire de l'Australie ; on la trouve à la Nouvelle-Calédonie, dans les environs de Sydney et du cap York.

Description. — C'est un arbuste de 4 à 5 mètres de hauteur, dont les feuilles sont alternes, courtement pétiolées, oblongues, obtuses ou aiguës au sommet, entières, penninerviées, et d'autant plus étroites qu'elles se rapprochent davantage des fleurs. Celles-ci sont hermaphrodites, d'un bleu pâle ou blanches, réunies au sommet des rameaux en grappes de cymes dont les axes secondaires inférieurs occupent l'aisselle des feuilles les plus élevées. Le calice est gamosépale, persistant : la corolle tubuleuse, infundibuliforme, subbilabiée, à 5 lobes, dont les deux postérieurs sont plus étroits ; 4 étamines didynames ; ovaire à 2 loges multiovulées. Le fruit est une baie noire, grosse comme un petit pois (fig. 489).

La feuille est la partie employée en thérapeutique.

Composition chimique. — Cette plante contient un alcaloïde qui a été isolé à l'état cristallisé par MM. Ladenburg et Duquesnel. Cet alcaloïde, appelé *duboisine*, détermine la dilatation de la pupille plus rapidement que l'atropine et a sur celle-ci l'avantage de ne pas irriter la conjonctive.

Une autre espèce du même genre est le *D. Hopwodii* F. Muell., originaire de l'Australie occidentale et de la Nouvelle-Galles du Sud, où elle est désignée sous le nom de *Pituri*. Cette plante est employée sous forme de chique et produit des effets analogues à ceux de la fumée du tabac. Elle contient un alcaloïde liquide désigné sous le nom de *Piturine*, qui ressemble beaucoup à la nicotine.

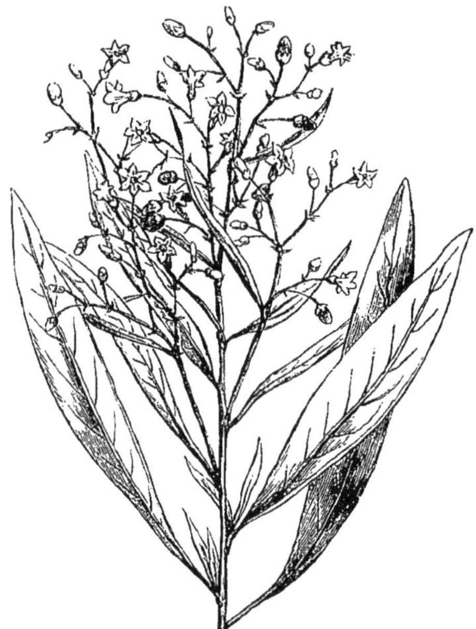

Fig. 489. — *Duboisia myoporoïdes.*

CESTRUM

Les **Cestrum** sont des arbrisseaux à feuilles alternes, à fruit bacciforme, qui constituent dans la famille des Solanacées un groupe différant de celui des *Solanées* et des *Atropées* par la forme non recourbée de l'embryon.

Les espèces les plus intéressantes de ce genre sont le *C. nocturnum* L. ou *galant de nuit* qui croît dans l'Amérique méridionale et aux Antilles, où l'on utilise son fruit dans l'épilepsie ; le *C. auriculatum* Lhér. et le *C. Parqui* Lhér., employés au Chili et dans l'Amérique comme fébrifuges.

CONVOLVULACÉES

Plantes herbacées ou sous-frutescentes, souvent volubiles et grimpantes, ayant des feuilles alternes, simples, sessiles ou pétiolées, cordiformes, entières ou palmatilobées. Fleurs axillaires ou terminales, hermaphrodites, complètes, régulières ; calice formé de 5 sépales ordinairement libres, inégaux et imbriqués ; corolle gamopétale infundibuliforme, plissée et tordue dans le bouton ; ovaire simple et libre, porté sur un disque hypogyne, ayant 2 à 4 loges dont chacune contient 1 ou 2 ovules ascendants et anatropes. Style ordinairement partagé en haut en deux lobes stigmatifères de forme variable. Capsule à déhiscence valvaire ou baie indéhiscente ; 1 à 4 loges monospermes ou dispermes. Graines fréquemment triangulaires, à testa dur et noirâtre ; embryon à cotylédons plans et chiffonnés, roulé sur lui-même et placé au centre d'un albumen mou et mucilagineux.

Caractères anatomiques. — *Feuilles.* — Poils tecteurs unicellulaires coniques. Poils capités, constitués par une glande quadri ou octocellulaire, divisée par des cloisons verticales et supportée par un pédicelle très court. Cristaux étoilés. Stomates entourés par deux cellules disposées en croissant, parallèles à l'ostiole, plus petites que les cellules voisines. Système libéro-ligneux représenté par un cordon arqué recouvert inférieurement et supérieurement par un liber mou, contenant des glandes résineuses; péricycle non lignifié.

Racine. — Les organes souterrains des Convolvulacées indigènes présentent dans leur ensemble la structure normale des Dicotylédones : ils ne s'en distinguent que par l'existence d'un liber périmédullaire disposé en dessous du bois primaire, d'une façon constante dans le rhizome et assez rarement dans la racine. Quant aux Convolvulacées exotiques, beaucoup d'entre elles présentent au contraire dans la structure de leurs racines et de leurs rhizomes des anomalies qui sont très intéressantes : chez les unes, comme le Jalap, les organes souterrains produisent des renflements très volumineux qui se distinguent des autres tubercules par leurs particularités anatomiques, et par le développement de formations anormales qui contribuent à augmenter dans des proportions considérables leur richesse en principes actifs. Ces formations que nous étudierons plus en détail, se développent dans le cylindre ligneux (*Scammonée*, *Jalap*), ou dans la région corticale (*Turbith*).

Appareil sécréteur. — L'appareil sécréteur des Convolvulacées est constitué par une quantité considérable de grosses cellules, qui sur une section transversale sont arrondies ou polygonales, généralement isolées et plus larges que les cellules qui les avoisinent. Sur une section longitudinale elles sont à peu près quadrilatérales, un peu plus longues que larges, superposées en assez grand nombre (quelquefois 20 ou 30) qui sont toujours nettement séparées par leurs parois propres, sans que jamais celles-ci se résorbent de façon à former un canal sécréteur. Ces cellules sont localisées spécialement dans le liber : le parenchyme cortical des tiges et des rhizomes ou racines en renferment aussi quelques-unes : elles deviennent très confluentes dans le cylindre ligneux des racines ou des tubercules qui ont été le siège de formations anormales (*Scammonée*, *Jalap*). On en rencontre même dans les cotylédons des graines (*Pharbitis*). Elles renferment une matière résineuse qui se présente tantôt sous forme liquide, tantôt sous l'aspect d'une matière granuleuse brune. — C'est à cette matière résineuse que la plupart des Convolvulacées doivent leurs propriétés thérapeutiques.

Les Convolvulacées croissent pour la plupart dans la zone intertropicale : elles diminuent de nombre en remontant vers le nord et sont assez rares sous nos climats ; elles manquent absolument dans les régions arctiques ainsi qu'au sommet des montagnes. La plupart d'entre elles possèdent des propriétés purgatives qu'elles doivent à la résine, qui abonde dans certaines espèces. Le genre américain *Batatas* comprend plusieurs espèces dans lesquelles le principe résineux semble avoir fait place à une abondante quantité de fécule, qui les fait rechercher comme aliments, au même titre que la *pomme de terre*.

JALAP OFFICINAL

Origine. — Le **véritable Jalap** ou **Jalap tubéreux** est fourni par l'*Ipomæa Purga* Wender. (*Exogonium Purga* Hayne, *E. Jalapa* H. Bn., *Convolvulus Jalapa* Schiede) (fig. 490). — C'est une plante vivace qui habite les environs de Xalapa et de Chiconquiaco, sur les pentes orientales des Andes mexicaines et qui croît dans les bois à sol humide et fertile des montagnes, à l'altitude de 2.000 mètres. Elle s'est développée avec une vigueur remarquable dans le jardin botanique de la Faculté de médecine de Paris. M. Th. Hanbury l'a propagée dans plusieurs localités du midi de la France, où elle vient en plein air.

Les essais de culture entrepris à Cassel, à Munich et à Bonn, l'analyse des tubercules qui y ont été récoltés, tendent à prouver que la culture du Jalap serait des plus avantageuses au point de vue économique comme au point de vue du rendement en résine : cette culture serait d'autant plus facile que le Jalap est une plante rustique supportant bien le froid et croissant mieux en serre tempérée qu'en serre chaude.

Mode de croissance. — M. Baillon, qui a pu étudier le développement du Jalap sur les échantillons cultivés au Jardin botanique de la Faculté de médecine, a exposé le résultat de ses observations au Congrès de l'association pour l'avancement des sciences tenu à Lyon en 1873.

Les parties souterraines, les plus intéressantes au point de vue pratique, sont de deux sortes : les tubercules et de nombreux cordons grêles un peu noueux qui ressemblent à des racines. Ce sont des

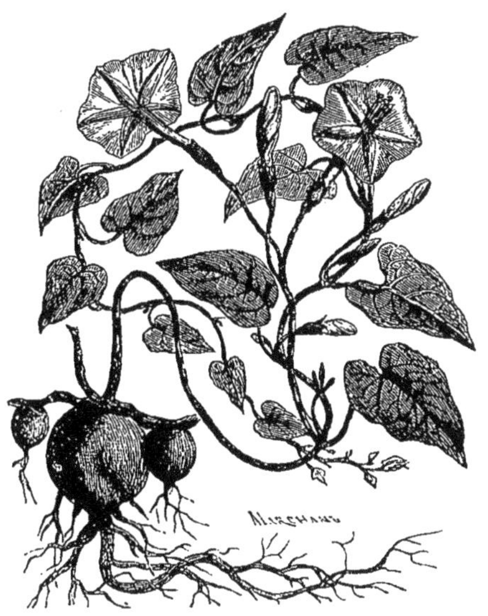

Fig. 490. — *Exogonium Purga.*

rameaux souterrains ramifiés qui portent çà et là des petites feuilles alternes, squamiformes. Un bourgeon situé à l'aisselle de ces feuilles se développe lui-même en un rameau qui reste souterrain ou bien se porte dans l'air, devient volubile et se charge de feuilles vertes, puis de fleurs. C'est principalement au niveau de leurs nœuds que les parties souterraines de ces rameaux donnent naissance pendant la période de végétation à des racines adventives qui toutes sont d'abord filiformes, grêles, blanchâtres et qui bientôt se ramifient et atteignent 3 ou 4 décimètres de longueur. En même temps plusieurs de celles-ci, et quelquefois toutes commencent à s'épaissir dans leur partie supérieure, tandis que leur base se renfle graduellement en un cône renversé. Les petites racines secondaires, qui naissent au niveau de cette partie renflée, se détruisent et ne laissent à sa surface que des cicatrices circulaires qui s'allongent transversalement à mesure que le tubercule s'épaissit. Dans un grand nombre de tubercules du commerce on voit la base creusée d'une sorte de rigole dans laquelle est couchée et comme incrustée une portion horizontale de tige souterraine : c'est que dans cette région le tubercule a fini par s'hypertrophier à droite et à gauche de ce fragment d'axe sur lequel il était sessile.

Récolte. — La récolte du Jalap commence aussitôt après la saison des pluies, c'est-à-dire au mois de mai. Les racines sont mondées sur place de la petite tige qui les accompagne, puis portées dans les habitations : à ce moment elles sont brunes à l'extérieur, jaunâtres en dedans, et remplies d'un suc lactescent ; elles ne tarderaient pas à s'altérer si on les gardait ainsi pendant quelques jours ; on se hâte donc de les dessécher soit au soleil, soit en les exposant à la chaleur d'un foyer quelconque.

Pour les sécher au soleil, on les étale sur des claies et on les retourne fréquemment. La dessiccation exige 15 ou 30 jours, suivant que le temps est plus ou moins favorable et les racines conservent alors à l'intérieur une teinte très peu foncée. A ce mode de chauffage qui est le meilleur, mais beaucoup trop lent, les Indiens préfèrent l'action directe du feu qui est plus rapide. A cet effet ils disposent les tubercules sur des claies qui sont élevées de 2 à 3 pieds au-dessus du sol et sous lesquelles ils allument un feu de bois vert, assez doux. Par ce moyen les racines sont donc fumées plutôt que séchées. Malgré les précautions employées pour modérer l'action du feu, on trouve fréquemment des racines qui présentent à leur surface des plaques noires formées par la résine qui a exsudé au travers de leurs tissus sous l'influence de la chaleur. Celles qui ont été séchées ainsi ont une couleur brun foncé qui ne se retrouve pas chez celles qui ont été simplement exposées au soleil et elles contractent une odeur de fumée très caractéristique. Pour faciliter la dessiccation des plus gros morceaux, on y pratique des incisions transversales ou longitudinales qui y laissent une large plaie.

Description. — Le **Jalap** des pharmacies est constitué par un mélange de tubercules de grosseur variable représentant différents organes de la plante et qui, ayant à remplir le même rôle de réservoir alimentaire, ont acquis une configuration extérieure quelquefois tellement semblable qu'il est difficile de les distinguer par un simple examen superficiel.

En général, il est formé de racines arrondies ou ovoïdes, un peu allongées ; très souvent entières, d'autres fois coupées par quart ou par moitié, ou simplement marquées d'incisions profondes faites dans le but d'en hâter la dessiccation; leur forme générale est celle d'un navet qui serait allongé en poire à sa partie supérieure; la plupart des racines sont simples; quelques-unes parmi les plus volumineuses portent des tubercules plus petits, diversement contournés. Leur volume est très variable, car les Indiens à l'époque de la récolte arrachent indistinctement tout ce qu'ils rencontrent. Les plus grosses ne dépassent guère le poids de 500 grammes; celles dont le diamètre n'atteint que 3 ou 4 centimètres sont appelées *limoncillos* (petits citrons) par les négociants de Vera-Cruz : ce sont les plus estimées parce qu'on les croit plus riches en résine. Enfin les moins grosses ont généralement un volume et un poids peu considérables et en même temps une forme allongée.

La surface de ces racines grosses ou petites est ridée dans tous les sens : ces rides sont parfois assez profondes, mais le plus ordinairement elles sont assez fines pour que l'épiderme paraisse seulement chagriné : c'est même là un caractère assez constant dans le Jalap tubéreux. Leur pesanteur et leur dureté varient avec la richesse en résine. Quand celle-ci est assez abondante, il suffit d'un coup sec donné à la racine avec un instrument tranchant pour produire une section lisse, non fibreuse, sur laquelle on aperçoit de nombreux points brillants, représentant autant de cellules résineuses.

Le Jalap tubéreux est d'un gris veiné de noir à l'intérieur, d'un brun plus ou moins foncé au dedans. Son odeur est très prononcée, surtout quand on le sent en masse; elle devient même nauséeuse; elle s'exalte par la chaleur et la pulvérisation. Sa saveur d'abord douce et fade est bientôt suivie d'une âcreté vive et persistante.

Sa richesse en amidon l'expose à être envahi par des insectes dont les plus communs sont : le *Cryphalus Jalapæ* et le *Trogosita mauritanica*.

M. Bouriez[1] qui a fait une étude très approfondie des Jalaps commerciaux y a constaté l'existence de cinq sortes de tubercules.

Les tubercules du premier groupe forment la majeure partie des Jalaps et peuvent être pris comme tubercules types. Ce sont les plus volumineux; ils sont caractérisés par la présence à l'une de leurs extrémités des restes d'une tige aérienne, à la base de laquelle on observe deux cicatrices latérales et symétriques (fig. 491).

Les tubercules du second groupe, quoique moins nombreux, sont encore assez abondants; ils peuvent ressembler par leur aspect extérieur aux tubercules précédents, mais ils s'en distinguent par leur dimension beaucoup plus faible, leur forme plus généra-

[1] Bouriez. *Des Jalaps*. Thèse présentée à l'Ecole de Pharmacie de Lille (1882).

lement allongée et conique aux deux extrémités ; de plus ils ne présentent jamais de restes d'organes aériens à l'une de ces extrémités (fig. 492).

Les tubercules de ces deux groupes portent fréquemment sur leurs parties latérales des tubercules secondaires, qui constituent le troisième groupe, et quand ils sont détachés, ces derniers sont peu volumineux, terminés en pointe à leur extrémité inférieure et présentent à leur

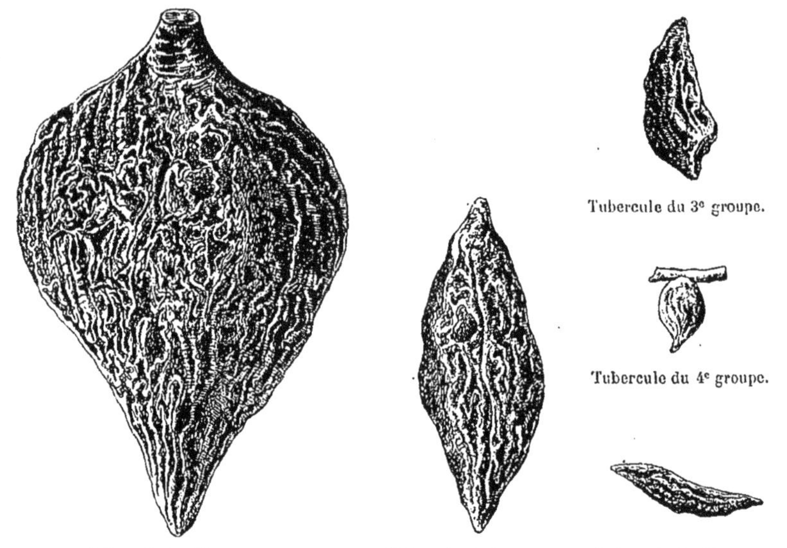

Fig. 491, 492, 493, 494, 495. — Tubercules du Jalap officinal.

sommet une large surface d'insertion, qui révèle nettement leur origine (fig. 493).

Dans les grabeaux de Jalap on rencontre une quatrième sorte de tubercules qui sont toujours très petits et s'insèrent perpendiculairement sur un organe grêle cylindrique ou plus ou moins tubérisé (fig. 494).

Ces derniers organes fusiformes se retrouvent souvent isolés dans le Jalap du commerce et, quand ils sont suffisamment renflés, ils acquièrent l'aspect extérieur des tubercules de second ordre, tout en étant beaucoup moins volumineux. M. Bouriez en a fait sa cinquième série de tubercules (fig. 495).

Ces divers tubercules qui dans les collections se trouvent séparés et étiquetés sous différents noms, qui rappellent leurs formes ou leurs dimensions, ont donc la même origine botanique. Il convient en outre d'ajouter qu'un examen minutieux des espèces commerciales de Jalap y révèle l'existence de ces cinq ordres de tubercules.

Si on examine à l'œil nu ou avec la loupe des sections transversales faites à différents niveaux dans un tubercule type de Jalap, on observe dans chacune d'elles : une masse centrale, compacte, dont la couleur varie du gris cendré au brun et un anneau périphérique peu épais d'une couleur plus foncée. Ces deux zones sont nettement séparées l'une de l'autre par une ligne ondulée brune représentant le cambium. L'aspect de l'anneau extérieur reste le même à tous les niveaux ; son tissu est criblé de points noirs brillants qui sont disposés en cercles concentriques d'autant plus nombreux que l'on se rapproche davantage de la partie la plus renflée du tubercule. Ces points brillants représentent autant de cellules résineuses. L'aspect du cylindre intérieur présente au contraire de grandes variations d'un niveau à l'autre (fig. 496). A la partie tout à fait inférieure du tubercule il offre une structure radiée due à la disposition des faisceaux ligneux, mais un peu plus haut cette structure radiée commence à se troubler par suite de la dispersion des faisceaux dans la masse centrale qui présente déjà quelques points brillants ; plus haut encore l'irrégularité s'accentue et se complète à mesure qu'on se rapproche de la partie la plus renflée du tubercule ; les faisceaux les plus voisins du cambium sont encore bien évidents, mais ceux qui se sont dispersés et se sont multipliés dans le centre du tubercule sont à peine visibles ; ils sont entourés d'une auréole dont le contour plus ou moins irrégulier est indiqué par une multitude de ponctuations noires brillantes, qui dans leur ensemble sont disposées en cercles ou en lignes sinueuses ou plus ou moins ondulées. A partir de ce point et à mesure qu'on se rapproche du sommet du tubercule, les zones formées par les points résineux sont de moins en moins nombreuses ; les faisceaux ligneux redeviennent plus apparents, commencent à se grouper, et il n'y a plus guère que ceux du centre qui soient entourés de points brillants. Sur la section pratiquée vers le point où se trouvent les cicatrices latérales que j'ai signalées plus haut, la masse centrale revêt une forme aplatie ellipsoïdale ; on y distingue facilement deux axes ; enfin à l'extrémité tout à fait supérieure du tubercule, ces deux axes ligneux se sont rejoints pour constituer le cylindre ligneux de la tige.

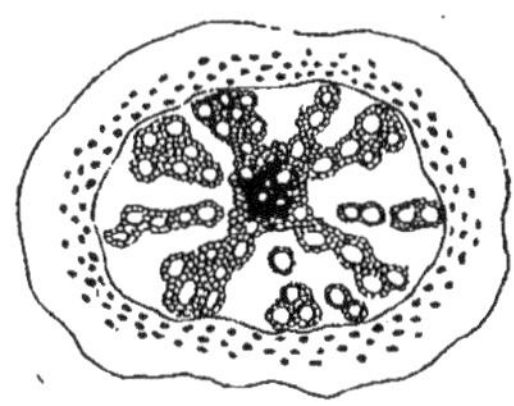

Fig. 496. — Structure de Jalap à sa partie inférieure.

Structure microscopique. — Examinée au microscope, la section pratiquée dans la région inférieure d'un tubercule type de Jalap officinal présente (fig. 496) : dans son centre, le bois primaire qui est représenté par quatre lames ligneuses, convergentes, symétriques deux à deux, qui sont entourées par une masse volumineuse d'éléments secondaires ; le reste du cylindre central est occupé par le bois secondaire qui se présente sous forme de faisceaux plus ou moins nombreux et irréguliers dont quelques-uns se rejoignent à la périphérie du bois primaire. Ces faisceaux sont séparés les uns des autres par de larges rayons parenchymateux et sont constitués par de gros vaisseaux ponctués et des fibres ligneuses à parois épaisses et également ponctuées. Le parenchyme ligneux est formé d'un tissu de cellules polygonales, à parois minces ; il ne contient pas de cellules résineuses, mais on y observe des glandes cristalligènes contenant des cristaux étoilés d'oxalate de chaux. Ces glandes consistent en cellules parenchymateuses divisées ultérieurement en autant de loges qu'il y a de mâcles cristallines : il y a une ou deux rangées de mâcles par cellule, de sorte que sur les coupes radiales on observe une ou deux séries verticales, formées d'un nombre de mâcles qui varie de 6 à 9 suivant la longueur de la glande ; la zone cambiale formée de plusieurs rangées de cellules tabulaires dont les plus internes subissent la différenciation ligneuse, tandis que les plus externes concourent à la production du liber secondaire ; ce liber est formé de cellules assez régulièrement disposées en files radiales dans sa partie interne ; il est caractérisé par la présence d'un très grand nombre de cellules résineuses, de cellules grillagées et de glandes cristalligènes. Les cellules grillagées se reconnaissent à leurs faibles dimensions, et à l'aspect nacré de leurs parois ; les cellules résineuses se distinguent aisément à leur grosseur, à leur forme irrégulière et à la nature de leur contenu. Leur diamètre atteint en général celui des plus gros vaisseaux ; la matière résineuse qu'elles contiennent est granuleuse et d'un gris brun. Sur une section transversale, elles ont une forme polygonale ou arrondie ; en coupe longitudinale elles sont à peine plus longues que larges ; elles sont parfois isolées, mais en général, plusieurs d'entre elles sont superposées bout à bout et séparées toujours par leurs parois transversales. Il résulte de cette disposition que les cellules à résine forment des files verticales quelquefois assez longues et comptant jusqu'à 20 ou 30 éléments dont la paroi commune ne se résorbe jamais pour former un canal résineux. Moins nombreuses dans les couches extérieures du liber, ces cellules sont assez rares dans le parenchyme cortical. La limite qui sépare ces deux zones de l'écorce n'est guère indiquée que par l'existence de quelques cellules sclérenchymateuses à parois épaisses et canaliculées. Le parenchyme cortical peu développé est caractérisé par la rareté des cellules résineuses, l'absence de cellules grillagées et la confluence des cristaux d'oxalate de chaux. Les cellules qui contiennent ces cristaux ne présentent pas comme celles du bois et du liber des séries verticales de mâcles ; elles sont formées de cellules courtes qui ne contiennent que de 1 à 5 cristaux. Le suber qui recouvre le tissu cortical est constitué par de nombreuses couches de cellules tabulaires, aplaties à parois minces et colorées en brun. A l'exception des éléments ligneux, des cellules grillagées et du cambium, tous les tissus du tubercule sont gorgés d'amidon qui se présente soit sous forme de grains isolés ou agrégés par 2 ou 3, ovales, hémisphériques, parfois anguleux, à hile punctiforme, et à stries concentriques apparentes, soit sous la forme d'un empois tellement modifié par la chaleur qu'il ne donne plus par l'iode la coloration bleue de l'amidon.

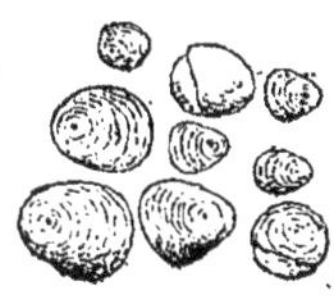

Fig. 497. Amidon du Jalap.

D'après cet exposé on voit que la partie inférieure du tubercule type de Jalap présente la structure d'une racine.

Si de la partie inférieure du tubercule on s'élève par des coupes transversales successives jusqu'à la région la plus renflée, on appréciera les changements que la tuberculisation apporte dans l'organisation de la racine.

A une très faible distance de l'extrémité inférieure (fig. 498), les quatre lames ligneuses primaires perdent leur disposition symétrique au centre de l'organe : elles sont rejetées de côté, puis bientôt elles se séparent et sont entraînées chacune à la suite d'un lobe de bois secondaire pour disparaître graduellement à mesure qu'on se rapproche de la région renflée. En même temps les éléments secondaires d'un même massif se séparent par l'interposition de bandes parenchymateuses qui altèrent de plus en plus profondément la structure première de la racine. Des cloisonnements très actifs et tangentiels s'opèrent dans ce parenchyme autour des massifs ligneux (fig. 499), parallèlement à leur surface et constituent bientôt autour de chaque lobe de bois isolé une véritable zone génératrice qui produit intérieurement un parenchyme souvent disposé en files radiales et extérieurement un liber qui est caractérisé, comme le liber externe, par la présence de cellules résineuses, de cellules grillagées et de cellules cristalligènes. Ces modifications s'accentuent et se généralisent à mesure qu'on se rapproche de la partie la plus renflée (fig. 500). Chaque lobe de bois secondaire, à l'exception de ceux qui touchent la zone cambiale, étant devenu le

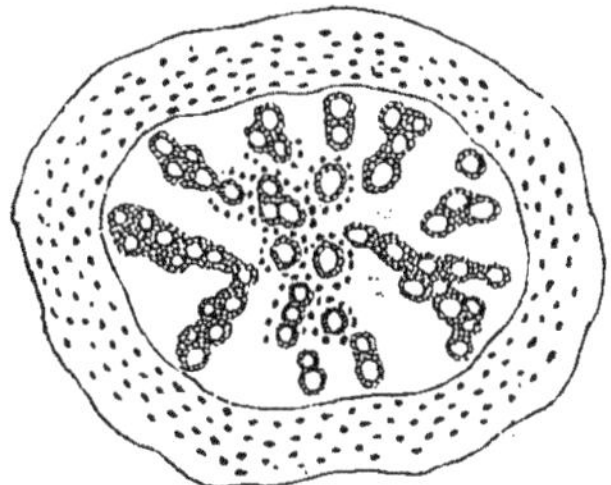

Fig. 498, — Structure du Jalap à une faible distance de son extrémité inférieure.

siège de productions nouvelles, on voit souvent des lames de parenchyme se cloisonner et envelopper une partie très importante des tissus ligneux secondaires avec les productions nouvelles qui les entourent ; ces lames se multiplient de plus en plus et en se réunissant, elles isolent parfois une portion considérable du tubercule ; elles se

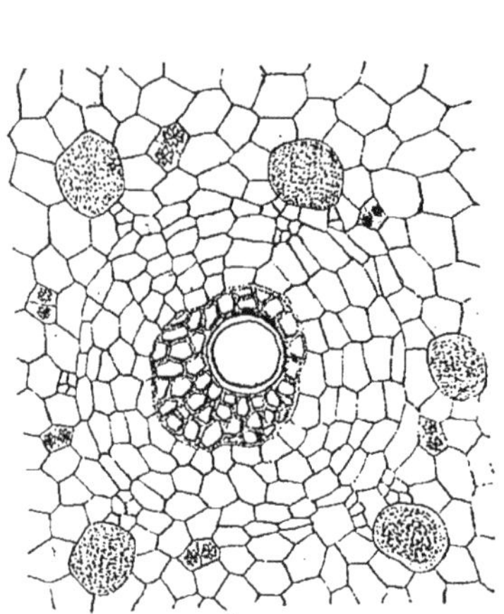

Fig. 499. — Massif ligneux de Jalap isolé par une zone cambiale secondaire.

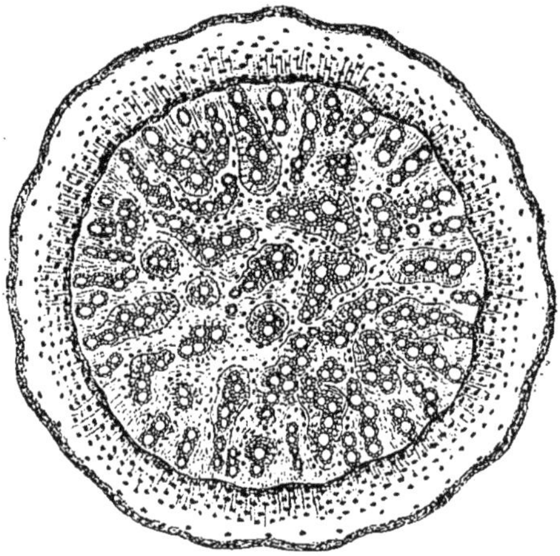

Fig. 500. — Structure du Jalap à sa partie la plus renflée.

comportent comme chacune des zones génératrices qui entourent les massifs ligneux et donnent naissance à des cellules résineuses. Pendant cette intercalation de nouveaux tissus, la zone cambiale ne reste pas inactive : elle produit intérieurement de nouveaux éléments ligneux, autour desquels viendront se grouper des cellules résineuses et extérieurement elle fournit du liber secondaire. A chaque formation de liber correspondant une production de cellules résineuses, on conçoit que celles-ci seront d'autant plus nombreuses dans le liber secondaire qu'on s'approche davantage de la partie la plus renflée du tubercule. La proportion de résine augmente donc dans le Jalap avec le développement du liber secondaire et la multiplication des faisceaux libéro-ligneux tertiaires; elle atteint son maximum dans la partie la plus renflée du tubercule, car, à partir de ce point, on voit les lames parenchymateuses à cloisonnements tangentiels décroître à mesure qu'on s'approche de l'extrémité supérieure du tubercule.

Une coupe transversale pratiquée au sommet de ce tubercule (fig. 502) présente de dehors en dedans : un suber assez épais, un parenchyme cortical peu développé, riche en cristaux, ne contenant que quelques cellules résineuses, un liber très développé renfermant beaucoup de cellules résineuses et de cellules grillagées ; un cambium bien apparent ; la zone ligneuse représentée extérieurement par un massif de bois secondaire plus ou moins déchiqueté, qui entoure un anneau de bois primaire, à l'intérieur duquel on observe un liber périmédullaire, qui est séparé de la moelle par quelques cellules résineuses. Cette structure rappelle dans son ensemble celle d'une tige.

En descendant du sommet vers la partie inférieure du tubercule, on trouve l'indication d'une paire d'appendices foliaires opposés, qui portent chacun dans leur aisselle un bourgeon qui s'est développé ; on voit en même temps s'effacer et disparaître complètement les formations primaires. On se trouve donc en présence de la terminaison inférieure d'une tige principale ; les appendices sont des feuilles primaires et les bourgeons axillaires répondent à des rameaux rampants. Quant aux formations secondaires de cette tige, elles sont en continuation directe avec celles d'une racine principale tubérisée. On peut donc conclure que la partie hypertrophiée comprend dans les tubercules types du Jalap : 1° la base de la tige principale ; 2° l'axe hypocotylé ; 3° la région d'insertion de la racine sur l'axe hypocotylé et 4° la partie supérieure de la racine principale.

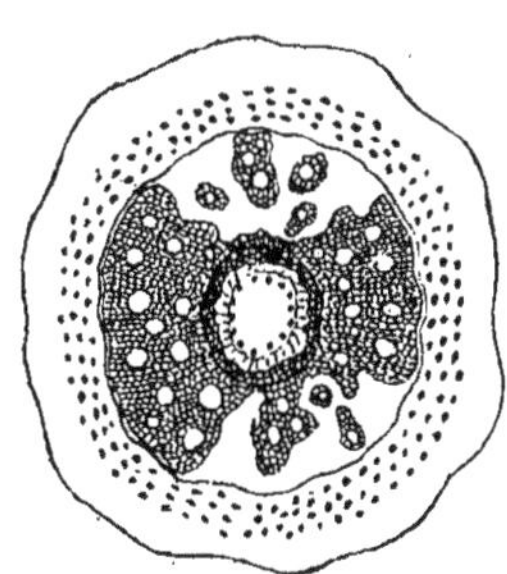

Fig. 501. — Structure du Jalap à son extrémité supérieure.

Quant aux autres tubercules plus petits qui se trouvent dans le Jalap officinal, ils offrent à partir de l'une de leurs extrémités jusqu'à leur région la plus renflée la même structure que la moitié inférieure d'un tubercule type ; l'autre extrémité n'offre rien qui rappelle la disposition observée dans la région supérieure de ce tubercule type ; ils doivent donc être considérés comme des racines tubérisées de différents ordres.

M. Bouriez a constaté aussi que les petits tubercules qu'on rencontre dans les grabeaux de Jalap, proviennent de tiges souterraines tubérisées. Appelés à jouer le même rôle physiologique que les autres, ces tubercules ont subi un ensemble de transformations qui leur a donné une structure anatomique semblable à celle des racines devenues tubéreuses.

Composition chimique. — Le principe actif du Jalap est une résine composée de deux principes bien définis : la *Convolvuline* et la *Jalapine*.

La *Convolvuline* $C^{31}H^{50}O^{16}$ est incolore, inodore, insipide, elle fond à 150° ; elle est insoluble dans l'éther, le pétrole, l'essence de térében-

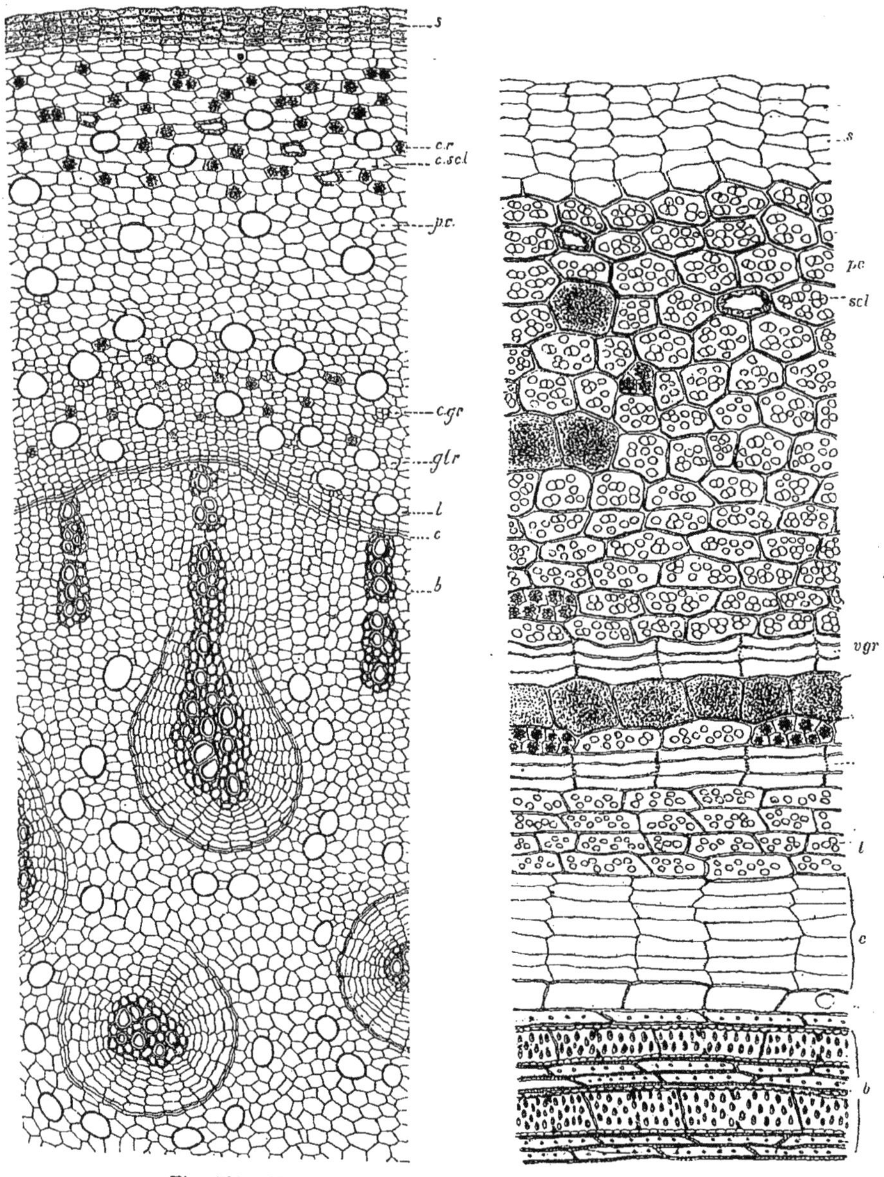

Fig. 502, 503. — Structure anatomique du Jalap officinal.
Section transversale. Section longitudinale.
s, suber. — *pc*, parenchyme cortical. — *scl*, cellules scléreuses. — *cr*, cristaux. — *glr*, glandes résineuses. *l*, liber. — *vgr*, vaisseaux grillagés. — *c*, cambium. — *b*, bois.

thine, la benzine, très soluble dans l'alcool et les solutions alcalines.

Traitée par l'acide nitrique elle se transforme en acide oxalique et en acide sébacique. — Au contact de l'acide sulfurique dilué bouillant, elle se dédouble en glucose et en *convolvulinol.*

La *Jalapine* $C^{34}H^{56}O^{16}$ n'est qu'un homologue supérieur de la Convolvuline et donne les mêmes produits de décomposition au contact de l'acide nitrique.

La Convolvuline entre pour 7/10 dans la résine de Jalap, la Jalapine, pour 3/10 seulement.

Outre ces deux composés, le Jalap renferme de l'amidon, de l'oxalate

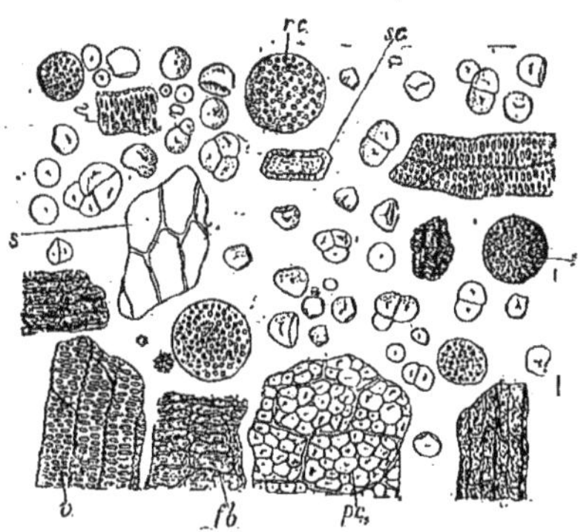

Fig. 501. — Poudre de Jalap.

s suber. — *pc*, parenchyme cortical. — *sc*, cellules scléreuses. — *r*, cellules résineuses. — *v*, vaisseaux. *fb*, fibres ligneuses. — *a*, amidon. — *cr*, cristaux étoilés.

de chaux, de la gomme, du sucre incristallisable, et une matière colorante.

Usages. — Cette racine est employée comme purgative à la dose de 2 à 3 grammes. — Elle entre dans la préparation de l'*eau-de-vie allemande* ou teinture de jalap composée.

JALAP FUSIFORME

Jalap ligneux. — Jalap mâle. — Jalap d'Orizaba.

Origine. — Le **Jalap fusiforme** est fourni par l'*Ipomœa Orizabensis* Ledanois (*Convolvulus Orizabensis* Pelletan) qui croît à Orizaba et à peu près dans les mêmes régions que l'*I. Purga* Wend.

Description. — Cette drogue est généralement en morceaux très irréguliers rectangulaires, ou en tronçons plus ou moins longs, ou en rouelles provenant de sections faites dans une racine très grosse et fusiforme. Ces fragments sont marqués sur leurs faces supérieure et inférieure, de sillons circulaires concentriques, laissant dépasser de nombreuses fibres ligneuses devenues proéminentes, par suite du retrait éprouvé par la masse de la racine pendant la dessiccation. Les morceaux les plus gros offrent souvent des entailles profondes faites au couteau ou à la hache. La surface corticale est gris brun ou gris noir, marquée de sillons plus accentués que ceux du Jalap tubéreux et ayant une direction longitudinale, qui ne donne pas à ces racines l'aspect chagriné de ce dernier. — Des radicelles fort petites sortent

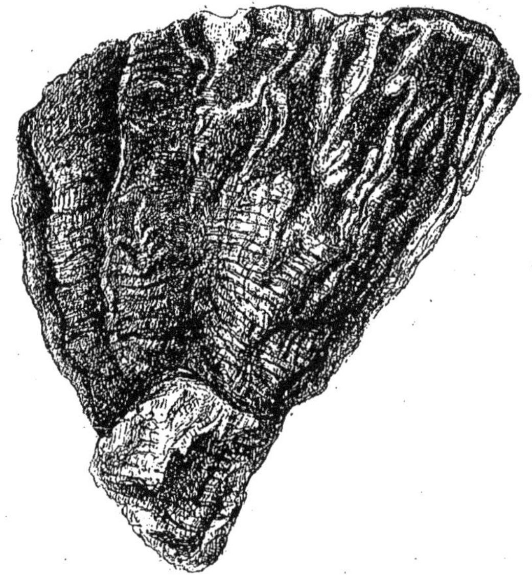

Fig. 505. — Racine de Jalap fusiforme.

parfois de ces sillons, où elles sont insérées plusieurs ensemble au même point.

Quelques morceaux correspondant vraisemblablement aux petits tubercules qu'on rencontre communément dans le jalap officinal se retrouvent dans le jalap d'Orizaba ; ils sont entiers, de petite taille, non sphériques, fusiformes, et ne diffèrent du vrai Jalap que par leur coloration plus claire et leurs rides longitudinales. Quoique moins lourde que ce dernier, la drogue d'Orizaba offre une structure compacte et cornée ; son odeur et sa saveur rappellent exactement celles du Jalap officinal ; elles sont toutefois un peu moins prononcées.

Caractères anatomiques — La région corticale du Jalap fusiforme ne diffère pas sensiblement de celle du Jalap tubéreux, mais la zone ligneuse est nettement caractérisée par ses gros faisceaux fibro-vasculaires allongés, autour desquels on observe une couche assez épaisse de fibres mécaniques. Ces éléments, qui rappellent dans le reste de leur structure ceux de l'espèce précédente, se groupent vers la partie extérieure de la racine, se disposent en séries concentriques qui sont sillonnées par de larges rayons médullaires plus ou moins réguliers. Cette disposition donne à la section du Jalap ligneux un aspect plus régulier que celui que l'on observe dans la racine de l'*Ipomœa Purga*.

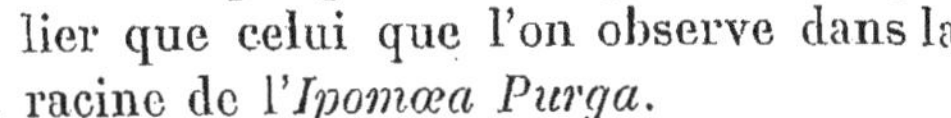

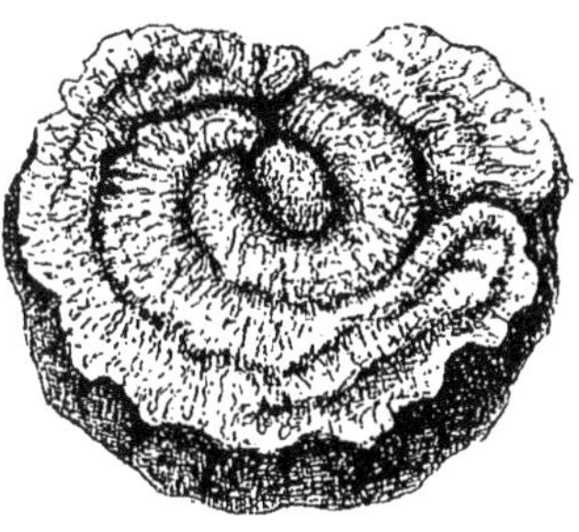

Fig. 506. — Coupe transversale de Jalap fusiforme.

Composition chimique. — Par sa composition chimique, cette drogue se rapproche beaucoup du Jalap tubéreux ; elle contient aussi du sucre et une proportion de résine au moins égale et quelquefois supérieure à celle qu'on rencontre dans ce dernier. Cette résine est la *Jalapine* déjà mentionnée plus haut ; elle est amorphe, transparente ; elle se dissout complètement dans l'éther et sous ce rapport se distingue de la *Convolvuline* du Jalap. Quelques chimistes la regardent comme identique à la résine de Scammonée, dont elle possède les propriétés drastiques.

Usages. — C'est sans doute à son apparence extérieure peu flatteuse que le Jalap fusiforme doit la dépréciation dont il est l'objet et qui n'est guère justifiée par sa composition élémentaire, car la proportion et les propriétés purgatives de la résine qu'il contient, l'avantage qu'il possède de n'être jamais mêlé à des racines étrangères permettent de le substituer sans inconvénient au Jalap tubéreux.

JALAP DE TAMPICO

Jalap digité majeur et mineur.

Origine. — Cette drogue a été rapportée par D. Hanbury à l'*Ipomœa simulans* Hanb. (fig. 507), qui croît au Mexique le long de la chaîne de montagnes de la Sierra Gorda, dans les environs de San Luiz de la Paz, et dans les Cordillères supérieures près d'Oaxaca.

Description. — Les tubercules qui constituent cette sorte commerciale affectent des formes et des grosseurs assez variables. Les uns sont ovoïdes fusiformes, les autres presque cylindroïdes, digités ; tantôt ils sont solitaires, tantôt réunis deux à deux ou trois à trois. La surface extérieure présente des rides longitudinales profondes et irrégulières, d'une teinte noire ; sur ses parties proéminentes elle est d'un fauve clair. Cette drogue est caractérisée par sa légèreté et les vides qui se présentent fréquemment dans ses couches extérieures. Sa cassure est cornée, non fibreuse, blanche dans la partie centrale, grise ou gris brun à la périphérie, vers laquelle on distingue un ou deux cercles assez apparents; on n'y observe pas de petits cercles résineux comme dans les Jalaps tubéreux et fusiformes.

Structure microscopique. — M. Bouriez n'a constaté aucune différence anatomique entre le *Jalap digité majeur* et le *Jalap digité*

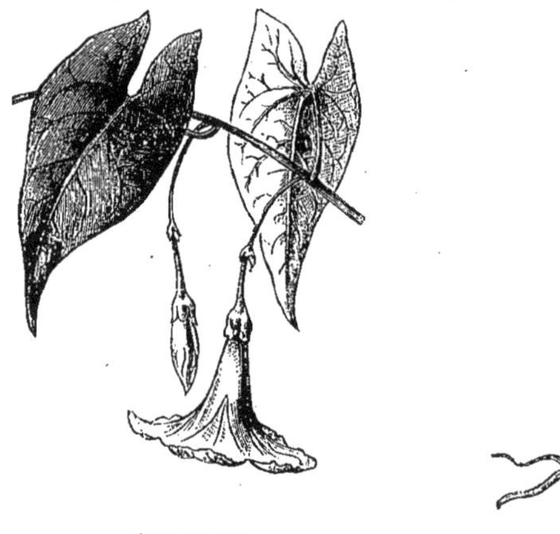

Inflorescence. Tubercule.

Fig. 507, 508. — *Ipomœa simulans.*

mineur de Guibourt, qui sont confondus actuellement sous le nom de Jalap de Tampico et rapportés à la même espèce botanique. Il a de plus constaté que dans l'ensemble de sa structure, ce Jalap se rapproche complètement de celle du Jalap officinal. Il a cependant constaté, dans un énorme tubercule de Jalap digité majeur, l'existence dans l'anneau libérien secondaire extérieur, d'éléments ligneux secondaires durcis et entourés de parenchyme cloisonné parallèlement à leur surface. Ces faisceaux extérieurs étaient séparés des tissus libériens environnants par une région écrasée.

Il a de plus constaté que ces massifs ligneux, après avoir cheminé dans le liber, revenaient à leur position primitive à l'intérieur de la zone cambiale. Il ne regarde pas toutefois ce fait comme caractéristique du Jalap digité majeur : il pense au contraire qu'il peut se présenter dans toutes les espèces de Jalap, chaque fois que le tubercule atteint un volume considérable.

Composition chimique. — Le Jalap de Tampico renferme, d'après

M. Andouard, une proportion de sucre intermédiaire à celles fournies par les deux variétés précédentes et une proportion de résine notablement inférieure, variant entre 4,15 et 5 p. 100. Cette résine dont la proportion paraît changer avec l'âge des tubercules se distingue de la *convolvuline* du vrai Jalap par sa complète solubilité dans l'éther; elle a été appelée *Tampicine* par M. Spirgatis; elle se transforme sous l'influence d'un alcali énergique en acide *tampicique* ($C^{34}H^{60}O^{17}$). Son action est la même que celle de la convolvuline, mais moins certaine.

FAUX JALAPS

La falsification la plus commune du Jalap a pour point de départ le désaccord qui existe dans les diverses pharmacopées dans la teneur du Jalap officinal en principe résineux. Tandis que la pharmacopée française fixe cette proportion à 15 p. 100, la pharmacopée allemande la limite à 10 p. 100. Les commerçants mexicains profitent de ces indications pour épuiser en partie les tubercules. — Widnmann avait constaté que des tubercules récoltés à Cassel et à Munich renfermaient jusqu'à 22 p. 100 de résine. Guibourt en avait trouvé une proportion moyenne de 17 p. 100 dans le Jalap officinal. Des nombreuses analyses faites par M. Fluckiger (1890) il résulte que les Jalaps commerciaux depuis une vingtaine d'années renferment beaucoup moins de résine qu'auparavant. La cause de cette diminution ne doit pas être attribuée à ce que les plantes sont moins belles et les tubercules moins volumineux, mais à l'habitude qu'ont prise les marchands de Mexico de lessiver les tubercules après les avoir noircis et desséchés au feu. Cette falsification ne s'opère pas seulement au Mexique, mais encore aux Etats-Unis, ainsi que l'a confirmé le Dr Squib (1890) qui n'a pu trouver que 7,5 p. 100 de résine dans des tubercules de Jalap sortant d'une importante maison de droguerie de New-York, où ils étaient entrés au titre de 16,90 p. 100.

Très souvent aussi on substitue au Jalap des racines qui présentent avec lui quelque ressemblance extérieure. — Les différentes plantes auxquelles on avait d'abord attribué son origine botanique ont servi à le frauder. C'est ainsi qu'on a très souvent constaté dans le Jalap la présence des racines de *Bryone* et de *Mirabilis Jalapa* L. La disposition toute particulière qu'affecte la section transversale de ces racines, quand on l'a bien polie, font constater rapidement cette substitution grossière. L'absence de cellules résineuses, la différence que présentent les corpuscules amylacés permettent de caractériser ces racines quand elles sont réduites en poudre.

On trouve fréquemment dans le Jalap tubéreux des tubercules courts, réunis deux à deux, recouverts d'un épiderme gris, non ridé, mais fendillé comme le vernis qui recouvre les vieux tableaux, et d'autres plus gros dont la surface rouge brun est luisante et à peine ridée. — Coupées à la scie, ces deux racines dont l'origine botanique est indéterminée montrent près de leur périphérie quelques stries circulaires noirâtres très fines et au centre un espace assez large, uniformément blanc, sans indice de couches concentriques ni de fibres ligneuses. Ces racines ne sont pas résineuses et contiennent beaucoup d'amidon.

Sous le nom de *faux jalap rouge*, Guibourt a désigné une substance étrangère, qu'il a trouvée dans le Jalap en morceaux spongieux et très rugueux à leur surface, d'une couleur rouge rosé à l'intérieur, marqués de stries concentriques assez régulières. Cette substance qui donne avec l'alcool une teinture rouge que ne trouble pas l'eau et dont la décoction ne bleuit pas par l'iode, réactions qui révèlent l'absence de résine et d'amidon, a été retrouvée dans le Jalap par Lepage, de Gisors. M. Jourdanet a reconnu que ce faux Jalap est constitué par une excroissance morbide qui se développe sur l'écorce du goyavier par suite de la piqûre d'un insecte.

Le *faux Jalap à odeur de rose* qu'on a souvent rencontré dans le Jalap officinal n'est qu'une variété de Patate alimentaire, qui est très commune aux Antilles. Ce sont des tubercules ovoïdes, d'un gris peu foncé, amincis en pointe aux deux extrémités, mesurant 5 à 6 centimètres de diamètre dans leur partie la plus renflée. Coupés transversalement, ils sont jaunâtres et marqués de points plus foncés, disposés circulairement. Leur odeur de rose très prononcée permet de constater leur introduction frauduleuse dans le Jalap officinal.

Dans le droguier de l'Ecole de Pharmacie se trouvent de gros tubercules arrondis ou ovoïdes, durs et pesants, creusés profondément de tous côtés, et montrant par ces fentes une masse intérieure blanchâtre, grenue, ayant un peu l'aspect de la chair d'une poire un peu ferme. Leur surface extérieure a été enduite d'une teinture noire qui a parfois pénétré jusqu'à leur centre. Guibourt qui a examiné ces tubercules, originaires de la Nouvelle-Orléans, leur a trouvé tant de rapports avec les racines de l'*Agave Americana* L. qu'il n'hésite pas à les attribuer à une plante du même genre.

A toutes ces substitutions il faut ajouter celle du Dahlia sauvage qui a été signalée à plusieurs reprises par M. Brisa, pharmacien à Mexico.

Enfin la ressemblance extérieure entre le Jalap de Tampico et certains échantillons de Bish, ou tubercules de l'*Aconitum ferox*, a produit des accidents, sur lesquels nous reviendrons à propos des Aconits.

TURBITH

Turbith végétal. — Racine de Turbith.

Origine. — Le Turbith des Pharmacies est constitué par les rhizomes et les racines de l'*Ipomœa Turpethum* R. Brown (*Convolvulus Turpethum* L.), plante originaire de Ceylan qui croît abondamment dans l'Inde et dans plusieurs îles de la côte malaisienne et de la Polynésie.

Description. — Cette drogue se présente en fragments mesurant 15 à 20 centimètres de longueur, et 1 à 3 centimètres de diamètre, quelquefois droits, le plus souvent tordus sur eux-mêmes (fig. 509). Cette torsion n'est pas toujours naturelle, mais exagérée à dessein par les Indiens qui, sachant que la valeur du turbith s'accroît en raison directe de la quantité de résine qu'il renferme, font apparaître celle-ci à l'extérieur en tordant et en incisant même la racine. Un certain nombre de fragments sont constitués uniquement par des écorces très épaisses séparées de la zone ligneuse, et enroulées (fig. 510) ; la plupart présentent les deux parties réunies. La surface extérieure est d'un gris cendré et rougeâtre, marquée de sillons longitudinaux assez profonds. Sur la coupe transversale, l'écorce montre une teinte d'un blanc sale, et laisse apparaître des granulations résineuses, quand la section est un peu ancienne. Ces granulations constituent à peu près le seul caractère distinctif des jeunes écorces dont l'épaisseur ne dépasse pas le quart ou le cinquième du rayon total : mais sur les morceaux plus gros mesurant 2 ou 3 centimètres, l'écorce beaucoup plus épaisse est caractérisée par l'existence de faisceaux libéro-ligneux séparés, qui se sont développés dans son épaisseur et forment un ou plusieurs cercles concentriques. Ces faisceaux se distinguent aisément par le nombre considérable de pores qui en criblent la surface, comme celle de toute la zone ligneuse centrale. Celle-ci présente une disposition différente selon qu'on l'observe dans les racines ou les rhizomes. Dans ces derniers en effet (fig. 511), le bois présente dans sa partie centrale une moelle bien apparente, autour de laquelle il constitue un massif puissant, qui n'est entrecoupé que par deux larges rayons médullaires cunéiformes ne pénétrant pas au delà du bois primaire. Dans les racines au contraire qui sont privées

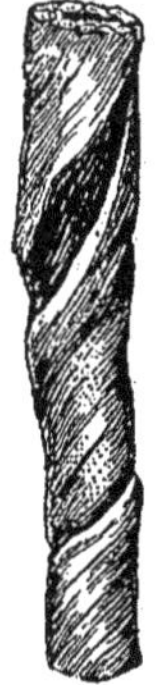

Fig. 509. Racine de Turbith.

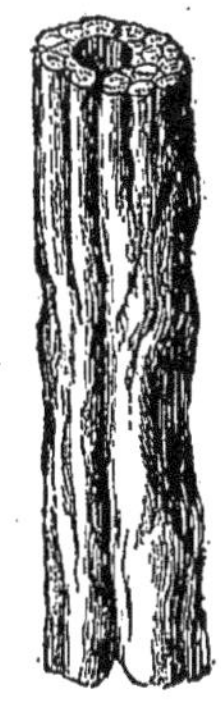

Fig. 510. Ecorce de racine de Turbith.

de moelle, la zone ligneuse est divisée en cinq faisceaux bien distincts par de larges rayons médullaires qui ne pénètrent pas jusqu'à son centre.

D'après M. Laboureur [1], le Turbith des pharmacies est constitué par 63 p. 100 de rhizome, 22 p. 100 de racines et 15 p. 100 de tiges aériennes. Ces dernières se reconnaissent à leur légèreté, leur couleur peu foncée et présentent à diverses hauteurs, soit un bourgeon floral, soit une cicatrice rougeâtre laissée par une petite branche; leur section anguleuse, triangulaire ou quadrangulaire présente une moelle assez développée autour de laquelle la zone ligneuse forme une enveloppe

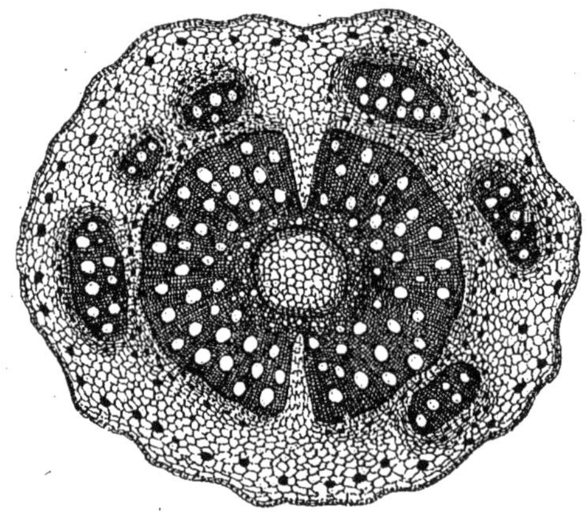

Fig. 511. — Rhizome de Turbith.
Section transversale.

continue, et qui n'est pas interrompue par les larges rayons médullaires coniques qu'on observe dans le rhizome et la racine.

Le Turbith n'a pas d'odeur marquée : sa saveur est d'abord fade, puis nauséeuse.

Structure anatomique. — Le rhizome et la racine de Turbith peuvent se présenter sous deux aspects tout différents :

1° Ils n'ont que les formations normales des dicotylédones, toutefois avec addition de liber périmédullaire (dans le rhizome seulement);

2° Plus âgés, ils montrent dans une écorce secondaire, formée par la division du péricycle, des faisceaux libéro-ligneux tertiaires disposés d'après l'âge en un ou plusieurs cercles concentriques.

a. *Rhizome*. — Le suber est formé de plusieurs rangées de cellules tabulaires : le parenchyme cortical est constitué par des cellules

[1] Laboureur. *Des Convolvulacées médicinales*. Thèse École de Pharm. de Paris, 1884.

polygonales irrégulières contenant de l'amidon ou des cristaux étoilés d'oxalate de chaux ; dans l'épaisseur de ce parenchyme on observe aussi un certain nombre de vaisseaux laticifères renfermant un suc gommo-résineux qui se colore en rouge par la fuchsine ammoniacale ; la limite interne de ce parenchyme est indiquée par l'existence de cellules sclérenchymateuses disséminées au-dessus des faisceaux libéro-ligneux et appartenant à la couche rhizogène ou péricycle ; le liber externe est formé d'éléments plus petits assez régulièrement disposés en files radiales ; il contient des cristaux étoilés et présente de nombreux vaisseaux laticifères : le bois constitue un massif très volumineux qui est divisé en deux faisceaux bien distincts par deux larges rayons médullaires riches en cristaux. La partie extérieure de cette zone ligneuse représentant le bois secondaire est formée de fibres ligneuses étroites et épaisses, de vaisseaux rayés et ponctués dont l'ouverture est tellement large qu'on peut les voir facilement à l'œil nu : dans l'épaisseur de ce bois on observe des massifs de parenchyme ligneux. Le bois primaire qui constitue la partie interne de la zone ligneuse n'est pas sectionné en faisceaux distincts, mais rassemblé en une zone continue. Il est formé de vaisseaux spiralés, à

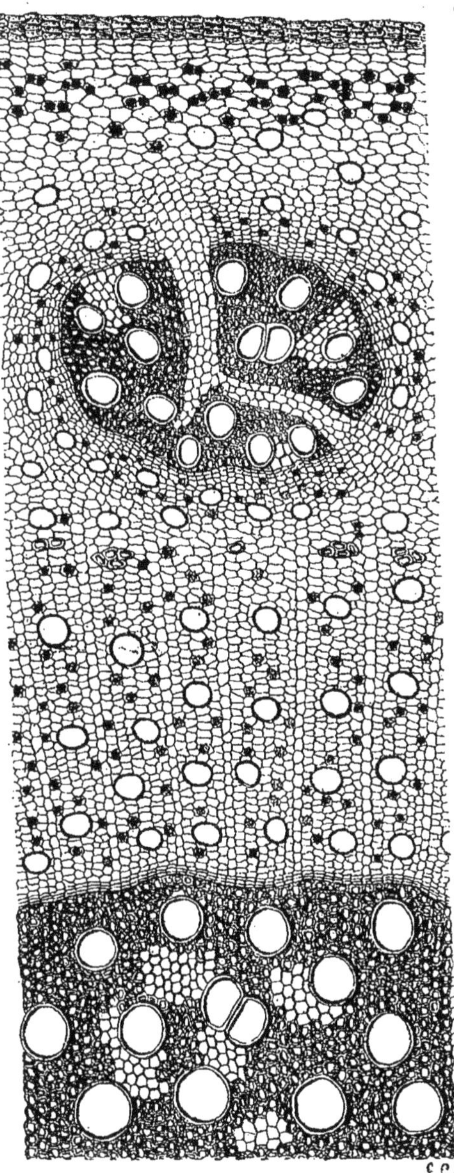

Fig. 512. — Rhizome de Turbith.
Structure anatomique.

diamètre croissant de dehors en dedans et séparés par du parenchyme ligneux. Le bois primaire est bordé intérieurement par un liber interne ou périmédullaire contenant des vaisseaux laticifères. La moelle est formée de cellules irrégulières ou arrondies.

Les rhizomes plus âgés sont caractérisés par l'existence dans leur région corticale de faisceaux libéro-ligneux dont le développement a été expliqué de façons différentes. D'après M. Dutailly, ce ne sont que des portions de faisceaux dérivées de la couche génératrice normale, autrement dit du cambium, et qui ont été séparées des faisceaux centraux par la segmentation tardive du parenchyme ligneux interposé.

M. Van Tieghem assigne à ces faisceaux anormaux une origine péricyclique. Pour lui, une rangée de cellules du péricycle devient génératrice et engendre une écorce secondaire volumineuse au milieu de laquelle se développe un méristème tertiaire produisant des faisceaux libéro-ligneux. Plusieurs zones de faisceaux tertiaires peuvent ainsi se développer de dedans en dehors. Cette explication simple et plus judicieuse que celle de M. Dutailly est généralement adoptée par les botanistes.

Chacun des faisceaux libéro-ligneux tertiaires est recouvert extérieurement par une couche de liber dans l'épaisseur de laquelle se sont développés des vaisseaux laticifères.

b. *Racine.* — La racine de Turbith présente dans sa région corticale la même structure anatomique que le rhizome : on y observe les mêmes formations anormales ; on y constate seulement l'absence des cellules scléreuses appartenant au péricycle. Quant à la région ligneuse elle s'en distingue nettement par sa division en cinq faisceaux bien distincts, séparés par des rayons médullaires assez larges, et par l'absence de liber interne. Dans les racines un peu âgées, le bois primaire se distingue difficilement ; il est composé de 4 à 5 faisceaux ligneux réduits à quelques trachées, réunis au centre par un vaisseau plus large occupant la place de la moelle qui fait défaut.

c. *Tige.* — La tige du Turbith présente quelques particularités anatomiques qui permettront de la distinguer du rhizome. Au-dessous de l'épiderme qui n'est pas subérifié, on observe une couche de collenchyme assez épaisse surtout dans les parties anguleuses ; les cristaux d'oxalate de chaux sont moins rares dans le parenchyme cortical : le péricycle est constitué par une couche à peu près continue de cellules scléreuses à parois épaisses ; la zone ligneuse n'est pas divisée en deux faisceaux bien distincts par deux larges rayons médullaires opposés : la moelle est bien plus développée que dans le rhizome.

Composition chimique. — Spirgatis a étudié la composition chimique de la racine de Turbith et il en a retiré un glucoside, la *turpéthine*, qui serait, d'après lui isomère de la scammonine et constituerait le principe actif de cette racine.

Pour préparer la turpéthine, M. Kromer emploie le procédé suivant : la racine de Turbith grossièrement pulvérisée est traitée à trois reprises par de l'alcool à 98°. On rassemble les teintures alcooliques, on distille dans le vide partiel et au produit restant on ajoute de l'eau. Celle-ci précipite le glucoside qu'on lave jusqu'à ce que les eaux de lavage soient sans action sur le tournesol. On dissout ensuite dans la plus petite quantité possible d'alcool bouillant, on laisse refroidir, on filtre pour séparer le précipité verdâtre qui s'est déposé, on décolore par le noir animal et on traite par l'acétate de plomb basique et un peu d'ammoniaque. On élimine le précipité par filtration, on enlève l'excès de plomb par un courant d'hydrogène sulfuré, on distille pour retirer l'alcool et dans le liquide restant on précipite de nouveau la turpéthine par addition d'eau. Même après cette série d'opérations, le produit obtenu est encore coloré. Il faut le dissoudre de nouveau dans l'alcool et le précipiter en ajoutant de l'éther à la solution alcoolique.

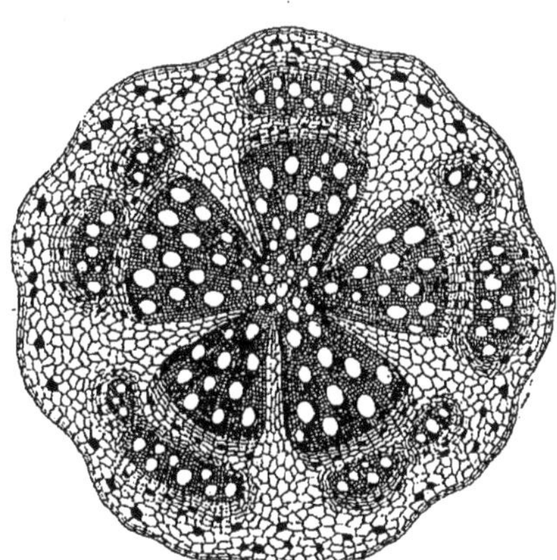

Fig. 513. — Racine de Turbith.
Section transversale.

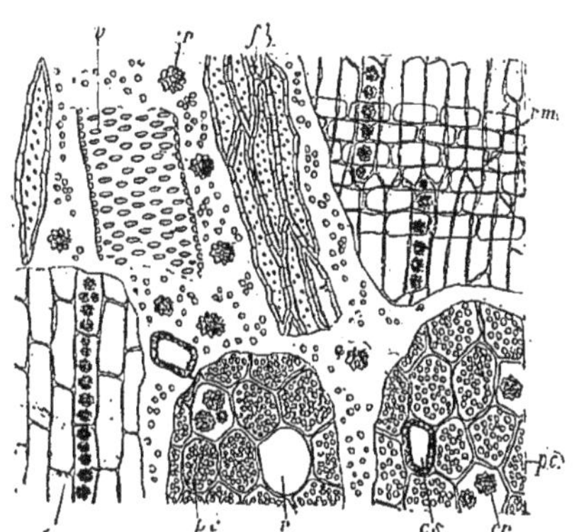

Fig. 514. — Poudre de Turbith.
pc, parenchyme cortical. — *r*, cellules résineuses. — *sc*, cellules scléreuses. — *l*, liber. — *v*, vaisseaux. — *fb*, fibres ligneuses. — *rm*, rayons médullaires. — *cr*, cristaux.

Ainsi traitée, la racine de Turbith a donné 1,72 p. 100 de turpéthine. C'est un corps amorphe, donnant une poudre légèrement jaunâtre; elle est insoluble dans l'éther, l'éther de pétrole et le benzol. Le chloroforme la dissout en faibles proportions : l'acide acétique cristallisable et l'alcool la dissolvent aisément. Elle fond à 154°. Les alcalis agissent sur la turpéthine comme sur la scammonine et donnent de l'*acide turpéthique* qui se présente sous forme d'une masse amorphe jaune, hygroscopique. Sous l'influence des acides étendus, elle se dédouble en acide isobutyrique, en turpéthol et en un sucre que Kromer pense être du sucre ordinaire.

Outre la turpéthine, la racine de turbith renferme une matière résineuse soluble dans l'éther, qui se laisse partager en deux composés différents par l'éther de pétrole, l'un soluble dans ce véhicule et l'autre insoluble.

Usages. — Le Turbith est utilisé comme purgatif drastique. Il est rarement employé seul ; il entre dans la préparation de l'*eau-de-vie allemande* ou *teinture de Jalap composée* et de l'*électuaire diaphœnix.*

PATATE DOUCE

Origine. — La **Patate douce**, *Ipomœa Batatas* Lam. (*Convolvulus Batatas* L., *Batatas edulis* Choisy) est une plante originaire de l'Amérique du Sud, qu'on cultive aux Antilles. Ses racines se renflent en tubercules sphériques, oblongs ou cylindriques, blancs, jaunes ou rouges, amylacés et sucrés, d'une saveur douceâtre spéciale, elles sont employées comme aliments principalement dans les pays chauds : au Brésil et à Java, elles sont utilisées pour préparer par fermentation une boisson très estimée : on en retire la fécule qui arrive dans le commerce sous le nom de *Fécule de Patate*, et qui présente une grande analogie avec le manioc.

Les granules sont régulièrement agglomérés, mais se distinguent par l'inégalité de leurs dimensions. Les uns très gros mesurent $0^{mm},0220$ à $0^{mm},0352$; les autres remarquablement petits n'ont pas plus de $0^{mm},0066$ à $0^{mm},0132$; il existe peu de granules de dimensions intermédiaires. Quant à la forme, un grand nombre sont coniques, en forme de pain de sucre ou de calotte hémisphérique, à bords plats ou anguleux. Les petits grains ont un hile excentrique ou une fente étoilée, et présentent des couches emboîtées et excentriques qui sont assez apparentes.

La culture de cette plante a été essayée en France ; les tubercules obtenus, quoique d'assez bonne qualité, ne peuvent supporter la comparaison avec les pommes de terre.

RACINE DE SCAMMONÉE

Origine. — La **racine de Scammonée,** qui depuis quelques années est importée en France en assez grande quantité, est fournie par le *Convolvulus Scammonia* L., qu'on rencontre depuis la Crimée et la Turquie jusque dans la Syrie et la Mésopotamie et dans diverses îles de l'archipel grec et jusque dans la Crète (fig. 515).

Description. — Elle est en fragments très volumineux pouvant atteindre parfois 60 centimètres à 80 centimètres de longueur et 1 décimètre de diamètre, munis de ramifications latérales beaucoup plus petites, et fréquemment tordus sur eux-mêmes. La surface extérieure est rugueuse, profondément ridée, d'un brun grisâtre ; la cassure est fibreuse, brun pâle. La section transversale de cette racine légèrement polie laisse voir une écorce d'épaisseur moyenne striée radialement dans ses couches internes, assez riche en points brillants et résineux et séparée par un cambium bien apparent d'un cylindre ligneux central, qui est caractérisé par la présence d'une multitude de petits faisceaux aussi irréguliers dans leur forme que dans leur groupement. Chacun de ces faisceaux est entouré d'une auréole plus pâle dans laquelle on observe des points résineux brillants et séparé des faisceaux voisins par des bandes plus ou moins épaisses d'un tissu plus foncé. Cette racine a une saveur faible et une odeur qui se rapproche de celle du Jalap.

Structure anatomique. — Un simple coup d'œil jeté sur la section transversale de la racine de scammonée suffit pour montrer que sa structure diffère notablement de celle des racines de dicotylédones et que son développement s'est produit d'une façon tout à fait anormale. Pour en bien saisir tout le mécanisme, il est nécessaire d'examiner la racine à son état primaire et de suivre pas à pas les transformations qui s'opèrent dans le cylindre ligneux de la racine à mesure qu'elle s'accroît. Les observations publiées sur ce point par M. Dutailly, complétant celles qui avaient été faites précédemment par MM. Schmitz et de Bary, et les coupes qui accompagnent son mémoire, et que nous avons cherché à reproduire aussi exactement que possible, permettent de suivre toutes les phases de cette évolution anormale.

La section pratiquée à l'extrémité d'une racine de Scammonée (fig. 516) présente une écorce assez épaisse nettement séparée du cylindre central ligneux par un endoderme épaissi en quatre points opposés. L'écorce riche en cellules résineuses est entourée par un épi-

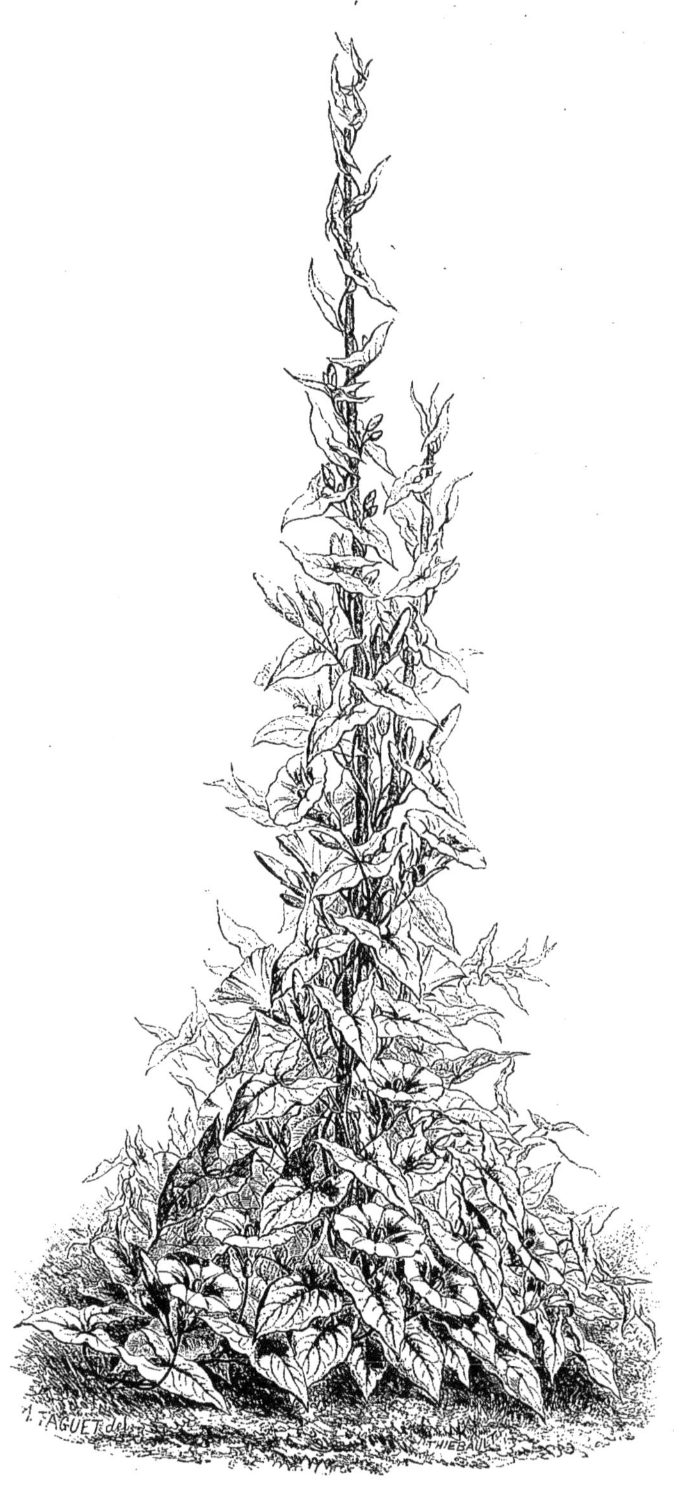

Fig. 515. — *Convolvulus Scammonia.*

derme au-dessous duquel on observe une rangée de cellules cubiques allongées radialement. Le cylindre central est constitué par quatre faisceaux ligneux primaires qui se rejoignent autour d'un large vaisseau occupant l'axe de l'organe et par quatre massifs libériens alternant avec les faisceaux ligneux ; chacun de ces massifs renferme une cellule résineuse.

Le bois se développant peu à peu à la partie interne des quatre

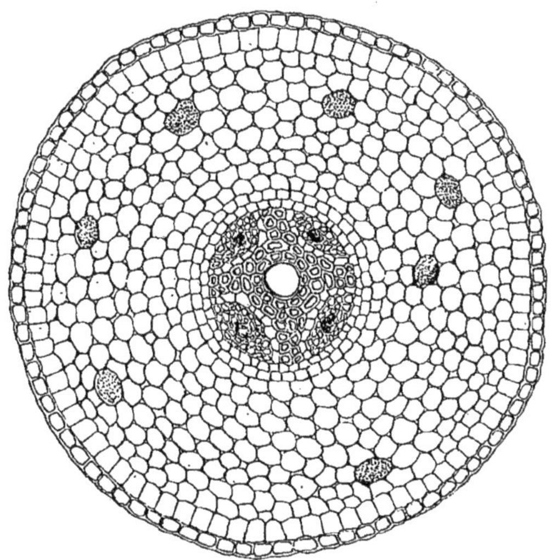

Fig. 516. — Racine de Scammonée à l'état primaire.

faisceaux libériens, on remarque bientôt quatre faisceaux ligneux secondaires qui sont séparés des quatre faisceaux vasculaires primitifs par autant de rayons médullaires assez larges.

Sur une coupe pratiquée un peu plus haut (fig. 517) on observe que les cellules des rayons médullaires ont subi une segmentation qui a amené l'écartement des faisceaux ligneux secondaires et leur éloignement des faisceaux primitifs. Ceux-ci se disjoignent bientôt et sont entraînés par l'un ou l'autre des quatre faisceaux secondaires qui s'isolent et forment quatre groupes vasculaires entourés de toutes parts par un parenchyme en voie de segmentation, et riche en cellules résineuses.

L'examen de nouvelles sections faites plus haut (fig. 518) dans la racine, démontre que les cellules ligneuses qui séparaient les vaisseaux dans chaque cordon fibro-vasculaire ont elles-mêmes proliféré et que par suite chacun des quatre amas ligneux se trouve divisé en plusieurs autres autour desquels les cellules en segmentation forment de nouveaux anneaux de cambium qui produit intérieurement du bois et extérieurement du liber et des cellules résineuses. De son côté, la

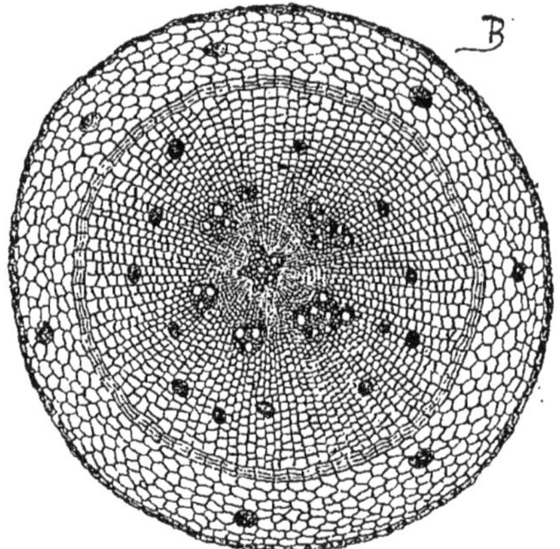

Fig. 517. — Racine de Scammonée en voie de développement.

couche génératrice, en voie d'activité, n'a cessé de produire du tissu ligneux dans lequel les cellules ligneuses se sont segmentées, comme

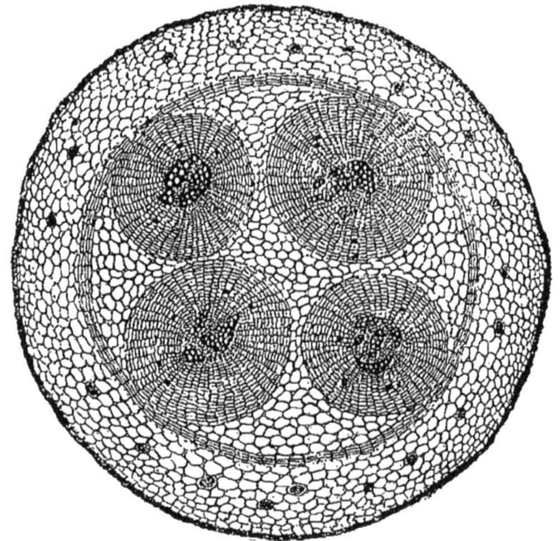

Fig. 518. — Racine de Scammonée en voie de développement.

celles des quatre premiers faisceaux secondaires. Ainsi donc apparition d'éléments ligneux à la périphérie, segmentation consécutive du parenchyme ligneux interposé, même subdivision mécanique des faisceaux primitivement simples, telles sont les transformations principales qui s'opèrent secondairement dans la racine de scammonée. Cette multiplication et cette division consécutive des faisceaux ligneux ont pour résultat de donner à la section des grosses racines de scammonée un aspect tout particulier que M. Dutailly a comparé à celui d'une véritable marqueterie dans laquelle toutes les pièces sont dissemblables (fig. 519). Les zones cambiales qui entourent chaque faisceau ne sont pas en effet toutes circulaires, les unes sont triangulaires, d'autres sont

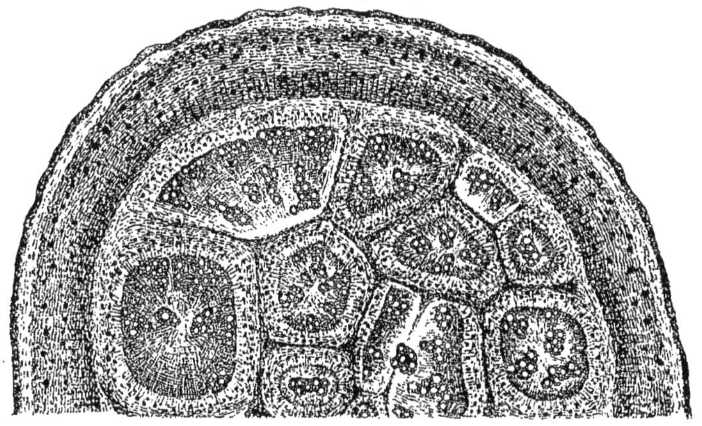

Fig. 519. — Racine de Scammonée arrivée à son développement complet. Section transversale.

quadrangulaires, plusieurs se présentent sous forme de bandes ou de lames.

Comme on le voit par cette description, la structure anormale de la Scammonée a la même origine que celle du Jalap ; elle repose sur la production de faisceaux libéro-ligneux anormaux, qui prennent naissance dans le bois secondaire par apparition d'un cambium libéro-ligneux se formant autour de chaque massif de vaisseaux par suite du cloisonnement du parenchyme ligneux avoisinant.

Usages. — Cette racine sert à préparer la résine de scammonée dont nous allons bientôt nous occuper.

Commerce. — Les fraudes auxquelles la gomme résine de Scammonée se trouve journellement soumise dans son pays d'origine, ont depuis quelque temps déjà amené les droguistes français et étrangers à préparer directement sa résine par le traitement de la racine desséchée; aussi le commerce de cette racine s'est-il notablement développé depuis plusieurs années. C'est ainsi qu'en 1890, il en a été exporté par le port d'Alexandrette 170.000 kilogrammes dont la moitié a été livrée en France et le reste en Angleterre, pour être transportée en Amérique.

SCAMMONÉE

Origine. — La **Scammonée** est le suc gommo-résineux qui s'écoule de la racine du *Convolvulus Scammonia* L. Nous avons indiqué plus haut l'aire géographique de cette plante, et le développement dans sa racine des cellules résineuses qui contiennent ce principe.

C'est surtout dans l'Asie Mineure que l'on récolte la gomme résine. Les localités les plus productives sont : la vallée du Menderch, au sud de Smyrne et les districts de Kirkajach et de Demirjick au nord de cette ville ; on en recueille aussi dans les environs d'Alep, sur les montagnes boisées de la Syrie et dans les vallées voisines du lac de Tibériade et du mont Carmel.

Récolte. — Avant de procéder à la récolte, au printemps, on commence par dégager les racines des broussailles et des pierres qui les entourent, puis on creuse la terre autour d'elle à une profondeur de 10 à 12 centimètres, pour en découvrir la partie supérieure. On pratique dans ces racines des incisions obliques à 3 ou 5 centimètres de leur sommet et on place au-dessous de l'extrémité inférieure des incisions, des coquilles de moule qui reçoivent le suc laiteux et qu'on enlève le soir. Ce produit ainsi recueilli est très pur et constitue la Scammonée de première goutte qui arrive rarement dans le commerce ; il est conservé en grande partie par les paysans pour leur usage personnel.

On racle ensuite les racines pour en détacher les larmes de résine qui s'y sont desséchées et on réunit ces gouttes avec le contenu des coquilles dans un vase en cuivre ou dans un sac de cuir. Au moyen d'un couteau on en fait une masse homogène qu'on fait sécher. On obtient ainsi une sorte de scammonée qui se rapproche beaucoup de celle qui s'est desséchée dans les coquilles et qui est d'excellente qualité. Plus souvent, les paysans laissent accumuler leurs récoltes journalières et, quand ils en ont recueilli un poids d'une à deux livres, ils la font ramollir au soleil, puis la pétrissent en y ajoutant un peu d'eau pour en faire une masse plastique qu'ils abandonnent à la dessiccation. Par cette longue exposition à l'air et par suite de l'humidité qu'elle contient, cette masse subit une fermentation, acquiert une odeur caséeuse, une coloration foncée et présente une structure plus ou moins poreuse, qu'on n'observe pas dans la scammonée en coquille.

Une grande partie de la Scammonée livrée au commerce est préparée en Asie Mineure non plus par incision mais par expression des racines incisées et broyées et constitue la *Scammonée de deuxième goutte*. Le suc ainsi obtenu est mis en pains irréguliers et, comme il est souvent le résultat d'une pression exagérée, il contient une notable proportion de débris végétaux, qui ont été entraînés avec le suc résineux.

Description. — La diversité de ces modes opératoires communique nécessairement aux scammonées commerciales des aspects extérieurs très différents, aussi conçoit-on qu'on en ait distingué un grand nombre de sortes dont la valeur varie avec la quantité de résine qu'elles renferment. Leur origine géographique ne peut fournir aucune indication pour la qualité du produit, car les mêmes localités peuvent expédier suivant leur mode de traitement des gommes résines très différentes. Cependant dans le commerce français on s'est habitué à désigner les sortes les plus estimées et les plus pures sous le nom de *Scammonée d'Alep* et on réserve le nom de *Scammonée de Smyrne* aux qualités les plus inférieures, quelle que soit leur origine.

Scammonée d'Alep. — Cette scammonée nous arrive dans de grandes caisses qui en contiennent de 30 à 45 kilogrammes et quelquefois plus. Lorsqu'elle est de première qualité, elle est légère, poreuse et très friable ; ses fragments peu volumineux et de forme indéterminée sont recouverts d'une poussière blanchâtre ; sa cassure est noire, brillante et caverneuse. Mise au contact de la salive elle blanchit immédiatement; son goût et son odeur rappellent exactement ceux de la brioche et du beurre cuit ; elle est dépourvue d'amertume et l'âcreté qu'elle laisse, quand on la garde pendant quelque temps dans la bouche, est due à un principe soluble dans l'eau ; sa poudre est grise, et plus odorante que celle de la scammonée en masse. Introduite dans la flamme d'une bougie, elle brûle en se boursouflant, puis s'éteint aussitôt qu'on l'en éloigne.

Cette scammonée est assez rare dans le commerce de la droguerie. Celle que l'on vend généralement sous ce nom est d'un gris opaque plus ou moins foncé ou rougeâtre et transparente quand on l'examine en lame mince. Dans les deux cas, elle se présente en pains pesants, sur la surface extérieure desquels se trouve l'empreinte de la toile qui les enveloppait pendant le voyage ; elle possède une odeur de brioche bien marquée, mais elle blanchit peu quand on l'humecte ; elle a dû être évaporée au feu jusqu'à siccité, car elle n'est point caverneuse ; elle continue à brûler quand on l'éloigne de la bougie qui l'a enflammée.

A cette variété se rattache une autre sorte appelée *Scammonée plate d'Antioche* qui est caractérisée par ses pains orbiculaires, sa couleur gris cendré, sa cassure terne, grisâtre, l'absence de cavités et la présence de points blanchâtres de nature calcaire qui font effervescence avec les acides. Son odeur est moins agréable et moins franche que celle des sortes précédentes.

Scammonée de Smyrne. — La sorte désignée autrefois sous ce nom constituait une espèce bien distincte, qui arrivait à Smyrne d'une ville de Galatie appelée Cuté et d'une ville de Lycaonie appelée Cogni, située près du mont Taurus, où on la récoltait en abondance : elle était noire compacte, plus pesante que celle d'Alep et enveloppée dans des bourses de cuir. Actuellement on désigne sous ce nom des variétés commerciales généralement impures et mélangées surtout avec de l'amidon, qui communique à leur émulsion la propriété de se colorer en bleu par la teinture d'iode. Ces espèces se présentent en gros morceaux lourds de couleur foncée, souvent presque noirs, très peu friables, et ne donnent à l'eau qu'un mélange poisseux d'un gris foncé et non l'émulsion blanchâtre qu'on obtient avec les bonnes scammonées d'Alep. — Ce nom de scammonée de Smyrne ne révèle donc point la véritable localité qui la produit. Car, nous l'avons déjà dit, on récolte dans les environs de cette localité des produits très estimés et notamment une scammonée en coquilles, remarquable par sa couleur gris jaunâtre ou rougeâtre, sa fragilité, sa cassure brillante et la transparence de ses lames minces. Ces produits dits de première goutte sont consommés dans leur pays d'origine.

Sous le nom de **Scammonée de Montpellier**, on désigne un produit très variable dans son aspect qu'on a attribué à tort au *Cynanchum monspeliacum* L., plante de la famille des Asclépiadées. Les recherches entreprises par M. Laval sur cette drogue lui ont permis d'affirmer qu'elle se prépare artificiellement en Allemagne, près de Stuttgard, et par conséquent dans un endroit bien éloigné de la région où croît cette Asclépiadée.

La Scammonée destinée aux usages de la pharmacie doit, d'après les prescriptions du Codex français, renfermer 75 à 80 p. 100 de résine. Elle ne doit jamais être employée avant d'avoir été l'objet d'un dosage rigoureux et préalable qui révèle sa teneur en résine et les substances étrangères avec lesquelles on la mélange si fréquemment.

Composition chimique. — La Scammonée a été analysée par plusieurs chimistes : Bouillon Lagrange, Vogel et Christison, qui ont constaté qu'elle est formée d'un mélange de gomme, d'extractif et de matières insolubles avec une résine qui constitue son principe actif et dont la proportion est fort variable. La nature chimique et la composition élémentaire de cette résine n'ont été définitivement fixées qu'en 1865 par Keller et surtout par Spirgatis. Ces deux chimistes ont établi que la résine de Scammonée (*Scammonine*) ne doit pas être considérée comme une résine proprement dite, mais comme un glucoside ayant pour formule $C^{34}H^{52}O^{16}$.

Kromer qui a repris l'étude des glucosides des Convolvulacées (1892) prépare ainsi la Scammonine. On fait macérer 5 kilogrammes de racine de scammonée grossièrement pulvérisée dans 25 litres d'alcool à 90°, à une température modérée pendant trois jours. On répète trois fois cette opération, on réunit les liquides alcooliques et on les distille. Cela fait, on ajoute de l'eau au liquide restant pour précipiter le glucoside qu'on lave avec de l'eau bouillante jusqu'à ce que les eaux de lavage soient sans action sur le tournesol. Pour purifier le produit on le redissout dans l'alcool, on ajoute de l'eau à la solution jusqu'à ce que celle-ci commence à se troubler puis on fait digérer sur du noir animal jusqu'à décoloration. On filtre, on précipite par l'eau et on lave de nouveau avec de l'eau bouillante comme précédemment. La scammonine n'est pas encore suffisamment pure, on la dessèche, on la pulvérise et on la lave avec de l'éther de pétrole, qui dissout les traces de matières grasses qu'elle a entraînées.

Ainsi obtenue la Scammonine est un corps amorphe, incolore, quand il est vu en petites masses, donnant une poudre blanche qui jaunit quand on la chauffe à 100°. Elle brûle sans laisser de résidu, elle est soluble dans l'alcool, l'éther, le chloroforme, le benzol ; elle est insoluble dans l'eau et l'éther de pétrole ; elle se colore en rouge avec l'acide sulfurique, elle fond à 124°.

Sous l'influence des alcalis elle s'hydrate et se transforme en acide *scammonique*. Oxydée à l'aide du permanganate de potasse en solution aqueuse à 4 p. 100, elle donne de l'acide valérianique, de l'acide scammonolique et de l'acide oxalique.

Sous l'influence des acides étendus, la Scammonine se dédouble en donnant du *scammonol*, de l'acide valérianique et un sucre réducteur.

Commerce. — L'exportation de la scammonée se fait généralement par le port d'Alexandrette. En 1890, la quantité exportée de ce point s'est élevée au chiffre de 1 500 kilogrammes, dont la totalité a été livrée aux maisons de droguerie de France, d'Angleterre, d'Allemagne et d'Italie. Ce dernier pays reçoit de Smyrne la scammonée en gâteaux d'apparence cireuse, emballés dans des caisses pesant de 75 à 125 livres chacune.

Falsifications. — La Scammonée d'Alep et celle de Smyrne sont très fréquemment falsifiées. — Les substances qu'on y rencontre le plus communément sont la *farine*, les *cendres*, le *carbonate de chaux*, le *sable*, le *charbon* : aussi faut-il rejeter la Scammonée qui se présente en morceaux denses et non friables, celle qui dissoute dans l'eau bouillante se prend en gelée par le refroidissement, celle qui laisse dégager de l'acide carbonique au contact d'un acide, enfin celle qui ne donne pas une émulsion laiteuse de couleur verdâtre.

Souvent aussi on falsifie la Scammonée avec les résines de *jalap*, de *gaïac*, la *colophane* et la *poix résine*.

La présence de la *résine de jalap* est révélée par l'insolubilité à peu près complète de cette résine dans l'éther.

La solution alcoolique de la Scammonée mélangée de *résine de gaïac*, prend une coloration verte au contact de l'hypochlorite de soude.

La présence de la *colophane* ou de la *poix résine* dans la Scammonée peut être révélée au moyen de l'essence de térébenthine qui dissout ces deux résines à l'exclusion de la Scammonée ou au moyen de l'acide sulfurique, qui communique immédiatement à la colophane une coloration d'un rouge écarlate très foncé, tandis qu'il ne produit que lentement avec la résine de Scammonée une faible couleur lie de vin.

Usages. — La Scammonée, eu égard aux falsifications nombreuses qu'on peut lui faire subir, n'est qu'assez rarement employée en pharmacie. On préfère lui subtituer la résine blanche de Scammonée qu'on obtient en traitant par l'alcool à 90°, les Scammonées d'Alep ou de Smyrne. — Cette résine est employée comme purgative sous forme de biscuits ou en émulsions dans du lait (*Potion purgative de Planche*).

Au nombre des *Convolvulus* exotiques figurent : le *C. hirsutus* Stev. qui croît à Samos et dans l'Asie Mineure et donne, d'après Tournefort, une scammonée de peu de valeur. Cette plante est voisine du *C. Scammonia* L., dont elle se distingue par sa tige et ses feuilles velues, sa corolle et ses fruits également chargés de poils. Guibourt lui attribuait à tort la production de la Scammonée blonde ;

Le *C. scoparius*, espèce frutescente, à port de genêt, qui fournit le *Bois de rose des Canaries*, si remarquable par son odeur suave produite par l'essence volatile et amère dont il est pénétré. A ces impuretés, viennent se joindre, la plupart du temps, des matières qui, eu égard au prix élevé de cette drogue, y sont introduits dans un but de spéculation frauduleuse.

MÉCHOACAN

L'histoire du Méchoacan est tellement vague et incertaine qu'on ignore aujourd'hui quelle est la plante qui le produit. Tout ce qu'on sait de positif c'est qu'il doit son nom à la province du Mexique où les Espagnols l'ont d'abord trouvé.

Sous ce nom on rencontre dans les collections deux drogues qui présentent entre elles une différence de structure, révélant immédiatement leur différence d'origine. L'une d'elles contient un grand nombre de cellules résineuses dans le parenchyme cortical, dans le liber et autour des formations tertiaires qui se sont développées dans sa partie ligneuse ; c'est à n'en pas douter une racine de Convolvulacée. L'autre qui se distingue essentiellement par la disposition de ses faisceaux fibro-vasculaires dans l'écorce et le cylindre ligneux, l'existence d'un très grand nombre de longs cristaux aiguillés, offre la plus grande analogie avec la racine du *Tamus communis*, plante de la famille des Dioscorées. Enfin une sorte de Méchoacan, envoyé du Mexique par M. Schafner, est produite par l'*Asclepias Contrayerva* L.

LISERONS INDIGÈNES

Il existe en France un certain nombre de Liserons dont l'abondance n'est que trop connue des cultivateurs et qui, pour être chaque jour arrachés avec dédain, n'en sont pas moins des plantes qui pourraient être utilisées à cause de leurs propriétés purgatives.

Quatre de ces Liserons ont été étudiés au point de vue de leurs propriétés médicales : ce sont les *Convolvulus arvensis* L., et *C. althæoides* L. et les *Calystegia sepium* R. Br., et *C. Soldanella* R. Br.

Le *Convolvulus arvensis* L. (*Liseron des champs*, *Petit Liseron*, *Liseret*) renferme d'après M. Chevallier 4 à 5 p. 100 d'une résine brune pouvant purger à la dose de 10 à 12 grains. Cette plante a été vantée comme vulnéraire et employée contre la goutte.

Le *C. althæoides* L. qui croît dans le Midi de la France, dans la Provence et le Languedoc, a été analysé par Loiseleur-Deslongchamps, qui a constaté les propriétés purgatives de sa racine Le même observateur fait toutefois plus de cas du *Calystegia Soldanella* R. Br. : il a trouvé jusqu'à 5 p. 100 de résine dans sa racine, qu'il propose comme succédané du Jalap. M. Chevallier a retiré la même quantité de résine de la racine du *C. sepium* R. Br. Le suc résineux épais de cette drogue a été prescrit à la place de la résine de scammonée, à la dose de 15 à 30 grains chez les adultes et de 5 à 10 grains chez les enfants. Son efficacité a été bien nettement constatée par Kaller et Bodard.

SEMENCES DE KALADANA

Origine. — Les **semences de Kaladana** sont fournies par le *Pharbitis Nil* Choisy (*Ipomœa Nil* Roth., *Convolvulus Nil* L.), plante annuelle très commune dans les montagnes de l'Inde, où elle croît à une altitude de 1.500 mètres.

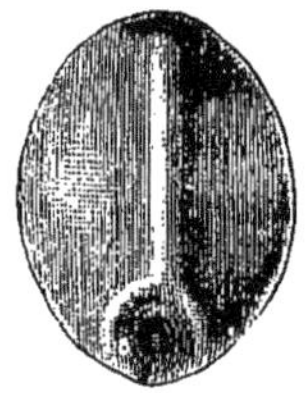

Graine entière.

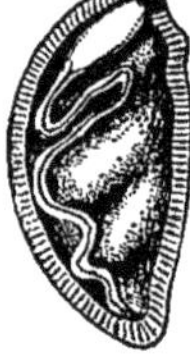

Coupe transversale.

Fig. 520, 521. — Graine de Kaladana.

Description. — Ces graines qui mesurent un demi-centimètre de longueur et à peu près autant de largeur, sont triangulaires, convexes sur le dos et montrent à la face interne un hile profond surmonté d'un angle dièdre vertical et mousse (fig. 520) : leur couleur est noirâtre sauf au niveau de l'ombilic qui est brun et un peu velu. Si on les laisse dans l'eau pendant quelque temps, on voit leurs téguments épais se fendiller en différents sens et au-dessous, on découvre sur la partie dorsale la radicule qui est entourée par deux cotylédons foliacés, épais, charnus, très larges, appliqués l'un contre l'autre par leur face interne. Les bords externes des deux cotylédons se rapprochent l'un de l'autre, tandis que leur limbe forme de nombreux replis. Sur une section transversale (fig. 521), les cotylédons ont la même disposition plissée et leur substance offre de petits points brillants représentant des cellules résineuses. L'albumen, qui pénètre dans l'intervalle des replis, a d'abord une saveur de noisette, qui est bientôt suivie d'une âcreté désagréable et persistante. Quand on les broie, ces graines exhalent une odeur terreuse.

Structure microscopique. — Les téguments de la graine de Kaladana sont de dehors en dedans : 1° une couche de cellules épithéliales à paroi extérieure épaisse, cuticularisée et soulevée en papilles coniques ; 2° une couche de cellules rectangulaires ; 3° une rangée de cellules prismatiques fort allongées perpendiculairement à la surface de la graine, à parois épaisses et réfringentes : 4° une zone assez épaisse de parenchyme à cellules très irrégulières, allongées dans la direction tangentielle et qui s'aplatissent complètement en s'éloignant de la périphérie ; 5° l'enveloppe interne de la graine constituée par une rangée de cellules polygonales à parois faiblement épaissies. L'albumen est formé dans sa partie extérieure de cellules polygonales bien distinctes ; mais, dans sa partie interne, ces cellules perdent leur forme, sont transformées en mucilage et ne présentent plus que des lignes vagues, indécises, par suite de la rupture et de la destruction de leurs parois. Les cotylédons sont formés d'un tissu de cellules polygonales qui contiennent une matière granuleuse azotée ou des cristaux étoilés d'oxalate de chaux ; dans l'épaisseur de ce tissu on observe de grosses cellules arrondies, renfermant une matière résineuse jaunâtre.

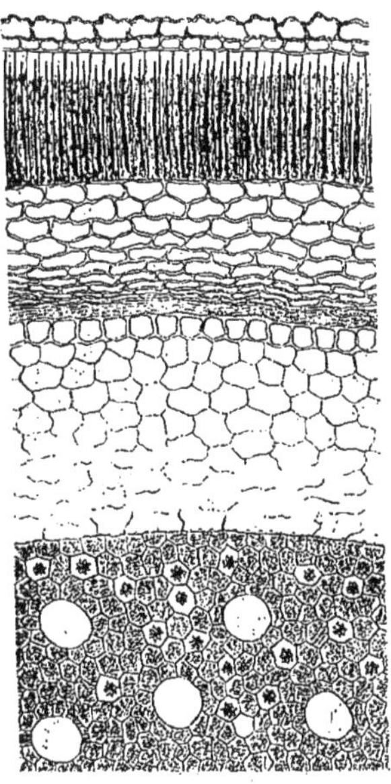

Fig. 522.
Graine de Kaladana.
Structure anatomique.

Composition chimique. — M. Flückiger a retiré de ces graines 14, 40 d'une huile épaisse, brunâtre, de saveur âcre, se solidifiant à 18°, une forte proportion de mucilage, des matières albuminoïdes, de l'acide tannique, et 8,2 p. 100 de résine. Cette résine qui constitue le principe actif des graines de Kaladana a été introduite dans la médecine de l'Inde sous le nom de *Pharbitisine*. C'est une masse friable, jaunâtre, qui a un goût âcre, nauséeux et une odeur désagréable, surtout quand on la chauffe : elle fond à 160° et se dissout dans l'alcool absolu, l'acétone, l'éther acétique ; elle est insoluble dans l'éther, la benzine et le chloroforme. Cette résine a la plus grande analogie avec la convolvuline du Jalap, ainsi qu'a pu le confirmer Schutze, pour la résine qu'il a retirée du *Pharbitis triloba*, espèce japonaise qui ressemble beaucoup au *P. Nil* Choisy.

Usages. — Ces graines qui sont inscrites dans la Pharmacopée anglo-indienne possèdent les propriétés cathartiques du Jalap ; elles s'emploient à la dose de 2 à 3 grammes comme purgatives.

IPOMŒA PANDURATA

Origine. — L. *Ipomœa pandurata* Meyer (*Convolvulus panduratus* L.) est une espèce d'origine américaine, qui a été transportée en Cochinchine. C'est le *méchamek* ou Rhubarbe sauvage des Indiens de l'Union ; elle est inscrite dans la pharmacopée des Etats-Unis.

DESCRIPTION. — Cette drogue se présente en lanières allongées, provenant de la section longitudinale des racines; ces lanières ont en moyenne 15 à 16 centimètres de longueur, et 2 à 5 centimètres de largeur; leur épaisseur ne dépasse pas 2 à 3 millimètres; elles sont revêtues sur leur tranche d'une écorce gris brun, ridée, qui se détache assez facilement et découvre le cylindre ligneux sur lequel on aperçoit des stries ondulées produites par les faisceaux ligneux les plus extérieurs. Les faces planes de ces lanières ont une teinte blanc jaunâtre ; elles sont marquées de rides longitudinales dues à la dessiccation. La section transversale d'une lanière entaillée dans l'axe de la racine montre en dessous de l'écorce, qui est relativement peu épaisse et brune, un cylindre ligneux très développé, plus pâle, marqué de quelques stries concentriques, dans l'épaisseur duquel on observe un grand nombre de petits faisceaux isolés; dans l'axe de cette lanière on observe un massif blanc, de forme irrégulière représentant le bois primaire. Cette racine a une cassure nette, une saveur âcre.

STRUCTURE MICROSCOPIQUE. — Suber extrêmement épais formé d'un grand nombre de couches de cellules tabulaires disposées en files radiales. Parenchyme cortical peu développé et caractérisé par la présence d'une multitude de petits cristaux étoilés d'oxalate de chaux et de cellules résineuses, arrondies. Liber à cellules disposées en files radiales, riche aussi en cellules résineuses.

Le bois offre une structure très nettement radiée ; il est constitué par un parenchyme, qui présente dans toute son épaisseur un très grand nombre de faisceaux libéro-ligneux secondaires et tertiaires. La structure de ces faisceaux et la disposition des éléments que les entourent, la multiplication des cellules résineuses dans leur voisinage révèlent un mode de formation identique à celui qui se produit dans le Jalap. L'axe de la racine est occupé par le bois primaire formé de 5 à 6 faisceaux plus ou moins disjoints, composés de très larges vaisseaux entourés de fibres à parois épaisses et lignifiées.

COMPOSITION CHIMIQUE. — D'après Nicolaï Kromer (1893) cette racine renferme un glucoside, l'*ipomœine*, qui diffère par ses propriétés des glucosides connus des Convolvulacées. Ce corps est incolore, donne une poudre blanche insoluble dans l'éther, l'éther de pétrole et le chloroforme, facilement soluble dans l'alcool et l'acide acétique. Sa formule est $C^{78} H^{132} O^{36}$. Il se dédouble en présence des bases en un acide volatil $C^5 H^8 O^2$ et en acide *ipomœique ;* au contact des acides il donne le même acide volatil et de l'acide *ipomœolique*.

Usages. — Cette racine est actuellement très employée au Etats-Unis comme un des meilleurs remèdes contre la gravelle et la pierre.

BATATA DE PURGA

Sous le nom de *Batata de Purga*, on emploie communément au Brésil comme succédané du Jalap la racine des *Piptostegia Pisonis* Mart. et *P. Gomesii* Mart. Cette racine arrive en rondelles de 4 à 5 centimètres de diamètre, recouverte d'une écorce noirâtre; elle montre sur la section transversale, une surface blanche marquée d'un nombre plus ou moins considérable de cercles concentriques proéminents, dont la teinte rappelle celle de l'écorce. Elle a une saveur mucilagineuse avec un arrière-goût âcre; elle contient 12 p. 100 environ d'une résine purgative, qui ne se distingue guère de celle du Jalap que par sa moins grande solubilité dans l'éther.

BORRAGINÉES

Plantes herbacées ou ligneuses, presque toujours *chargées* dans toutes leurs parties de *poils rudes*. Feuilles généralement alternes. Fleurs le plus souvent en *grappes scorpioïdes*. Corolle gamopétale, en général régulière, et pourvue de 5 appendices à la gorge. Etamines isostémones. Ovaire à *style gynobasique*, formé de 2 carpelles bilobés. Fruit sec formant un *tétrakène* charnu ou drupacé, renfermant dans chacune de ses quatre loges une graine sans albumen ou à albumen peu développé.

CARACTÈRES ANATOMIQUES. — *Feuilles*. — Poils tecteurs unicellulés, coniques, souvent aigus et colorés, lisses ou tuberculeux, généralement cystolithiques et souvent entourés à leur base par une ou plusieurs rangées de cellules qui sont plus ou moins incrustées de carbonate de chaux. Poils capités assez rares, formés d'une glande ovale unicellulée qui est supportée par un pédicelle unisérié plus ou moins long (*Pulmonaria*). Stomates entourés par trois cellules. Cristaux généralement nuls. Système libéro-ligneux représenté en général par un cordon arqué dépourvu de fibres mécaniques. Laticifères et glandes internes nuls.

Racines. — Les racines officinales sont généralement striées très régulièrement dans leur portion ligneuse ; elles ne contiennent pas de cristaux. Les éléments qui entourent les vaisseaux sont rarement lignifiés et en général disposés régulièrement en files radiales.

Les Borraginées habitent les contrées extra-tropicales tempérées du globe, principalement la région méditerranéenne et l'Asie centrale.

Plusieurs d'entre elles renferment un mucilage auquel s'ajoutent divers principes amers ou salins qui leur communiquent des propriétés diverses; les unes doivent au tannin leurs propriétés astringentes (*Consoude*) : d'autres assez riches en nitrates alcalins ont des vertus diurétiques et sudorifiques. A cette dernière catégorie appartient la *Bourrache* dont les jolies fleurs bleues sont parfois servies sur nos salades, non seulement comme ornement, mais encore à cause de leurs propriétés stimulantes. La matière colorante localisée dans l'écorce de la racine de quelques-unes d'entre elles n'a pas encore reçu d'applications industrielles, malgré la vivacité de sa teinte.

BOURRACHE

Origine. — La **Bourrache** (*Borrago officinalis* L.) est une plante d'origine orientale, naturalisée dans toute l'Europe, où on la rencontre sur le bord des chemins et dans les terrains incultes.

Description. — Sa tige rameuse (fig. 523) atteint 20 à 40 centimètres de hauteur; elle est arrondie, sillonnée, creuse, et couverte ainsi que

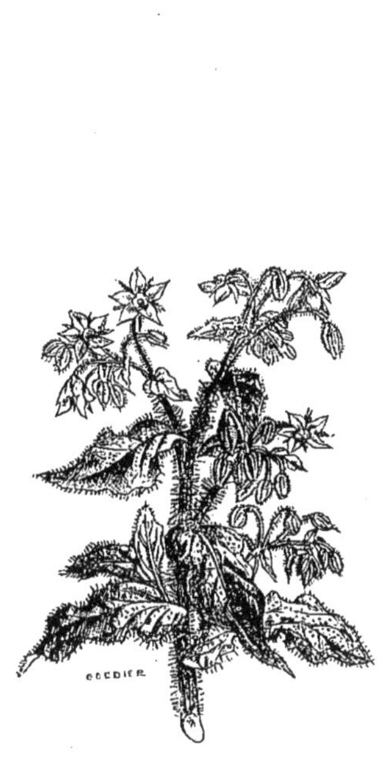

Fig. 523. — *Borrago officinalis.*

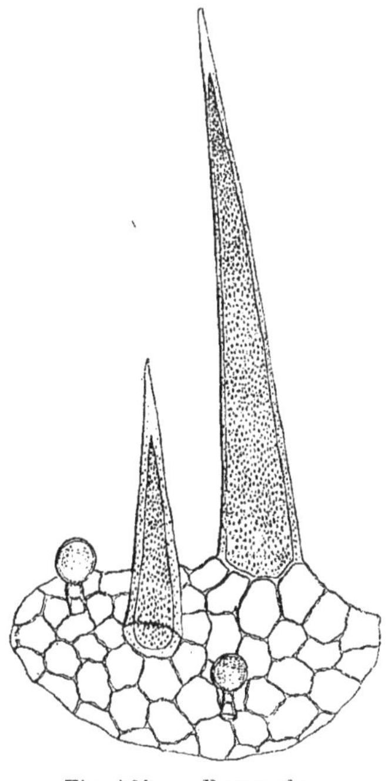

Fig. 524. — Bourrache.
Epiderme supérieur de la feuille.

toute la plante de poils rudes. Les feuilles sont alternes, les inférieures pétiolées, les supérieures sessiles, embrassantes; elles sont elliptiques, longues de 10 à 20 centimètres, larges de 5 à 10 centimètres, fortement ridées. Leur limbe est presque entier sur le bord; d'un vert foncé sur la face supérieure, plus clair sur la face inférieure. Les fleurs, qui naissent au sommet de la tige et des branches, sont supportées par de longs pédoncules penchés d'un même côté et forment dans leur ensemble une panicule très lâche; d'abord purpurines, elles prennent une belle couleur bleue; elles sont régulières, hermaphrodites, à réceptacle convexe. La corolle est gamopétale rotacée, à 5 divisions ovales et acuminées, munies à la gorge de 5 appendices échancrés. Les 5 étamines insérées au-dessous de la gorge de la corolle sont exsertes, formées d'une anthère allongée, apiculée, biloculaire et d'un filet très court, épais, garni sur le dos, d'un appendice dressé et plein, conique. Le gynécée est formé d'un ovaire libre, à 2 loges qui sont dédoublées en deux logettes uniovulées. Le fruit est un tétrakène implanté sur le réceptacle, qui est disposé en forme de coupe large et peu profonde.

La plante fraîche a une odeur légèrement vireuse et une saveur fade. Elle contient du mucilage, de la résine, des sels alcalins, surtout du nitrate de potasse.

Usages. — Les fleurs sont surtout employées comme pectorales et sudorifiques. Les feuilles sont utilisées comme émollientes et diurétiques.

On emploie quelquefois à la place de la bourrache les fleurs de Buglosse (*Anchusa officinalis* L.) et celles de la vipérine (*Echium vulgare* L.). Les premières, qui ont des propriétés à peu près semblables, s'en distinguent aisément à leurs corolles non rotacées, formées d'un tube droit bien développé, terminé par un limbe oblique à 5 divisions et fermé à la gorge par 5 écailles. Les fleurs de la *vipérine* sont irrégulières, infundibuliformes, tubuleuses, assez fortement courbées, sans appendices à la gorge.

FEUILLES DE PULMONAIRE

Origine. — La Pulmonaire (*Pulmonaria officinalis* L.) est une plante bisannuelle de l'Europe centrale et méridionale qui croît, dans les bois, les lieux ombragés et qu'on cultive dans les jardins.

Description. — Les fleurs bleues, disposées en corymbe, s'épanouissent au premier printemps et prennent à la fin une teinte rosée. Les tiges mesurent de 35 à 40 centimètres de hauteur. On utilise en pharmacie les feuilles radicales qui sont cueillies pendant la première année avant que la plante ait développé sa tige florale. Ces feuilles sont longuement pétiolées, ovales, cordiformes, couvertes de poils rudes ; elles sont marquées de taches blanches qu'on a comparées à celles qu'on observe sur un poumon malade, d'où le nom de la plante. Ces taches s'effacent souvent pendant la dessiccation et ne se montrent même pas toujours sur les feuilles fraîches.

Structure microscopique. — Leur épiderme est garni de poils tecteurs et de poils glanduleux. Les premiers sont coniques, unicellulaires, parfois très longs, incrustés de carbonate de chaux; les, seconds sont formés d'une glande unicellulaire ovale, supportée par un pédicelle assez long et pluricellulaire (fig. 525). Le mésophylle

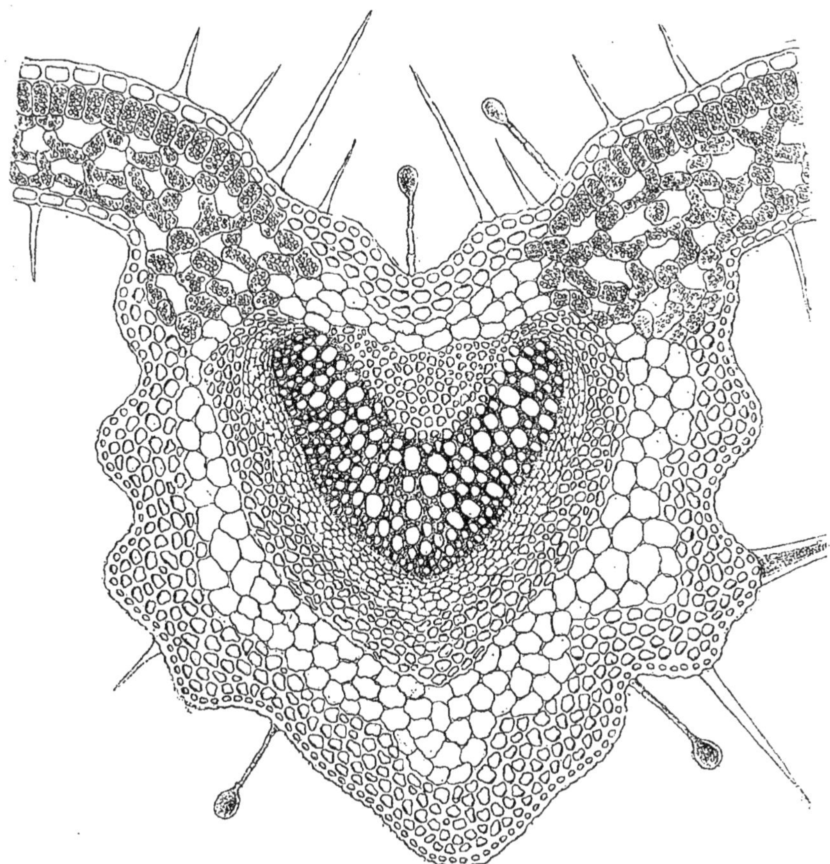

Fig. 525. — Feuille de Pulmonaire.
Coupe de la nervure médiane.

est hétérogène, asymétrique, constitué par une rangée de cellules en palissade qui recouvre un tissu assez épais de cellules rameuses. La nervure présente sous l'épiderme un puissant massif de collenchyme; le tissu fondamental réduit à de faibles dimensions entoure un système libéro-ligneux qui est cordiforme et constitué par un cordon ligneux, recouvert inférieurement par un liber mou et un péricycle dont les éléments se distinguent aisément à leur aspect nacré; une moelle présentant la même apparence occupe la concavité de l'arc ligneux. Cette feuille ne présente aucun cristal d'oxalate de chaux.

Usages. — Elle est employée comme pectorale.

RACINE DE GRANDE CONSOUDE

Origine. — C'est la racine du *Symphytum officinale* L. qui croît abondamment dans les prairies humides et sur le bord des ruisseaux.

Description. — La portion souterraine de la grande consoude consiste en un épais rhizome pouvant atteindre la grosseur du bras et portant des branches souterraines épaisses et trapues, garnies de bourgeons et de cicatrices de feuilles, et des racines adventives cylindriques, qui à la fin de la saison ont acquis la grosseur du doigt. Dans certains pays, le rhizome est utilisé en pharmacie après avoir été divisé en tronçons plus ou moins irréguliers; le plus souvent ce sont les racines adventives qui viennent dans les officines en petits fragments cylindriques ou aplatis, variables de longueur, mesurant en moyenne 7 à 15 millimètres de diamètre. Leur surface extérieure est d'un gris noirâtre ou tout à fait noire, sillonnée de stries longitudinales assez profondes; elle est formée par un suber assez épais qui recouvre un tissu blanchâtre mat, d'apparence cireuse dans lequel on distingue deux zones nettement séparées par une ligne bien apparente. La zone corticale vue à la loupe paraît finement striée dans la partie libérienne. La zone ligneuse présente un aspect un peu différent selon qu'on l'observe sur des fragments plus ou moins gros. Dans les petites racines, cette zone, dépourvue de moelle, montre des stries radiales assez minces qui pénètrent jusqu'à l'axe; dans les plus gros fragments qui proviennent de la partie supérieure de la souche, on distingue une moelle plus ou moins volumineuse autour de laquelle le bois est représenté par des stries plus larges et plus épaisses (fig. 526). Cette racine a une saveur mucilagineuse, faiblement astringente et une odeur peu prononcée.

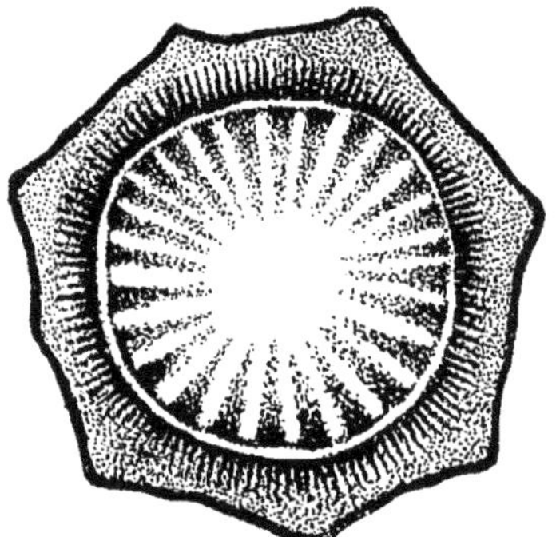

Fig. 526.
Rhizome de grande Consoude.
Section transversale.

Structure microscopique. — Suber assez épais (fig. 527), de plusieurs rangées de cellules assez larges, à parois épaisses et colorées en brun. — Parenchyme cortical peu développé, à cellules polygonales, allongées tangentiellement. — Liber épais formé de cellules assez régulièrement disposées en files radiales, dépourvu de fibres épaissies. — Zone cambiale bien apparente, de 3 ou 4 rangées de petites cellules tabulaires. Le bois est représenté dans les petits fragments par des groupes de vaisseaux rayés, en files rayonnantes, qui se rejoignent dans l'axe de la racine et qui sont entourés par un parenchyme ligneux formé de cellules assez régulières disposées en files radiales, et dépourvu de fibres épaissies. Dans les plus gros tronçons provenant du rhizome, le bois est représenté par des faisceaux fibro-vasculaires plus larges, légèrement coniques, disposés autour d'une moelle plus ou moins volumineuse. Chacun de ces faisceaux est constitué par des groupes vasculaires disposés radialement et entourés par des cellules assez régulièrement disposées en séries rayonnantes. Les faisceaux extérieurs représentent le bois secondaire ; ceux qui sont les plus rapprochés de la moelle représentent le bois primaire et se distinguent des autres par la présence de massifs fibreux qui les recouvrent du côté interne et s'étendent sur leurs faces latérales. Des rayons médullaires plus ou moins larges séparent ces faisceaux les uns des autres ; ils sont constitués par plusieurs rangées de cellules régulières qui ne se distinguent guère des cellules du parenchyme ligneux que par leurs dimensions un peu plus larges. Une notable proportion d'amidon s'observe dans les éléments parenchymateux constituant les différentes zones de cette racine ; on n'y observe pas de cellules cristalligènes.

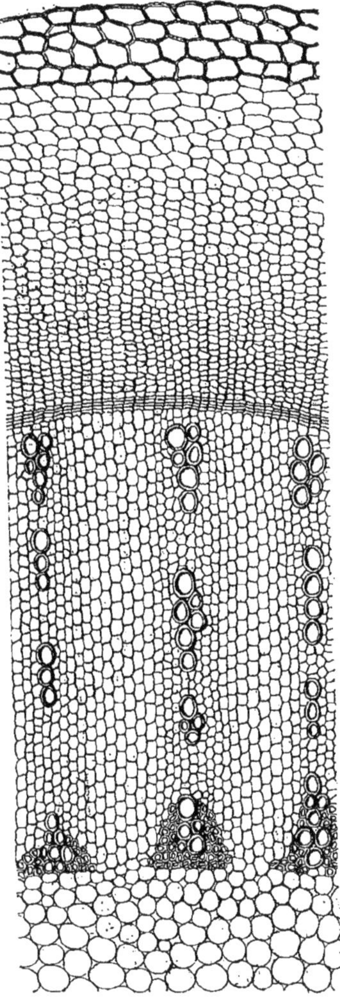

Fig. 527.
Rhizome de Grande Consoude.
Structure anatomique.

Composition. — La racine de consoude renferme un principe mucilagineux et une petite quantité d'acide gallique.

Usages. — Elle est employée comme astringente.

RACINE DE CYNOGLOSSE

Origine. — La **racine de Cynoglosse** est fournie par le *Cynoglossum officinale* L., plante commune, dans les lieux stériles, d'une grande partie de l'Europe.

Description. — Dans les pharmacies, cette racine est en petits tronçons découpés, irrégulièrement cylindriques, mesurant 3 centimètres de longueur et 7 à 10 millimètres de diamètre. La surface extérieure est d'un gris brun, marquée de stries longitudinales assez profondes. La section transversale présente en dessous du suber une zone corticale assez épaisse, blanche dans sa partie externe, plus foncée dans sa portion interne, et nettement séparée du bois par une ligne arrondie représentant le cambium. Ces deux zones examinées à la loupe présentent des stries radiales assez rapprochées qui se rejoignent vers l'axe de la racine. Cette drogue attire fortement l'humidité de l'air et doit être conservée dans un endroit sec ; elle a une odeur légèrement vireuse, et une saveur fade et mucilagineuse.

Structure microscopique. — Suber formé de 3 à 4 couches de cellules tabulaires régulièrement superposées, et colorées en brun. — Parenchyme cortical peu épais à cellules allongées dans la direction tangentielle. Liber assez développé, et formé de cellules plus petites qui, dans leur ensemble, sont disposées en files radiales ; il est dépourvu de fibres épaissies. Cambium composé de 3 à 4 rangées de petites cellules superposées régulièrement. Zone ligneuse constituée par des vaisseaux rayés, qui sont disposés dans leur ensemble en files radiales et entourés par un parenchyme ligneux, dont les éléments sont disposés aussi en files rayonnantes. Ce parenchyme est divisé en faisceaux cunéiformes par des rayons médullaires droits, bien apparents, formés de plusieurs rangées de cellules rectangulaires ; ces rayons traversent le cambium, le liber et vont se perdre dans le parenchyme cortical à une faible distance du suber. Cette racine ne contient ni amidon, ni cristaux d'oxalate de chaux.

Composition chimique. — Cenedilla en a retiré : une matière colorante grasse, une matière résineuse, du tannin, de l'oxalate de potasse et un principe odorant vireux.

Usages. — Les propriétés physiologiques de cette drogue sont des plus incertaines ; on la regarde comme calmante, faiblement narcotique ; et c'est à ce titre qu'on la prescrit dans la toux, le catarrhe, les hémorragies ; elle entre dans la préparation des pilules de cynoglosse composées.

RACINE D'ORCANETTE

Origine. — La **racine d'Orcanette** est fournie par l'*Alkanna tinctoria* Tausch. (*Anchusa tinctoria* L.), plante vivace de la région méditerranéenne.

Description. — Cette racine se présente dans les pharmacies sous forme de souches conoïdes, mesurant 5 à 8 centimètres de longueur et 15 millimètres de largeur, garnies à leur sommet de tiges aériennes. Elle est recouverte d'une écorce ridée, d'un rouge violet très foncé, qui est formée de feuillets colorés appliqués les uns contre les autres. Sous cette écorce on observe une zone ligneuse représentée par des faisceaux fibro-vasculaires, coniques, rougeâtres sur leur surface extérieure, mais de couleur blanchâtre dans toute l'épaisseur du tissu. Ces faisceaux sont sans utilité et peuvent être rejetés, car on n'emploie de cette racine que la portion corticale, qui doit à sa matière rouge, soluble dans les corps gras, la propriété de colorer les pommades. C'est d'ailleurs le seul usage que l'on en fasse en pharmacie.

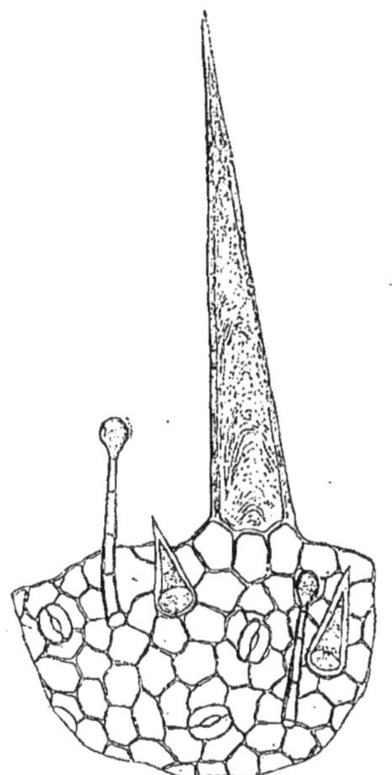

Fig. 528. — Feuille de Buglosse. Epiderme inférieur.

Plusieurs autres plantes de la famille des Borraginées sont pourvues de racines rouges qu'on peut substituer à celles de l'Orcanette : telles sont dans le midi de la France l'*Onosma echioides* L. et en Orient l'*Arnebia tinctoria* Forsk. (*Lithospermum tinctorium* Vahl.).

Au groupe des *Anchusa* appartiennent la **Buglosse** (*A. Italica* Retz) dont les fleurs bleues disposées en grappes unilatérales, paniculées, recourbées, sont employées comme un sudorifique léger et aussi comme pectorales et l'*A. officinalis* L., espèce du Nord de l'Europe, qu'on a vantée contre la rage.

Parmi les autres plantes de cette famille qui sont parfois utilisées en médecine il faut citer :

L'*Echium vulgare* L. ou *Vipérine*, caractérisée par la forme de ses graines, par les taches de sa tige qu'on a comparées à celles de la vipère et qui, par signature, a passé pour guérir de la morsure de ce reptile ; en réalité elle ne possède que les propriétés ordinaires de la bourrache.

Le *Lithospermum officinale* L. ou *herbe aux perles* dont les graines connues sous le nom de *Gremil* étaient jadis employées comme *lithon-*

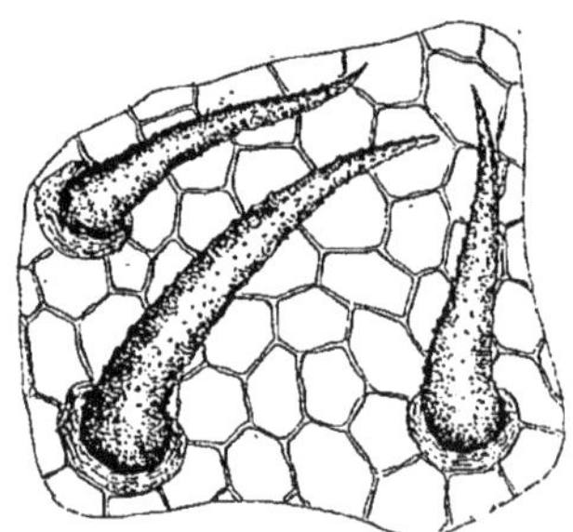

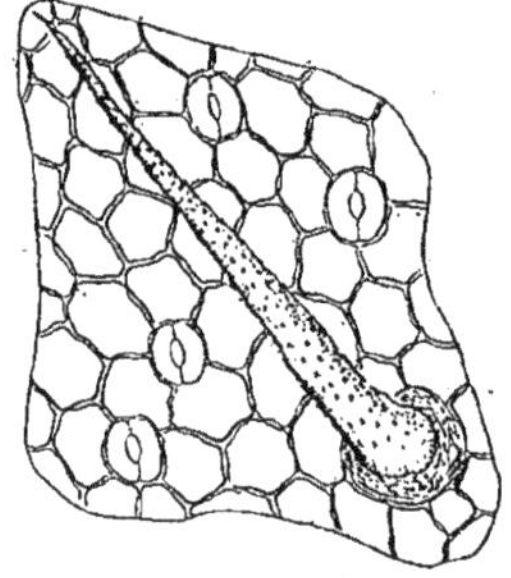

Fig. 529, 530. — Feuille de *Lithospermum officinale*.
Epiderme supérieur. Epiderme inférieur.

triptiques. Ses feuilles qui sont encore employées pour préparer une tisane digestive ont servi, à plusieurs reprises, à falsifier le thé de Chine. Elles se distinguent facilement de ces dernières par l'existence de poils tecteurs coniques, perlés, qui sont incrustés de carbonate de chaux à leur base renflée (fig. 529-530).

Le *Cordia Myxa* L., plante originaire de l'Inde dont les fruits mucilagineux connus sous le nom de *Sébestes* ont été employés autrefois comme adoucissants et légèrement laxatifs dans les affections bronchiques et pulmonaires.

Les *Tiaridium*, dont quelques espèces sont utilisées dans l'Amérique tropicale contre les affections dartreuses.

GENTIANÉES

Plantes herbacées, rarement frutescentes, à feuilles entières, glabres, opposées, rarement alternes (*Menyanthe*). Fleurs régulières, terminales ou axillaires, disposées en cymes (*Gentiane*) ou en grappes (*Menyanthe*), généralement pentamères. Androcée isostémone à deux carpelles cohérents en *un ovaire uniloculaire*, à placentas pariétaux garnis d'ovules nombreux. Capsule septicide. Graines à embryon dressé, renfermé dans l'axe d'un albumen charnu, copieux.

Répandues sur toute la surface du globe, les Gentianées se rencontrent sur les montagnes de l'hémisphère boréal et abondent surtout entre les tropiques, où elles recherchent les régions tempérées par le fait de leur altitude. Ce sont en général des plantes riches en un principe amer, qui leur communique des propriétés toniques et fébrifuges.

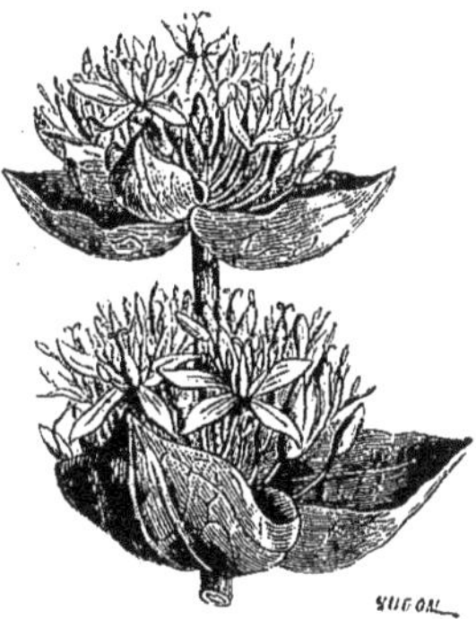

Fig. 531. — *Gentiana lutea.*

RACINE DE GENTIANE

Origine. — La **racine de Gentiane** est fournie par le *Gentiana lutea* L., belle plante vivace, qui croît sur nos montagnes, dans toute la région des sapins, dans la Côte-d'Or, les Vosges, le Jura, l'Auvergne, les Alpes et les Pyrénées ; on la rencontre dans toute l'Europe centrale et méridionale et dans l'Asie Mineure.

Description. — Dans les pharmacies, cette racine se présente en fragments irréguliers, d'un rouge brun, de 15 à 20 centimètres de longueur et de 1 à 3 centimètres de diamètre, souvent tordus et parcourus de sillons longitudinaux ou obliques et fréquemment dans leur partie supérieure de sillons transversaux (fig. 532). La plupart des morceaux ont une forme cylindracée ; quelques-uns, provenant des racines les plus grosses qui ont été fendues dans le sens de leur longueur, sont anguleux. Ils possèdent une amertume très prononcée et toute particulière, et une odeur un peu nauséeuse, qui dans les racines les plus grosses rappelle celle du miel ou de certains pains d'épices. Quand elles viennent d'être desséchées, ces racines sont cassantes, mais avec le temps elles deviennent flexibles et ont une texture spongieuse.

La racine fraîche de gentiane est gris jaunâtre à l'extérieur et blanche intérieurement ; quand elle a été desséchée régulièrement, elle présente une cassure jaune, elle ne possède pas alors l'odeur caractéristique de la gentiane ; mais cette odeur se développe par la macération dans l'eau. La racine du commerce, desséchée avec soin, ne prend sa couleur brun rougeâtre qu'au bout d'un an ou après 6 à 8 mois, quand elle est conservée à l'abri de l'humidité.

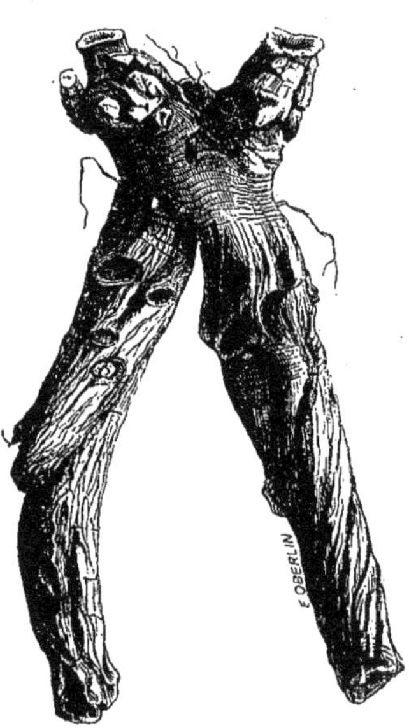

Fig. 532. — Racine de Gentiane.

Pour hâter ce changement de couleur, les récolteurs de Gentiane la mettent en tas quand elle n'est pas encore desséchée entièrement, c'est-à-dire au bout de 8 à 10 jours ; ils attendent que le tas soit échauffé, puis le retournent afin d'emmener à l'extérieur les racines qui étaient au milieu du tas. On n'achève la dessiccation que quand la gentiane a pris la teinte rouge recherchée par les acheteurs. Sur la cassure transversale on distingue très nettement une écorce de couleur brun orange, qui est séparée par une zone cambiale assez prononcée et plus foncée de la portion ligneuse, d'une teinte fauve cannelle ; la structure est radiée.

Structure microscopique (fig. 533 et 534). — Le suber formé de plusieurs rangées de cellules tabulaires, aplaties, recouvre une zone collenchymateuse, constituée par plusieurs assises de cellules quadrilatérales à parois fortement épaissies. Vient ensuite le parenchyme cortical formé d'un tissu de cellules lâches, irrégulières, allongées dans la direction tangentielle, munies de parois peu épaisses. Ces cellules contiennent une matière granuleuse constituée par un corps gras demi-liquide, soluble dans l'alcool et l'éther. Le liber est formé de cellules quadrilatérales assez régulièrement superposées en files radiales; il ne contient pas d'éléments lignifiés, il est sillonné par des rayons médullaires assez larges dont les cellules se distinguent à leur forme rectangulaire et à leur direction radiale. La zone ligneuse, séparée de l'écorce par un cambium

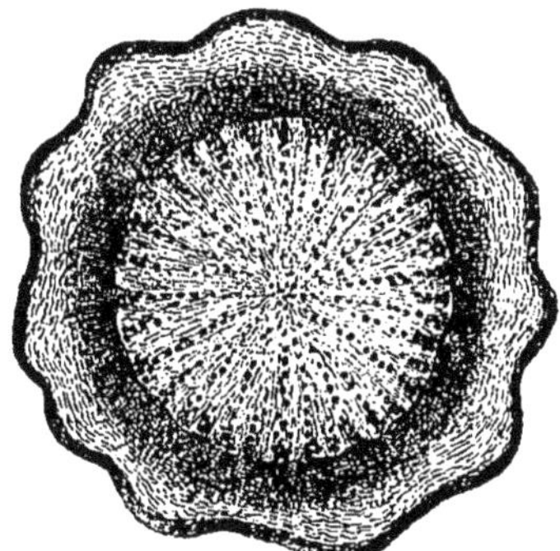

Fig. 533. — Racine de Gentiane. Section transversale.

bien apparent, est constituée par un parenchyme divisé en faisceaux cunéiformes par des rayons médullaires assez larges. Ces faisceaux sont formés d'un grand nombre de vaisseaux rayés plus ou moins gros et rapprochés, qui sont entourés par un tissu cellulaire plus dense que celui des rayons médullaires. Au centre de la racine, s'observe le bois primaire représenté par un groupe de vaisseaux plus ou moins disjoints. Cette racine ne contient ni amidon, ni cristaux.

La figure 535 reproduit les éléments anatomiques dont la présence permet de constater l'identité de la poudre de gentiane.

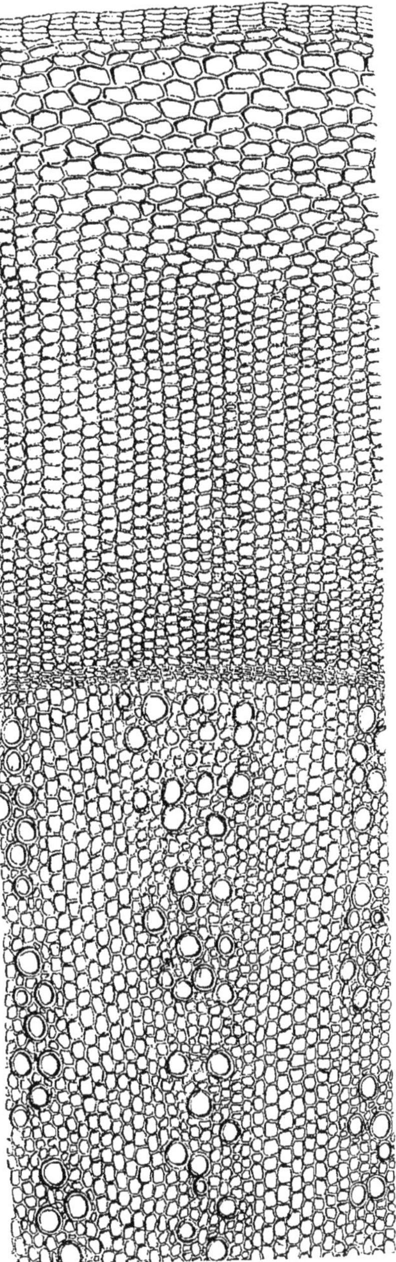

Fig. 534. — Racine de Gentiane. Structure anatomique.

Composition chimique. — La racine

de gentiane contient : de la *gentiopicrine*, de la *gentisine*, de la pectine, une huile odorante, de l'huile fixe, un sucre particulier et un principe glutineux.

La gentiopicrine $C^{20}H^{30}O^{12}$ est un glucoside qui cristallise en aiguilles incolores, inodores, très amères, solubles dans l'eau et l'alcool, insolubles dans l'éther. Au contact des acides minéraux étendus d'eau, elle se dédouble en glucose et en *gentiogénine*.

La *gentisine* $C^{14}H^{10}O^{5}$ se présente en cristaux soyeux d'un jaune pâle, inodores, d'une saveur faible et particulière : elle est peu soluble

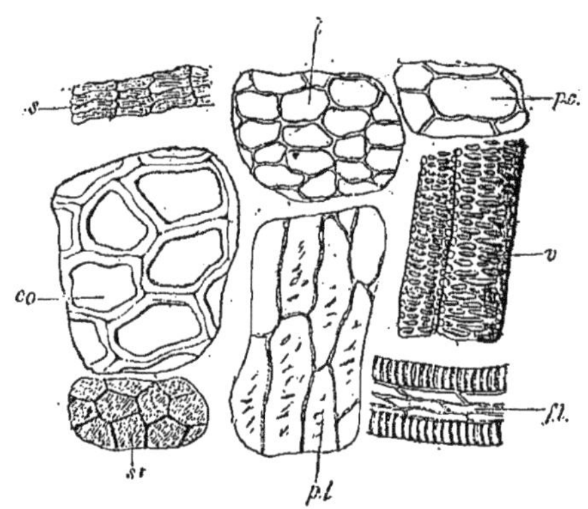

Fig. 535. — Poudre de Gentiane.

s, suber. — *pc*, parenchyme cortical. — *cc*, cellules collenchymateuses. — *v*, vaisseaux. — *fl*, fibres ligneuses. *pl*, parenchyme ligneux.

dans l'eau, plus soluble dans l'alcool ; elle possède une réaction acide qui lui a fait donner le nom d'acide *gentisique* ou *gentianique*.

En traitant la gentisine par l'acide iodhydrique, Kostanecky et Schmidt (1892) ont obtenu de l'*éther méthyliodhydrique* et un composé qu'ils ont appelé *gentiséine*, qui ne diffère du gentisin que par un groupe méthyle en moins. La gentisine serait un éther méthylique de la gentiséine.

Le sucre de la gentiane ou *Gentianose* y existe dans la proportion de 12 à 15 p. 100 ; il est incristallisable, peu sucré, très soluble dans l'eau.

Le principe glutineux est un mélange de cire, d'huile et de caoutchouc.

Usages. — La racine de Gentiane est un excellent amer qui est journellement employé pour stimuler les fonctions digestives. Employée fraîche et à doses élevées, elle détermine une sorte d'ivresse narcotique et provoque des vomissements. On l'emploie sous forme de tisane, de vin, de poudre, d'extrait, de sirop et de teinture simple ou composée : elle entre dans une foule de préparations toniques.

Substitutions. — On a substitué parfois au *G. lutea* L. les racines d'un très grand nombre d'espèces du même genre, variant suivant les contrées, telles que les *G. punctata* L., *G. pannonica* Scop., *G. purpurea* L., *G. asclepiadea* L., *G. acaulis* L., *G. campestris* L. Ces racines qui possèdent les mêmes propriétés, quoique à un degré plus faible, ont en général un diamètre plus étroit : leur structure rappelle dans son ensemble celle du *G. lutea*. Mais il faut s'assurer que cette racine ne contient pas de rhizome d'*Ellébore blanc*, qui, poussant dans les mêmes régions que la Gentiane, y a parfois été mélangée plutôt accidentellement que dans un but de spéculation frauduleuse. La présence de cette Vératrée serait bien plus dangereuse que celle des diverses espèces du genre *Gentiana*.

PETITE CENTAURÉE

Origine. — La **Petite Centaurée** (*Herbe à Chiron, à la fièvre, au centaure*) est fournie par l'*Erythræa Centaurium* Pers., qui est répandu dans les parties sèches de la région méditerranéenne, de l'Europe centrale et qui se rencontre aussi en Perse, dans le Canada et le nord des États-Unis. Elle fournit à la pharmacie ses sommités fleuries qui se récoltent en juillet et août.

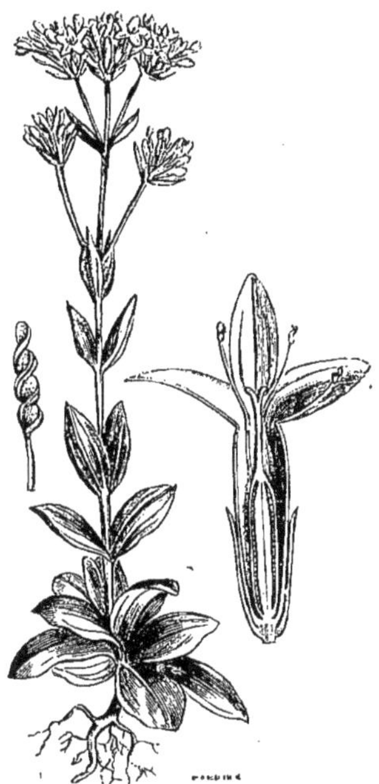

Fig. 536. — Petite Centaurée.
Fleur. — Coupe longitudinale. — Anthère.

Description. — C'est une petite plante herbacée bisannuelle, haute de 20 à 30 centimètres (fig. 536). La tige quadrangulaire, rameuse, dichotome au sommet, porte à sa base une rosette de feuilles obovales, courtement pétiolées et plus haut, à des intervalles de 2 à 3 centimètres, des feuilles opposées, sessiles, glabres, oblongues ou linéaires aiguës dont le limbe entier présente 3 à 5 nervures longitudinales. Chaque rameau se termine par une sorte de corymbe dense qui est formé de cymes très rapprochées, situées à l'aisselle des feuilles et formées de fleurs très courtement pédicellées. Le calice tubuleux, gamosépale, à 5 divisions aiguës un peu inégales, entoure la corolle infundibuliforme, d'un beau rose, à tube deux fois aussi long que le calice, à 5 lobes lancéolés, obtus. Les étamines.

au nombre de 5, ont des anthères qui se contournent en spirale après la déhiscence. Les fleurs très avancées contiennent une capsule cylindracée, linéaire, plus longue que le calice, presque biloculaire, renfermant de nombreuses graines très petites d'un brun rouge. Toutes les parties de la plante possèdent une saveur amère très prononcée : les sommités fleuries ont une odeur assez agréable, qui disparaît en partie par la dessiccation.

Pour conserver aux sommités de Centaurée la belle teinte rouge qui les caractérise, il faut les faire sécher dans des cornets de papier.

Composition chimique. — M. Méhu a retiré de cette drogue une substance cristallisée, l'*Erythro-centaurine* $C^{27}H^{24}O^{8}$, qui est insipide, inodore, neutre, soluble dans l'eau, l'alcool et l'éther, et qui se colore en rouge vif à la lumière. — Le principe actif de la plante est encore mal défini et constitué par un corps brun solide et une matière molle. Outre ces principes, la petite centaurée renferme encore une résine (*Centauri-résine*), du sucre et de la gomme.

Usages. — Ces sommités constituent un excellent médicament tonique et le plus amer de nos fébrifuges indigènes. Elles s'emploient à la dose de 15 à 30 grammes par litre d'eau.

On rencontre parfois, mêlées à la petite centaurée, les sommités fleuries des *E. pulchella* Horn. et *E. latifolia* Smith. qui possèdent d'ailleurs les mêmes propriétés physiologiques.

CANCHALAGUA

Sous les noms de **Canchalagua**, *Cachen-Laguen*, *Cachen-Lahuen*, on a préconisé les sommités de l'*Erythræa chilensis* Pers. (*Chironia chilensis* W.), plante originaire du Pérou et du Chili.

Cette drogue se distingue de la petite centaurée par ses tiges très menues, ses feuilles linéaires, ses fleurs longuement pédonculées et éloignées des feuilles florales. Elle possède une saveur amère et un peu astringente.

Elle contient des principes amers (9 p. 100), une matière huileuse âcre, de la cire, une matière colorante, de la gomme et de l'*Erythro-centaurine*.

Elle est préconisée dans son pays d'origine comme fébrifuge, tonique, digestive et emménagogue.

CHIRAYTA

Origine. — Le **Chirayta** (*Ophelia Chirata* Griseb., *O. lurida* Don., *Agathodes Chyrata* Don., *Gentiana Chirayta* Roxb.) est une plante annuelle qui croît dans les régions montagneuses du nord de l'Inde et dans le sud-est du Népaul.

Description. — Cette plante est recueillie entière après la floraison ; la tige, qui atteint une hauteur de 60 à 70 centimètres et une épaisseur de 6 millimètres à 2 centimètres et demi, est colorée en brun foncé, cylindrique dans sa partie inférieure, quadrangulaire dans le haut. Ses nœuds, espacés de 3 à 10 centimètres, portent des feuilles opposées, semi-amplexicaules ou leurs cicatrices. A sa partie inférieure, elle est constituée par une zone ligneuse très développée, recouverte par une écorce mince et entourant une moelle assez volumineuse. Les rameaux nombreux, axillaires et opposés sont grêles, allongés, lisses et glabres. Les feuilles sont ovales acuminées, cordées à la base, entières, sessiles, longues de 2 centimètres et demi ; elles portent 3, 5 ou 7 nervures longitudinales. Les fleurs sont disposées en panicule ombelliforme : elles ont une corolle jaune à 4 lobes profonds, 4 étamines à filets subulés, un ovaire uniloculaire surmonté de 2 stigmates sessiles et roulés. Les racines qui existent souvent à la partie inférieure des tiges sont simples, fusiformes, rarement ramifiées, longues de 5 à 10 centimètres. Toutes les parties de cette plante sont extrêmement amères, sauf le bois des tiges les plus fortes.

Composition chimique. — Hahn (1869) a retiré des tiges et des racines du Chirayta :

1° De l'*acide ophélique* $C^{13}H^{20}O^{10}$, amorphe, visqueux, jaune, à saveur amère très persistante, soluble dans l'eau, l'alcool et l'éther.

2° De la *chiratine* $C^{26}H^{48}O^{15}$, substance amorphe, de saveur très amère, soluble aussi dans l'eau, l'alcool et l'éther, et qui, en présence de l'acide chlorhydrique bouillant, se décompose en *Chiratogénine* et en acide ophélique.

Usages. — Cette plante jouit dans l'Inde d'une grande réputation comme tonique, anthelmintique et fébrifuge. Elle est usitée dans les pharmacopées anglaise et indienne.

D'autres espèces du même genre sont encore employées dans l'Inde : telles sont les *O. densifolia* Gris., l'*O. elegans* Wight. et l'*O. angustifolia* Don.

Les auteurs arabes ont identifié le Chirayta avec leur *Kastab-ud-*

darira, qui est généralement considéré comme le *Calamus aromaticus* des Latins. Guibourt était arrivé aux mêmes conclusions ou du moins il admettait les plus grands rapports entre le *Calamus aromaticus* des anciens et le *Chirayta* des Hindous [1]. Cette opinion a été contestée.

FEUILLES DE MENYANTHE

Origine. — Le *Menyanthes trifoliata* L. (*Trèfle d'eau, de Castor, de chèvre*) se rencontre dans presque toute l'Europe, l'Asie centrale et l'Amérique boréale ; il croît dans les endroits marécageux.

Description. — C'est une plante vivace, dont les tiges et les branches rampent en partie dans la vase où elles se fixent au moyen de racines adventives. Ses feuilles, qu'on emploie tantôt fraîches pour en extraire le suc, tantôt desséchées, sont alternes, portées sur un pétiole de 5 à 8 centimètres de longueur, arrondi, qui se dilate inférieurement en une gaine embrassante et qui porte à son sommet un limbe formé de trois folioles. Celles-ci sont obovales, entières, ou lâchement crénelées sur leurs bords, d'un beau vert et glabres. Elles mesurent en moyenne 5 à 6 centimètres de longueur sur 2 à 3 centimètres de largeur. Elles sont inodores et ont une saveur très amère.

Structure microscopique. — Épiderme glabre muni sur ses deux faces de gros stomates arrondis entourés par 3 ou 4 cellules n'ayant pas de direction régulière. — Mésophylle hétérogène asymétrique formé, dans sa partie supérieure de deux rangées de cellules cylindriques et dans le reste de son épaisseur, de cellules rameuses. — Nervure médiane biconvexe. — En dessous de l'épiderme on observe un tissu fondamental, caractérisé par l'existence de nombreuses et larges lacunes séparées par une seule couche cellulaire, disposition commune aux tissus des plantes aquatiques ; dans l'épaisseur de ce parenchyme lacuneux existe le système libéro-ligneux représenté par trois cordons nettement séparés et d'épaisseur inégale. Chacun de ces cordons est formé d'un arc ligneux qui est recouvert en haut et en bas, par un liber et un péricycle mous.

Composition chimique. — Le Ményanthe renferme un principe actif, découvert par Brandes, et appelé *Ményanthine* $C^{30}H^{46}O^{14}$, qui se présente en aiguilles, d'un éclat satiné, amères, peu solubles dans l'eau froide, très solubles dans l'alcool et l'éther. Au contact de l'acide sulfurique dilué cette substance donne du glucose et du *ményanthol*. Ce

[1] Guibourt. *Histoire naturelle des drogues simples*, édit., II, p. 536.

dernier est un corps huileux volatil, à réaction acide, dont l'odeur rappelle celle de l'essence d'amandes amères.

Usages. — Cette plante est employée comme amère, tonique, antirhumatismale et fébrifuge : à doses élevées elle est purgative et émétique. Elle entre dans la préparation du sirop et du vin antiscorbutiques. Son amertume la fait employer comme succédané du houblon dans la fabrication de la bière.

Parmi les Gentianées d'un intérêt secondaire nous mentionnerons :

Le *Tachia Guianensis* Aubl., dont la racine est utilisée au Brésil comme amère sous le nom de *Quassia du Para;*

Les *Coutoubea spicata* Aubl., et *C. ramosa* Aubl., qui, ainsi que la précédente, croissent dans la Guyane où elles sont employées comme notre gentiane;

Le *Limnanthemum nymphœoïdes* Lam., espèce aquatique indigène, dont les propriétés rappellent celles du Ményanthe ;

Le *Frasera, Walteri* Michx. (*F. Carolinensis* Walter) trè srépandu à l'ouest et au Sud des Etats-Unis, dans l'Arkansas et le Missouri. — La racine qui est la seule partie employée et qui est inscrite dans la pharmacopée des Etats-Unis sous le nom d'*American Columbo,* se présente en morceaux irrégulièrement circulaires, mesurant 25 mill. de diamètre. L'écorce, recouverte d'un épiderme brun rougeâtre est sillonnée longitudinalement, d'une teinte jaunâtre ; un cambium brun bien apparent, sépare son écorce du méditullium ligneux qui offre une apparence spongieuse. Cette drogue possède une odeur qui rappelle celle de la gentiane ; elle diffère de la racine de Colombo par l'absence de stries radiées et de lignes concentriques d'une couleur jaune pur, sans teinte verdâtre. — Elle ne renferme pas de *Cerbérine;* Kennedy en a retiré de la *gentiopicrine* et de l'*acide gentisique*, qui existent dans la racine de gentiane. — Elle est employée sous forme de poudre comme tonique amère à la dose de 2 à 4 grammes : à l'état frais elle est utilisée comme émétique et purgative.

STRYCHNÉES

Les Strychnées sont des plantes herbacées ou plus souvent des arbres ou arbustes, tous exotiques, souvent grimpants ; leurs feuilles sont entières, opposées, dépourvues de stipules, présentant outre la nervure médiane, quatre grandes nervures principales, qui se détachent par paires de celle-ci un peu au-dessus les unes des autres. Les fleurs généralement blanches et régulières sont réunies en cymes terminales ou axillaires. Le calice est libre, formé de 4 ou 5 sépales unis par la base ; la corolle est gamopétale, généralement régulière, variable dans sa forme, à 4 ou 5 lobes contournés ou valvaires. Les étamines en même nombre que les lobes de la corolle sont tantôt alternes, tantôt opposées à ceux-ci ; l'ovaire qui est formé de 2 loges complètes ou incomplètes pluriovulées est surmonté d'un style à deux lobes stigmatifères. Le fruit est tantôt sec et capsulaire, à deux loges polyspermes, tantôt charnu et drupacé, logeant dans sa pulpe une ou plusieurs graines à albumen charnu ou corné, qui renferme un embryon très petit, à cotylédons digitinerves.

Caractères anatomiques. — Le bois des Strychnées est nettement caractérisé par la présence d'un nombre considérable d'ilots blanchâtres, clairs, irrégulièrement répartis dans toute son épaisseur et qui sont formés de vaisseaux grillagés et de parenchyme libérien. Contrairement à l'opinion émise par MM. de Bary et Van Tieghem, M. Hérail[1] pense que cette anomalie doit être attribuée simplement à un fonctionnement irrégulier de l'assise libéro-ligneuse et non à la production de deux tissus différents par la même face de cette assise.

L'écorce des Strychnées présente généralement à une faible distance de la périphérie un anneau scléreux dont l'épaisseur varie notablement selon les espèces.

Les faisceaux ligneux sont bicollatéraux. Les cristaux d'oxalate de chaux qui sont répartis en assez grande quantité dans le liber sont simples et affectent généralement une forme prismatique.

La disposition toute spéciale des nervures, l'existence d'un péricycle fibreux, la forme des poils tecteurs qui sont unicellulaires, généralement courts, l'absence de poils glanduleux, la disposition des stomates qui sont en général entourés par deux cellules en croissant ou parallèles à l'ostiole, la présence constante des cristaux et leur forme généralement prismatique distinguent nettement les feuilles de Strychnées de celles des Solanées.

[1] Hérail. *Recherches sur l'anatomie comparée de la tige des dicotylédones*. Thèse de doctorat ès sciences, 1886, p. 64.

Les Strychnées sont dispersées dans les régions tropicales de l'Asie, de l'Afrique et de l'Amérique et dans l'Australie extra-tropicale. Ce sont, en général, des plantes extrêmement énergiques, qui doivent à la présence de la strychnine et de la brucine combinées avec l'acide igasurique, leurs propriétés physiologiques et l'action violente qu'elles exercent sur le système nerveux.

NOIX VOMIQUE

ORIGINE. — La **Noix Vomique** est la graine du *Strychnos Nux Vomica L.* qui croît communément dans l'Asie tropicale, dans l'Inde, sur les côtes de Coromandel et de Malabar, à Ceylan, à Java, au Siam, en Cochinchine et dans l'Australie tropicale.

DESCRIPTION. — Cette graine est aplatie, irrégulièrement orbiculaire, en forme de disque, mesurant un demi-centimètre d'épaisseur et 15 à 20 millimètres de largeur, à bords légèrement renflés et obtus (fig. 537). La face dorsale est plane ou un peu concave, la face ventrale est légèrement convexe : toutes les deux ont une teinte gris clair ou blanchâtre, un aspect luisant et satiné, un toucher assez doux qu'elles doivent à la présence d'une multitude de poils très serrés, et déprimés ; ces poils semblent rayonner autour d'un point central marqué sur chacune des faces, s'inclinent et se dirigent vers les bords de la graine où ils se rejoignent et s'entre-croisent avec ceux de la face opposée. Au centre de la partie convexe existe un petit bourrelet déprimé à son centre, et représentant le hile, d'où part un raphé légèrement proéminent qui aboutit à une petite protubérance placée sur un point de la circonférence et correspondant à la chalaze. La face ventrale présente à son centre une légère dépression au niveau du hile. Si on ouvre parallèlement aux faces une semence de noix vomique, après l'avoir ramollie dans l'eau bouillante, on découvre un albumen corné blanc, qui paraît formé de deux disques soudés sur leurs bords et séparés en leur milieu par une cavité disciforme assez large. Sur le bord d'un de ces disques et au point correspondant à la protubérance signalée plus haut, on aperçoit un embryon très marqué et formé d'une radicule claviforme et de deux cotylédons cordiformes, présentant de 3 à 5 nervures à leur base (fig. 538). La noix vomique n'a pas d'odeur et possède une saveur extrêmement amère.

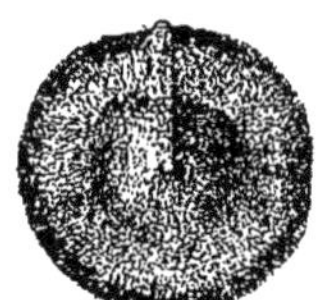
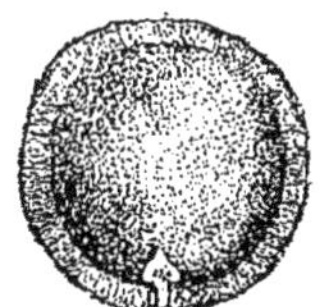

Fig. 537, 538. — Noix vomique.
Graine entière. Graine coupée transversalement.

Structure microscopique. — Les poils de la Noix vomique (fig. 539) se distinguent par leur structure toute spéciale. Ils sont constitués par une grande cellule cylindrique qui est renflée à sa base en forme d'ampoule. Au point de soudure de la partie cylindrique avec la partie renflée, ces poils s'infléchissent sous un angle plus ou moins obtus. Leur parois présentent à leur base des fentes transversales disposées en spirale et sur le reste de leur longueur des épaississements linéaires, ressemblant à des cannelures sinueuses juxtaposées ou s'en-

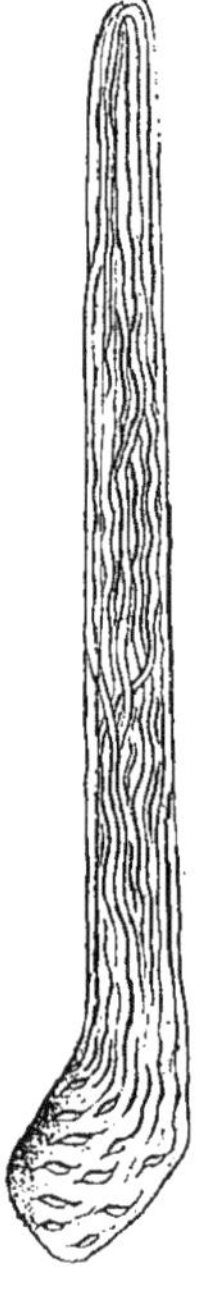

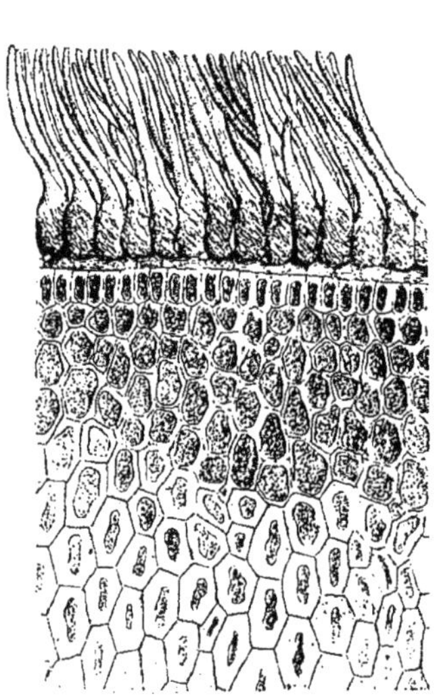

Fig. 539, 540. — Noix vomique.
Poil tecteur. Section transversale de la graine.

tre-croisant en certains points. Au-dessous de ces poils existe une couche de cellules scléreuses, peu apparentes sur une section transversale, mais très visibles quand on observe de face les téguments (fig. 541), ou les éléments de la poudre de noix vomique (fig. 542). Ces cellules ont des contours très sinueux, des parois très épaisses et canaliculées, et un lumen très rétréci.

L'albumen est formé dans sa partie extérieure de cellules polygonales, irrégulières dans leur forme et dans leur direction, à parois relativement minces (fig. 540); dans le reste de son épaisseur il est constitué par des cellules plus grandes, allongées dans une même direction et dont les parois s'épaississent progressivement. Ces cellules sont remplies d'un matière albuminoïde granuleuse, de gouttelettes d'huile; elles ne contiennent pas d'amidon.

COMPOSITION CHIMIQUE. — La noix vomique renferme trois alcaloïdes : la *strychnine* et la *brucine* qui ont été découvertes en 1818 par Pelletier et Caventou, et l'*igasurine* qui a été isolée en 1853 par M. Desnoix. Ces trois alcaloïdes y existent à l'état de combinaison avec un acide particulier, l'*acide igasurique*. C'est à leur présence que cette graine doit ses propriétés physiologiques; les autres matières qu'on en retire : matière grasse, matière cireuse, matière colorante jaune, gomme, bassorine, n'ont aucune importance thérapeutique. Dans ces dernières années W. Dunstan et Short ont signalé dans les graines, mais surtout dans la pulpe du fruit de vomiquier, l'existence d'un glucoside, qu'ils ont nommé *Loganine*.

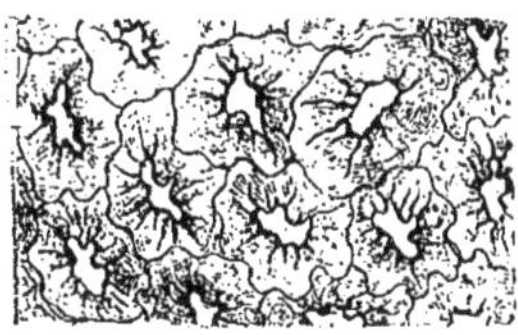

Fig. 541. — Cellules scléreuses de la noix vomique.

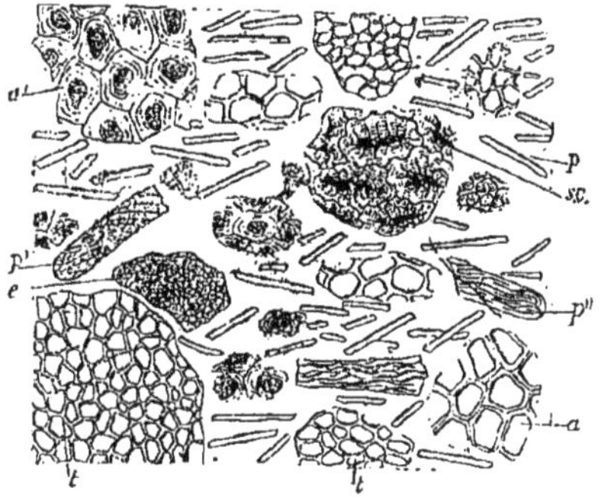

Fig. 542. — Poudre de Noix vomique.
p, débris de poils. — *sc*, enveloppe scléreuse. — *e*, tégument interne coloré. — *aa'*, cellules de l'albumen.

La *strychnine* $C^{21}H^{22}Az^{2}O^{2}$ cristallise en octaèdres à base rectangle, quelquefois en prismes quadrilatères terminés par des pyramides à quatre faces; ces cristaux anhydres, incolores, inodores sont solubles dans l'alcool à 90° et dans le chloroforme, insolubles dans l'éther; l'eau ne les dissout qu'en très faible proportion (1 p. 2500 d'eau bouillante). Leur saveur est tellement amère qu'elle peut être encore perçue dans une solution aqueuse au six cent millième.

Au contact de l'acide sulfuriquequadri hydraté, un cristal de strychnine prend une belle coloration bleu foncé. La réaction est encore plus nette si, dans la solution sulfurique refroidie, on introduit une parcelle de bichromate de potasse; il se produit alors des stries violettes qui passent au rouge cerise.

La *brucine* cristallise en prismes rhomboïdaux obliques souvent assez gros, transparents et incolores, solubles dans 900 parties d'eau froide et dans l'alcool, insolubles dans l'éther; sa saveur est bien moins amère que celle de la strychnine. Au contact de l'acide azotique concentré, elle prend une teinte rouge de sang qui devient violette par l'addition d'un peu de protochlorure d'étain. Son action est moins énergique que celle de la strychnine.

L'*igasurine* présente une grande analogie avec la brucine dont elle diffère par sa plus grande solubilité dans l'eau. Elle est insoluble dans l'alcool, le chloroforme et les huiles essentielles. Son pouvoir toxique est intermédiaire entre ceux de la strychnine et de la brucine.

Usages. — La noix vomique est employée dans les paralysies motrices, les paraplégies, la paralysie diphtéritique et l'incontinence nocturne. Elle agit surtout fort bien dans les affections des voies digestives en stimulant le tube gastro-intestinal. Elle s'administre sous forme de poudre à la dose de 5 à 20 centigrammes, de teinture (1 à 2 grammes), d'extrait aqueux (20 à 50 centigrammes), d'extrait alcoolique (5 à 15 centigrammes). On subtitue souvent à ces préparations le sulfate de strychnine qui permet un dosage plus rigoureux.

FEVE DE SAINT-IGNACE

Origine. — C'est la semence du *Strychnos Ignatii* Bergius (*Ignatia amara* L., *I. philippinica* Lour.) qui est originaire des îles Philippines, d'où il a été transporté en Cochinchine et dans les Indes Orientales.

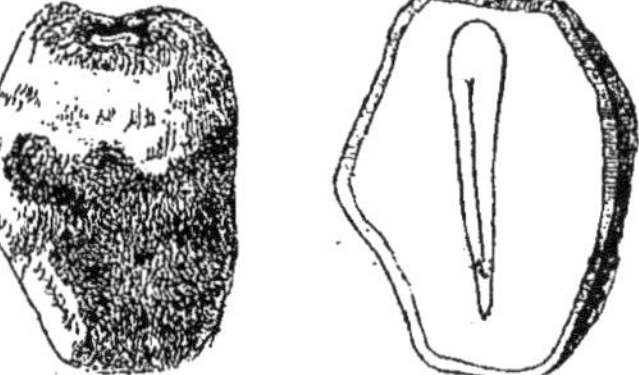

Fig. 543, 544. — Fève de Saint-Ignace. Aspect extérieur. Section longitudinale.

Description. — Cette graine ovoïde, irrégulièrement déformée par pression réciproque (fig. 543), présente quatre à cinq faces anguleuses ou aplaties; elle mesure 2 à 3 centimètres de long et 15 à 20 millimètres de large. A l'état frais elle est couverte d'une fine pubescence grise dont il ne reste que des vestiges écailleux sur la semence desséchée qui offre une surface gris foncé ou brun mat, d'aspect granuleux ou finement chagriné. A l'une de ses extrémités, elle porte un hile bien apparent. L'albumen a un aspect corné et une teinte brune; il se gonfle et se ramollit dans l'eau bouillante et exhale en même temps une odeur terreuse et désagréable. L'embryon, contenu dans une cavité aplatie creusée dans l'albumen, a une forme allongée (fig. 544); il est formé d'une radicule cylindrique assez longue, voisine du micropyle, et de deux cotylédons foliacés, ovales ou lancéolés, digiti-nerviés à la base. La fève de Saint-Ignace a une saveur extrêmement amère et des propriétés toxiques plus intenses que celles de la noix vomique.

Structure microscopique. — Les poils qui recouvrent cette graine ont une structure analogue à celle des poils de la noix vomique (fig. 545); cependant on peut facilement les distinguer les uns des autres. Au lieu d'être enflés en ampoule à leur base, les poils de la fève Saint-Ignace sont très élargis et paraissent composés d'un assez grand nombre de filaments plus gros, irrégulièrement juxtaposés qui se replient sur eux-mêmes vers le sommet du poil. Les espaces vides que laissent entre eux ces filaments sont très irréguliers dans leur forme, assez larges, et donnent à la base du poil l'aspect d'un réseau. L'albumen

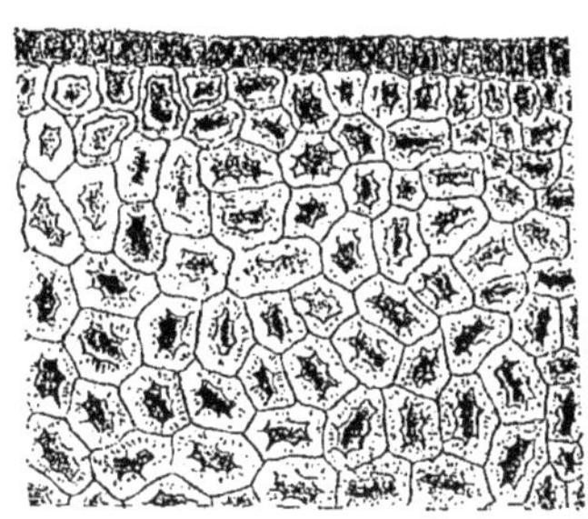

Fig. 545, 546. — Fève de Saint-Ignace.
Poil tecteur. Section transversale.

(fig. 546) est recouvert par une rangée de cellules prismatiques dont la paroi extérieure est considérablement renforcée. Sur une section transversale, ces cellules sont allongées radialement. L'albumen qui présente aussi une structure cornée est formé de cellules irrégulièrement polygonales, à parois assez épaisses, entourant une cavité de forme très irrégulière, qui contient une substance granuleuse, de nature albuminoïde et des gouttelettes d'huile. L'aspect de ces cellules varie notablement selon qu'on les observe avant ou après leur immersion dans l'eau bouillante et leur traitement par la teinture d'iode.

L'examen des figures empruntées au mémoire que MM. Fluckiger et Meyer ont publié sur la structure comparée de la fève de Saint-Ignace et de la noix vomique (*Archiv. der Pharmacie*, p. 19-401, an. 1881) permettra d'apprécier ces différences : l'une représente les cellules de l'albumen vides de tout contenu, la seconde représente les mêmes cellules traitées

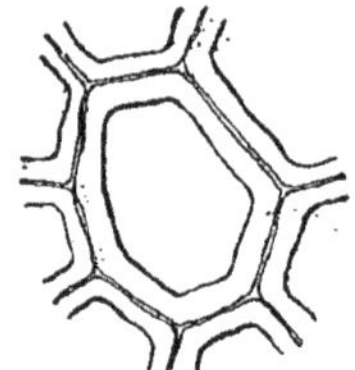

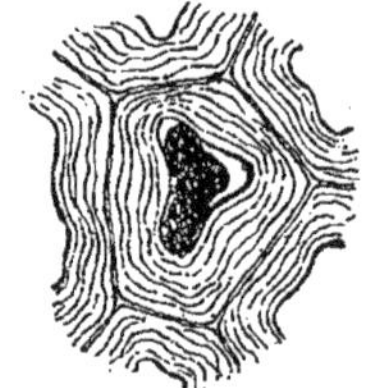

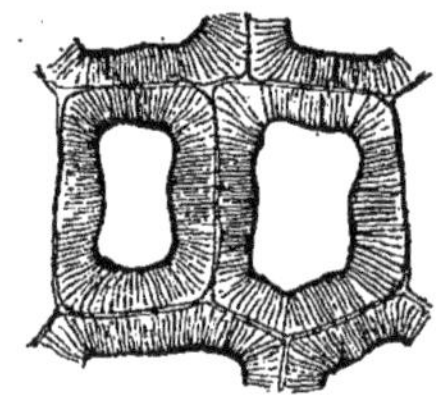

Fig. 547, 548, 549. — Cellules de l'albumen de la Fève de Saint-Ignace.
Avant l'immersion dans l'eau et vides de contenu. — Après immersion dans l'eau bouillante et addition de teinture d'iode. — Après immersion prolongée dans l'eau et traitement par l'iode.

par l'eau chaude et la teinture d'iode, la troisième les reproduit après une décoction prolongée dans l'eau et traitement par l'iode.

Composition chimique. — La fève de Saint-Ignace renferme 1,5 p. 100

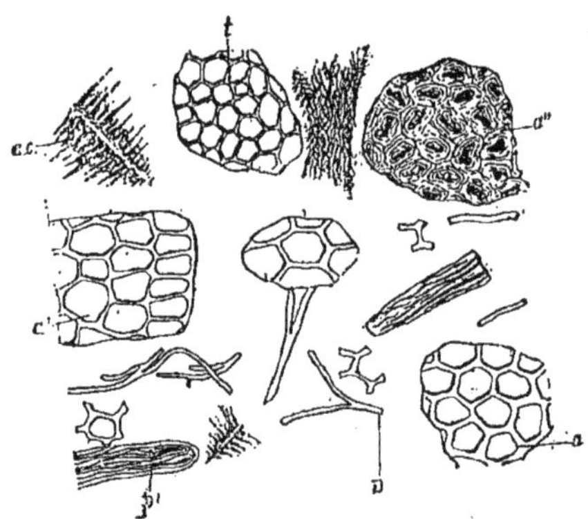

Fig. 550. — Poudre de Fèves de Saint-Ignace.
pp', débris de poils. — t, enveloppe de la graine. — aa'a'', cellules de l'albumen. — ac, arborisations cristallines produites par l'action de la potasse sur la poudre.

de strychnine et 50 p. 100 de brucine. La proportion du premier alcaloïde est plus forte que dans la noix vomique, aussi préfère-t-on employer la graine des Philippines pour la préparation de l'alcaloïde. Ces deux alcaloïdes sont aussi combinés dans cette graine avec de l'acide igasurique.

Usages. — La fève de Saint-Ignace possède les propriétés qui caractérisent la noix vomique à un degré plus élevé que cette dernière, aussi la substitution de l'une à l'autre n'est-elle pas sans danger et est-il prudent de constater l'identité de ces deux médicaments quand on les reçoit pulvérisés ou râpés. Elle est employée pour la préparation des *gouttes amères de Baumé*.

SEMENCES DE TITAN-COTTE

Sous ce nom on désigne à Madras les semences du *Strychnos potatorum* L. qui croît dans l'Inde. Ces semences sont orbiculaires, beaucoup moins aplaties que la noix vomique, plus petites et d'une couleur jaune paille, elles se distinguent en outre de celles-ci par une particularité curieuse : l'absence de tout principe vénéneux aussi bien dans l'albumen que dans la pulpe qui entoure les graines. On s'en sert dans l'Inde pour purifier l'eau et la rendre agréable, quelque mauvaise qu'elle soit. Pour cela on frotte avec ces semences les bords du vase qui doit contenir l'eau; peu à peu celle-ci laisse déposer les matières étrangères qu'elle tenait en suspension et qui sont entraînées par le mucilage laissé par les semences; aussi les voyageurs indigènes se munissent-ils dans leurs voyages de cette graine qui est pour eux une précieuse ressource dans des régions brûlées par les chaleurs tropicales et où les eaux deviennent très rapidement saumâtres.

ÉCORCE DE VOMIQUIER

Origine. — Le nom de **Fausse Angusture**, sous lequel cette écorce est plus communément désignée dans le commerce lui a été donné à la suite d'accidents mortels occasionnés au commencement de ce siècle par l'imprudence de droguistes hollandais, qui, pour écouler un certain stock de cette drogue, qu'ils avaient reçue de Londres comme médicament fébrifuge, trouvèrent avantageux de la mélanger avec l'écorce d'Angusture (*Galipea officinalis* Saint-Hil.), employée alors avec succès contre les fièvres intermittentes. — Rapportée d'abord au *Brucea antidysenterica* Mill., l'origine botanique de cette écorce a été bien déterminée par Christisson, qui l'attribue au *Strychnos Nux vomica*. L.

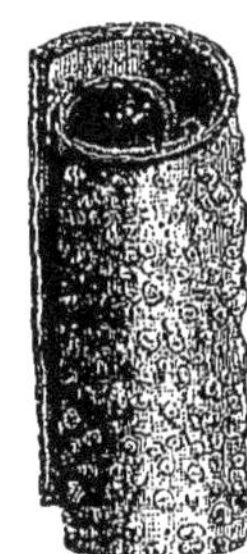

Fig. 551. Ecorce d'Angusture fausse.

Description. — Elle se présente en fragments irréguliers, aplatis ou plus ordinairement incurvés, de dimensions assez variables, épais de 3 à 5 millimètres, à bords coupés carrément. La surface extérieure est assez variable : quelquefois elle est gris jaunâtre, marquée de petites verrues blanchâtres, ou bien elle est couverte d'une substance très épaisse, fongueuse, d'une couleur rouge orangé, due à un développement extraordinaire de la couche subéreuse. La face interne, d'une couleur gris sale, parfois noirâtre, est finement striée. La cassure est nette surtout dans les couches internes qui ne présentent pas l'aspect feuilleté de l'Angusture vraie. La section, de même que la cassure transversale, présente à une faible distance de la périphérie une ligne blanchâtre continue qui sépare cette écorce en deux couches d'inégale épaisseur, l'une interne de couleur grise finement striée, l'autre extérieure, d'une teinte plus pâle. L'écorce a une saveur extrêmement amère, aromatique et piquante : elle n'a pas d'odeur.

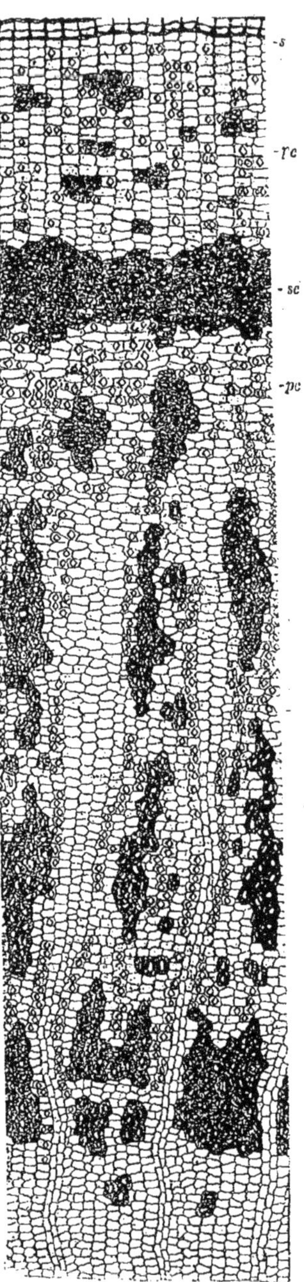

Fig. 552. — Ecorce de Vomiquier. Section transversale.

Structure microscopique. — La Fausse Angusture présente de dehors en dedans (fig. 552) :

Un suber très épais (*s*) constitué dans sa partie extérieure par des cellules polyédriques, irrégulières, disposées en files radiales, et dans sa partie interne par plusieurs rangées de cellules tabulaires, aplaties, régulièrement superposées et munies de parois épaissies :

Un parenchyme cortical (*pc*) constitué par des cellules allongées tangentiellement, à parois minces et disposées en files radiales : beaucoup de ces cellules renferment des cristaux d'oxalate de chaux de forme octaédrique : dans l'épaisseur de cette zone on observe quelques cellules scléreuses à parois fort épaisses et canaliculées, tantôt isolées, tantôt réunies en groupes peu volumineux ;

Une très large zone scléreuse (*sc*), à bords très irréguliers, formée de 5 à 9 rangées de cellules sclérenchymateuses à parois fort épaisses, radiées et à lumen très rétréci. Cette zone, qui est continue, est située vers les trois quarts inférieurs du parenchyme cortical. Les couches internes de celui-ci ne présentent pas une disposition aussi régulière que les couches extérieures : elles sont en outre caractérisées par la présence d'une grande quantité de cristaux d'oxalate de chaux et de quelques groupes scléreux allongés radialement;

Un liber très développé (*l*) et formé par des cellules plus petites, assez régulièrement superposées. Ce liber dépourvu de fibres lignifiées est caractérisé par la présence d'une multitude de cellules scléreuses réunies en groupes très irréguliers, allongés radialement, et de cristaux qui sont surtout localisés dans les cellules qui bordent immédiatement les rayons médullaires. Ceux-ci sont assez sinueux, s'élargissent notablement en se rapprochant de la périphérie et divisent le liber en faisceaux cunéiformes très apparents. Dans ses couches les plus internes, la zone libérienne est dépourvue de cristaux et d'éléments scléreux.

Extérieurement l'écorce de vomiquier se distingue de l'Angusture vraie par ses bords coupés carrément, par la teinte rouge ocracée de sa face extérieure, la teinte noirâtre de sa face interne, sa cassure nette, et l'existence d'une ligne pâle qui sépare la section ou la cassure de cette écorce en deux couches inégales. Au point de vue anatomique, elle se reconnaît à la forme de ses cristaux qui sont isolés et octaédriques, à l'absence de glandes oléifères, à l'existence d'une multitude de cellules scléreuses réparties dans le liber et dans le parenchyme cortical. Ces caractères peuvent être complétés par un essai microchimique des plus simples : en touchant avec une goutte d'acide nitrique une section transversale de l'écorce de vomiquier, celle-ci prend dans sa couche interne une teinte rouge de sang et dans sa partie subéreuse ocracée une teinte vert noirâtre : ces caractères ne s'observent pas quand on traite de la même façon une écorce d'Angusture vraie.

Composition chimique. — L'Ecorce de Vomiquier ne contient que peu de strychnine. Elle renferme au contraire une proportion notable de *brucine*, une matière grasse de saveur douce, une matière colorante jaune nommée *strychnochromine*, qui devient d'un beau vert par l'acide azotique; une autre matière jaune soluble, un peu de gomme, de la fibre ligneuse; elle ne contient pas d'amidon.

Usages. — Elle est employée dans l'Inde comme fébrifuge; en France elle n'est utilisée que pour la préparation de la brucine.

ÉCORCE DE HOANG-NAN

Origine. — Sous le nom de Hoang-Nan les missionnaires du Tonkin ont pendant assez longtemps préconisé contre la rage l'écorce d'un arbrisseau ayant quelque analogie avec le lierre et assez répandu sur les montagnes de Ngan Ca, de Nghé-An, ainsi que dans la province de Than-Hoa. L'origine botanique de cette drogue, entrevue par M. Bernardin, a été parfaitement déterminée par M. le Dr Pierre qui l'a rapportée au *Strychnos Gautheriana*. L'un de nous (*Journal de Ph. et de Chimie*, 1877, t. XXV, p. 384) a, dès son apparition dans le commerce, décrit les caractères extérieurs et anatomiques qui distinguent cette écorce.

Description. — Elle se présente en fragments peu considérables, détachés de l'arbre par des incisions nettes qui ont taillé les bords latéraux dans la direction même de l'axe de la branche et les bords supérieur et inférieur dans une direction très oblique : il en résulte des parallélogrammes mesurant 1 à 3 centimètres de hauteur et 4 à 5 centimètres de développement sur les côtés transverses. Par suite de la direction oblique de ces côtés et de la tendance qu'a l'écorce à se cintrer en dedans, les morceaux sont fréquemment contournés en un demi-tour de spire ; ils mesurent en moyenne de 1,5 à 2 millimètres d'épaisseur. La face extérieure est plus ou moins verruqueuse, tantôt d'un gris noirâtre, tantôt marquée de gris et de noir, d'autres fois brunâtre, plus souvent constituée par un tissu ocreux rouge. La face interne de couleur variable, tantôt d'un gris fauve pâle, tantôt plus foncée et tendant vers le brun noirâtre, est striée longitudinalement. La cassure nette présente deux couches distinctes séparées par une ligne bien apparente et plus pâle que le reste du tissu. Si on soumet une section transversale de cette écorce à l'action de l'acide nitrique, la ligne de démarcation reste blanche ou se colore à peine, tandis que la zone extérieure se colore en noir et la zone interne prend une teinte rouge sang. Cette écorce n'a pas d'odeur marquée ; elle possède une saveur très amère.

Structure microscopique. — La section transversale présente de dehors en dedans (fig. 553) :

Un suber (*s*) constitué par une vingtaine de rangées de cellules tabulaires, aplaties, régulièrement superposées, disposées en files radiales, à parois minces et colorées par une matière rouge dont la teinte est plus pâle dans les couches internes :

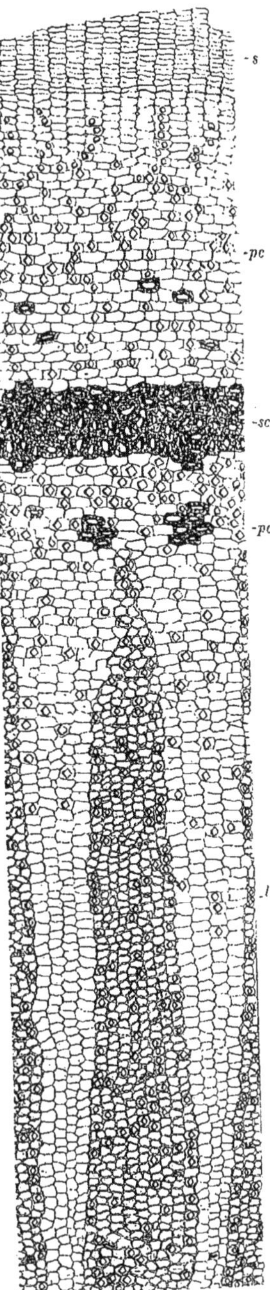

Fig. 553.
Écorce de Hoang-Nan.
Section tr nsversale.

Un parenchyme cortical (*pc*), formé de cellules polyédriques allongées dans la direction tangentielle. Ce tissu renferme un très grand nombre de cristaux d'oxalate de chaux disposés en prismes rhomboïdaux obliques et quelques cellules sclérenchymateuses isolées ;

Un anneau scléreux continu (*sc*), épais, à contour assez régulier, formé de 5 à 7 rangées de cellules pierreuses, à parois fort épaisses, canaliculées, dont le lumen très étroit est coloré en brun. Cette zone constitue la ligne pâle qui divise l'écorce en deux couches d'inégale épaisseur. Immédiatement en dessous d'elle apparaissent les couches internes du parenchyme cortical, caractérisées par l'abondance de cristaux et l'existence de quelques petits groupes de cellules scléreuses ;

Le liber (*l*), très développé et formé par un tissu dense de petites cellules assez régulièrement superposées, à parois faiblement épaissies. Ce liber, assez riche en cristaux, est dépourvu de fibres lignifiées et de cellules scléreuses. Il présente çà et là des vaisseaux grillagés : il est divisé en un grand nombre de faisceaux cunéiformes par des rayons médullaires qui s'élargissent en se rapprochant de la périphérie.

Dans son ensemble cette écorce présente une structure qui se rapproche sensiblement de celle de l'écorce d'Angusture fausse par son anneau scléreux continu, l'existence et la forme de ses cristaux octaédriques, par l'absence de fibres lignifiées dans son liber ; elle s'en distingue par la nature et la disposition de la couche subéreuse, par l'absence de cellules scléreuses dans les faisceaux du liber et par la largeur plus considérable des rayons médullaires qui sillonnent cette couche interne de l'écorce.

Composition chimique. — Comme la précédente, l'écorce de Hoang-Nan renferme de la strychnine et de la brucine (Würtz).

Usages. — Cette drogue a été vantée contre la lèpre et la rage. Son action contre cette dernière maladie est aussi nulle que celle de tous les médicaments qui ont été préconisés dans ce cas : les résultats signalés sont d'autant plus suspects que le mode d'emploi paraît moins rationnel. Il consisterait, au dire des missionnaires, à racler la poussière ocreuse qui existe à la surface de l'écorce et à l'administrer à l'exclusion de toute autre partie dans les affections précitées. — Or, les recherches de Pelletier ont nettement établi que les couches périphériques de l'écorce de Vomiquier ne contiennent que des principes indifférents, tandis que les alcaloïdes réellement actifs sont localisés dans les couches internes de l'écorce. Il y a là évidemment une fausse indication dont il faut se méfier dans les expériences physiologiques et thérapeutiques.

A côté de ces écorces nous mentionnerons celle de *Quina do Campo* ou de *Mandana*, qui occupe une place très importante dans la matière médicale des Brésiliens, où elle est considérée comme le meilleur fébrifuge. Cette écorce, qui est fournie par le *Strychnos pseudo-quina* Saint-Hil., est caractérisée par son suber très épais, d'une nuance jaune cendré ou parfois rosée, qui se détache facilement par plaques. Le liber est peu épais relativement aux couches subéreuses ; il a une couleur grise plus ou moins foncée, une cassure grenue plutôt que fibreuse.

Examinée au microscope, cette écorce présente dans son ensemble les caractères anatomiques des deux écorces précédentes : couche scléreuse continue, cristaux octaédriques d'oxalate de chaux, liber riche en cristaux et dépourvu de fibres lignifiées. Elle s'en distingue par l'épaisseur extrêmement considérable de son suber disposé en plaques très épaisses et formées de cellules régulièrement superposées. La couche scléreuse y est très développée, présente un bord régulier du côté extérieur et très irrégulier du côté interne. La zone libérienne est réduite à de très faibles dimensions et ne contient pas de cellules scléreuses.

L'écorce a été analysée par Vauquelin, qui n'y a trouvé ni strychnine ni brucine, mais en a isolé une substance très amère qui paraît posséder des vertus fébrifuges, une substance résineuse particulière, une matière gommeuse colorée et un acide particulier. Cette drogue, qui a une saveur forte et un peu piquante, constitue le principal médicament fébrifuge des Brésiliens.

BOIS DE COULEUVRE

Le **Bois de Couleuvre** est fourni par le *Strychnos colubrina* L. qui croît au Malabar, dans les Moluques et peut-être à Madagascar. C'est surtout la racine que l'on emploie : celle-ci atteint 8 à 10 pouces de diamètre ; elle est revêtue d'une écorce brune qui présente sur sa surface extérieure de nombreuses rides circulaires, qui lui donnent l'apparence d'une peau de serpent : à l'intérieur elle a la couleur du bois de Chêne. On prépare avec cette racine qui est très amère des gobelets, des écuelles dans lesquels on laisse séjourner l'eau jusqu'à ce que celle-ci ait acquis une amertume suffisante : on l'emploie alors comme stomachique, contre les fièvres inflammatoires.

Le bois de Couleuvre possède une action tétanisante qu'il doit à la présence de la strychnine, qui y a été constatée par Pelletier et Caventou.

D'après M. Baillon, le bois de Couleuvre est également fourni par les *S. Nux vomica* L. et le *S. minor* Blume.

UPAS TIEUTE

L'**Upas tieute** constitue avec l'*Upas antiar* (*Antiaris toxicaria* Lesch.) les deux poisons dont les Javanais se servent habituellement pour empoisonner leurs flèches. Il est fourni par une liane, le *Strychnos Tieute* Leschen., qui croît sur les montagnes ombreuses de l'île de Blambangang, où il se nomme *tshittik*, et où il est d'ailleurs fort peu répandu.

Ce poison, plus actif que l'*Upas antiar* est extrait de l'écorce de la liane et préparé mystérieusement par quelques habitants. C'est par des décoctions répétées et concentrées qu'on le prépare en y mêlant quelques aromates et d'autres substances peu actives. On obtient ainsi un extrait solide, brun rougeâtre, quand il est en masse, un peu translucide et jaune orange quand il est en lames minces. Réduit en poudre, il est d'un gris jaunâtre. Il se dissout en grande partie dans l'eau à laquelle il donne une teinte jaune orangé. Il a été analysé par Pelletier et Caventou qui en ont retiré deux matières colorantes et de la strychnine, qui explique ses propriétés toxiques et l'action *tétanisante* qu'il exerce sur la moelle épinière.

DU CURARE

Sous les noms de **Curare, Urari, Woorali, Woorara, Woorari**, on désigne le poison des flèches communément employé par les indigènes de l'Amérique du Sud.

Cette substance est généralement sous forme d'un extrait solide, noirâtre, à cassure résineuse brillante, d'odeur empyreumatique, de saveur très amère ; ses propriétés sont tétanisantes. Elle arrive soit dans des gourdes, soit dans des vases d'argile dans lesquels elle a été introduite à l'état liquide. Elle se dissout incomplètement dans l'eau à laquelle elle communique une couleur rouge et une réaction acide ; elle se dissout dans l'alcool ; elle est insoluble dans l'éther.

L'origine botanique de ce produit longtemps inconnu n'a été parfaitement éclairée que dans ces dernières années :

Il existe quatre variétés de Curare qui sont préparées avec l'écorce de la tige ou de la racine de plantes différentes parmi lesquelles les Strychnos jouent le rôle essentiellement actif. Ces Curares sont préparés dans des régions bien délimitées, qui ont été explorées dans ces dernières années par plusieurs voyageurs français.

Les Curares actuellement connus sont :

Le *Curare du haut Amazone ;*

Le *Curare de l'Orénoque ;*

Le *Curare de la Guyane française ;*

Le *Curare de la Guyane anglaise.*

CURARE DU HAUT AMAZONE

Le **Curare du haut Amazone** vient dans une vaste région qui est arrosée par le Solimoens, le Javari, l'Iça, le Yapoura. Les tribus qui le préparent et qui habitent principalement la rive septentrionale du fleuve sont : les *Yamcos* au-dessous de l'embouchure du Tigre, les *Orjones* près des rives du Napo, puis les *Yaguos* et les *Ticunas* un peu plus bas, et enfin les Indiens *Pebas* sur les bords mêmes du Marañon.

La base de ce Curare est une liane connue sous le nom de *Ramou* et qui a été désignée sous le nom de *Strychnos Castelnæana* Wedd. D'après Crevaux qui l'a retrouvée au Calderao, sur le rio Javari, le rio Yaguas, l'Iça et sur le bord du Yapura ; cette plante atteint 20 mètres de hauteur ; les jeunes rameaux sont remarquables par la pubescence d'un jaune d'ocre qui, surtout sur les rameaux florifères et les pédoncules, forme une sorte de duvet épais et serré : de grands crocs arrondis en crosse sont également recouverts de cette croûte jaunâtre. Les feuilles sont opposées, et peuvent atteindre 26 centimètres de long sur 16 centimètres de large ; elles sont elliptiques, oblongues ou presque ovales, acuminées, entières, d'un vert luisant en dessus, plus pâles en dessous ; elles ont cinq nervures longitudinales couvertes de poils ferrugineux et donnant des nervures secondaires transversales qui se ramifient en un réseau assez apparent. Les fleurs forment une inflorescence serrée, dense, composée de cymes à ramifications courtes, groupées à l'extrémité d'un pédoncule épais. Chacune d'elles a un calice à lobes obtus, une corolle courte, à gorge nue, à lobes valvaires et concaves, qui tombe souvent avant d'arriver à son complet développement. Les cinq étamines ont un filet court et des anthères garnies à leur base d'un bouquet de poils descendants. Le fruit est encore inconnu. Les feuilles qui varient suivant l'âge de la plante sont plus ou moins larges et plus ou moins arrondies.

Le docteur Crevaux avait bien voulu nous confier, en même temps que ses échantillons d'herbier, un fragment de tige de *Ramou* de 60 centimètres de long, de 3 centimètres de diamètre, courbée et tortueuse dans une de ses parties. L'écorce en est d'un gris brun, toute parsemée de verrues de même couleur, et sillonnée de rides transversales qui sont surtout très sensibles dans la partie convexe de la courbure. Cette écorce un peu épaisse ne mesure guère plus de 1 à 2 millimètres ; elle recouvre une portion ligneuse, dure, d'un gris verdâtre, qui entoure un canal médullaire très étroit. Une entaille pratiquée obliquement dans ce bois permet d'y découvrir les ponctuations caractéristiques du bois des Strychnos.

Examinée au microscope, cette tige présente les particularités suivantes (fig. 554) : Le suber (*s*) dans les parties lisses est formé de 7 à 8 rangées de cellules tabulaires et acquiert un très grand développement dans les parties verruqueuses. L'anneau scléreux (*sc*) est composé de 6 à 7 rangées de cellules pierreuses, de dimensions moyennes. La zone comprise entre cet anneau et le cambium est caractérisée par la présence d'une multitude de cellules scléreuses de grosseur variable (*s'c'*), réunies en groupes plus ou moins volumineux : quelques-unes d'entre elles atteignent des dimensions considérables. Le bois (*b*) est formé d'un tissu fibreux, interrompu par des bandes étroites de parenchyme, et sillonné par des rayons médullaires très nombreux et assez étroits. Il présente les lacunes (*la*) caractéristiques du bois des Strychnos. Les vaisseaux répartis dans ce bois sont généralement assez petits, peu nombreux et isolés. Leur faible dimension, l'existence et la variété des cellules scléreuses qui abondent dans la couche libérienne distinguent nettement cette espèce des autres Strychnos tétanisants.

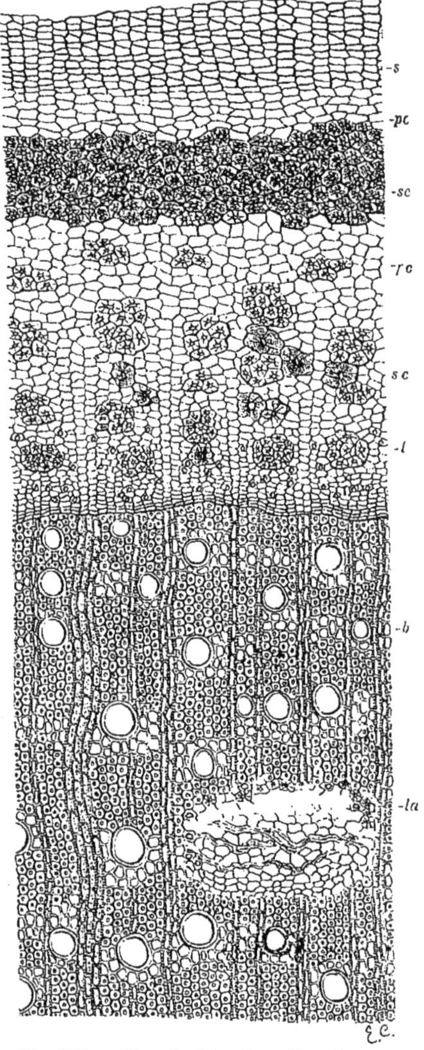

Fig. 554. — Tige de *Strychnos Castelnœana.*

C'est avec l'écorce de la tige et des branches que les Indiens Pébas et Ticunas préparent leur Curare : ils rejettent les racines et les feuilles. Ils épuisent l'écorce par de l'eau froide qui se colore en rouge, puis ils font bouillir le liquide avec une plante qui, désignée sous les noms de *Pani* chez les Yaguas et de *Nobougo* chez le Orégones, a été rapportée par M. Weddell au *Cocculus toxicoferus*. Après six heures d'ébullition, quand le liquide a pris la consistance d'extrait, ils l'additionnent de plantes pulvérisées pour constituer le Curare solide. Dans les échantillons de ces plantes recueillies par Crevaux, nous avons reconnu trois espèces différentes du genre Piper, une Aristolochiée qui rappelle l'*Aristolochia deltoïdea* ou l'*A. Raja* Kunth, une Aroïdée, le *Dieffenbachia Seguine* Schott et une Phylolaccée, le *Petiveria alliacea* L.

Le Curare préparé dans le bassin de l'Yapura ne diffère de celui qui est préparé par les Pébas et les Ticunas que par la nature des plantes accessoires qu'on ajoute à la décoction des *S. Castelnæana* et *Cocculus toxicoferus*. Parmi celles-ci il faut mentionner le *S. Yapurensis* appelé *Guagueyemen* chez les *Miranhas* et *Moneratu* chez les *Kueretou*, une espèce de Spigélie appelée *Gueyenetta*, et une Aroïdée appelée *Niagua beremba*.

CURARE DE L'ORÉNOQUE

L'Orénoque qui se distingue par son cours assez singulier, dans la première partie de son trajet, envoie dans les régions méridionales une ramification remarquable, le Cassiquiare, qui le réunit au rio Négro et par là à l'Amazone; dans la seconde partie de son cours, il forme les fameuses cataractes d'Atures et de Maypures. C'est dans cette région explorée par Bonpland et de Humboldt en 1800 que vivent les Indiens *Piaroas* et *Moquiretares* qui s'occupent de la préparation du poison des flèches. L'origine de ce produit a été longtemps controversée. Après mûr examen et comparaison des échantillons et documents recueillis par M. Thirion, consul du Vénézuéla, et ceux que MM. Crevaux, Lejanne et Gaillard ont rapportés de leur voyage dans ces régions, nous avons pu nettement établir qu'on prépare dans la région du haut Orénoque deux espèces de curare différant autant par leur activité que par leur origine : l'un appelé *curare faible*, qui sert pour la chasse, est préparé avec le *Strychnos Gubleri* G. Planch ; l'autre beaucoup plus actif, appelé *curare fort*, se prépare avec une espèce très voisine du *S. toxifera*, qui fournit le curare de la Guyane anglaise.

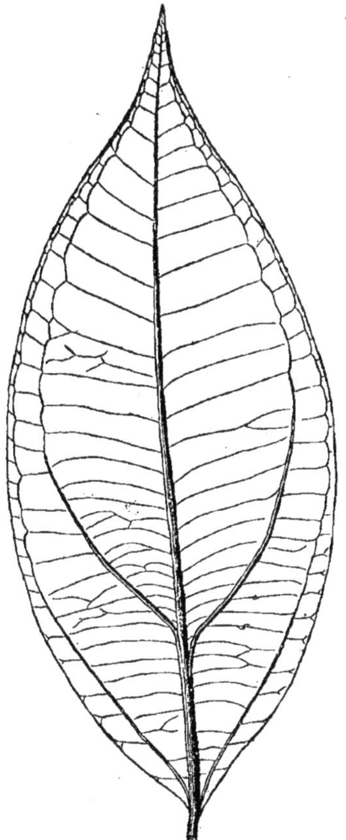

Fig. 555. — Feuille de *Strychnos Gubleri*.

Le *S. Gubleri* que nous avons pu décrire sur des échantillons qui avaient été remis à M. Gubler par M. Thirion, consul de Vénézuéla, et sur des spécimens exposés dans la section Vénézuélienne

[1] Humboldt et Bonpland rapportent l'origine du Curare de l'Orénoque à une espèce de Strychnée, dont Kunth a fait le *Rouhamou* (?) *Curare* et que M. Baillon a nommée *Strychnos Curare*. — Les éléments nous manquent en ce moment pour établir exactement si la plante de Humboldt est celle que nous ont rapportée M. Lejanne et M. Gaillard.

en 1878, est une liane dont le tronc atteint 65 centimètres de circonférence ; elle peut avec des ramifications multiples s'élever au-dessus des autres arbres jusqu'à 12 et 16 mètres. Sa fleur est petite et blanche. Les feuilles sont courtement pétiolées, membraneuses, fermes, d'un vert rougeâtre en dessus, pâles en dessous, elliptiques, ou elliptiques ovales, longues de 10 à 15 centimètres, larges de 5 à 7 centimètres, entières sur les bords, atténuées à la base, acuminées au sommet. De la nervure médiane se détachent à la base deux fines nervures longitudinales suivant les bords de la feuille et à une certaine hauteur variable, deux nervures plus fortes que les inférieures, rarement opposées, qui gagnent le sommet en restant à une certaine distance des bords. Des nervures secondaires transversales partent de ces nervures principales et forment un réseau saillant, principalement à la face inférieure. Les feuilles, qui paraissent glabres à l'œil nu, montrent à la loupe des poils rares, extrêmement courts, appliqués, qui deviennent nombreux sur les nervures.

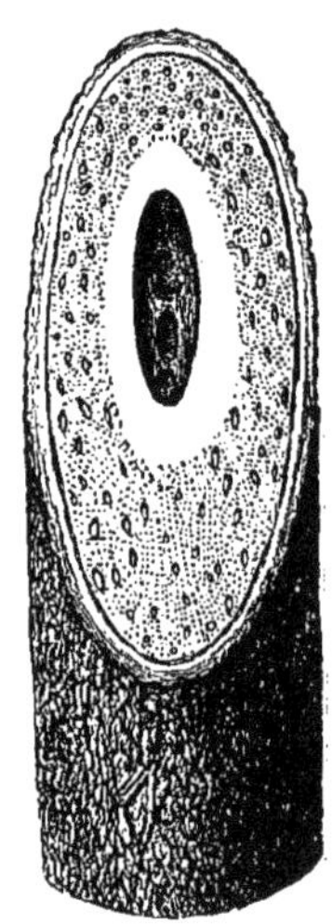

Fig. 556. — Branche de *Strychnos Gubleri*.

Le fragment de branche qui existe à l'Ecole de Pharmacie de Paris (fig. 556) a 2 cent. 1/2 de diamètre dans sa partie la plus large et 27 centimètres de longueur ; il porte aux trois quarts de sa hauteur un tronçon de branche secondaire qui s'en détache à angle presque droit. Une écorce relativement mince, d'un gris brun ocracé, couverte de taches d'un blanc crétacé, rugueuse à sa surface, recouvre un bois de couleur grisâtre ou gris fauve, remarquable par le nombre considérable de pores qui s'ouvrent largement sur la coupe transversale. Un canal médullaire de 5 millimètres de large, généralement vide, occupe le centre de la zone ligneuse.

Examinée au microscope cette tige présente les particularités suivantes (fig. 557) : un suber, très épais dans les parties verruqueuses, et formé de cellules polygonales irrégulières, à parois brunes et épaissies, recouvre une zone parenchymateuse peu développée (*pc*), constituée par de nombreuses assises de cellules tabulaires, régulièrement superposées en files radiales. Ce parenchyme renferme de nombreux cristaux prismatiques accumulés dans la couche interne : vient ensuite un anneau scléreux extrêmement développé (*sc*) formé d'une vingtaine de rangées de cellules pierreuses, à parois épaisses et canaliculées. Le liber (*l*), moins épais que cet anneau scléreux, est formé de cellules polygonales, à parois minces : beaucoup d'entre elles contiennent des cristaux prismatiques. Le bois (*b*), caractérisé par ses nombreuses lacunes, est sillonné par des rayons médullaires formés d'une ou de deux rangées de cellules à parois ponctuées. Les vaisseaux sont de largeur moyenne, isolés ou aussi souvent accouplés.

Pour préparer ce curare faible, les Indiens Piaroas détachent les écorces de la tige, les râpent, puis les font bouillir pendant plusieurs heures dans l'eau, jusqu'à ce que le liquide ait acquis la consistance d'un sirop ; il est ensuite passé au filtre et concentré lentement sur un feu doux. Au *S. Gubleri* qui est l'élément essentiel de ce curare faible, les indigènes ajoutent d'autres plantes qui, sur le rapport officiel accompagnant les produits exposés en 1878, sont désignées sous les noms de *Cariri*, *Picaton*, *Jare* et *Hueva*.

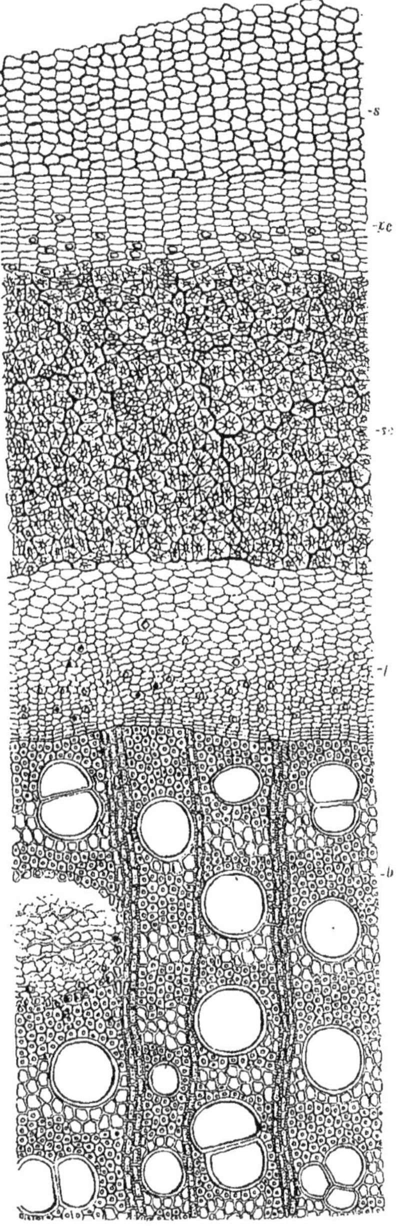

Fig. 557. — Tige de *Strychnos Gubleri*.

Du voyage qu'il accomplit en 1888, dans la région de l'Orénoque, M. Gaillard rapporta des échantillons de la plante qui sert en ces régions à préparer le *Curare fort*. En comparant ces échantillons avec ceux qui avaient été recueillis dans les mêmes parages par MM. Le Janne et Crevaux, nous avons pu nous assurer qu'ils offrent une grande ressemblance avec les spécimens recueillis par Schomburgk et rapportés au *S. toxifera* Benth. Ils présentent la même structure que l'échantillon de *S. toxifera* envoyé à l'Ecole de Pharmacie par M. Holmes, conservateur du Musée de la Société de Pharmacie de Londres.

Examiné au microscope (fig. 558), ce *Strychnos* possède des caractères qui le distinguent très nettement des autres curares tétanisants.

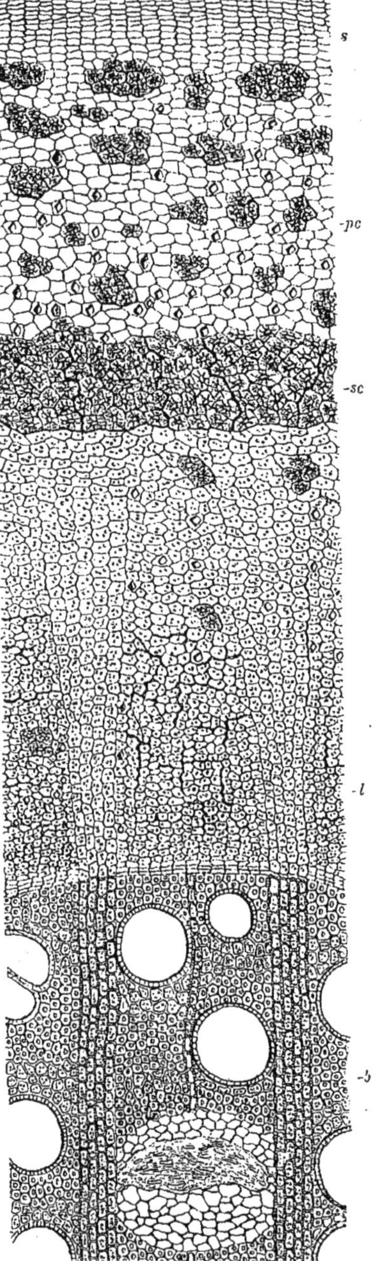

Fig. 558. — *Strychnos toxifera.*

Le suber (*s*) assez épais est constitué par de nombreuses rangées de cellules tabulaires colorées en brun dans leurs couches extérieures.

Le parenchyme cortical (*pc*) est plus développé que dans les autres espèces et caractérisé par la présence de nombreux groupes de cellules scléreuses à parois épaisses et canaliculées ; ces cellules offrent les mêmes formes et les mêmes dimensions. Cette zone est assez riche en cristaux.

L'anneau scléreux (*sc*) est de moyenne épaisseur et comprend 7 à 8 rangées de cellules.

Le liber (*l*) très développé est divisé en faisceaux cunéiformes par de larges rayons médullaires ; il est sillonné par des vaisseaux grillagés bien apparents sous forme de lanières brunes s'interposant en différents sens entre les cellules libériennes. Dans l'épaisseur de ce liber qui est rempli d'amidon on observe quelques cellules scléreuses isolées ou réunies en petits groupes, et quelques cristaux.

Le bois (*b*), séparé du liber par un cambium bien apparent, est constitué comme celui des autres Strychnées par des vaisseaux ponctués, disséminés dans un tissu fibreux sillonné transversalement par des bandes de parenchyme plus ou moins larges, et caractérisé par la présence d'îlots libériens. Les vaisseaux sont assez larges, généralement isolés, rarement accouplés ; les rayons médullaires assez larges aussi sont remplis d'amidon comme les bandes de parenchyme ligneux. — Les îlots libériens présentent dans leur partie centrale une assise très épaisse d'un tissu dense formé par l'agglomération de vaisseaux grillagés.

CURARE DE LA GUYANE FRANÇAISE

Ce curare est préparé par les Indiens *Trios* et *Roucouyennes* qui occupent la partie supérieure du Parou, rivière qui coule parallèle-

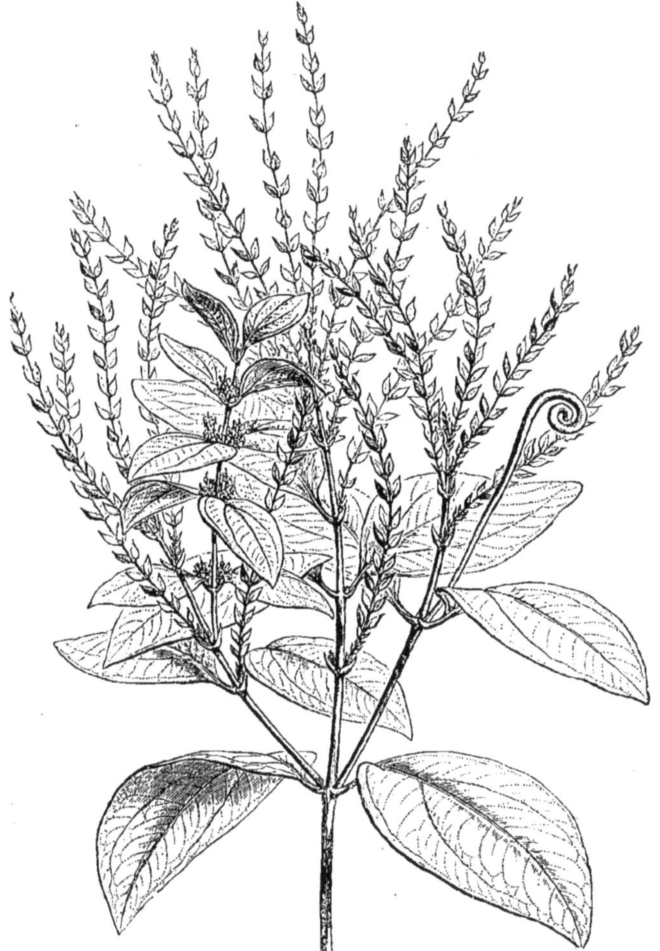

Fig. 559. — *Strychnos Crevauxii.*

ment au Yari et dont l'embouchure se trouve tout près de l'immense delta de l'Amazone. Cette région restée longtemps inconnue a été explorée à deux reprises différentes en 1876 et 1878 par le docteur Crevaux, qui a pu assister à la préparation du poison des flèches employé par les Indigènes. Ce poison est essentiellement fourni par le suc d'une plante nommée *Ourari* qui a été rapportée par l'explorateur et que nous avons désignée sous le nom de *Strychnos Crevauxii* G. Planch. (*S. Crevauxiana* H. Bn.).

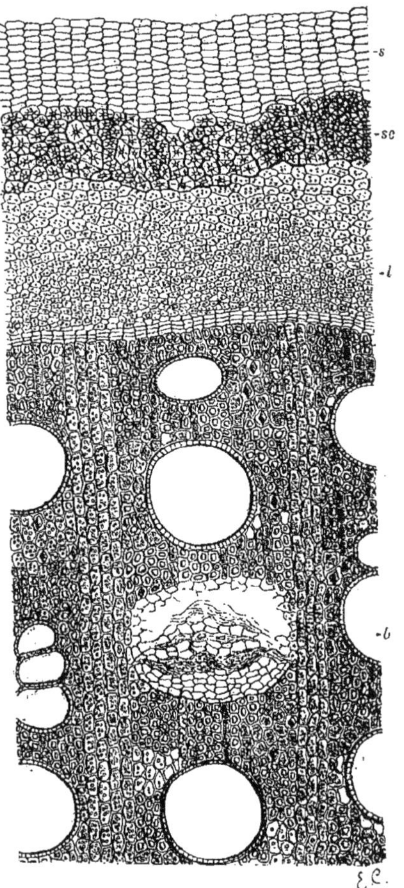

Fig. 560. — Racine de *Strychnos Crevauxii.*

C'est une liane qui s'élève à la hauteur de 40 à 45 mètres. La tige (fig. 559) porte de nombreux rameaux, munis de distance en distance de cirrhes en crosse, renflés à leur extrémité. Les rameaux les plus fins sont couverts de poils courts et jaunâtres. Les feuilles médiocrement épaisses, coriaces, sont longues de 5 à 8 centimètres, elliptiques ou lancéolées, courtement acuminées, le plus souvent atténuées à la base, portées par un court pétiole de 4 à 5 millimètres. La face supérieure est glabre et luisante ; la face inférieure mate, également glabre, sauf les grosses nervures qui portent de rares poils appliqués. De la nervure médiane qui est bien marquée se détachent, à la base même, deux fines nervures qui courent le long des bords et à une certaine hauteur deux autres nervures plus marquées, curvilignes, se dirigeant vers le sommet. L'inflorescence est axillaire, beaucoup plus courte que les feuilles, à bractées opposées portant de petites fleurs pédicellées. Les fleurs ont un calice à 5 divisions lancéolées, une corolle infundibuliforme, beaucoup plus longue que le calice, à 5 divisions valvaires, réfléchies et couvertes sur leur face interne de poils blanchâtres ; 5 étamines à anthères fixées au filet par le dos. Ovaire globuleux surmonté d'un assez long style, légèrement dilaté et bilobé au sommet.

Cette espèce est remarquable par la présence de petits rameaux plus ou moins divisés, très grêles, qui sont disposés à l'aisselle de beaucoup de feuilles. L'axe de ces rameaux et les petites feuilles opposées qui n'ont que 2 à 5 millimètres de longueur sont couverts de tout petits poils recourbés.

En même temps que la plante, Crevaux nous a communiqué des fragments de racine et de tige.

La portion de racine que nous avons pu étudier a 2 centimètres 1/2 de diamètre. L'écorce est d'un brun rougeâtre, uniforme, marquée de plusieurs verrues longitudinales assez régulièrement espacées, de stries et de fentes circulaires. Cette écorce qui ne mesure guère plus d'un millimètre d'épaisseur recouvre un bois extrêmement poreux marqué de fines stries radiales très nombreuses, et dépourvu de moelle.

Examinée au microscope (fig. 560) cette racine présente les caractères suivants : un suber formé (*s*) de 12 à 15 rangées de cellules tabulaires, régulièrement superposées, munies de parois brunes, faiblement épaissies, recouvre directement un anneau scléreux peu épais (*sc*), formé de 5 à 7 rangées de cellules pierreuses, à dimensions moyennes : puis vient un liber (*l*) beaucoup plus épais dont les cellules sont remplies d'amidon et ne contiennent que rarement des cristaux prismatiques d'oxalate de chaux. Le bois (*b*) est très nettement caractérisé par la présence de nombreuses lacunes qui sont visibles à l'œil nu, par la dimension considérable des vaisseaux qui sont quelquefois groupés. Les rayons médullaires qui sillonnent ce bois sont généralement assez larges, souvent formés de 3 à 4 rangées de cellules qui sont remplies de corpuscules amylacés. Des bandes plus ou moins larges de parenchyme ligneux contenant aussi de l'amidon ou des cristaux prismatiques sillonnent transversalement la zone ligneuse.

D'après Crevaux, le curare de la Haute Guyane française est préparé avec le suc extrait de la racine de l'*Ourari*. Les Indiens commencent par mouiller la racine, puis ils enlèvent l'écorce avec un instrument tranchant et en expriment le suc avec leurs mains. Ce suc, après avoir été additionné de quelques autres substances peu actives, est chauffé très légèrement, puis desséché au soleil.

Les plantes accessoires qui entrent dans la préparation de ce curare ont été recueillies aussi par Crevaux ; elles se rapportent toutes au groupe des Pipéritées, et sont désignées par les Indigènes sous les noms d'*Alimière*, *Pot-peu*, *Aracoupani*.

CURARE DE LA GUYANE ANGLAISE

C'est dans les massifs qui forment la séparation entre le bassin de l'Amazone et celui de l'océan Atlantique que se trouvent les plantes qui fournissent le curare de la Guyane anglaise. Dans cette région arrosée par l'Essequebo et le Rupurini vivent les *Macusis* qui préparent spécialement le poison des flèches de cette contrée; l'espèce fondamentale est le *S. toxifera* désigné sous le nom d'*Urari* par les indigènes. Les caractères anatomiques en ont été donnés plus haut (p. 675, fig. 558). A cette espèce ils ajoutent une autre plante l'*arimaru* qui a été rapportée par M. Bentham au *S. cogens*. Les plantes destinées à épaissir ce curare sont désignées sous les noms de *Volkarimo*, *Tarireng*, *Tararemu et Maramu;* leur origine botanique n'est pas déterminée.

Les *Strychnos* tétanisants qui constituent la base essentielle des curares américains possèdent, on le voit, des caractères anatomiques qui permettent de les distinguer l'un de l'autre et qu'on peut ainsi résumer :

Anneau sclércux de moyenne épaisseur. Liber très développé et caractérisé par la présence de nombreuses cellules scléreuses affectant des formes et des dimensions variables. Rayons médullaires très étroits. Vaisseaux petits et isolés. Pas d'amidon.	*St. Castelnæana.* (*Curare du Haut Amazone.*)
Parenchyme cortical très développé, contenant beaucoup de cristaux et de cellules scléreuses offrant les mêmes dimensions et la même forme. Anneau scléreux de moyenne épaisseur. Liber très développé avec sclérites et vaisseaux grillagés bien apparents. Rayons médullaires assez larges. Vaisseaux gros et isolés. Amidon dans le liber, les rayons médullaires et le parenchyme ligneux. Gros amas de vaisseaux grillagés dans les îlots libériens.	*St. Curare* (?) (*Curare fort de l'Orénoque.*) *St. toxifera.* (*Curare de la Guyane anglaise.*)
Parenchyme cortical peu épais, régulièrement stratifié et cristalligène, dépourvu de sclérites. Anneau scléreux extrêmement épais. Liber dépourvu de sclérites. Rayons médullaires comptant de 1 à 3 rangées de cellules. Vaisseaux assez gros souvent accouplés. Pas d'amidon.	*St. Gubleri.* (*Curare faible de l'Orénoque.*)
Parenchyme cortical peu épais, régulièrement stratifié. Anneau scléreux peu développé. Liber assez épais, dépourvu de sclérites. Rayons médullaires assez larges. Vaisseaux très gros. Amidon dans le liber, les rayons médullaires et le parenchyme ligneux.	*S. Crevauxii* (*Curare de la Guyane française.*)

COMPOSITION CHIMIQUE DU CURARE. — Les premières recherches chimiques faites sur le curare remontent à 1828 et furent entreprises par Boussingault et Raulin qui en retirèrent une substance ayant toutes les réactions d'un alcaloïde, mais qu'ils ne purent obtenir à l'état cristallisé. Preyaz reprit cette étude et isola un alcaloïde cristallisable, la *curarine*, incolore, très amer, soluble dans l'eau, l'alcool, le chloroforme, insoluble dans l'éther et dans l'essence de térébenthine. Cet alcaloïde offre des réactions identiques à celles de la strychnine; il s'en distingue par la façon dont il se comporte avec le réactif d'Erdmann qui le colore en violet brunâtre, puis en gris, et en outre par une action tétanique que ne possède pas la strychnine.

Bohme a retiré du curare un second alcaloïde qu'il appelle *curine*, cristallisable et soluble aussi dans l'eau, l'alcool, le chloroforme ; cet alcaloïde est inactif.

Action physiologique. — Le curare administré à l'intérieur et à faible dose n'exerce aucune action sur la muqueuse stomacale et s'élimine rapidement, mais injecté sous la peau, il agit sur la partie périphérique des nerfs moteurs qu'il paralyse complètement.

On l'a essayé pour combattre le tétanos et les empoisonnements par la strychnine, mais sans grand succès ; et actuellement encore le curare est plutôt un agent physiologique précieux qu'un remède utile.

SPIGÉLIE DE MARYLAND

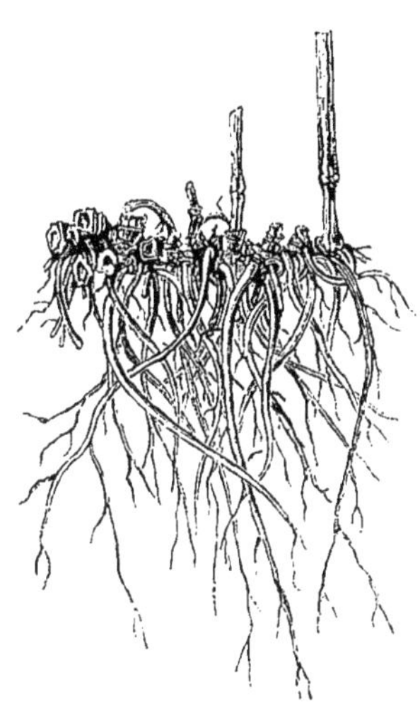

Fig. 561. — Rhizome de Spigélie de Maryland.

Origine. — C'est le rhizome du *Spigelia marylandica* L., plante herbacée qui croît dans les forêts de l'Amérique du Nord, depuis la Pensylvanie jusqu'au Wisconsin, et surtout dans la Caroline et le Maryland.

Description. — La **Spigélie de Maryland** est constituée par un rhizome noueux, (fig. 561) faiblement contourné, mesurant 3 à 5 centimètres de longueur et 2 à 3 millimètres d'épaisseur : ce rhizome d'un brun foncé porte à sa partie inférieure de nombreuses racines grêles et souples, et à sa partie supérieure les cicatrices des tiges aériennes. La section transversale présente trois zones bien apparentes, écorce, bois et moelle, qui se reconnaissent bien à la différence de leur teinte. Cette drogue offre une certaine ressemblance extérieure avec la serpentaire de Virginie, elle s'en distingue toutefois par l'absence de toute odeur et par sa saveur acide, légèrement amère.

Structure microscopique. — Le rhizome (fig. 562) est recouvert par un épiderme formé d'une rangée de grandes cellules polygonales, à parois faiblement épaissies et colorées; le parenchyme cortical est peu épais, à cellules polygonales irrégulières; le liber qui ne s'en distingue pas très sensiblement est dépourvu de fibres épaissies. La zone ligneuse dont le contour est assez irrégulier a des fibres à parois moyennement épaisses et des vaisseaux, en général disposés radialement, et

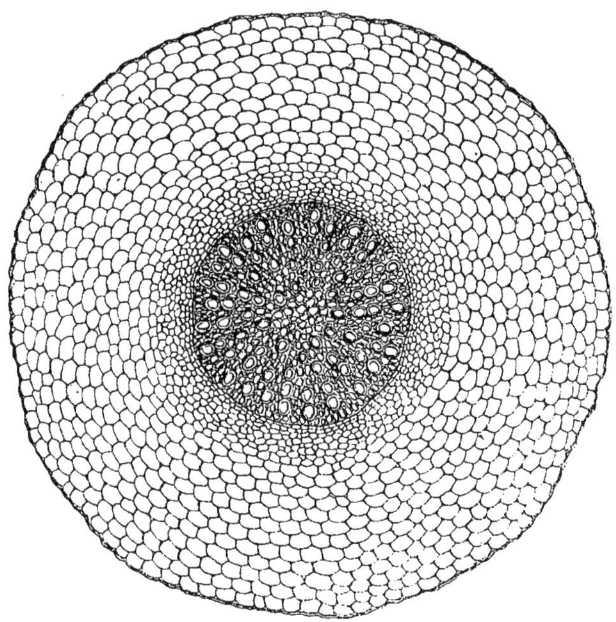

Fig. 562. — *Spigelia marylandica.*
Structure de la racine.

dont le diamètre ne dépasse pas de beaucoup la largeur des fibres; on n'y voit pas de rayons médullaires apparents; elle est recouverte entièrement par un liber périmédullaire peu développé. La moelle présente la même structure que le parenchyme cortical.

La racine a une écorce très épaisse, en dessous de laquelle existe un liber très apparent, à cellules beaucoup plus petites, qui entoure une zone ligneuse circulaire formée de fibres et de vaisseaux disposés en files radiales. Cette structure est, comme on le voit, toute différente de celle qui caractérise la racine de serpentaire.

Composition chimique. — Stabler a retiré de cette drogue un principe amer, incristallisable, une petite quantité d'huile volatile, du tannin, une résine. D'après Dudley, le principe actif serait constitué par un alcaloïde volatil, auquel il a donné le nom de *spigéline* et qui présenterait d'étroites affinités avec la nicotine et la lobéline.

Usages. — Cette drogue est employée en Amérique comme vermifuge : toutefois elle doit être administrée avec prudence à cause de ses propriétés toxiques.

SPIGÉLIE ANTHELMINTIQUE

La **Spigélie anthelmintique** (*S. anthelmia* L., *Anthelmia grandifolia* P. Br.), encore nommée *Brinvilliers*, ou *Brinvillière* depuis l'usage qu'en a fait la célèbre empoisonneuse de ce nom, est une plante, communément répandue dans l'Amérique équinoxiale. Elle nous arrive du Brésil, de la Guyane et des Antilles, à l'état sec et munie encore de ses fleurs et de ses fruits.

C'est une plante glabre, annuelle, à tige arrondie, simple ou peu ramifiée, dont la racine est noire extérieurement, blanche en dedans. Les feuilles inférieures sont opposées, ovales, acuminées ; les supérieures sont verticillées. Les fleurs sont disposées en cymes à l'aisselle des feuilles supérieures. Elles sont formées d'une corolle grêle, à tube long et étroit, d'un blanc pourpré. Les fruits sont des capsules didymes muriquées, qui se divisent chacune en deux moitiés longitudinales. Cette plante desséchée a une odeur forte, non aromatique, une saveur amère et âcre.

RACINE DE GELSEMIUM

Origine. — Cette drogue[1], employée communément en Amérique sous le nom de *False Jessamine*, est fournie par le *Gelsemium sempervirens*, Ait. (*G. nitidum* Michaux, *G. lucidum* Poiret, *Lisianthus sempervirens* Miller), qui croît dans la Virginie, la Caroline, la Georgie, la Floride et même au Mexique.

Description. — Le **Gelsemium** des pharmacies est un mélange de racines et de rhizomes, parmi lesquels on trouve aussi fréquemment des portions de tiges. La racine est en fragments droits ou tordus, de longueur variable et mesure de 1 à 2 centimètres de diamètre. Les plus gros sont rarement ramifiés et présentent sur leur pourtour

[1] Les botanistes ne s'accordent pas sur la place que doit occuper le Gelsemium dans la classification. L'absence de vaisseaux laticifères, dans le parenchyme cortical, le distingue des plantes de la famille des Apocynées, dans laquelle il est classé par quelques botanistes ; il se rapproche des Strychnées par la forme de ses cristaux et ses rayons médullaires ponctués ; il s'en éloigne toutefois par l'absence de lacunes dans la zone ligneuse.

des radicelles filiformes, jaunâtres, très résistantes ou des cicatrices correspondant à leur point d'attache. La surface extérieure est très rugueuse, crevassée, marquée de sillons longitudinaux, irréguliers et peu profonds; elle est d'une teinte jaune grisâtre plus ou moins foncée. La section transversale (fig. 563) présente une écorce très mince, brune ou jaune brunâtre, fortement adhérente au cylindre ligneux. Celui-ci présente des stries concentriques assez rapprochées, très fines et de nombreux rayons médullaires blancs qui se détachent sur le fond jaune brun du bois et s'élargissent sensiblement en se rapprochant de la périphérie.

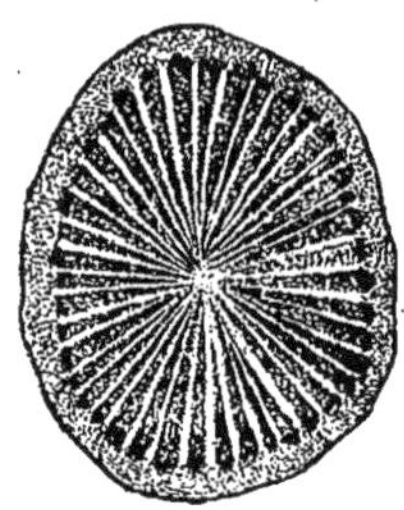

Fig. 563. Racine de *Gelsemium*.

Les rhizomes sont en général un peu plus gros que les racines, moins rugueux, colorés extérieurement en brun jaunâtre clair, garnis de ramifications assez grosses et de racines adventives, grêles, longues et souples. Leur section transversale se distingue de celle des racines par la présence d'une moelle peu volumineuse, mais néanmoins visible à l'œil.

Les portions de tiges se distinguent par la présence d'une cavité centrale résultant de la destruction de la moelle, par leur coloration pourpre et par l'existence de fibres très résistantes dans leur écorce.

La racine de Gelsemium est dépourvue d'odeur; elle a une amertume assez marquée.

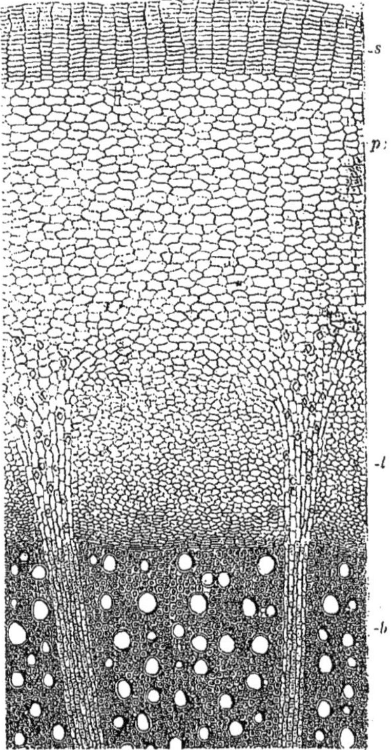

Fig. 564. — Racine de *Gelsemium*.

Structure microscopique. — Examinée au microscope (fig. 564) cette racine présente de dehors en dedans : un suber (*s*) très épais, de 15 à 20 rangées de cellules tabulaires, aplaties, colorées en brun dans les couches extérieures : un parenchyme cortical (*pc*), formé de cellules tangentielles et dépourvu de cellules scléreuses et de vaisseaux laticifères : un liber (*l*) assez épais à cellules plus petites, assez régulièrement superposées, dépourvu de fibres lignifiées ; une portion ligneuse (*b*) très développée et constituée par des fibres à parois très épaisses et lignifiées et une multitude de vaisseaux généralement isolés. Cette zone (fig. 564-565) est sillonnée par des rayons médullaires formés de cellules rectangulaires à parois épaisses et ponctuées ; ces rayons sont assez larges, de longueur variable ; la plupart d'entre eux s'étendent jusqu'à l'axe de la racine où l'on aperçoit les vaisseaux représentant le bois primaire. En pénétrant dans le liber, ils s'élargissent notablement, pour aller se confondre avec le parenchyme cortical ; dans la zone corticale, leurs cellules ont des parois

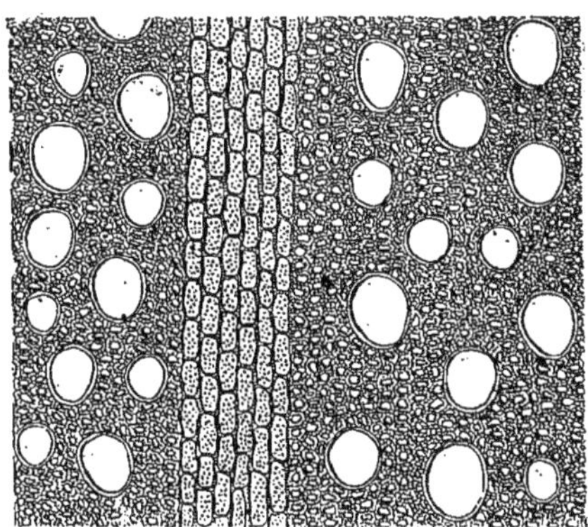

Fig. 565. — Portion ligneuse de la racine de Gelsemium à un grossissement plus fort.

moins épaisses et renferment une notable proportion de cristaux d'oxalate de chaux disposés en prismes octaédriques.

La structure des rhizomes ne diffère de celle des racines que par l'existence d'une moelle centrale.

Composition chimique. — Le Gelsemium renferme un alcaloïde bien défini, la *Gelsemine*, qui a été étudié par Eberle (1869), Wormley (1870), Robins (1877) et Gerrard (1883). Ce dernier auteur lui a donné pour formule $C^{12}H^{14}AzO^{2}$. C'est une substance friable, transparente, difficilement cristallisable, un peu soluble dans l'eau bouillante dont elle se sépare par le refroidissement sous l'aspect d'une masse amorphe, granuleuse, soluble dans l'alcool et le chloroforme. Traitée par l'acide sulfurique et le bioxyde de manganèse, elle prend une couleur rouge, puis passe au vert olive. L'acide azotique concentré la dissout en prenant une teinte jaune tirant sur le vert. La solution sulfurique additionnée d'oxyde ferroso-ferrique prend une éclatante coloration rouge.

Thompson (*Pharmac. Journal,* 2 août 1887) a retiré de cette racine un autre alcaloïde, qu'il a appelé *gelséminine;* c'est une masse résineuse, d'un brun foncé, peu soluble dans l'eau, assez soluble dans l'alcool, l'éther, le chloroforme. Cet alcaloïde se distingue de la *gelsémine* par la coloration pourpre passant au bleu qu'il prend au contact de l'acide sulfurique et du bioxyde de manganèse.

Robbins (1877) et Dragendorff (1878) ont démontré que la substance fluorescente désignée par Wormley sous le nom d'*acide gelséminique* est identique avec l'*Esculine* retirée du marronnier d'Inde.

Usages. — Le Gelsemium a été employé contre les fièvres intermittentes, la fièvre typhoïde, la dysenterie, la dysménorrhée et surtout contre les névralgies faciales, sous forme de teinture, à la dose de 60 centigrammes, ou d'extrait fluide à la dose de 12 centigrammes. C'est un poison énergique dont l'activité est variable selon que les préparations sont faites avec la tige ou avec les racines ; ces dernières sont bien plus toxiques. L'action analgésique de la Gelsemine et du Gelsemium est bien inférieure à celle de l'aconitine et de l'aconit.

Le *G. elegans* Benth. est une espèce d'origine chinoise qui croît dans les provinces de Che-Kiang, de Sze-Chuen et au Yunnan. La racine de cette plante est mentionnée dans le *Puntsaü* ou herbier chinois comme une substance toxique pouvant être avantageusement employée comme spécifique de la lèpre et de la teigne.

ASCLÉPIADÉES

Plantes herbacées, arbustes ou arbrisseaux sarmenteux, volubiles et lactescents, à feuilles opposées ou verticillées, rarement alternes et dépourvues de stipules. Fleurs axillaires ou extra-axillaires, disposées en corymbes ou sertules indéfinis. Calice à 5 sépales, à préfloraison imbriquée. Corolle gamopétale, insérée sur le réceptacle, régulière, de forme variée, garnie près de sa gorge de cinq appendices pétaloïdes, affectant parfois la forme de casque, ou de cornet, ou simplement de poils. 5 étamines insérées au fond de la corolle et alternant avec ses lanières ; filets soudés en une colonne tubuleuse qui entoure l'ovaire et porte en dedans les anthères introrses et en dehors les appendices pétaloïdes. Anthères biloculaires, contenant deux masses de pollen solide, qui vont se réunir deux par deux au moyen d'un petit caudicule à cinq petits corps glandulaires placés autour du stigmate. Gynécée à deux ovaires distincts, pluriovulés, surmontés de deux styles qui se réunissent en un stigmate commun, épais, anguleux. Double follicule tantôt membraneux, tantôt charnu. Graines ordinairement garnies d'une aigrette de poils soyeux, contenant un embryon homotrope au centre d'un endosperme charnu.

Caractères anatomiques. — *Feuilles.* — Poils tecteurs unisériés, simples, cylindriques, rarement unicellulés, à parois moyennement épaisses et ornées de perles cuticulaires ; stomates généralement accompagnés de deux cellules parallèles à l'ostiole (*type rubiacé*), très rarement de trois cellules. Cristaux prismatiques simples ou en macles ou agglomérés en oursins. Laticifères inarticulés dans le parenchyme fondamental. Faisceaux bicollatéraux. Système libéro-ligneux représenté par un seul faisceau arqué dépourvu ordinairement de fibres lignifiées.

Les Asclépiadées habitent les mêmes régions que les Apocynées ; c'est surtout dans le sud de l'Afrique que sont localisées les espèces à tige charnue. Elles doivent leurs vertus officinales au latex qu'elles contiennent ; ce suc communique à beaucoup d'entre elles des propriétés vomitives ou purgatives ; il est parfois tellement âcre qu'il peut être utilisé pour envenimer la pointe des flèches : chez quelques espèces il est assez riche en caoutchouc pour contribuer à la production industrielle de cette substance. Peu de plantes de ce groupe sont alibiles.

ÉCORCE DE MUDAR

Origine. — Les **Ecorces de Mudar** sont fournies par les racines de deux espèces du genre *Calotropis* dont la distribution géographique est un peu différente : le *C. gigantea* R. Br. (*Asclepias gigantea* Wild), plante indigène des parties basses du Bengale, du sud de l'Inde, de Ceylan et des Moluques et le *C. procera* R. Br. (*C. Hamiltonii* Wight, *A. procera* Wild) qui se rencontre dans l'Inde, la Perse, l'Egypte et l'Afrique.

Description. — Elles se présentent en fragments irréguliers, courts, légèrement cintrés ou presque plats, mesurant de 3 à 5 millimètres d'épaisseur. La surface extérieure, d'un gris jaunâtre, est un suber épais, spongieux, qui se laisse facilement entamer par l'ongle et présente des rides longitudinales assez profondes ; la face interne est blanc jaunâtre, lisse ou très finement striée. Ces écorces se brisent très facilement : leur cassure est nette, blanc jaunâtre : elles n'ont pas d'odeur marquée, mais une saveur mucilagineuse âcre et amère. Quelques-unes d'entre elles portent des fragments ligneux qui ont une teinte jaunâtre.

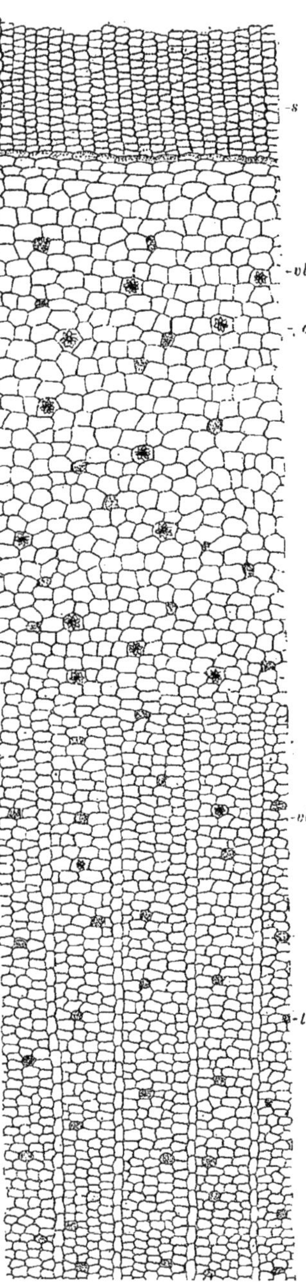

Fig. 566. — Ecorce de Mudar.

Structure microscopique (fig. 566). — Le suber (*s*) très épais est formé d'un nombre très considérable de rangées de cellules tabulaires, disposées en longues files radiales. Le parenchyme cortical (*pc*) a des cellules polygonales irrégulières, qui sont remplies de grains d'amidon. Le liber (*l*) plus dense a des cellules plus petites, qui dans les couches internes sont assez régulièrement superposées et remplies aussi d'amidon : il est complètement dépourvu d'éléments fibreux et sillonné par des rayons médullaires d'une seule rangée de cellules. Le liber et le parenchyme cortical contiennent des cristaux d'oxalate de chaux en macles et de nombreux vaisseaux laticifères (*vl*), facilement reconnaissables à leur contenu coloré en brun.

Composition chimique. — Duncan avait signalé dans ces écorces la présence d'un alcaloïde nommé *Mudarine*. Ce principe n'a pu être isolé par M. Fluckiger, qui a seulement retiré des écorces de Mudar 12 p. 100 d'une résine âcre, soluble dans l'alcool, du mucilage, et une substance amère, amorphe, insoluble dans l'eau et soluble dans l'alcool, qui paraît être le principe actif de cette drogue.

L'étude chimique de ces écorces a été reprise par Warden et Waddel en 1881. Ils en ont isolé une matière cristallisable, analogue à l'*albane* de la gutta-percha, une résine jaune très amère, une résine noire et du caoutchouc.

Usages. — Les écorces de Mudar jouissent dans l'Inde d'une grande réputation comme toniques, diaphorétiques et antisyphilitiques.

Le suc laiteux qui s'écoule de la moindre incision faite au tronc du *C. gigantea* a passé pendant longtemps pour avoir un grand nombre de propriétés médicinales ; son âcreté spéciale le faisait employer comme caustique dépilatoire et aussi pour calmer la douleur occasionnée par les dents cariées. Actuellement on emploie surtout son écorce comme tonique altérant, à la dose de 15 à 20 centigrammes par jour, et comme émétique, à la dose de 2 à 4 grammes.

Le *C. gigantea* R. Br. concourt dans une certaine mesure à la production des caoutchoucs de Bornéo et les produits qu'il fournit sont très estimés. Ils sont d'une pâte blanche assez serrée et ne présentent que peu de loges à eau ; ils possèdent une odeur spéciale qui rappelle celle du rhum ou du cuir tanné et qui est due à l'eau du latex séparée par la coagulation et emprisonnée dans la masse gommeuse. Cette eau est chargée de tannin qu'elle emprunte à l'écorce du végétal producteur. Dans les fragments d'écorce, emprisonnés dans la masse de caoutchouc, on peut distinguer au moyen du microscope les cellules tannifères, qui sont rangées en lignes radiales assez rapprochées les unes des autres.

ÉCORCE DE CONDURANGO

Liane du Condor. — Tuc-Chien. — Herbe à Cancer.

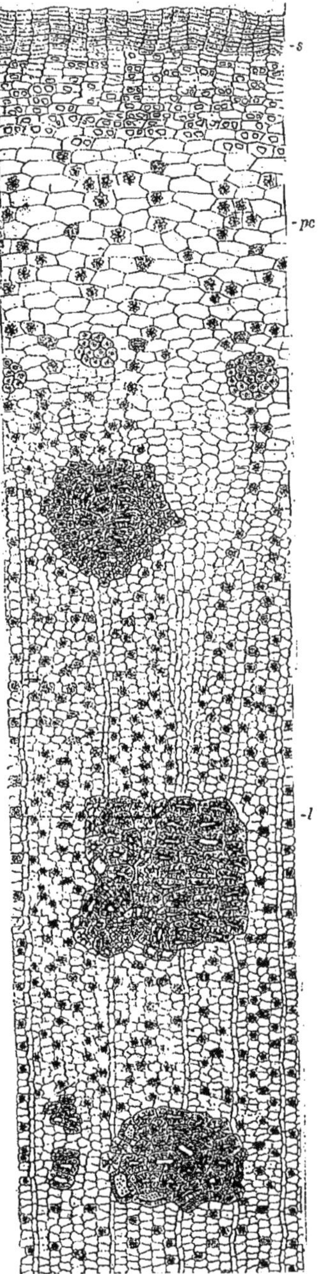

Fig. 567. — Ecorce de Condurango.
Section transversale.

Origine. — L'**Ecorce de Condurango** est fournie par le *Gonolobus Condurango* Triana, arbrisseau qui croît dans l'Equateur, les Cordillères des Andes, le Vénézuéla et la Colombie.

Historique. — Ce n'est que depuis une vingtaine d'années que l'attention des physiologistes a été appelée sur cette drogue à laquelle on attribuait la vertu de guérir le cancer; mais comme les curanderos qui sont chargés, dans l'Amérique du Sud, du soin de traiter les maladies donnent fréquemment le nom de cancer à des ulcères atoniques de mauvaise nature, syphilitiques ou gangréneux, qui peuvent être améliorés ou guéris au moyen de plantes empruntées à la médecine populaire, c'est avec une méfiance, d'ailleurs justifiée par les résultats, que le Condurango a été expérimenté à Paris pour le traitement de cette affection.

Description. — Cette écorce varie d'aspect suivant l'âge de la plante. En général, elle est en fragments très irréguliers, de grandeur variable, quelquefois aplatis, généralement enroulés ou cintrés, mesurant en moyenne de 5 à 6 millimètres d'épaisseur et 1 centimètre et demi à 2 centimètres de largeur. La plupart des écorces sont complètement privées de parties ligneuses : quelques-unes seulement ont conservé adhérente une couche de bois assez épaisse. La surface extérieure est d'un gris foncé, parfois assez rugueuse, portant quelquefois les vestiges d'un épiderme brun verdâtre. La face interne est d'un gris plus pâle, elle n'a pas de stries longitudinales. La cassure de cette écorce est généralement assez nette. Son odeur est très faiblement aromatique, sa saveur amère.

Structure microscopique (fig. 567). — Le suber assez épais (*s*) est formé de cellules tabulaires aplaties, renfermant de la matière colorante et disposées en files radiales. Le parenchyme cortical (*pc*), relativement mince, a une structure subéreuse dans sa couche extérieure qui contient une quantité énorme de cristaux prismatiques d'oxalate de chaux; dans sa partie moyenne il est formé de cellules polygonales, allongées tangentiellement, dont les dimensions d'abord considérables diminuent ensuite à mesure qu'on s'éloigne de la périphérie; cette partie de l'écorce renferme des cristaux d'oxalate de chaux en oursins et des vaisseaux laticifères. La limite du parenchyme cortical et du liber est indiquée par l'existence de quelques amas fibro-libériens arrondis, formés de petites fibres à parois fort épaisses et nacrées. La zone libérienne est très développée et formée par un parenchyme dense dont les cellules petites sont assez régulièrement superposées en files radiales. Ce liber est très riche en cristaux, agglomérés et en vaisseaux laticifères : il est caractérisé par la présence de cellules sclérenchymateuses dont les parois sont fort épaisses et canaliculées. Rarement ces cellules sont isolées ou réunies en petits groupes : plus souvent elles constituent des amas très volumineux et très irréguliers dans leur forme. Les éléments fibro-libériens ne sont plus isolés comme à la limite du parenchyme cortical, mais enchâssés dans l'épaisseur des groupes scléreux ou disposés tout autour ; c'est, avec la localisation des deux sortes de cristaux, un caractère distinctif de cette écorce. Le liber est sillonné par des rayons médullaires formés d'une seule rangée de cellules ; quelques-uns de ces rayons s'élargissent brusquement en se rapprochant du parenchyme cortical et divisent le liber en faisceaux plus ou moins cunéiformes.

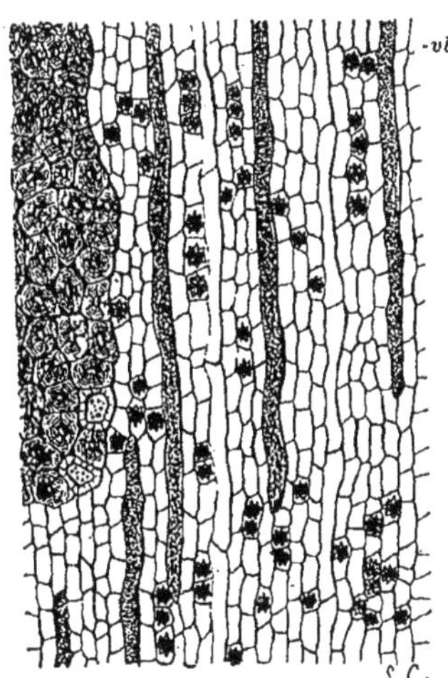

Fig. 568. — Ecorce de Condurango. Section longitudinale.

Composition chimique. — La première analyse de l'écorce de Condurango faite par Antisell est fort incomplète. M. Fluckiger (1882) y a constaté l'existence d'un principe amer et d'un alcaloïde. Schmiedeberg (1883) en a isolé un glucoside très toxique dont l'action se rapprocherait de celle de la strychnine. Vulpius, appliquant à cette drogue le mode opératoire employé par M. Tanret pour l'analyse de l'*Asclepias Vincetoxicum*, en a retiré deux glucosides qu'il a appelés *Condurangine*. Les recherches chimiques entreprises depuis cette époque par MM. Kobert, Junka et Bocquillon confirment l'existence dans cette drogue de plusieurs glucosides qui donnent avec l'acide sulfurique du glucose et de la *conduranjéline*, aussi leur ont-ils maintenu le nom de *Condurangines*, qu'ils distinguent par les lettres α, β, γ.

Usages. — Les expériences entreprises en Allemagne, en France et en Angleterre, loin d'avoir confirmé les brillants résultats obtenus par Friedreich en Allemagne, pour le traitement du cancer, ont toutes échoué ; il résulterait cependant de ces expériences que le Condurango peut être considéré comme un excellent tonique amer. La meilleure préparation à employer serait la poudre d'écorce administrée à la dose de 1 à 4 grammes ou la teinture alcoolique à la dose de 1 à 2 grammes.

RACINE D'HEMIDESMUS

Nunnari. — Salsepareille de l'Inde.

Origine. — Cette drogue est fournie par l'*Hemidesmus Indicus* R. Br (— *Periploca Indica* Wild. — *Asclepias Pseudo-sarsa* Roxb.), arbuste sarmenteux répandu dans toute la péninsule indienne.

Description. — La **Racine d'Hemidesmus** se présente en fragments longs de 15 à 20 centimètres, épais de 5 à 15 millimètres, cylindriques ou légèrement tortueux, simples ou garnis parfois de petites radicules : elle est souvent accompagnée de tiges aériennes, ligneuses, grêles, ne mesurant guère plus de 6 à 7 millimètres d'épaisseur ; sa surface extérieure est d'un brun noirâtre, avec des crevasses transversales assez profondes. Sur la section transversale on découvre une couche corticale blanche, brune ou légèrement violette mesurant 2 millimètres d'épaisseur et recouvrant un cylindre ligneux jaunâtre, strié radialement et nettement séparé de l'écorce par une ligne foncée et faiblement ondulée représentant le cambium. Les portions de tige aérienne se distinguent facilement des racines par l'existence d'une petite moelle centrale. A l'état frais cette drogue exhale une odeur faible, agréable qui rappelle légèrement celle de la fève tonka ou du mélilot. Elle a une saveur légèrement sucrée et mélangée d'un peu d'âcreté.

Structure microscopique. — Suber de plusieurs rangées de cellules tabulaires, aplaties (fig. 569), dont les plus extérieures sont remplies d'une matière colorante brune. Parenchyme cortical à cellules polyédriques, allongées tangentiellement, dont quelques-unes contiennent des cristaux prismatiques. Liber constitué par un tissu dense, à cellules plus petites n'ayant pas de direction déterminée et caractérisé par la présence d'un grand nombre de vaisseaux laticifères à contenu coloré en brun. La portion ligneuse, assez épaisse, a des fibres régulièrement disposées en files radiales à parois épaissies; elle contient un grand nombre de vaisseaux généralement isolés; elle est sillonnée par des rayons médullaires étroits, d'une seule rangée de cellules. Le rhizome se distingue de la racine par l'existence d'une moelle centrale qui est entourée par un liber périmédullaire, caractère constant dans les Asclépiadées.

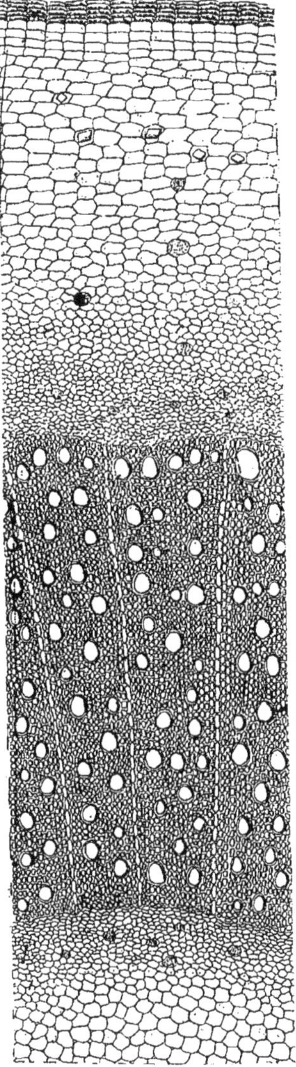

Fig. 569.
Rhizome d'*Hemidesmus*.

Composition chimique. — Cette racine n'a été jusqu'à présent l'objet d'aucune étude chimique approfondie. Son odeur paraît due à la présence d'une substance analogue à la coumarine plutôt qu'à une huile essentielle.

Usages. — Cette drogue est très estimée dans l'Inde comme tonique, diurétique, diaphorétique et altérante.

RHIZOME D'ASCLÉPIADE

Racine d'asclépiade, de Dompte-venin.

Origine. — Le **Rhizome d'Asclépiade** est fourni par le *Vincetoxicum officinale* Mœnch. (*Asclepias Vincetoxicum* L.) (fig. 570), plante qui croît en Europe, dans les contrées montagneuses, les parties élevées et découvertes des bois; on la rencontre dans les Vosges, le Jura, en Auvergne et dans les Pyrénées.

Description. — Ce rhizome, de forme très irrégulière, mesure de 3 à

6 centimètres de longueur et 5 à 8 millimètres d'épaisseur ; il est formé d'une souche tortueuse, d'un jaune rougeâtre à sa surface. Sa face supérieure présente de nombreuses cicatrices provenant de la section des tiges aériennes ; de sa face inférieure partent de nombreuses racines cylindriques non ramifiées, longues de 5 à 6 centimètres et épaisses de 1 millimètre. Le rhizome frais a une saveur âcre et désagréable, qui disparaît en grande partie par la dessiccation ; il ne conserve qu'un goût douceâtre accompagné d'une légère âcreté ; son odeur, forte au moment de la récolte, s'atténue dans la drogue desséchée.

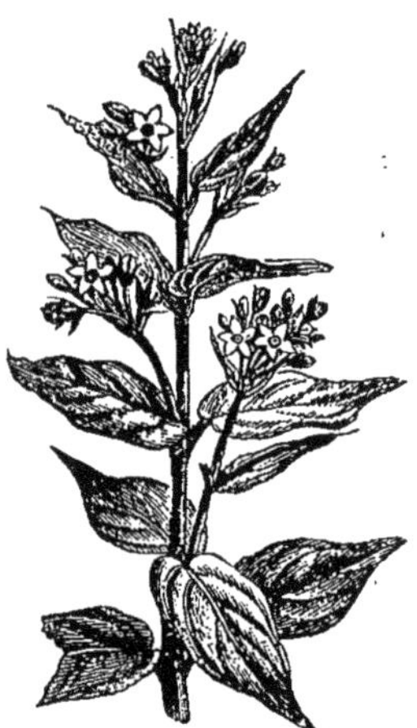

Fig. 570.
Vincetoxicum officinale.

Structure microscopique (fig. 571). — La section transversale de ce rhizome présente la structure suivante : un suber (*s*) mince, d'une seule rangée de cellules, recouvertes par une cuticule épaissie, entoure le parenchyme cortical (*pc*) qui contient de l'amidon, des cristaux étoilés d'oxalate de chaux et des vaisseaux laticifères. Le bois (*b*) forme un anneau assez épais, de couleur jaune, très finement strié par les rayons médullaires qui n'ont qu'une rangée de cellules ; il est constitué par des fibres à parois très épaisses, en files radiales et des vaisseaux qui, dans leur ensemble, sont en séries concentriques. Ce bois est recouvert intérieurement et extérieurement par une couche de liber (*li* et *le*) cristalligène, et dépourvu de fibres lignifiées ; à la limite du liber les vaisseaux laticifères (*vl*) sont assez nombreux ; la moelle (*m*) présente la même structure que le parenchyme cortical.

Les racines adventives ont une structure différente (fig. 572). Une écorce relativement plus épaisse et plus régulière dans ses dimensions, entoure la zone ligneuse de forme ellipsoïdale. L'écorce à cellules arrondies, contient de l'amidon, de l'oxalate de chaux et quelques rares vaisseaux laticifères, localisés dans sa région interne ; le bois est formé d'un massif fibreux, complètement lignifié à son centre et présentant à sa périphérie de nombreux vaisseaux bien apparents et disposés par groupes ; il est entouré d'un liber mou et d'un péricycle qui ne contient pas d'éléments lignifiés. Un endoderme assez apparent sépare l'écorce du cylindre central.

Composition chimique. — Le rhizome d'Asclépiade a été analysé par M. Tanret (1885) qui en a retiré un glucoside tout particulier appelé *Vincetoxine* qui se présente sous deux états : soluble et insoluble.

La *Vincétoxine soluble* a l'aspect d'une poudre légèrement jaunâtre; elle est incristallisable, très soluble dans l'eau, l'alcool et le chloroforme, mais insoluble dans l'éther; sa saveur est un peu sucrée et amère; ses solutions aqueuses se troublent par la chaleur et redeviennent limpides en se refroidissant. La *Vincétoxine insoluble* est aussi incristallisable; elle est très soluble dans l'alcool, l'éther et le chloroforme; elle ne se dissout dans l'eau qu'en présence de la vincétoxine soluble, qui est son dissolvant naturel. Bien qu'elle ne soit pas un alcaloïde, la vincétoxine est précipitée de ses dissolutions au contact de la solution d'iodure de mercure et de potassium; cette précipitation ne s'opère toutefois qu'au contact d'un acide minéral.

Par quelques-unes de ses réactions chimiques, la vincétoxine se rapproche de la convallamarine, de la digitaline et de la glycyrrhizine.

Au point de vue physiologique elle paraît inactive; et c'est probablement à un principe analogue à l'émétine qu'il faudrait rapporter les propriétés vomitives de cette racine.

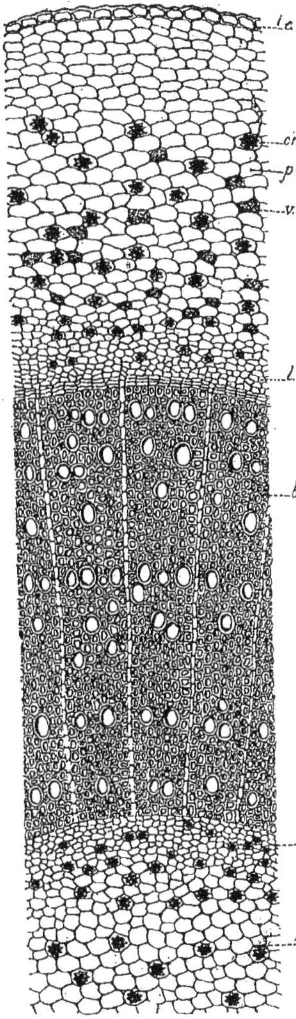

Usages. — Cette drogue a été employée autrefois contre les hydropisies, les affections cutanées et scrofuleuses. Elle entre dans la préparation du *vin diurétique de la Charité;* à haute dose elle peut être dangereuse. Sa présence a été constatée à plusieurs reprises dans le polygala de Virginie.

Un certain nombre d'*Asclepias* sont utilisés dans la thérapeutique étrangère. Les principales espèces employées sont :

L'*Asclepias curassavica* L., plante originaire des Antilles qui se retrouve dans tous les pays tropicaux. Son rhizome, désigné sous le nom d'*Ipéca bâtard*, est émétique à la dose de 1 à 2 grammes; il est employé aussi en décoction pour combattre la leucorrhée.

Fig. 571.
Rhizome d'Asclépiade Dompte-venin.

L'*A. Cornuti* D. C. (*A. syriaca* L.), originaire de l'Amérique du Nord où l'on utilise l'écorce de sa racine dans l'asthme et le catarrhe bronchique.

L'*A. tuberosa* L. qui est très abondamment répandu dans les Etats-Unis, dans la Georgie et sur les côtes occidentales du Texas. Sa racine désignée par les Américains sous le nom de *Pleurizy root* est inscrite dans la pharmacopée des Etats-Unis et prescrite en poudre, à la dose

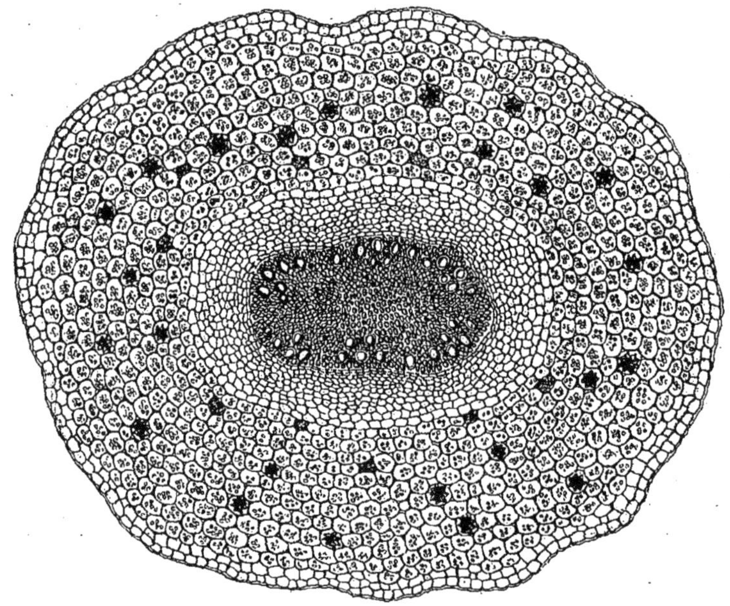

Fig. 572. — Racine d'Asclépiade Dompte-venin.

de 1,50 à 4 grammes par jour dans le traitement des affections bronchiques.

Gram a constaté dans ces trois plantes américaines l'existence d'un glucoside l'*asclépiadine*, qui est amorphe, jaunâtre, soluble dans l'eau, et possède des propriétés émétiques.

FEUILLES DE TYLOPHORA ASTHMATICA

Unta-mool. — Ipécacuanha de l'Inde.

Origine. — Le *Tylophora asthmatica* Wight et Arn. (*Asclepias asthmatica* W., *A. vomitoria* Willd., *Cynanchum vomitorium* Lam.) est une herbe vivace et grimpante de l'Asie tropicale et des îles Seychelles.

Description. — Les feuilles longues de 5 à 12 centimètres et larges de 2 à 6 centimètres, sont assez variables dans leurs formes ; elles sont tantôt ovales ou subarrondies, un peu cordées à la base, courtement acuminées ou presque mucronées au sommet; leur limbe est coriace et entier sur les bords; la face supérieure est glabre, la face inférieure a un aspect laineux dû à l'existence d'une grande quantité de poils simples. Elles sont portées par un pétiole cannelé qui mesure 1 à 2 centimètres de longueur. A l'état sec, elles ont une teinte vert jaunâtre pâle et exhalent une odeur herbacée qui n'est pas désagréable; leur saveur est très faible.

Structure microscopique. — Par la présence de poils tecteurs unisériés, pluricellulaires, par la disposition de son appareil stomatique, par l'existence et la forme agglomérée de ses cristaux, l'existence de vaisseaux laticifères, la disposition bicollatérale du faisceau libéro-ligneux, la rareté des éléments lignifiés de son péricycle, cette feuille présente dans son ensemble la structure caractéristique des feuilles d'Asclépiadées.

Composition chimique. — Broughton a retiré de la racine de cette plante un alcaloïde cristallisé, qui a été retrouvé tout récemment dans les feuilles, étudié par David Kooper (1891) et nommé par lui *Tylophorine*. Cet alcaloïde donne avec les acides chlorhydrique et nitrique des sels en cristaux prismatiques; additionné de quelques gouttes d'acide sulfurique pur, il donne une dissolution brun rougeâtre, qui devient rouge, puis verte et enfin d'une teinte indigo. Au contact de l'acide nitrique, il prend une teinte rouge pourpre.

Usages. — Les feuilles de Tylophora sont employées dans l'Inde comme vomitives et expectorantes.

FEUILLES D'ARGEL

Arghel. — Arguel.

Origine. — Les feuilles d'Argel sont fournies par le *Solenostemma Argel* Hayn (*Cynanchum Argel* Del., *C. oleæfolium* Nect.), herbe vivace de l'Orient. Leur étude n'offre d'intérêt pour nous que parce qu'elles se trouvent souvent mêlées au Séné.

Description. — Elles sont lancéolées, entières, subaiguës, charnues, légèrement coriaces, à bords entiers réfléchis, d'un gris verdâtre pâle, blanchâtres et velues sur leur face inférieure; elles mesurent en général 4 à 5 centimètres de longueur et 1 centimètre de largeur; elles sont régulières à leur base, c'est-à-dire que les côtés du parenchyme se terminent à la même hauteur sur le pétiole, tandis que dans la foliole du Séné qui est inégale, un des côtés du parenchyme est un peu plus large et se prolonge un peu plus bas que l'autre. Leur aspect chagriné est aussi caractéristique. En examinant de près leur face inférieure on voit la nervure médiane bien marquée donner naissance à des nervures secondaires qui se dirigent vers les bords et qui, assez apparentes d'abord, finissent par se perdre insensiblement au milieu d'un réseau formé par des veines et des veinules détachées des nervures. Ces feuilles sont inodores et possèdent une saveur âcre caractéristique.

Structure microscopique (fig. 573-574). — Epiderme formé de cellules polygonales à parois droites, recouvert par une cuticule striée et garni sur ses deux faces de stomates et de poils. Les stomates sont entourés par deux cellules parallèles à l'ostiole; les poils sont unisériés et pluricellulaires, à parois épaisses, tuberculeuses. Mésophylle hétérogène symétrique. Entre les cellules en palissade qui sont placées sous les deux faces de l'épiderme, on observe un parenchyme de cellules allongées parallèlement à l'épiderme et dont quelques-unes renferment des cristaux agglomérés d'oxalate de chaux. Le système libéro-ligneux de la nervure médiane est représenté par un cordon ligneux arqué recouvert en haut et en bas par un liber mou et un péricycle cellulosique. Ce liber renferme un certain nombre de vaisseaux laticifères. L'existence du liber interne, dans ce cordon, l'absence d'un péricycle épais et complètement lignifié, l'aspect strié de la cuticule, la structure des poils tecteurs de la feuille d'Argel, sont des caractères qui permettent de distinguer cette feuille de Séné.

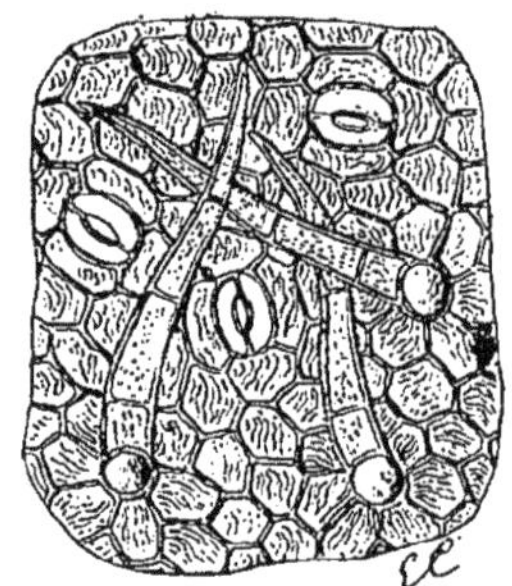

Fig. 573. — Feuille d'Argel. Epiderme inférieur.

Usages. — La feuille d'Argel ne sert guère que mêlée au séné. Ce n'est pas, paraît-il, dans l'intention de le falsifier que certaines tribus arabes mélangent ces feuilles au séné, mais parce qu'ils croient le rendre plus actif. Les feuilles d'Argel possèdent en effet des propriétés évacuantes très énergiques qu'elles doivent à la présence de leur latex, qui, après la dessiccation, paraît jaunâtre et résineux.

Parmi les espèces intéressantes de la famille des Asclépiadées il faut citer encore l'*Holostemma Rheedii* Wall., qui croît dans l'Inde et dont les racines sont employées en décoction contre la blenorrhagie, et le *Gymnema sylvestre* R. Br., dont on a retiré l'*acide gymnémique*. Cet acide, qui se présente sous la forme d'une poudre vert blanchâtre, de saveur acide et âcre, est peu soluble dans l'eau et l'éther et très soluble dans l'alcool. Il jouit de la singulière propriété d'abolir complètement la perception des saveurs sucrées et amères. Les sujets dont la langue a été frottée avec l'acide gymnémique sont pendant

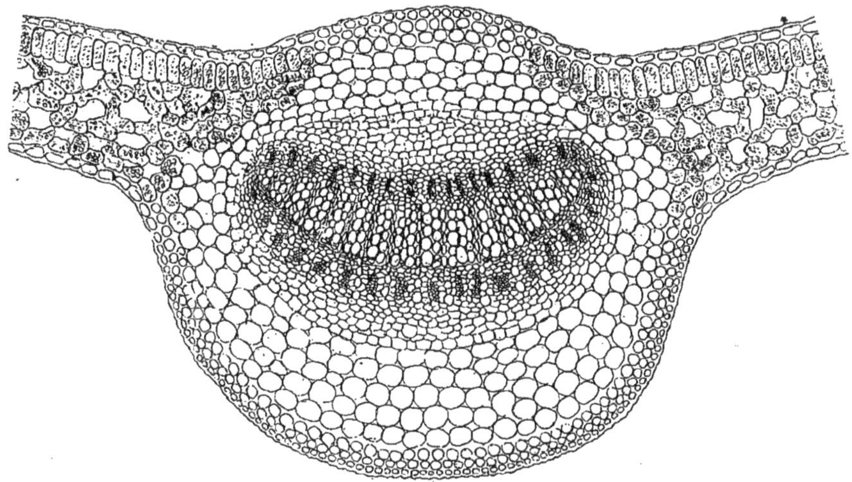

Fig. 574. — Feuille d'Argel.
Structure de la nervure médiane.

quelques heures incapables de distinguer la quinine du sucre, tandis qu'ils peuvent percevoir la saveur des substances acides et salées. Un gargarisme fait avec une solution alcoolique au dixième peut faciliter l'administration des substances amères.

APOCYNÉES

Les Apocynées sont des plantes herbacées, des arbustes quelquefois volubiles ou des arbres assez élevés, et en général lactescents. Leurs feuilles sont presque toujours opposées, dépourvues de stipules ; les fleurs sont solitaires (*Vinca*) ou diversement groupées. La fleur est régulière, hermaphrodite, et se compose d'un calice à 5 sépales libres ou soudés, d'une corolle gamopétale régulière, variable dans sa forme, presque toujours tordue et garnie près de sa gorge d'appendices ou de poils disposés en forme de couronne. Les étamines au nombre de 5 sont distinctes. Les anthères biloculaires renferment un pollen pulvérulent. L'ovaire affecte trois formes différentes : tantôt ses deux carpelles, indépendants dans la partie inférieure, ne s'unissent que dans la partie supérieure ou stylaire : tantôt ils s'unissent inférieurement et constituent un ovaire à deux loges séparées par une cloison qui porte le placenta ; tantôt enfin les deux carpelles, unis seulement par les bords de la partie ovarienne, constituent un ovaire uniloculaire à deux placentas pariétaux. Ces dispositions différentes modifient notablement l'aspect du fruit, qui est sec et constitué par un follicule simple ou double, plus rarement charnu et indéhiscent. Les deux styles généralement soudés portent à leur sommet un stigmate discoïde, parfois cylindrique et tronqué. Les graines sont nues ou garnies d'une aigrette soyeuse, parfois très élégante (*Strophantus*).

CARACTÈRES ANATOMIQUES. — *Feuilles.* — Poils tecteurs unicellulés (*Vinca*, *Nerium*) ou unisériés cylindriques (*Plumeria*). Stomates accompagnés généralement par deux cellules parallèles à l'ostiole et très rarement entourés par trois cellules (*Thevetia*). Cristaux simples, clinorhombiques, plus souvent agglomérés ou réunis en mâcles, en zigzag de deux ou plusieurs cristaux simples (*Nerium*). Vaisseaux laticifères non articulés, appartenant au parenchyme fondamental, mais généralement localisés dans le voisinage des faisceaux, parfois dispersés dans le parenchyme du pétiole. Faisceaux toujours bicollatéraux c'est-à-dire recouverts d'un liber mou à leur face supérieure.

Ecorces. — En général très riches en cellules sclérenchymateuses. Les fibres à parois très épaisses et à lumen punctiforme sont tantôt isolées, tantôt réunies en amas plus ou moins considérables (*Aspidosperma*) ; plus souvent assez régulièrement disposées en groupes volumineux affectant dans leur ensemble un certain parallélisme (*Geissospermum*). Des vaissseaux laticifères et des cristaux, généralement simples. La plupart des écorces officinales sont dans leur partie extérieure constituées par un périderme très épais divisé par des assises assez nombreuses de phellogène, qui s'entre-croisent en différents sens.

Les Apocynées assez rares dans les régions extratropicales chaudes et tempérées, habitent surtout les contrées de l'Asie situées au delà de l'équateur. Quelques-unes d'entre elles (*Vahea*, *Landolphia*) sont exploitées par l'industrie pour la qualité du caoutchouc renfermée dans leur latex. Le suc des autres est utilisé en médecine tantôt comme amer et purgatif ou fébrifuge ; d'autres telles que les *Strophantus*, *Tanghinia*, *Acokanthera* renferment dans leurs graines ou leur écorce des principes très actifs, dont la toxicité les a fait employer depuis longtemps par les indigènes comme poisons d'épreuve, ou comme poisons des flèches ; quelques espèces (*Plumeria*, *Carissa*) donnent des fruits acidules sucrés qui sont recherchés comme aliments[1].

LAURIER-ROSE

Origine. — Le **Laurier-rose** (*Nerium Oleander L.*), *Laurose*, *Nérion*, *Rosage*, *Oléandre*, est une plante qui croît en Algérie, en Italie, en Corse, en France, aux environs de Toulon et d'Hyères, et qu'on cultive dans tous les jardins pour la beauté de ses fleurs. C'est un arbuste d'aspect glabre dont les feuilles sont opposées ou verticillées et dont les fleurs blanches ou roses sont disposées en larges cymes.

Description. — Les feuilles, qui sont utilisées depuis fort longtemps comme parasiticides sont comme toutes les autres parties de la plante gorgées d'un suc âcre et vénéneux ; elles sont lancéolées, acuminées, courtement pétiolées, entières sur leurs bords ; leur limbe mesure 2 centimètres de largeur en moyenne et 12 à 13 centimètres de longueur : elles sont épaisses et coriaces. De la nervure médiane, qui est très proéminente sur la face inférieure, se détachent de fines nervures secondaires qui se dirigent à peu près parallèlement vers le bord de la feuille, après s'être quelquefois bifurquées. Ces feuilles ont une saveur amère et âcre.

Structure anatomique (fig. 575). — Epiderme (*e*) formé de petites cellules polygonales, à parois droites et recouvertes par une cuticule assez épaisse. La face inférieure de l'épiderme porte des poils tecteurs unicellulaires coniques (*p*) et présente des cavités irrégulières,

[1] On peut consulter pour une série de produits dont nous ne pouvons parler ici le travail récent de M. L. Planchon sur les produits des *Apocynées*. (Thèse d'agrégat., 1894.)

assez larges, dans lesquelles s'ouvrent les chambres stomatiques (*c.s*). Mésophylle (*m*) hétérogène asymétrique présentant au-dessous de chaque face épidermique un hypoderme (*h*) assez large formé de 2 à 3 rangées de grandes cellules polygonales, à parois épaisses ; dans la région supérieure, ce mésophylle est formé de 3 rangées de cellules disposées en palissade, et dans sa région inférieure de cellules rameuses ; ces deux zones renferment de la chlorophylle ou des mâcles d'oxalate de chaux. Dans la partie inférieure du mésophylle on observe les chambres stomatiques assez larges, et tapissées de poils tecteurs unicellulaires, généralement recourbés. — Nervure médiane concavo-convexe formant en dessous de l'épiderme un massif volumineux d'hypoderme à cellules arrondies, à parois fort épaisses. Le système libéro-ligneux est constitué par un cordon arqué ou anguleux recouvert en haut et en bas par un liber mou et un péricycle, dans lequel on distingue quelques fibres à parois épaisses et nacrées et des vaisseaux laticifères.

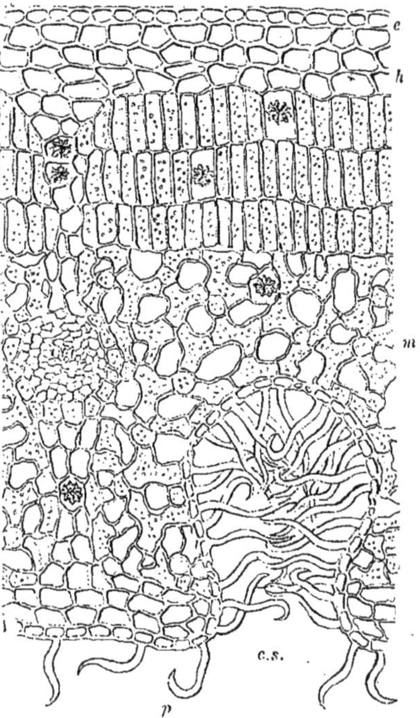

Fig. 575. — Feuille de Laurier-rose.

Composition chimique. — Les feuilles de Laurier-rose ont d'abord été étudiées par Lukomski qui en avait retiré deux substances, l'*oléandrine*, éminemment toxique, et la *pseudo-curarine* possédant des propriétés analogues à celles de la curarine.

Schmiedeberg a repris cette analyse (*Arch. f. Pathol. und Pharm.*, XVI, p. 219, 1883) et isolé de ces feuilles deux substances non azotées la *neriine*, qui est analogue à la digitaléine, et l'*oléandrine* identique à celle obtenue par Lukomski. Outre ces deux substances, les feuilles de l'espèce africaine renferment plusieurs principes qui proviennent vraisemblablement de la décomposition de la neriine et de l'oléandrine. L'un d'eux, la *nériantine*, possède des propriétés analogues à celles de la digitaline, les autres se rapprochent de la *digitalirétine*.

Usages. — Les feuilles de Laurier-rose ont les mêmes propriétés que les poisons cardiaques ; aussi paraissent-elles indiquées dans les mêmes conditions que celles où l'on emploie le *Strophantus*. La dose de l'extrait est de 10 à 15 centigrammes par jour.

Elles sont utilisées depuis longtemps en poudre, en décoction, en extrait, comme sternutatoires et contre la gale et la vermine.

HOLARRHENA ANTIDYSENTERICA

C'est un arbre qui croît dans les régions montagneuses sèches et boisées de l'Inde et notamment sur le versant septentrional de l'Himalaya, au Népaul, dans les Neilgheries, au Malabar, à Malacca. Il fournit à la matière médicale des Indous son écorce et ses graines. La première désignée sous les noms d'*Ecorce de Conessie*, de *Malabar*, de *Tellichéry*, de *Codagapala*, est en plaques épaisses de 1 centimètre ou 1 centimètre 1/2 d'épaisseur, un peu spongieuses, à bords mousses. La plupart sont dépourvues de suber et de liber et formées par des plaques péridermiques provenant de l'exfoliation du tronc, qui s'observe si communément dans les arbres de cette famille. La surface extérieure est très rugueuse, sillonnée transversalement : la face interne striée longitudinalement. La saveur est très amère.

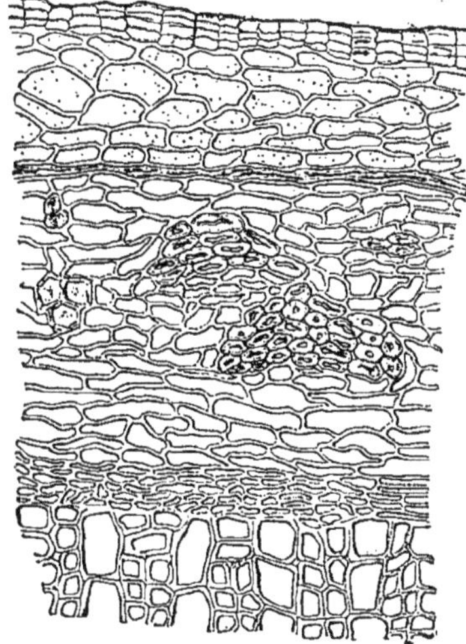

Fig. 576.
Ecorce d'*Holarrhena antidysenterica.*

M. Blondel (*Journal de ph. et de chimie*, 1887) a décrit les caractères anatomiques de cette écorce ; mais nous devons faire observer que le sujet est très obscur, des plus difficiles et qu'il est prudent de rester sur la réserve. Les échantillons décrits par les divers auteurs (Garcin, Cauvet, Holmes) ne concordent pas entre eux. C'est la conclusion du dernier travail publié sur le sujet, par M. L. Planchon, qui pense qu'on ne sait pas bien exactement ce qu'est l'écorce d'*Holarrhena.*

Cette écorce très estimée dans l'Inde pour combattre la dysenterie a été rapidement discréditée en Europe par suite de son mélange avec l'écorce du *Wrightia antidysenterica* B. Br. qui est tout à fait inerte et originaire de Ceylan. La substitution assez difficile à constater sur des écorces ayant entre elles la plus grande ressemblance est plus facile à établir sur les graines.

Les graines d'*Holarrhena* mesurent 1 et 1/2 à 2 centimètres de longueur et 2 à 3 millimètres d'épaisseur : elles sont jaunes ou brunes, étirées à la base de manière à former un goulot étroit, sur les bords duquel s'insère une touffe de poils soyeux très fins, d'un jaune pâle ; elles sont arrondies à leurs deux extrémités et excavées sur une de leurs faces qui porte une étroite crête médiane un peu saillante. Elles sont très amères. Les graines du *Wrightia* sont atténuées en pointe aux deux extrémités et à peu près cylindriques dans leur partie moyenne ; elles ont une couleur un peu plus pâle et sont plus visiblement ridées dans le sens de leur longueur : Ces graines ne sont point amères, elles possèdent au contraire un goût de noisette assez agréable.

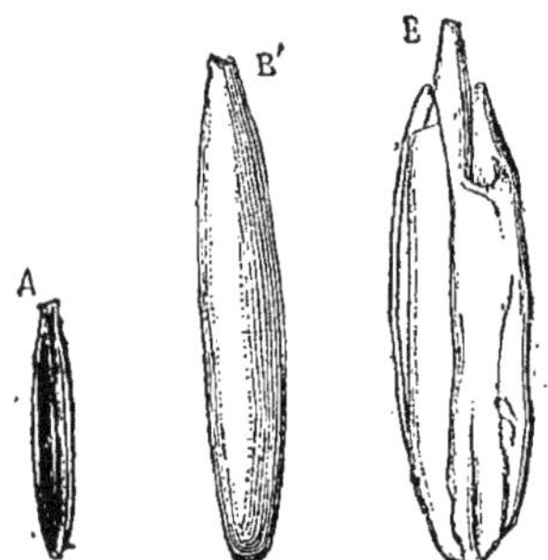

Fig. 577. — Graine d'*Holarrhena antidysenterica*.
A, graine entière, grandeur naturelle.
B', face postérieure.
Face antérieure de l'embryon.

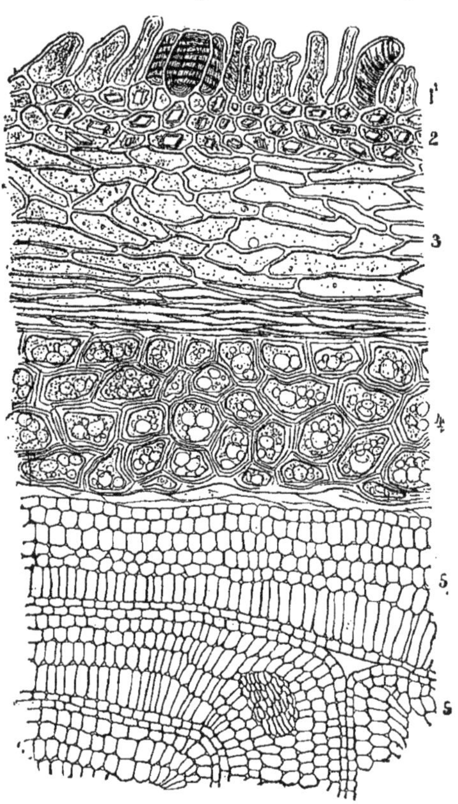

Fig. 578. — *Holarrhena antidysenterica*. d'après Blondel.
Coupe transversale de la graine.
1, 2, 3, téguments. — 4, albumen.
5, embryon.

Composition chimique. — Des graines et de l'écorce de Conessie, Haynes (1858) a retiré un alcaloïde appelé *conessine* $C^{25}H^{22}AzO$ et qui est identique avec la *wrightine*, isolée des graines par Stenhouse en 1864.

Warnecke qui a repris cette étude chimique, a retiré des graines d'*Holarrhena* un alcaloïde qui cristallise en aiguilles fines, anhydres, brillantes, très amères, jaunit à 60 ou 70° et fond à 122° ; il forme des sels bien cristallisés. Cet alcaloïde auquel il a donné pour formule

$C^{11}H^{18}Az$, serait d'après lui le premier alcaloïde solide non oxygéné existant dans la nature, il l'a appelé *Wrightine*. Si à une solution de wrightine dans 8 gouttes d'acide sulfurique on ajoute une goutte d'acide nitrique, il se produit une coloration jaune d'or qui s'accentue bientôt. Avec une deuxième goutte d'acide nitrique, la teinte devient jaune sale, puis vert émeraude.

Usages. — L'Ecorce d'*Holarrhena antidysenterica* R. Br. est employée aux Indes en décoction, comme antidysentérique, à la dose de 60 grammes par litre d'eau. Les graines partagent cette propriété et sont utilisées en outre comme vermifuges.

L'*Holarrhena africana* D.C. est aussi employée comme antidysentérique.

APOCYNUM CANNABINUM

Origine. — L'*Apocynum cannabinum* L. est une plante herbacée qui croît dans l'Amérique du Nord, où elle porte le nom d'*Indian hemp*.

Description. — Le rhizome, qui est inscrit dans la Pharmacopée américaine, se présente en fragments irréguliers, tantôt simples, tantôt ramifiés, assez régulièrement cylindriques, droits ou souvent flexueux. La surface extérieure offre une teinte chocolat; elle présente de nombreux sillons longitudinaux bien marqués, et sur les morceaux tortueux des fissures peu profondes, localisées dans les parties creuses opposées aux flexuosités du rhizome; elle présente en outre quelques petites cicatrices correspondant aux points d'insertion des radicules. La section transversale montre une écorce d'une teinte brun jaunâtre, qui recouvre la portion ligneuse assez développée. Cette dernière, examinée à la loupe, paraît marquée de pores nombreux assez régulièrement disposés en lignes concentriques correspondant aux zones d'épaississement du rhizome; au centre existe une moelle peu épaisse. Cette racine est inodore; elle a une saveur amère.

Structure microscopique (fig. 579). — Suber brun assez développé. Parenchyme cortical peu épais très riche en amidon et dépourvu de cellules scléreuses et cristalligènes. Liber formé de cellules plus petites, assez régulièrement disposées en files radiales, dans lequel on ne constate ni cristaux ni fibres ligneuses. Ces deux zones renferment de nombreux vaisseaux laticifères qui dans le voisinage du suber envoient des prolongements horizontaux, remplis d'un latex granuleux. Zone ligneuse formée d'un tissu fibreux dont les éléments disposés en files radiales ont des parois peu épaisses et d'une multitude de vaisseaux, rarement isolés, plus souvent réunis en groupes assez volumineux qui, dans leur ensemble, sont disposés en séries concentriques correspondant aux zones d'accroissement du cylindre ligneux.

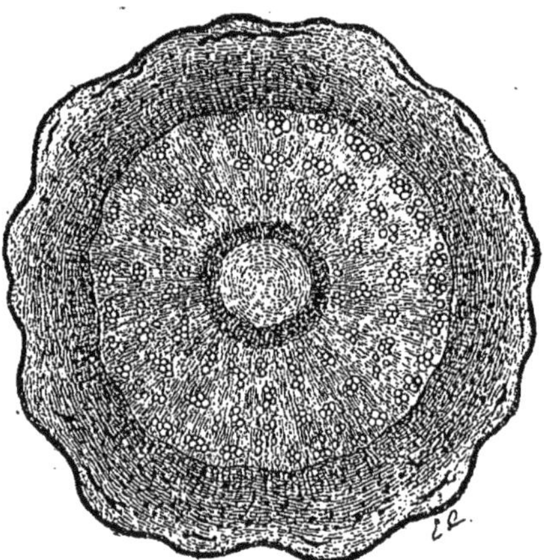

Fig. 579. — *Apocynum Cannabinum.*
Section transversale du rhizome.

Ce cylindre est limité intérieurement par un liber péri-médullaire peu épais contenant des vaisseaux laticifères. Moelle peu développée.

Composition chimique. — Schmiedeberg a retiré de ce rhizome du tannin, de la résine, et deux principes appartenant au groupe de la digitaline, l'*apocynine* et l'*apocynéine*.

Usages. — On l'emploie aux États-Unis comme éméto-cathartique et comme diurétique, dans l'ascite, l'hydropisie cardiaque et l'anasarque. Comme purgatif la poudre se donne à la dose de 1 à 2 grammes.

L'*A. androsœmifolium* L. est aussi une espèce américaine, qui est gorgée comme la précédente d'un suc laiteux, riche en caoutchouc et doué de vertus irritantes. Sa racine fraîche est employée comme éméto-cathartique, et inscrite dans la Pharmacopée des Etats-Unis sous le nom de *Dog's Bane*.

DES STROPHANTUS

Les *Strophantus* sont des Apocynées qui appartiennent à la zone intertropicale ; on les trouve sur la côte occidentale, dans la région centrale et même sur la côte orientale de l'Afrique, aux Indes, à Ceylan, à Sourabaya, à Malacca, à Travancore et à Java.

En général ce sont des plantes grimpantes qui peuvent atteindre de grandes hauteurs et sont enchevêtrées au plus épais des fourrés ; quelques-unes sont de petits arbres ou des arbustes. Les feuilles sont opposées et plus ou moins elliptiques, velues dans quelques espèces, glabres dans d'autres. Les fleurs sont souvent terminales, quelquefois latérales ; la corolle est plus ou moins jaunâtre, marquée de points ou de lignes d'un rouge pourpre dans le tube et la gorge de la fleur qui rappelle celle du tabac. Chaque lobe de la corolle, presque toujours longuement prolongé en lanière, porte à sa base de petits appendices linéaires ou triangulaires disposés par paires. Le fruit consiste en deux gousses ou follicules plus ou moins cylindriques contenant des graines brunes, blanches ou verdâtres, généralement velues, terminées par une hampe longue de 12 à 75 millimètres, couronnée par une touffe de poils de 25 à 50 millimètres — En outre il existe, à la base des graines fraîches, une houppe qui ne persiste jamais dans les échantillons de droguier.

Le genre *Strophantus* compte un assez grand nombre d'espèces qui sont très imparfaitement connues. M. Holmes[1], puis M. Franchet (*Ann. du Muséum*, 1894) ont établi la distribution géographique des espèces connues actuellement.

Les propriétés toxiques des semences de Strophantus sont connues depuis fort longtemps déjà des nègres de la côte de Sierra Leone, du Gabon, du Zambèze et de la région des Grands Lacs. — C'est avec des semences de ce genre que se prépare le fameux poison des Pahouins connu sous les noms d'*Inée* ou d'*Onaye*.

Les résultats favorables obtenus à la suite des essais faits avec le *Strophantus Kombé*, augmentèrent rapidement la consommation de cette semence, qui jusqu'alors n'avait guère figuré que dans les collections botaniques. Sa rareté presque absolue sur le marché fut suivie d'une abondance relative de graines qui ne différaient pas moins par leurs caractères extérieurs que par la nature et la teneur de leur principe actif. A côté de quelques espèces à peu près inertes on en rencontrait renfermant jusqu'à 5 p. 100 d'un principe éminemment

[1] *The Pharmaceut. Journal and Trans.*, avril et mai 1893, p. 868 et 927.

toxique, aussi n'y a-t-il pas lieu de s'étonner de la répugnance apportée par le pharmacien et le médecin à débiter ou à prescrire une drogue qui sous la même apparence peut présenter d'aussi grandes variations dans son action physiologique.

M. le docteur Blondel[1] qui, il y a quelques années a pu se procurer des échantillons des divers Strophantus utilisés dans la thérapeutique, a fait une étude approfondie du fruit et des graines et a cherché dans leur structure anatomique des caractères qui permettent de différencier les espèces qui existent sur le marché. Les graines de la droguerie étant toujours séparées de leurs gousses, il sera prudent pour le pharmacien de s'assurer de leur identité en se basant sur ces caractères.

On a aussi proposé de reconnaître les graines officinales contenant de la strophantine, à la coloration verte qu'elles peuvent prendre au contact de l'acide sulfurique concentré.

La meilleure méthode pour observer cette réaction constatée par Hanausek, Hebbing, etc., consiste à faire une section transversale de la graine, à la placer sur la platine du microscope et à y ajouter une goutte d'acide sulfurique concentré. Si la graine contient de la strophantine, l'albumen ou l'embryon et quelquefois les deux présenteront une coloration vert foncé après une minute de contact avec l'acide, tandis que, si elle ne renferme pas de strophantine, il se développera peu à peu une coloration rouge. Malheureusement on ne peut pas se fier absolument à cette réaction, la coloration verte se produisant parfois sans que la graine contienne le glucoside actif. M. Arnaud, M. L. Planchon ont cité des faits bien démonstratifs à cet égard.

STROPHANTUS HISPIDUS DC.

Cette espèce paraît répandue entre la Sénégambie et le Gabon, sur toute la côte de la Guinée ; mais c'est principalement de Sierra Leone et du Niger que le commerce la tire.

Le fruit qui atteint la grosseur du pouce et une longueur de 25 à 30 centimètres est composé de deux carpelles qui, à l'époque de la maturité s'écartent progressivement l'un de l'autre jusqu'à former entre eux un angle très ouvert ou même se placer sur une même ligne. La surface extérieure est d'un brun très foncé, presque violacé, et sillonnée de plis longitudinaux hérissés de place en place de petites saillies blanches et rugueuses ; la face interne est d'un jaune pâle lisse et d'aspect lustré.

[1] Blondel. *Les Strophantus du commerce.* — *Bull. gén. de Thérap.*, 30 janv. et 15 fév. 1888.

La coque de ce follicule mesure 2 millimètres d'épaisseur ; elle est coriace et très résistante. Au niveau de la fente longitudinale par

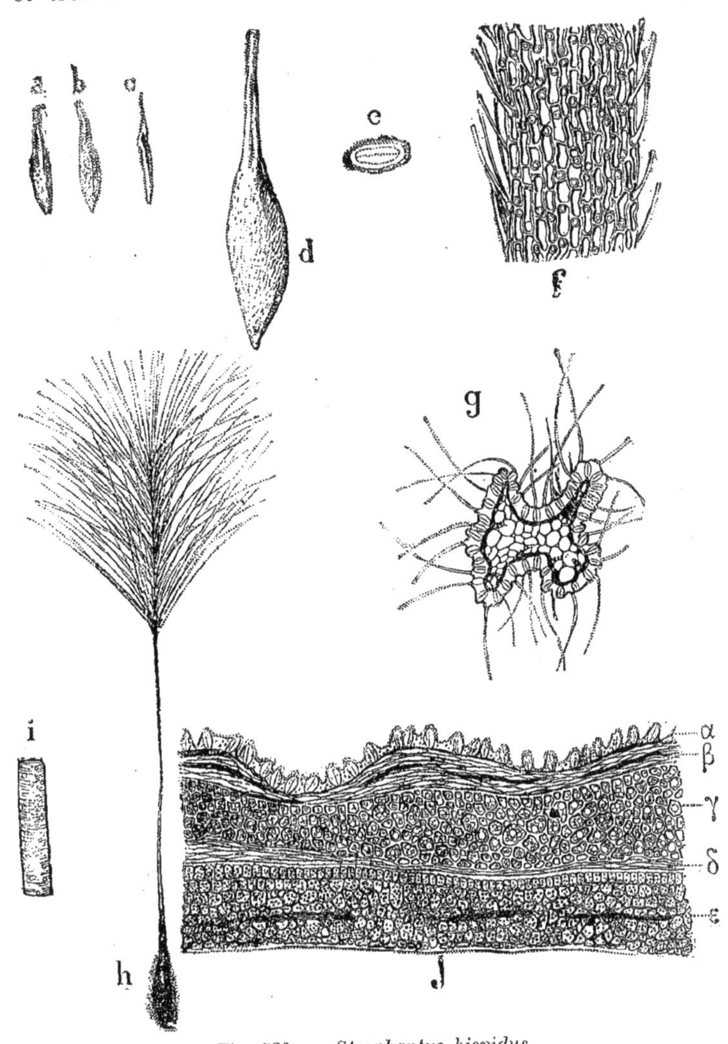

Fig. 580. — *Strophantus hispidus.*

abc, graine de grandeur naturelle. — *d*, graine grossie trois fois. — *e*, coupe transversale. — *f*, tégumen séminal superficiel. — *g*, hampe. Coupe transversale de la base. — *h*, graine pourvue de son aigrette. — *i*, fragments de poil de l'aigrette vu au microscope. — *j*, coupe transversale de la graine.

laquelle s'ouvre ce fruit, les bords repliés et accolés de la feuille carpellaire forment une double lame placentaire qui s'avance dans la cavité et la divise presque en deux moitiés ; ces lames redeviennent libres dans le voisinage de la paroi opposée et chacune d'elles s'enroule en divergeant de l'autre et en décrivant environ un tour de spire : ce sont elles qui portent les graines. Dans le fruit ouvert et tel qu'on le trouve dans le commerce, les graines sont libres dans la cavité du follicule ; la lame placentaire primitive est dédoublée et la membrane placentaire s'étale en face plane au-dessus de la fente qu'elle obture. Cette membrane qui est mince et cassante maintient la cavité close et empêche les graines de s'échapper. Parfois elle est brisée dans les échantillons du commerce.

Les graines (fig. 580) ne mesurent guère plus de 10 à 17 millimètres ; elles sont couronnées par une aigrette qui atteint 9 à 10 centimètres de longueur, elles sont fusiformes, aplaties d'avant en arrière. Leur couleur est brune avec un reflet un peu chatoyant ; leur surface est couverte de poils très courts, très fins, peu rapprochés et dirigés de bas en haut. L'extrémité inférieure se termine en pointe. L'extrémité supérieure se rétrécit assez rapidement au niveau du point qui correspond au sommet de l'embryon, puis s'atténue lentement sur une longueur de plusieurs millimètres jusqu'à la hampe qui porte l'aigrette. La face antérieure est faiblement bombée, parfois plane ou même un peu déprimée sur la ligne médiane ; une crête jaune se détachant brusquement à 3 millimètres du sommet, gagne la hampe sur laquelle elle se perd peu à peu. La face postérieure est nettement bombée et présente souvent vers l'extrémité supérieure de l'embryon une dépression plus ou moins accentuée. — L'aigrette se compose d'une hampe grêle, jaune, un peu tordue à sa base, lisse dans toute sa partie inférieure, et garnie dans sa région supérieure d'une multitude de poils très fins, blancs, brillants, argentés ; ces poils, qui peuvent atteindre 3 à 5 centimètres de long sont d'abord accolés à la surface de la hampe, puis s'en détachent sous un angle plus ou moins aigu.

Ces semences ont une odeur peu prononcée, et une saveur qui, d'abord douce et analogue à celle de la noisette, devient bientôt extrêmement amère.

Structure anatomique. — La coque de ce fruit se compose de deux couches qui se distinguent nettement par leur coloration et leur structure. La couche extérieure est constituée par un parenchyme dense de cellules allongées, flexueuses, comprimées, à parois épaisses et sinueuses, à lumen étroit et parfois ramifié, rempli souvent d'une matière colorante brun rougeâtre. Ce tissu est sillonné par des vaisseaux laticifères remplis d'un suc rouge ; il renferme des faisceaux vasculaires et une multitude de faisceaux ligneux irréguliers, constitués par des fibres à parois jaunâtres et très épaisses, à section arrondie. La couche interne blanc jaunâtre est un tissu d'éléments fibreux et scléreux qui lui donnent une grande élasticité et qui sont disposés en deux zones bien distinctes : l'une extérieure formée d'une ou de deux rangées de fibres scléreuses étroitement accolées, comprimées sur leurs faces latérales, allongées *parallèlement à l'axe du fruit*, à parois fort épaisses ; l'autre intérieure constituée par plusieurs assises de fibres semblables, mais disposées *transversalement*, et moins régulièrement que celles qui constituent la zone extérieure.

La graine est recouverte par un spermoderme composé de deux enveloppes superposées d'aspect tout différent ; une enveloppe extérieure α formée d'une seule rangée de cellules dont les parois latérales sont notablement épaissies sous la forme d'un bourrelet qui atteint son maximum d'épaisseur dans leur partie moyenne. La paroi supérieure de ces cellules étant plus ou moins déprimée vers l'intérieure, et arrivant même parfois presque en contact avec celle-ci, il en résulte que le lumen de ces cellules varie notablement dans sa forme. Vu de face, ce tégument semble creusé d'une infinité d'alvéoles allongées, à parois épaisses. Les poils qui s'insèrent contre l'un des petits côtés de l'alvéole sont légèrement renflés à leur base, unicellulaires, coniques. L'enveloppe interne β qui varie dans son épaisseur est formée d'éléments aplatis, fusiformes, à parois minces et souvent sinueuses ; elle renfermerait, d'après M. Blondel, des vaisseaux laticifères à contenu brun.

Au-dessous du spermoderme on découvre l'albumen γ qui est blanc, de consistance légèrement coriace et parcheminée ; il est formé par 5 à 6 couches de cellules polyédriques, à parois assez épaisses contenant une matière granuleuse azotée et des gouttelettes d'huile. Une zone de tissu lâche δ formé de cellules volumineuses, très aplaties, à parois minces, sépare l'albumen de l'embryon. Celui-ci a deux cotylédons plans convexes, rapprochés par leur face plane et unis par une radicule conique qui naît de leur partie supérieure et se dirige vers la hampe. Les cotylédons sont un tissu ε de cellules polyédriques irrégulières renfermant de l'huile et une substance granuleuse azotée ; ce tissu qui renferme aussi des vaisseaux laticifères est limité par une rangée de cellules cubiques de forme régulière.

STROPHANTHUS KOMBÉ

Cette sorte de beaucoup la plus répandue dans le commerce est presque exclusivement employée en Angleterre. C'est elle qui servit aux expériences chimiques de Fraser (1869). Elle croît dans la région orientale de l'Afrique tropicale, jusqu'à la région des Grands Lacs, et notamment dans la vallée du Shirez, la région de Nyanza et le pays de Kombé. Elle arrive dans le commerce par le Mozambique, par Quillimane ou par Inhambane.

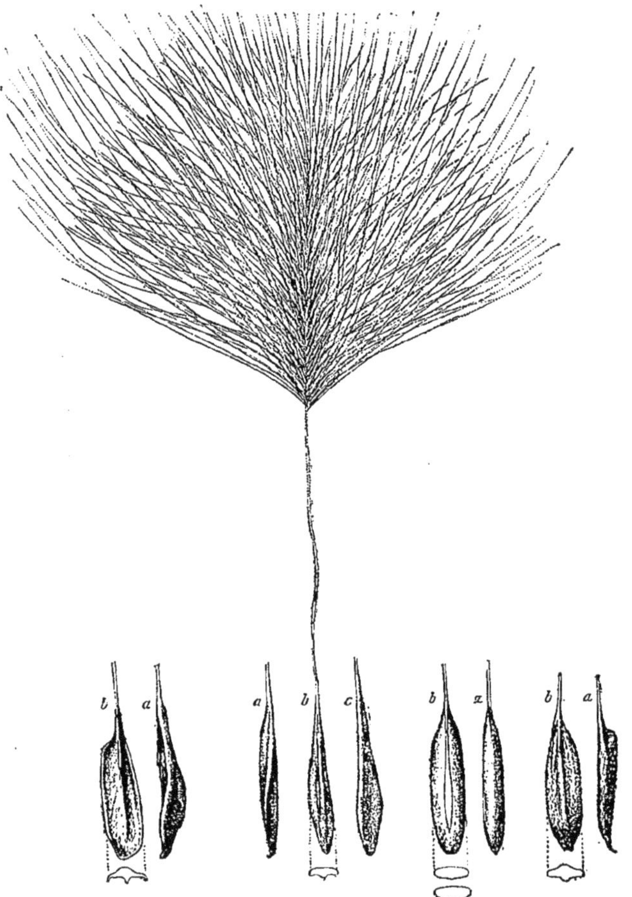

Fig. 581. — Strophantus Kombé.

M. Oliver avait séparé le *S. Kombé* du *S. hispidus*, mais, revenant sur cette opinion, il ne le considère plus aujourd'hui que comme une race de l'*hispidus*. On peut en effet suivre toutes les modifications qui transforment l'*hispidus* en *Kombé*, à mesure qu'on avance vers l'orient de l'Afrique, à partir des grands lacs.

Les recherches auxquelles M. Blondel s'est livré sur les graines de *St. Kombé* le portent à y distinguer au moins trois formes. On paraît en Angleterre comprendre indistinctement sous cette dénomination toutes les graines qui ont l'apparence verte et velue du *S. Kombé* véri-

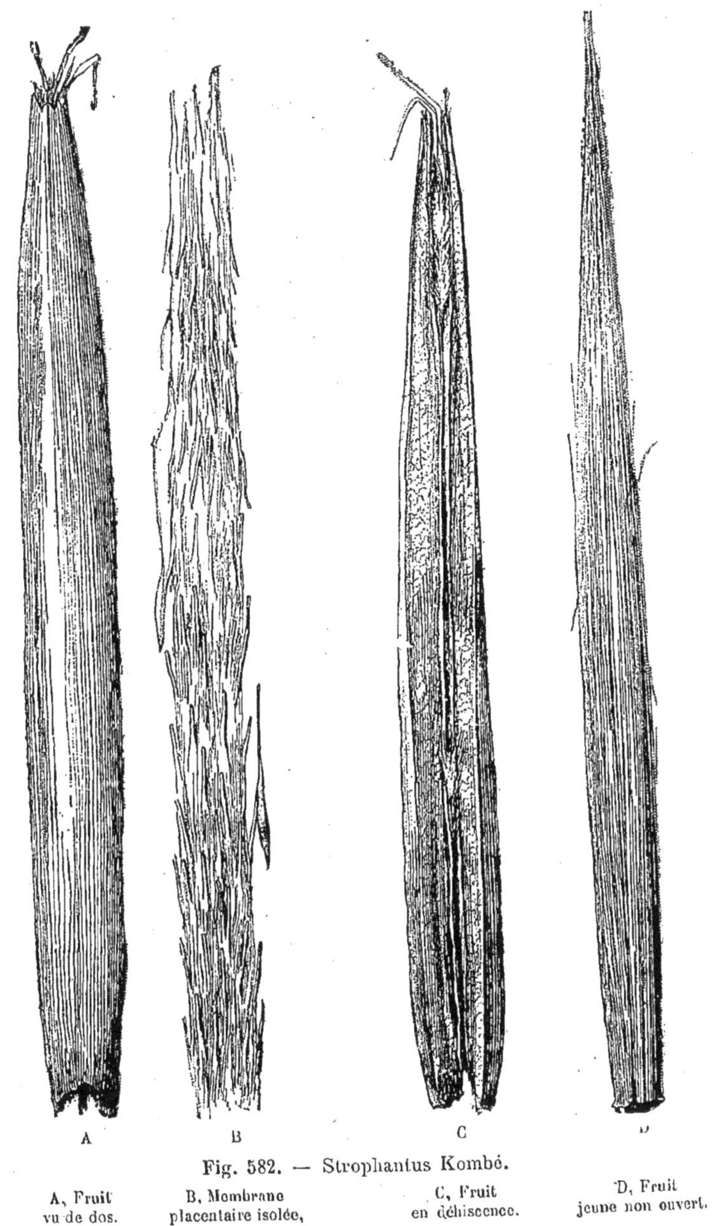

Fig. 582. — Strophantus Kombé.

A, Fruit vu de dos. B, Membrane placentaire isolée, C, Fruit en déhiscence. D, Fruit jeune non ouvert.

table. Mais, en comparant les sections microscopiques qui représentent la structure anatomique de trois graines qui lui ont été fournies sous le nom de *S. Kombé*, on est obligé de reconnaître que les différences qui les caractérisent sont bien suffisantes pour justifier une différence dans leur origine. Ces graines paraissent se rattacher à trois types différents parmi lesquels en l'absence d'un échantillon provenant d'un fruit d'herbier bien nettement déterminé, il est impossible de distinguer celui qui correspond au véritable *S. Kombé* d'Oliver.

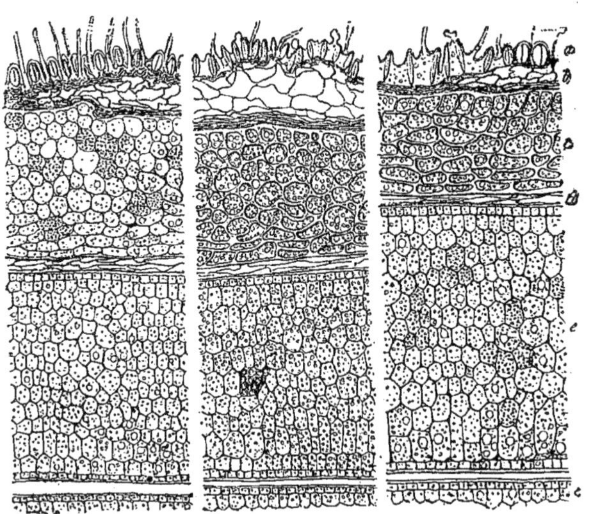

Fig. 583 à 585. — Coupe transversale de Strophantus Kombé.
Variété *α*. Variété *β*. Variété *γ*.

Toutes ces graines ont comme caractères communs : une pubescence courte et serrée, un aspect plus ou moins chatoyant, une extrémité inférieure obtuse ou tronquée, très souvent amincie, une couleur variant du vert pâle au brun verdâtre, et même au brun ; mais ce brun n'est jamais franc, clair et chatoyant comme dans le *strophantus du Niger*. Enfin presque toutes ces graines, douces quand elles ne sont pas trop anciennes, sont plus tard très amères et douées, d'après M. L. Planchon, d'une odeur forte et vireuse, parfois très pénétrante.

STROPHANTUS DU NIGER

Origine. — Cette sorte qui a été rapportée avec doute au *S. sarmentosus* DC., arrive généralement dans le commerce encore renfermée dans les follicules. Elle est assimilée par M. Pax et M. Franchet au *St. minor*, Pax. Mais cette synonymie n'est pas encore définitive, et l'espèce ou les espèces qui sont l'origine de la drogue restent encore à bien déterminer.

Description. — a. *Coque*. Ces fruits sont grêles, longs et arqués; leur largeur ne dépasse pas celle du petit doigt; leur longueur peut atteindre 50 centimètres; ils sont atténués en pointe à leur extrémité supérieure, et à peu près aussi larges à leur extrémité inférieure que dans leur partie médiane. Parfois ils sont légèrement aplatis d'avant en arrière. Leur surface extérieure offre une teinte gris sale ou rougeâtre; elle est sillonnée de plis longitudinaux peu apparents sur la face dorsale, mais bien visibles sur la face concave. Au dedans, ils offrent la même disposition que l'espèce précédente.

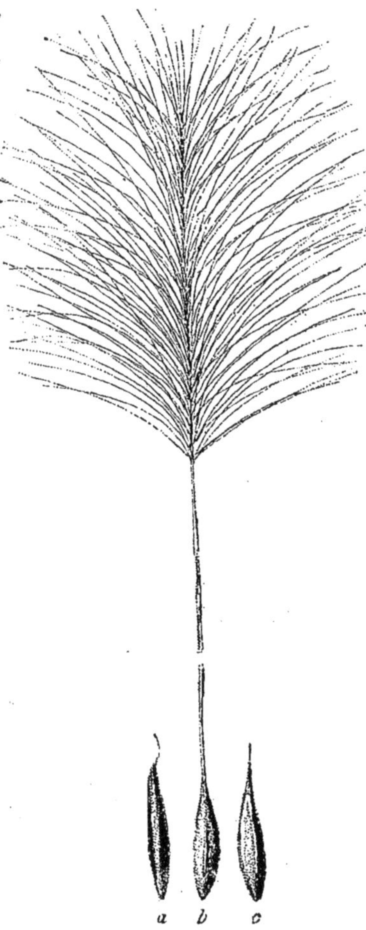

Fig. 586. — Strophantus du Niger.

La coque plus mince que celle du *S. hispidus* se compose également de deux couches l'une cellulaire, l'autre fibreuse. La première est composée d'un parenchyme à cellules arrondies, à parois un peu sinueuses et épaissies, à cavité assez large. Leur couleur est moins brune, les laticifères paraissent localisés autour des faisceaux vasculaires qui sont plus abondants. Les faisceaux fibreux moins abondants et moins gros que dans le *S. hispidus* sont formés de fibres aussi larges, mais à parois plus minces. La couche élastique se compose également de fibres scléreuses longitudinales, qui sont disposées sur trois rangées, et de fibres transversales plus longues et réunies en une zone moins épaisse.

b. *Graine*. Les graines qui au premier abord présentent une grande ressemblance avec celles du *S. hispidus* s'en distinguent aux caractères suivants (fig. 586) :

Leur longueur totale y compris la hampe varie de 8 à 14 centimètres; la partie nue de la hampe excède sensiblement la partie velue. Les poils de l'aigrette un peu plus courts, moins fins et plus serrés, ne dépassent guère 3 centimètres.

La hampe est très fine, parfois absolument blanche. La graine mesure de 10 à 18 millimètres de longueur, elle n'est point fusiforme. Son extrémité inférieure est moins atténuée que la supérieure, quelquefois même nettement élargie ; l'extrémité supérieure s'atténue en pointe jusqu'à la hampe, mais moins longuement que chez le *St. hispidus;* la largeur médiane est un peu plus considérable. La face ventrale est un peu bombée; le raphé qui surmonte la cicatrice est grêle ; une crête lui succède, en dessous de la cicatrice, qui, peu apparente dans l'espèce précédente se prolonge ici plus ou moins nettement jusqu'au niveau du tiers intérieur de la graine. La face dorsale est bombée et fortement coudée au-dessous de la naissance de la hampe. La couleur qui est généralement d'un brun fauve peut varier notablement dans le même fruit du *brun très foncé* au *jaune pâle* ou au *vert pâle*. Le duvet plus long que dans l'*hispidus* est plus serré, plus chatoyant, et a un reflet jaune clair et brillant.

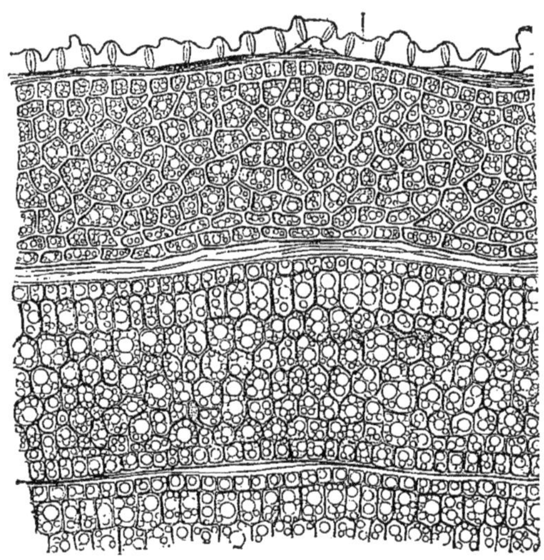

Fig. 587. — Strophantus du Niger.
Section transversale de la graine.

Dans son ensemble la structure (fig. 582) offre la plus grande analogie avec celle de l'espèce précédente. Les épaississements latéraux de l'enveloppe extérieure sont plus rapprochés les uns des autres (fig. 587) ; l'enveloppe interne est engluée par la matière jaune brun qui en masque presque entièrement la structure. L'albumen et les cotylédons n'offrent aucune particularité distincte.

Le caractère qui paraît le plus sûrement différencier cette sorte du *S. hispidus* est la *largeur relative de la graine par rapport à sa longueur*. La graine du *S. du Niger* est plus large, plus plate, plutôt ovale que véritablement lancéolée.

STROPHANTUS GLABRE DU GABON

C'est l'espèce qui a servi aux expériences physiologiques entreprises par MM. Polaillon et Carville (1871) et aux recherches chimiques de MM. Gallois et Hardy (1871), de M. Catillon et de M. Arnaud (1888). Les résultats fournis par l'analyse chimique et l'expérimentation physiologique semblent indiquer que cette espèce se distingue par sa richesse en principe actif.

Des échantillons récemment apportés par M. Thollon à M. Franchet ont permis à ce botaniste d'attribuer définitivement le *St. glabre du Gabon* à son *St. gratus* (*Roupellia grata*, Wall et Hook). C'est la plante qui doit spécialement porter le nom d'*Inée*.

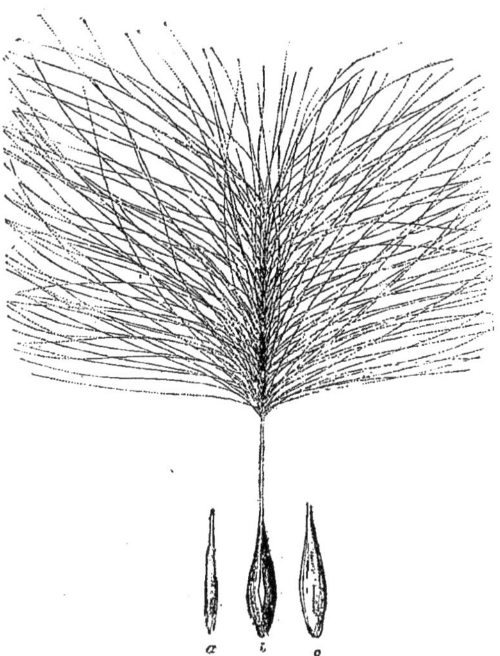

Fig. 588. — Graine de Strophantus glabre du Gabon.

Description. — D'après M. Blondel, la graine entière mesure seulement 8 à 10 centimètres de longueur (fig. 588) ; son aigrette est remarquable par la brièveté de la hampe qui peut ne mesurer que 1 à 1 centimètre et demi. Les poils du plumet sont longs (jusqu'à 7 cent.), fins, étendus presque horizontalement et quelquefois même récurvés doucement en bas à leur terminaison. La portion poilue est de 2 à 4 fois plus longue que la portion nue de la hampe.

La graine seule mesure de 10 à 16 millimètres, elle est en général très mince, et parfois foliacée. La surface varie du jaune havane au brun assez foncé; elle est absolument glabre, d'aspect cireux et terne, parfois un peu plus lustrée autour du raphé ventral, souvent marquée de plis longitudinaux très fins, dus à la dessiccation. L'extrémité inférieure est ogivale, elliptique ou brusquement tronquée, souvent très mince. L'extrémité supérieure s'atténue doucement en pointe. La face ventrale est généralement déprimée, à peu près plane, plus souvent creusée d'un sillon longitudinal; les bords sont minces et presque tranchants. Une crête médiane jaune, très mince, descend de la hampe jusqu'au milieu de la face ventrale où elle s'étale sous forme d'un fuseau pâle bien délimité et plus ou moins saillant. La face postérieure est bombée et présente un fort renflement mousse, très apparent dans les graines qui sont déprimées sur la face ventrale. Son odeur est plus ou moins marquée et sa saveur extrêmement amère.

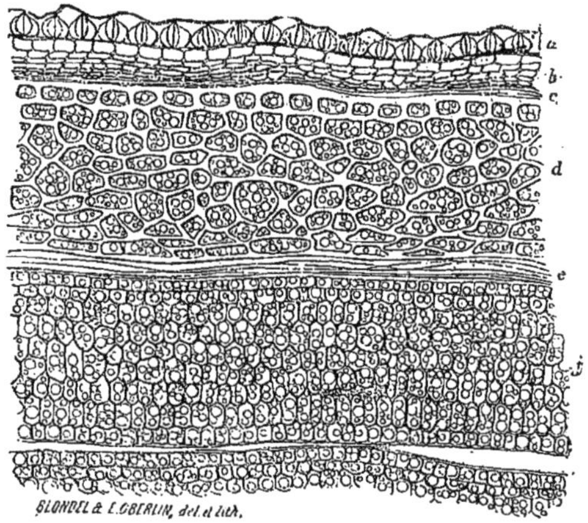

Fig. 589. — Strophantus glabre du Japon.
Section transversale de la graine.

Structure (fig. 589). — L'enveloppe extérieure est formée d'une rangée de cellules relativement étroites, dont les parois latérales très épaissies arrivent presque à se toucher, les renflements adossés ont un aspect cordiforme. L'enveloppe interne relativement épaisse se compose de 5 à 10 rangées de cellules rectangulaires qui s'aplatissent de plus en plus en s'éloignant de la périphérie. L'albumen est très développé et formé de cellules arrondies à parois épaisses et réfringentes, surtout dans la rangée la plus intérieure. L'embryon est peu volumineux, formé de cellules polygonales à parois minces; il renferme un corps gras et une matière granuleuse azotée; il contient aussi des laticifères à contenu grisâtre.

Comme nous l'avons dit plus haut, cette espèce se distingue par son activité; M. Catillon en a retiré jusqu'à 5 p. 100 de glucoside cristallisé, proportion de beaucoup supérieure à celle des autres sortes connues. M. Arnaud a montré que ce principe est de l'Ouabaïne, identique à celle de l'Ouabaïo.

STROPHANTUS DE SOURABAYA

Cette espèce presque aussi rare que la précédente dont elle se rapproche beaucoup est originaire des Indes. Son origine botanique n'est

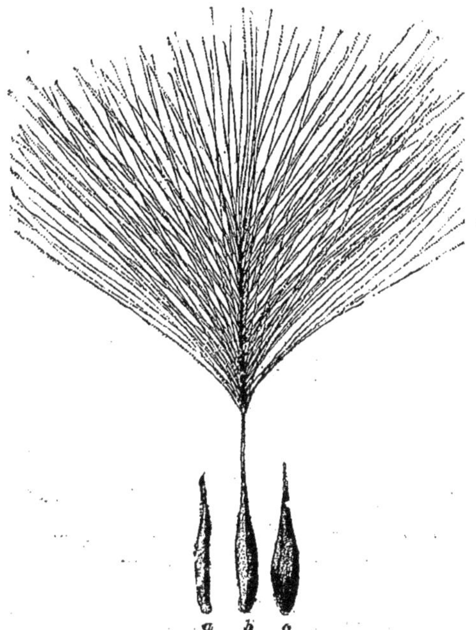

Fig. 590. — Strophantus de Sourabaya.

pas déterminée; on l'a attribuée au *S. dichotomus* DC. et au *S. Wallichii* DC.

La graine volumineuse atteint avec son aigrette, qui est courte et touffue, environ 6 centimètres de longueur. La partie nue de la hampe n'a guère plus d'un centimètre; elle est plus épaisse et plus foncée que dans les sortes précédentes. Le plumet est large, très étalé, formé de poils longs de 4 à 5 centimètres (fig. 590).

La graine est noire, brune ou d'un gris sale; elle est absolument glabre, parfois finement plissée, arrondie ou tronquée, souvent amincie

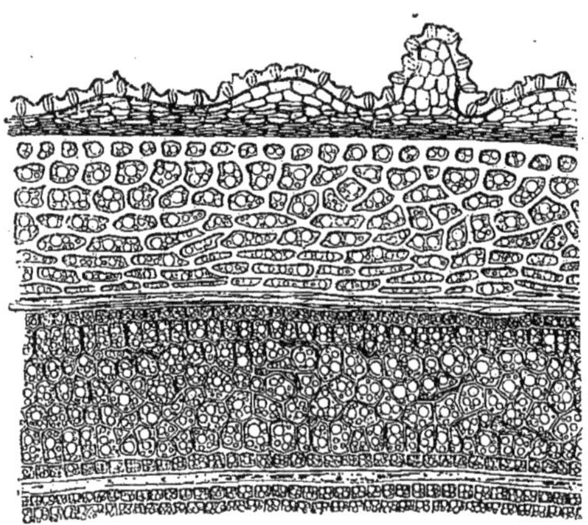

Fig. 591. — Strophantus de Sourabaya.
Section transversale de la graine.

à son extrémité inférieure. La face ventrale est bombée et présente une crête fine et brune qui, descendant de la hampe, se renfle faiblement au milieu de la graine. La face dorsale est creusée plus ou moins profondément; les bords mousses ou faiblement amincis sont récurvés en arrière.

STROPHANTUS LAINEUX DU ZAMBÈZE

La graine entière de cette espèce, rapportée au *Strophantus asper* Oliv., atteint environ 12 centimètres de longueur; la graine seule mesure 16 millimètres. L'aigrette très développée en longueur est formée de poils médiocrement allongés, un peu jaunâtres, dirigés très obliquement en haut à la façon des branches d'un peuplier; elle est supportée par une hampe très courte.

La graine (fig. 592) est oblongue, légèrement atténuée à la base, mal délimitée à la partie supérieure. Elle est recouverte d'un duvet très épais, formé de poils blancs, verdâtres ou jaunâtres, très développés.

poils qui ont jusqu'à 3 millimètres de longueur forment à la graine une véritable toison soyeuse, lustrée et très douce au toucher ; ils atteignent leur dimension maximum sur la face ventrale et surtout sur les bords de la graine.

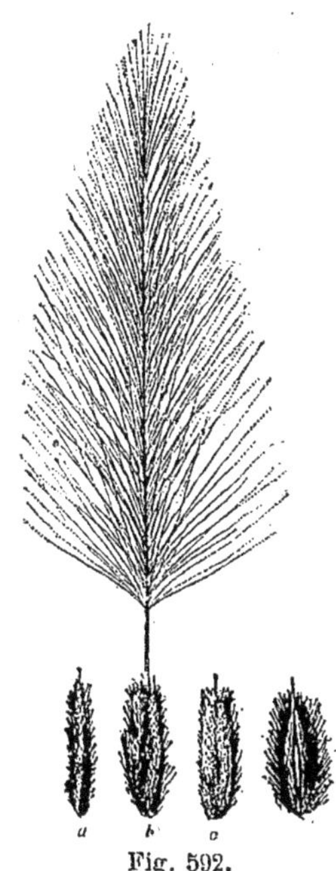

Fig. 592.
Strophantus laineux du Zambèze.

Dépouillée de ses poils par le grattage, cette graine est brune, fusiforme, à extrémité inférieure mousse, à face ventrale un peu déprimée sur la ligne médiane ; elle est marquée à sa surface de nombreux sillons longitudinaux.

Examinée au microscope, elle présente une structure qui se rapproche très sensiblement de celle qui caractérise la variété β du *S. Kombé* étudiée par M. Blondel.

Composition chimique. — MM. Gallois et Hardy (1877) retirèrent des graines nues d'un strophantus qui n'est autre que le *St. glabre du Gabon*, une substance cristallisée qu'ils désignèrent sous le nom de *Strophantine*. Dans l'aigrette ils trouvèrent également une substance cristallisée, présentant les caractères d'un alcaloïde, à laquelle ils donnèrent le nom d'*Inéine*.

En 1869, le professeur Fraser, d'Edimbourg, avait déjà signalé dans toutes les parties du *S. Kombé*, mais surtout dans les graines l'existence d'un principe actif qu'il appela *Strophantine*, dont il reprit l'étude en 1887 (*Proceedings of royal soc. of Edimb.*, 15 juillet). La substance qu'il obtint était imparfaitement cristalline, neutre ou un peu acide, très amère, très soluble dans l'eau, moins soluble dans l'alcool, insoluble dans l'éther et le chloroforme. Il lui donna pour formule $C^{20}H^{48}O^{14}$. Cette substance au contact de tous les acides minéraux se dédouble en glucose et en *strophantidine*. Fraser pense que le principe isolé par Gallois et Hardy n'est autre que ce dernier.

M. Arnaud (1888) fit à son tour l'étude chimique du *S. Kombé* et en isola, dans la proportion de 0,4 à 0,9 p. 100, la *Strophantine* sous forme d'une substance blanche, très amère, parfaitement cristallisée en aiguilles groupées autour d'un centre et présentant un aspect micacé qui rappelle celui de l'iodure de cadmium. Il lui donna pour formule $C^{31}H^{48}O^{12}$, ce qui en fait l'homologue supérieur de l'Ouabaïne $C^{30}H^{46}O^{12}$.

Du *Strophantus glabre du Gabon*, M. Arnaud retira 4,5 à 5 p. 100

d'un glucoside semblable à celui qu'il avait retiré de l'ouabaïo et auquel il a conservé le nom d'ouabaïne ($C^{30}H^{46}O^{13}$,H^2O). Cette ouabaïne est plus active que la strophantine retirée du *S. Kombé*. D'après lui ce principe correspond à celui que MM. Gallois et Hardy ont isolé à l'état impur sous le nom de *strophantine*.

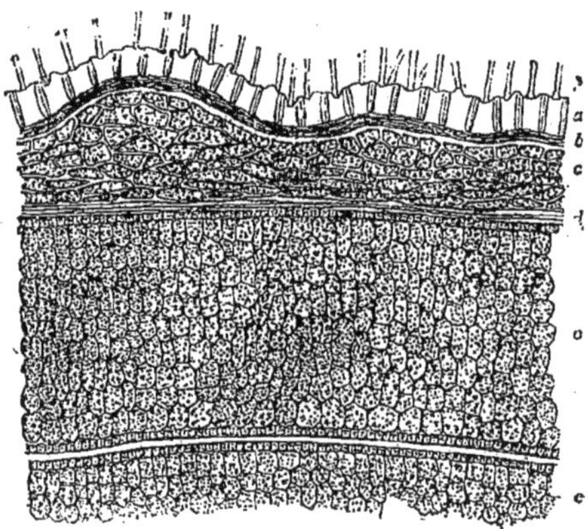

Fig. 593. — Graine de Strophantus laineux du Zambèze. Section transversale.

M. Arnaud a aussi analysé les graines de *S. hispidus*, mais il n'a pu en retirer une substance cristallisable analogue à la *strophantine*.

Falsifications. — Le prix extrêmement élevé qu'atteignit à un moment donné la graine de *Strophantus* au point de forcer même les expérimentateurs à interrompre le cours de leurs recherches, devait naturellement exciter la cupidité des falsificateurs. Aussi vit-on apparaître sur le marché un certain nombre de graines offrant quelques-uns des caractères extérieurs des *Strophantus*, mais n'en possédant aucune des propriétés. Telle est une graine reçue du Gabon et de Natal par M. Christy, de Londres, et le professeur Cornu à Paris. Cette graine (fig. 594) est oblongue, noirâtre, mesurant seulement 5 millimètres de longueur ; la surface est glabre et chagrinée ; les poils de la touffe sont nombreux, de couleur un peu jaunâtre et atteignent 4 centimètres de longueur.

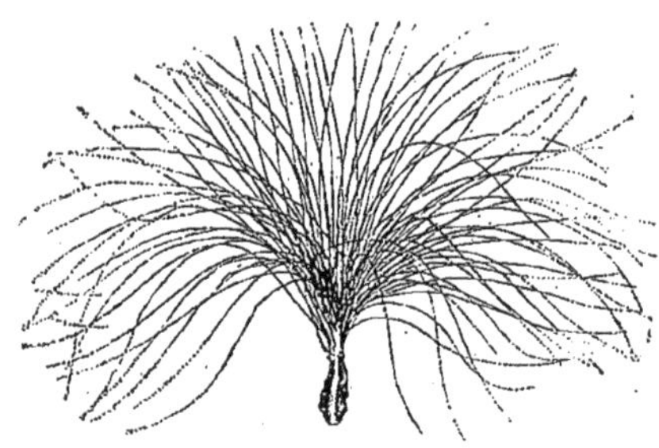

Fig. 594. Faux Strophantus du Gabon et de Natal.

On a également envoyé comme faux strophantus une graine d'Apocynée offrant quelques-uns des caractères des graines d'*Holarrhena*, dont elle se distingue par l'ensemble de ses caractères anatomiques. Cette graine est brune, glabre, striée longitudinalement, un peu tordue et porte une aigrette dont les poils sont dirigés en bas. M. Holmes l'a rapportée avec quelque doute au *Kickxia africana* Benth.

M. Blondel a signalé une autre falsification qui consiste à mélanger aux graines de strophantus saines et actives des graines déjà épuisées par l'alcool pour la préparation de la teinture. Ces graines se reconnaissent à leur saveur presque nulle, à leur couleur *brun vert*, à leur aspect terne et à leurs poils agglutinés en masse par la résine.

Usages. — Employées d'abord uniquement par les Pahouins pour empoisonner leurs flèches de guerre ou de chasse, les graines de Strophantus ne sont entrées dans la thérapeutique que depuis quelques années. Les premières recherches physiologiques entreprises par Pelikan, de Saint-Pétersbourg, en 1865 ont été continuées par Fraser d'Edimbourg, Legros et Paul Bert, Carville et Polaillon. Dans ces dernières années ces recherches ont été complétées par un grand nombre d'expérimentateurs, tant en France qu'en Allemagne et en Amérique ; elles établissent que les graines de strophantus constituent un diurétique des plus précieux, plus actif, plus rapide, et plus durable que la plupart des médicaments cardiaques, qu'il peut donner d'excellents résultats dans les maladies du cœur où la digitale reste impuissante ou est mal tolérée.

C'est un médicament difficile à manier à cause de l'action variable des graines ; aussi songea-t-on d'abord à substituer à celles-ci la *Strophantine*, mais la différence d'activité et de composition chimique des strophantines de Gallois et Hardy, de Fraser, d'Arnaud offrit les mêmes inconvénients. On se sert généralement en France de la teinture alcoolique du Kombé, préparée dans les proportions normales, soit au cinquième. La dose à employer est de 10 à 15 gouttes.

PERVENCHES

Les Pervenches sont des plantes herbacées ou suffrutescentes, dressées ou couchées, à feuilles opposées dont les fleurs axillaires et solitaires sont pourvues d'un réceptacle concave. Leur calice est à 5 divisions, à peu près libres : la corolle est hypocratériforme, gamopétale, à 5 lobes tordus. Les étamines sont au nombre de 5 ; le fruit est composé de deux follicules cylindriques, polyspermes; les graines sont nues.

On utilise en pharmacie :

La **Pervenche officinale** ou **petite Pervenche** (*Vinca minor* L.) qui croît abondamment dans les bois. Les feuilles qui se reconnaissent (fig. 595 et 596) facilement à leur forme et à leur consistance ferme et coriace sont courtement pétiolées, elliptiques ou ovales, lancéolées obtuses, à bords entiers : leur limbe est luisant, d'un vert un peu grisâtre quand elles sont desséchées. Ces feuilles n'ont pas d'odeur marquée, mais possèdent une saveur amère et acerbe; le pétiole porte deux petites glandes.

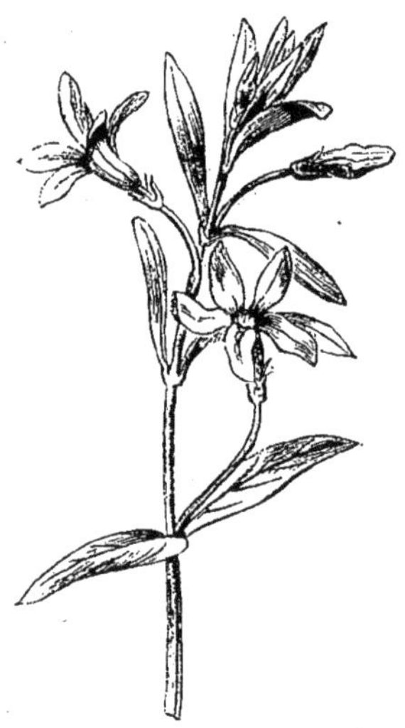

Fig. 595. — *Vinca minor*.

La **Grande Pervenche** (*V. major* L.), espèce méditerranéenne qui est cultivée dans beaucoup de jardins. Les feuilles plus grandes sont glabres sur les deux faces, ciliées et pubescentes sur les bords, ovales obtuses ou ovales lancéolées, souvent cordiformes à la base; elles possèdent une saveur astringente qui rappelle celle de la petite pervenche.

Structure anatomique (fig. 597 à 599). — Epiderme lisse formé de cellules sinueuses, garni sur ses deux faces de poils tecteurs (*V. minor*) et sur la face inférieure seule de stomates. Les poils tecteurs sont très courts et réduits à une petite pointe conique de forme quelque

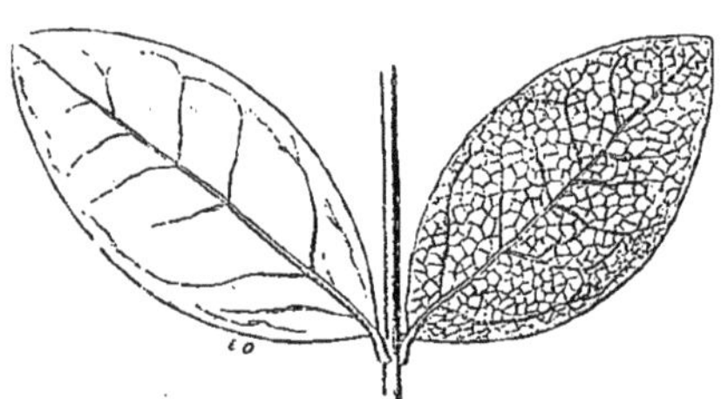

Fig. 596. — Petite Pervenche.

peu variable, partant d'une grande cellule épidermique. Les stomates sont accompagnés de deux cellules parallèles à l'ostiole et plus petites que les cellules voisines. Mésophylle hétérogène asymétrique formé dans sa partie supérieure de 2 à 3 rangées de cellules en palissade et dans sa partie inférieure qui est plus épaisse, de cellules rameuses laissant entre elles des méats. Nervure médiane biconvexe avec amas collenchymateux sous l'épiderme. Système libéro-ligneux représenté par un cordon ligneux arqué recouvert en haut et en bas par une couche

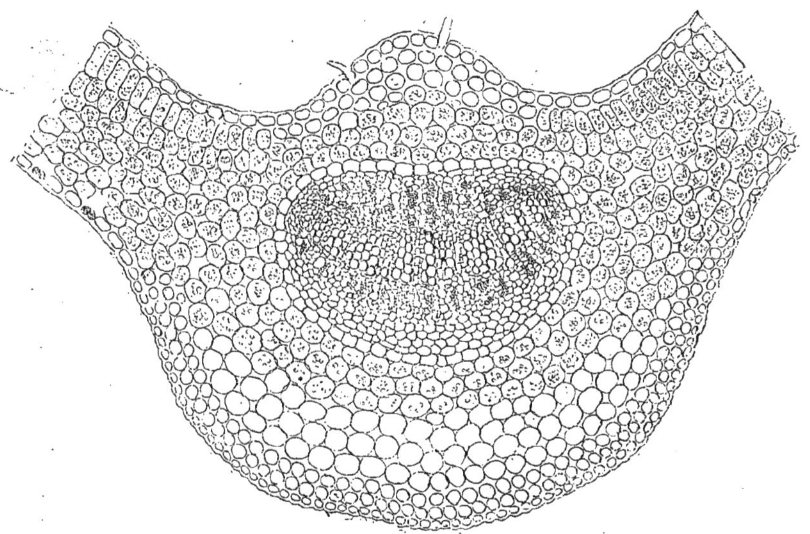

Fig. 597. — Grande Pervenche.
Nervure médiane.

de liber mou, riche en vaisseaux grillagés, et qui est entouré par un péricycle cellulosique à la limite extérieure duquel on observe fréquemment, surtout sur la face inférieure, quelques fibres mécaniques

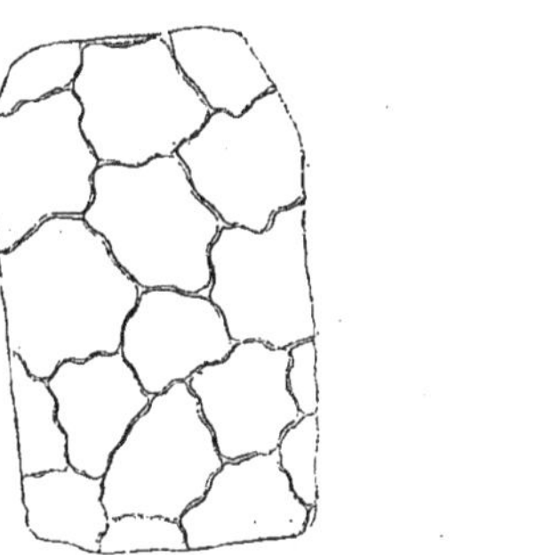

Fig. 598, 599. — Grande Pervenche.
Epiderme supérieur. Epiderme inférieur.

à parois épaisses et nacrées. C'est à la limite du péricycle et dans le voisinage des fibres que sont localisés les vaisseaux laticifères de la feuille de pervenche. Ces vaisseaux, comme ceux des Euphorbiacées, se présentent sur une section transversale sous l'aspect de cellules arrondies ou ovales, à parois assez épaisses.

Les feuilles du *V. major* se distinguent de celles du *V. minor* en ce qu'elles sont garnies à la marge de poils unicellulaires coniques.

Usages. — Les feuilles de pervenche ne sont plus guère employées que comme antilaiteuses.

Le *V. rosea* L. ou *Pervenche de Madagascar*, charmant arbuste de nos jardins, est très employé à Maurice; ses feuilles, en infusion théiforme, servent contre les indigestions et la dyspepsie. C'est un antilaiteux populaire dans cette île.

ÉCORCES D'ALSTONIA

Les *Alstonia* sont caractérisés par leur corolle hypocratériforme, leurs étamines incluses pourvues d'anthères aiguës; leur réceptacle annulaire tronqué ou lobé, leur ovaire bicarpellé et multiovulé; leur fruit, constitué par deux longs follicules grêles, renferme des graines peltées dont les bords sont généralement ciliés.

Trois espèces de ce genre intéressent la matière médicale par leurs écorces, qui jouissent de propriétés assez actives. Ce sont :

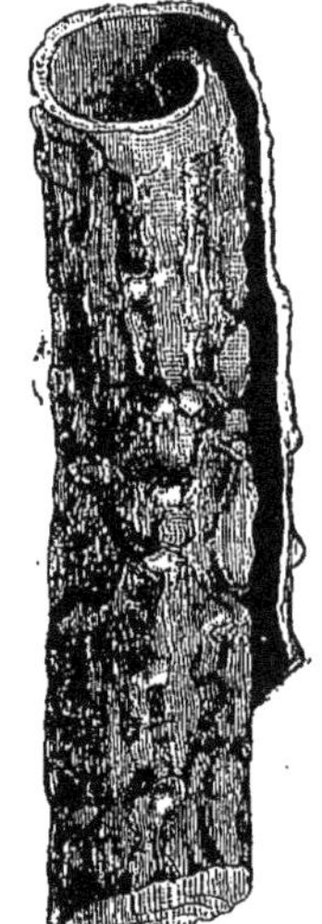

Fig. 600. Ecorce d'*Alstonia scholaris*.

1° L'*Alstonia scholaris* R. Br. (*Echites scholaris* L., *Allamanda verticillata* Desf.) qui est très commun dans l'Inde, à Java, à Timor et dans l'Afrique tropicale. L'écorce de cet arbre appelée **Ecorce de Dita**, se présente en fragments irréguliers dont l'épaisseur varie de 2 à 10 millimètres (fig. 600). Les plus minces sont généralement enroulés ou cintrés et se brisent facilement; les plus volumineux sont aplatis ou très faiblement courbés, de forme et d'aspect très variables; ils sont très résistants. La surface extérieure est très inégale, rugueuse, d'un gris foncé, marquée de taches blanchâtres, d'aspect fongueux. La surface interne est colorée en chamois clair; la cassure est très grenue. La section transversale présente deux couches d'épaisseur inégale : une portion externe ou péridermique, plus épaisse et plus foncée que la partie libérienne qui paraît striée radialement.

Cette écorce est presque inodore et a une saveur amère, dépourvue d'âcreté.

Examinée au microscope (fig. 601-602), elle présente un suber assez épais, formé de cellules tabulaires, aplaties, disposées en files radiales : un parenchyme cortical développé et formé de cellules irré-

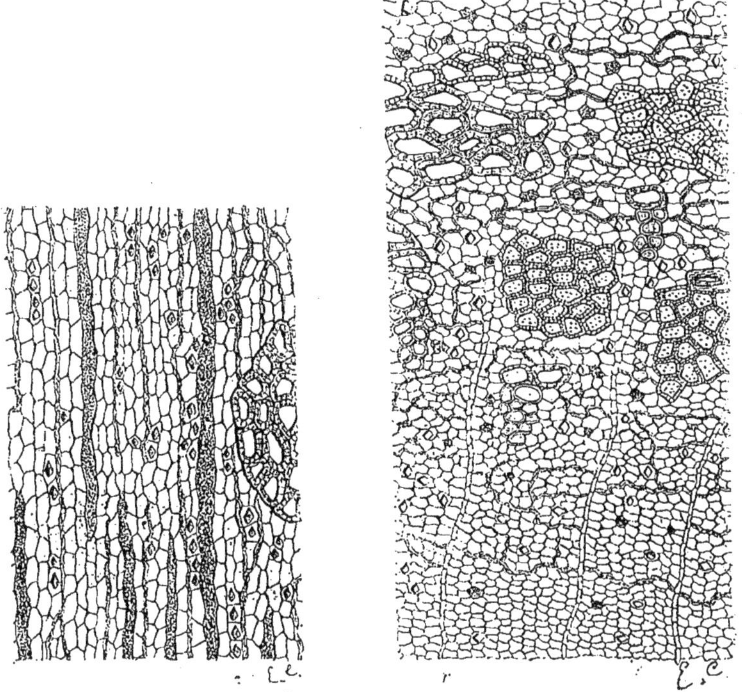

Fig. 601, 602. — Ecorce d'*Alstonia scholaris*.
Section longitudinale. Section transversale.

gulières, allongées dans le sens tangentiel ; une multitude de cellules scléreuses à parois épaisses et ponctuées et à lumen assez large, sont réunies en groupes d'épaisseur variable dans cette zone ; le liber est formé d'un tissu plus dense de cellules assez régulièrement superposées ; il montre aussi des cellules scléreuses offrant des dimensions variables, à parois plus ou moins épaisses. Ce liber est sillonné par des rayons médullaires étroits ; il renferme, ainsi que le parenchyme cortical, un grand nombre de cristaux prismatiques et des vaisseaux laticifères.

L'écorce d'*A. scholaris* a été analysée par Jobst et Hesse qui en ont retiré : 1° la *ditamine* $C^{16}H^{19}AzO^{2}$, alcaloïde amorphe ; 2° l'*échiténine*, $C^{20}A^{27}AzO^{4}$, amorphe, brune, de saveur amère ; 3° l'*échitamine* ou

Ditaïne $C^{22}H^{26}Az^{2}O^{4},H^{2}O$ alcaloïde cristallisant en prismes ; 4° une résine l'*échitocaoutchine ;* un corps neutre l'*échicérine ;* de l'*échitéine,* de l'*échitine* et de l'*échirétine.*

Elle est inscrite dans la pharmacopée de l'Inde et employée comme anthelmintique et fébrifuge. Sa poudre se donne à la dose de 20 à 30 centigrammes. C'est surtout un tonique amer, stimulant.

2° L'*Alstonia constricta* Mueller, qui croît en Australie. L'écorce de cet arbre se présente aussi en fragments très irréguliers et variables dans leurs dimensions ; elle est légèrement cintrée. La surface extérieure est tantôt jaune, tantôt brune avec une apparence spongieuse ; la partie subéreuse se détache assez facilement des couches sous-jacentes. La partie libérienne est fibreuse, jaunâtre, la face interne est striée longitudinalement. La cassure nette dans les couches extérieures est très fibreuse dans les couches internes. Cette écorce est inodore ; elle a une saveur amère très persistante.

La structure anatomique est toute différente de celle qui distingue l'espèce précédente. La région extérieure est formée d'un tissu assez régulièrement disposé en files radiales, interrompues par des groupes de cellules scléreuses parallèles. Ces cellules scléreuses ont des parois fort épaisses et canaliculées. La zone libérienne sillonnée par des rayons médullaires bien apparents présente une grande quantité de faisceaux fibreux affectant aussi une certaine régularité dans leur disposition, qui est sensiblement parallèle.

Cette écorce a été aussi analysée par Palm, puis par M. Hesse qui en a retiré de l'*alstonine,* de la *porphyrosine,* de la *porphyrine* et de l'*alstonidine.*

Vantée comme tonique et digestive, proposée comme succédanée du quinquina, cette écorce a été à plusieurs reprises retrouvée dans l'écorce d'Angusture vraie par MM. Oberlin et Schlagdenhauffen.

L'*Alstonia spectabilis* R. Br. est une espèce originaire des Moluques et de Java, dont l'écorce plus énergique, appelée *écorce de Poélé,* agit sur l'économie à la façon du curare.

ÉCORCE DE PAO PEREIRA

Origine. — Cette écorce est fournie par le *Geissospermum Vellosii* Fr. All. (*G. lœve* H. Bn., *Tabernœmontana lœvis* Velloso, *Vallesia inedita* Guib.) qui croît au Brésil, dans les provinces de Bahia, de Minas et d'Espirutu Santo.

Description. — Elle se présente en morceaux, mesurant 45 à 50 centimètres de longueur, 5 à 6 centimètres de largeur et 2 à 6 millimètres d'épaisseur, plats ou légèrement cintrés. La surface extérieure est d'un gris terreux ou gris jaunâtre, profondément crevassée dans le sens longitudinal. Cette couche extérieure, qui se laisse assez facilement entamer par l'ongle, est formée de plaques superposées qui se détachent très facilement les unes des autres et ont une cassure nette. Souvent ces couches péridermiques font défaut et l'écorce se trouve réduite à la zone libérienne, dont la structure feuilletée est tout à fait caractéristique et qui offre une résistance tellement grande qu'on ne peut la briser transversalement. Les écorces ainsi réduites ont parfois une teinte jaune qui rappelle celle du curcuma, souvent jaune rougeâtre, fauve, orangée. La surface interne a des stries longitudinales plus ou moins ondulées. Cette écorce est inodore et possède une saveur très amère.

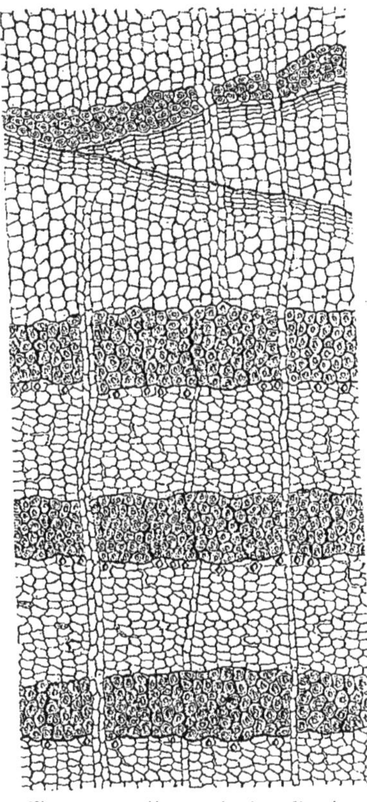

Fig. 603. — Écorce de *Pao Pereira*. Section transversale.

Structure microscopique (fig. 603). — L'épiderme qui persiste rarement est formé de quelques rangées de cellules tabulaires aplaties. Le périderme est constitué par de nombreuses couches d'un tissu de cellules polyédriques irrégulières, qui sont séparées par des lames de phellogène, s'entre-croisant en différents sens. Le périderme ne contient pas de cellules scléreuses. Le liber est formé par un parenchyme de cellules polygonales ou rectangulaires, allongées tangentiellement et régulièrement superposées, au milieu desquelles on observe des vaisseaux laticifères. Il est sillonné par des rayons médullaires bien apparents, composés d'une ou de deux rangées de cellules allongées radialement et présente un très grand nombre de faisceaux fibro-libériens bordés de cellules à cristaux. Ces faisceaux sont formés de fibres très résistantes, à parois moyennement épaisses, et affectent dans leur ensemble, un parallélisme très régulier.

Composition chimique. — Ezéchiel Correa do Santos signala le premier dans cette écorce l'existence d'une substance qu'il supposa être un alcaloïde et auquel il donna le nom de *Pereirine*. MM. Bochefontaine et Freitas (1878) l'ont appelé *Geissospermine*. La même année M. Hesse en retira deux alcaloïdes : l'un cristallisé, la *Geissospermine* qui est sous forme de prismes blancs, tronqués aux deux extrémités, solubles dans l'alcool, presque insolubles dans l'eau et l'éther ; l'autre, amorphe, d'un blanc verdâtre, très soluble dans l'éther, dont les propriétés correspondent à celles de la substance désignée sous le nom de *Péreirine* ou *Geissospermine* de Bochefontaine.

La *Geissospermine* $C^{19}H^{24}Az^2O^2$ prend au contact de l'acide nitrique une couleur rouge pourpre qui persiste assez longtemps à la température ordinaire, mais disparaît immédiatement par la chaleur en passant au jaune orangé. Au contact de l'acide sulfurique, elle acquiert au bout de quelques secondes une teinte bleuâtre, puis bleue.

La *Péreirine* prend avec l'acide nitrique une couleur rouge de sang et avec l'acide sulfurique pur une teinte rouge violette.

Les propriétés physiologiques de la *Péreirine* ont été étudiées par M. Bochefontaine, qui la range parmi les poisons paralysants.

Usages. — Cette écorce est employée depuis très longtemps au Brésil comme tonique et fébrifuge, à la dose de 30 grammes par 500 grammes d'eau.

ÉCORCES DE QUEBRACHO

Sous le nom de **Quebrachos**, on désigne dans l'Amérique du Sud un certain nombre de plantes qui ont pour caractère commun un bois très dur, capable de résister à la hache, et en même temps astringent. Deux espèces intéressent surtout la matière médicale, ce sont le *Quebracho blanco*, fourni par une plante de la famille des Apocynées, et le *Quebracho colorado* ou *Quebracho rouge* par une Térébinthacée.

Le **Quebracho blanc** provient de l'*Aspidosperma Quebracho* Schl. qui croît dans la République Argentine.

Description. — L'écorce de Quebracho blanc se présente en gros fragments aplatis ou très légèrement incurvés, ayant 7 à 8 centimètres et plus de longueur, 5 à 6 centimètres de largeur et de 1,5 à 3,5 centimètres d'épaisseur. La surface extérieure est d'un gris brun, profondément crevassée dans le sens longitudinal et dans le sens transversal : elle est recouverte assez irrégulièrement de taches blanches qui pénètrent jusqu'au fond des fentes ; çà et là apparaissent aussi quelques vestiges de lichens. La face interne est striée longitudinalement ; elle offre une teinte rougeâtre ou rosée et présente souvent de nombreuses taches noires ou grises. La section transversale montre deux couches bien distinctes : une couche extérieure ou péridermique brune avec quelques ponctuations blanches dispersées irrégulièrement et une couche interne ou libérienne d'un blanc rosé dont la teinte s'accentue sur le bord interne de l'écorce ; cette couche libérienne est striée radialement et caractérisée par la présence d'une multitude de grosses ponctuations blanches très rapprochées les unes des autres et assez régulièrement disposées en files radiales. L'odeur de cette écorce est nulle, sa saveur est amère et astringente.

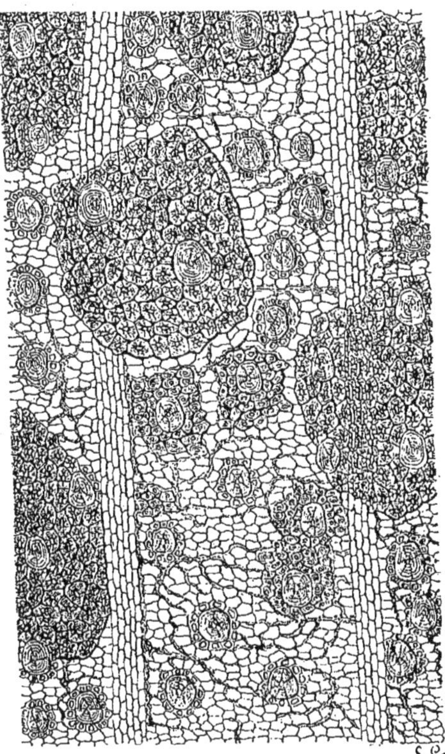

Fig. 604. — Ecorce de Quebracho blanc. Section transversale.

Structure microscopique (fig. 604). — Suber très développé et formé de nombreuses rangées de cellules tabulaires disposées en files radiales. Parenchyme cortical également développé, occupant un peu moins de la moitié de l'épaisseur de l'écorce et constitué par des cellules polyédriques, irrégulières, sans direction bien déterminée. Ce parenchyme est divisé en plusieurs assises par de nombreuses bandes de phellogène qui sont parfois parallèles, d'autrefois plus ou moins obliques, formées de cellules tabulaires aplaties. Dans l'épaisseur de ce parenchyme et dans l'intervalle qui sépare ces plaques péridermiques, on observe de grosses cellules scléreuses qui sont réunies en amas assez volumineux et des vaisseaux laticifères. La couche libérienne est un tissu plus dense : elle présente de nombreux massifs de cellules scléreuses, à parois très épaisses et canaliculées, des fibres qui sont tantôt très grosses et isolées, tantôt plus petites et groupées ; les fibres les plus grosses sont généralement entourées par une gaine de cellules dont chacune contient un cristal prismatique volumineux. Toute l'épaisseur de ce liber est sillonné de larges rayons médullaires. Le liber et le parenchyme cortical de l'écorce de Quebracho blanc renferment des corpuscules amylacés et du tannin ; toutefois celui-ci est plus abondant dans les couches péridermiques.

Cette structure, comme on le verra plus loin, est toute différente de celle du *Loxopterygium Lorentzii* Griseb. qui fournit l'écorce de **Quebracho colorado.**

Composition chimique. — Cette écorce a d'abord été étudiée par Fraude (*Bericht Deutsch. chem. Gessels.*, 1878) qui en retira un alcaloïde, l'*aspidospermine;* celle-ci d'après Penzoldt, ne représente pas le principe actif. Hesse reprit cette étude (*Annal. der chim.*, CCXI) et isola de la drogue des proportions variables d'alcaloïdes, qu'il désigna sous les noms d'*aspidospermine*, *aspidospermatine*, *aspidosamine*, *hypoquebrachine*, *quebrachine* et *quebrachamine*. L'*aspidospermine* du commerce est un mélange de plusieurs de ces principes.

Ces alcaloïdes présentent une certaine analogie de propriétés physiologiques et de réactions chimiques avec ceux des *Strychnos*, mais leur action est moins prononcée et moins énergique.

M. Tanret (1890) a retiré de l'écorce de quebracho blanc deux principes sucrés, la *québrachite* et l'*inosite lévogyre*.

Usages. — Le Quebracho blanc est donné au Chili et dans la République Argentine comme antipériodique. En France on a proposé de l'employer dans l'asthme et dans les dyspnées cardiaques, sous forme d'extrait alcoolique, à la dose de 30 centigrammes, ou en teinture alcoolique à la dose de 50 centigrammes à 4 grammes.

A la série de Plumériées se rattachent encore de nombreuses espèces éminemment actives, dont l'usage fréquent dans leur pays d'origine n'a pas encore été introduit dans la thérapeutique européenne Les plus intéressantes d'entre elles sont :

Le *Plumeria alba* L. ou *Frangipanier blanc, bois de lait* qui croît dans les Antilles. Le suc laiteux de cette plante, administré à l'intérieur et à doses élevées, est un toxique violent qui agit à la façon du suc des Euphorbes ; à petites doses (50 ou 80 centigrammes), il est employé contre l'hydropisie. L'écorce de la racine et celle du tronc sont prescrites comme antiblennorrhagiques sous forme de vin ou d'extrait, à la dose de 20 à 25 centigrammes par jour. Au Mexique, elles sont réputées altérantes et dépuratives.

Le *P. rubra* L., autre espèce des Antilles qui présente à peu près les mêmes propriétés et dont les fruits comestibles sont très appréciés sous le nom de *frangipanes*.

Le *Cerbera venenifera* Steud. (*C. Tanghin* Kook, *Tanghinia venenifera* Poir.) ou *Tanguin de Madagascar* dont l'amande contient un principe très vénéneux, la *tanguine* ou *tanghinine*. Cette substance, qui a été isolée et étudiée par M. Arnaud (1889), est incolore et cristallise en rhombes parfaitement formés par évaporation de sa solution alcoolique ; elle est anhydre et n'agit pas sur les réactifs colorés, elle est peu soluble dans l'eau. Au bout de quelques heures de contact avec ce liquide, elle se gonfle au point de former un mucilage assez épais pour qu'on puisse retourner le vase sans qu'il se produise aucun écoulement. Examiné au microscope, ce mucilage laisse voir nettement des cristaux qui sont en suspension dans un liquide incolore. Au point de vue physiologique, la tanghinine est un poison cardiaque qui se rapproche de la strophantine et de l'ouabaïne, dont elle se distingue toutefois par une action convulsivante générale. Dans toutes les relations des voyageurs on trouve des détails dramatiques sur l'épreuve judiciaire que les Madécasses et les Hovas pratiquaient avec cette substance, dont l'usage a persisté sur le territoire de toutes les peuplades insoumises et indépendantes de l'île de Madagascar. L'extrait *mixte* de cette amande est administré à la dose de 5 à 10 centigrammes dans l'atonie intestinale, l'incontinence d'urine et les paralysies toniques.

Le *C. Thevetia* L. (*Thevetia neriifolia* Jus.), espèce originaire de l'Amérique tropicale et dont les graines renferment, d'après M. de Frey, deux alcaloïdes la *thévétine* et la *thévérésine*, poisons du cœur fort énergiques. Son écorce est employée en teinture à la dose de 10 à 15 gouttes, 3 fois par jour, comme un puissant antipériodique.

Le *C. Ahouai* L. (*Thevetia Ahouai* A. DC.), très voisin du précédent et qui partage ses propriétés.

Le *C. Thevetoides* Kunth (*Th. Yccotli* A. DC.) qui croît au Mexique ; c'est une des Apocynées les plus vénéneuses. On retire de ses graines un glucoside, la *Cerbérine* $C^{35}H^{38}O^{12}$, qui présente des propriétés physiologiques analogues à celles de la Digitale, mais dont l'action thérapeutique n'est pas encore assez connue pour légitimer son emploi.

Le *C. Manghas* L., espèce indienne dont le suc laiteux est employé comme un purgatif énergique.

L'*Alyxia aromatica* Reinw, espèce originaire de l'archipel Malais et de la Nouvelle-Calédonie, que l'on considère comme un excellent tonique, et qui a été préconisée en Allemagne à la dose de 15 à 20 grammes en infusion théiforme contre les diarrhées et les névralgies.

Le *Rauwolfia canescens* L., espèce des Antilles, où l'on utilise son écorce sous forme d'extrait, à l'extérieur comme antiparasitaire et à l'intérieur en décoction, comme antisyphilitique.

OUABAIO

Origine. — Les Somalis de la côte orientale d'Afrique préparent un poison des flèches avec l'extrait aqueux du bois et surtout des racines d'un arbre appelé *Ouabaio* qui croît sur les montagnes du *Somal*. D'après MM. Franchet et Poisson, cette plante se rapproche du *Carissa Schimperi* d'Abyssinie, mais en raison de l'absence d'épines sur ses rameaux, elle doit plutôt être rangé parmi les *Acokanthera*, genre très voisin, créé par Don. Trois espèces : *Acokantera Ouabaïo* Poiss., *A. Schimperi* B. et H., ***A.*** *Deflersii* Schw. ont été données comme origine de la substance. La dernière indiquée par Lewin, ne paraît pas correspondre aux échantillons de la drogue étudiés en France.

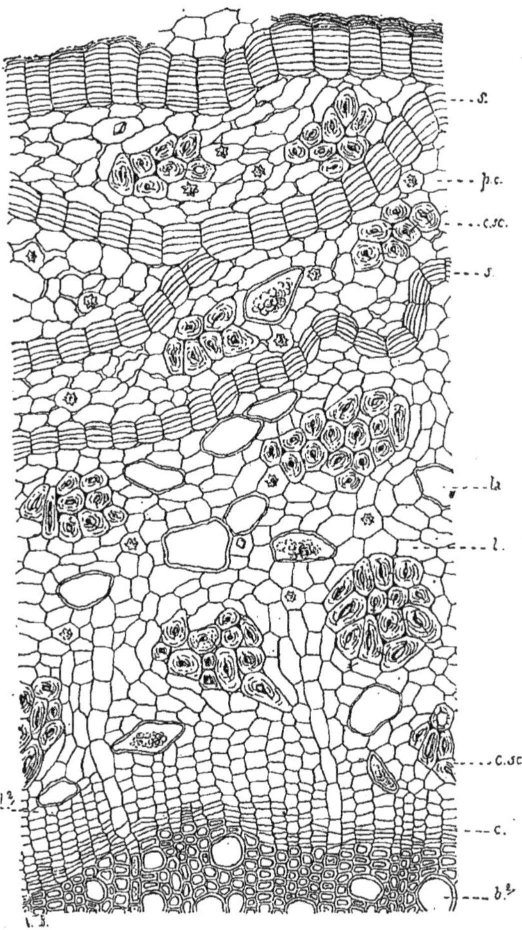

Fig. 605. — *Ouabaio.*
Structure anatomique.

Description. — Les spécimens de cette plante rapportés par M. Revoil ont les caractères suivants : les tiges ont environ 10 centimètres de diamètre; l'écorce est rugueuse, grisâtre, d'aspect argenté sur sa face externe s'exfoliant facilement sous l'ongle, mais présentant avec le bois une adhérence assez grande. La face interne est d'un gris noirâtre, plus ou moins foncé et lisse. La cassure est courte, grossière; elle offre à l'œil nu des lignes blanches concentriques, mais non continues, qui divisent l'écorce en plusieurs couches et se détachent nettement sur la couleur rouge brun de l'écorce elle-même.

Le bois a une structure très dense et se laisse difficilement attaquer par le couteau ; à première vue, il montre des cercles concentriques d'accroissement annuel comme ceux que présentent les tiges ligneuses de nos bois indigènes. Le bois possède une saveur amère très prononcée ; il est dépourvu de toute odeur ; sa couleur est blanc jaunâtre.

Structure microscopique. — M. Cathelineau[1] qui a étudié l'Ouabaio au microscope en donne la structure suivante (fig. 605) :

A la partie externe, 6 ou 8 assises de cellules subéreuses colorées en brun (*s*) ; au-dessous on aperçoit la zone génératrice de ce suber, formée de cellules à parois minces. C'est le type de ces zones bilatérales si communes dans les écorces âgées, qu'on nomme *subérophellodermiques,* donnant des couches de suber extérieurement, et en dedans des files de parenchyme cortical. Ici cette disposition typique et régulière s'est modifiée au point qu'il est fort difficile de différencier les cellules de cette provenance du parenchyme fondamental. Un certain nombre de cellules de ce parenchyme sont colorées en rouge brunâtre à leur intérieur, d'autres présentent des cristaux rhomboédriques ou des mâcles d'oxalate de chaux. Au milieu du parenchyme cortical (*pc*) on observe des amas de cellules scléreuses jaunâtres (*c.sc.*), disposées par îlots. Des laticifères inarticulés (*la*) sont répartis sans ordre dans cette région. En dedans on trouve une nouvelle couche subérophellodermique fonctionnant comme les précédentes et provoquant l'exfoliation des tissus situés en dehors d'elle. Ainsi s'explique l'état écailleux que présentent les échantillons. Plus profondément encore on voit un nouveau parenchyme provenant de cette zone génératrice suberophellodermique, des cellules scléreuses et des laticifères. On peut ainsi en trouver 5 à 6 zones parfois assez régulièrement concentriques. Vient ensuite le liber (*l*) qui est peu développé et formé de cellules à parois minces, assez régulièrement superposées ; il contient quelques cellules scléreuses, mais pas de fibres épaissies. Le bois (b^2) séparé de l'écorce par l'assise génératrice est composé de fibres ligneuses à parois fort épaisses et de vaisseaux ; il est sillonné par des rayons médullaires assez peu rapprochés, à deux à trois files de cellules ; l'anneau ligneux est bordé intérieurement par un liber périmédullaire renfermant des vaisseaux grillagés, mais ne contenant pas de laticifères. La moelle assez réduite est formée de cellules arrondies, parmi lesquelles on observe de longues fibres blanches à contenu rouge brun très foncé et des vaisseaux laticifères.

Composition chimique. — L'Ouabaio a été analysé par M. Arnaud qui

[1] Cathelineau. *L'Ouabaïo*. Thèse de l'Ec. de Ph. Paris, 1890.

en a retiré 3 p. 100 d'une substance cristallisée qu'il a appelé *Ouabaïne*. Cette substance qui cristallise en lames rectangulaires, d'aspect nacré, blanches, inodores, est peu soluble dans l'eau, insoluble dans le chloroforme, l'éther et l'alcool.

Action physiologique. — Les expériences physiologiques entreprises avec l'extrait aqueux employé par les Somalis démontrent que cet extrait possède des effets tout à fait analogues à ceux de la *Strophantine*. Il agit sur le système nerveux bulbo-médullaire et sur l'appareil cardio-vasculaire. La puissance toxique de l'Ouabaïne est deux fois plus forte que celle de la Strophantine.

CAOUTCHOUCS D'AFRIQUE

La plupart des Caoutchoucs qui nous viennent d'Afrique sont fournis par des plantes de la famille des Apocynées, du groupe des Carissées. De ces sortes assez nombreuses, nous ne citerons que celles qui sont fournies par les Colonies françaises, dont on ignore trop souvent chez nous les richesses naturelles.

M. Morellet[1] a décrit l'origine, les caractères et le mode de préparation de ces caoutchoucs.

Ceux qui nous intéressent plus spécialement sous ce rapport sont :

Le **Caoutchouc du Sénégal** ou de **Cazamance** qui est fourni par le *Vahea Senegalensis* A. DC., qui croît dans la Sénégambie. Ce caoutchouc se présente quelquefois sous l'aspect de masses plus ou moins volumineuses, arrondies en forme de boules, ou aplaties et formant des plaques irrégulières de 1 à 3 centimètres d'épaisseur ; d'autres fois il nous arrive sous forme de boules obtenues en roulant sur lui-même le Caoutchouc préalablement coagulé et tiré en filaments par le procédé qu'emploient les femmes de nos contrées pour dévider le fil. Intérieurement ce caoutchouc est blanc ou légèrement teinté en rose : il est plus ou moins chargé d'eau, de fragments ligneux et de matières terreuses.

Le **Caoutchouc de Sierra Leone** qui affecte les mêmes formes que le précédent, dont il ne se distingue guère que par sa couleur blanche ou gris ardoise et l'aspect poisseux qu'il prend quand on l'expose pendant plusieurs jours à une température de 30°. Cette espèce est rapportée avec quelque doute au *Landolphia Owariensis* Pal. de Beauv.

[1] Morellet. *Le Caoutchouc, ses origines botaniques* (Thèse Ec. de Ph. de Paris, 1884).

Le **Caoutchouc du Gabon** qui se présente sous deux aspects différents ; tantôt en masses volumineuses, blanches à la coupe, d'odeur nauséabonde, sans grande consistance, et tendant à prendre à la longue la forme des vases qui le contiennent ; tantôt en morceaux dont la grosseur varie depuis celle du pouce jusqu'à celle du petit doigt, pressés et collés les uns contre les autres. La première de ces variétés est fournie par un *Landolphia* qui croît sur la côte de Guinée ; l'origine de la seconde variété est inconnue.

Le **Caoutchouc de Loanda en boules** (*Têtes de nègres d'Afrique*) qui est fourni par le *Landolphia florida* Benth.

Le **Caoutchouc de Mozambique** dont on distingue trois variétés fournies par les *Land. Kirkii* et *Petersiana.*

Le **Caoutchouc de Madagascar** qui est fourni par les *Vahea Gummifera* Lam. et *V. Comorensis* Boj., etc. Ce Caoutchouc se présente sous des aspects très variés qui sont toujours le résultat de la coagulation du latex en masses plus ou moins volumineuses. La grosseur de ces masses varie depuis celle du poing jusqu'à celle d'une tête humaine ; elles sont quelquefois aplaties par une action mécanique exercée sur elles peu de temps après leur coagulation. L'eau contenue dans ces caoutchoucs renferme toujours une certaine quantité d'acide citrique ou d'acide sulfurique, dont la présence indique nettement que la coagulation du latex a été opérée ou facilitée par l'addition de jus de citron ou de l'huile de vitriol.

CAOUTCHOUCS DE BORNÉO

Sous le nom de **Caoutchoucs de Bornéo** on reçoit en Europe et aux États-Unis d'Amérique des Caoutchoucs qui ne sont pas seulement récoltés à Bornéo, mais dans toute la Malaisie.

Ces Caoutchoucs sont tous chargés d'une certaine quantité d'eau, qui est renfermée dans des poches plus ou moins volumineuses et plus ou moins rapprochées les unes des autres ; ils contiennent très souvent des fragments d'écorces détachés pendant la récolte des végétaux producteurs. Ils proviennent le plus souvent de la coagulation spontanée de quantités plus ou moins considérables de latex et forment des masses très irrégulières. L'eau qu'ils contiennent s'est très vraisemblablement séparée du latex, car elle est chargée de principes azotés en fermentation et renferme même souvent du tannin, qui a dû empêcher la fermentation de ces matières azotées. La récolte s'en fait généralement d'une manière méthodique en pratiquant dans le corps du végétal des entailles en forme de V, de 1 à 2 centimètres de hauteur sur 3 à 4 de profondeur. Ces entailles doivent traverser l'écorce et s'arrêter au bois.

Les principaux lieux de production des Caoutchoucs de Bornéo sont dans l'île de Bornéo, Sarawak, Sambas, Pontianak, sur la côte Sud-Ouest, et Boelongam, Labuan, Banjermassin, Paser sur la côte Est. Ces diverses sortes arrivent aujourd'hui presque directement par Macassar ou Singapore.

Ces Caoutchoucs sont produits en général par diverses plantes de la famille des Apocynées au nombre desquelles il faut citer :

En première ligne l'*Urceola elastica* Roxb. qui croît dans toute la Malaisie, puis le *Willuhgbeia firma* Bl. qui croît à Sumatra, ainsi que le *Dyera costulata* Hook. Ceux qui contiennent du tannin, et qui sont les plus estimés, sont fournis par une Asclépiadée, le *Calotropis gigantea* R. Br.

Parmi les autres plantes de la famille des Apocynées qui concourent encore à la production du Caoutchouc, il faut citer :

L'*Hancornia speciosa* Gom. qui fournit les **Caoutchoucs de Pernambuco, de Maranham, de Bahia.**

A la série des *Carissées* se rattachent :

Le *Carissa Xylopicron* Dup. Th., arbuste originaire de Maurice et de Bourbon, où il est connu sous les noms de *Bois amer* ou *bois d'absinthe*, qui rappellent ses propriétés amères, utilisées au même titre que celles du *Quassia* et du *Picræna*.

Le *C. Carandas* L., espèce indienne dont la racine est amère et stomachique.

L'*Allamanda cathartica* L. (*Orelia grandiflora* Aubl.), plante originaire de la Guyane et du Brésil, introduite dans l'Inde, où on utilise son suc laiteux comme purgatif à la dose de 6 à 8 gouttes. Les feuilles sont employées en infusion comme cathartiques dans le traitement de la colique de plomb.

GUACHAMACA

Le *Guachamaca*, ou *Guaiamo*, est une plante qui croît au Vénézuéla où elle jouit d'une grande réputation ; elle a été décrite par René de Grosourdy sous le nom de *Guachamaca toxifera* Gros. et identifiée par Hooker avec le *Malouetia nitida* Spruce.

C'est un arbuste de 2 à 5 mètres de hauteur dont l'écorce peu épaisse, tantôt d'un gris cendré, tantôt de couleur foncée présente un grand nombre de stries longitudinales et de nombreuses lenticelles blanches. — Le docteur Sachs a démontré que l'action foudroyante qui faisait la réputation du Guachamaca a été fort exagérée et que cette écorce agit à la façon des narcotiques simples. Elle doit ses propriétés à la présence d'un alcaloïde soluble dans l'eau, légèrement soluble dans l'alcool et presque insoluble dans l'éther et le chloroforme. — Son extrait aqueux produit des effets analogues à ceux du curare, et peut être administré par la bouche à beaucoup plus forte dose que par la méthode endermique ; il produit comme celui-ci une action paralysante, mais en diffère en ce qu'il n'affecte pas les organes respiratoires. Le docteur Scheffer a proposé de l'employer dans le traitement des spasmes, du tétanos et des affections analogues du système nerveux.

OLÉACÉES

Arbustes, arbrisseaux ou grands arbres, à feuilles opposées, rarement alternes, simples ou pinnées, à fleurs hermaphrodites, excepté dans les *Fraxinus* où elles sont polygames. Calice gamosépale turbiné dans sa partie inférieure, 4-5 denté. Corolle gamopétale, souvent tubuleuse et régulière, infundibuliforme, à 4 ou 5 lobes, à préfloraison valvaire, très rarement nulle. Étamines au nombre de deux seulement. Ovaire à deux loges, dans chacune desquelles un ou deux ovules, ascendants ou descendants. Style simple terminé par un stigmate bilobé. Drupe, baie, capsule, ou samare. Graines à tégument mince ou charnu, à albumen charnu ou dur, quelquefois très mince, recouvrant un embryon droit.

Caractères anatomiques. — *Feuilles.* — Poils tecteurs se présentant ordinairement sous forme de petites papilles coniques, unicellulées, quelquefois plus développés et unicellulaires (*Fraxinus*) ou unisériés et paucicellulés. Poils glanduleux, sessiles, capités, à tête divisée verticalement en huit cellules ou en un plus grand nombre de loges, tantôt arrondie, tantôt aplatie et disposée en forme d'écusson dont le contour est circulaire ou déchiqueté. Les stomates sont généralement entourés de plusieurs cellules épidermiques, sans direction déterminée et rarement de deux cellules parallèles à l'ostiole. Les cristaux sont aciculaires, très petits et aiguillés, fréquents dans l'épiderme, rarement lamellaires ou octaédriques. Pas de laticifères, ni de glandes internes mais fréquemment des cystolithes peu ramifiés (*Olea*, *Phillyrea*).

Ces plantes habitent pour la plupart l'hémisphère boréal ; les Oléacées, rares entre les tropiques, se plaisent surtout dans les régions tempérées et chaudes situées en deçà du Cancer ; les Fraxinées, peu répandues dans l'Europe et l'Asie tempérée sont abondantes en Amérique.

Indépendamment de l'huile d'olives dont l'alimentation et l'industrie tirent depuis fort longtemps un si grand parti, cette famille fournit encore à la pharmacie un certain nombre d'espèces utiles parmi lesquelles il faut citer les Frênes à manne ; la parfumerie utilise quelques espèces très odorantes telles que les Jasmins.

HUILE D'OLIVES

Origine. — L'**huile d'olives** est fournie par l'olivier, *Olea Europæa* L. (*O. Gallica* Mill.), arbre toujours vert qui peut atteindre 12 mètres de hauteur et un âge très avancé. Cette plante, originaire de la Palestine et de l'Asie Mineure, est cultivée dans toute la région méditerranéenne, dont elle constitue une des principales richesses naturelles et une espèce caractéristique; elle a été introduite au Pérou où elle a assez bien réussi. Sa culture en France est localisée dans une douzaine de départements dont les plus productifs sont la Corse, les Bouches-du-Rhône, les Alpes-Maritimes et le Var.

Production et extraction. — On distingue plusieurs variétés d'olivier qui se propagent par la greffe ou au moyen de rejets. Le fruit est un drupe ovale, plus ou moins allongé ou subglobuleux, long de 1 à 3 centimètres, d'une couleur vert sombre ou pourpre foncé, à épicarpe lisse et dont le mésocarpe charnu, gorgé d'huile, recouvre un noyau osseux très dur, fusiforme et une graine qui renferme aussi un peu d'huile.

Les olives, cueillies sur l'arbre ou ramassées sur le sol, sont réduites au moyen de meules verticales en une pulpe, que l'on enferme dans des sacs en gros tissu, empilés les uns sur les autres. En soumettant ces sacs à une pression modérée, il s'en écoule une huile qu'on dirige dans des réservoirs contenant de l'eau, à la surface de laquelle elle surnage. Cette huile, connue dans le commerce sous le nom d'*huile vierge*, est un peu verdâtre; elle n'a pas d'odeur bien marquée et possède un goût de fruit spécial; elle se fige facilement au froid.

Après avoir été arrosés avec de l'eau bouillante, les sacs contenant la pulpe sont soumis à une pression un peu plus forte ; l'huile et l'eau qui s'en échappent se rendent dans de grands réservoirs ; la matière grasse qui surnage, recueillie avec de grandes cuillers constitue l'huile d'*olive ordinaire;* celle-ci est jaune, un peu moins solidifiable que la première, elle est toujours douce au goût et d'un usage très répandu pour la table.

Les tourteaux traités par l'eau bouillante dans de grandes chaudières et soumis à une nouvelle pression donnent encore une certaine quantité d'une huile d'odeur désagréable, peu employée pour la cuisine, réservée plutôt pour la fabrication des savons et pour l'éclairage. L'eau qui a servi à ces opérations, et dont on a séparé l'huile qui la surnageait, est conduite dans de grands réservoirs appelés *enfers* où elle abandonne au bout de quelques jours une huile de qualité tout à fait inférieure désignée sous le nom d'*huile d'enfer*. Actuellement pour débarrasser les tourteaux des dernières portions d'huile qu'ils renferment, on emploie le sulfure de carbone.

La saveur de l'huile d'olives varie beaucoup suivant la façon dont elle a été obtenue, et suivant la durée du temps qui s'est écoulé entre la mise en tas des olives et leur expression. Dans certaines régions, en Espagne notamment, on n'exprime les olives que quand elles ont commencé à fermenter. L'huile ainsi obtenue, dite *huile fermentée*, a une saveur forte, et un goût de fruit, qui, quand il est modéré, est assez apprécié dans les pays méridionaux.

Caractères. — Quand elle est récente, l'huile d'olives est d'un jaune verdâtre ; mais avec le temps elle perd sa teinte verte et devient d'un beau jaune doré. Sa densité est de 0,916 à 17°. Toujours liquide en été, elle commence à se figer vers 10° et à 0° le tiers de sa masse se solidifie et prend un aspect grenu. Elle n'est pas siccative à l'air ; elle est très peu soluble dans l'alcool, beaucoup plus soluble dans l'éther. Au contact de l'acide sulfurique elle prend une teinte jaune prononcée, qui devient progressivement verdâtre. L'acide nitrique lui donne une coloration qui varie du blanc verdâtre au vert foncé. Au contact de la solution mercurique elle se solidifie et prend une teinte paille plus ou moins verdâtre.

Composition. — L'huile d'olives renferme 73 p. 100 d'*oléine ;* le reste est constitué par de la *palmitine*, qui est la partie solide de l'huile d'olives, et par une petite quantité d'acide arachique et de cholestérine.

Falsifications. — Le prix relativement élevé de cette huile explique suffisamment les falsifications qu'on lui fait subir ; elle est assez rarement pure dans le commerce ; on la trouve presque toujours mélangée avec des proportions plus ou moins considérables d'huile de sésame, d'arachide, de colza, d'œillette et de coton.

Un grand nombre de procédés ont été donnés pour constater la pureté de l'huile d'olive ou son adultération frauduleuse par les autres huiles de graines. Les uns sont basés sur les colorations que ces huiles peuvent prendre au contact de certains réactifs ; ces procédés sont plus ou moins sensibles ; répétés par différents expérimentateurs ils ont donné des résultats bien variables et fort inconstants. D'autres méthodes basées sur la détermination des constantes physiques, qui sont si différentes selon l'origine des huiles, donnent incontestablement des résultats satisfaisants.

Les modes d'essai les plus généralement employés pour constater la pureté de l'huile d'olives sont, d'après M. Burcker, les suivants :

1° *On détermine l'élévation de température produite par l'acide sul-*

furique monohydraté de 1,842 de densité. — 20 grammes d'huile sont versés doucement sur 20 grammes d'acide sulfurique dans un verre à expériences. On prend la température, puis on agite vivement le mélange avec un tube, la masse s'échauffe sensiblement. La différence entre la température initiale et la température maxima indique l'élévation de température qui s'est produite. Cette élévation, qui ne dépasse pas 51° avec l'huile d'olives pure, atteint 62° avec l'huile d'arachide, 66° avec l'huile de sésame, 62° avec l'huile de colza et 69° avec l'huile de coton. M. Burcker a trouvé qu'elle était plus considérable dans les huiles d'olives de Tunisie et atteignait 56°.

2° *Essai de solidification à l'aide de l'acide azotique en présence du mercure.* — Soumise à l'action de ce réactif, l'huile d'olives se solidifie au bout d'une heure et quart, tandis que les autres huiles exigent pour se solidifier un temps bien plus considérable : une heure et demie pour l'huile d'arachide, trois heures pour l'huile de sésame, trois heures et demie pour l'huile de colza, deux heures et demie pour l'huile de coton ; l'huile d'œillette ne se solidifie pas du tout.

3° *Détermination de la densité.* — L'huile d'olives a une densité qui ne dépasse jamais 0,918 à 15° et qui est inférieure à celle des autres huiles (sésame, coton, œillette), qui varie entre 0,922 et 0,926. Cette densité peut être appréciée au moyen des oléomètres de Lefebvre ou de Pinchon.

4° *Essai basé sur la consistance d'un savon sodique.* — La soude caustique ne donne un savon dur qu'avec l'huile d'olives ; le savon sera d'autant plus mou que la proportion d'huile de graines ajoutée à l'huile d'olives sera plus considérable.

5° *Essai de l'huile au moyen de l'oléoréfractomètre* de MM. Ferdinand Jean et Amagat. — Examinées avec cet appareil, toutes les huiles végétales dévient à droite, et les huiles animales à gauche; chaque espèce d'huile donne une déviation caractéristique qui permet de la distinguer et même d'en constater la pureté. Ainsi l'huile d'olives dévie de 1 à 2°, l'huile de coton dévie de 20°, celle de colza de 10°, celle d'œillette de 29°. La falsification de l'huile d'olives sera donc facilement décelée par la déviation plus considérable qui se produira.

Ces divers essais pourront être complétés par le procédé Levallois basé sur l'absorption du brome par les huiles ; par le procédé Massie qui repose sur l'emploi de l'acide azotique à 42° de densité, enfin par la méthode plus récente proposée par M. Brullé (1891) basée sur l'action du nitrate d'argent.

La falsification qu'on fait le plus communément subir aujourd'hui à l'huile d'olives consiste à la mélanger avec une proportion plus ou moins grande d'huile de coton, qui est exportée d'Amérique en quantités extrêmement considérables. Les procédés indiqués précédemment ayant révélé l'impureté de l'huile d'olives, on devra y rechercher la présence de l'huile de coton par la méthode suivante : dans un tube à essai on place 5 centimètres cubes d'huile à examiner et 5 centimètres d'une solution de nitrate d'argent faite avec 2 grammes de nitrate, et 250 centimètres cubes d'alcool à 95° ; on chauffe au bain-marie et on observe au bout d'un certain temps une réduction avec dépôt d'argent métallique, si l'huile est additionnée d'huile de coton (Béchi). M. Burcker (1890) ayant constaté que les huiles d'olives de Tunisie présentent avec certaines huiles pures la propriété de réduire la solution de nitrate d'argent, il sera prudent de compléter l'essai de Béchi par la méthode Labiche, basée sur l'action que l'oxyde de plomb naissant exerce sur l'huile de coton : on mélange à peu près parties égales d'huile et d'une solution saturée d'acétate neutre de plomb ; on ajoute de l'ammoniaque et on agite fortement ; il se produit une coloration rouge orange plus ou moins intense qui est due à la présence d'huile de coton. L'huile d'olives pure ne donne dans ce cas qu'un mélange blanc laiteux.

Usages. — L'huile d'olives est le véhicule des huiles médicinales qui sont inscrites au Codex. Elle entre dans la préparation du liniment oléo-calcaire et de l'onguent citrin. Ses usages culinaires sont des plus répandus, aussi peut-elle être considérée comme l'huile alimentaire par excellence. L'industrie en consomme des quantités considérables pour la préparation des savons et le graissage des machines.

Les olives constituent aussi un aliment des plus répandus surtout dans le midi de la France. Pour être consommées elles doivent avoir macéré pendant quelque temps dans une lessive ou dans de l'eau de chaux, qui les rend plus tendres et leur enlève une amertume, qui les rendrait immangeables.

Les grignons d'olives desséchés pulvérisés constituent un produit commercial dont l'importance, à un moment donné, était devenue considérable pour la falsification du poivre.

Les feuilles et l'écorce de l'olivier ont une amertume très prononcée qui les a fait utiliser comme toniques, fébrifuges et astringentes.

Les feuilles, caractérisées par leurs poils en écusson (fig. 606) et leurs cystolithes (fig. 607), sont parfois mélangées au thé.

Le groupe des *Olea* renferme encore un certain nombre d'espèces utiles parmi lesquelles il faut citer : l'*O. fragrans* L. (*Osmanthus fragrans*, Lour.), dont les fleurs sont communément employées par les Chinois pour parfumer le thé ; l'*O. microcarpa* Vahl et l'*O. Malaba-*

rica Kostl., qui sont employés comme toniques et astringents ; l'*O. chrysophylla* Lam., utilisé en Abyssinie comme tænifuge.

Le *Chionanthus Virginiana* L. est une espèce américaine dont l'écorce contient de la saponine ; elle est employée aux Etats-Unis comme apéritive, cholagogue et diurétique.

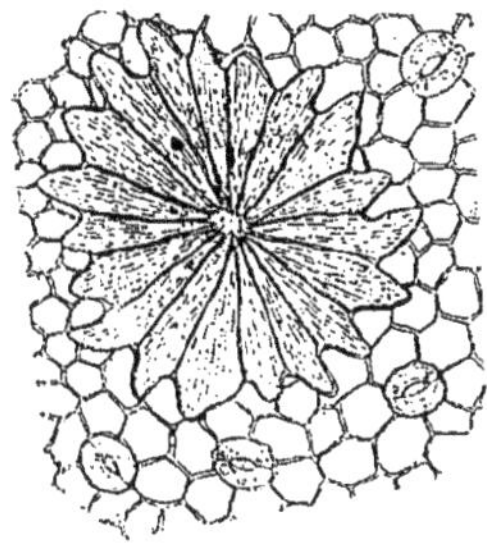

Fig. 606. — Feuille d'Olivier. Epiderme inférieur avec poil en écusson.

Dans la série des Oléacées figurent les *Ligustrum* et les *Phillyrea*. Depuis qu'on a signalé l'existence des phytocystes scléreux dans la feuille du thé, et qu'on a fait ressortir l'importance que l'expert devait attacher à ces organites pour la détermination de cette feuille, les fraudeurs se sont appliqués à rechercher pour la falsification de ce produit les feuilles qui contiennent des éléments analogues. C'est ainsi qu'on a signalé à plusieurs reprises l'introduction frauduleuse des feuilles de *Phillyrea angustifolia* L. dans le thé de Chine. L'existence

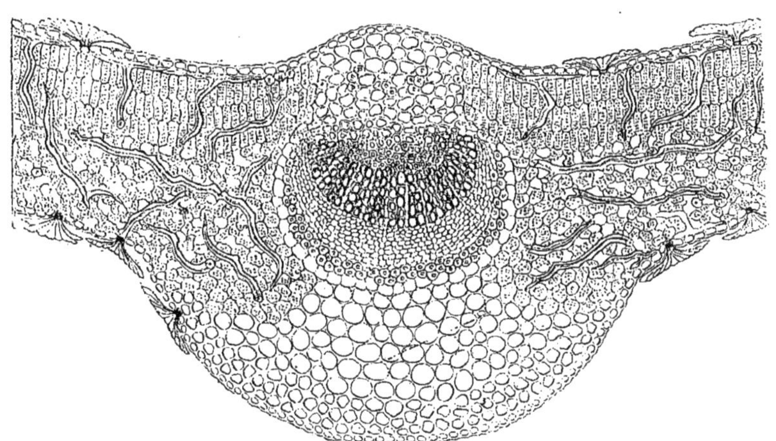

Fig. 607. — Feuille d'Olivier. Structure de la nervure médiane.

des poils en écusson sur l'épiderme de cette feuille, la forme des éléments scléreux toute différente de celle des sclérites du thé suffiront pour déceler cette fraude.

Bien qu'elle soit dépourvue de ces éléments scléreux, la feuille du *Ligustrum vulgare* L. a été utilisée pour le même usage. Nous signalerons incidemment la présence fréquente des Cantharides sur cet arbuste ainsi que sur le frêne.

Au groupe des Syringées appartient le **Lilas** (*Syringa vulgaris* L.), qui est plutôt cultivé comme plante ornementale que comme espèce médicinale, malgré les vertus toniques et fébrifuges attribuées à l'extrait de ses fruits verts.

MANNE

Origine. — La **Manne** est produite par le *Fraxinus Ornus* L. (*Ornus Europæa* Pers.) (fig. 608), petit arbre d'origine orientale, qui croît spontanément en Asie Mineure et dans l'Europe austro-orientale et s'étend dans toute la région méditerranéenne jusqu'à l'Espagne. On le cultive en grand dans la Calabre et la Sicile, et c'est dans cette dernière région que se font exclusivement aujourd'hui la récolte et le commerce de la manne. La variété la plus communément exploitée est le *F. Ornus rotundifolia* L.

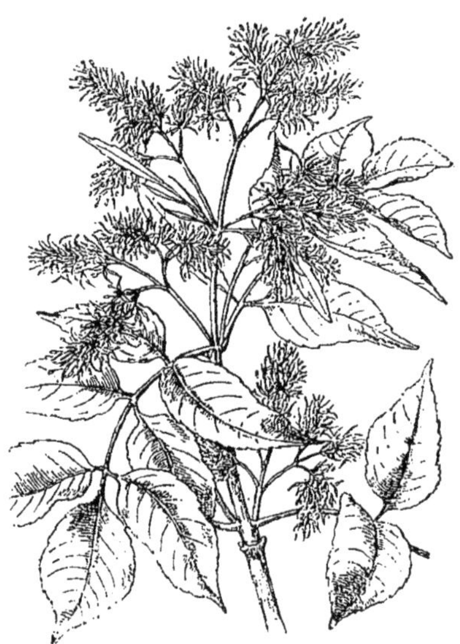

Fig. 608. — *Fraxinus Ornus.*

Production. — Les principaux centres de production de la manne en Sicile sont les régions voisines de Capaci, de Carini, de Cinisi, de Favarota et de Géraci, situées aux environs de Palerme. Les frênes à manne y sont cultivés dans des plantations régulières appelées *frassinetti*, où on les exploite quand ils ont atteint l'âge de huit ans et ont un diamètre de 8 centimètres environ ; la récolte peut se continuer pendant dix ou douze ans.

La manne est obtenue au moyen d'incisions transversales, pratiquées dans l'écorce à 4 ou 5 centimètres l'une de l'autre. La première se fait près du sol à l'époque de la floraison en juillet ou avril ; la seconde se fait le jour suivant, directement au-dessus de la première et chaque jour on pratique une nouvelle incision pendant toute la saison chaude. L'année suivante on répète une série verticale d'incisions sur une autre partie intacte du tronc, et ainsi de suite jusqu'à ce qu'il ait été incisé sur tout son pourtour. On place dans les incisions des petites baguettes ou des fétus de paille sur lesquels vient se concréter une manne de qualité tout à fait supérieure et qui arrive rarement dans le commerce. La belle sorte commerciale qui nous est expédiée semble s'être durcie sur la tige de l'arbre. Quant à celle qui découle des incisions inférieures et qui est recueillie sur des tiges d'*Opuntia* ou sur des linges, elle a une apparence moins cristalline, gommeuse, ou gélatineuse et est inférieure en qualité. La récolte est d'autant meilleure que la saison a été plus sèche et chaude. Avant d'être livrée au commerce la manne est abandonnée sur des planches, où elle se dessèche et durcit.

D'après les observations de M. Flückiger, l'écorce du Frêne à manne ne présente aucune organisation particulière permettant d'expliquer la formation de la manne ; cette exsudation saccharine ne peut, comme pour la gomme adragante, être attribuée à une altération des parois cellulaires.

Variétés commerciales. — On distingue dans le commerce deux sortes particulières de manne qui ont reçu le nom de *manne en larmes* et de *manne en sortes*.

La **Manne en larmes** se présente en stalactites produites par l'exsudation graduelle du suc, qui se dépose en couches successives et superposées. Ces stalactites de forme triangulaire peuvent atteindre 15 à 20 centimètres de long sur 2 centimètres de large ; elles sont concaves sur leur face interne qui est quelquefois souillée par son contact avec l'écorce; elles ont une apparence, poreuse, cristalline, une teinte jaune brunâtre pâle dans les couches internes et d'un blanc pur dans les couches extérieures. Cette sorte est d'autant plus estimée qu'elle est plus sèche, moins colorée et moins onctueuse ; elle croque sous la dent et fond dans la bouche ; elle a une saveur agréable et sucrée analogue à celle du miel et qui est suivie d'un peu d'amertume et d'âcreté ; son odeur rappelle aussi celle du miel.

La **Manne en sortes** est celle qui, ayant été recueillie pendant les mois de septembre et d'octobre, au moment où la saison est moins chaude et souvent pluvieuse, n'a pu se dessécher aussi vite et aussi complètement. Elle coule le long de l'arbre où elle se salit ; elle contient encore une grande quantité de petites larmes, mélangées de parties molles, noirâtres, agglutinées, désignées sous le nom de *marrons*.

Dans le commerce on distingue deux variétés de manne en sortes que l'on désigne sous les noms de *manne en sortes de Sicile* ou *manne Géracy* et de *manne de Calabre* ou *manne Capacy*. La première ne contient que fort peu de belles larmes et se présente en masses jaunâtres, parmi lesquelles se trouvent des fragments plus clairs et cristallins ; la seconde quand elle est récente, offre une plus belle apparence ; elle contient un certain nombre de véritables larmes ; mais sa masse générale est hygroscopique et sa teinte foncée ; elle fermente rapidement et se transforme en une matière molle, grasse au toucher, ayant un arrière-goût âcre. Cette manne est encore appelée *manne grasse*.

Composition chimique. — Parmi les principes constituants que l'analyse a signalés dans la manne, figurent en majeure partie la mannite et le sucre.

La mannite $C^6 H^{14} O^6$ forme à elle seule plus de la moitié du poids de la manne : c'est un principe bien défini qui cristallise en prismes ou en tables incolores, inodores, d'une saveur un peu sucrée, douce et agréable. Peu soluble dans l'alcool absolu, insoluble dans l'éther, la manne se dissout dans 5 p. 100 d'eau à 15° : elle fond à 166°, bout à 200, se colore et se transforme en mannitane.

La matière sucrée est constituée par un mélange de sucre de canne et de sucre interverti. M. Buignet (1868) a reconnu que toutes les mannes du commerce renferment encore de la dextrine qui, existe en moins grande proportion dans la manne en larmes, que dans les mannes en sortes.

Certaines mannes ont une coloration verte qui est due à la présence de la *fraxine*.

Usages. — La manne est employée comme purgative. Elle entre dans la préparation de l'*Apozème de séné* ou *médecine noire*.

Substitutions. — La manne est très rarement falsifiée et ce n'est que pour mémoire que nous citerons les essais entrepris en vue de préparer une manne de toutes pièces avec de la glucose. Une substitution plus commune consiste à transformer les mannes en sortes en un produit qui a tout à fait l'apparence extérieure de la manne en larmes. Cette manne artificielle, qui a d'ailleurs un très bel aspect, se distingue facilement par l'uniformité de sa coloration, l'absence des débris végétaux et des cristaux de mannite qu'on observe en général en brisant la manne naturelle ; elle n'a pas non plus l'odeur particulière et la saveur amère qui caractérisent cette dernière. Soumise à l'ébullition avec quatre parties d'alcool à 0,838, elle donne un résidu visqueux qui ressemble à du miel, tandis que la manne naturelle abandonne une substance dure, insoluble; Histed a constaté que cette manne artificielle ne contient que 40 p. 100 de mannite au lieu de 70 p. 100, proportion qui existe dans la vraie manne en larmes.

AUTRES SORTES DE MANNES

Plusieurs autres plantes peuvent produire soit sur leurs feuilles, soit dans l'écorce de leurs jeunes rameaux ou de leurs grosses branches des exsudations sucrées, auxquelles on a donné par analogie le nom de mannes. Quelques-uns de ces produits jouissent dans leurs pays d'origine d'une très grande réputation et sont utilisés aussi bien dans l'alimentation que dans la matière médicale.

Les plus intéressants d'entre eux sont :

1° La **Manne de Briançon**, substance sucrée blanche qui exsude pendant les premières heures des jours d'été sur les feuilles de *mélèze*, dans les montagnes du Dauphiné. Elle se présente en petits grains arrondis, jaunâtres, d'une saveur douce, légèrement térébinthacée ; elle renferme un sucre, le *mélézitose*, qui a été étudié par M. Berthelot et qui diffère du sucre de canne par son pouvoir rotatoire plus considérable, ainsi que par une plus grande résistance aux ferments. C'est d'ailleurs un produit assez rare qu'on trouve difficilement sur les mélèzes, même dans la région du Briançonnais, où les auteurs ont pris l'habitude de le signaler.

2° Les **Mannes de Perse** qui sont si appréciées des indigènes et se divisent en *mannes purgatives* et en *mannes pectorales*. A la première série appartiennent la *Manne Alhagi* et la *Manne Chir-Khechte* : la seconde comprend le *Gueze-elefi*, le *Gueze-Khounçar*, le *Bide-Khechte*, le *Chekerre-Tighal* et le *Chekerre-el-ochre*.

La *Manne alhagi* encore appelée *Terengebine*, *Bèdenguèbine*, *Tèrèniabin* découle de l'*Alhagi Maurorum* Tourn. (*Alhagi-Camelorum* Fischer), petite plante de la famille des légumineuses qui est très répandue dans le Khoraçan et le Tébriz. C'est un des principaux laxatifs de la matière médicale des Perses. Elle se présente sous l'aspect de masses de grosseur très variable, agglomérées, sèches et dures, d'une couleur variant du jaunâtre au brunâtre. Sa saveur est faiblement sucrée; elle renferme beaucoup d'impuretés, M. Raby en a retiré un sucre particulier dont il a décrit les propriétés (*Union Pharm.*, mai 1889) et qu'il a appelé *Bidenguébinose*.

La manne *Chir-Khechte* ou *Shir-Khisht*, qui constitue en Perse la base de toutes les boissons administrées dans les maladies fébriles, est produite, d'après M. Haussknecht, par le *Cotoneaster nummularia* Fisch. et Meyer, et par l'*Atraphaxis spinosa* L. Elle est formée de petites masses blanchâtres, gluantes et agglomérées dans la manne pure; elle est généralement mélangée de farine, possède une saveur sucrée assez développée et une odeur faible de fermenté. D'après M. Raby (1889), la matière sucrée qui domine dans cette manne est un sucre du groupe de la mannite, auquel il a donné le nom de *Chirkeshite*.

Le *Gueze-eléfi* est une substance fragile, verdâtre, douce et plus ou moins styptique qui est recueillie sur les feuilles du *Quercus Vallonea* Kostchy, arbre très répandu dans les montagnes de *Kurdistan*.

Le *Gueze-khounçar* est une manne blanche jaunâtre, très agréable, fournie par le *Tamarix mannifera* Ehrenb. à la suite de la piqûre d'un insecte (*Coccus manniparus* Ehrenb.).

Le *Bide Khechte* est recueilli dans le district de Chebriar sur les feuilles du *Salix fragilis* L.

Le *Chekerre-Tighal* est produit par la piqûre du *Larinus maculatus* sur un arbre encore indéterminé.

Enfin le *Chekerre-el-ochre* exsude sur les feuilles de l'*Apocynum syriacum* L.

3° La **Manne du Liban**, qu'on recueille sur le Cèdre du Liban et qui se présente en grains très petits ayant un peu l'apparence de la manne ordinaire.

4° La **Manne des Hébreux** ou du **Sinaï**. C'est une exsudation blanchâtre qui rappelle beaucoup le miel et qui se produit comme le *Gueze-Khounçar* de Perse, sur les rameaux du *Tamarix Gallica* var. *mannifera*, à la suite de la piqûre du *Coccus manniparus* Ehrenb.

5° La **Manne du Caucase** qu'on recueille dans la Mésopotamie, le Kurdistan et la Perse sur diverses espèces de Chêne, telles que les *Quercus infectoria* Oliv.; *Q. mannifera* Kostch; *Q. Ægilops* L.; *Q. coccifera* L.? Elle se présente en grains d'un brun pâle, d'une saveur douce, agréable.

6° La **Manne d'Australie**, produite par la piqure d'un insecte du genre *Psilla* sur les *Eucalyptus dumosa* Cunningh.; *E. mannifera* Mudie; *E. resinifera* Smith. Elle se présente en petites masses blanchâtres rappelant la manne ordinaire et contient de la *mélitose*.

Indépendamment de cette manne, on recueille en Australie un autre produit désigné sous le nom de *Manne de Lerp*, qui est d'origine animale et qui est composée d'un mélange de 14 parties d'eau, 53 parties de sucre dextrogyre et de 33 parties de filaments présentant quelques-unes des propriétés de l'amidon, dont ils se distinguent toutefois par leur forme et leur inaltérabilité dans l'eau bouillante.

7° La **Manne du Pinus Lambertiana** Dougl., qui vient de Californie et qui renferme de la *pinite.*

8° La **Dulcine** ou *Manne de terre*, dont l'origine botanique est encore indéterminée. Elle se présente en morceaux grisâtres, souillés de terre, à saveur légèrement sucrée; elle nous arrive de Madagascar et contient de la *Dulcite*, principe analogue à la mannite.

9° Le **Tréhala**, dont on a retiré un sucre particulier, la *tréhalose*, que M. Bourquelot a retrouvé communément dans les champignons. Ce produit est le cocon d'un insecte et non une exsudation saccharine proprement dite.

ÉCORCE ET FEUILLES DE FRÊNE

Le **Frêne commun** ou *quinquina d'Europe* (*Fraxinus excelsior* L.) est un arbre très répandu dans les endroits humides de l'Europe et de l'Asie septentrionale. Bien qu'il puisse, d'après Hanbury, fournir une certaine quantité de manne dans les régions les plus chaudes de la Sicile, cet arbre n'a pas l'importance thérapeutique des *F. Ornus* L. et *Fr. rotundifolia* L.; néanmoins on utilise encore dans certaines parties de la France les propriétés toniques et fébrifuges de son écorce et les vertus purgatives de ses feuilles.

Écorce. — Cette écorce se présente généralement en morceaux cintrés, de longueur variable, larges de 2 à 3 centimètres et épais de 2 à 3 millimètres. La surface extérieure est lisse, d'un gris cendré, garnie d'une grande quantité de verrues très petites et blanchâtres. La face interne est lisse, de teinte brune. La cassure est assez nette. Cette écorce est inodore et douée d'une saveur amère et astringente.

Examinée au microscope (fig. 609), elle présente de dehors en dedans : un suber assez épais formé de cellules aplaties, disposées en files radiales : un parenchyme cortical (*pc*) à cellules allongées tangentiellement et qui dans le milieu de son épaisseur présente une zone scléreuse (*sc*) assez large, à peu près continue, dans laquelle sont enchassés quelques faisceaux fibro-libériens (*fp*) ; cette zone scléreuse d'origine péricyclique est formée de cellules à parois fort épaisses et canaliculées : un liber (*l*) assez développé et constitué par des couches alternantes de faisceaux fibro-libériens et de parenchyme. Les faisceaux fibro-libériens très gros sont formés de fibres à parois très développées (*fl*) : quelques-uns d'entre eux sont séparés par des groupes scléreux plus ou moins volumineux et par des rayons médullaires étroits. Cette écorce ne contient pas de cristaux.

FEUILLES. — Les feuilles de frêne (fig. 610) mesurent 15 à 20 centimètres de longueur ; elles sont composées imparipennées, formées de 9 à 13 folioles opposées les unes aux autres sur le rachis. Ces folioles sont courtement pétiolées, ovales-lancéolées, un peu inégales à la base, garnies sur les bords de petites dents aiguës, déjetées en dehors. De la nervure médiane se détachent des nervures secondaires assez nombreuses, divisées chacune en deux rameaux qui s'anastomosent en arc avec ceux des nervures voisines. Le réseau formé par les nervures tertiaires est assez fin et irrégulier. La face supérieure est glabre, luisante, la face inférieure est velue de chaque côté de la nervure médiane. Ces feuilles ont une saveur âcre et amère.

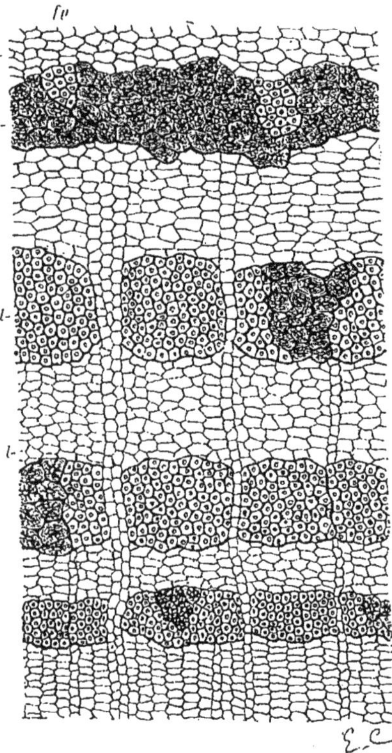

Fig. 609. — Écorce de Frêne. Structure anatomique.

L'épiderme supérieur, dépourvu de stomates et de poils tecteurs, est formé de cellules polygonales, à parois droites; il est garni de poils glanduleux octocellulaires, en écusson, logés dans des dépressions épidermiques. L'épiderme inférieur (fig. 611) présente des stomates entourés par 4 ou 5 cellules ; il porte des poils tecteurs pluricellulaires, coniques, à parois peu épaisses et des poils glanduleux. Le mésophylle est hétérogène, formé en haut de deux rangées de cellules en palissade et en bas d'une lame à peu près aussi épaisse d'un parenchyme lacuneux sans cristaux. La nervure est concavo-convexe, garnie de poils unicellulaires ; en dessous de l'épiderme existe un hypoderme assez épais qui recouvre le tissu fondamental dans lequel est logé le cordon libéro-ligneux. Celui-ci est disposé en forme de fer à cheval, dont les extrémités sont tantôt libres, tantôt réunies par un cordon supérieur ou quelques petits faisceaux rapprochés. Il est constitué par un cordon ligneux très arqué, recouvert inférieurement par un liber mou et un péricycle fibreux disposé en îlots.

La nervure ne contient pas de cristaux.

Composition chimique. — L'Ecorce de frêne renferme un glucoside, la *Fraxine* $C^{21} H^{22} O^{12}$ qui cristallise en aiguilles d'un blanc jaunâtre, inodores, d'une saveur amère et astringente. Elle se colore en jaune soufre au contact des alcalis et en vert sous l'influence du perchlorure de fer. Elle se dissout assez difficilement dans l'eau et l'alcool et donne avec ces liquides des solutions qui ont une fluorescence bleue, disparaissant au contact des acides. Traitée par les acides faibles, elle se dédouble en glucose et en *fraxétine*. Elle renferme une certaine quantité de tannin qu'on retrouve aussi dans les feuilles.

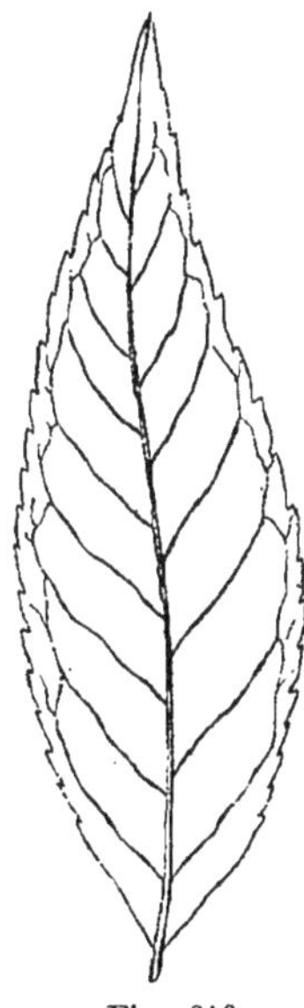

Fig. 610.
Feuille de Frêne

Usages. — L'Ecorce de frêne n'est plus guère employée comme tonique et fébrifuge depuis la découverte du quinquina. On utilise plus souvent les feuilles comme purgatives, à la dose de 8 à 15 grammes pour 250 d'eau, et comme antigoutteuses ou antirhumatismales. On s'en sert aussi pour falsifier le thé de Chine.

En Amérique on utilise communément comme tonique et astringente l'écorce du tronc et de la racine du *F. Americana* L., qui croît dans la Floride, la Louisiane et la Nouvelle-Écosse.

Le groupe des Jasminées ne se recommande guère que par l'élégance de son feuillage et l'odeur suave de ses fleurs, due à un parfum que l'on fixe au moyen de l'*huile de Ben*, qui le dissout et le conserve. L'espèce la plus intéressante sous ce rapport est le *Jasminum grandiflorum* L. ou *Jasmin d'Espagne* qui fournit l'essence de Jasmin employée en parfumerie. Les fleurs du *J. Sambac* Ait. possèdent aussi une odeur très agréable qui les fait employer par les Chinois pour parfumer le Thé. Dans l'Inde on utilise aussi les feuilles de la première espèce et celles du *J. arborescens* Roxb., comme émétiques et désobstruantes. Le *Nyctanthes Arbor tristis* L., encore nommé *somnambule* à cause de la particularité qu'offrent ses fleurs de ne s'ouvrir que le soir pour tomber au lever du soleil, est un arbrisseau de l'Inde dont on utilise l'écorce comme astringente, les feuilles comme fébrifuges, et les semences comme antirhumatismales.

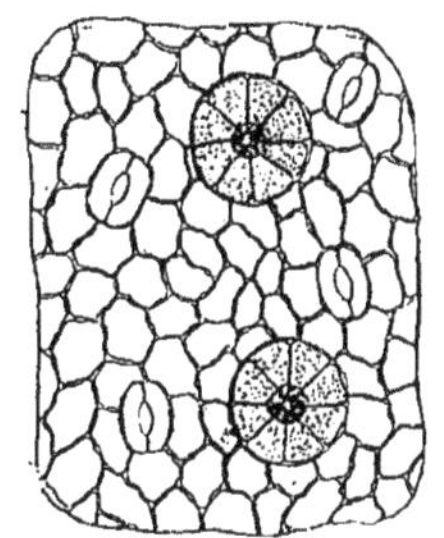

Fig. 611.
Feuille de Frêne.
Epiderme inférieur.

STYRACÉES

Les Styracées sont des arbres ou des arbrisseaux, à feuilles alternes, sans stipules, à fleurs hermaphrodites, axillaires, parfois terminales. Le calice libre ou plus moins adhérent à l'ovaire présente 4 à 5 divisions : la corolle insérée sur le calice est gamopétale, régulière. Les étamines au nombre de 6 à 10 sont libres ou monadelphes par leur base. L'ovaire tantôt supère, tantôt infère, compte ordinairement quatre loges séparées par des cloisons membraneuses, minces et dont chacune renferme 4 ovules insérés à son angle interne ; deux sont dressés et deux sont renversés. Style simple couronné par un stigmate simple et très petit. Fruit légèrement charnu, contenant 4 nucules osseux et plus ou moins irréguliers. Outre son tégument propre la graine contient un albumen charnu qui recouvre un embyron cylindrique orthotrope.

Les Styracées sont abondantes dans l'Asie et l'Amérique tropicales; un petit nombre seulement se rencontre dans l'Amérique septentrionale et dans la région méditerranéenne.

Ce sont des végétaux odorants qui doivent leurs propriétés à une résine aromatique unie à une huile volatile et à l'acide benzoïque. Cette résine est localisée dans des glandes lysigènes qui sont répandues dans toute l'épaisseur de l'écorce.

BENJOIN

Origine. — Le **Benjoin** est fourni par le *Styrax Benzoin* Dryander (*Benzoin officinale* Hayne), qui croît dans l'Indo-Chine, le Siam, la Cochinchine et à Sumatra.

Production. — Cet arbre, dont la culture est assez répandue dans le nord et l'est de Sumatra et à Palembang, dans le sud de l'île, croît assez rapidement. Quand il a atteint l'âge de six à huit ans, on en extrait le benjoin au moyen d'incisions pratiquées sur le tronc, qui mesure 15 à 16 centimètres de diamètre. De ces incisions découle un suc résineux, épais et blanchâtre, qui se durcit rapidement à l'air et qu'on recueille au moyen d'un couteau. Chaque arbre peut donner 3 livres de résine par an pendant dix à douze ans ; celle qu'on en retire pendant les trois premières années est de qualité supérieure, très riche en larmes blanches, et constitue le benjoin *amygdaloïde ;* celle qu'on recueille pendant les années suivantes est plus brune, moins estimée ; enfin il existe une troisième variété de benjoin qu'on recueille en fendant l'arbre et en raclant le bois ; aussi cette espèce renferme-t-elle beaucoup d'impuretés. — Quand il arrive dans les ports de Sumatra, le benjoin se présente en larges pains, enveloppés de paillassons. On les brise et on les ramollit soit au soleil, soit avec de l'eau bouillante pour les réduire en une masse que l'on emballe dans des caisses carrées.

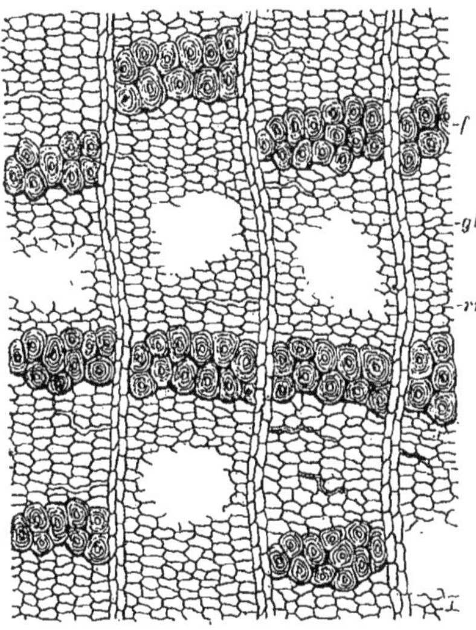

Fig. 612. — Écorce de *Styrax Benzoin*. *gl*, glandes lysigènes. — *f*, faisceaux fibro-libériens. *rm*, rayons médullaires.

Le procédé d'extraction employé au Siam diffère légèrement. On pratique des incisions sur toute la surface de l'écorce ; la résine qui s'écoule s'accumule et durcit entre le bois et l'écorce qu'on détache ensuite. Le produit est placé dans de petits paniers qui sont portés par des bœufs jusqu'au Menam d'où il arrive à Bangkok.

On distingue dans le commerce deux sortes de benjoin : le benjoin de Siam et celui de Sumatra, qui toutes deux présentent des degrés variables de pureté et des aspects divers.

Le **Benjoin de Siam** se présente tantôt en larmes aplaties, de 2 1/2 à 5 cent. de long, d'un jaune brun à la surface, opaques et d'un blanc laiteux à l'intérieur, étroitement agglutinées et formant une masse homogène qui fond à 95° ; en cet état il constitue une sorte rès estimée qui est connue sous le nom de *benjoin en larmes*. Plus fréquemment, il est formé d'une masse compacte de couleur grisâtre ou brunâtre, dans laquelle on distingue de nombreuses larmes jaune rougeâtre à la surface, d'un blanc opalin à l'intérieur, de la grosseur d'une amande, qui sont englobées dans une résine translucide brune : c'est le *benjoin amygdaloïde :* souvent aussi il se présente en gros blocs qui portent à leur surface l'impression des nattes qui les entouraient et sont formés d'une masse brune ou jaune rougeâtre, lacuneuse par places, dans laquelle on n'observe qu'un petit nombre de petites larmes résineuses blanches. Cette variété, qui a l'aspect d'un granit brun rougeâtre, est désignée sous le nom de *benjoin commun*, *benjoin en masses* ou *en sortes ;* elle renferme toujours de nombreux débris végétaux et des impuretés. Le benjoin de Siam est très cassant, la cassure est cireuse dans les larmes opaques et vitreuse dans la masse brune qui les relie. Il se ramollit facilement dans la bouche. Il possède une odeur balsamique très agréable qui rappelle celle de la vanille, et qui lui a fait donner le nom de *benjoin à odeur de vanille*. Sa saveur est très faible. Quand on le chauffe il exhale une odeur assez forte et dégage des vapeurs d'acide benzoïque irritantes.

Le **Benjoin de Penang** ou **Benjoin de Sumatra** brun arrive dans le commerce en gros cubes formés d'une masse brun chocolat pâle et mat, dans laquelle se trouvent des larmes résineuses, de dimensions très variables, d'un jaune pâle à l'extérieur, blanches à l'intérieur, d'autant plus petites qu'elles sont plus éloignées de la surface des blocs. Cette variété qui renferme toujours une proportion assez considérable de débris végétaux est bien moins estimée que le *benjoin de Siam :* son odeur est plus faible et bien moins agréable, sa pureté en général moins grande.

Composition chimique. — Le benjoin a une composition assez complexe. MM. Fluckiger et Kopp en ont retiré plusieurs résines différentes quoique très analogues, toutes solubles dans l'alcool et donnant par l'ébullition avec la potasse de la *pyrocatéchine*, de l'*acide protocatéchique* et de l'*acide paroxybenzoïque*. Outre ces résines et une faible quantité d'huile volatile, le benjoin de Siam renferme de l'*acide benzoïque* qui se trouve associé avec de l'*acide cinnamique*. Dans le benjoin de Sumatra ce dernier acide seul se trouve associé aux résines.

Usages. — Le benjoin est prescrit dans les catarrhes chroniques en pilules ou en émulsions ; sa poudre a été employée avec succès en insufflations nasales contre la coqueluche.

En pharmacie, on s'en sert pour empêcher l'axonge de rancir et pour préparer les clous fumants ou pastilles du sérail.

STORAX

Le **Storax** est fourni par le *Styrax officinale* L. Cet arbre connu sous le nom d'*aliboufier*, croît dans le midi de la France, en Italie et en

Orient, mais il ne donne d'exsudation balsamique que dans la partie orientale de la région méditerranéenne et surtout en Asie Mineure.

Le storax, encore désigné sous le nom de *styrax solide*, *styrax calamite*, *baume storax*, ne doit pas être confondu avec le *styrax liquide* qui provient des *Liquidambar orientale* de la famille des Balsamifluées. C'est un produit peu usité qu'on ne rencontre guère que dans les collections sous deux formes qui ont été décrites par Guibourt : le *storax blanc* qui est composé de larmes blanches agglutinées ensemble en une masse qui prend peu à peu la forme des vases qui le contiennent, et le *storax amygdaloïde*, dont la surface a une couleur brun rouge brillant, dû à la masse d'apparence vitreuse qui relie les larmes résineuses d'un blanc jaunâtre. L'odeur de ces produits est assez suave et rappelle celle de la vanille ; leur saveur est douce et parfumée. L'Ecole de Pharmacie de Paris possède en outre des larmes de cette exsudation envoyés par M. Krinos, professeur à Athènes. Leur odeur est agréable, et balsamique.

Le storax est incomplètement soluble dans l'alcool. C'est plutôt un baume qu'une résine, car il contient de la résine, un peu d'huile essentielle et de l'acide benzoïque ou cinnamique.

ÉBÉNACÉES

Arbres ou arbustes non lactescents se distinguant par la dureté et la teinte de leur bois. Feuilles alternes, entières, coriaces et luisantes : fleurs rarement hermaphrodites, plus souvent polygames, tri ou pentamères. Etamines en général en nombre double, rarement quadruple de celui des lobes de la corolle. Ovaire sessile, de 3 ou 5 loges, contenant chacune un ou deux ovules pendants. Baie globuleuse, ovoïde. plus ou moins succulente et pauciséminée, toujours accompagnée et parfois recouverte presque complètement par le calice persistant. Graines inverses à testa membraneux, renfermant un embryon axile dans un albumen corné.

Caractères anatomiques. — *Feuilles*. — Des poils tecteurs unicellulés, cylindriques, munis de parois épaisses et lisses ; des poils glanduleux assez rares (*Diospyros*), formés d'une glande paucicellulée, divisée verticalement et supportée par un pédicelle unisérié, recourbé en crochet; stomates entourés par plusieurs cellules irrégulièrement disposées. Cristaux clinorhombiques ou parallélipipédiques, tronqués sur les angles, ou octaédriques et assez gros, quelquefois en fer de lance, localisés dans toutes les parties de la feuille et souvent dans l'assise en palissade, où ils sont très gros. Système libéro-ligneux représenté par un cordon arqué limité par des fibres mécaniques. Pas de vaisseaux laticifères ni de glandes internes.

Les Ebénacées croissent dans l'Asie tropicale, au Cap de Bonne-Espérance, en Australie, et dans les parties chaudes de l'Amérique.

Elles se recommandent surtout par la qualité des bois qu'elles fournissent à l'ébénisterie ; quelques-unes néanmoins sont utilisées dans l'art de guérir.

FRUITS DU DIOSPYROS

Les *Diospyros* sont des Ebénacées à fleurs dioïques à 4 ou 5 divisions, solitaires ou groupées en cymes, dont les étamines sont stériles dans les fleurs femelles.

Le *Diospyros Embryopteris* Pers. (*Embryopteris glutinifera* Roxb.) croît sur la côte ouest de l'Inde, à Ceylan, au Bengale, au Siam et à Java.

Le fruit est généralement solitaire, ovoïde, courtement pédonculé ; il mesure 4 à 5 cent. de longueur ; il est accompagné à sa base d'un large calice quadrilobé : il a une teinte jaunâtre et il est recouvert par un léger duvet couleur de rouille. Il est pulpeux à l'intérieur et divisé en 6 ou 10 loges dont chacune renferme une graine solitaire, aplatie. Astringent avant sa maturité, il prend quand il est mûr une saveur sucrée. C'est surtout avant ce moment qu'on l'utilise aux Indes comme astringent dans la diarrhée et la dysenterie chronique.

On utilise pour le même usage les baies du *D. Lotus* L. ou ***Plaqueminier d'Orient*** qui croît dans la région méditerranéenne et celles du *D. Kaki* L. f., qui est originaire de Chine.

ÉCORCE DU DIOSPYROS VIRGINIANA L.

Cette écorce, inscrite dans la Pharmacopée des États-Unis d'Amérique, se présente en fragments très irréguliers de 1 millimètre et demi à 2 millimètres d'épaisseur et d'une largeur très variable. Elle est tantôt légèrement cintrée, plus souvent aplatie, et privée de sa couche subéreuse. La surface extérieure est d'un brun cannelle, la surface interne est finement striée ; sa cassure est nette, sa saveur est amère et astringente.

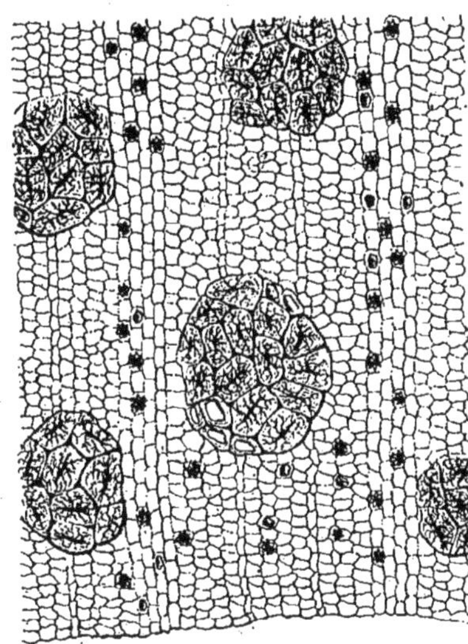

Fig. 613.
Écorce de *Diospyros Virginiana*.

Au microscope (fig. 613) elle est caractérisée par l'absence de fibres mécaniques, et la présence de très grosses cellules scléreuses réunies en amas plus ou moins volumineux ; ces cellules scléreuses ont des parois extrêmement épaisses, un lumen très rétréci d'où partent des canalicules profondément ramifiés et sinueux. Elle est sillonnée par des rayons médullaires assez larges, dans lesquels on observe de nombreux cristaux d'oxalate de chaux tantôt simples et clinorhombiques, tantôt agglomérés et étoilés. Au contact du perchlorure de fer cette écorce se colore de suite en noir. Elle est employée comme astringente, amère et fébrifuge.

Les autres espèces de Diospyros sont utilisées dans l'ébénisterie et fournissent des bois colorés très appréciés et connus sous le nom d'ébène. Les plus intéressantes sous ce rapport sont : le *D. reticulata* Wild. qui croît à l'île Maurice, les *D. melanoxylon* Roxb., *D. Ebenum* De Retz., qui croissent à Ceylan, dans l'Inde et aux Moluques.

SAPOTACÉES

Arbres ou arbustes exotiques qui se distinguent par la beauté de leur feuillage coriace, souvent d'un vert émeraude, parfois recouvert sur la face inférieure d'un duvet brillant à éclat métallique. Feuilles alternes, entières, persistantes. Fleurs hermaphrodites et axillaires, parfois isolées, souvent réunies en inflorescences très variées. Calice persistant, gamosépale, à 4, 6 ou 8 sépales soudés. Corolle gamopétale et régulière, ayant un nombre de lobes égal à ceux du calice ou multiple. Etamines disposées sur deux verticilles, les unes fertiles opposées aux pétales, les autres stériles pétaloïdes, alternant avec les précédentes, ou étamines toutes fertiles (*Isonandra*). Ovaire composé de plusieurs loges, renfermant un ovule dressé, globuleux ou turbiné : style terminé par un stigmate simple lobé. Fruit charnu à une ou plusieurs loges renfermant une seule graine. Celle-ci est souvent remarquable par sa grosseur et l'éclat de sa surface : tantôt allongée, tantôt comprimée ou arrondie, elle présente un hile latéral souvent très grand qui occupe le tiers de la surface et se distingue par son aspect rugueux : le testa est plus ou moins crustacé, dur, lisse, de couleur acajou, fauve clair, chocolat ou brun noirâtre. Embryon dressé, orthotrope, contenu dans un albumen charnu qui manque rarement.

Caractères anatomiques. — Poils unicellulés constitués par un pédicelle assez fin soutenant une cellule fusiforme droite ou légèrement flexueuse, dont les parois minces brunissent de bonne heure : ces poils sont parfois tellement confluents sur la face inférieure des feuilles ou sur les jeunes pousses qu'elles leur donnent une teinte brune ou ferrugineuse (*Chrysophyllum*). Stomates entourés de trois ou de plusieurs cellules sans direction déterminée. Cristaux simples, clinorhombiques, à faces concaves, parfois très gros, localisés dans l'assise de cellules en palissade. Des vaisseaux laticifères articulés.

D'après MM. Vilhelm et de Bary, les laticifères des Sapotées consistent en cellules closes qui ne diffèrent souvent des cellules environnantes que par leur contenu ou qui sont d'autres fois plus allongées, étranglées en leur milieu et superposées en files qui courent dans le parenchyme fondamental ou suivent les faisceaux des nervures dans le limbe de la feuille. Les cloisons qui séparent ces cellules superposées sont entières, parfois minces, souvent assez épaisses.

Les Sapotacées appartiennent toutes aux régions tropicales : il n'y a guère d'exception que pour quelques espèces qu'on rencontre au Cap, dans l'Australie, la Nouvelle-Calédonie, le Maroc, le sud des Etats-Unis. Elles sont spécialement localisées dans la presqu'île de Malacca, les îles de la Sonde, les Antilles, les Guyanes et le nord du Brésil.

Elles fournissent à l'industrie et à l'alimentation un grand nombre de produits qu'on peut grouper d'après leur importance, leur nature et leur origine, sous six chefs principaux. Au premier rang figurent les *Isonandra* et les espèces dont le latex constitue les produits désignés sous le nom de Gutta-percha : puis viennent celles qui fournissent à l'industrie leur bois dur, coloré et incorruptible (*Chrysophyllum*), quelques-unes (*Bassia latifolia*) renferment dans leurs fleurs un produit sucré ; d'autres (*Chrysophyllum, Lucuma*) se recommandent par leurs fruits comestibles. L'industrie utilise l'huile retirée des graines de *Bassia, Argania ;* parmi les plantes employées en médecine, figurent quelques espèces des genres *Chrysophyllum*, *Lucuma*, *Sideroxylon* et *Achras*.

M. L. Planchon[1] a publié sur les plantes de la famille des Sapotées une monographie intéressante, où l'on pourra puiser des indications très utiles sur leurs caractères, leur emploi médicinal et leurs applications industrielles.

GUTTA-PERCHA

Origine. — Le premier arbre qui ait produit la *Gutta-Percha* est le *Dichopsis Gutta* Benth (*Isonandra Gutta*) Hook. Observé d'abord en 1842 à Singapore où il était très abondant et d'où il a presque complètement disparu, cet arbre constitue dans plusieurs îles de l'archipel Malais, de véritables forêts ; l'étendue en a cependant singulièrement diminué par suite des procédés destructeurs employés pour la récolte de ce produit, dont la consommation s'est considérablement accrue à mesure que les usages de l'électricité se sont multipliés.

Extraction. — M. Serullas, chargé par l'administration des télégraphes d'aller en Malaisie se rendre compte du mode d'extraction de la Gutta-percha et de l'importance des forêts d'*Isonandra*, décrit ainsi le mode opératoire adopté par les Malais. Ceux-ci abattent d'abord l'arbre qu'ils ont choisi, puis quand il est couché par terre, ils s'empressent d'en détacher les branches, pour que les feuilles, continuant à fonctionner, n'enlèvent pas au tronc une partie du latex qui donne la gutta. Ils pratiquent ensuite dans l'écorce en partant du haut du tronc

[1] L. Planchon. *Etude des Sapotacées.* — Thèse Ecole Pharm. Montpellier, 1888.

et dans une direction oblique, des incisions parallèles entre lesquelles ils enlèvent un lambeau d'écorce. Le latex s'échappe des canaux laticifères qui ont été tranchés et se rassemble dans les cavités ainsi pratiquées, où on le recueille après qu'il a été coagulé. On le plonge un peu plus tard dans l'eau bouillante, on le malaxe, on le bat avec des maillets de bois, puis on le réunit en pains plus ou moins façonnés, qui sont livrés aux négociants chinois.

Les Malais s'adressent de préférence pour cette récolte aux arbres d'une trentaine d'années dont le tronc mesure 90 centimètres environ à la base : les arbres plus âgés, outre qu'ils sont plus difficiles à abattre, sont moins riches en latex. Les repousses des anciens arbres abattus, peuvent être traitées avantageusement au bout de quatorze ou quinze ans.

Des observations recueillies par M. Serullas qui a assisté à la récolte de la Gutta-percha, il résulte qu'un arbre de trente ans, au tronc bien régulier, fournit dans les meilleures conditions un maximum de 265 grammes de gutta. Ce chiffre qui s'éloigne considérablement des résultats donnés par M. Blekrod et par Cauvet, se rapproche de celui qui a été fourni par M. Burk, qui a pu constater un rendement moyen de 313 grammes fourni sur la côte orientale de Sumatra par plusieurs arbres identiques à l'*Isonandra Gutta*. — Nécessité de s'attaquer aux arbres d'un âge assez avancé et rendement extrêmement limité pour chaque arbre abattu, tels sont les faits qui se dégagent du rapport de M. Serullas sur l'exploitation Malaise.

Si on rapproche de ce procédé essentiellement dévastateur les chiffres qui représentent la consommation annuelle du produit, on est effrayé de l'avenir réservé à l'approvisionnement des industries électriques. La production de la Malaisie en gutta-percha qui s'élevait à 3,144,847 kilogrammes en 1884, a entraîné la destruction de plus de 12 millions d'arbres de trente ans.

Les conséquences de cette dévastation ne devaient pas tarder à se faire sentir dans la valeur commerciale de la gutta, dont le kilogramme estimé 9 francs en 1889 atteint aujourd'hui 18 francs et encore s'agit-il de gutta commerciale, non épurée, renfermant parfois 50 p. 100 de matières étrangères.

Exactement renseigné par M. Serullas sur l'importance des plantations d'*Isonandra*, et bien convaincu que la consommation croissante de la gutta devait fatalement amener à bref délai la disparition complète des arbres producteurs, si on continuait à les abattre pour en retirer le latex, M. Jungfleisch, professeur à l'Ecole de pharmacie de Paris, entreprit une série d'expériences dont les résultats satisfaisants lui permettent de dissiper les craintes formulées au congrès des électriciens et par la direction des télégraphes. Il suffit pour cela d'apporter au mode de récolte les modifications qu'il propose.

En épuisant au moyen du toluène les échantillons d'*Isonandra* (vieux bois, bourgeons secs, feuilles sèches et fraîches), qui ont été rapportés par M. Serullas, M. Jungfleisch a pu en retirer 9 p. 100 de gutta-percha, proportion de beaucoup supérieure à celle qui est fournie par des incisions pratiquées sur l'arbre ; il a pu, en outre, constater que le produit recueilli par dissolution était infiniment plus pur que celui qui est obtenu par le procédé ordinaire. Dans ces conditions et en se basant sur les renseignements fournis par M. Serullas, d'un arbre de trente ans qui peut donner en moyenne 11 kilogrammes de feuilles sèches, on retirerait par les dissolvants 1100 grammes de gutta-percha pure. En appliquant donc aux feuilles sèches le traitement par les dissolvants on arriverait à quadrupler la quantité de gutta recueillie sur un arbre âgé de trente ans et à cet avantage considérable, s'ajouterait celui bien plus important de conserver l'arbre vivant et d'en retirer chaque année une nouvelle récolte. En appliquant ce procédé aux rejetons vigoureux qui couvrent les immenses forêts exploitées depuis moins de quinze ans et dont les jets abondamment chargés de feuilles sont aujourd'hui sans utilité pour la production de la gutta-percha, on pourrait, même en renonçant aux hécatombes malaises, répondre aux exigences constamment croissantes des industries qui utilisent ce produit. M. Jungfleisch estime que dans leur état présent d'épuisement relatif, les forêts de la Malaisie sont, au moyen de ce procédé, en état d'alimenter l'industrie européenne et celle des Etats-Unis en leur livrant des feuilles d'*Isonandra*.

Les feuilles de l'*Isonandra Gutta* étant appelées, après ces observations si précieuses, à devenir l'objet d'un commerce important, il nous a paru intéressant d'en décrire les caractères extérieurs et les particularités anatomiques, qui permettront de constater leur identité ou de les distinguer des autres feuilles qu'on pourrait leur substituer accidentellement ou dans un but de spéculation frauduleuse.

Ces feuilles (fig. 614) oblongues ou ovales-oblongues, courtement acuminées au sommet, atténuées à la base, légèrement coriaces, mesurent de 15 à 20 centimètres de longueur et 7 à 8 centimètres de largeur ; leurs bords entiers sont légèrement recourbés en dessous, faiblement ondulés. Quand elles sont fraîchement recueillies, leur face supérieure est glabre et d'un vert plus ou moins jaunâtre, leur face inférieure est complètement recouverte d'un duvet velouté de couleur brun orangé. Récoltées depuis quelque temps déjà, elles prennent sur leurs deux faces une teinte brun jaunâtre ; leur limbe coriace se replie fortement et parfois même s'enroule sur ses bords. Quand on brise ce limbe, on observe entre les deux lames brisées une multitude de filaments très minces, soyeux et élastiques de Gutta, qui est sortie des vaisseaux laticifères. La nervure médiane creusée sur la face supérieure est très proéminente sur la face inférieure ; de cette nervure se détachent sous un angle à peu près droit des nervures secondaires assez rapprochées qui se dirigent vers les bords du limbe et sont reliées les unes aux autres par un réseau très serré de fines nervures tertiaires.

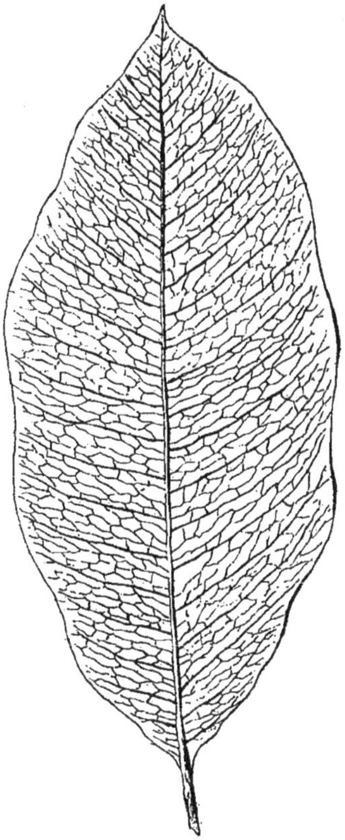

Fig. 614. — Feuille d'*Isonandra Gutta.*

L'examen d'une section transversale (fig. 615), pratiquée dans le limbe et la nervure médiane d'une de ces feuilles, ne permet pas seulement de se rendre compte de la localisation des vaisseaux laticifères qui contiennent la Gutta ; il explique en outre les résultats obtenus et justifie les espérances formulées par M. Jungfleisch.

Les laticifères des Sapotacées, nous l'avons vu plus haut, sont localisées dans le liber des faisceaux fibro-vasculaires et dans le tissu fondamental qui les entoure ; on comprend donc aisément que la feuille renfermera d'autant plus de ces laticifères que les nervures y seront plus nombreuses, plus serrées ; c'est précisément ce qui se présente dans la feuille de l'Isonandra comme on peut s'en rendre compte par l'examen de la figure 614.

L'épiderme de la feuille (fig. 615) formé de cellules polygonales est recouvert par une cuticule assez épaisse ; il est garni sur la face inférieure seule de stomates et de poils tecteurs en forme de navette. C'est la confluence de ces poils qui donne à la face inférieure de ces feuilles son aspect brun lustré. Sous l'épiderme supérieur on observe un hypoderme (*h*) formé de deux rangées de cellules rectangulaires. Le mésophylle est formé dans sa partie supérieure d'une rangée de cellules en palissade contenant de la chlorophylle et dans sa partie inférieure de cellules rameuses, dont la section est arrondie, ovale ou rectangulaire. Dans l'épaisseur de ce mésophylle qui ne contient pas de cristaux, on observe des vaisseaux laticifères coupés transversalement ou dans une direction plus ou moins oblique. Ces vaisseaux sont répartis aussi bien dans l'assise supérieure que dans l'assise inférieure ; ils sont abondants surtout dans le voisinage des faisceaux libéro-ligneux qui représentent les nervures. La nervure médiane glabre et concave sur sa face supérieure, est fortement convexe sur la face inférieure qui est recouverte de poils tecteurs. Le tissu fondamental est très développé (*tf*), formé de cellules arrondies ; il renferme dans toute son épaisseur un très grand nombre de vaisseaux laticifères (*v l*). Le système libéro-ligneux

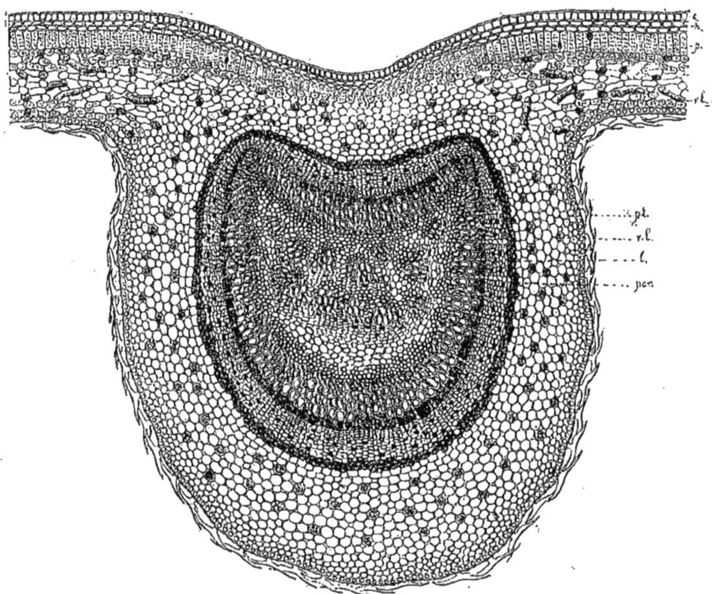

Fig. 615. — Feuille d'*Isonandra Gutta*.
Structure de la nervure médiane.

est représenté par un double cordon ligneux : un cordon inférieur fortement arqué et un cordon supérieur qui relie transversalement les deux extrémités de l'arc inférieur ; chacun de ces cordons est recouvert par un liber mou qui contient aussi des laticifères et par un péricycle fibreux continu. L'espace compris entre ces cordons est occupé par une assez grande quantité de faisceaux secondaires et intramédullaires recouverts par une couche de liber qui, comme celui des faisceaux principaux, renferme des laticifères.

L'abondance de ces faisceaux explique donc la richesse des feuilles en latex et la préférence qu'on doit leur accorder pour la récolte de la gutta-percha.

Caractères et propriétés. — La gutta-percha arrive dans le commerce sous forme de gros pains arrondis ou de blocs considérables du poids de 10 à 20 kilogrammes. Elle est fort impure et contient des débris végétaux et même minéraux qui y ont été introduits accidentellement au moment de la récolte, ou dans une intention frauduleuse par les intermédiaires chinois. Sa couleur plus ou moins foncée varie avec sa pureté. Quand elle est épurée, elle est d'un blanc grisâtre ; ordinairement elle offre une teinte jaune un peu rougeâtre ou quelquefois légèrement brune. Souvent elle semble formée de plusieurs couches fibro-membraneuses d'apparence nacrée. Sa densité varie entre 0,96 et 0,99. A la température ordinaire, elle offre la consistance du bois : en couches peu épaisses, elle peut se plier comme le cuir, elle est beaucoup moins extensible que le caoutchouc, elle se ramollit entre 45 et 60° et se laisse tirer en fils. A 100°, elle peut être pétrie et revêtir les formes les plus diverses qu'elle conserve en se refroidissant ; elle fond à 120° et conduit très mal la chaleur et l'électricité. Quand elle est pure, elle est insipide et inodore. Elle est insoluble dans l'eau, peu soluble dans l'alcool et l'éther, complètement soluble dans l'essence de térébenthine, la benzine, le chloroforme.

Outre les matières étrangères, la gutta-percha renferme trois principes immédiats qui sont :

1° La gutta pure, qui y intervient pour les 3/4 ; c'est une substance blanche, opaque, insoluble dans l'alcool.

2° La *fluavile*, résine jaune, cassante, fusible à 50°, soluble à froid dans l'éther, le chloroforme et la benzine, soluble dans l'alcool bouillant qui le laisse déposer par refroidissement en cristaux mamelonnés.

3° L'*albane*, résine blanche, cristallisable, fusible à 160°.

Purification. — Pour purifier la gutta-percha et la rendre propre aux usages industriels et pharmaceutiques, on la découpe en morceaux minces et on la lave plusieurs fois dans de l'eau, au fond de laquelle elle laisse déposer ses impuretés. Elle est ensuite triturée par des cylindres dentés et réduite en bouillie par un courant d'eau. On la ramollit dans l'eau chaude et on la passe au laminoir de manière à en former des plaques, qu'on dessèche à 110 ou 115° pour en chasser l'eau contenue dans les pores.

Usages. — La gutta-percha en feuilles minces a été employée pour recouvrir la peau et favoriser la cure des affections prurigineuses : elle est souvent utilisée dans les pansements. Dissoute dans le chloroforme et étendue sur les engelures, elle en calme très rapidement les démangeaisons. Ses emplois industriels sont des plus variés ; mais le plus important consiste dans la confection de gaines parfaitement isolantes pour les fils télégraphiques sous-marins.

La perspective de voir disparaître bientôt les arbres à Gutta des forêts de la Malaisie a porté les explorateurs à rechercher les espèces qui pouvaient produire un suc laiteux analogue. M. J. Pierre, ancien directeur du jardin botanique de Saïgon, s'est tout particulièrement occupé de cette question et a réuni dans sa *Monographie des Sapotacées* des indications très précieuses sur ce sujet. M. Baillon, dans sa *Botanique médicale*, cite aussi les espèces de cette famille qui passent pour fournir un latex de qualité très variable, plus ou moins analogue au suc de l'*Isonandra*. Presque tous les genres de la famille des Sapotacées se trouvent représentés dans cette énumération. La plupart des espèces citées sont originaires de Java, de Sumatra, de Bornéo, et notamment de l'Amérique tropicale. Plusieurs d'entre elles, les *Chrysophyllum Cainito* L., *Sapota Achras* Mill., *Mimusops Balata* Gœrtn., se rencontrent dans nos colonies d'Amérique et en Afrique. Le latex de quelques-unes, telles que le *Butyrospermum Parkii* Kotsch. et le *Bassia latifolia* Don, a été l'objet de recherches spéciales de la part de M. Heckel.

BALATA

Des divers produits retirés du latex des Sapotacées, celui qui paraît le plus se rapprocher de la Gutta-percha, est le *Balata*, fourni par le *Mimusops Balata* Gærtn. (*Sapota Mülleri* Bl.), qui croît au Vénézuéla, au Para, dans les Guyanes et dans les Antilles.

Cet arbre pousse principalement dans les terrains d'alluvion marécageux. La récolte de son latex, aussi pénible que malsaine, s'effectue au moyen d'incisions obliques pratiquées dans l'écorce de l'arbre. Ce latex est comestible et s'emploie parfois pour remplacer le lait de vache, dont il possède un peu la saveur. Par évaporation et par coagulation au moyen de l'alcool, on en retire une sorte de gutta d'abord gélatineuse, puis ferme et très pure. Obtenue par évaporation et desséchée, cette substance a une couleur rougeâtre, qui rappelle un peu celle de certains cuirs. Elle se dissout dans la benzine, le sulfure de carbone et le chloroforme ; elle se ramollit à 50° et fond à 150°. Elle s'électrise facilement et peut servir d'isolateur. Par l'ensemble de ses propriétés elle tient le milieu entre le caoutchouc et la gutta. Elle est utilisée dans l'industrie pour la fabrication des courroies et en médecine pour la fabrication des instruments de chirurgie. La plus grande partie du Balata est expédiée en Angleterre par la voie de Demerara.

Le *Massaranduba* est une matière fort analogue au Balata, obtenue par la coagulation du latex du *Mimusops elata*, qui croît au Brésil et dans la vallée de l'Amazone.

BEURRE DE KARITÉ

Origine. — Sous les noms de **Beurre de Karité**, de **Shea**, *Beurre de Galam*[1], on désigne une matière grasse retirée des graines du *Butyrospermum Parkii* Kotsch. (*B. niloticum* Kotsch. *Bassia Parkii* G. Don.), très bel arbre de l'Afrique équatoriale et particulièrement répandu dans le Fouta-Djallon et sur le cours du haut Sénégal.

Récolte. — On ramasse de fin mai à fin septembre les fruits tombés à terre et on les entasse dans un trou où la pulpe pourrit lentement. Les noix desséchées au four et brisées livrent leur amande qui est pilée, grillée et écrasée en une pâte que l'on fait bouillir dans l'eau. La matière grasse qui vient surnager à la surface est recueillie, puis battue vivement dans une jarre pleine d'eau froide. Débarrassée par un dernier battage de l'eau qu'elle renfermait, elle est réunie en pains de 1 à 2 kilogrammes qu'on enveloppe de feuilles.

Caractères. — Le beurre de Galam a une couleur d'abord verdâtre, qui devient ensuite d'un blanc un peu sale, souvent rougeâtre ; il a à peu près la consistance du suif, mais il est plus onctueux. Sa saveur est fort douce. Son odeur faible, mais particulière, se développe par la chaleur. Il se conserve longtemps sans rancir ; il fond à 36°, se dissout facilement dans l'essence de térébenthine ; il est complètement soluble dans l'éther et dans l'alcool. Il se saponifie facilement, ce qui le rend très propre aux usages industriels.

Composition. — D'après M. Heckel, qui en a fait une étude intéressante (*La Nature* 1885), le beurre de Galam renferme 43 p. 100 d'acide stéarique et 57 p. 100 d'acide oléique ; il ne contient pas d'acide palmitique.

Usages. — Ce beurre est fort apprécié dans les pays où on le récolte, pour remplacer les autres corps gras dans tous leurs usages. Il est utilisé pour la cuisine au même titre que le beurre de vache ; on s'en sert pour l'éclairage et la fabrication des savons.

CORPS GRAS DES SAPOTACÉES

L'**huile d'Illipé** est un corps gras retiré des graines du *Bassia lon-*

[1] Le nom de *Beurre de Galam* est donné aussi à un produit d'origine animale. (Baucher. *Arch. méd. navale*, 1883.)

gifolia Willd. qui habite l'Inde et plus particulièrement Madras, Ceylan et la côte de Malabar.

Ces graines ont une enveloppe dure, crustacée, lisse et luisante, d'un fauve foncé avec un hile allongé elliptique ; elles renferment à l'intérieur une amande huileuse, blanche, charnue, dépourvue d'albumen. Elles ont une saveur amère et aromatique, une odeur spéciale qui rappelle un peu celle du cacao.

L'huile s'obtient en écrasant des graines dans les mortiers ou au moyen de moulins spéciaux ; souvent aussi les amandes, débarrassées de leur coque, sont réduites en poudre et placées dans des sacs faits de feuilles de Canna ; on plonge ces sacs dans l'eau bouillante qui liquéfie l'huile.

L'huile d'Illipé est solide à la température ordinaire de nos pays ; elle commence à se ramollir à 25°, elle se liquéfie à 35°.

Solide, elle est d'un blanc verdâtre, mais par la fusion elle prend une teinte sale. Elle a une odeur assez forte qui disparaît par la cuisson. Elle rancit très vite, se conserve difficilement lorsqu'on l'expose à la chaleur et au contact de l'air.

Elle est utilisée comme aliment par les indigènes pauvres, qui s'en servent aussi en onctions pour donner de la souplesse à la peau et se protéger contre un excès de transpiration. En France, on a essayé de l'utiliser pour la fabrication des bougies et du savon.

Les graines du *B. latifolia* Roxb. donnent aussi une huile fixe qui porte le nom d'*Illipé*, mais plus fréquemment celui d'**huile de Mahwa** Cette huile est presque fluide, d'abord verdâtre, puis, jaune ; elle rancit très vite, devient amère et brune ; elle est employée aux mêmes usages que l'*Illipé*.

Un corps gras bien supérieur, au point de vue alimentaire, aux deux précédents est celui qui est retiré par la pression des graines du *B. butyracea* Roxb. et qui est désigné sous les noms de **Ghee** ou **Ghi**. Les graines de cet arbre qui est très répandu dans l'Inde sont un peu plus petites que celles du marron d'Inde dont elles ont d'ailleurs la forme. La graisse qu'on en retire est blanchâtre, concrète à la température ordinaire et a la consistance du lard ; elle se liquéfie à 35°. Elle ne rancit que fort difficilement ; elle est tout à fait inodore. Son emploi est réservé aux usages culinaires et médicaux.

A côté de ces espèces oléagineuses on peut encore citer l'*Argania Sideroxylon* Schomb. (*Sideroxylon spinosum* L.) ou *Argan*, qui habite une région limitée du Maroc méridional et occidental, et dont les graines renferment un corps gras, l'**huile d'Argan** qui constitue un article important de trafic intérieur au Maroc. L'odeur et la saveur de cette huile paraissent varier avec le mode employé pour la préparer.

D'après M. Cotton, la semence d'Argan est très amère, mais son huile a la douceur de l'huile de noisette ; elle n'est pas siccative et se fige à 0°.

ECORCE DE MONÉSIA

Origine. — **L'écorce de Monésia** ou de **Buranhem** est fournie par le *Lucuma glycyphlœa* Mart. et Eichl. (*Chrysophyllum glycyphlœum* Caser.), qui croît au Brésil.

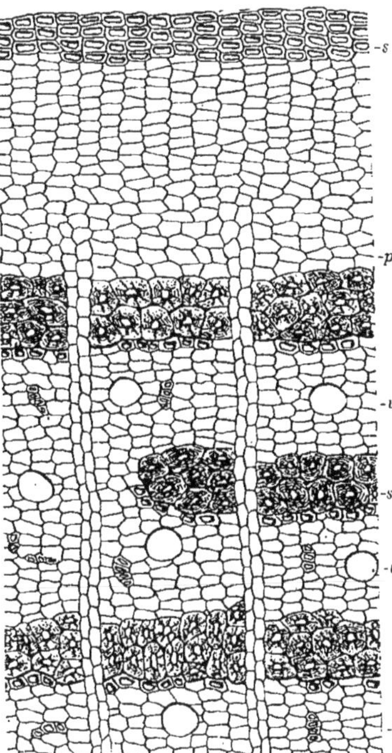

Fig. 616. — Ecorce de *Monésia*.

Description. — Elle se présente en fragments plats, de longueur et de largeur très variables, ayant en moyenne un demi-centimètre d'épaisseur ; elle est très dense, dure et compacte. La surface extérieure présente des dépressions peu profondes et assez larges laissées par la chute des plaques péridermiques dont il reste quelques vestiges offrant une teinte grisâtre ; elle est très faiblement striée dans le sens longitudinal. Toutes les parties saillantes, soit le bord des dépressions, soit les stries longitudinales, ont une teinte brun rougeâtre ou brun chocolat qui tranche sur une couche extrêmement mince de matière blanchâtre laissée par la face interne du périderme. La surface interne de l'écorce est d'un brun fauve ; elle porte des stries longitudinales très apparentes et très régulières. Les sections longitudinale et transversale de cette écorce présentent dans toute leur épaisseur une série de lignes blanchâtres assez régulièrement parallèles. Cette drogue a une odeur peu marquée, une saveur très douce, légèrement sucrée, avec un arrière-goût astringent et amer.

Structure microscopique (fig. 616). — Suber assez épais (*s*), formé de plusieurs assises de cellules rectangulaires, régulièrement superposées en files radiales. Celles qui constituent les couches extérieures ont des parois épaisses et incolores ; les autres ont des parois minces et sont remplies de matière colorante brune. Le parenchyme cortical (*pc*) est bien réduit et formé de cellules polygonales irrégulières. Le liber (*l*) est extrêmement développé et occupe presque toute l'épaisseur de l'écorce; il est formé de couches alternantes et parallèles de parenchyme et de groupes scléreux (*sc*) qui sont entrecoupés par des rayons médullaires formés de deux rangées de cellules. Les groupes scléreux sont formés de trois à quatre rangées de cellules à parois très épaisses et canaliculées ; les cellules qui les bordent renferment souvent des cristaux simples, prismatiques. Le parenchyme intercalé entre ces assises scléreuses est formé de cellules assez régulièrement superposées en files radiales ; il présente çà et là des fibres assez petites et munies de parois moyennement épaisses, réunies en petit nombre, et des vaisseaux laticifères (*vl*) facilement reconnaissables à leur section arrondie, à leur diamètre, et à leur contenu granuleux.

Composition chimique. — Cette écorce renferme du tannin, de la *monésine*, de la glycyrrhizine, une matière colorante, de la gomme, de l'acide pectique. La *monésine*, qui paraît n'être autre chose que la saponine, se présente sous forme d'une poudre jaune hygroscopique, âcre et amère.

Usages. — L'écorce de Monesia est employée comme tonique et astringente.

Le *C. Cainito* L. ou Caïmitier, qui croît aux Antilles, laisse exsuder par des incisions pratiquées à son tronc un latex qui présente quelques-unes des qualités de la gutta-percha. Son fruit a une chair blanche sucrée et rafraîchissante; son écorce est employée comme tonique et excitante.

Quelques autres espèces de cette famille sont encore employées dans la médecine populaire des pays où elles croissent plutôt qu'elles ne constituent de véritables médicaments. Il y aurait cependant exception à faire en faveur du *Sapotillier* (*Achras Sapota* L., *Sapota Achras* Mill.), grand arbre élégant et toujours vert qui habite l'Amérique tropicale et qui est assez abondamment cultivé en Algérie. Ses fruits, qui sont connus sous le nom de *Sapotilles*, de *Nèfles d'Amérique*, sont astringents avant leur maturité et ont comme nos nèfles, quand ils sont mûrs, une chair succulente et sucrée qui est très appréciée dans toutes les Antilles. L'écorce est fréquemment employée comme tonique et astringente ; en Algérie, elle a été utilisée comme succédané du Quinquina. Elle a été décrite et analysée par M. Bernou, qui y a trouvé un alcaloïde cristallin, la *Sapotine*.

PRIMULACÉES

Plantes herbacées à rhizomes ligneux, parfois tubéreux (*Cyclamen*), ou plus rarement frutescentes. Feuilles ponctuées de glandes, tantôt toutes radicales, tantôt caulinaires, opposées ou verticillées, rarement alternes. Fleurs tantôt solitaires, tantôt groupées en épis ou en grappes axillaires ou terminales. Calice gamosépale, tubuleux à 4 ou 5 divisions. Corolle gamopétale, rotacée ou campanulée, tantôt tubuleuse à la base (*Primula*), tantôt divisée en lobes retroussés (*Cyclamen*), parfois nulle. Etamines insérées sur le tube ou sur la gorge de la corolle, *opposées aux pétales*. Ovaire libre uniloculaire, multiovulé, à *placenta central et basilaire*, style et stigmate simples. Capsule uniloculaire, polysperme s'ouvrant en trois ou cinq valves dans toute sa longueur ou pyxide operculée. Graines à embryon droit, placé dans l'axe d'un albumen charnu ou subcorné.

Ces plantes sont abondantes dans les parties tempérées de l'Europe et de l'Asie, assez rares dans l'hémisphère austral ; elles se distinguent plus par leur beauté que par leur utilité ; néanmoins les rhizomes de quelques-unes d'entre elles sont encore inscrits dans notre pharmacopée.

RHIZOME ET FLEURS DE PRIMEVÈRE

Ces drogues sont fournies par le *Primula officinalis* Jacq. (fig. 617), qui croît communément dans nos bois et nos prairies.

Le rhizome se présente en morceaux plus ou moins allongés, irréguliers, formés d'une souche épaisse de 5 millimètres qui porte sur sa face inférieure la trace ou des vestiges plus ou moins longs des racines adventives, larges de 1 à 2 millimètres. Sa surface extérieure est d'un brun grisâtre. Sur la section transversale on aperçoit une écorce épaisse, gris blanchâtre, occupant les deux tiers du rayon total, et entourant un cercle ligneux assez mince, de couleur jaune, ne présentant pas de stries apparentes. La moelle assez développée est d'une teinte blanchâtre. Les racines adventives se distinguent du rhizome par l'absence d'une huile volatile et une saveur anisée, qui est attribuée à un principe analogue à la *sénégine*.

Le *Primula officinalis* fournit aussi ses fleurs à nos droguiers : la corolle débarrassée de son calice étroit, blanchâtre, est tubuleuse, jaune, devenant verdâtre par la dessiccation ; elle se dilate près de la gorge qui est plissée et maculée de jaune orange en un limbe à 5 lobes soudés. Ces fleurs ont une odeur agréable, qui rappelle un peu le miel et une saveur douce, que n'ont pas les fleurs plus grandes et plus foncées du *Primula elatior* L.

On les emploie, sous le nom de *fleurs de coucou*, en infusion comme calmantes et antispasmodiques.

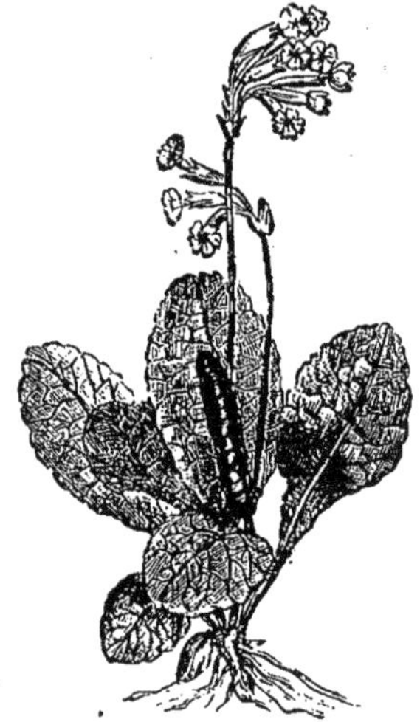

Fig. 617.
Primula officinalis.

RHIZOME DE CYCLAME

Le rhizome de **Cyclame** ou **Pain de Pourceau**, l'*arthanita* des officines, est fourni par le *Cyclamen Europæum* L., qui croît dans les endroits humides de l'Europe centrale.

Il se présente sous forme d'un disque orbiculaire aplati, mesurant de 4 à 6 centimètres de longueur et 15 millimètres d'épaisseur. La face supérieure présente à son centre la cicatrice laissée par le point d'attache des feuilles radicales : la face inférieure est garnie de petites racines grêles et recourbées. La surface extérieure est profondément ridée et d'une couleur brune. L'intérieur, blanchâtre au moment de la récolte, prend rapidement en se desséchant une teinte brun rougeâtre. Ce rhizome possède une saveur âcre et caustique qui est surtout très marquée quand il est frais : il perd une partie de ses propriétés par la dessiccation.

Il renferme un glucoside vénéneux, la *Cyclamine* ou *Arthanitine* qui a été découvert par Saladin et de Luca; un sucre lévogyre, la *cyclamose* et de l'amidon.

Il possède des propriétés purgatives, vermifuges et emménagogues, qui ne sont guère utilisées dans la thérapeutique, leurs effets pouvant être obtenus par d'autres substances plus sûres et d'un maniement plus facile. Desséché et torréfié, il possède, grâce à sa richesse en amidon des propriétés alibiles qu'on n'utilise guère que pour la nourriture des porcs. Il formait jadis la base de l'*onguent d'arthanita*.

Les autres espèces de cette famille qui ont été employées en médecine sont : le *Primula Auricula* L. ou *oreille d'ours* que les habitants des Alpes utilisent encore quelquefois contre la phtisie ; l'*Anagallis arvensis* L. ou *mouron des champs* jadis vanté contre l'hydropisie et certaines névroses; le *Lysimachia nummularia* L. ou *Nummulaire* à laquelle on attribuait des vertus astringentes.

MYRSINÉES

Le groupe des *Myrsinées* présente avec les Primulacées des affinités si étroites qu'on pourrait les réunir en une seule famille. Elles n'en diffèrent guère que par leur tige ligneuse et leur fruit indéhiscent.

Les Myrsinées sont caractérisées anatomiquement par l'existence de poches résinifères qui sont localisées dans la tige et la feuille. Dans le pétiole, où elles sont fréquemment allongées en fuseau, ces poches résinifères pluricellulaires sont disposées en arc au-dessous du système libéro-ligneux ; dans le limbe, elles sont toutes arrondies et dispersées dans le parenchyme. — Ces plantes se distinguent encore par la diversité des poils glanduleux qui existent à la surface du limbe.

Parmi les espèces intéressantes de ce groupe, il faut citer :

L'*Embelia Ribes* Burm. dont les graines jouissent dans l'Inde d'une grande réputation comme anthelmintiques, carminatives et toniques. Warden (1888) en a isolé une substance acide cristallisée, qu'il a appelée *acide embelique*. Elles présentent avec le poivre noir une grande ressemblance extérieure, qui a été utilisée à plusieurs reprises par les falsificateurs pour adultérer ce condiment.

Le *Mœsa picta* Hocht. (*M. lanceolata* Forsk.) dont le fruit frais ou desséché est employé en Abyssinie comme ténifuge sous le nom de *Soaria*.

Le *Theophrasta Jussiœi* Lindl., dont les graines broyées sont utilisées à Saint-Domingue pour faire du pain.

PLOMBAGINÉES

Plantes de port varié et d'inflorescences diverses, caractérisées par leurs fleurs, pentamères, à étamines opposées aux pétales, leur ovaire uniovulé surmonté de 5 styles et leur fruit, qui est un akène.

Les Plombaginées sont des plantes cosmopolites qui habitent tantôt les rivages maritimes et les terrains salés des régions tempérées, tantôt les montagnes dans les contrées arctiques et antarctiques.

RACINE DE DENTELAIRE

Cette drogue est fournie par le *Plumbago Europæa* L. qui habite le sud de l'Europe.

C'est une racine pivotante mesurant 1/2 à 1 centimètre de diamètre qui, fraîchement coupée est blanchâtre, mais prend rapidement par la dessiccation une teinte brun rougeâtre. Dans les droguiers elle se présente en fragments très irréguliers, plus ou moins longs et tortueux, dont la surface extérieure est ridée longitudinalement et plus ou moins profondément striée. La section transversale présente trois couches bien distinctes : une écorce d'un brun rouge assez épaisse, parsemée de points brunâtres ; une zone ligneuse présentant des stries radiales très apparentes et une épaisseur égale à celle de l'écorce, une moelle qui est assez généralement excentrique et d'une teinte brune. Quand elle est fraîche, cette racine produit sur la muqueuse une action caustique, propriété qu'elle conserve en partie après la dessiccation ; elle a une saveur piquante et provoque une salivation abondante. Elle laisse dégager un principe volatil qui colore en gris de plomb les papiers enfermés dans le même bocal.

STRUCTURE MICROSCOPIQUE. — Le parenchyme cortical, recouvert par un suber assez épais, est formé de cellules polyédriques, vides d'amidon, et qui sont, en assez grand nombre, remplies d'une matière résineuse brune. Le liber est divisé en faisceaux cunéiformes et ne contient pas de fibres mécaniques. Le bois a aussi un grand nombre de faisceaux cunéiformes plus ou moins larges, qui sont composés de vaisseaux disséminés tantôt dans un tissu fibreux, tantôt dans un parenchyme ligneux. Ces faisceaux sont séparés par de larges rayons

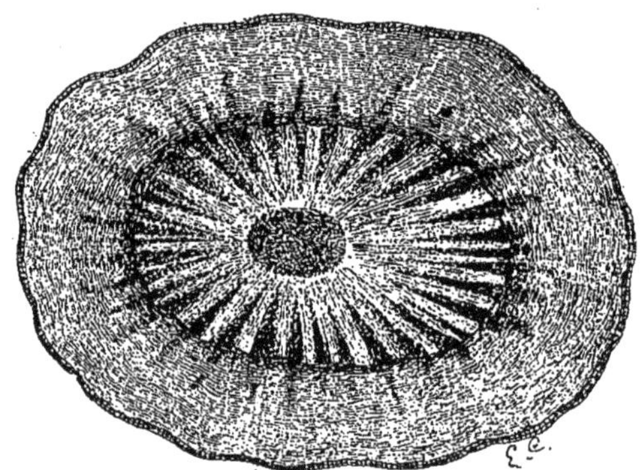

Fig. 618. — Racine de Dentelaire.
Section transversale.

médullaires qui se détachent de la moelle et vont se perdre dans le parenchyme cortical. La moelle et le bois renferment, comme l'écorce, de nombreuses cellules résineuses.

COMPOSITION CHIMIQUE. — Dulong a retiré de cette racine un principe non azoté, la *plumbagine*, qui cristallise en aiguilles de couleur jaune orange, de saveur âcre et amère, et une matière grasse d'un bleu grisâtre.

USAGES. — Cette racine a été employée comme vésicante à l'extérieur.

Ces propriétés irritantes se retrouvent dans le *P. rosea* L. et le *P. Zeylanica* L., plantes indigènes de l'Inde. La seconde de ces espèces est employée à Ceylan en teinture alcoolique par les médecins anglais, comme antipériodique et comme un sudorifique énergique. Le *Statice Limonium* L. et bien d'autres espèces passaient jadis pour toniques et astringents.

ÉRICACÉES

Arbustes et arbrisseaux, à feuilles simples, alternes, rarement opposées, très petites ou en forme d'écailles imbriquées. — Inflorescence très variable. — Calice gamosépale, tantôt libre, tantôt adhérent avec l'ovaire infère, à cinq divisions. — Corolle monopétale ou polypétale, généralement diplostémone. — Etamines hypogynes ou rarement insérées à la base des pétales. — Anthères biloculaires, s'ouvrant par deux pores terminaux ou latéraux. — Ovaire pluriloculaire et pluriovulé. — Ovules anatropes. Fruit sec ou charnu. — Embryon dicotylédoné, dans l'axe de l'albumen.

Caractères anatomiques. — *Feuilles.* — Poils tecteurs pluricellulaires, coniques. — Poils capités formés d'une glande pluricellulaire, divisée par des cloisons verticales et horizontales. — Pas de glandes internes. — Cristaux en général prismatiques, ou clinorhombiques. — Système libéro-ligneux représenté par un cordon ligneux arqué, recouvert en bas par un liber mou et un péricycle fibreux, en haut par une moelle et un péricycle lignifié. Stomates en général très larges entourés par 4 ou 5 cellules n'ayant pas de direction bien déterminée.

Les Ericacées sont répandues sur toute la surface du globe. Quelques espèces, telles que les *Bruyères* sont localisées dans le nord et le centre de l'Europe, la région méditerranéenne et le cap de Bonne-Espérance. D'autres, telles que les *Arbutées* et les *Andromédées*, abondent dans l'Amérique du Nord.

Ces végétaux sont caractérisés par leur saveur amère et styptique due à un principe extractif et à du tannin souvent associés à un principe résineux et aromatique; la présence de ces éléments communique à quelques-unes d'entre elles des propriétés diurétiques et anticalculeuses (*Uva Ursi*); un certain nombre d'entre elles donnent des baies acidules et sucrées qui sont à ce double titre employées comme aliment ou pour la préparation de liqueurs fermentées (*Arbousier*) : l'industrie utilise la matière colorante de l'*Airelle* pour remonter la couleur des vins ou colorer les vins artificiels, tandis que la parfumerie utilise l'huile essentielle du *Gaultheria*.

BAIES DE MYRTILLE

Origine. — Ce sont les fruits du *Vaccinium Myrtillus* L. (fig. 619), petit arbrisseau qui croît communément sur toutes les montagnes de l'Europe.

Description. — Ces fruits (fig. 620) sont globuleux de la grosseur d'un pois, couronnés à leur sommet par le limbe calicinal, qui forme un petit bourrelet circulaire. Ils sont d'un noir bleuâtre, lisses, couverts d'une

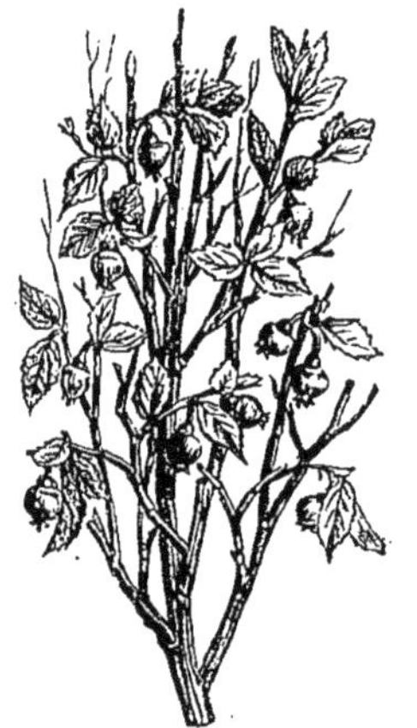

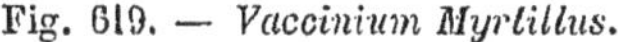

Fig. 619. — *Vaccinium Myrtillus.*

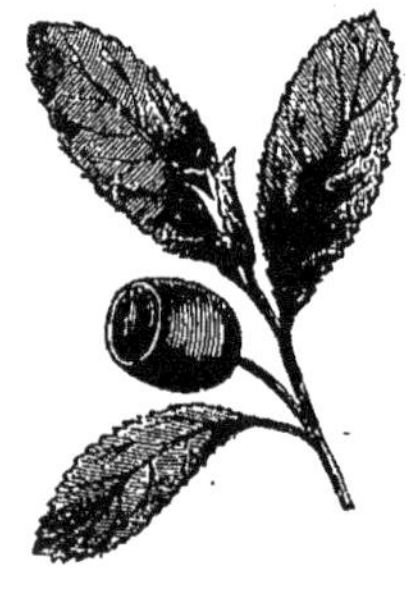

Fig. 620. — Baie de Myrtille.

poussière glauque. Au-dessous de l'épicarpe se trouve un parenchyme rempli d'un suc douceâtre et acidule, qui entoure 4 à 5 loges renfermant plusieurs graines petites, ovales, dans lesquelles se trouve un embryon droit au milieu d'un albumen charnu.

Ils sont acidules, légèrement sucrés et agréables au goût. Desséchés, ils se rident à la surface, prennent une couleur noire et quelque ressemblance avec le raisin de Corinthe, dont ils se distinguent par leurs nombreuses graines.

Composition. — Ces fruits renferment de l'acide malique et de l'acide citrique en proportions sensiblement égales, du glucose et une matière colorante rouge foncée qui s'avive par les acides et verdit par les alcalis.

Usages. — Les baies de Myrtille sont communément employées à l'état frais pour préparer des confitures et des sirops ; on les utilise aussi comme rafraîchissantes. Desséchées, elles font l'objet d'un commerce considérable pour rehausser la couleur trop pâle de certains vins peu riches en couleur ou pour la fabrication artificielle des vins.

Les rameaux et les feuilles du *V. Myrtillus* renferment une notable proportion de tannin qui les fait parfois employer comme astringents et antidiarrhéiques.

On substitue parfois aux baies de myrtille celles de l'*Airelle ponctuée* (*V. Vitis Idæa* L.) qui croît dans les montagnes de l'Europe centrale ; ces baies sont beaucoup moins riches en couleur que celles du *V. Myrtillus*. Les baies du *V. uliginosum* L. ont une couleur d'un noir bleuâtre plus clair et contiennent un suc verdâtre. Par la fermentation ces fruits donneraient, dit-on, une liqueur alcoolique dangereuse, et auraient des propriétés narcotiques.

FEUILLES DE BUSSEROLE

Uva Ursi. — Raisin d'Ours.

Origine. — Les feuilles de *Busserole* sont fournies par l'*Arctostaphylos Uva Ursi* Spreng. (*Arbutus Uva Ursi* L.) (fig. 621), plante communément répandue dans l'hémisphère boréal des deux mondes et croissant dans les montagnes et les collines pierreuses.

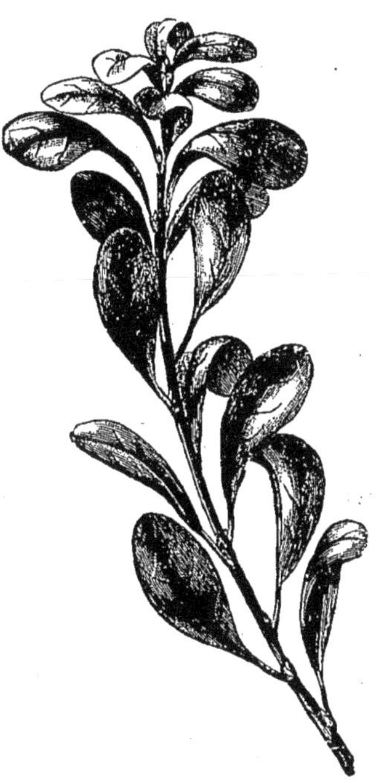

Fig. 621. — Busserole.

Description. — Ces feuilles qui mesurent 1 à 2 centimètres de longueur sur 1/2 à 1 centimètre de largeur, sont coriaces, courtement pétiolées, obovales ou spatulées, glabres sauf dans leur jeune âge, à bords entiers légèrement réfléchis en dessous. De la nervure médiane, qui est assez proéminente sur la face inférieure, partent des nervures secondaires qui se rejoignent en boucles près des bords de la feuille et forment en se divisant un fin réseau qui donne à la surface de la feuille un aspect chagriné. Elles ont une teinte vert foncé et sont luisantes en dessus, plus pâles en dessous. Sèches, elles sont inodores et possèdent une saveur un peu acerbe et une amertune peu marquée.

Structure anatomique (fig. 622 à 624). — L'épiderme est formé de cellules polygonales à parois droites ; il est recouvert par une cuticule fort épaisse et garni sur les feuilles jeunes de poils tecteurs unicellulaires coniques, et de poils glanduleux pluricellulaires divisés par des cloisons verticales et transversales : il porte sur sa face inférieure seule des stomates très nombreux, très larges, arrondis, qui sont entourés par 5 à 6 cellules. Mésophylle hétérogène asymétrique, formé dans sa partie supérieure de 3 à 4 rangées de cellules disposées en palissade et, dans sa partie inférieure, d'un parenchyme lacuneux, constitué par des cellules de forme irrégulière. Nervure médiane plan convexe. Au-dessous de l'épiderme existe un hypoderme formé de cellules à parois assez épaisses et réfringentes, contenant de l'amidon ou des cristaux prismatiques d'oxalate de chaux. Entre les deux couches d'hypoderme se trouve le système libéro-ligneux qui est représenté par un cordon

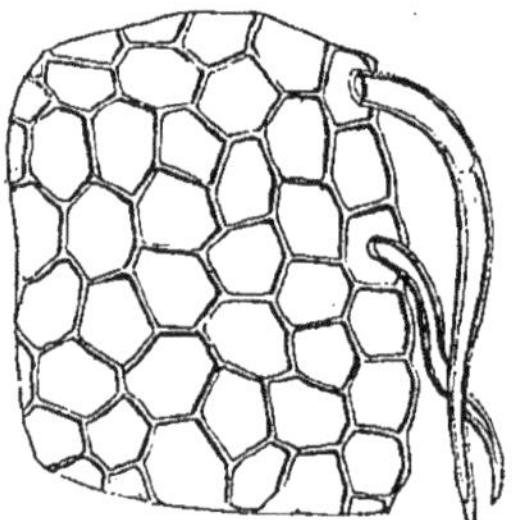

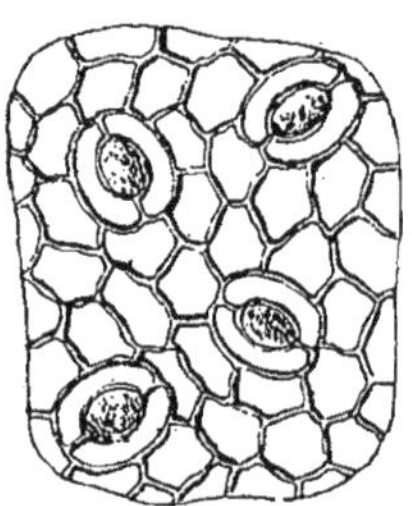

Fig. 622, 623. — Feuille de Busserole.
Epiderme supérieur. Epiderme inférieur.

ligneux arqué, recouvert inférieurement par un liber mou et par un péricycle scléreux et supérieurement par un massif de fibres à parois épaisses.

Composition chimique. — Les feuilles de busserole contiennent, outre du tannin et de l'acide gallique :

1° De l'*Ericoline*, matière résineuse, d'un jaune brun, inodore, très amère qui, au contact des acides dilués, donne du glucose et de l'*éricinol;*

2° De l'*Ursone*, qui cristallise en aiguilles soyeuses, incolores, inodores, insipides, insolubles dans l'eau, peu solubles dans l'alcool et l'éther ;

3° De l'*Arbutine*, glucoside qui cristallise en longues aiguilles incolores, inodores, amères, solubles dans 8 parties d'eau froide et 1 partie d'eau bouillante et dans 16 parties d'alcool. Au contact de l'émulsine, des acides étendus et même d'un ferment contenu dans les feuilles, ce principe se dédouble en glucose et un *hydroquinone*.

Usages. — La Busserole doit à la présence du tannin et à l'acide gallique qu'elle contient ses propriétés astringentes et toniques. On l'emploie dans le catarrhe chronique de la vessie, la cystite, l'incontinence d'urine. Elle s'administre en infusion à la dose de 15 à 40 grammes par jour dans un litre d'eau, ou en poudre à la dose de 2 à 4 grammes, répétée trois ou quatre fois par jour.

L'arbutine qui constitue le principe actif de cette plante s'administre à la dose de 50 centigrammes à 2 grammes par jour.

Substitutions. — On substitue souvent aux feuilles de Busserole celles du *Buis* et celles du *Vaccinium Vitis idœa* L. Nous avons exposé

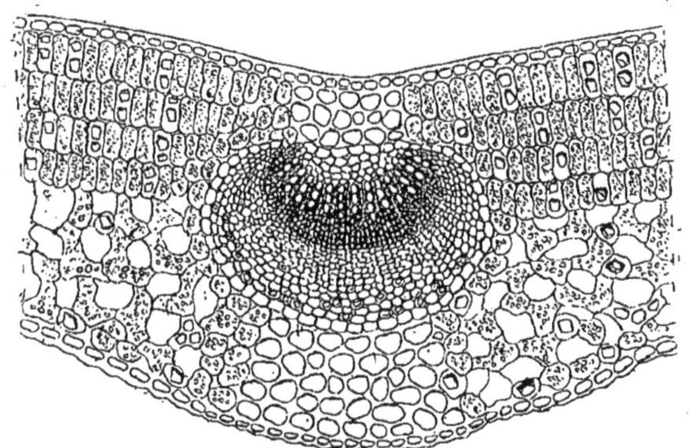

Fig. 624. — Feuille de Busserole. Structure de la nervure médiane.

plus haut (p. 344) les caractères anatomiques des premières. — Quant aux secondes, elles se distinguent à leur couleur d'un vert brunâtre ou rougeâtre et à leur consistance moins coriace. Leurs bords fortement repliés en dessous sont parfois dentés ; elles ne présentent pas non plus l'aspect chagriné des feuilles de busserole. Au point de vue anatomique, ces feuilles se distinguent par l'absence de cristaux et l'existence de fibres épaisses et lignifiées sur les deux faces du cordon libéro-ligneux.

FEUILLES DE GAULTHÉRIE

Origine. — Le *Gaultheria procumbens* L. (*G. humilis.* Salisb., *Gautiera repens* Rafin.) ou *Winter-green*, *Box berry* des Américains, *Thé de Jersey*, de *Terre-Neuve*, du *Canada*, est un petit arbuste qui croît dans les bois montueux et sablonneux de l'Amérique du Nord, depuis le Canada jusqu'à la Caroline, et qui abonde dans les pinèdes du New-Jersey.

Description. — Ces feuilles sont courtement pétiolées, légèrement coriaces, elliptiques, lancéolées ou obovales, atténuées à la base, aiguës ou obtuses au sommet, entièrement glabres. Pâles sur leur face inférieure, vertes ou teintées de pourpre sur leur face supérieure, elles présentent sur leur bord quelques dents en forme de scie pourvues d'une soie. Quand elles sont sèches, elles ont une teinte vert brun ou même vert tout à fait rougeâtre, et répandent une odeur qui rappelle celle de la vanille et de certains baumes. Cette odeur se perçoit assez facilement en froissant les feuilles fraîches entre les doigts; elles ont une saveur un peu astringente, aromatique, dont l'arrière-goût rappelle un peu celle de la cire d'abeilles.

Structure microscopique. — Epiderme recouvert par une cuticule très épaisse, formé de cellules légèrement sinueuses à parois ponctuées et muni sur sa face inférieure seule de stomates arrondis et entourés par 4 ou 5 cellules irrégulières dans leur direction. Mésophylle hétérogène, asymétrique, formé supérieurement de 3 à 4 couches de cellules cylindriques deux fois aussi longues que larges et inférieurement d'un parenchyme de cellules rameuses. Ces cellules renferment de la chlorophylle avec des gouttelettes d'huile jaunâtre ou des cristaux agglomérés d'oxalate de chaux. Nervure médiane concave sur la face supérieure. L'épiderme glabre recouvre un massif de cellules épaissies et étroitement unies, en dessous duquel existe un parenchyme lacuneux chlorophyllien et cristalligène, qui entoure le système libéro-ligneux. Celui-ci est représenté par un cordon ligneux arqué, assez épais, qui est recouvert inférieurement par un liber mou et un péricycle fibreux, et protégé supérieurement par une couche assez épaisse de sclérenchyme.

Composition chimique. — Entre autres principes, Droelle (1887) a retiré de ces feuilles : une huile volatile, de la résine, du tannin, de l'arbutine, de l'éricoline. La plus intéressante de ces substances est l'essence qui est connue sous le nom d'*essence de Wintergreen*.

Cette essence est incolore, mais à l'air elle prend une teinte rougeâtre; elle possède une odeur agréable et une saveur brûlante; elle est très soluble dans l'alcool. Cahours a constaté que cette essence est constituée par un mélange de salicylate de méthyle et d'un hydrocarbure, appelé *gaulthérylène*.

Usages. — Les feuilles de *Gaultheria procumbens* sont employées comme astringentes, stimulantes et antidiarrhéiques.

L'essence de Gaultheria qu'on en retire possède des propriétés antiseptiques qui la font employer dans le pansement des plaies; on l'utilise aussi en parfumerie. On l'a recommandée à la dose de 8 grammes par jour dans le traitement du rhumatisme articulaire.

FEUILLES D'ARBOUSIER

Origine. — L'**Arbousier** ou *arbre aux fraises* (*Arbutus Unedo* L.) se rencontre dans la région méditerranéenne et sur le littoral de l'Atlantique. Ses feuilles sont inscrites dans la Pharmacopée française.

Description. — Elles sont courtement pétiolées, coriaces, glabres et luisantes ; elles mesurent 5 à 8 centimètres de long sur 3 à 4 centimètres de large ; elles sont oblongues, lancéolées. Leur limbe est dentelé en scie sur les bords.

Leur saveur est très astringente ; leur odeur est nulle.

Structure microscopique. — Epiderme glabre recouvert par une cuticule épaisse, garni sur sa face inférieure seule de stomates arrondis, assez larges; mésophylle hétérogène asymétrique. Système libéro-ligneux représenté par deux cordons opposés réunis en une ellipse à grand diamètre transversal. Ces cordons sont recouverts par un liber mou, très riche en cristaux simples et par un péricycle fibreux disposé en îlots.

Usages. — Ces feuilles jouissent de propriétés astringentes qu'elles doivent à leur richesse en tannin.

FEUILLES DE LÉDON DES MARAIS

Origine. — Le **Lédon des marais** ou *Romarin sauvage* (*Ledum palustre* L.) est un petit arbuste toujours vert qui croît dans le nord de l'Europe, de l'Asie et de l'Amérique.

Description. — Les feuilles persistantes alternes, subsessiles, linéaires, lancéolées, mesurent en moyenne 4 à 5 centimètres de longueur et 6 millimètres de largeur. Le limbe entier est vert et glabre sur sa face supérieure, et présente sur sa face inférieure un indumentum roux ferrugineux dû à l'abondance extrême des poils plus ou moins longs, qui sont surtout très confluents dans le voisinage de la nervure médiane. Le bord du limbe est replié en dessous comme celui du romarin. Ces feuilles ont une saveur amère, camphrée et une odeur aromatique.

Caractères anatomiques (fig. 625). — L'épiderme, recouvert par une cuticule assez épaisse, est formé de cellules sinueuses ; il est garni de stomates sur la face inférieure seule et présente des poils tecteurs et des poils glanduleux. Les poils tecteurs affectent plusieurs formes ; les uns sont courts, unicellulaires, coniques ; les autres sont très longs, contournés, unisériés ou constitués par deux séries parallèles de cellules brunes allongées, dont les parois sont tuberculeuses. Les poils glanduleux sont formés d'une glande ovale, multicellulée, supportée par un pédicelle un peu allongé ; cette glande renferme une matière oléo-résineuse. Le mésophylle est hétérogène, asymétrique, formé dans sa région

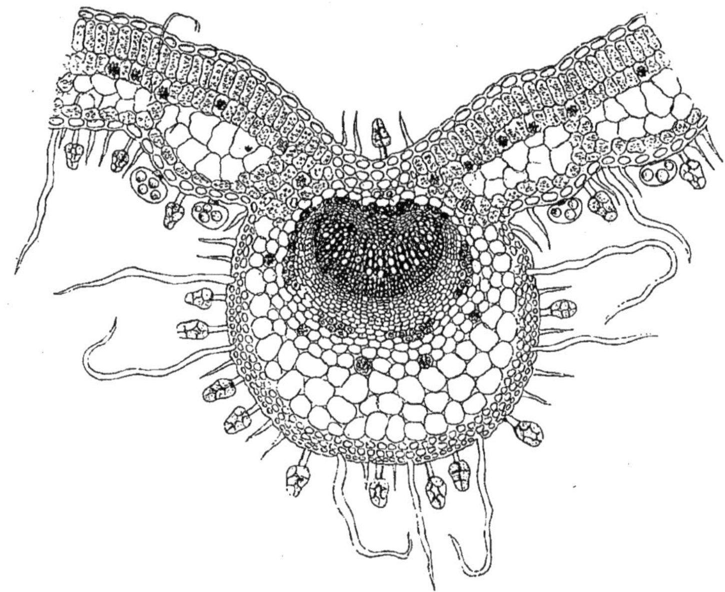

Fig. 625. — Feuille de Lédon des marais.
Structure de la nervure médiane.

supérieure de 3 rangées de cellules en palissade et dans sa partie inférieure de cellules irrégulières. Des cristaux agglomérés d'oxalate de chaux sont localisés dans les couches profondes des cellules en palissade. La nervure médiane, concave supérieurement et fortement convexe en dessous, est garnie de poils très confluents. Un hypoderme moyennement épais entoure le tissu fondamental cristalligène, dans lequel est placé le système libéro-ligneux. Celui-ci est constitué par un cordon ligneux arqué qui est recouvert inférieurement par un liber mou et un péricycle scléreux, et dans sa partie supérieure par un massif plus ou moins épais de fibres lignifiées.

Composition chimique — Ces feuilles contiennent entre autres principes de l'huile essentielle et du tannin. L'huile essentielle est jaune rougeâtre, possède une saveur amère et brûlante et une odeur qui rappelle celle des feuilles ; elle a une réaction acide. Elle est constituée par de l'*éricinol* $C^{10}H^{16}O$, et par de l'*acide lédonique*. Le tannin qu'on a isolé des feuilles du Lédon est désigné sous le nom d'*acide lédotannique*. On en a encore retiré une certaine quantité d'*Ericoline* $C^{34}H^{56}O^{21}$.

USAGES. — On a attribué à ces feuilles des vertus narcotiques et on les a employées dans les maladies exanthémateuses, dans la coqueluche et la dysenterie. En Allemagne on les a parfois substituées au houblon, dans la préparation de la bière.

Le *L. latifolium* L. ou **Thé du Labrador** est une plante originaire de l'Amérique septentrionale, du Labrador, de Terre-Neuve, qui se distingue de l'espèce précédente par les dimensions plus considérables de ses feuilles et la forme de son fruit. Ses feuilles pectorales et toniques sont parfois employées en Amérique en guise de thé.

Parmi les Ericacées que la matière médicale utilise encore, il faut citer l'*Andromeda arborea* L. ou *Sweet-tree* des Américains, qui s'en servent comme antiphlogistique ; l'*A. Japonica* Thunb., plante narcotique âcre de la Chine et du Japon, où elle est employée pour guérir la gale et comme antidote du *fugu*. Eykmann en a retiré un glucoside toxique qu'il a désigné sous le nom d'*Asébotoxine*.

Les *Rhododendron* sont aussi des plantes vénéneuses qui contiennent des principes âcres et narcotiques. Quelques-unes d'entre elles ont été employées comme antirhumatismales ; telles sont le *R. Chrysanthum* Pall., ou *rose de Sibérie*, et le *R. maximum* L., utilisé comme antigoutteux aux Etats-Unis. Le miel récolté par les abeilles sur ces plantes a des propriétés délétères qui, mentionnées pour la première fois par Xénophon dans l'expédition des Dix mille pour les espèces du Pont-Euxin, ont été confirmées par Michaux sur les plantes américaines.

L'*Epigœa repens* L., qui croît dans l'Amérique du Nord, est inscrit dans la Pharmacopée des Etats-Unis sous le nom de *Gravel plant*, qui rappelle ses propriétés diurétiques.

Le *Kalmia latifolia* L. fournit aussi à la matière médicale des Etats-Unis ses feuilles ovales-lancéolées ou elliptiques, qui sont utilisées comme astringentes sous le nom de *Mountain laurel*. Ces feuilles contiennent du tannin, de l'*arbutine* et de l'*andrométoxine*; elles sont vénéneuses à haute dose.

PYROLACÉES

Les Pyrolacées constituent une petite famille qui a été séparée des Ericacées dont elles ne diffèrent guère que par la structure de leur graine. Ce sont des plantes qui habitent les régions tempérées et fraîches de l'hémisphère boréal; elles doivent leurs propriétés médicales à un mélange de principes amers et résineux.

FEUILLES DE PYROLE OMBELLÉE

Origine. — Ces feuilles sont fournies par le *Chimaphila umbellata* Nutt. (*C. corymbosa* Pursh.), *Pyrola umbellata* L., qui croît dans l'Amérique du Nord, en Russie, en Sibérie, en Suède, en Moravie, en Suisse, dans la forêt de Haguenau et dans le Dauphiné. C'est une plante populaire en Amérique, où elle est désignée sous le nom de *pipissewa* ou *herbe à pisser*, dénomination qui rappelle ses propriétés diurétiques. C'est le véritable *Winter-green* des Américains.

Description. — Ces feuilles arrivent généralement avec leurs tiges ligneuses, rougeâtres, tortueuses, présentant de distance en distance les cicatrices de feuilles très rapprochées les unes des autres et comme verticillées. Ces feuilles sont coriaces, courtement pétiolées, cunéiformes, un peu lancéolées, lisses, fortement dentées en scie sur les bords, d'un vert foncé à la face supérieure, d'un vert plus pâle sur la face inférieure ; elles mesurent 2 à 3 centimètres de longueur sur 1 à 1,5 centimètre de largeur. Dans les collections, ces feuilles se présentent avec une teinte brun rougeâtre foncé. Elles ont une saveur douceâtre d'abord, puis amère et astringente. Les tiges et les racines sont légèrement âpres.

Structure microscopique. — Epiderme glabre, formé de cellules polygonales à parois sinueuses, légèrement ponctuées, garni sur la face inférieure de larges stomates qui sont entourés par 4 ou 5 cellules n'ayant pas de direction bien déterminée. Cet épiderme est recouvert par une cuticule assez épaisse. Mésophylle hétérogène asymétrique, présentant à la face supérieure deux assises de cellules en palissade et à la face inférieure un parenchyme lacuneux à cellules rameuses, dans lequel on observe des cellules cristalligènes contenant des cristaux agglomérés d'oxalate de chaux.

Sous l'épiderme neural, on observe un massif de cellules polygonales ou arrondies, à membranes épaisses, nacrées et ponctuées, contenant de la chlorophylle, du tannin, ou des cristaux d'oxalate de chaux; système libéro-ligneux représenté par un cordon ligneux arqué dont la cavité est occupée par une moelle faiblement épaissie, et qui est recouvert inférieurement par un liber mou et un arc péricyclique dont les éléments sont munis de parois lignifiées.

Composition chimique. — Malgré les recherches dont elle a été l'objet de la part de Fairbank (1860) et de Beshore (1887), la composition chimique de ces feuilles n'est pas encore bien déterminée. Fairbank en a retiré du sucre, de la gomme, de l'acide pectique, du tannin, de la résine, des matières grasses et une matière cristalline jaune qu'il a appelée *Chimaphiline*.

Beshore, en traitant ces feuilles par de l'éther de pétrole bouillant, en a retiré une matière cristalline qui diffère de l'*ursone* et ne se colore pas par l'acide nitrique. En distillant les feuilles avec l'eau, agitant le liquide distillé avec l'éther de pétrole, séparant ce dernier et l'évaporant, il a obtenu des cristaux d'un jaune d'or très solubles dans le chloroforme, l'alcool et l'éther, insolubles dans l'eau. Le docteur Abel pense que cette plante, qui possède des propriétés diurétiques qui la rapprochent beaucoup de la busserole, pourrait bien renfermer comme elle de l'*arbutine;* mais il n'a pu isoler cette substance.

Usages. — Les expériences entreprises avec cette espèce à l'hôpital Cochin confirment pleinement les propriétés diurétiques que les Américains lui attribuent. La meilleure préparation à employer est l'extrait mou hydro-alcoolique, qui peut s'administrer à la dose de 1 à 15 grammes par jour. Sous son influence, la diurèse se produit progressivement dès le second jour, se maintient à son maximum jusqu'à complète disparition de l'œdème et la quantité d'urine retombe ensuite à son état normal. Ces feuilles sont inscrites dans la Pharmacopée américaine et employées habituellement aux États-Unis contre la scrofule, les rhumatismes et les affections néphrétiques.

Le *C. maculata* Pursh, ou *Spotted Wintergreen*, diffère de l'espèce précédente par la forme de ses feuilles qui sont lancéolées, arrondies à la base, d'un vert olive foncé, veinées de blanc grisâtre ; il possède les mêmes propriétés physiologiques.

Le *Pyrola rotundifolia* L., notre espèce indigène, est employée comme astringente et vulnéraire dans les hémorragies, les leucorrhées atoniques ; il entre dans la préparation du *thé suisse*.

LOBÉLIACÉES

Plantes herbacées, annuelles ou vivaces, souvent sous-ligneuses, rarement arborescentes, ordinairement laiteuses, à feuilles alternes ou radicales, simples, dépourvues de stipules. — Fleurs complètes le plus souvent irrégulières, disposées en grappes ou en épis, parfois solitaires. Calice à cinq divisions. Corolle épigyne, isostémone, irrégulière. Étamines épigynes, soudées en tube. — Ovaire uni, bi ou triloculaire. Ovules nombreux, anatropes. — Fruit tantôt indéhiscent et charnu, tantôt déhiscent et capsulaire. Embryon droit disposé dans l'axe d'un albumen charnu.

Caractères anatomiques. — Poils tecteurs unicellulaires, coniques à parois peu épaisses, souvent cystolithiques, à cuticule perlée, ou grossièrement striée, rarement lisse. — Pas de poils capités. — Cristaux en général nuls, — des vaisseaux laticifères articulés disposés à la périphérie du liber. — Faisceaux bicollatéraux.

Les Lobéliacées sont pour la plupart dispersées dans les régions tropicales et australes, surtout au delà du tropique du Capricorne, en Asie et en Afrique. Elles sont très rares dans les régions boréales de l'Asie et de l'Europe.

Ce sont des végétaux en général vénéneux, qui doivent leurs propriétés énergiques au latex âcre et narcotique qu'elles renferment en assez grande proportion. Peu employées dans la thérapeutique européenne, elles fournissent à la matière médicale des États-Unis plusieurs médicaments qui doivent être administrés avec prudence.

LOBÉLIE ENFLÉE

Origine. — La **Lobélie enflée** (*Lobelia inflata* L.) est très répandue dans le nord de l'Amérique, depuis le Canada jusqu'au Mississipi ; on la cultive dans beaucoup de jardins européens.

Description. — La tige de cette plante, haute de 50 à 60 centimètres, est dressée, rameuse, velue; elle porte des feuilles alternes, épaisses, sessiles, ovales-lancéolées, aiguës, crénelées sur les bords, dentées. Ces feuilles mesurent de 3 à 7 centimètres de longueur, et sont couvertes de poils, qui sont plus confluents sur la face inférieure. A l'aisselle des feuilles supérieures on observe des fleurs courtement pédonculées, composées d'un calice un peu enflé, à cinq lobes linéaires, d'une corolle irrégulièrement bilobée d'un bleu pâle, avec une tache jaune sur la lèvre inférieure, et de cinq étamines soudées sur toute leur longueur (fig. 626).

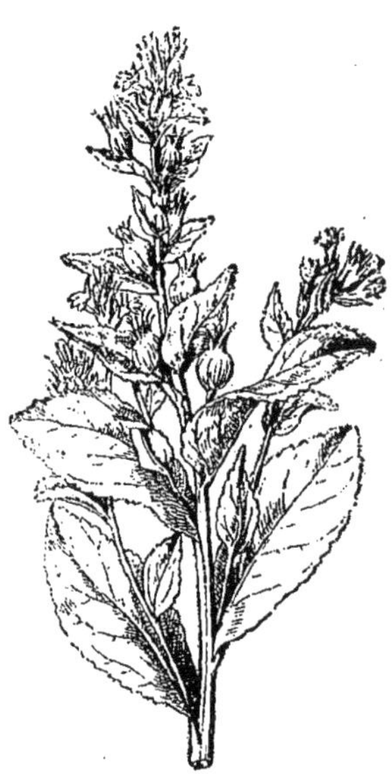
Fig. 626. — *Lobelia inflata.*

Les fleurs plus avancées ou les fruits tout jeunes sont remarquables par le tube du calice qui est devenu vésiculeux, de couleur verdâtre, et qui atteint 6 à 9 millimètres de long sur 3 ou 4 de large; ce tube, marqué de neuf à dix nervures longitudinales, adhère à une capsule biloculaire, à gros placentas axiles, portant de nombreuses graines très menues.

Cette drogue arrive d'ordinaire dans le commerce de New-Lebanon, près de New-York, sous forme de paquets carrés enveloppés de papier et formés de tiges comprimées en fragments serrés les uns contre les autres, et à feuilles plus ou moins brisées.

Cette drogue prend une odeur herbacée et une saveur âcre, brûlante qui rappelle celle du tabac; aussi est-elle désignée communément en Amérique sous le nom d'*Indian Tabacco*.

Structure microscopique. — Les feuilles de Lobélie enflée sont recouvertes par un épiderme formé de cellules très sinueuses, sur la face supérieure et ondulées sur la face inférieure. Cet épiderme, recouvert par une cuticule striée, porte des poils unicellulaires, coniques, tuberculeux, et des stomates entourés par trois ou quatre cellules. Mésophylle hétérogène, asymétrique, présentant à la marge de petites glandes arrondies ou elliptiques, composées d'un grand nombre de petites cellules polyédriques, qui sont entourées de deux à trois couches concentriques de petites cellules aplaties radialement. — Dans l'axe de la nervure médiane existe le système libéro-ligneux, représenté par un cordon ligneux arqué qui est recouvert sur les deux faces par un liber mou, riche en vaisseaux laticifères, et par un péricycle plus ou moins lignifié.

Composition chimique. — La Lobélie enflée renferme, d'après Lloyd, de la *Lobéline*, de l'*Inflatine*, une huile volatile et une huile fixe.

La *Lobéline* est un alcaloïde inodore, incolore, d'une saveur piquante, âcre, irritante; elle est soluble dans l'alcool, l'éther, le chloroforme et peu soluble dans l'eau. Elle n'a pu encore être obtenue à l'état cristallisé. C'est un des plus puissants émétiques que l'on connaisse. L'*Inflatine* est une cire végétale, inodore, insipide, insoluble dans l'eau. L'huile volatile qui a une odeur forte et piquante se retrouve dans toutes les parties de la plante L'huile fixe ne se rencontre que dans les graines.

Usages. — La Lobélie possède des propriétés physiologiques analogues à celles du tabac. A petites doses, elle agit comme émétique et provoque un état nauséeux qui favorise la sécrétion des liquides bronchiques et buccaux; aussi la recommande-t-on dans le traitement de l'asthme et de la dyspnée. Elle s'administre en teinture à la dose de 2 grammes.

Parmi les autres espèces du genre *Lobelia* qui ont été utilisées en thérapeutique, nous citerons : le *Lobelia syphilitica* L. (*Cardinale bleue*), qui est originaire des forêts marécageuses de l'Amérique du Nord. La racine qui est la seule partie employée est grosse comme le petit doigt, d'un gris cendré au dehors et marquée de stries superficielles, circulaires et longitudinales qui sont disposées assez régulièrement pour donner à l'épiderme une certaine ressemblance avec la peau d'un lézard. La cassure transversale est jaune, présente une saveur légèrement sucrée et une odeur faiblement aromatique, qui rappelle un peu celle des Aristoloches. Elle est employée comme antisyphilitique au Canada, où elle est désignée sous le nom de *mercure végétal*.

Le *Delissea acuminata* Gaud. (*Lobelia Delissea* Gaud.), espèce du Mexique, où sa racine porte le nom de *Kermès végétal*, en raison de son emploi dans le traitement de l'asthme et des affections nerveuses des poumons.

Le *Lobelia nicotianæfolia* Hayne, qui est très commun dans les montagnes de Ceylan et de l'Inde Occidentale, où on l'utilise comme antispasmodique.

Le *Lobelia urens* L., qui croît en France et même aux environs de Paris. Bien qu'elle paraisse ne le céder en rien à la lobélie enflée, cette plante n'est utilisée chez nous que par les charlatans, qui l'emploient contre les fièvres paludéennes.

Toutes ces espèces éminemment actives ne doivent être employées qu'avec la plus grande circonspection.

CAMPANULACÉES

Les Campanulacées ne diffèrent des Lobéliacées que par la régularité de leur corolle, la cohérence moins grande de leurs étamines et leur fruit capsulaire.

Ces plantes généralement herbacées habitent les régions tempérées de l'ancien continent ; elles sont assez nombreuses dans l'hémisphère austral, au delà du tropique du Capricorne, du cap de Bonne-Espérance, dans l'Australie et l'Amérique méridionale.

Elles renferment un suc laiteux qui se distingue de celui des Lobéliacées en ce que ses principes âcres y sont neutralisés par un mucilage doux assez abondant, qui communique des vertus alimentaires à quelques-unes d'entre elles, telles que la *Raiponce* (*Campanula Rapunculus* L.). Les espèces utilisées en médecine sont peu nombreuses : nous citerons entre autres les *C. Trachelium* L. et *C. Cervicaria* L., plantes indigènes que l'on a souvent employées contre l'angine du pharynx : le *Platycodon grandiflorum* D. C. (*P. chinense* Lindl.) qui croît en Chine, principalement dans la Mongolie. Sa racine constitue un des médicaments les plus populaires des Chinois, qui l'emploient comme tonique, astringent, sédatif, vermifuge et carminatif.

TABLE DES MATIÈRES

FIN DU PREMIER VOLUME

ERRATA

Quelques erreurs ont échappé à la correction des épreuves : nous signalerons ici en particulier :

Page 87. — La légende de la figure 82 doit être rapportée à la figure 83, et réciproquement.

Page 334. — Les deux figures représentent la *Mercuriale mâle;* l'une est seulement plus grossie que l'autre.

Page 382. — Dans l'article tout entier, il faut lire *Bebeeru* au lieu de *Beberu.*

Page 398. — Lire partout *Atherosperma* au lieu d'*Ætherosperma.*

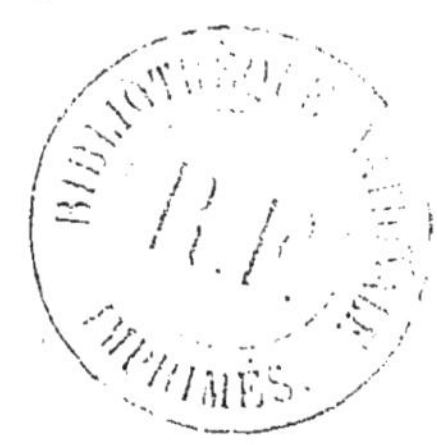

ÉVREUX, IMPRIMERIE DE CHARLES HÉRISSEY

ÉVREUX, IMPRIMERIE DE CHARLES HÉRISSEY

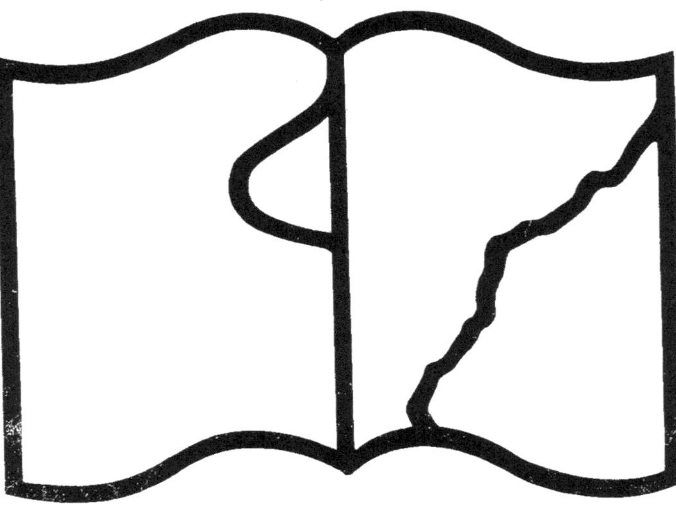

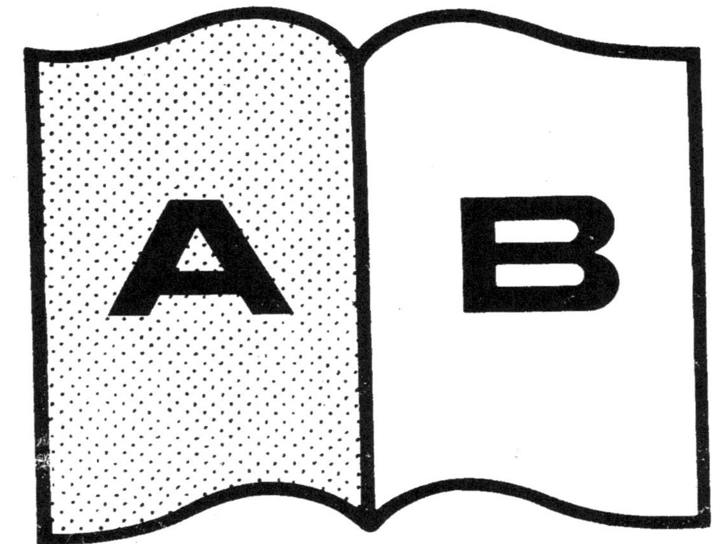

Contraste insuffisant

NF Z 43-120-14

www.ingramcontent.com/pod-product-compliance
Ingram Content Group UK Ltd.
Pitfield, Milton Keynes, MK11 3LW, UK
UKHW012137240726
13966UKWH00001B/33